Simone Jendrysch

Schmidt/Horzinek · **Krankheiten der Katze**
Band 1

Krankheiten der Katze

Herausgegeben von

Vera Schmidt und **Marian Christian Horzinek**

Band 1

Bearbeitet von

B. E. Belshaw, K. Hartung, N. Kopf, Elisabeth Krämer,
H. H. Krämer, G. Lachmann, H. Lutz, Regine Ribbeck,
A. Rijnberk, P. Teichmann, Angela von den Driesch,
Margreet Vroom, R. Weiß, A. Willemse, S. Willer,
K. Zetner

Mit 245 Abbildungen und 27 Tabellen

Gustav Fischer Verlag Jena · Stuttgart · 1992

Anschriften der Herausgeber

Prof. Dr. sc. med. vet. Vera Schmidt
Kommandant-Prendel-Allee 107
D-O-7027 Leipzig

Prof. Dr. med. vet. Marian Christian Horzinek
Faculteit Diergeneeskunde
Vakgroep Infectieziekten en Immunologie
Postbus 80.165
3508 TD Utrecht/Nederlande

Wichtiger Hinweis:
Die pharmakotherapeutischen Erkenntnisse in der Tiermedizin unterliegen laufendem Wandel durch Forschung und klinische Erfahrungen. Die Autoren dieses Werkes haben große Sorgfalt darauf verwendet, daß die in dieses Werk aufgenommenen therapeutischen Angaben (insbesondere hinsichtlich Indikation, Dosierung und unerwünschten Wirkungen) dem derzeitigen Wissensstand entsprechen. Das entbindet den Benutzer dieses Werkes aber nicht von der Verpflichtung, anhand der Beipackzettel zu verschreibender Präparate zu überprüfen, ob die dort erfolgten Angaben von denen in diesem Buch abweichen, und seine Verordnung in eigener Verantwortung zu bestimmen.

Die Deutsche Bibliothek – CIP-Einheitsaufnahme

Krankheiten der Katze / hrsg. von Vera Schmidt und Marian
Christian Horzinek. – Jena : Fischer.
 ISBN 3-334-60372-5
NE: Schmidt, Vera [Hrsg.]
Bd. 1. Bearb von B. E. Belshaw ... – 1. Aufl. – 1992
 ISBN 3-334-60370-9
NE: Belshaw, Bruce E.

© Gustav Fischer Verlag Jena, 1992
Villengang 2, 0-6900 Jena
Das Werk einschließlich aller seiner Teile ist urheberrechtlich geschützt. Jede Verwertung außerhalb der engen Grenzen des Urheberrechtsgesetzes ist ohne Zustimmung des Verlages unzulässig und strafbar. Das gilt insbesondere für Vervielfältigungen, Übersetzungen, Mikroverfilmungen und die Einspeicherung und Verarbeitung in elektronischen Systemen.
Lektor: Dr. Dr. Roland Itterheim
Gesamtherstellung: F. Pustet, Regensburg
Printed in Germany

ISBN 3-334-60370-9 (Band 1)
ISBN 3-334-60371-7 (Band 2)
ISBN 3-334-60372-5 (Gesamtwerk)

In memoriam Dr. Hugo Gehring (1921–1990)

Freundschaftliche Verbundenheit zu Horst-Joachim Christoph und seinem Werk über dessen Tod hinaus und kollegiales Verständnis für die seinerzeit permanent prekäre Büchersituation der in Ostdeutschland praktizierenden Kleintierärzte waren für Dr. Hugo Gehring entscheidende Motive, 1987 ohne Zögern die Mitherausgeberschaft für die Neubearbeitung der „Klinik der Katzenkrankheiten" anzutreten. Seinem Engagement für dieses Vorhaben sowie der Wertschätzung seiner Person als Mensch, Kollege und Fachmann ist es zu verdanken, daß sich eine stattliche Anzahl von Autoren für die Mitarbeit an diesem, auch von Hugo Gehring getragenen Werk bereitfanden. Seine Absicht, aus dem großen Fundus seiner eigenen klinischen Erfahrungen durch Bearbeiten mehrerer Kapitel zum Gelingen des Werkes beizutragen wie auch sein Wunsch, im Sinne Christophs redigierend zu wirken, wurden jäh durch seinen Tod am 8. April 1990 zunichte gemacht.

Dr. Hugo Gehring war erfüllt von dem Bestreben, an sich selbst und an alle Mitautoren höchste Ansprüche an Wissenschaftlichkeit der Beiträge zu stellen und Enthusiasmus für eine fachlich solide und von hohen ethischen Grundsätzen geprägte tierärztliche Tätigkeit für das hochentwickelte und liebenswerte Heimtier KATZE auszustrahlen.

Wir bewahren Dr. Hugo Gehring ehrendes Andenken, indem wir das Werk auch in seinem Sinne gestalten wollen.

        Vera Schmidt   Marian C. Horzinek   Roland Itterheim

Autorenverzeichnis

Belshaw, Bruce, E., DVM,
 Vakgroep Geneeskunde van Gezelschapsdieren,
 Faculteit Diergeneeskunde, Rijksuniversiteit te Utrecht

Hartung, Klaus, Prof. Dr. med. vet.,
 Fachbereich Veterinärmedizin der Freien Universität Berlin

Kopf, Norbert, Dozent Dr. med. vet.,
 Breitenseer Str. 16
 A-1140 Wien

Krämer, Elisabeth, Dr. med. vet.,
 Grünstr. 17
 1170-Berlin

Krämer, Hans Heinz, Dr. med. vet.,
 Fachtierarzt für Kleintiere,
 Grünstr. 17
 1170-Berlin

Lachmann, Günter, Prof. Dr. sc. med. vet.,
 Klinik für kleine Haus- und Heimtiere der Veterinärmedizinischen Fakultät der Universität Leipzig

Lutz, Hans, Prof. Dr. med. vet.,
 Veterinär-Medizinische Klinik der Universität Zürich

Ribbeck, Regine, Prof. Dr. sc. med. vet.,
 Institut für Parasitologie der Veterinärmedizinischen Fakultät der Universität Leipzig

Rijnberk, Adam, Prof. DVM,
 Vakgroup Geneeskunde van Gezelschapsdieren,
 Faculteit Diergeneeskunde, Rijksuniversiteit te Utrecht

Teichmann, Peter, Dr. med. vet.,
 Fachtierarzt für Kleintiere,
 Waldstr. 5
 7010-Leipzig

VON DEN DRIESCH, Angela, Prof. Dr. med. vet.,
Institut für Palaeoanatomie, Domestikationsforschung und Geschichte der Tiermedizin der Ludwig-Maximilians-Universität München

VROOM, Margreet, DVM,
Herengoedstraat 4,
5066 AD Moergestel, Nederlande

WEISS, Reinhard, Prof. Dr. med. vet.,
Institut für Hygiene und Infektionskrankheiten der Tiere der Justus-Liebig-Universität Gießen

WILLEMSE, Anton, Prof. DVM, PhD,
Vakgroup Geneeskunde van Gezelschapsdieren,
Faculteit Diergeneeskunde, Rijksuniversiteit te Utrecht

WILLER, Siegfried, Dozent Dr. med. vet. habil.,
Tierklinik für Geburtshilfe und Fortpflanzungsstörungen der Veterinärmedizinischen Fakultät der Humboldt-Universität zu Berlin

ZETNER, Karl, Prof. Dr. med. vet.,
Chirurgische Klinik und Augenklinik der Veterinärmedizinischen Universität Wien

Vorwort

Bücher werden aus sehr unterschiedlichen Gründen geschrieben: Ein Autor hat etwas mitzuteilen, ein Verleger sieht eine Marktlücke, es gilt, eine Tradition fortzuführen. Für das vorliegende Werk, den ersten Teil eines zweibändigen Nachschlagewerks, gelten alle diese Motive.

Die Katze hat in den letzten drei Dezennien als Heimtier in geradezu unglaublichem Maße an Popularität gewonnen, das Wissen um ihre Erkrankungen enorm zugenommen. Eine Reihe englisch- und deutschsprachiger Fachbücher reflektiert das wachsende Informationsbedürfnis des Tierarztes. Dieses ist umso dringender, als die wohlorganisierte Laienszene – Tausende Katzenliebhaber und -züchter – über eigene Informationsorgane verfügt und oft erstaunliche Detailkenntnis zusammengetragen hat. Mit dem vorliegenden Werk haben wir uns die Aufgabe gestellt, den für den Tierarzt notwendigen Wissensvorsprung wieder zu vergrößern.

Die Tradition, die es fortzuführen gilt, gründet sich auf die „Klinik der Katzenkrankheiten", die HORST-JOACHIM CHRISTOPH 1963 beim Gustav Fischer Verlag Jena veröffentlichte; ein Lehrbuch, das zu dieser Zeit, da die tierärztliche Ausbildung noch fast ausschließlich auf das landwirtschaftliche Nutztier konzentriert war, Generationen von Tierärzten und Studierenden der Veterinärmedizin im deutschsprachigen Raum unentbehrliche Hilfe und Anleitung bot. Eine 2. Auflage war 1975 fertig und erschien zwei Jahre später; ihr Begründer hat das Erscheinen nicht mehr erlebt.

Dr. Dr. R. ITTERHEIM, Lektor des Gustav Fischer Verlages, hat vor fünf Jahren die Initiative zu einer erweiterten Ausgabe ergriffen und neue Herausgeber gewonnen. Mit dem vorliegenden Werk verfolgen die Herausgeber das CHRISTOPHsche Grundkonzept, dem praktizierenden Tierarzt aktuelles Wissen zu vermitteln. Zunehmende Spezialisierung und enormer Wissenszuwachs waren für den Kompromiß der Herausgabe eines zweibändigen Werkes unter Mitarbeit vieler Autoren, denen wir Dank für ihre Bereitwilligkeit zur Mitarbeit, für Verständnis und Vertrauen sagen, maßgebend. Dank sagen wir auch dem Verlag für die gute Zusammenarbeit und die großzügige Ausstattung des Werkes.

Wir sind davon überzeugt, daß das vorliegende Ergebnis der Mühe wert ist.

Leipzig und Utrecht, Februar 1991   Die Herausgeber

Inhaltsverzeichnis

1.	**Kulturgeschichte der Hauskatze** (Angela von den Driesch)	17
1.1.	Herkunft und Domestikation	17
1.2.	Die Katze in Altägypten	20
1.3.	Die Katze in klassischer Zeit	23
1.4.	Die Rolle der Katze im Mittelalter und in der frühen Neuzeit	24
1.5.	Beginn der Katzenrassenzucht	26
1.6.	Anfänge und Entwicklung der Katzenbehandlung	29
2.	**Zoologische Stellung, Aussehen und Rassen der Hauskatze** (P. Teichmann)	41
2.1.	Die Katze im zoologischen System	41
2.2.	Zeichnung	41
2.3.	Färbung	44
2.4.	Fellbeschaffenheit	47
2.5.	Körperform	48
2.6.	Rassekatzen	49
2.6.1.	Langhaarkatzen	55
2.6.2.	Semilanghaarkatzen	57
2.6.3.	Kurzhaarkatzen	61
3.	**Erbliche und dispositionelle Krankheiten** (S. Willer)	74
3.1.	Einleitung	74
3.2.	Krankheitsbilder	74
3.3.	Ätiologie und Pathogenese	95
3.4.	Diagnostik	97
3.5.	Bekämpfungsmöglichkeiten und Prognostik	98
4.	**Verhaltensmuster der Katze und Umgang mit der Katze in der tierärztlichen Sprechstunde** (H. H. Krämer und Elisabeth Krämer)	104
4.1.	Einleitung	104
4.2.	Verhaltensmuster der Katze	104
4.2.1.	Das Verhalten zum Menschen	105
4.2.2.	Das Abwehrverhalten	105
4.2.3.	Das Angriffsverhalten	106
4.2.4.	Überlagerung von Angriffs- und Abwehrverhalten	106
4.2.5.	Das Fluchtverhalten	108
4.3.	Umgang mit der Katze in der tierärztlichen Sprechstunde	109
4.3.1.	Unterschiede zwischen Hund und Katze	109
4.3.2.	Psychische Verfassung der Katze in der tierärztlichen Sprechstunde	110
4.3.3.	Körpersprache	111
4.3.4.	Techniken im Umgang mit der Katze	112
4.3.4.1.	Transport, Wartezeit und Herausnehmen aus dem Transportbehälter	112

4.3.4.2.	Allgemeine Untersuchung	114
4.3.4.3.	Thermometrierung	114
4.3.4.4.	Behandlung am Kopf	115
4.3.4.5.	Behandlung im Liegen	116
4.3.4.6.	Halten bei schmerzhaften Eingriffen	118
4.3.4.7.	Fixation bei schmerzhaften Eingriffen im Anogenitalbereich	120
4.3.4.8.	Zwangsmaßnahmen	120
4.4.	Zusammenfassung	122

5. Verhaltensstörungen und störendes Verhalten bei der Katze (ELISABETH KRÄMER und H. H. KRÄMER) 124

5.1.	Einleitung	124
5.1.1.	Psychische Eigenarten der Katze	124
5.1.1.1.	Fehlende Unterordnung	124
5.1.1.2.	Mangelnde Dressierbarkeit	125
5.1.1.3.	Soziale Bindung an den Menschen	125
5.1.2.	Allgemeines über störendes Verhalten	125
5.1.2.1.	Probleme mit der Stubenkatze	126
5.1.2.2.	Eignung des Besitzers	126
5.1.2.3.	Bereitstellung von Spiel- und Freiraum	127
5.1.2.4.	Eignung der Katze	127
5.2.	Störendes Verhalten im einzelnen	128
5.2.1.	Unsauberkeit	128
5.2.1.1.	Unsauberkeit durch störendes Verhalten	128
5.2.1.2.	Unsauberkeit durch Verhaltensstörungen	130
5.2.1.3.	Ratschläge	132
5.2.2.	Aggressionen	132
5.2.2.1.	Aggressionen gegen Menschen	132
5.2.2.2.	Aggressionen gegen Artgenossen	133
5.2.3.	Störendes Verhalten bei der Nahrungsaufnahme	135
5.2.3.1.	Naschen	135
5.2.3.2.	Anknabbern von Pflanzen	135
5.2.3.3.	Freßsucht	136
5.2.3.4.	Anorexie	136
5.2.4.	Störungen im Pflegeverhalten	136
5.2.4.1.	Unterlassen des Putzens	136
5.2.4.2.	Putz- und Leckzwang	137
5.2.5.	Andere Formen störenden Verhaltens	137
5.2.5.1.	Kratzen an Möbeln und Teppichen	137
5.2.5.2.	Klettern und Springen	138
5.2.5.3.	Saugen und Treteln	138
5.2.5.4.	Speicheln	138
5.3.	Arzneimittel in der Therapie von Verhaltensstörungen	139
5.3.1.	Verhaltensbeeinflußung durch Hormone	139
5.3.2.	Verhaltensbeeinflußung durch Psychopharmaka	139
5.4.	Zusammenfassung	140

6. Grundlagen der klinischen Diagnostik (G. LACHMANN) 143

6.1.	Allgemeines zur Befundbewertung und Prinzipien des Diagnostizierens	143
6.2.	Formallogische Grundsätze der Befundbewertung	146
6.3.	Untersuchungsgang	148

6.3.1.	Anamnese	148
6.3.2.	Signalement	149
6.3.3.	Status praesens	149
6.3.3.1.	Allgemeine Untersuchung	149
6.3.3.2.	Untersuchung der Organsysteme	150
7.	**Bildgebende Untersuchungstechniken** (K. HARTUNG)	**170**
7.1.	Einleitung	170
7.2.	Röntgenuntersuchung	171
7.2.1.	Röntgentechnik	171
7.2.2.	Lagerung	171
7.2.3.	Strahlenschutz	173
7.2.4.	Röntgenbildbetrachtung	174
7.3.	Röntgenanatomie der Katze	175
7.3.1.	Skelettsystem	175
7.3.1.1.	Wirbelsäule	177
7.3.1.2.	Extremitätenskelett	178
7.3.1.3.	Kopf	179
7.3.2.	Thorax	180
7.3.2.1.	Lungen	183
7.3.2.2.	Herz	183
7.3.2.3.	Pleura	185
7.3.2.4.	Weitere intrathorakale Organe	185
7.3.3.	Abdomen	189
7.3.3.1.	Gastrointestinaltrakt	189
7.3.3.2.	Leber	193
7.3.3.3.	Milz	193
7.3.3.4.	Pankreas	194
7.3.3.5.	Urogenitaltrakt	194
7.4.	Ultraschalluntersuchung (Sonographie)	196
8.	**Allgemeine und lokale Schmerzausschaltung** (N. KOPF)	**199**
8.1.	Voraussetzungen	199
8.1.1.	Auswahl des Anästhesieverfahrens	199
8.1.2.	Voruntersuchung	199
8.1.3.	Einstufung des Narkoserisikos	200
8.1.4.	Vorbereitung	201
8.2.	Methoden	202
8.2.1.	Lokalanästhesie	202
8.2.1.1.	Oberflächenanästhesie	202
8.2.1.2.	Infiltrationsanästhesie	202
8.2.1.3.	Epiduralanästhesie	203
8.2.2.	Prämedikation und Sedierung	203
8.2.2.1.	Parasympathikolyse	203
8.2.2.2.	Sedierung	203
8.2.3.	Allgemeinanästhesie	204
8.2.3.1.	Injektionsnarkose	205
8.2.3.2.	Inhalationsnarkose	209
8.3.	Narkoseüberwachung und flankierende Maßnahmen	218
8.3.1.	Klinische Narkoseüberwachung	218
8.3.2.	Überwachungsgeräte	219

8.3.2.1.	Überwachung der Atmung	219
8.3.2.2.	Überwachung der Herztätigkeit	221
8.3.2.3.	Kreislaufüberwachung	221
8.3.2.4.	Temperaturkontrolle	222
8.3.3.	Behandlung während der Narkose	223
8.3.3.1.	Vorkehrungen gegen Unterkühlung	223
8.3.3.2.	Infusionsbehandlung	223
8.3.3.3.	Intravenöse Medikation	224
8.3.3.4.	Aufwachphase und Nachsorge	224
8.3.3.5.	Narkosezwischenfall	225
9.	**Bakterielle Infektionskrankheiten und Mykosen** (R. WEISS)	**228**
9.1.	Bakterielle Infektionskrankheiten	228
9.1.1.	Einleitung	228
9.1.2.	Anthrax (Milzbrand)	228
9.1.3.	Bordetellose	230
9.1.4.	Brucellose	231
9.1.5.	Campylobacter-Infektionen	232
9.1.6.	Chlamydiose	233
9.1.7.	Clostridien-Infektionen	238
9.1.8.	Coxiellose (Q-Fieber)	239
9.1.9.	Dermatophilose	242
9.1.10.	Infektionen durch Escherichia coli und coliforme Bakterien	243
9.1.11.	Hämobartonellose	244
9.1.12.	Leptospirose	246
9.1.13.	Listeriose	248
9.1.14.	Mykoplasmose	249
9.1.15.	Nocardiose und Aktinomykose	251
9.1.16.	Pasteurellose	253
9.1.17.	Pseudomonas-aeruginosa-Infektion	254
9.1.18.	Salmonellose	255
9.1.19.	Septikämien unterschiedlicher Ätiologie	258
9.1.20.	Staphylokokken-Infektionen	259
9.1.21.	Streptokokken-Infektionen	261
9.1.22.	Tetanus	262
9.1.23.	Tuberkulose und andere mykobakterielle Erkrankungen	264
9.1.23.1.	Tuberkulose	264
9.1.23.2.	Atypisches mykobakterielles Granulom und feline Lepra	271
9.1.24.	Tularämie	273
9.1.25.	Tyzzersche Krankheit	274
9.1.26.	Yersiniosen	275
9.1.26.1.	Yersinia-pseudotuberculosis-Infektion	275
9.1.26.2.	Yersinia-enterocolitica-Infektion	278
9.1.26.3.	Yersinio-pestis-Infektion (Pest)	279
9.2.	Mykosen	280
9.2.1.	Dermatophytosen	281
9.2.2.	Sproßpilzmykosen	289
9.2.2.1.	Cryptokokkose	289
9.2.2.2.	Candidamykose	291
9.2.2.3.	Malassezia-Mykose	293
9.2.3.	Schimmelpilzmykosen	293

9.2.4.	Mykosen durch dimorphe Pilze	295
9.2.4.1.	Blastomykose	295
9.2.4.2.	Histoplasmose	296
9.2.4.3.	Coccidiodomykose	297
9.2.4.4.	Sporotrichose	297
10.	**Virusinfektionen** (H. LUTZ)	299
10.1.	Felines Herpesvirus Typ 1	299
10.2.	Felines Calicivirus	306
10.3.	Felines Parvovirus	311
10.4.	Feline Coronaviren	318
10.4.1.	Felines Infektiöses Peritonitisvirus	319
10.4.2.	Felines Enterales Coronavirus	335
10.5.	Feline Retroviren	337
10.5.1.	Felines Leukämievirus	339
10.5.2.	Felines Sarkomvirus	353
10.5.3.	Felines Spumavirus, Feline Syncytium-Forming Virus	354
10.5.4.	Felines Immunschwäche-Virus	355
10.6.	Tollwutvirus	362
10.7.	Aujeszky-Virus	364
10.8.	Pockenvirus	365
11.	**Parasitosen** (REGINE RIBBECK)	383
11.1.	Durch Protozoen hervorgerufene Parasitosen	383
11.1.1.	Giardiose	383
11.1.2.	Toxoplasmose	385
11.1.3.	Hammondia-Infektion	393
11.1.4.	Cystoisospora-Infektion	395
11.1.5.	Sarkosporidiose	399
11.1.6.	Neospora-canium-Infektion	402
11.2.	Helminthosen	409
11.2.1.	Bandwurmbefall	409
11.2.1.1.	Hydatigera-Befall	414
11.2.1.2.	Dipylidium-Befall	416
11.2.1.3.	Echinokokkose	420
11.2.2.	Trematodenbefall	424
11.2.3.	Nematodenbefall	424
11.2.3.1.	Ancylostomatose	424
11.2.3.2.	Ollulanus-Befall	433
11.2.3.3.	Aelurostrongylose	435
11.2.3.4.	Spulwurmbefall	438
11.3.	Ektoparasitosen	444
11.3.1.	Zeckenbefall	444
11.3.2.	Raubmilbenbefall	452
11.3.3.	Demodikose	454
11.3.4.	Ohrräude	456
11.3.5.	Sarcoptes-Räude	458
11.3.6.	Kopfräude	459
11.3.7.	Haarlingsbefall	461
11.3.8.	Myiasis (Fliegenlarvenkrankheit)	463
11.3.9.	Flohplage	464

12.	**Krankheiten der endokrinen Organe** (A. Rijnberk und B. E. Belshaw) . . .	474
12.1.	Akromegalie	474
12.2.	Diabetes insipidus	476
12.3.	Hypothyreoidismus	478
12.4.	Hyperthyreoidismus	478
12.5.	Hypoparathyreoidismus	483
12.6.	Primärer Hyperparathyreoidismus	484
12.7.	Sekundärer (alimentärer) Hyperparathyreoidismus	484
12.8.	Diabetes mellitus	485
12.9.	Primärer Hypoadrenokortizismus	490
12.10.	Hyperadrenokortizismus	492
13.	**Krankheiten der Haut** (Margreet Vroom und A. Willemse)	497
13.1.	Die normale Haut	497
13.2.	Angeborene und erbliche Defekte	499
13.2.1.	Dermatosparaxie (kutane Asthenie)	499
13.2.2.	Alopecia universalis	500
13.2.3.	Feline Hypertrichose	500
13.2.4.	Epitheliogenesis imperfecta	502
13.3.	Bakterielle Infektionen	502
13.3.1.	Abszesse	503
13.3.2.	Paronychie	503
13.3.3.	Akne	504
13.3.4.	Entzündung des Schwanzdrüsen-Komplexes	504
13.3.5.	Mykobakteriosen	505
13.3.5.1.	Atypisches mykobakterielles Granulom	507
13.3.5.2.	Hauttuberkulose	507
13.3.6.	Nocardiose	508
13.3.7.	Aktinomykose	508
13.4.	Mykosen	508
13.4.1.	Dermatomykosen	508
13.4.2.	Tiefe Mykosen	514
13.5.	Autoimmundermatosen	514
13.5.1.	Pemphigus-Gruppe	515
13.5.2.	Systemischer Lupus erythematodes (SLE)	519
13.6.	Allergien	520
13.6.1.	Nahrungsmittelallergie	521
13.6.2.	Arzneimittelüberempfindlichkeit	522
13.6.3.	Toxische epidermale Nekrolyse (TEN)	523
13.6.4.	Kontaktdermatose	523
13.6.5.	Flohallergie	525
13.6.6.	Atopie	526
13.7.	Eosinophiler Granulom-Komplex (EGC)	527
13.8.	Plasmazelluläre Pododermatitis	529
13.9.	Alopezie	531
13.9.1.	Feline endokrine Alopezie	532
13.9.2.	Neurodermatose	532
13.9.3.	Miliare Dermatitis	534
13.10.	Progestagene	535
13.11.	Neoplasien	535
13.11.1.	Basaliom	535

13.11.2.	Plattenepithelkarzinom	536
13.11.3.	Papillome	537
13.11.4.	Fibrosarkom	537
13.11.5.	Mastzellentumor	538

14. Krankheiten der Mundhöhle, der Kiefer und der Zähne (K. ZETNER) 540

14.1.	Untersuchung der Mundhöhle	540
14.2.	Parodontologie	540
14.2.1.	Plaque und Zahnstein	540
14.2.2.	Gingivitis und Parodontitis	543
14.2.3.	Zahnextraktion	544
14.3.	Spezifische Erkrankungen in der Mundhöhle	546
14.3.1.	Plasmazellgingivitis	546
14.3.2.	Neck lesion	548
14.3.3.	Granulom-Komplex	551
14.3.3.1.	Eosinophiles Geschwür	551
14.3.3.2.	Eosinophile Plaque	551
14.3.3.3.	Lineares Granulom	551
14.3.3.4.	Therapie des Granulom-Komplexes	551
14.3.4.	Orale Manifestation viraler Erkrankungen	552
14.4.	Autoimmunerkrankungen	553
14.5.	Tumoren	554
14.6.	Zahnfrakturen	556
14.7.	Restaurative Zahnheilkunde	558
14.8.	Verletzungen	560
14.8.1.	Kinnabrasion	560
14.8.2.	Kieferluxation	560
14.8.3.	Kieferfrakturen und Frakturluxationen	562
14.8.4.	Palatoschisis traumatica	567
14.9.	Narkose	568
14.10.	Ernährung	568

Sachregister 569

1. Kulturgeschichte der Hauskatze

(A. VON DEN DRIESCH)

„Katzen bewahren unsere Zuneigung davor,
Gewöhnlich zu werden.
Sie stiften Distanz.
Sie geben der Freundschaft Form.
Sie verleihen ihr Stil.

Sie erhöhen ihren Zauber.
Das sind große Worte?
Das sind große Worte.
Ich finde keine kleineren."

Erich Kästner

1.1. Herkunft und Domestikation

Von der Katze sagt man, daß sie sich im Hausstand wenig verändert hätte, wenn man einmal von den zahlreichen Farbvarianten absieht, die durch weniger als einem Dutzend, die Pigmentation beeinflussenden Mutanten verursacht werden (ROBINSON 1984, 222). Angesichts des überaus bunten Erscheinungsbildes der einzelnen Hunderassen ist diese Feststellung zweifellos richtig. Trotzdem variieren Hauskatzen in Körperform, Fellfarbe und -qualität derart, daß man in der Anfangszeit der Domestikationsforschung verschiedene Vorfahren annahm. Die Verführung dazu war groß, leben doch zahlreiche kleine Wildkatzenarten auf unserer Erde (z. B. GUGGISBERG 1975, LOXTON 1976, 7f.,). So wurde z. B. fälschlicherweise die kurzgesichtige, langhaarige Perserkatze vom Manul, *Otocolobus manul*, abgeleitet, einer kleinen südwest- und zentralasiatischen Wildkatzenart. Bei der schlankwüchsigen, kurzhaarigen Siamkatze erwog man die in Süd- und Ostasien vorkommende Bengalkatze, *Prionailurus bengalensis,* als Stammform (PETZSCH 1972, HEMMER 1983, 41 f.), während die Annahme, die ägyptischen und die europäischen Hauskatzen stammen von der Falbkatze ab, a priori nicht falsch war. Auch der viel größere Sumpfluchs (oder Rohrkatze), *Felis chaus*, der in zahlreichen vor- und frühgeschichtlichen Hinterlassenschaften aus Kleinasien, dem Vorderen Orient und aus Ägypten als Jagdwild nachgewiesen ist, wurde von mehreren Forschern als möglicher Vorfahre der Hauskatze in Betracht gezogen (HEMMER 1983, ROBINSON 1984). Manche halten es immer noch für möglich, daß vereinzelt *Felis-chaus*-Blut in die Hauskatzenpopulationen geflossen ist (z. B. BLUMENBERG 1982), zumal Rohr- und Hauskatze in der F_1-Generation fruchtbare Nachkommen erzeugen (GRAY 1972).

Die Diskussion um die polyphyletische Abstammung der Haustiere ist durch die Ergebnisse der zoologischen Domestikationsforschung an und für sich aus der Welt geräumt worden (s. vor allem HERRE und RÖHRS 1990, 23ff.). Auch die Hauskatze stammt wie die anderen Haustiere nur von einer Wildtierart ab, von der Wildkatze, *Felis silvestris*, SCHREBER 1777, die in mehreren Unterarten in ihrem großen Verbreitungsgebiet, das Europa, Afrika und große Teile Asiens umfaßt, vorkommt. Nach besonders eindrucksvollen äußeren Merkmalen und unterschiedlichen Biotopansprüchen werden drei Hauptgruppen unterschieden: die Gruppe der Waldwildkatzen, *Felis silvestris silvestris*, in Europa, Kleinasien und im Iran lebend, dann die Gruppe der Falbkatzen, *Felis silvestris libyca*[1]. Sie bewohnen Afrika und Arabien. Als

---

[1] In der deutschsprachigen Literatur wird dieses Wort meist lybica geschrieben, während in der englischen Literatur sich die Schreibweise libyca findet. Das Wort ist neulateinisch und leitet sich von libysch ab, das auch im Deutschen, der neuesten Ausgabe des Duden folgend, erst mit i und dann mit y zu schreiben ist. Also heißt es richtig libyca.

dritte Gruppe gilt die Steppenkatze, *Felis silvestris ornata,* die in Vorder- und Mittelasien heimisch ist (Abb. 1.1.). Diese drei Wildkatzengruppen – *Silvestris, Libyca* (auch Ocreata) und *Ornata* – haben die gleiche Anzahl an Chromosomen und denselben Karyotyp. Das ist der wesentlichste Grund, warum die früher als eigene Arten angesehenen Unterarten zu einer Art zusammengefaßt wurden (vgl. auch HALTENORTH 1953).

So gesichert *Felis silvestris* als Stammvater unserer Hauskatzen ist, so wenig wissen wir über den Zeitpunkt und den Ort ihrer Haustierwerdung. Anders als bei zahlreichen Nutztierarten wie Rind, Schaf, Ziege und Schwein kann die kulturgeschichtliche Domestikationsforschung nicht mittels großer Serien von Knochenfunden aufgrund von Größe und Wuchsform der Knochen die Domestikation der Wildkatze belegen. Einzelfunde von Katzenknochen aus frühen Kulturen, wie z. B. der Harappa-Kultur in Indien (CONRAD 1966, 83) oder aus Jericho (ZEUNER 1958), sind schlecht geeignet, die Existenz von gezähmten Katzen zu beweisen, besonders wenn sie nur ungenügend dokumentiert werden (vgl. auch ZEUNER 1967, 328). Dennoch kann die Steppenkatze Pakistans und Indiens durchaus an den Stämmen der Hauskatze beteiligt sein (vgl. AHMAD et al.1989). Als Vorfahre weniger in Frage kommt, nebenbei gesagt, die Waldwildkatze Europas, obwohl es in der Vergangenheit immer wieder

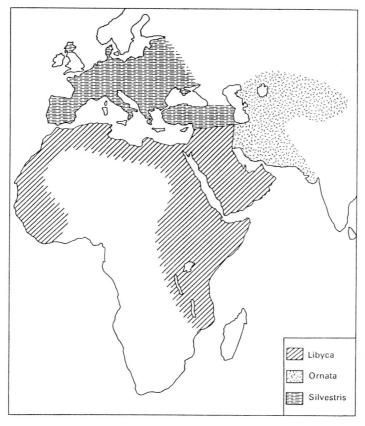

Abb. 1.1. Verbreitung der drei Großunterarten der Wildkatze, *Felis silvestris,* Schreber 1777 (abgeändert nach ROBINSON 1984, Fig. 25.1).

1. Kulturgeschichte der Hauskatze

zu Kreuzungen von Waldwildkatzen und Hauskatzen – man nennt die Produkte Blendlinge – kam. Die Wildkatze ist im Gegensatz zur Falbkatze ein ausgesprochener Kulturflüchter (ALTMANN 1977, 35; vgl. auch WEIGEL 1979, 294ff.). Bei ihrer zurückgezogenen Lebensweise und ihrem aggressiveren Verhalten hätte der vor- oder frühgeschichtliche Mensch wohl kaum die Möglichkeit gehabt, sie zu zähmen, geschweige denn sie zu dem Tier zu machen, das unsere Hauskatze ist: „an aesthetically pleasing household pet" (ROBINSON 1984, 223).

Als Hauptstammform bleibt also die Falbkatze. „Falbkatzen sind kleine schlanke Tiere mit schmalem Kopf, großen Ohren und langem spitzem Schwanz" (Abb. 1.2.). „Sie bewohnen alle Steppen, Buschgebiete und Savannen Afrikas und Arabiens und fehlen lediglich im ausgesprochenen Regenwald und in wasserlosen Wüsten" (WEIGEL 1979, 296). Dem Alten Ägypten kommt eine wesentliche Rolle bei der Domestikation der Katze zu (s. unten). Daß man vereinzelt schon sehr früh versuchte, die Katze zu zähmen, zeigt ein Knochenbeleg aus dem präkeramischen Neolithikum (um 7000 v. Chr.) auf Zypern, der insofern erwähnenswert ist, als es auf Zypern zu keiner Zeit Wildkatzenvorkommen gab. Das Tier, von dem der Fund stammt, kann also nur mit menschlicher Hilfe auf die Insel gelangt sein (CLUTTON-BROCK 1987, 1988, 26). Solche frühen Zähmungsversuche bleiben jedoch Einzelfälle. Sie haben nicht zur Volldomestikation der Katze geführt. Dabei scheint die Falbkatze, im Gegensatz zur Waldwildkatze, leicht zähmbar zu sein, wie Beobachtungen in der jüngsten Vergangenheit in Zimbabwe anzunehmen nahelegen (HILLABY 1968). Demnach sieht es so aus, als ob die Katze, ähnlich wie der Hund, als Abfallvertilger am Rande menschlicher Ansiedlungen herumstreunend, selbst viel zu ihrer Domestikation beigetragen hat.

Die noch heute häufig gebrauchte wissenschaftliche Bezeichnung für die Hauskatze, *Felis catus*, geht auf CARL VON LINNÉ zurück, der 1758 diesen Namen für Wild- und Hauskatze wählte, ohne offenbar je eine Wildkatze gesehen zu haben. 1907 schlug der Zoologe R. I. POCOCK für die europäische Wildkatze die Benennung *Felis silvestris* vor, ein Name, der zuerst von SCHREBER 1777 gewählt wurde, und für die Hauskatze *Felis catus* Linné, 1758 (CLUTTON-BROCK 1988, 9). Aber trotz aller Abänderungen im Hausstand gehören die Haustiere zoologisch zu derselben Art wie ihre wilden Vorfahren, so daß es an sich falsch ist, Haus- und Wildart mit zwei verschiedenen Namen zu belegen. Verschiedene Forscher schlugen daher Revisionen in der Bezeichnung der Haustiere vor. Was nun die Katze angeht, findet man die Namen *Felis silvestris* f. *catus*, *Felis silvestris* „*familiaris*" (BOESSNECK 1978, Abb. 7) u. a. Ganz ungeeignet ist die Benennung *Felis silvestris* f. *domestica*, weil das Wort domesticus schon als Artname (z. B. *Passer domesticus*, Haussperling) für Tierarten präokkupiert ist, die keine Haustiere sind. Bis heute konnte in diesem Punkt kein Konsens erzielt

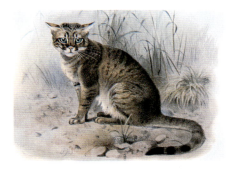

Abb. 1.2. Falbkatze, *Felis silvestris libyca*. (Nach ANDERSON und DE WINTON 1902, Taf. 24).

werden, so daß viele den alten LINNÉschen Namen beibehalten, und zwar nicht nur in bezug auf die Hauskatze, sondern auch bei anderen Haustieren, die LINNÉ in seinem zoologischen System 1758 verzeichnete.

1.2. Die Katze in Altägypten

In pharaonischer Zeit Altägyptens bestanden ideale Voraussetzungen für die Domestikation der Falbkatze. Sowohl bildliche Darstellungen an den Grabwänden der Könige und Vornehmen als auch Mumienfunde vermitteln eine Vorstellung von dem Status der Katze im Leben der Alten Ägypter (Abb. 1.3. und 1.4.). Aus dem Alten Reich sind keine Abbildungen bekannt (STÖRK 1980, BOESSNECK 1988, 85ff.). Im mittleren Reich taucht die Katze in den Jagdszenen im Papyrusdickicht auf (Abb. 1.5.). Sie wurde hier verschiedentlich als „Gehilfe bei der Jagd auf Wasservögel im Papyrusdickicht" gedeutet (STÖRK 1980, 368). Der lange, spitz auslaufende Schwanz der in Abb. 1.5. vorgestellten Katze zeigt eindeutig eine Falbkatze und keine Rohrkatze, die eher ins Papyrusdickicht paßt. Die Anwesenheit von weiteren Wildsäugetieren, wie der Genette und des Ichneumons auf der gleichen Szene, die wie die Katze auf Vögel bzw. deren Eier Jagd machen, spricht dafür, daß auch mit der Katze keine Hauskatze gemeint ist (BOESSNECK 1988, 85).

Erst im Neuen Reich begegnen wir Abbildungen, die zahme Falbkatzen im häuslichen Verband, angebunden unter Stühlen sitzend, zusammen mit anderen Lieblingstieren zeigen. Auch wenn die Katzendarstellungen im Neuen Reich häufiger werden, ist nicht von vornherein sicher, daß es sich in jedem Fall um Hauskatzen handelt. Die altägyptischen gezähmten Falbkatzen, besonders die Kätzinnen, entwichen immer wieder in der Raunzzeit in die Wildnis, um sich mit wilden Falbkatzen-Kudern zu paaren. Das führte zu einem ständigen Genaustausch zwischen „Wild"- und „Haus"-Katze.

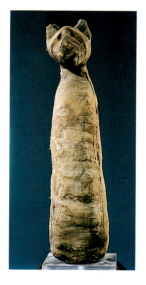

Abb. 1.3. Katzenmumie aus der Sammlung des Senckenberg-Museums in Frankfurt/M. Spätzeit. Herkunft unbekannt. (Aufnahme: B. GESSLER-LÖHR).

1. *Kulturgeschichte der Hauskatze*   21

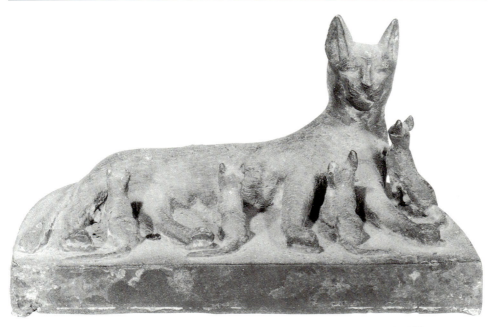

Abb. 1.4. Säugende Katze mit 4 Jungen. Altägyptische Bronzestatue aus der Spätzeit. Rijksmuseum van Oudheden, Leiden/Niederlande. (Nach von den Driesch 1989, Abb. 85).

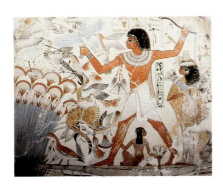

Abb. 1.5. Vogeljagd im Papyrusdickicht. Falbkatze auf einer Papyrusdolde fängt eine Ente. Thebanisches Grab, 18. Dynastie. (Nach Boessneck 1988, Abb. 58).

Als heiliges Tier der Bastet, deren Kult ab der 22./23. Dynastie blühte, erfreute sich die Katze großer Beliebtheit, wodurch es zu einer gewaltigen Vermehrung der Haus- und der halbwilden Straßenkatzen kam. „So gewann der Bastetkult und die Verehrung anderer Katzengottheiten einen wichtigen Anteil am Domestikationsgeschehen der Katze. Er führte zur Anlage der ausgedehnten Katzenfriedhöfe", z. B. von Bubastis in Unterägypten, wo die Tiere mumifiziert beigesetzt wurden (Boessneck 1988, 86f.). Die Untersuchung einer größeren Serie von Schädeln der Mumienkatzen (Abb. 1.3.) durch Morrison-Scott (1952) erbrachte das Bild einer einheitlichen Population mit großer Variationsbreite, in der nicht zwischen Haus- und Wildtier zu trennen ist, ja die altägyptischen Mumienkatzen entpuppten sich als größer als die rezenten nordafrikanischen Wildkatzen (vgl. auch BOESSNECK und VON DEN DRIESCH 1982). Die Größe der altägyptischen Mumienkatzen läßt auf optimale Lebensbedingungen schließen. Futter stand in Form von Grasratten, allerlei Mäusen und Fisch fast unbegrenzt zur Verfügung. Über eine solche Nahrungsfülle berichtet die Mumie eines großen Katers aus römischer Zeit (1.1.2. Jh. n. Chr.) von Koser am Roten Meer, in deren eingetrocknetem Magen-Darm-Kanal die Reste von mindestens 6 Jungratten entdeckt wurden, die das Tier kurz vor seinem Tode aufgenommen hatte (BOESSNECK und VON DEN DRIESCH 1983). Dieser Fund liefert zugleich den frühesten Nachweis des Vorkommens der Hausratte auf altägyptischem Boden (s. unten). Andererseits starben in den Katzenpopulationen der großen Städte, wie Bubastis, viele Katzen an Seuchen und Parasitosen, und Jungkatzen verhungerten und wurden dann mumifiziert und beigesetzt. Auf das Töten von Katzen stand schwerste Strafe. HERODOT berichtet (II, 65): „Tötet jemand eines dieser Tiere mit Vorsatz, so muß er sterben, tut er es ohne Vorsatz, so zahlt er die Strafe, die ihm die Priester auferlegen". Doch der Bedarf an Katzen für den Kult war so groß, daß hierzu nicht nur Aufsammlungen von verendeten Katzen beitrugen, sondern daß manche Tiere trotz des Verbotes stranguliert wurden (LORTET und GAILLARD 1903, 21, ARMITAGE und CLUTTON-BROCK 1981; vgl. Abb. 1.6.).

In der späten ptolemäischen Zeit nahmen es die Mumienmacher mit dem Inhalt der von ihnen kunstvoll gestalteten Mumien nicht mehr genau. Sie füllten sie mit anderen Tierarten oder einfach nur mit Stroh. Im Niagara-Falls-Museum in Ontario befindet sich eine Katzenmumie, deren Inhalt nur aus einem Katzenkopf besteht, während der Körper ein Imitat aus menschlicher Tibia und Fibula darstellt (PAHL 1986). Hierin äußert sich der Niedergang des Katzenkultes im auch politisch in Auflösung befindlichen Reich (vgl. auch BOESSNECK und VON DEN DRIESCH 1989).

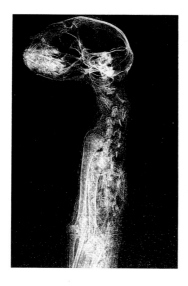

Abb. 1.6. Röntgenaufnahme einer Mumienkatze mit dislozierten Halswirbeln als Folge des Tötens des Tieres durch Halsumdrehen. (Nach ARMITAGE und CLUTTON-BROCK 1981, Fig. 8).

1.3. Die Katze in klassischer Zeit

Es ist zwar durchaus möglich, daß die europäische Hauskatze aus Ägypten stammt (z. B. TOYNBEE 1983, 75), da sich aber die kleinen frühgeschichtlichen Hauskatzen Europas so deutlich von den großen altägyptischen Katzen abheben, gewinnt die These, daß die Anfänge der Katzenhaltung in Vorderasien liegen, von wo aus die Katze nach Europa, vor allem nach Griechenland gebracht wurde, an Stichhaltigkeit (PETZSCH 1973, 109 ff., ROBINSON 1984, 219 ff.).

„Kleine Katzen, welche man als Haustiere hielt ..., erscheinen in Italien erstmals auf Werken der griechischen Kunst des 5. und 4. vorchristlichen Jahrhunderts" (TOYNBEE 1983, 75). Auch die griechische und römische Vasenmalerei porträtiert die Hauskatze. Diese und andere Darstellungen zeigen Katzen meist mit reichen Jugendlichen oder Damen, die mit den Tieren spielen oder sie angeleint ebenfalls angebundenen Hunden gegenüberstellen, um zu sehen, wie sich die Tiere verhalten (ASHMEAD 1978)[1]. Katzen werden außerdem auf Grabstelen von kleinen Jungen und Mädchen abgebildet. „Das verstorbene Kind sitzt bzw. steht mit seinem Liebling auf dem Schoß oder in den Armen" (TOYNBEE 1983, 79). Dies alles sind Hinweise, daß die Katze im Hause als „pet" im heutigen Sinne gehalten und geschätzt wurde.

Literarisch findet die Katze außer bei dem schon erwähnten Geschichtsschreiber HERODOT in der Tierkunde des ARISTOTELES Erwähnung: „Die Katzen begatten sich nicht von hinten, sondern der Kater richtet sich auf, die Katze duckt sich unter ihm. Ihrer Natur nach sind die Katzen decklustiger und verführen die Männchen zur Paarung; und während der Begattung kreischen sie" (V, 2). Als Lebensdauer vermutet ARISTOTELES 6 Jahre: „Katze und Ichneumon haben so viel Junge wie Hunde und leben von gleicher Nahrung, etwa 6 Jahre" (VI, 35). Die römische Literatur erwähnt die Katze vorwiegend in ihrer Eigenschaft als Vogeljägerin und Mäusevertilgerin. „Wie geräuschlos, wie leichten Schrittes sie Vögel beschleichen, wie verstohlen sie ihre Chance abwarten, die kleinen Mäuschen anzuspringen. Wenn sie ihr Geschäft verrichten, graben sie ein Loch in die Erde und scharren es wieder zu, wohl wissend, daß der Geruch sie verraten würde" schreibt PLINIUS SECUNDUS in seiner Tierkunde (TOYNBEE 1983, 78, 380). Der Landwirtschafts- und Veterinärschriftsteller RUTILIUS TAURUS AEMILIANUS PALLADIUS (4. Jh. n. Chr.) hält sie für besonders geeignet, die Maulwurfplage (wörtlich *talpa*, gemeint sind sicher auch Blind- und Wühlmäuse) in den Artischockenanlagen einzudämmen (Opus agriculturae 4, 9, 4). PALLADIUS verwendet die Bezeichnung *cattus*, unter der die Hauskatze später den Völkern des Orients (arabisch: al-qiṭṭa) und wohl durch die Völkerwanderung den europäischen Völkern bekannt wurde: chat, gato, cat, Katze, Katten etc. (Der kleine Pauly **3**, Stichwort Katze, 1979; vgl. auch KELLER 1909, 74 f.).

In den bekannten landwirtschaftlichen Schriften, wie in „De re rustica" von COLUMELLA, der im 1. nachchristlichen Jahrhundert schrieb, oder in den Geoponica (6./7. Jh. n. Chr.; BECKH 1895) findet die Katze jedoch keine Erwähnung, weder als nützliches Haustier noch in veterinärmedizinischer Hinsicht, so daß davon ausgegangen werden kann, daß ihr gesellschaftlicher Rang und ihr wirtschaftlicher Wert in der klassischen Zeit und im folgenden frühen Mittelalter unbedeutend blieben. Wie groß die Katzenpopulationen in dieser Zeit waren, läßt sich aufgrund der recht spärlichen archäologischen, schriftlichen und bildlichen Dokumente kaum abschätzen.

---

[1] Vgl. auch das Marmorrelief aus Popopoulos im Archäologischen Nationalmuseum in Athen 510–500 v. Chr., abgedruckt z. B. in ZEUNER (1967, Abb. 263) oder CLUTTON-BROCK (1988, 39 oben).

Nicht nur die in Ägypten lebenden Griechen, sondern auch die Phönizier sorgten für die Verbreitung der Hauskatze nach Europa. Als sie an der Wende des 8. zum 7. vorchristlichen Jahrhunderts an der spanischen Südküste ihre Handelsstationen, sog. Faktoreien gründeten, brachten sie den eroberten Ländern bis dahin unbekannte Haustiere mit: den Esel, das Haushuhn und die Hauskatze (vgl. VON DEN DRIESCH 1973, BOESSNECK 1973, VON DEN DRIESCH und BOESSNECK 1985). Nach archäologischen und zooarchäologischen Befunden wurden Haushühner auf dem Handelsweg während der Hallstattzeit (6./5. Jh. v. Chr.) das Rhônetal aufwärts auch nach Deutschland gebracht (z. B. VON DEN DRIESCH und BOESSNECK 1989). Vielleicht kam auf diese Weise auch die eine oder andere Katze mit nach Mitteleuropa. Vereinzelte Knochenfunde der Hauskatze aus vorrömischer Zeit stammen z. B. aus einer Schachthöhle im Veldensteiner Forst im Landkreis Bayreuth (WESSELY 1975).

1.4. Die Rolle der Katze im Mittelalter und in der frühen Neuzeit

Wenn es auch problematisch ist, aus der Zahl der in archäologischen Ausgrabungen geborgenen Katzenknochen Rückschlüsse auf die Populationsdichte der Katzen zu schließen, so gibt das Studium dieser Knochenfunde doch einige bemerkenswerte Hinweise. Im Fundgut von Siedlungen des frühen Mittelalters sind Katzenknochen zunächst selten vertreten (z. B. REICHSTEIN 1983, 252). Mit ihrem häufigeren Vorkommen ist erst im ausgehenden Mittelalter zu rechnen, wie beispielsweise Untersuchungen an großen Serien von Knochenfunden aus den Altstädten von Schleswig (SPAHN 1986) und Lübeck (ROHLF 1978, PUDEK 1980, SCHRÖDER 1984) ergaben. Die Zunahme der Zahl der Katzen im Spätmittelalter ist nach dem, was man bisher weiß, mit der Ausbreitung von drei Kleinsäugerarten verbunden, die sich dem Menschen besonders eng anschlossen und in seinem Gefolge alle Kontinente der Erde besiedelten: der Wanderratte, *Rattus norvegicus*, der Hausratte, *Rattus rattus*, und der Hausmaus, *Mus musculus*. Die eigentliche Heimat dieser Nagetierarten läßt sich nicht mehr bestimmen, „sie ist jedoch in jedem Falle im west-, mittel- und südasiatischen Raum zu suchen" (REICHSTEIN 1974, 113). Bei der Hausratte wird aufgrund zytogenetischer Befunde der indische Subkontinent als Ursprungsland angesehen (NIETHAMMER 1975). Die Ausbreitungsgeschichte dieses Nagers ist heute soweit erforscht, daß er schon in der vorchristlichen Zeit durch überseeischen Warenverkehr von Indien aus Afrika erreichte. Schließlich gelangte die Hausratte in römischer Zeit von Nordostafrika auf dem Seehandelsweg rasch nach Süd- und Mitteleuropa. Erst Jahrhunderte später bürgerte sie sich im nördlichen Mitteleuropa ein (REICHSTEIN 1987, 15ff.). Auch hierher kam sie über den Schiffsverkehr, was ihr den Namen Schiffsratte eintrug. Die notwendige Bevorratung von Getreide in den wachsenden Städten des ausgehenden Mittelalters führte zu einer enormen Vermehrung von Hausratten und Hausmäusen, denn vor allem die Hausratte hält sich als wärmeliebende Form in unseren kälteren Breiten nahezu ausschließlich in den Wohngebäuden, Speichern und Ställen auf (REICHSTEIN 1974, 114). Mit der Zunahme dieser Vorratsschädlinge ergab sich die Notwendigkeit ihrer Bekämpfung, und deshalb sorgte man für die weitere Verbreitung und für die Vermehrung der Hauskatze, besonders in großen Städten, wie die oben erwähnten archäologischen Befunde vor Augen führen. Im Mittelalter erließ man ein Gesetz, das das Mitführen von Katzen auf Schiffen zur Vertilgung von Ratten zur Pflicht auferlegte (JOHANSSON und HÜSTER 1987, 11).

Auffallend an den spätmittelalterlichen Katzenfunden ist, daß sie durchweg kleine, zierliche Tiere repräsentieren, die kleiner waren als rezente Hauskatzen, jedoch im Vergleich größere Hirnschädel und Hirnvolumina besaßen (SPAHN 1986, 58ff.). Letzteres wird als Merkmal eines niedrigen Domestikationsgrades gedeutet. Die geringe Größe der Tiere ist Ausdruck schlechter Ernährung. Die Katzen erreichten kein hohes Alter. 40% der Tiere aus dem mittelalterlichen Schleswig z. B. wurden nur knapp älter als 1 Jahr, 40% starben im Alter zwischen ungefähr neun und zwölf Monaten, die restlichen 20% in den ersten Lebensmonaten (SPAHN 1986, 66). So sieht die Lebenserwartungskurve einer Straßenkatzenpopulation aus, über der keine schützende Hand ruht, weder was die Ernährung noch was die Gesundheitspflege betrifft. Der Lebenskampf war trotz des großen Angebots an Kleinsäugern hart, die Unterernährung förderte Infektionskrankheiten und Parasitosen, vor allem die Räude. Man braucht sich nur in heutigen Städten des Vorderen und Mittleren Orients umzusehen, um eine Vorstellung darüber zu gewinnen, wie es den Katzen bei uns im Mittelalter und in der älteren Neuzeit ergangen ist.

Darüber hinaus hängt die niedrige Lebenserwartung der Katzen in Großstädten der damaligen Zeit auch damit zusammen, daß man viele Tiere absichtlich tötete, nicht nur im Rahmen des Aberglaubens (s. unten), sondern weil man ihre Felle nützte und ihr Fleisch genoß. Bekanntlich bildet die Katze oder – wie sie deshalb auch genannt wird – „der Dachhase" für den armen Mann und in Notzeiten einen Ersatz für den Hasen, weshalb man Katzen- (und Hunde-)fleisch gern auf Wildpretart zubereitete (VON DEN DRIESCH 1989, Abb. 272; GEPPERT 1990, 19). In diesem Zusammenhang sei daran erinnert, daß Katze und Hund als Nahrungsmittel erst 1987 aus dem westdeutschen Fleischbeschaugesetz gestrichen wurden. Der eigentliche Auslöser für das Verbot von Katzenfleischverzehr ist die heutige ethische Einstellung gegenüber Haustieren, die im engen Familienverband mit dem Menschen leben und somit keine Nutztiere sind. So haben sich die Verhältnisse in den Ländern mit hohem Wohlstand geändert.

Doch zurück zur Stellung der Katze im Mittelalter. Sie hatte damals nicht zuletzt wegen der unheilvollen Rolle, die ihr im Aberglauben zuteil wurde, einen so schweren Stand. Mag sein, daß ihre nächtliche Lebensweise und ihre, insbesondere zur Paarungszeit, für das menschliche Ohr nicht wohlklingende Stimme dazu geführt haben, daß sie, mehr noch als andere Tiere, zur Inkarnation des dämonischen, unglückbringenden Wesens wurde. Das Handwörterbuch des Deutschen Aberglaubens von BÄCHTOLD-STÄUBLI (1931/32) trägt unter dem Stichwort Katze auf 16 Spalten die unterschiedlichen regionalen Volksmeinungen über die angeblich schicksalhafte Wirkung dieses harmlosen Haustieres auf den Menschen und sein Umfeld zusammen. Vorwiegend sind es die schwarzen Kater und Katzen mit glühenden Augen, von denen die Spukgeschichten berichten. „Es bringt Unglück, wenn einem morgens eine Katze, insbesondere eine schwarze, über den Weg oder zwischen die Beine läuft. Man soll dann einen Stein über den Weg werfen oder dreimal ausspucken, um das Unheil abzuwenden" (S. 1109). Oder: „Bei der ersten Aussaat oder auch am Weihnachtsabend tötet man einen schwarzen Kater und vergräbt ihn auf dem Feld, damit die bösen Geister dem Wachstum nicht schaden" (S. 1115). An dieser allgemein negativen Einstellung ändern einige Volkssprüche nichts, die die Katze als Glücksbringerin ansehen: „In einem Haus, wo Katzen sich gern aufhalten, waltet der Segen", oder: „Wem eine Katze am Hochzeitstag bis zur Kirche nachläuft, hat besonderes Glück" (S. 1111). Das Handwörterbuch schließt den Abschnitt über die Katze mit den Worten: „So nützlich die Mäusefeindin sein mag, so zierlich und reinlich ein junges Kätzchen ist, das Volk ist von der Falschheit des Tieres überzeugt" (S. 1124).

In der Kunst wird die Katze bis in die jüngste Vergangenheit hinein, wir denken z. B. an die Illustration von Kinderbüchern, zum Attribut der Hexen, zur Schülerin des Teufels. In so manchem der schrecklichen Hexenprozesse spielten Katzen als verkörperte Satane eine Rolle. Zu dieser Vorstellung von der übernatürlichen Wirkung der Katze gehörte auch der Brauch, eine Katze und eine Ratte beim Bau eines Hauses zusammen einzumauern, als Abwehropfer gegen Ratten (Abb. 1.7.). Das Britische Museum für Naturgeschichte in London besitzt in seiner Sammlung mehrere solcher mumifizierter Katzen- und Rattenkörper aus alten Gebäuden (CLUTTON-BROCK 1988, 57).

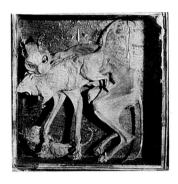

Abb. 1.7. Vertrocknete Katze mit Ratte aus einem Haus in Southwark/England, vermutlich 17. oder 18. Jh. (Nach ZEUNER 1967, Abb. 267).

Ein so „unheimliches" Tier fand natürlich in der Volksmedizin große Bedeutung. Abgesehen davon, daß man noch lange aus Katzendärmen Musiksaiten und ursprünglich aus Katzendarm das chirurgische Nähmaterial „catgut" herstellte, wurde in der Vergangenheit fast alles von der Katze zu Heilzwecken verwertet.

Das im folgenden abgedruckte, in Conrad Gesners „Tierbuch" vom Bearbeiter der Ausgabe von 1669 (241) eingefügte Gedicht mag für sich sprechen:

> „Das Fell von Kattern, die bereits verschnitten seynd,
> Es hilft dem Gliederweh, ist derer Reissen Feind.
> Das Katzenfell thut auff den Bauch und Magen legen,
> Es wärmt, und thut darinn natürlich Hitz erregen.
> Den schwartzen Katzenkopff zu Aschen nur gebrannt,
> Er hilfft den Augen, ist derhalben wol bekannt.
> Den Katzenkoth mit Senff und Essig wol vermischt,
> Schmiert auf, im Podagara dan er die Schmertzen lüscht.
> Nehmet auß dem Schweiff das Blut, es muß ein Katter seyn,
> Drey Tropffen in der Früh man nützlich nimmet ein.
> Von einer schwartzen Katz, die da zum ersten trägt,
> Die Nachgeburt am Halß getragen sie erlegt
> Die Augenschmertzen, macht ein scharpferes Gesicht
> Durch solch verächtliches Werck wird diese Chur verricht".

1.5. Beginn der Katzenrassenzucht

Ohne dem nächsten Kapitel über die Katzenrassen vorgreifen zu wollen, soll hier kurz den ersten Anfängen der Rassenzucht und ihrer Motivation nachgegangen werden. Die selektive Zucht von Katzen, um neue, andersartige Formen herauszubilden, begann im letzten Drittel des 19. Jahrhunderts, nachdem schon vorher ganz allgemein die Notwendigkeit der Verbesserung der Tierrassen erkannt worden war. Vorausgegangen waren intensive Forschungen in den biologischen Wissenschaften. Schon im 17. Jahrhundert z. B. zog man auch Hauskatzen zu anatomischen Studien heran (Abb. 1.8.), so daß lange bevor diese Tierart veterinärmedizinische Bedeutung fand, ihre Anatomie bereits recht gut erforscht und in die einschlägigen Lehrbücher inkorporiert war (Abb. 1.9.). Schließlich trugen DARWINS Evolutionstheorie und sein Buch über „The Variation of Animals and Plants under Domestication" (1868) viel zum Verständnis der Zusammenhänge in der Tierwelt bei. In seinem Buch beklagt DARWIN (1868, 47f.), wie wenig bisher in der Katzenzucht unternommen wurde: „But man, owing to the difficulty of pairing cats, has done nothing by methodical selection; and probably very little by unintentional selection; ... and if selection could have been applied we should certainly have had many breeds in each longcivilized country, for there is plenty of variability to work upon".

Gleichzeitig mit der industriellen Revolution und der zunehmenden Verstädterung der Menschheit wuchs das Bedürfnis, als Ausgleich zur eintönigen Arbeit in den Fabriken und den Kontoren, etwas Lebendiges, Possierliches im Hause zu halten. „There was a quite new fascination with keeping animals as pets, from cage birds to cats, and many exotic breeds were imported such as Pekingese dogs and Siamese cats" (CLUTTON-BROCK 1988, 61).

Es ist unbestritten, daß die Zucht von Katzenrassen (und Hunderassen) in Großbritannien eine größere Popularität erreichte als auf dem europäischen Festland. Nur von wenigen der heute reingezüchteten bekannten Edelkatzenrassen weiß man, woher sie kommen oder aus welchen Kreuzungen sie hervorgingen. Die Angora- oder Perserkatze z. B., die in England stark durchgezüchtet wurde, kam über Paris nach England und wurde dort zunächst Französische Katze genannt. Das Ursprungsland dürfte die Türkei (Van-See) sein.

Die erste Katzenschau der Welt fand im Crystal Palace in London 1871 statt. HARRISON WEIR, ein bekannter britischer Buchillustrator, organisierte sie. WEIR schrieb später auch ein Buch über Katzenrassen (1889), aus dem die Abb. 1.10. entnommen ist. Der erste Preis ging damals an ein junges Perserkätzchen (CLUTTON-BROCK 1988, 74). 1887 wurde in London der „National Cat Club" gegründet. Sein erster Präsident war jener HARRISON WEIR. 1898 entstand der wohl vornehmste Katzenklub der Welt, „The Cat Club" des Herzogs von Bedford. Das Beispiel Englands ahmten andere europäische Länder nach, und bald wurden regelmäßig Katzenschauen abgehalten. In England entstanden Heime für herrenlose Katzen.

Die Klubs stellten erste Rassestandards auf. Einteilung und Benennung der Rassen erfolgten zunächst nach geographischen Gesichtspunkten. Es gab britische, europäische, amerikanische und fremdländische Katzenrassen. (Aufgrund dieser Typisierung erkennt man, daß Engländer am Werk waren.) Diese Kategorien bezogen sich hauptsächlich auf die Kopfform, die Wuchsform und die Fellqualität (ROBINSON 1984, 224). Die englischen Katzen besaßen nach damaligen Vorstellung den Bautyp der „Kalt-Klima-Form", die aus Siam eingeführte Siamkatze z. B. den der „Warm-Klima-Form". Diesen beiden Hauptformen ordnete man alle anderen Katzenrassen der Erde zu, die nach und nach bekannt wurden. Letztlich gehen alle Katzenrassen auf einige wenige Gene und wenige Kombinationen zurück (vgl. ROBINSON 1977, 26ff.). Heute werden die nationalen Zuchtverbände unter der Dachorganisation des F.I.F.E. (Fédération Internationale Féline d'Europe) zusammengefaßt, der für die Vereinheitlichung der Standards in Europa sorgt. Das traditionelle Katzenland England gehört allerdings nicht dazu.

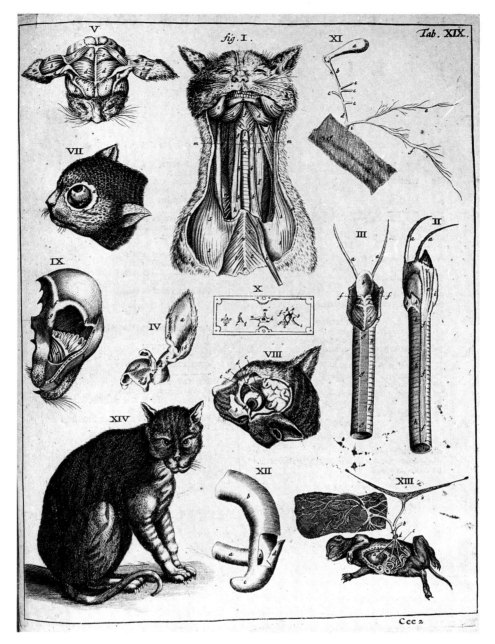

Abb. 1.8. Anatomie der Katze. Aus: GERARD BLASIUS: Anatome animalium 1681, Taf. 1.

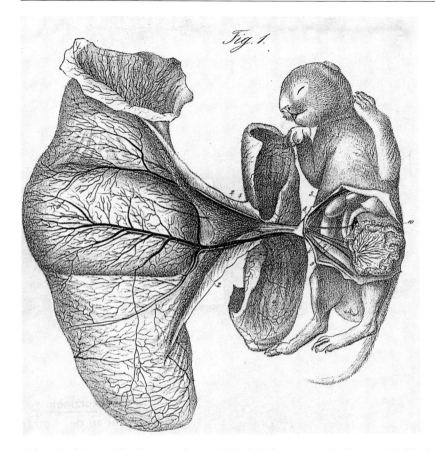

Abb. 1.9. Geburtsreifer Katzenembryo mit Fruchthüllen. Aus: E. F. GURLT 1843, Fig. 1.

1.6. Anfänge und Entwicklung der Katzenbehandlung

Schon in der zweiten Hälfte des 18. Jahrhunderts entstand eine Reihe von Abhandlungen über Katzenhaltung und Katzenpflege. Besonders in Frankreich avancierte die Katze in den vornehmen Haushalten bald zu einem Haustier, mit dem man spaßen und sich vergnügen konnte. Ein unbekannter Autor, dessen Namen mit M. beginnt, verfaßte in Paris 1780 ein Büchlein unter dem Titel: „Traité de l'Education des Animaux qui servent d'amusement à l'homme, savoir: le singe, le chien, le chat, l'écureuil, le perroquet ... La manière de les élever, de les nourir, de les traiter dans leurs maladies, d'en tirer du profit et de l'amusement"[1]. So gut diese Art von Fachliteratur schon über das Verhalten der Katze, ihre

---

[1] Abhandlung über die Unterweisung der Tiere, die dem Menschen zum Vergnügen dienen, nämlich: Affe, Hund, Katze, Eichhörnchen, Papagei ... Die Art sie aufzuziehen, sie zu ernähren, ihre Krankheiten zu behandeln, aus ihnen Profit und Amusement zu ziehen.

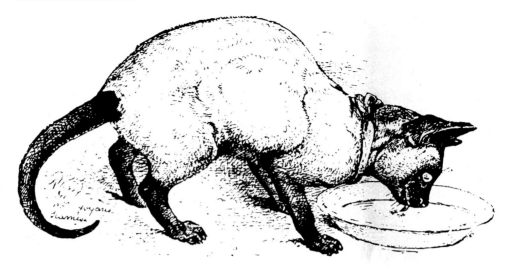

Abb. 1.10. Siamkatze. Aus: HARRISON WEIR: Our Cats 1889.

Anatomie und ihre Fortpflanzung Bescheid weiß, so mangelhaft, ja nicht existent sind die Kenntnisse von den Katzenkrankheiten. So schreibt jenes Buch: „Les maladies des chats ne sont pas encore connues, non plus les remèdes qui leurs conviennent"[2]. Als einzige gesundheitliche Störung wird das „Erbrechen" aufgeführt.

Die seit der Gründung der tierärztlichen Ausbildungsstätten in der Mitte des 18. Jahrhunderts um wissenschaftlichen Fortschritt bemühte Veterinärmedizin hatte anfangs alles andere zu tun, als Katzenkrankheiten zu untersuchen. Zu viele wichtigere Probleme gab es zu bewältigen, allem voran die Bekämpfung der Seuchen der Nutztierarten. Im letzten Drittel des 19. Jahrhunderts begann man sich mit dem Hund veterinärmedizinisch zu befassen. Bis dahin war die Gesundheitspflege des Hundes in der sog. Hausväterliteratur mit abgehandelt worden, d. h. in volkstümlichen Büchern, die dem Bauern, dem Förster und anderen Tierbesitzern Ratschläge zur Behandlung im Krankheitsfalle erteilten. Derartige Bücher wurden noch im 20. Jahrhundert geschrieben und sind im Volk bis heute gefragt, wenn sie auch im Gegensatz zu früher nicht den ausschließlichen Anspruch auf Krankenbehandlung erheben. Gegen Ende des 19. Jahrhunderts wird vereinzelt die Katze in die Hausväterliteratur mit aufgenommen. Doch diese Art von Büchern bildete ja letztlich nur ein Sprachrohr des jeweiligen Wissensstandes in der veterinärmedizinischen Forschung, und um diesen war es, was die Katze anging, eben nicht gut bestellt. Das Ölgemälde von A. WATTEAU, „Le chat malade", läßt vermuten, daß in der Vergangenheit kranke Hauskatzen gelegentlich vom Hausarzt der Familie mit behandelt wurden (Abb. 1.11.).

Allgemein hatte sich damals die Überzeugung breit gemacht, daß Katzen die gleichen Krankheiten bekämen wie Hunde. An und für sich ist dies leicht verständlich, verlaufen doch insbesondere die hochkontagiösen, viralen Erkrankungen bei allen Fleischfresserarten unter

---

[2] Die Katzenkrankheiten sind bis jetzt noch nicht erforscht und auch die gegen sie anzuwendenden Heilmittel nicht (194).

1. Kulturgeschichte der Hauskatze

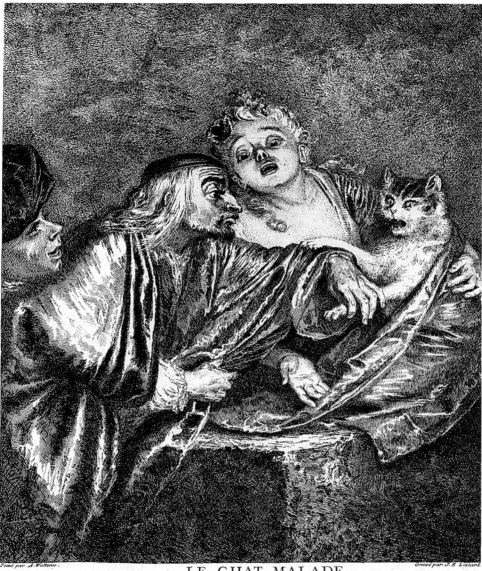

Abb. 1.11. Die kranke Katze. Stich von J. E. Liotard nach einem Gemälde von A. Watteau (1684–1721). Die beiden letzten Zeilen des begleitenden Spottgedichts lauten: „Wenn (dieser verrückte Arzt) seine unsichere Kunst nur bei Katzen anwendete, welch Glück für die menschliche Art." Musée des Arts Décoratifs, Paris.

ganz ähnlichen Symptomen. Aufschlüsse über den Kenntnisstand der Krankheiten und über die Einstellung zur kranken Katze überhaupt gegen Ende des vorigen Jahrhunderts geben H. ANACKERS Ausführungen in der „Encyklopädie der gesammten Thierheilkunde und Thierzucht" (1888, 312): „Katzenkrankheiten kommen nur in Ausnahmefällen zur thierärztlichen Behandlung, sie bieten im Allgemeinen keine specifischen Eigentümlichkeiten dar, stimmen vielmehr mit den Hundekrankheiten überein, so dass wir auf diese hinweisen. Zudem sind die Katzen durch ihr scheues Wesen, ihr vagabundirendes Leben, durch Widersetzlichkeit und Kratzen beim Ergreifen einer Cur wenig zugänglich, gewöhnlich lassen sie sich nur von den ihnen bekannten Personen ergreifen. Andererseits unterliegen die Katzen viel seltener Krankheiten als Hunde, weil sie viel weniger verhätschelt und verweichlicht werden als diese und mehr naturgemäss leben. Auch besitzen die Katzen eine ungemein grosse Widerstandskraft gegen Schädlichkeiten, sie bedürfen in den wenigsten Krankheiten der Kunsthilfe, ihre zähe Ausdauer und ihre Naturkraft ist wirklich bewundernswerth". Der, von wenigen exotischen Exemplaren abgesehen, geringe Wert der Katze – 1937 schätzte ein praktischer Tierarzt (HAHN 1937, 111) den materiellen Wert einer Landkatze auf unter 50 Pfennig ein – und die geringe Gefahr der Übertragung von Krankheiten auf den Menschen (s. aber WHARTON 1931) sowie ihre hohe Reproduktionsrate trugen sicherlich zu dieser niedrigen Einschätzung in der Tiermedizin bei. Kein Mensch ahnte damals, welche Bedeutung die Katze in der tierärztlichen Praxis in Groß- und Kleinstädten einmal einnehmen würde. Sie übertrifft heute bereits den Hund.

So kam es, daß kaum jemand Berichte über Infektionskrankheiten schrieb. Erste Hinweise auf ein Massensterben von Katzen in Frankreich, Italien und Dänemark datieren in das Jahr 1779. In den Wintern von 1782 bis 1784 wurde in der Region von Chartres, Frankreich, fast der ganze Katzenbestand durch Katzenstaupe dahingerafft. 1835 wütete die Seuche in der Brie (LARIEUX und JUMAUD 1926, 22f.). Auch BUNGARTZ (Abb. 1.12.) erwähnt zahlreiche Opfer der „Sucht" oder „Staupe". Doch im allgemeinen wurden die infektiösen Katzenkrankheiten nicht ernstgenommen, denn die Tiere „überstehen sie meistens ohne Kunsthilfe" (ANACKER 1888, 313).

Welche (spezifischen) Katzenkrankheiten kannte man damals? Bereits E. HERING notiert in seiner „Speciellen Pathologie und Therapie für Tierärzte" (1842), daß Katzen Träger der Tollwut sein können. „Weil Katzen meist freien Zutritt in die menschlichen Wohnungen haben, werden sie in diesem Zustande weit gefährlicher als wütende Hunde, die noch rechtzeitig abgesperrt werden können. Zudem ist der Katzenbiß wegen der langen spitzen Eckzähne tiefer und gefährlicher. Das einzige zur Verfügung stehende Mittel ist sofortige Tötung" (BUNGARTZ 1896, 115).

Im Zuge der Erforschung der Tuberkulose stieß man auch auf tuberkulös infizierte Katzen. NOCARD[1] in Paris erzeugte sie bei dieser Tierart sogar experimentell (ältere Literatur über dieses Thema bei FRIEDBERGER und FRÖHNER, 1900, II, 430f.).

Am besten bekannt war im letzten Drittel des 19. Jahrhunderts die Sarkoptes-Räude der Katze (Abb. 1.13.). Als Behandlung empfahl man „Einreibungen mit Perubalsam, Styrax mit gleichen Theilen Fett, Kreosot- oder Benzinlösungen (1:5–10 Wasser) oder mit ranzig gewordenem Leberthran" (ANACKER 1888, 313). Außerdem werden in der einschlägigen Literatur die durch *Gamasis auris* oder die *Symbiotes*-Milbe hervorgerufene Ohrräude und

---

[1] EDMOND NOCARD (1850–1902), Mikrobiologe, Professor in Alfort und Direktor der Schule. Arbeitete mit LOUIS PASTEUR zusammen.

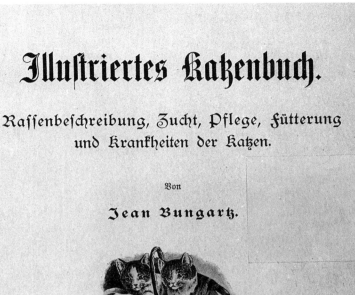

Abb. 1.12. Titelblatt eines populärwissenschaftlichen Katzenbuches des Jahres 1896.

der durch *Achorion schoenleinii* verursachte Erbgrind (Favus) genannt. „Behufs Heilung erweicht man die Krusten mit warmen Oel, löst sie hierauf vorsichtig ab, um die kranke Haut direct mit gelind ätzenden Substanzen behandeln zu können" (ebd.). Weiterhin wird Eklampsie bei säugenden Katzen beobachtet. Die Behandlung erfolgte mit starken Beruhigungsmitteln, wie Opium, Morphium, Belladonna, Kaliumbromat u. a. Schließlich ist die Rede vom Katzenpeter (= Parotitis) im Anschluß an eine in den Symptomen der Hundestaupe ähnliche

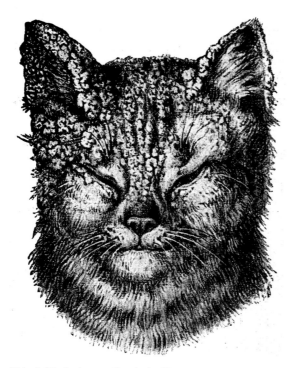

Abb. 1.13. Sarkoptes-Räude der Katze. Aus dem Lehrbuch der Pathologischen Anatomie der Haustiere von Theodor Kitt 1910, I, Fig. 126.

„Katarrhalische Affection", womit sicher die Katzenstaupe gemeint ist. Als Endoparasiten werden Band-, Blasen- und Spulwürmer, der Leberegel und die Muskeltrichine genannt. Soweit das Lehrbuchwissen über Katzenkrankheiten gegen Ende des letzten Jahrhunderts.
Da man den Erreger der Katzenseuche (Panleukopenie) vor 90 Jahren noch nicht kennen konnte und weil diese hochkontagiöse Viruserkrankung ähnlich wie die Hundestaupe unter verschiedenen Erscheinungsbildern verläuft, kursierten die unterschiedlichsten Bezeichnungen für ein und dieselbe Krankheit: Katzenseuche, Katzentyphus, Katzenenteritis, croupöse Enteritis, Katzenstaupe, Katzenpest, Katzensucht u. a.
Die falsche Auffassung, Hunde- und Katzenstaupe seien identisch, wurde durch Übertragungsversuche weiter genährt (vgl. die ältere Literatur bei v. Hutyra und Marek 1913, I, 215). Die Übertragbarkeit vom Hund auf die Katze wurde später wieder in Zweifel gezogen (Kirk 1925, 155, Jakob 1929, 84). Auf der Suche nach dem Erreger wurden verschiedentlich Bakterien angenommen, die sich dann jedoch als Sekundärinfizienten herausstellten. „Bezüglich der Therapie", schreiben Friedberger und Fröhner (1900, II, 226), „kann vollständig auf die Behandlungsweise beim Hunde hingewiesen werden". Sie erfolgte rein symptomatisch, wie nicht anders zu erwarten, mit Beruhigungs- und entzündungshemmenden sowie desinfizierenden Mitteln. Als Dosis empfahl man den „fünften Theil der für mittelgroße Hunde gebräuchlichen Dosen" (ebd. 226). Daß die Katze in mancher Hinsicht pharmakologische Besonderheiten aufweist, war vereinzelt schon zu Beginn des Jahrhunderts bekannt . . .,

„nur dürfen Carbolinhalationen bei Katzen wegen der intensiv giftigen Wirkung der Carbolsäure auf diese Thiere nicht gemacht werden" (FRIEDBERGER und FRÖHNER 1900, II, 226). Diese Carbolsäureinhalationen galten als bewährte Methode zur Behandlung der Hundestaupe. Erst 1928 wiesen VERGE und CHRISTOFOBONI nach, daß es sich bei dem Erreger der Katzenstaupe um ein Virus handelt, und 10 Jahre später klärten und grenzten LAWRENCE und SYVERTON (1938) das Krankheitsbild ab. Die ersten Impfstoffe gegen die Panleukopenie kamen bereits Ende der 50er Jahre auf den Markt. Die Entwicklung eines Impfstoffes wurde aber nicht für die Katzenpraxis vorangetrieben, sondern weil sich in diesen Jahren die nahe verwandte, viele Opfer fordernde Nerzenteritis weltweit ausbreitete (MAYR et al. 1984, 618).

Verfolgt man die Literatur aus der Zeit vom Beginn des Jahrhunderts bis zum Ende der zwanziger Jahre, so spürt man Fortschritte in der Katzenbehandlung vorrangig im englischen und französischen Schrifttum auf. Warum in Deutschland zunächst so wenig Interesse an der Katze als Patient bestand, mag daran liegen, daß Deutschland nie ein klassisches Katzenland war. Der Abschnitt über die Katzenkrankheiten des 1926 durch die beiden Franzosen E. LARIEUX (Tierarzt) und PH. JUMAUD (Physiologe aus Lyon) verfaßten Buches: „Le Chat, Races – Elevage – Maladies" z. B. beschreibt bereits eine Fülle von Krankheitsbildern und gesundheitlichen Störungen und deren Behandlung. Dabei wird nicht nur auf die Infektions- und parasitären Krankheiten eingegangen, sondern es werden bereits Störungen der innersekretorischen Drüsen, wie des Pankreas, die ja heute einen wichtigen Platz in der Katzenklinik ausmachen, abgehandelt, gefolgt von ausführlichen Anweisungen für eine diätetische Ernährung. Auch für die damalige Zeit, in der keine Antibiotika zur Verfügung standen, „mutige" Operationen, wie die Entfernung von Tumoren und die Laparotomie, sind in diesem Buch verzeichnet. Das gleiche gilt für HAMILTON KIRKS Buch: „The Diseases of the Cat" (1925). Operationen und schwierige Behandlungsverfahren an der Katze waren erst durch die Einführung der Allgemeinnarkose möglich geworden. Wiederholen wir kurz. Die Geschichte der Anästhesie beginnt 1846 mit dem Äther. In diesem Jahr führte der Humanarzt W. T. G. MORTON in Boston nach Vorversuchen an Hunden und anderen Tierarten zum ersten Mal öffentlich eine Äthernarkose am Menschen mit vollem Erfolg vor. Ein Jahr später beschrieben M. J. P. FLOURENS und J. BELL unabhängig voneinander die anästhesierende Wirkung des Chloroforms. Erste Versuche zur Wirkung der Äthernarkose am Groß- und Kleintier erfolgten unmittelbar nach der Einführung der Äthernarkose in die Humanmedizin, und in der Mitte des 19. Jahrhunderts hatte man bereits gute Erfahrungen mit der Ätherinhalationsnarkose am Pferd, Rind, an der Ziege und am Hund gemacht. Zur Inhalation der Ätherdämpfe entwickelten Tierchirurgen verschiedene Inhalationsmasken und Narkosegeräte (MENZEL 1988, 447f.). Bei der Katze bereitete die Narkose mit den beiden Chemikalien große Schwierigkeiten, Chloroform wegen seiner Toxizität und Äther wegen der bei Katzen in rascher Folge ablaufenden Narkosestadien mit besonders heftigem Exzitationsstadium. 1915 promovierte der Assistent HERMAN WENGER an der Chirurgischen Klinik der Kgl. Tierärztlichen Hochschule in München mit einer Arbeit über die Chloroform- und Äthernarkose bei Katzen mit Hilfe von Dampfgemischen. WENGER modifizierte den aus der Humanmedizin bekannten Braunschen Apparat (Abb. 1.14.). Seine Konstruktion erlaubte jederzeit eine Regulierung der Zufuhr von Frischluft und des Narkosedampfgemisches, und somit war die Gefahr eines plötzlichen Exitus des Patienten weitgehend gebannt. Andere Tierärzte arbeiteten nur mit Äther, aber in jedem Falle bewährte sich das Verbringen des Patienten in einen Narkosekasten, um so das Mittel ohne Zwangsmaßnahmen, die immer Angst verursachen, besser dosieren zu können.

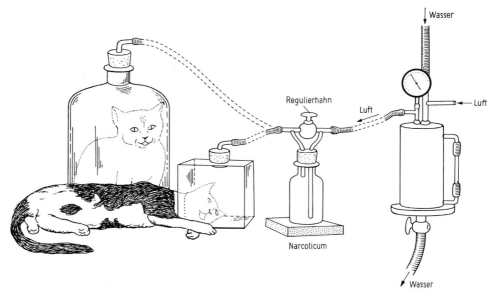

Abb. 1.14. Narkose mittels eines Luft-Chloroform-Dampfgemisches nach Wenger 1915. (Nach Stang und Wirth 1930, Abb. 76).

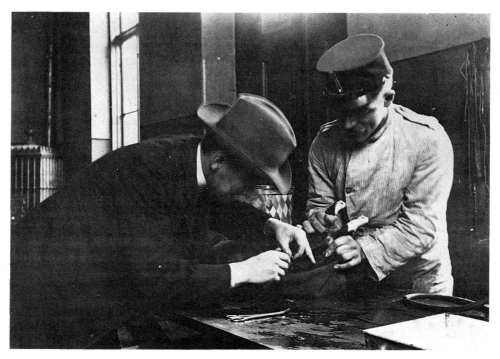

Abb. 1.15. Kastration eines in einen Sack gewickelten Katers um 1915. (Nach von den Driesch 1989, Abb. 389).

Trotz des Fortschritts in der Narkose gehörten chirurgische Eingriffe an der Katze in der tierärztlichen Praxis vor dem Zweiten Weltkrieg – erst recht auf dem Lande – zu den Seltenheiten. Selbstverständlich kastrierte man regelmäßig Kater (Abb. 1.15.). Die Kastration von männlichen Haustieren stellt eine der ältesten nachweisbaren „veterinärchirurgischen" Tätigkeiten dar. Das operative Entfernen der Hoden männlicher Nutztiere zum Zwecke der Mast und um ein ruhigeres Wesen des Tieres zu erzielen, wurde schon in der Frühzeit der Haustierhaltung durchgeführt (VON DEN DRIESCH 1989, 13ff.). Wann man Kater zu kastrieren begann, läßt sich nicht mehr feststellen. ALTMANN (1977, 42) erwähnt, daß die ersten Kastrationen bei Katern in mittelalterlichen Klöstern vorgenommen wurden, weil Mönche oder Nonnen sich durch die nächtlichen Paarungsspiele der Tiere gestört fühlten. Nach der Einführung der Narkose konnte man die Kastration des Katers unter Anästhesie angenehm erledigen.

Anders als beim Kater kamen Kätzinnen vor dem Zweiten Weltkrieg weitaus seltener zur Kastration, die aufwendig unter Laparotomie mit Schnittführung in der Linea alba stattfinden mußte. „Die Heiltendenz bei der Katze ist nicht besonders gut" schreibt ein praktischer Tierarzt (HAHN 1937, 112). Anfang der 50er Jahre entsann man sich in der Chirurgischen Tierklinik der Universität Zürich einer uralten Handhabung bei der Kastration weiblicher Schweine und übertrug sie auf die Katze: die abschüssige Lagerung des zu operierenden Tieres, damit die Därme kopfwärts rutschen und man durch einen kleinen Schnitt mittels eines Spezialhakens die Ovarien herausziehen und entfernen konnte, ohne die Bauchhöhle weit eröffnen zu müssen. Diese Methode wurde bereits in vorchristlicher Zeit z. B. von ARISTOTELES (Tierkunde IX, 50) für die Sau beschrieben und bildete in den Handbüchern der tierärztlichen Operationslehre die übliche Methode der Kastration weiblicher Schweine (z. B. HERING 1857). Heute ist diese Art der Ovariektomie eine häufig angewandte, schnelle und problemlose Möglichkeit der Kastration der Katze, falls man sich nicht zu einer Hysterektomie entschließt, die heute ebenfalls kein Problem mehr darstellt. Die Kastration der weiblichen Katze und des Katers stellt die unabdingbare Voraussetzung für eine katzenwürdige Haltung der Tiere in Wohnungen dar.

Es versteht sich von selbst, daß der eigentliche Fortschritt in der Katzenbehandlung erst nach dem Zweiten Weltkrieg, ja eigentlich erst in den letzten 25 Jahren zu verzeichnen ist. Begleitet war er von zahlreichen neuen physiologischen und mikrobiologischen Erkenntnissen und nicht zuletzt von der Entwicklung der Labormedizin, schließlich von der Verbesserung der diagnostischen Geräte und der Verbesserung der Narkose beim Kleintier. Beschreibung und Aufklärung der meisten infektiösen Krankheiten sind ebenfalls eine Errungenschaft der letzten 2 bis 3 Dezennien (vgl. z. B. ROLLE und MAYR 1984).

Literatur

AHMAD, M., B. BLUMENBERG and M. F. CHAUDHARY: Mutant allele frequencies and genetic distance in cat populations of Pakistan and Asia. Journal of Heredity **71**, 323–330. Chicago 1980.
ALTMANN, D.: Domestikation der Katze und Hauskatzenrassen. In: CHRISTOPH, H.-J. (Hrsg.): Klinik der Katzenkrankheiten, 36–92. Fischer, Jena 1977.
ANACKER, H.: Katzenkrankheiten. In: KOCH, A. (Hrsg.): Encyklopädie der gesammten Thierheilkunde und Thierzucht **5**, 312–314, Wien und Leipzig 1888.
ANDERSON, J., and W. E. DE WINTON: Zoology of Egypt: Mammalia. Hugh Rees, London 1902.
ARISTOTELES: Tierkunde, herausgegeben und erläutert von P. GOHLKE. Schöningh, Paderborn 1957.

ARMITAGE, P. L., and J. CLUTTON-BROCK: A Radiological and Histological Investigation into the Mumification of Cats from Ancient Egypt. Journal of Archaeological Science **8**, 185–196, London 1981.

ASHMEAD, A.: Greek Cats. Exotic pets kept by rich youths in the fifth century B.C. in Athens, as portrayed on Greek vases. Expedition **20**, 38–47, Philadelphia 1978.

BÄCHTOLD-STÄUBLI, H.: Handwörterbuch des Deutschen Aberglaubens, Band IV. de Gruyter, Berlin und Leipzig 1931/1932.

BECKH, H.: Geoponica sive Cassiani Bassi Scholastici de re rustica eclogae. Leipzig 1895.

BLASIUS, G.: Anatome animalium. Boon, Amsterdam 1681.

BLUMENBERG, B.: On the Probable Genotype of Domestic Cats in Ancient Egypt. Journal of Archaeological Science **9**, 377–379, London 1982.

BOESSNECK, J.: Vogelknochen aus der phönizischen und römischen Niederlassung von Toscanos. Studien über frühe Tierknochenfunde von der Iberischen Halbinsel **4**, 101–108, München 1973.

BOESSNECK, J.: Osteoarchäologie. In: HROUDA, B. (Hrsg.): Methoden der Archäologie, 250–279. Beck, München 1978.

BOESSNECK, J.: Die Tierwelt des Alten Ägypten. Beck, München 1988.

BOESSNECK, J., und A. VON DEN DRIESCH: Zoologische Bestimmung der Tiermumien aus einem Grab der 30. Dynastie in Luqsor. In: BIETAK, M., und E. REISER-HASLAUER: Das Grab des ᶜAnch-Hor II. Denkschr. Österr. Akad. Wiss. **7**, 285–289, Wien 1982.

BOESSNECK, J., und A. VON DEN DRIESCH: Ein Katzenskelett der Römerzeit aus Quseir (Koser) am Roten Meer. Spixiana **6**, 211–218, München 1983.

BOESSNECK, J., und A. VON DEN DRIESCH. Vogelknochenfunde aus dem Tal der Königinnen. Spixiana **11**, 279–302, München 1989.

BUNGARTZ, J.: Illustriertes Katzenbuch. Parey, Berlin 1896.

CLUTTON-BROCK, J.: A Natural History of Domesticated Mammals. Cambridge Univ. Press, London 1987.

CLUTTON-BROCK, J.: The British Museum Book of Cats. Ancient and Modern. British Museum (Natural History), London 1988.

COLUMELLA, J. L. M.: Über Landwirtschaft (Übersetzung von K. AHRENS). Schriften zur Geschichte und Kultur der Antike. Akademie Verlag, Berlin 1972.

CONRAD, R.: Die Haustiere in den frühen Kulturen Indiens. Vet.-med. Diss., München 1966.

DARWIN, C.: The Variation of Animals and Plants under Domestication. Murray, London 1868.

DRIESCH, A. VON DEN: Nahrungsreste tierischer Herkunft aus einer tartessischen und einer spätbronzezeitlichen bis iberischen Siedlung in Südspanien. Studien über frühe Tierknochenfunde von der Iberischen Halbinsel **4**, 9–31, München 1973.

DRIESCH, A. VON DEN: Geschichte der Tiermedizin – 5000 Jahre Tierheilkunde. Callwey, München 1989.

DRIESCH, A. VON DEN, und J. BOESSNECK: Osteologische Besonderheiten vom Morro de Mezquitilla/Málaga. Madrid. Mitt. **26**, 45–48, 1985.

DRIESCH, A. VON DEN, und J. BOESSNECK: Abschlußbericht über die zooarchäologischen Untersuchungen an Tierknochenfunden von der Heuneburg. In E. GERSBACH: Ausgrabungsmethodik und Stratigraphie der Heuneburg. Heuneburgstudien IV. Römisch-Germanische Forschungen **45**, 131–157. Von Zabern, Mainz 1989.

FRIEDBERGER, F., und E. FRÖHNER: Lehrbuch der speziellen Pathologie und Therapie der Haustiere[4], Band II. Enke, Stuttgart 1900.

GEPPERT, P.: Hundeschlachtungen in Deutschland im 19. und 20. Jahrhundert unter besonderer Berücksichtigung der Verhältnisse in München. Vet.-med. Diss., München 1990.

GESNER, C.: Thierbuch. Serlin, Frankfurt/Main 1669.

GRAY, A. P.: Mammalian Hybrids. A Checklist with Bibliography. Farnham Royal: Commonwealth Agricultural Bureaux 1972.

GUGGISBERG, C. A. W.: Wild Cats of the World. David and Charles, London 1975.

GURLT, E. F.: Anatomische Abbildungen der Haussäugethiere². Heft 1–15, Suppl. 2. Reimer, Berlin 1843–1848.
HAHN, T.: Die wichtigsten Operationen des Tierarztes in der Praxis. Schoetz, Berlin 1937.
HALTENORTH, T.: Die Wildkatzen der alten Welt. Geest u. Portig KG, Leipzig 1953.
HEMMER, H.: Domestikation. Verarmung der Merkwelt. Vieweg, Braunschweig und Wiesbaden 1983.
HERING, E.: Specielle Pathologie und Therapie für Thierärzte. Ebner u. Seubert, Stuttgart 1842.
HERING, E.: Handbuch der thierärztlichen Operationslehre⁸. Ebner u. Seubert, Stuttgart 1857.
HERODOT: Neun Bücher der Geschichte². Übersetzung von H. STEIN. Phaidon, Essen 1984.
HERRE, W., und M. RÖHRS: Haustiere – zoologisch gesehen². Fischer, Stuttgart 1990.
HILLABY, J.: Ancestors of the tabby. New Scientist **38**, 404–405, 1968.
HUTYRA, F. V., und J. MAREK: Spezielle Pathologie und Therapie der Haustiere⁴. Fischer, Jena 1913.
JAKOB, H.: Katzenseuchen. In: STANG, V., und D. WIRTH (Hrsg.): Tierheilkunde und Tierzucht **6**, 84–86. Urban und Schwarzenberg, Berlin und Wien 1929.
JOHANSSON, F., und H. HÜSTER: Untersuchungen an Skelettresten von Katzen aus Haithabu (Ausgrabung 1966–1969). Berichte über die Ausgrabungen in Haithabu **24**, Neumünster 1987.
KELLER, O.: Die Antike Tierwelt. Band 1. Engelmann, Leipzig 1909.
KIRK, H.: The Diseases of the Cat. Baillière, Tindall and Cox, London 1925.
KITT, T.: Pathologische Anatomie der Haustiere⁴. Enke, Stuttgart 1910.
LARIEUX, E., et P. JUMAUD: Le Chat, Races – Elevage – Maladies. Vigot Frères, Paris 1926.
LAWRENCE, J. S., and J. T. SYVERTON: Spontaneous agranulocytosis in the cat. Proc. Soc. exper. Biol. Med. **38**, Oxford 1938.
LINNÉ, C. VON: Systema naturae. 10. Ausgabe. Stockholm 1758.
LORTET, L. C., et C. GAILLARD: La faune momifiée de l'ancienne Egypte. Arch. Mus. d'Hist. Nat. Lyon **8**, Lyon 1903.
LOXTON, H.: Katzenrassen der Welt. BLV Bestimmungsbuch **18**, München, Bern, Wien 1976.
M.: Traité de l'Education des Animaux qui servent d'amusement à l'homme. Lamy, Paris 1780.
MAYR, A., G. EISSNER und B. MAYR–BIBRACK: Handbuch der Schutzimpfungen in der Tiermedizin. Parey, Berlin u. Hamburg 1984.
MENZEL, A.: Applikationsmethoden von Inhalationsnarkotika am Tier in der Zeit von 1845–1945. Dtsch. tierärztl. Wschr. **95**, 447–450, Hannover 1988.
MORRISON–SCOTT, T. C. S.: The mumified Cats of Ancient Egypt. Proc. Zool. Soc. London **121**, 861–867, London 1952.
NIETHAMMER, J.: Zur Taxonomie und Ausbreitungsgeschichte der Hausratte (Rattus rattus). Zool. Anz. **194**, 405–415, Bonn 1975.
PAHL, W.: Radiography of an Egyptian „Cat Mummy". An Example of the Decadence of the Animal Worship in the Late Dynasties?". Ossa **12**, 133–140, Helsingborg 1986.
PALLADIUS, R. T. A.: Opus agriculturae, de Veterinaria Medicina, de Insitione, herausg. Von R. H. RODGERS. Teubner, Leipzig 1975.
Der kleine Pauly: Lexikon der Antike, Band 3. dtv, München 1979.
PETZSCH, H.: Barschan-Wüstenwildkatze und Perser-Langhaarhauskatze. Das Pelzgewerbe N.F. **21**, 7–15. Leipzig 1972.
PETZSCH, H.: Zur Problematik der Primärdomestikation der Hauskatze (Felis silvestris „familiaris"). In: MATOLCSI, J. (Hrsg.): Domestikationsforschung und Geschichte der Haustiere, 109–113, Budapest 1973.
POCOCK, R. I.: On English Domestic Cats. Proc. Zool. Soc. London 1907, 143–168, London 1907.
PUDEK, N.: Untersuchungen an Tierknochen des 13.–20. Jahrhunderts aus dem Heiligen-Geist-Hospital in Lübeck. Lübecker Schriften zur Archäologie und Kulturgeschichte **2**, 105–201, Frankfurt/M. 1980.
REICHSTEIN, H.: Bemerkungen zur Verbreitungsgeschichte der Hausratte (Rattus rattus, Linné 1758) an Hand jüngerer Knochenfunde aus Haithabu (Ausgrabung 1966–69). Die Heimat **81**, 113f., Neumünster 1974.

REICHSTEIN, H.: Untersuchungen an mittelalterlichen Tierknochen aus Bardowick, Kr. Lüneburg. Hamburger Beiträge zur Archäologie **10**, 227–281, Hamburg 1983.

REICHSTEIN, H.: Archäozoologie und die prähistorische Verbreitung von Kleinsäugern. Sitzungsber. Ges. Nat. forsch. Freunde Berlin N.F. **27**, 9–21, 1987.

ROBINSON, R.: Genetics for Cat Breeders[2]. Pergamon Press, London 1977.

ROBINSON, R.: Cat. In: I. L. MASON (Ed.): Evolution of Domesticated Animals, 217–225. Longham, London and New York 1984.

ROHLF, K.: Untersuchungen an Tierknochen aus mittelalterlichen bis neuzeitlichen Siedlungsschichten in Lübeck. Staatsexamensarbeit, Kiel 1978.

ROLLE, M., und A. MAYR: Medizinische Mikrobiologie, Infektions- und Seuchenlehre[5]. Enke, Stuttgart 1984.

SCHRÖDER, B.: Untersuchungen an Tierknochenfunden aus alt- und jungslawischen Siedlungsschichten innerhalb des Burgwalls Alt Lübeck. Lübecker Schriften zur Kulturgeschichte und Archäologie **9**, Lübeck 1984.

SPAHN, N.: Untersuchungen an Skelettresten von Hunden und Katzen aus dem mittelalterlichen Schleswig. Ausgrabungen in Schleswig, Berichte und Studien **5**, Neumünster 1986.

STANG, V., und D. WIRTH: Tierheilkunde und Tierzucht. Eine Enzyklopädie der praktischen Nutztierkunde **7**. Urban und Schwarzenberg, Berlin und Wien 1930.

STÖRK, L.: Katze. Lexikon der Ägyptologie 1980 (a). Harrassowitz, Wiesbaden 1980.

TOYNBEE, J. M. C.: Tierwelt der Antike. Kulturgeschichte der Alten Welt **17**. Von Zabern, Mainz 1983.

VERGE, J., et N. CHRISTOFOBONI: La gastroenterite infectieuse des chats, est elle due à un virus filtrable? Rev. Soc. Biol. **99**, Paris 1928.

WEIGEL, I.: Kleinkatzen und Nebelparder. Grzimeks Tierleben **12**, 287–333. dtv, München 1979.

WEIR, H.: Our Cats, and all about them. Tunbridge Wells, London 1889.

WENGER, H.: Chloroform- und Äthernarkosen bei Katzen mit Hilfe von Dampfgemischen. Vet.-med. Diss., München. Monatshefte für praktische Tierheilkunde **26**, Stuttgart 1915.

WESSELY, F.: Vorgeschichtliche Tierskelette aus einer Schachthöhle im Staatsforst Veldenstein, Landkreis Bayreuth. Vet.-med. Diss., München 1975.

WHARTON, D. R. A.: The Cat in Relation to Disease Transmission: A Review. The Biological Laboratory, New York 1931.

ZEUNER, F. E.: Dog and Cat in the Neolithic of Jericho. Palestine Explor. Quart. **90**, 52–55, 1958.

ZEUNER, F. E.: Geschichte der Haustiere, BLV, München, Basel, Wien 1967.

2. Zoologische Stellung, Aussehen und Rassen der Hauskatze

(P. TEICHMANN)

2.1. Die Katze im zoologischen System

Löwe und Tiger, die bekanntesten Großkatzen, ebenso wie die bei uns heimische Wildkatze und ihre zierlichere orientalische Verwandte, die Falbkatze, sind trotz ihres körperlichen Gegensatzes Angehörige der gleichen großen Familie, der Familie *Felidae*. Sie vereint etwa fünfzig verschiedene Katzenarten. Divergierende Auffassungen bestehen über deren Unterteilung. Einer solchen Klassifizierung werden neben der Abstammung morphologische, phänotypische, ethologische und genetische Merkmale zugrunde gelegt. So ist eines der kennzeichnenden morphologischen Merkmale die Beschaffenheit des Zungenbeines. Es ist bei Kleinkatzen verknöchert. Sie sind aus diesem Grunde in der Lage, sowohl bei der Ein- als auch bei der Ausatmung zu schnurren. Sie vermögen jedoch nicht, wie ihre großen Artverwandten, zu brüllen, denn diese verfügen – anstelle des knöchernen Zungenbeinzwischenastes – über ein extrem belastbares elastisches Band, das derartige Laute ermöglicht. Dafür können Großkatzen nur bei der Ausatmung schnurren, wovon sie auch weniger Gebrauch machen als unsere domestizierte Hauskatze. Geparde werden übereinstimmend als eigenständige Unterfamilie betrachtet. Eines der bestimmenden Kriterien hierfür besteht darin, daß sie – im Unterschied zu all ihren Artgenossen – ihre Krallen nicht in präformierte Krallenscheiden zurückziehen können. Gegenwärtig neigt man dazu, die Luchse – wie in GRZIMEKS Tierleben (1972) – den Kleinkatzen zuzuordnen. Bisher war es gebräuchlich, vier Unterfamilien zu unterscheiden (Abb. 2.1.).

Aus einigen der zahlreichen Unterarten der Kleinkatzen (*Felinae*) ging unser Haustier (*Felis silvestris* var. *domestica*) mit ihren verschiedenen Fellmustern und Farbnuancen hervor. Diese wiederum bildeten die Grundlage der noch variationsreicheren Rassekatzen.

2.2. Zeichnung

Es war die Wildkatze (*Felis silvestris*, Schreber 1977) mit den ihr zugeordneten und untereinander fruchtbaren drei Gruppen der Steppen-, Wald- und Falbkatzen, die den von ihr abstammenden Abkömmlingen im Haustierstand ihr Gepräge verlieh und ihr Aussehen bestimmte. Verallgemeinernd kann man sagen, daß die Zeichnung der Steppenkatzen (Ornata-Gruppe) durch *Flecken* unterschiedlicher Größe gekennzeichnet ist, bei Waldkatzen (Silvestris-Gruppe) die *Streifenzeichnung* dominiert, und die Falbkatzen (Ocreata- oder Lybica-Gruppe) insofern eine *Mittelstellung* einnehmen, als sie eine weniger auffallende Streifung oder nur eine blasse Fleckung erkennen lassen. Als Stammutter unserer Hauskatze verdient die **Falbkatze** unser bevorzugtes Interesse. Legt man die Beschreibung des Naturforschers EDUARD RÜPPEL aus dem vergangenen Jahrhundert zugrunde, so wird man feststellen, daß sich ihr Aussehen in den wesentlichen Merkmalen seither kaum verändert hat. Die Grundfärbung ihres feinen und kurzen Haarkleides ist ein fahles Gelb, Grau oder Graubraun

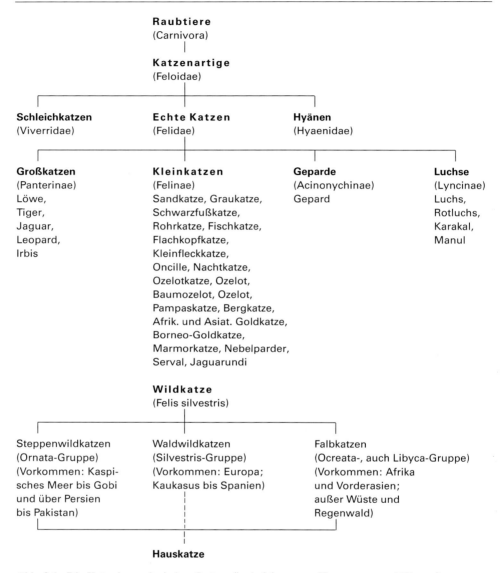

Abb. 2.1. Die Katze im zoologischen System (in Anlehnung an HALTENORTH und WEIGEL).

mit einer Aufhellung an den Unterseiten und am Bauch. Sie führte zu der Bezeichnung „Falb"-Katze. Am Rücken herrschen rötliche bis schwärzliche Farbtöne vor. Eine Zeichnung ähnlich unserer getigerten Hauskatze ist vielfach nur andeutungsweise vorhanden und daher erst bei genauerer Betrachtung erkennbar. Sie besteht aus einigen verwaschenen Querstreifen am Rumpf und an den Gliedmaßen sowie schmalen Längsstreifen auf der Stirn und im Nacken. Neben der quer angeordneten Streifenzeichnung kommen auch unregelmäßige Tüpfelungen und Übergangsformen zwischen beiden vor. Der dünne, lange Schwanz läuft in einer schwarzen oder dunkelbraunen Spitze aus und weist im letzten Drittel mehrere Querringe auf. Im Unterschied zu dem plumper wirkenden Körperbau der Waldwildkatze, die außerdem einen länger behaarten, buschigen Schwanz hat und deren Rückenpartie in der Regel durch einen Aalstrich gekennzeichnet ist, ist die Falbkatze feingliedrig und schlank. Sicherlich haben sich hin und wieder Kreuzungen zwischen Wald- und Falbkatzen ereignet, ebenso wie innerhalb der verschiedenen Unterarten der Falbkatze, vor allem in sich überschneidenden Verbreitungsgebieten. Auch unsere Hauskatzen in Mitteleuropa tragen neben ihrem ursprünglichen Falbkatzenerbe einen gehörigen Anteil Waldwildkatzenblut in sich. Im Laufe der Jahrhunderte hatten sie wiederholt Gelegenheit, sich mit einheimischen Wildlingen zu paaren, besonders dort, wo die Kuder (die männlichen Wildkatzen) durch Abschuß oder Krankheiten erheblich dezimiert worden waren. Die aus einer solchen Verpaarung hervorgehenden Nachkommen sind wegen ihrer großen Ähnlichkeit mit reinen Wildkatzen äußerlich mitunter kaum von diesen zu unterscheiden. Der bei Waldwildkatzen vorkommende rundliche, schwarze Sohlenfleck auf der Unterseite der Hinterpfoten, im Gegensatz zu den meist völlig schwarz gefärbten Sohlenflächen der Hauskatze, dürfte als alleiniges Merkmal für die Unterscheidung nicht ausreichen. Zoologen bedienen sich für eine exakte Differenzierung unter anderem vergleichender anatomischer Untersuchungen der Schädelmaße.

Das von den wilden Ahnen stammende Erbteil in Form einer Streifen- oder Fleckenzeichnung ist jedoch nicht das einzige Fellmuster, dem wir bei unserer Hauskatze begegnen. Eine Besonderheit in der Zeichnung stellt die *Stromung* oder *Marmorierung* dar. Derart gezeichnete Hauskatzen werden volkstümlich Räder- oder Leierkatzen genannt. Mit der in Südostasien beheimateten langschwänzigen Marmorkatze, die ebenfalls zu den Kleinkatzen zählt, haben sie jedoch nichts zu tun. SCHWANGART, einer der Begründer der Katzenzucht in Deutschland, widmete seine Aufmerksamkeit der typischen Ausprägung dieses Marmormusters, das als erster LINNÉ bereits 1758 beschrieb. Es besteht in einer „überaus schönen Bänderung von barockem Verlauf, innerhalb dessen sich eine elliptische Schleife in Form eines Hufeisens befindet. Die Schleife kann einen hellen Hof umschließen mit oder ohne Binnenfleck; sie darf auch ausgefüllt sein. Ihr unterer Bogen darf geschlossen oder nahe

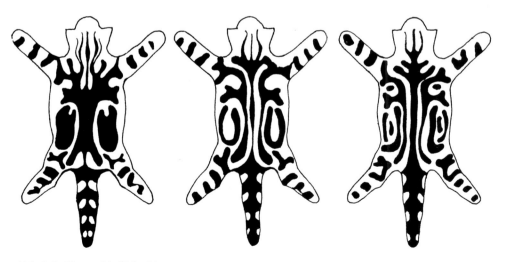

Abb. 2.2. Unterschiedliche Marmormuster.

seinem Ansatz vorn leicht unterbrochen sein." Ein dreigeteilter Rückenstreifen, der sich auch zu einem breiten Band vereinen kann, gehört ebenfalls zum von Schwangart aufgestellten und noch heute maßgebenden Standard der Kurzhaarmarmorkatze (Abb. 2.2.). Später bürgerte sich für Marmorierung das englische Wort „*tabby*" ein. Seinem Ursprung nach soll es eine Abwandlung des arabischen „attabi" sein. Hierunter verstand man im alten Bagdad eine Moiré-Seide mit bizarren Mustern. Obwohl das Marmormuster offenbar schon seit langem bekannt ist, stellt es nach Schwangart ein Merkmal dar, das die Katze erst als Haustier erwarb und welches durch eine Mutation aus der Tigerstreifung hervorging. Jedenfalls konnte es bis zum heutigen Tag noch nicht bei ihren wildlebenden Verwandten beobachtet werden. Man kann jedoch nicht ausschließen, wie von anderer Seite vermutet wird, daß es vielleicht vereinzelt doch schon marmorierte Wildkatzen gab, die nur deswegen keine Beachtung fanden, weil man sie für verwilderte Hauskatzen hielt.

Als weitere Besonderheit ist schließlich noch die *Stichelung* des Haarkleides zu erwähnen. Unter den Rassekatzen ist sie für das Fell der Abessinier (s. Abb. 2.17.) kennzeichnend. Diese Wildfärbung – ohne jegliche Zeichnung in Form von Streifen oder Flecken – erinnert an das Fell der Hasen. Sie wird von Züchtern als *Ticking* bezeichnet.

Vier **Grundmuster** sind es somit, die bei unseren Hauskatzen unterschieden werden können:

> Streifen (getigert = mackerel),
> Flecken (getupft = spotted),
> Marmorierung (gestromt = tabby),
> Stichelung (Ticking = agouti).

Mit Ausnahme der Stichelung finden wir diese Muster mehr oder weniger ausgeprägt, rein oder auch in Übergängen, nicht nur bei wildfarbenen Katzen, sondern auch auf andersfarbigem Grund, wie rot, blaugrau, rauchfarben oder fast weiß. Selbst Katzen, deren Haarkleid auf den ersten Blick gleichmäßig gefärbt und ohne jede Zeichnung erscheint, lassen nicht selten bei näherer Betrachtung oder unter anderen Lichtverhältnissen die Andeutung eines Musters erkennen. Man spricht dann von einer *Schatten-* oder *Geisterzeichnung*. Es handelt sich dabei nicht etwa um einen anderen Farbton, sondern um eine Farbverstärkung, die auf einer Pigmentanreicherung im Bereich des Musters beruht.

2.3. Färbung

Die breite Palette von Farben und Farbnuancen, die schon die verschiedenen Wildkatzen erkennen lassen, zeichnet in noch stärkerem Maße unseren Kosmopolit Hauskatze aus und erreicht bei den sog. Rassekatzen ihre Vollkommenheit. Sie kommt durch den körpereigenen Farbstoff *Melanin* zustande. Die Vielfalt der Farben läßt sich damit erklären, daß dieses Pigment in zwei verschiedenen Formen auftritt, die sich sowohl in ihrer chemischen Struktur als auch genetisch unterscheiden. Durch ihre variable Lokalisation, Dichte und Anordnung im gesamten Haarkleid wie auch im einzelnen Haar selbst bewirken sie die Verschiedenfarbigkeit des Felles, die vom völlig pigmentlosen Weiß bis zum besonders melaninreichen tiefen Schwarz reichen kann. Die Ausprägung von Schwarz und (nach züchterischem Sprachgebrauch) seinen „Verdünnungen" zu Blau, Braun und Lila wird dem *Eumelanin* zugeschrieben. Das *Phaeomelanin* sorgt für Gelb und Rot sowie deren Verdünnung zu Creme

(Abb. 2.3.). Die Verteilung dieser beiden Farbstoffe ist genetisch fixiert. Von maßgeblichem Einfluß sind hierbei bestimmte Erbfaktoren, welche die Farbstoffbildung entweder fördern oder hemmen. Einer dieser Faktoren wird nach der schwer definierbaren Farbe des südamerikanischen Nagetieres Goldhase (*Dasyprocta aguti*) „Agouti" genannt. Der Agouti-Faktor ruft die bereits erwähnte Stichelung der Haare hervor, welche für die Wildfärbung charakteristisch ist. Sie entsteht durch die Bänderung eines jeden einzelnen Haares infolge alternierender Anordnung der dunklen Eumelanine und der hellen Phaeomelanine. Beide Pigmentformen sind also in einem Haar gemeinsam vorhanden. Dies hat zur Folge, daß die Haarspitzen dunkel und die Haarwurzeln hell gefärbt sind. Dazwischen liegen in unterschiedlicher Anzahl und Breite gelbe, rote, braune und schwarze Querbänder. Die verschiedensten Farbnuancen, denen wir in Kombination mit einem Muster oder auch ohne ein solches in besonders augenfälliger Weise bei wildfarbenen Katzen begegnen, sind somit auf eine unterschiedliche Verteilung der beiden Varianten des Melanins zurückzuführen. Die Wildfarbe stellt als Haarfarbe der Katzen die Regel dar. In freier Wildbahn erfüllt sie den gleichen tarnenden Zweck wie im Fell der Jaguare die rosettenförmigen Flecken, welche den Schatten gleichen, die von den sonnenbeschienenen Blättern im Buschwerk des Dschungels auf das Haarkleid geworfen werden. Gelangt der Agouti-Faktor durch Mutation zum Ausfall, so entwickeln sich die Phaeomelanine nicht. Ihre Stelle wird von den Eumelaninen eingenommen, wodurch die Haare mehr oder weniger gleichmäßig schwarz gefärbt sind und keinerlei Bänderung mehr aufweisen. Dieser sog. *Melanismus* ist zwar unter Hauskatzen häufiger anzutreffen als

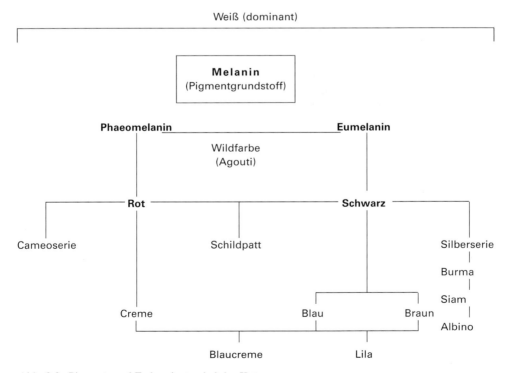

Abb. 2.3. Pigment- und Farbvarianten bei der Katze.

bei wilden Feliden, aber er ist dennoch kein Domestikationsmerkmal. Ein Beweis hierfür ist der Schwarze Panther, die schwarze Spielart des Leoparden.

Umgekehrt kann die Bildung von Eumelanin unterdrückt werden, so daß durch die alleinige Anwesenheit von Phaeomelanin eine rote Haarfarbe zustande kommt. Sie ist fast stets – sowohl bei kurzhaarigen als auch langhaarigen Katzen – mit einem Zeichnungsmuster verbunden. Dies tritt um so kräftiger in Erscheinung, je intensiver die rote Grundfarbe des Felles ist. Genetisch ist hieran der Gelbfaktor beteiligt; eine Erbanlage, die geschlechtsgebunden vererbt wird. Das zeigt sich am Ergebnis einer Verpaarung einer roten mit einer schwarzen Katze. Es kommen einfarbig rote oder schwarze Kater und dreifarbige weibliche Katzen zur Welt. Dreifarbigkeit wird von den Züchtern als *Schildpatt* oder *Tortie* bezeichnet. Die äußerst seltenen dreifarbigen Kater sind meist unfruchtbar. Die Reinzucht von Schildpattkatzen ist aufgrund des geschlechtsgebundenen Dimorphismus nicht möglich.

Der *Albinofaktor* unterbindet jegliche Pigmentbildung in Haarkleid und Gewebe. Albinos sind an ihrer völlig unpigmentierten Haut einschließlich Nasenspiegel und Ballen sowie der ebenso pigmentlosen Iris und Chorioidea, wodurch das Auge rötlich erscheint, erkennbar. Mit dem völligen Pigmentmangel sind nicht selten degenerative Veränderungen verbunden, die sich unter anderem in Taubheit oder in Nystagmus äußern können. *Albinismus* wird rezessiv vererbt und kommt daher nur bei homozygoten Individuen zum Vorschein. Vollständige Pigmentlosigkeit als extreme Form des Pigmentverlustes ist bei Katzen selten. Weiße Katzen sind keineswegs pauschal als Albinos zu betrachten. Schon die Blau- oder Gelbfärbung der Iris deutet darauf hin, daß auch die Retina wie verschiedene andere Gewebe pigmentiert ist. Auch genetisch besteht ein Unterschied. Das weiße Haarkleid dieser Katzen wird dominant vererbt, d. h., es setzt sich gegenüber jeder anderen Farbe durch. Verdeckt kann es jedoch die Erbanlage für jede Farbe tragen, so daß unter den heterozygoten Nachkommen auch andersfarbige als weiße auftreten, wohingegen Albinos – untereinander verpaart – immer nur Albinos zur Welt bringen. Blauäugige weiße Katzen sind gegen angeborene Taubheit nicht gefeit. Dies zeigt sich besonders häufig bei Inzestverpaarungen weißer Perser. Genetisch beruht es auf dem pleiotropen Effekt des Scheckungsfaktors, der neben der Depigmentierung degenerative Veränderungen des Innenohres bewirken kann. Um diesem Nachteil entgegenzuwirken, werden daher weiße Perser mit gelber Irisfarbe eingekreuzt oder auch solche, die ein blaues und ein orangefarbenes Auge (Diskordanz der Irisfärbung) besitzen (Abb. 2.4.). Mitunter sind diese auf jenem Ohr taub, auf dessen Seite sich das Auge mit blauer Irisfarbe befindet, wohingegen auf dem anderen Ohr normales Hörvermögen besteht.

Durch Erbfaktoren, die jeweils in unterschiedlichem Maße eine *Pigmentreduzierung* zur Folge haben, sind verschiedene Vorstufen zum Albinismus möglich. Unter den Rassekatzen entstand durch schrittweisen Ausfall des Phaeomelanins die sog. *Silberserie*. Zu ihr rechnen die Züchter beispielsweise die Silbermoor (Smoke) und die Chinchillas, bei denen sich die Pigmentierung nur noch auf die Haarspitzen beschränkt und die Unterwolle reinweiß ist. Auf der Grundlage des Phaeomelanins zu ungunsten des Eumelanins ging als Pendant zu der schwarzpigmentierten Farbschlaggruppe die rötliche Farbvariante der Cameos hervor.

Die Siamkatzen – ebenso wie deren langhaarige Verwandte Colourpoint und Birma – stehen hinsichtlich ihres Pigmentverlustes den Albinos am nächsten. Bei ihnen lokalisiert sich die Pigmentierung hauptsächlich auf die Körperspitzen, die „Points", wie Ohrmuscheln, Nase und Nasenrücken, distaler Gliedmaßenbereich und Schwanz. Dieser *Akromelanismus*, die Anhäufung von Melanin an geringer durchbluteten Körperstellen, läßt sich mit der *Temperaturabhängigkeit* des biochemischen Vorgangs der Pigmentbildung erklären. Eine Parallele

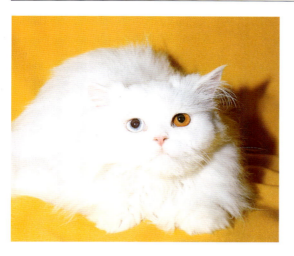

Abb. 2.4. Weißer Perser mit verschiedenfarbenen Augen.

hierzu findet sich bei den Russenkaninchen, die ebenfalls Teilalbinos mit Spitzenfärbung sind. Die dunkle Färbung der Abzeichen kann durch kalte Umgebungstemperatur noch verstärkt werden (Kälteschwärzung). Siamkatzen werden reinweiß geboren. Dies hängt gleichfalls mit der temperaturabhängigen Reaktion der Pigmenteinlagerung zusammen. Solange sie sich in der Geborgenheit des Mutterleibes befinden, sind sie gleichbleibender Wärme ausgesetzt. Dieser Zustand ändert sich mit dem Augenblick ihrer Geburt. Es dauert aber einige Wochen, bevor die Spitzenfärbung voll ausgeprägt ist.

2.4. Fellbeschaffenheit

In Hinblick auf das Aussehen der Katze verdient neben Färbung und Zeichnung des Haarkleides auch dessen Beschaffenheit unsere Aufmerksamkeit. Es setzt sich aus dem längeren *Deckhaar*, das gegen die Unbilden der Witterung sowie bis zu einem gewissen Grad gegen Verletzungen oder andere Schädigungen schützt, und der kürzeren, dafür aber dichteren und weichen *Unterwolle* zusammen. Im Deckhaar können die mittellangen *Grannenhaare* von den weniger zahlreichen, jedoch längeren und stärkeren *Leithaaren* unterschieden werden. Die Haare stehen in Büscheln. Im ventralen Körperbereich kommen auf ein Leithaar etwa 25 Grannen- und Wollhaare, auf dem Rücken hingegen nur die Hälfte. Haarlänge und -typ sind individuell und von Rasse zu Rasse verschieden. Auf die Länge der Deckhaare und die Dichte der Wollhaare sind unter anderem klimatische Faktoren von Einfluß. Das dichtere Winterfell und das dünnere Sommerfell erlauben eine der Jahreszeit entsprechende Regulierung der Körpertemperatur. Die Anzahl der Haare pro cm^2 Körperfläche differiert daher bei der Hauskatze zwischen 8000 und 25 000. Mehr noch als bei dieser ist die Abhängigkeit von den bestehenden Temperaturverhältnissen bei freilebenden, nichtdomestizierten Feliden erkennbar. So hat der mittelasiatische Manul als Bewohner sehr kalter

Regionen ein sehr langes Fell. Es ist deshalb wohl kaum berechtigt, ihn als Urahn der Perserkatzen zu betrachten. Ebensowenig dürfte eine solche Vermutung (PETZSCH, 1972) für die Barchankatze zutreffen. Ihr bürstenförmiges Haarpolster zwischen den Zehen ist ein Merkmal der Anpassung und dient als natürlicher Schutz beim Laufen auf sonnendurchglühtem Wüstenboden. Unsere gewöhnlichen Hauskatzen, denen wir in Stadt und Land überall auf der Welt begegnen, weisen diesbezüglich keine bemerkenswerten Unterschiede auf. Sie besitzen vorwiegend das gleiche kurze Fell, das auch die in unseren Breiten heimische Wildkatze auszeichnet. Anders verhält es sich mit den Rassekatzen. Ihr unterschiedliches Haarkleid ist in der Regel das Ergebnis züchterischer Selektion, sowohl bezüglich der Länge als auch der Beschaffenheit der Haare. Es ist gebräuchlich, sie unter diesem Gesichtspunkt in drei Gruppen einzuteilen: die *Kurzhaarigen* (beispielsweise Siam), die *Langhaarigen* (beispielsweise Perser) und die *Halblanghaarigen* = Semilanghaar (beispielsweise Birma).

Eine Besonderheit stellt das *gekräuselte* und kurze Fell der Rexkatzen dar. Es beruht auf Erbfaktoren, die entweder einen vollständigen Verlust oder auch nur eine Verminderung oder Verkürzung der Deckhaare – insbesondere der Leithaare – zur Folge haben. Auf unterschiedlicher genetischer Grundlage gingen daraus verschiedene Spielarten hervor.

Für die Rassekatzenzucht keine Bedeutung erlangte eine Defektmutation, aus der in Amerika Mitte der sechziger Jahre die *Drahthaarkatze* (engl. wirehair) hervorging. Bei ihr weisen alle drei Haararten Veränderungen in Form von Verdünnungen des Haarschaftes und von Kräuselungen auf.

Auf eine Defektmutation ist auch die partielle oder vollständige *kongenitale Alopezie*, die häufig mit herabgesetzter Vitalität verbunden ist, bei den *Nacktkatzen* zurückzuführen. Hierzu gehört die in Kanada aus einer natürlichen Population herausgezüchtete Sphynx. Man propagierte sie verschiedentlich groteskerweise als für Menschen geeignet, die gegen Katzenhaare allergisch sind, aber auf eine Katze nicht verzichten möchten.

2.5. Körperform

Von den äußerlichen Merkmalen der Katze hat sich ihre Körperform im Laufe der Zeit am wenigsten verändert; sie ist über Jahrtausende nahezu gleichgeblieben. Im Unterschied zu anderen Haustieren bildeten sich unter dem Einfluß der Domestikation weder Zwerg- noch Riesenformen heraus, es entstanden weder mopsähnliche noch dackelbeinige Katzen. Es ist somit noch immer zutreffend, was gegen Ende des vergangenen Jahrhunderts BREHM hierüber sagte: „In keiner zweiten Familie ist die Grundform bei allen Mitgliedern so streng wiederholt, in keiner anderen Tiergruppe unterscheiden sich die einzelnen Sippen und Arten so wenig voneinander wie bei den Katzen." Was für die Familie der Katzen insgesamt gilt, trifft auch für unsere *Felis silvestris* var. *domestica* im einzelnen zu. Unter den Hauskatzen kennt man seit alters die grazile Schlankform, von der schon altägyptische Skulpturen zeugen, und die gedrungene Form, die in der Gestalt der europäischen Wildkatze weitgehend ähnelt. Eine Kombination zwischen beiden stellt der mittelkräftige Typ dar, den die meisten rasselosen Hauskatzen verkörpern. Diesen drei Grundformen begegnen wir auch bei den nachfolgend beschriebenen Rassekatzen.

2.6. Rassekatzen

Der Begriff Rasse ist der arabischen Sprache entlehnt und leitet sich von „ras" = Ursprung, Geschlecht ab. Er wurde in Europa bis zur Mitte des 17. Jahrhunderts ausschließlich im Zusammenhang mit der Pferdezucht verwendet, denn bis zu jener Zeit galt das züchterische Interesse des Menschen hauptsächlich dem Pferd, und seit alters waren die Araber Meister in der Vollblutzucht. An die Zucht von Rassekatzen dachte vor dreihundert Jahren noch niemand; ganz anders als beim Hund, der schon in der Antike als Schoßhund (Comforter- = Tröster) gezüchtet wurde, wie der „Melitäer", der Urahn des heutigen Maltesers. Die Eignung der Katze, deren Nutzen und Verwendungszweck bislang seit den alten Ägyptern lediglich im Mäusefang bestand, zum dekorativen, dem ästhetischen Empfinden entsprechendem „Streicheltier" entdeckte man hingegen erst in den siebziger Jahren des vergangenen Jahrhunderts. Auf der ersten Katzenausstellung der Welt im Jahre 1871 im Londoner Crystalpalace waren 170 Katzen zu betrachten, darunter etliche langhaarige sowie einige Siamkatzen, und es gab für diese bereits ein Bewertungsschema. Doch erst 16 Jahre später mit der Etablierung eines Klubs von Katzenzüchtern begann eine organisierte und zielstrebige Zucht von Rassekatzen nach festgelegten Richtlinien und nach einem für jede Rasse anzustrebendem Leitbild, dem *Standard*. Die Engländer waren hierin, wie auch bereits in der Rassehundezucht, von Anbeginn richtungsweisend. In Deutschland zeigten sich derartige Bestrebungen erst 1922 mit der Gründung eines Vereins zur Zucht von Angorakatzen. Der Zoologe SCHWANGART schuf damals die Grundlage für eine systematische Katzenzucht. Die von ihm anstelle der Angorakatzen propagierte „Deutsch Langhaar" sollte im Unterschied zu dieser keinerlei Verkürzung des Gesichtsschädels oder gar Andeutung eines „Stops" aufweisen. In den dreißiger Jahren gründete er den „Bund für Katzenzucht und Katzenschutz". Er vermochte jedoch nicht, seine Vorstellungen – entgegen dem derzeit international vorherrschenden Trend in der Zucht von Rassekatzen – durchzusetzen. Die ersten Katzenausstellungen fanden jedoch auch in Deutschland bereits vor der Jahrhundertwende statt.

Im Gegensatz zur Hundezucht, die im Laufe der Zeit mehrere hundert Rassen nicht nur von sehr variablem Aussehen, sondern auch für recht unterschiedliche Verwendungen hervorbrachte, erfüllen Rassekatzen nur eine Aufgabe, dem Schönheitsempfinden von Katzenliebhabern und -züchtern gerecht zu werden. So wurde denn die Katzenzucht in den vergangenen vier Jahrzehnten zu einem bisweilen absurden Experimentierfeld; eine Erscheinung, die schon in den Anfängen der Felidenexperte PETZSCH heftig kritisierte. Das Resultat dieser züchterischen Bemühungen ist heutzutage eine selbst für den Kundigen schwer überschaubare Fülle von Farbschlägen und Varietäten. Demgegenüber ist die Zahl der seither geschaffenen Katzenrassen vergleichsweise gering. Einige, die bislang als eigenständige Rasse galten – wie die Colourpoint und die Orientalisch Kurzhaar –, wurden jüngst als Spielart den Perser- bzw. den Siamkatzen zugeordnet. Dies bestätigt die Feststellung: „Diese angeblichen ‚neuen' Katzenrassen sind nichts weiter als durch Selektion und anschließende Reinzüchtung kleiner, prinzipiell recht unwesentlicher Färbungs- und Gestaltungsmerkmale aus den undifferenzierteren alten Schwangartschen Rassen gewonnene bloße Varianten. Wenn man diese Aufspaltung so weiter fortsetzt, kann man diesen Unfug schließlich bis ins Uferlose, ins Lächerliche steigern" (PETZSCH, 1963).

Einige Katzenrassen gingen aus einer spontanen Mutation hervor und verdanken ihre Entstehung einem ungewöhnlichen Merkmal. Zu ihnen gehören u. a. die Manx-, die Rex-, die Hängeohr(Scottish Fold)- und die Drahthaar(Wirehair)-Katze.

Bei nur wenigen Rassen gilt als erwiesen, daß sie ihren Ursprung in einer natürlichen Population haben. Zu ihnen rechnet man die Europäisch Kurzhaar, die Norwegische Waldkatze, die Maine Coon und die Egyptian Mau. Um diese „rein" zu erhalten, sind Einkreuzungen anderer Rassen nicht erlaubt. In der Palette der Katzenrassen stellen sie eine Ausnahme dar, denn die Mehrzahl der Rassekatzen, vor allem deren Varietäten, sind Kreuzungsprodukte.

Die Rassebezeichnungen der Katzen erlauben nur in wenigen Fällen einen Rückschluß auf ihre wirkliche Herkunft und sind meist fiktiver Natur. In den Augen ihrer Züchter verleiht jedoch das fantasievolle exotische Flair, das ihre scheinbare Abstammung umgibt, eine besondere Anziehungskraft.

Wer Katzen mag, der wird auch an einer „gewöhnlichen" Hauskatze, wie wir ihnen in Hof und Flur begegnen, Freude finden, denn so groß sind die Unterschiede zu ihren „veredelten" Artgenossen nicht. So kurios aussehende Mischlinge wie unter den Hunden, im Volksmund als Promenadenmischung bezeichnet, finden wir allerdings bei Katzen äußerst selten (Abb. 2.5.). Aber dies ist in ihrer wesentlich geringeren Variationsbreite begründet, die sich nicht allein in ihrem Aussehen, sondern auch in ihrem Wesen offenbart. Hierin sind sie sich über Jahrhunderte treu geblieben. Tabelle 2.1. unterrichtet über die anerkannten Rassen und Farbschläge der Hauskatze.

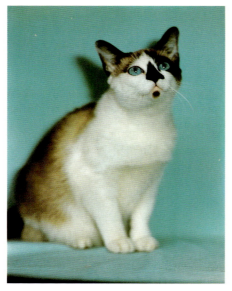

Abb. 2.5. Katzenmischling ungewöhnlichen Aussehens.

Tabelle 2.1. Anerkannte Rassen und Farbschläge der Hauskatze[1])

Rasse	Augenfarbe	Haarfarbe	
● Langhaarkatzen			
Perser	orange bis kupfer	einfarbig	schwarz, braun, lila, weiß, rot, creme
		zweifarbig	schildpatt, blau-schildpatt, blau-creme, braun-schildpatt, lila-schildpatt, Bi-colour (alle soliden Farben mit weiß)
		dreifarbig	schildpatt-weiß, blau-schildpatt-weiß, braun-schildpatt-weiß, lila-schildpatt-weiß
		gestromt	schwarz-gestromt, braun-gestromt, lila-gestromt, blau-gestromt, rot-gestromt, creme-gestromt
		mit Ticking	schwarz-smoke, blau-smoke, rot-smoke, creme-smoke, schildpatt-smoke, blau-schildpatt-smoke, braun-schildpatt-smoke, lila-schildpatt-smoke (außer schwarz und blau alle Farben in shell und shaded)
	grün	gestromt	schwarz-silber-gestromt, blausilber-gestromt, lila-silber-gestromt, braun-silber-gestromt, golden-gestromt
		mit Ticking	chinchilla, blau-chinchilla, braun-chinchilla, lila-chinchilla, schildpatt-chinchilla, golden shell, silber-schattiert, blausilberschattiert, braun-silber-schattiert, lila-silber-schattiert, golden-shaded
	zweierlei Augenfarbe	einfarbig	weiß
	blau	einfarbig	weiß
Perser mit Abzeichen (Colourpoint)	blau	einfarbig	seal-point, blue-point, chocolate-point, lila-point, red-point, creme-point
		zweifarbig	seal-tortie-point, blue-tortie-point, chocolate-tortie-point, lilac-tortie-point
		gestromt	seal-tabby-point, blue-tabby-point, chocolate-tabby-point, lilac-tabby-point, red-tabby-point, creme-tabby-point, seal-tabby-tortie-point, blue-tabby-tortie-point, chocolate-tabby-tortie-point, lilac-tabby-tortie-point

[1]) Zusammengestellt von Frau Diplom-Veterinärmedizinerin FAJTA, Leipzig, Zuchtrichterin für Langhaarrassekatzen.

Tabelle 2.1. Fortsetzung

Rasse	Augenfarbe	Haarfarbe	
● Semilanghaarkatzen			
Birma	blau	einfarbige Abzeichen	seal-point, blue-point, red-point, chocolate-point, lilac-point, creme-point
		zweifarbige Abzeichen	seal-tortie-point, blue-tortie-point, chocolate-tortie-point, lilac-tortie-point
		gestromte Abzeichen	seal-tabby-point, blue-tabby-point, chocolate-tabby-point, lilac-tabby-point, red-tabby-point, creme-tabby-point, seal-tabby-tortie-point, blue-tabby-tortie-point, chocolate-tabby-tortie-point, lilac-tabby-tortie-point
Türkisch Van	bernstein blau zweierlei Augenfarbe		weiß mit kastanienroten Flecken und einem kastanienroten, mit blassen Ringen gezeichneten Schwanz
Main Coon	jede Augenfarbe		alle Farben erlaubt
Norwegische Waldkatze	jede Augenfarbe		alle Farben erlaubt
Sibirische Waldkatze	jede klare, leuchtende Augenfarbe		alle Farben erlaubt
Balinese	blau		alle Farbvarietäten wie unter Birma aufgeführt
Somali	bernstein, haselnußbraun, grün		wildfarben, sorrel, chocolate, blue, lilac, fawn (beige), wildfarben-silber, sorrel-silber, chocolate-silber, blue-silber, lilac-silber, fawn-silber
Türkisch Angora	zur Fellfarbe passend		in fast allen Farben der Europäisch Kurzhaar
Ragdoll	blau	bi-colour mitted	seal-point, chocolate-point, blue-point, lilac-point
American Curl	jede Augenfarbe		alle Farben erlaubt
American Bobtail	blau		seal-point, blue-point, red-point, creme-point, seal-tortie-point, blue-tortie-point
Cymric	der Fellfarbe entsprechend		alle anerkannten Farben der Europäisch Kurzhaar
Scottisch Fold Langhaar	der Fellfarbe entsprechend		alle anerkannten Farben der Britisch und Europäisch Kurzhaar

Tabelle 2.1. Fortsetzung

Rasse	Augenfarbe	Haarfarbe	
Orientalisch Langhaar	der Fellfarbe entsprechend		alle anerkannten Farben der Orientalisch Kurzhaar

● Kurzhaarkatzen

Rasse	Augenfarbe	Haarfarbe	
Europäisch Kurzhaar	dunkelorange bis kupfer	einfarbig	schwarz, braun, lila, weiß, rot, creme
		zweifarbig	schildpatt, blau-schildpatt, blau-creme, braun-schildpatt, lila-schildpatt, Bi-colour (alle soliden Farben mit weiß)
		dreifarbig	schildpatt-weiß, blau-schildpatt-weiß, braun-schildpatt-weiß, lila-schildpatt-weiß
		gestromt	schwarz-gestromt, braun-gestromt, lila-gestromt, blau-gestromt, rot-gestromt, creme-gestromt
		getigert	schwarz-getigert, braun-getigert, lila-getigert, rot-getigert, creme-getigert
		getupft	schwarz-getupft, braun-getupft, lila-getupft, blau-getupft, rot-getupft, creme-getupft
		mit Ticking	schwarz-smoke, blau-smoke, rot-smoke, creme-smoke, red-cameo-shell und shaded, creme-cameo-shell und shaded
	grün	gestromt	schwarz-silber-gestromt, blau-silber-gestromt, lila-silber-gestromt, braun-silber-gestromt, golden-gestromt
		getigert	schwarz-silber-getigert, blau-silber-getigert, braun-silber-getigert, lila-silber-getigert, golden-getigert
		getupft	schwarz-silber-getupft, braun-silber-getupft, lila-silber-getupft, blau-silber-getupft, golden-getupft
		mit Ticking	chinchilla, blau-chinchilla, braun-chinchilla, lila-chinchilla, schildpatt-chinchilla, silberschattiert, blau-silberschattiert, lila-silberschattiert, schildpatt-silberschattiert, golden-shell, golden-shaded
	zweierlei Augenfarbe	einfarbig	weiß
	blau	einfarbig	weiß
		einfarbige Abzeichen	seal-point, blue-point, chocolate-point, lilac-point, red-point, creme-point

Tabelle 2.1. Fortsetzung

Rasse	Augenfarbe	Haarfarbe	
		zweifarbige Abzeichen	seal-tortie-point, blue-tortie-point, chocolate-tortie-point, lilac-tortie-point
		gestromte Abzeichen	seal-tabby-point, blue-tabby-point, chocolate-tabby-point, lilac-tabby-point, red-tabby-point, creme-tabby-point, seal-tortie-tabby-point, blue-tortie-tabby-point, chocolate-tortie-tabby-point, lilac-tortie-tabby-point
Britisch Kurzhaar	der Fellfarbe entsprechend		alle Farben wie bei Europäisch Kurzhaar
Kartäuser	dunkelorange bis kupfer	einfarbig	blau
Russisch Blau	grün	einfarbig	blau
Korat	grün	einfarbig	blau
Abessinier	bernstein, gelb oder grün		wildfarben, chocolate, blue sorrel, lilac, fawn, wildfarben-silber, sorell-silber, chocolate-silber, blue-silber, lilac-silber, fawn-silber
Burma	goldgelb bis bernstein		seal, blue, chocolate, red, lilac, creme, seal-tortie, blue-tortie, chocolate-tortie, lilac-tortie
Tonkanese	aquamarin bis grünblau		natural-mink, blue-mink, champagne-mink, honey-mink, platinum-mink
Rex	gelb/grün blau		alle Farben erlaubt Si-Rex (Abzeichen wie Siam)
Manx	der Fellfarbe entsprechend bevorzugt		alle Farben erlaubt
Exotic Kurzhaar	der Fellfarbe entsprechend		alle Farben wie bei Europäisch Kurzhaar
Siam	blau	einfarbige Abzeichen	seal-point, blue-point, chocolate-point, lilac-point, red-point, creme-point
		zweifarbige Abzeichen	seal-tortie-point, blue-tortie-point, chocolate-tortie-point, lilac-tortie-point
		gestromte	seal-tabby-point, blue-tabby-point,

Tabelle 2.1. Fortsetzung

Rasse	Augenfarbe	Haarfarbe	
		Abzeichen	lilac-tabby-point, chocolate-tabby-point, red-tabby-point, creme-tabby-point, seal-tortie-tabby-point, blue-tortie-tabby-point, chocolate-tortie-tabby-point, lilac-tortie-tabby-point
Orientalisch Kurzhaar	grün		alle Farben wie bei Europäisch Kurzhaar außer dem Maskenfaktor schwarz – Ebony braun – Havanna lila – Lavender
	blau	einfarbig	weiß – Foreign White
Sottish Fold	der Fellfarbe entsprechend		alle Farben wie bei Europäisch und bei Britisch Kurzhaar
Japanese Bobtail	der Fellfarbe entsprechend		alle Farben, bevorzugt weiß mit schildpatt – Mi-Ke
Egyptian Mau	hellgrün	getupft	silber, bronze, smoke
American Wirehair	zur Fellfarbe passend		fast alle Fellfarben zugelassen
Bombay	grün	einfarbig	schwarz

2.6.1. Langhaarkatzen

- **Perser**

Der Phänotyp der Langhaarigen wird ausschließlich durch die Perserkatzen bestimmt. Noch vor wenigen Jahren zählte man hierzu auch die Birma- und die Türkische Katze, die man aber jetzt der Rassegruppe der Semilanghaar zuordnet. Dadurch, daß man die Colourpoint – einst auch Khmer genannt – nicht mehr als eigenständige Rasse, sondern als Spielart der Perser betrachtet (s. Abb. 2.8.), erhöht sich nunmehr deren Anzahl an Farbschlägen auf mindestens 94. 1901 waren in Großbritannien, dem Mutterland der Rassekatzenzucht, erst 12 Farbschläge anerkannt. Zu den ältesten gehören die blauen Perser, denen schon die Königin Victoria und der Prince of Wales zugetan waren. Obwohl ihr Haarkleid ständiger Pflege bedarf, sind die Perserkatzen nach wie vor besonders beliebt und verbreitet (Abb. 2.6.–2.8.). Ihre Herkunft liegt im dunkeln. Es spricht einiges dafür, daß ihre Vorfahren tatsächlich in Persien zu suchen sind. So soll der römische Globetrotter Pietro della Valle nach glaubwürdigen Berichten blaue langhaarige Katzen von „bemerkenswerter Schönheit" aus dem Steppenhochland von Chorassan im Nordosten Persiens zu Beginn des 17. Jahrhunderts nach Europa gebracht haben. Möglicherweise kommen als domestizierte Stammeltern auch die türkischen Angora- oder Ankarakatzen in Betracht, die jedoch mit der „Türkischen Katze" nicht

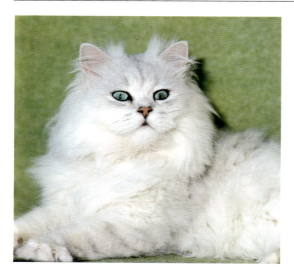

Abb. 2.6. Perser mit Spitzenfärbung: Chinchilla.

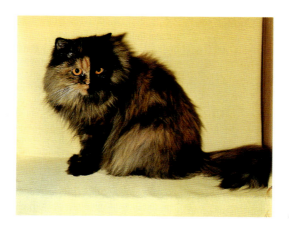

Abb. 2.7. Perser Schildpatt (Tortie).

identisch sind. Man findet sie heute überall in der Türkei, nicht nur im Gebiet von Ankara, früher Angora, einem Umschlagplatz des Wollhandels. Es ist noch nicht lange her, da wurden auch unsere Perser noch Angorakatzen genannt, wie sich auch für andere langhaarige Haustiere die Bezeichnung „Angora" einbürgerte, ohne daß diese unbedingt aus dieser türkischen Provinz stammen mußten. Die Tatsache, daß langhaarige Katzen schon seit langem im Orient anzutreffen sind, ist nicht gleichbedeutend mit ihrer möglichen Abstammung von einer dort heimischen langhaarigen Wildform.

Gemeinsame Kennzeichen aller Spielarten der Perser sind der gedrungene Rumpftyp, welcher durch das flauschige Haarkleid noch betont wird, der große rundliche Kopf mit der kräftig entwickelten Backenpartie sowie die kurze, breite Nase mit einem deutlichen Ansatz

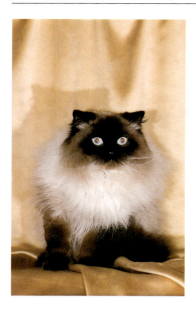

Abb. 2.8. Spielart der Perser: Colourpoint (einst Khmer genannt).

zur gewölbten Stirn (Stop; Abb. 2.9.). Der Stop sollte nicht höher als zwischen den Augen liegen, da er ansonsten häufig mit Gebiß- und Kieferanomalien verbunden ist. Unerwünscht ist auch eine Stupsnase, bei der die Nasenspitze höher liegt als das Niveau der unteren Augenlider. Dies ist mehr als ein Schönheitsfehler, denn es geht häufig einher mit Epiphora und nasal behinderter Atmung. In extremer Form zeigt sich dies bei einer amerikanischen Abart der Perser, den Peke-face, zu deutsch Pekinesen-Gesicht. Sie weist fast keine Nase mehr auf, das Os nasale ist nur noch rudimentär vorhanden, der Ductus nasolacrimalis kaum noch durchgängig und der Oberkiefer stark deformiert. Von tierärztlicher Seite sollte schon den Ansätzen hierzu (züchterische Selektion auf Überbetonung des Stop) in publizistischer Form entgegengetreten werden, denn nicht selten bestehen bereits bei geringerer Ausprägung therapeutisch schwer zu beeinflussende Beschwerden (Atembeschwerden, Augenausfluß).

2.6.2. Semilanghaarkatzen

Kennzeichnend für diese Rassegruppe ist ein halblanges Haarkleid, das auch weniger üppig ist – vor allem im Bereich der Halskrause, der Flanken und der Schenkel – als bei den Langhaarkatzen. Rassen sind – im Unterschied zur Art – Zuchtprodukte des Menschen und somit veränderlich. Dies trifft besonders für so variable und beeinflußbare Rassekriterien wie Haarlänge und -dichte zu. Noch vor wenigen Jahren rechnete man die Birmakatzen, die jetzt als Prototyp der Semilanghaar gelten, zu den Langhaarkatzen. Man sollte derartige Klassifizierungen von Katzenzüchtern nicht überbewerten, ist doch damit zu rechnen, daß aus einigen Rassen dieser Gruppe schon in wenigen Jahrzehnten Langhaarkatzen geworden sein können.

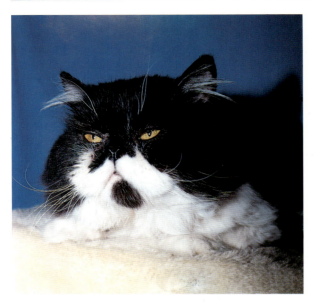

Abb. 2.9. Perser mit ausgeprägtem „Stop".

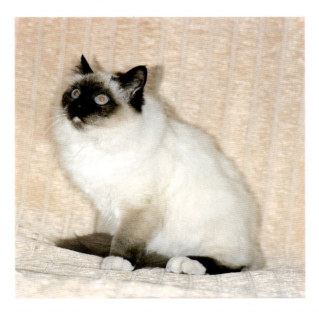

Abb. 2.10. Birma, das Semilanghaar, mit den weißen „Schuhen".

• Birmakatzen

Sie gingen, wie die Colourpoint, aus einer Kreuzung zwischen Perser- und Siamkatzen hervor. Sie besitzen daher – etwas verkürzt – das Haarkleid der Perser und in allen Farbnuancen die Spitzenfärbung der Siamesen. Irgendwann einmal kam der Scheckungsfaktor hinzu und verlieh ihnen als Rassemerkmal – zum Unterschied gegenüber den Colourpoint – vier weiße Pfoten (Abb. 2.10.), die an den Hintergliedmaßen an der Volarfläche nach proximal in einer weißen Spitze auslaufen sollen. Im Wesen sind die Birma eine gelungene Synthese zwischen den mitunter etwas „antriebsarmen" Perser- und den häufig springlebendigen Siamkatzen. Sie sind legendenumwoben und werden von ihren Liebhabern gern als „Heilige Birma" bezeichnet. 1919 sollen zwei französische Offiziere ein Zuchtpaar aus seiner fernöstlichen Heimat nach Europa gebracht haben. Es stammte aus einem buddhistischen Kloster in Burma (französisch Birmanie). Im Deutschen entstand hieraus die Bezeichnung Birmakatze. Ihre zielstrebige Zucht begann in Deutschland erst nach 1945. Gegenwärtig gibt es sie in 20 Farbschlägen.

• Türkische Van-Katze

Bis Mitte der fünfziger Jahre war die Türkische Van-Katze in Europa so gut wie unbekannt, obwohl sie in ihrer Heimat keineswegs selten ist. Englische Katzenliebhaber entdeckten sie auf ihrer Reise durch die Türkei und nahmen ein Pärchen, zu dem sich später noch drei weitere Exemplare gesellten, mit nach Großbritannien. Sie begründeten hiermit – nach den im züchterischen Reglement vorgeschriebenen vier Generationen – die Reinzucht dieser Rasse. Gegenüber Persern hat sie den Vorteil, daß ihr Haarkleid kaum zum Verfilzen neigt. Dies liegt sicherlich am Fehlen jeglicher Unterwolle, ein rassespezifisches Merkmal der Van-Katze, wie sie auch verkürzt genannt wird. Sie wirkt hierdurch, trotz ihres gedrungenen Körperbaus, auch weniger kompakt als die Langhaarkatzen, an die sie im weniger dichten Sommerfell lediglich durch ihren buschigen Schwanz erinnert (Abb. 2.11.). Eine ihrer Eigenschaften ist erwähnenswert. Man sagt ihr nach, daß sie – im Unterschied zu ihren sprichwörtlich wasserscheuen Artgenossen – gern schwimmt. Vermutlich eine Anpassung an die Art ihres Beuteerwerbs. Sie widmet sich freilebend häufig dem Fischfang. Man findet sie daher nicht nur am Van-See, dem sie ihren Namen verdankt, sondern auch an anderen türkischen Seen und an der Küste. Kennzeichen ihres Aussehens sind die kalkig-weiße

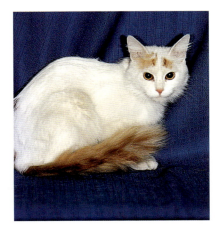

Abb. 2.11. Türkische Van-Katze.

Grundfarbe des Felles und kastanienbraune Flecken am Kopf, geteilt durch eine keilförmige Blesse. Der kastanienbraune Schwanz läßt einige dunklere Ringe erkennen. Sowohl bernsteinfarbene als auch blaue Irisfarbe ist anerkannt. Auch Irisheterochromie (verschiedenfarbene Iris, engl. odd-eyed) wird nicht beanstandet, obwohl – wie bei den dominant weißen Persern – mit der Möglichkeit der Taubheit gerechnet werden muß.

Eine der Van-Katze nahestehende Abart ist die bereits erwähnte Türkische Angora. Diese gleicht der von SCHWANGART gezüchteten Deutsch Langhaar.

- **Maine-Coon**

Sie ist die älteste und zugleich einzige eigenständige Katzenrasse Nordamerikas. Vor der Jahrhundertwende hieß sie, nach ihrem hauptsächlichen Vorkommen nahe der kanadischen Grenze im Bundesstaat Maine, lediglich Maine-Cat. Später glaubte man – vor allem bei der besonders beliebten braun-tabby Farbvariante – eine Ähnlichkeit in der Zeichnung und hinsichtlich ihres buschigen Schwanzes mit dem Waschbär (engl. racoon) feststellen zu können und nannte sie daher Maine-Coon. Es ist eine ausgesprochen robuste und kräftige Katze, deren dichtes und fließendes, halblanges Haarkleid einen guten Schutz gegen das rauhe Klima bietet. Kater wiegen nicht selten 7 kg und mehr, weibliche Tiere meist bis zu 5 kg. Ihre körperliche Entwicklung ist erst mit drei bis vier Jahren abgeschlossen. Ihre Ähnlichkeit mit der Norwegischen Wildkatze ist unverkennbar, ihre Herkunft hingegen ungewiß. Man nimmt an, daß ihre Ahnen durch Seeleute von Europa auf den amerikanischen Kontinent gebracht worden sind. 1895 wurde auf einer Katzenausstellung in New York eine Maine-Coon die „Best in Show". Die planmäßige Zucht dieser Rasse begann jedoch erst 1953 in Amerika. In Deutschland war sie erstmals 1976 auf einer Ausstellung vertreten. Es handelte sich um ein besonders großes Exemplar, so daß die Vorstellung entstand, die Maine-Coon sei eine extrem große Katzenrasse. Alle Farben sind – unabhängig von der Augenfarbe – erlaubt. Es wird jedoch großer Wert auf die Erhaltung des Typs gelegt. Polydaktylie soll zu Beginn ihrer Zucht häufig aufgetreten sein.

- **Norwegische Waldkatze**

Sie ist der Maine-Coon sehr ähnlich und dem nordischen Klima durch ihr wärmedämmendes und wasserabstoßendes Haarkleid beim Leben im Freien hervorragend angepaßt. Dabei erweist sie sich auch als ausgezeichneter Mäusejäger und wird deshalb gern auf Bauernhöfen gehalten. Der Legende nach sollen einstmals Katzen ihres Aussehens von den Wikingern auf dem Seeweg ins Land gebracht worden sein. Ähnliches behauptet man ja auch von der Maine-Coon. Wahrscheinlicher ist hingegen, daß die Norwegische Waldkatze ihren Ursprung einer langhaarigen Mutante aus bodenständiger Population verdankt. Ihre Zucht begann in Norwegen in den dreißiger Jahren. Aus der urwüchsigen Waldkatze in des Wortes eigentlicher Bedeutung wurde eine dekorative und umsorgte Familienkatze; Vitalität und Widerstandskraft blieben jedoch erhalten. Von der Maine-Coon unterscheidet sie sich nur unwesentlich, beispielsweise durch die längeren Hintergliedmaßen. wodurch sie leicht „überbaut" wirkt, die Beschaffenheit ihres dichteren Haarkleides und die Plazierung ihrer Ohren; Merkmale, die nur der Kundige wahrnimmt.

Ein naher Verwandter ist die gegenwärtig vielerorts noch nahezu unbekannte **Sibirische Waldkatze**. Sowohl im Äußeren als auch im Genotyp besteht zwischen beiden eine weitgehende Übereinstimmung. Zur Zeit werden sie noch als zwei verschiedene Rassen geführt, obwohl die Unterschiede unbedeutend sind. Es ist zu erwarten, daß man sie eines Tages als Spielarten der gleichen Rasse betrachtet. Ungeachtet dessen gilt die Sibirische Waldkatze in ihrer Heimat als russische Nationalkatze. Sie findet auch ohne Zertifikat, vor allem auf dem berühmten Moskauer Tiermarkt, großen Anklang. In der ehemaligen DDR nahm man 1986 ihre planmäßige Zucht auf.

Einige zu den Semilanghaar rechnenden Rassen sind eine Modifikation ihres kurzhaarigen Pendants, so die Balinesen (gegenüber den Siamkatzen), die Somali (gegenüber den Abessiniern), die Orientalisch Langhaar (gegenüber Orientalisch Kurzhaar) und die Scottish Fold Langhaar (gegenüber Scottish Fold Kurzhaar).

Einer lediglich beiläufigen Erwähnung bedürfen die *American Bobtail*, eine langhaarige, stummelschwänzige Variante der kurzhaarigen Japanese Bobtail, die *American Curl*, deren Ohrenspitzen ungewöhnlich geformt und aufeinander zugebogen sind, und die schwanzlose *Cymric*, welche mit den gleichen nachteiligen genetischen Auswirkungen wie die Manxkatze behaftet ist. Diese Rassen haben sich bisher hierzulande nicht etablieren können, im Unterschied zur ebenfalls in Amerika gezüchteten *Ragdoll* (engl. doll = Puppe), die unverkennbar die Züge der Birmakatze trägt und als relativ junge Katzenrasse auch schon auf europäischen Katzenausstellungen in Erscheinung tritt.

2.6.3. Kurzhaarkatzen

Entgegen der in der Rassekatzenzucht gebräuchlichen Klassifizierung müßten logischerweise die Kurzhaarkatzen vor den Langhaarkatzen, d. h. also an erster Stelle, rangieren, denn sie verkörpern – von wenigen Ausnahmen abgesehen – den ursprünglichen Katzentyp. Ebenso zutreffend ist die Feststellung, daß man eigentlich nur bei den Rexkatzen von Kurzhaarkatzen sprechen kann. Alle anderen Katzenrassen, die man dieser Gruppe zuordnet, besitzen ein Haarkleid, dessen Länge und dessen Verhältnis der Wollhaare zu den Deckhaaren der wilden Stammform der Hauskatzen entsprechen, so daß die Bezeichnung „Normalhaar" richtiger wäre (ALTMANN, 1977). Lassen wir es bei dieser Erkenntnis bewenden, da die Einteilung und die fortlaufende Numerierung der Rassen und Schläge durch die verschiedenen Züchtervereinigungen ohnehin verwirrend genug sind. „Auch gegenwärtig ist die Systematik im Umbruch begriffen" (MÜLLER-GIRARD, 1988).

Für einen Überblick mag es ausreichen zu wissen, daß man – im Unterschied zu der mehr oder weniger gedrungenen Statur der Langhaarigen – bei den sog. Kurzhaarigen zwischen einem *Rumpftyp* und einer *Schlankform* differenzieren kann. Zu den Schlanken gehören neben den allbekannten Siamkatzen die Orientalisch Kurzhaar, die Abessinier, die Burma und Havana sowie mit Einschränkung die Rexkatzen, um nur einige zu nennen. Die gedrungene Form repräsentieren die Europäisch Kurzhaar einschließlich der eigenständigen Kartäuser und die mittelkräftigen Manxkatzen.

• Europäisch Kurzhaar

Weshalb sie bei uns zulande „Europäisch" Kurzhaar genannt werden, in England hingegen – mit einem Anflug von Lokalpatriotismus – „British" sowie in den USA „American" Shorthair, dafür gibt es nirgendwo eine plausible Erklärung, denn es bestehen zwischen ihnen keine wesentlichen Unterschiede. Die Engländer versuchten allerdings eine Typverbesserung durch Einkreuzung von Persern und versprachen sich hiervon einen kräftigeren Körperbau, der jedoch mit einem unerwünscht flauschigen Haarkleid einherging. Zutreffend dürfte das Attribut „europäisch" sein, denn obgleich es schon unzählige Generationen zurückliegt, daß sich verschiedentlich Hauskatzen mit ihren wilden Artgenossen paarten, so ist doch das Erbteil der europäischen Waldwildkatze noch immer an den Nachkommen erkennbar. Es verlieh ihnen das Gepräge. Das Vorkommen domestizierter Katzen beschränkte sich nicht allein auf Europa; sie verbreiteten sich über die ganze Welt. Dabei kam ihnen ihre Nützlichkeit für den Menschen durch die Vertilgung von Schadnagern zustatten. 1932 gab es daher auch einmal den ernsthaften Versuch des französischen Hygienikers Loir, mit Unterstützung der Stadtverwaltung von Le Havre eine „rattentüchtige" Gebrauchskatzenzucht aufzubauen. Diesen Gedanken griff einige Jahre später der Zoologe Schwangart auf und erstellte ein Gutachten über den wirtschaftlichen Nutzen einer solchen Zucht. Leider blieben diese sinnvollen Bemühungen unbeachtet. Dafür fanden sich Katzenliebhaber, die sich mehr für das Aussehen interessierten und aus diesem Grund zu züchten begannen. So entstand aus der „gewöhnlichen" Hauskatze die „Europäische Kurzhaar" mit einer Vielzahl von Spielarten, welche durch die Kombinationsmöglichkeit der verschiedenen Farben mit den unterschiedlichen Zeichnungen (wie Tüpfelung, Marmorierung oder Streifen) die über 90 Varietäten der Perser an Zahl noch übertreffen (Abb. 2.12. und 2.13.). Man sieht ihnen die Bemühungen ihrer Züchter nicht an, auch sind sie für viele weniger attraktiv als die Langhaarigen. Deshalb sind sie auf Ausstellungen meist in der Minderheit und lenken weniger die Aufmerksamkeit auf sich als so manch andere Kurzhaarrasse.

- **Blaue Kurzhaarkatzen**

Obwohl sie innerhalb der Rassekatzen keine besondere Gruppierung darstellen, wirken blaue Katzen merkwürdigerweise auf Katzenliebhaber seit jeher besonders anziehend; so die blauen Perser auf den ersten Katzenausstellungen vor der Jahrhundertwende in London. An ihnen fand selbst das englische Königshaus Gefallen und trug damit sehr zu deren Popularität bei. Sie blieben allerdings die einzigen Blauen unter den Langhaarigen. Dafür entstanden unter den Kurzhaarigen, vor allem in den letzten beiden Jahrzehnten, mehrere blaue Rassen und Spielarten. 1975 waren es erst 5 anerkannte Rassen bzw. Schläge; seither hat sich ihre Zahl mehr als verdoppelt. Hierzu gehören unter anderem die gelbäugigen Kartäuser, die

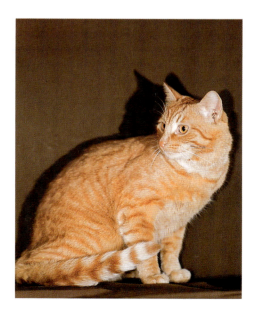

Abb. 2.12. Europäisch Kurzhaar rotgestromt.

grünäugigen Russischen Blauen, die blauen Burmesen, die beiden blauen Spielarten der Rexkatze, die Koratkatzen und die blauen Orientalisch Kurzhaar. Betrachten wir nachfolgend zwei der bekanntesten Repräsentanten dieser Gruppe, die Kartäuser und die Russisch Blauen.

– Kartäuser (Chartreuse)
Es sollen Mönche eines in den französischen Westalpen gelegenen Klosters (Couvent de Chartreux) gewesen sein, die sich als erste mit der Zucht dieser Katze beschäftigten und ihr den Namen liehen. Unter dieser Bezeichnung wurden sie zu einer eigenständigen Rasse; allerdings einige Jahrhunderte später, in denen sich ihr Aussehen gewiß erheblich veränderte. Heutzutage kennzeichnet sie eine kräftige, muskulöse Gestalt sowie ein feines, dichtes, graublaues, wie geschoren wirkendes Haarkleid, das an das Fell des Fischotters erinnert (Abb. 2.14.). 1934 legte man für sie einen Standard fest, der 1967 dem der British Shorthair angeglichen wurde. Durch die Einkreuzung von blauen Persern als auch einer ebenfalls Kartäuser genannten blauen Varietät der Europäisch Kurzhaar kam es zu einer Typvermischung, die zu Kontroversen in den Züchterorganisationen über die Zuordnung der aus solchen Verpaarungen resultierenden Nachkommenschaft führte. Gegenwärtig unterscheidet man zwischen der besonders in Frankreich und Belgien verbreiteten Chartreuse (der eigentlichen Kartäuser), der etwas gedrungenen Britisch Kurzhaar blau, welcher nunmehr zusätzlich die Bezeichnung Kartäuser zugebilligt wird, und der im Typ zwischen beiden stehenden Europäisch Kurzhaar blau.

– Russisch Blau
Vor der Jahrhundertwende sollen russische Seeleute blaue, feingliedrige Katzen mit kurzem, dichtem Fell nach Westeuropa gebracht haben. Diese stammten aus der Umgebung der Hafenstadt Archangelsk. Man nannte sie deshalb unter anderem Archangelsk-Katzen. Auf

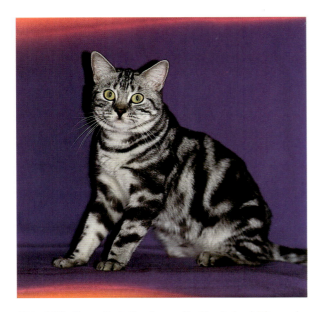

Abb. 2.13. Europäisch Kurzhaar mit „klassischer" Marmorierung.

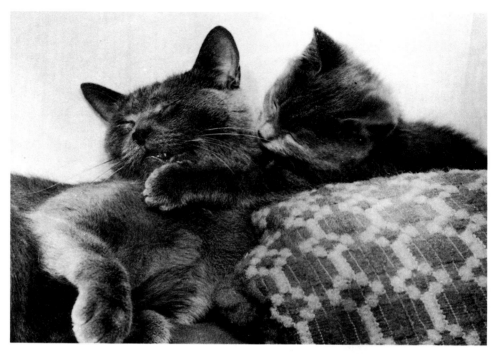

Abb. 2.14. Kartäuser-Katze mit Jungtier.

den damals bereits in England stattfindenden Katzenausstellungen wurden sie zusammen mit einheimischen blauen Kurzhaarkatzen in einer Klasse ausgestellt. Sie fanden jedoch zunächst wenig Anklang, da man zu jener Zeit Katzen mit gedrungenem Körperbau bevorzugte. 1912 erfolgte eine Trennung in zwei verschiedene Klassen, doch erst 1939 wurde die Russisch Blau offiziell anerkannt. Durch den nachfolgenden Krieg konnte sich die Rasse nicht entfalten. Erst in den fünfziger Jahren erlebte sie einen Aufschwung. Britische und skandinavische Züchter kreuzten Siamkatzen ein. Sie versprachen sich hiervon eine Betonung der Schlankheit und eine Verbesserung der grünen Irisfarbe, die so schwer zu erzielen ist. Ab 1965 hielt man nichts mehr vom Siamtyp. Jetzt wollte man, wandelbar wie die Launen der Mode, einen mittelstarken Knochenbau, der (noch) gegenwärtig den Standard bestimmt (Abb. 2.15.). Das Haarkleid ist nach wie vor ein kennzeichnendes Rassemerkmal. Es ist kurz, dicht und plüschartig. Unterwolle und Deckhaare sind gleich lang, in der züchterischen Umgangssprache oft als „Doppelfell" bezeichnet. Die Farbe des Felles ist ein gleichmäßiges Blau. Es weist durch die „getippten" Leithaare einen Silberschimmer auf (engl. tip = Spitze; im übertragenen Sinne Spitzenfärbung).

- **Abessinier**

Man nennt sie auch die Nubierin, denn mit ihrem feingliedrigen Körperbau, den leicht schräg gestellten Augen und den servalähnlichen großen Ohren gleicht sie jenen Skulpturen, die vor Jahrtausenden die Ägypter von ihrer nubischen Vorfahrin – der Falbkatze – schufen. Nach kaum überprüfbaren Angaben soll die erste Katze eines solchen Aussehens 1868 von einem

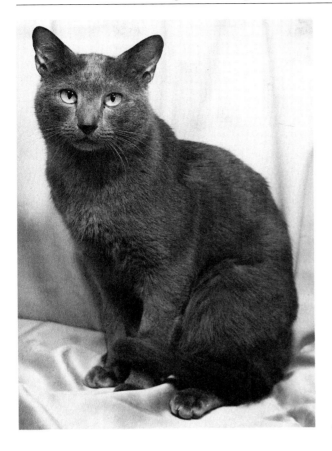

Abb. 2.15. Russischblau.

englischen Offizier nach Großbritannien gebracht worden sein. Sie wurde zur Stammutter von Katzen, die deren Züchter wegen ihres wildfarbenen zeichnungsfreien Fells „bunnycats" (Kaninchenkatzen) nannten. Auf diese als *Ticking* bezeichnete Stichelung des Haarkleides wurde bereits vorher eingegangen. Es ist dies das kennzeichnende Merkmal der Abessinier, die aus diesen Katzen hervorging und 1929 offiziell als Rasse anerkannt wurde (Abb. 2.16.). Noch vor zwei Jahrzehnten kannte man lediglich die wildfarbene (agouti) und die rote Spielart. Inzwischen existieren, dem Trend in der Rassekatzenzucht folgend, etliche andere Farbschläge. Ihnen gemeinsam ist die etwas intensiver als das übrige Fell gefärbte Rückenlinie, der Aalstrich. Es blieb nicht aus, daß bald auch eine langhaarige Variante der Abessinier entstand, die Somali.

- **Burma**

Die Ähnlichkeit im Namen führt oft zu Verwechslungen mit der zu den Semilanghaarkatzen gehörenden Birma. Im Äußeren wird die braune Spielart der Burma (Abb. 2.17.) vom Laien auch häufig mit der kastanienbraunen Havana verwechselt. Letztere stellt keine eigene Rasse dar. Man rechnet sie zur Orientalisch Kurzhaar, deren schlanken Körperbau sie aufweist (Abb. 2.18.). Die Burma soll dem Standard gemäß eine grüne Irisfarbe haben. Doch nur

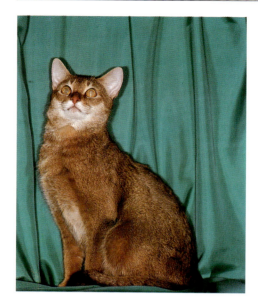

Abb. 2.16. Abessinier (wildfarben = agouti), die Nubierin, Abbild ihrer Urahnin.

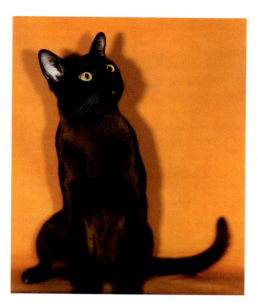

Abb. 2.17. Braune Burmakatze, schön, aber nicht vollendet; sie muß grüne Augen haben.

selten entspricht die Augenfarbe den Vorstellungen der Züchter. Meist ist es – sowohl bei der Burma als auch bei der Havana – in Abhängigkeit vom Lichteinfall – ein indifferentes Gelbgrün. Die Bezeichnung „Burma" soll darauf zurückzuführen sein, daß die Katze, der die Rasse ihren Ursprung verdankt, vermutlich eine Mischung aus einer Siamkatze und einer dunkelhaarigen, rasselosen Katze, 1930 aus der burmesischen Hauptstadt Rangun nach Kalifornien gebracht wurde. Man nannte sie Wong-Mau und aus Kreuzungen mit ihr und

2. Zoologische Stellung, Aussehen und Rassen der Hauskatze

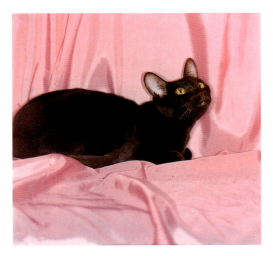

Abb. 2.18. Havana, kastanienbraun; aber nicht aus Kuba. Spielart der Siam im „einfarbigen Kleid".

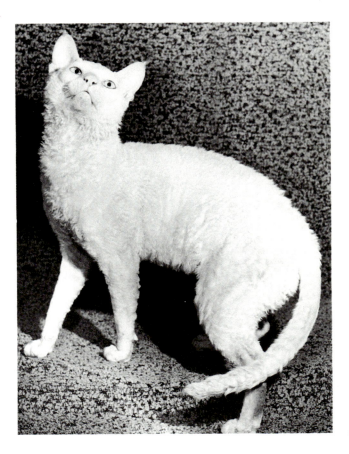

Abb. 2.19. Weiße Rexkatze.

Sealpoint-Siamesen gingen Nachkommen hervor, die den Grundstock der Burmazucht bildeten. Diese Kreuzungsprodukte, die man späterhin als Tonkinesen (von Tonking) oder Tonkanesen bezeichnete, wurden allmählich aus dem Zuchtprogramm eliminiert. Braun ist die ursprüngliche Farbe der Burma. Bei Jungtieren ist mitunter eine Geisterzeichnung in Form von Tigerung oder Maske erkennbar, die sich bis zum Erwachsenenalter verliert. Von den zahlreichen Farbschlägen wurde außer der braunen auch die blaue Burma in Deutschland populär.

- **Rexkatzen**

Obwohl von unterschiedlichem Körperbau, kennzeichnet die bisher bekannt gewordenen Varianten ein gemeinsames Merkmal, das sie von allen anderen Katzenrassen unterscheidet: die lockige oder wellige Kräuselung des sehr kurzen, persianerartigen Haarkleides (Abb. 2.19.). Sogar die Schnurrhaare sind gekräuselt. Diese eigenartige Fellbeschaffenheit ist das Ergebnis einer Defektmutation, die gewissermaßen zu einer Verkrüppelung – einer Hypoplasie – sämtlicher Haare führte. Die erste Rexkatze fand man 1950 in Cornwall (England). Es soll ein Kaninchenzüchter gewesen sein, der diese Entdeckung machte und die Ähnlichkeit des Haarkleides mit dem des schon länger bekannten Rexkaninchens feststellte. Mit dem Kater „Kallibunker" begann die Zucht der *Cornish Rex*, eine der drei gegenwärtig anerkannten Rexkatzenrassen. Ein Jahr später fiel im Gelände eines Klinikums in Ostberlin eine hier streunende Katze wegen ihres „ondulierten" Fells auf. Krankenhauspersonal nahm sich ihrer an, taufte sie „Lämmchen", sorgte für ihre Vermehrung und schuf so den Grundstock für eine weitere Rasse, die *German Rex*. Sie hat die gleichen großen Ohren, die alle Rexkatzen auszeichnet, aber sie besitzt diesen gegenüber auch das dichteste Fell, das kaum einmal Kahlstellen aufweist, ein ansonsten häufig zu beobachtender Nachteil. Obwohl Cornish und German Rex genetisch gleich sind, ist bei der ersteren das Haarkleid erheblich schütterer. Die Grannenhaare sind stark reduziert oder zumindest infolge Verkürzung kaum noch von der Unterwolle zu unterscheiden. Beiden fehlen jedoch die Leithaare. 1959 gesellte sich zu den beiden europäischen Rexstämmen in Amerika ein weiterer, die *Oregon Rex*. Sie ist inzwischen ausgestorben und sei nur der Vollständigkeit halber erwähnt. An ihrer Stelle setzte sich als dritte Rasse die in England entstandene *Devon Rex* durch, unter tierärztlichem Aspekt gewiß kein Gewinn für die Rassekatzenzucht. In ihrem Fell sind zwar alle drei Haartypen vorhanden, jedoch sind Leit- und Grannenhaare so verändert, daß sie den Haaren der Unterwolle gleichen. Die Schnurrhaare fehlen oft vollständig oder sind zu Stummeln verkümmert. Kümmerlich wirken auch die nicht seltenen Exemplare, die ihr Fell an Brust, Schulter und Bauch verloren haben oder gar völlig nackt sind. Darüber tröstet auch nicht hinweg, daß ihre Züchter ihnen alle Farben zubilligen. Außerdem treten in der Zucht der Devon Rex genetisch bedingt mitunter Osteogenesis imperfecta, spastisches Syndrom, Hämophilie und andere Erbfehler auf.

- **Manxkatzen**

Der Hang, sich dem Ausgefallenen zuzuwenden, ist menschlich verständlich, aber durchaus nicht immer zum Vorteil für die betreffende Rasse, wie wir von vielen Beispielen aus der Tierzucht wissen. Dies trifft auch für die glücklicherweise nicht sehr verbreiteten Manxkatzen zu, die man nur wegen ihres fehlenden Schwanzes (sog. Rumpies) oder ihres Stummelschwanzes (sog. Stumpies) züchtet (Abb. 2.20.). Derartige Katzen gab es schon – wie Aquarelle und Lithographien erkennen lassen – im alten China. Ihr Name ist auf die Isle of Man in der Irischen See zurückzuführen, weil man sie zu Beginn des Jahrhunderts dort in größerer Zahl

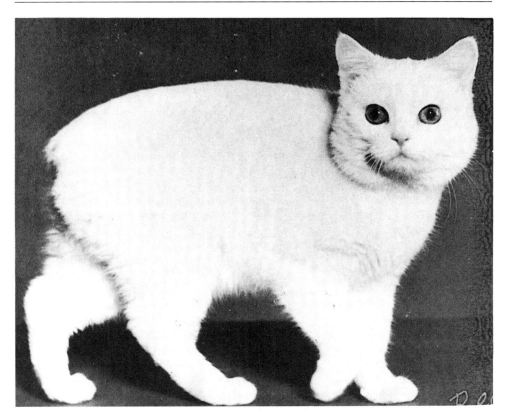

Abb. 2.20. Manxkatze (Reproduktion aus Werbeprospekt).

vorfand. Ein weiteres Kennzeichen ist ihre stark überhöhte Hinterhand, die ihnen – kaninchenähnlich – eine hüpfende Fortbewegung ermöglicht. Ihre Züchter halten es für erstrebenswert, daß sich dort ein Loch befindet, wo normalerweise bei anderen Katzen der Schwanz beginnt. Doch schon vor nahezu acht Jahrzehnten erwies der Veterinäranatom GRAU in Zusammenarbeit mit SCHWANGART nach, daß es sich bei dieser Schwanzlosigkeit keinesfalls nur um eine harmlose Kuriosität handelt. Nicht selten ist sie mit Mißbildungen, wie Rückenmarkdefekten oder Spina bifida, und den hieraus resultierenden Beschwerden beim Harn- und Kotabsatz oder gar Nachhandparalysen verbunden. Genetisch liegt ein unvollkommen dominanter Letalfaktor zugrunde, der in homozygoter Kombination zum Absterben der Feten, zu extrem kleinen Würfen und zur Lebensschwäche der Neugeborenen führt. Um den Fortbestand der Rasse zu sichern, müssen deshalb immer wieder die vom Standard her unerwünschten Stummelschwänzigen eingekreuzt werden. Der Genetiker ROBINSON äußert sich hierzu so: „Wenn Manx als Rasse gewünscht wird, muß Mischerbigkeit als ein Teil des biologischen Preises für die Schwanzlosigkeit akzeptiert werden!" Der andere Teil des Preises wiegt schwerer: die möglichen gesundheitlichen Nachteile derer, die dem Zuchtziel entsprechen.

Bei der in Europa bisher noch wenig bekannten stummelschwänzigen *Japanese Bobtail* sind derartige negative Auswirkungen nicht zu befürchten, da sie genetisch anderen Ursprungs ist. Ihre Züchter behaupten sogar, daß ihr rudimentärer Schwanz von maximal 12 cm Länge nicht einmal ihre Fähigkeit zu balancieren beeinträchtigt. Die traditionelle Farbe ist die Mi-Ke (jap. „drei Felle") oder Tricolor, also Schildpatt mit Scheckung und somit i. d. R. weiblich.

- **Exotic Kurzhaar**

Betrachtet man die Bezeichnung Perser als Synonym für Langhaar – sie sind ja die alleinigen Repräsentanten dieser Gruppe –, dann sind die Exotic Kurzhaar ein Paradoxon. In den USA nennt man sie „Persians in a mini-skirt" (engl. mini-skirt = Minirock). Sie sind also nichts anderes als kurzhaarige Perser, allerdings sehr typvolle, die hinsichtlich ihres Körperbaus die Perser übertreffen. Ihre amerikanischen Züchter legen Wert auf die Betonung des gedrungenen, auf stämmigen Beinen ruhenden Körpers. Dabei war es für sie zunächst von untergeordneter Bedeutung, daß ihr Haarkleid länger als das der Kurzhaarigen und weniger lang als das der Semilanghaar war. Heute ist die Haarlänge im Standard genau festgelegt. Es ist eine Hybridrasse, die ihr Entstehen dem Vergnügen am züchterischen Experimentieren verdankt. Vierzig Jahre dauerte es, bis aus der anfänglichen Verpaarung von Persern mit Britisch Kurzhaar und späterer Einkreuzung anderer Rassen die Exotic Kurzhaar hervorging. In Europa findet diese Rasse gegenwärtig mehr und mehr Anklang, aber hier ist sie genetisch noch nicht ausreichend genug stabilisiert.

- **Siam**

Diese wohl älteste und am weitesten verbreitete Kurzhaarrasse ist zugleich die einzige mit Spitzenfärbung (Akromelanismus) in der Gruppe der Kurzhaarigen. Zu ihren weiteren kennzeichnenden Merkmalen gehören die schlanke, gestreckte Gestalt, das eng anliegende, glänzende Haarkleid, die keilförmige Kopfform mit geradem Profil und die tiefblauen Augen (Abb. 2.21.). Angestrebt wird ein deutlicher Kontrast zwischen der Farbe der Abzeichen (Points) und der des übrigen Körpers; doch dunkeln mit zunehmendem Alter die meisten Siamkatzen – besonders im Rückenbereich – m.o.w. stark nach.

Die ersten Siamkatzen, die in der zweiten Hälfte des 19. Jahrhunderts nach Europa gelangten, sollen tatsächlich aus Siam, dem heutigen Thailand, stammen. Doch bestand – bis auf die Spitzenfärbung – mit den heutigen Siamesen wenig Ähnlichkeit. Sie waren gedrungen und hatten rundliche Köpfe. Vermutlich handelte es sich um Kreuzungsprodukte zwischen Siamkatzen und Burma. Obwohl sie 1871 auf der ersten Londoner Katzenausstellung als „unnatürliche, alptraumhafte Katzenart" bezeichnet wurden, fanden sie Liebhaber, die schon 11 Jahre später einen ersten Standard aufstellten. In den dreißiger Jahren unseres Jahrhunderts nahmen sich sogar einige Zoologische Gärten, beispielsweise in Berlin, Frankfurt/M. und Paris, der Siamzucht an. Infolge Inzucht traten aber gehäuft Stummelschwänze sowie Knick- und Knotenruten auf. Sie galten damals jedoch noch nicht als Mängel, sondern eher als rassetypisches Kennzeichen. Sie konnten, ebenso wie der häufig zu beobachtende Strabismus convergens, später durch Selektion nach und nach eliminiert werden, treten aber vereinzelt immer wieder einmal in Erscheinung. Siamkatzen kommen gegenwärtig in mindestens 18 Farbschlägen vor. Besonders populär ist nach wie vor die „klassische" schwarzbraune Seal-Point (engl. seal = Fell der Bärenrobbe). 1960 gesellte sich zu den bisher bekannten Siamvarietäten – zunächst erst als Zufallsprodukt – eine weitere Spielart, die Tabby-Points: Spitzenfärbung (in allen Siamfarben) mit Streifenzeichnung.

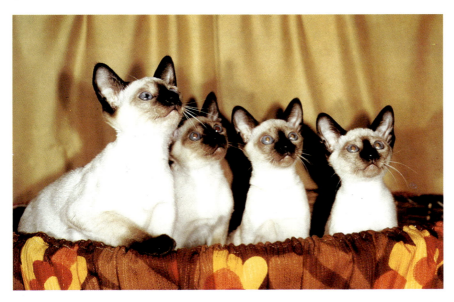

Abb. 2.21. Siam, bekannteste aller Kurzhaarkatzen, stammt wirklich aus Siam (Thailand).

- **Orientalisch Kurzhaar**

Im Sprachgebrauch der Züchter ist „orientalisch" gleichbedeutend mit (besonders) „schlank". Die Orientalisch Kurzhaar, obwohl als eigenständige Rasse seit 1972 von der FIFE (Fédération Internationale Féline) anerkannt, entsprechen im Phänotyp ganz dem der Siamesen und haben daher auch denselben Standard. Es sind Siamesen im einfarbigen Haarkleid. Von diesen unterscheiden sie sich lediglich durch das Fehlen der Points und durch ihre grüne Augenfarbe. Nur die einfarbigen Weißen müssen eine blaue Irisfarbe aufweisen. Im Unterschied zu den dominant weißen Persern sind sie aber nicht mit dem Nachteil der Taubheit belastet. In England bürgerte sich für die einfarbigen Katzen vom Siamtyp die Bezeichnung „Foreign" (= fremd, ausländisch) ein. Bekannteste Vertreter dieser Rasse sind die kastanienbraune Havana (Foreign Chestnut Brown), die schlohweiße Foreign White, die tiefschwarze Foreign Black oder Ebony (engl. Ebenholz) und die schwach lilafarbene Foreign Lilac oder Lavender (engl. Lavendel).

- **Scottish Fold**

Bei etlichen unserer Haustiere gehören Hänge- oder Schlappohren als Folge der Domestikation zum gewohnten Bild. Bei unserer Hauskatze stellen sie hingegen – zumindest in Europa – eine Ausnahme, eine kuriose Besonderheit dar. Über vereinzeltes Vorkommen wurde schon um die Jahrhundertwende berichtet, ohne daß man ihnen jedoch besondere Beachtung schenkte. Ihre Zucht begann erst 1961, als auf einem schottischen Bauernhof eine weiße Katze mit gefalteten (engl. = fold) Ohren geboren wurde, die dieses genetisch dominante Merkmal auf einige ihrer Nachkommen übertrug. Diese Zucht geriet jedoch bei den englischen Katzenzüchterverbänden bald in Mißkredit, als sich herausstellte, daß einige der weißhaarigen Exemplare taub waren und Reinerbigkeit nicht selten mit Skelettdeformationen – besonders der Wirbelsäule – verbunden war. Man versuchte diesem Übel zu begegnen, indem man – ähnlich wie bei den Manxkatzen – Mischerbigkeit in Kauf nahm und Katzen, die normale Ohren hatten, mit Hängeohrkatzen verpaarte. Dennoch wurde die Scottish Fold in Großbritannien nicht heimisch, und man exportierte sie deshalb nach den USA. Amerikanische Katzenliebhaber stießen sich nicht daran. Sie fanden an der mittelgroßen, stämmigen Katze Gefallen, deren gefaltete Ohren wie eine Kappe die Rundungen des Kopfes betonen. Seit 1978 ist sie dort anerkannt und darf in denselben Farbschlägen wie die American Shorthair konkurrieren. Einige große europäische Verbände versagen ihr zwar immer noch die Anerkennung, trotzdem werden sie auch schon in Deutschland gezüchtet und – meist ohne Anspruch auf einen Titel – auf Ausstellungen gezeigt (Abb. 2.22.).

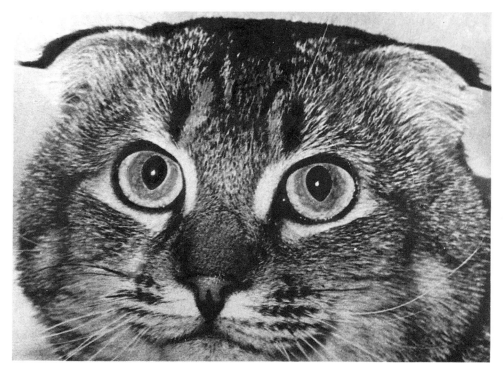

Abb. 2.22. Scottish Fold, das „Faltohr" unter den Katzen.

• **Weitere Kurzhaarrassen**
Die zu den anerkannten Rassen gehörenden Egyptian Mau und Bombay sind ebenso wie die bereits an anderer Stelle beschriebenen Japanese Bobtail und American Wirehair in Europa noch ziemlich unbekannt und selbst auf Ausstellungen mit internationaler Beteiligung nur sehr selten mit einzelnen Exemplaren vertreten.

Literatur

ALTMANN, D. (1977): in: CHRISTOPH, H.-J.: Klinik der Katzenkrankheiten. Gustav Fischer Verlag, Jena.
BOETTGER, R. C. (1958): Die Haustiere Afrikas. Gustav Fischer Verlag, Jena.
BÜRGER, M. (1987): Lexikon der Katzenhaltung. Landbuch Verlag GmbH, Hannover.
BRENTJES, B. (1962): Wildtier und Haustier im Alten Orient. Akademie Verlag, Berlin.
HALTENORTH, TH. (1953): Die Wildkatzen der Alten Welt. Akademische Verlagsgesellschaft Geest & Portig K.G., Leipzig.
HERRE, W., und RÖHRS, M. (1973): Haustiere zoologisch gesehen. Gustav Fischer Verlag, Stuttgart.
HILZHEIMER, M. (1926): Natürliche Rassengeschichte der Haussäugetiere. Walter de Gruyter & Co., Berlin und Leipzig.
HUEPPE, F. (1931): Über die hygienische Bedeutung der Katzenhaltung. Die kranke Pflanze; Monatsblatt der sächsischen Pflanzenschutzgesellschaft **8**, 75.
KLEVER, U. (1985): Knaurs großes Katzenbuch. Droemersche Verlagsanstalt Th. Knaur Nachf., München.
LOIR, A. (1932): Le chat – son utilité. J. B. Baillière, Paris.
MÜLLER-GIRARD, C. (1988): BI-Lexikon Rassekatzen. Bibliographisches Institut, Leipzig.
OGNEW, S. J. (1889): Übersicht der russischen Kleinkatzen. Zschr. Säugetierkunde Berlin **5**, 48.
PETZSCH, H. (1971): Die Katzen. 2. Aufl. Urania Verlag, Leipzig–Jena–Berlin.
PETZSCH, H. (1972): Barchan-Wüstenwildkatze und „Perser"-Langhaarkatzen. Das Pelztiergewerbe **21**, 7.
PINTERA, A. (1988): Katzen. Artia, Praha.
ROBINSON, R. (1977): Genetic for Cat breeders. Pergamon Press, Oxford, New York, Toronto, Sydney, Paris, Frankfurt.
SATUNIN, K. (1904): The black wild cat of Transcaucasia. Proc. Zool. Soc. London, Teil 2.
SCHWANGART, F. (1929): Stammesgeschichte, Rassenkunde und Zuchtsystem der Hauskatze. A. Heber & Co., Leipzig.
SCHWANGART, F. (1932): Zur Rassenbildung und Züchtung der Hauskatze. Zsch. f. Säugetierkunde **7**, 73.
SCHWANGART, F. (1933): Haltung und Zucht der Hauskatze. Dt. Ges. f. Kleintier- und Pelztierzucht, Leipzig.
SCHWANGART, F. (1936): Über den Wert der Katzenhaltung. Zbl. für Kleintierkunde u. Pelztierkunde. Kleintier und Pelztier **12**, 77.
SCHWANGART, F. (1937): Vom Recht der Katze. Schöps, Leipzig.
SCHWANGART, F. (1950): Der Problemkreis um die schwanzlosen Katzen. Der Zoologische Garten (N.F.) **77**, 66.
SCHWANGART, F. (1954): Übersicht und Beschreibung der Hauskatzenrassen (Standards). Zsch. für Säugetierkunde **20**, 1.
TEICHMANN, P. (1984): Wir und die Katzen. 3. Aufl. S. Hirzel Verlag, Leipzig.
TEICHMANN, P. (1988): ABC der Katzenkrankheiten. S. Hirzel Verlag, Leipzig, und Neumann-Neudamm Verlag, Melsungen.
WEIGEL, I. (1959): Das Fellmuster der wildlebenden Katzenarten und der Hauskatze in vergleichender und stammesgeschichtlicher Sicht. Dissertation, München.
WOLFF, R. (1970): Katzen. Verlag Eugen Ulmer, Stuttgart.
WRIGHT, M., und WALTERS, S. (1985): Die Katze. Mosaik Verlag, München.
ZEUNER, F. E. (1967): Geschichte der Haustiere. Bayrischer Landwirtschaftsverlag GmbH, München–Basel–Wien.

Für die Zustimmung des S. Hirzel Verlages Leipzig zur Übernahme von Bildmaterial und Text aus P. TEICHMANN „Wir und die Katzen" sprechen wir unseren Dank aus.

3. Erbliche und dispositionelle Krankheiten
(S. WILLER)

3.1. Einleitung

Genetische Defekte (Erbfehler, hereditäre Störungen) sind unerwünschte Abweichungen der Merkmalsbildung vom Standardphänotyp, die entweder die Lebensfähigkeit der Katzen herabsetzen oder deren Fähigkeit beeinträchtigen, mit anderen Individuen der gleichen Art, Rasse oder Varietät in der natürlichen oder der künstlichen Umwelt, für die sie gezüchtet wurden, zu konkurrieren. Diese ätiopathogenetische Krankheitsgruppe umfaßt daher auf der einen Seite die monogen oder oligogen determinierten *Erbkrankheiten* und die polygen bestimmten *Erbumweltkrankheiten*, bei denen die Anpassung der Tiere gestört ist, und auf der anderen Seite Erbmängel sowie *Rasse- oder Zuchtfehler*, die im allgemeinen keine gesundheitlichen Probleme aufwerfen und deren Wertung durch den Inhalt der Standards und teilweise auch von deren Auslegung (Modeströmungen) bestimmt wird. Zur Ausbildung von Mißbildungen und Krankheiten kann es auch kommen, wenn sich unter den selektiv begünstigten Merkmalen solche mit pathologischer Nebenwirkung befinden oder diese den Charakter rein pathologischer Merkmale (Defektzucht) tragen (Abb. 3.1.). Diese sind wiederum von den nichterblichen Phänopathien (somatische Modifikationen) abzugrenzen. Von veterinärmedizinischer Bedeutung sind hauptsächlich die Erb- und Erbumweltkrankheiten, weniger die Erbmängel und die Rasse- oder Zuchtfehler, mit denen sich der Rassekatzenzüchter beschäftigt. Die Grenzen sind jedoch fließend, da die Unterschiede zwischen „Normalem" und „Pathologischem" nicht eindeutig sind.

3.2. Krankheitsbilder

Eine Auflistung primär einmerkmaliger Strukturdefekte (Mißbildungen, errors of morphogenesis), biochemischer Defekte (errors of metabolism) und Mißbildungssyndrome enthält Tabelle 3.1. Sie umfaßt Letalfehler und Morbiditätsfaktoren, einschließlich der Grenzfälle. *Letalfehler*, wie die Mehrzahl der lysosomalen Speicherkrankheiten, sind erbliche Störungen, die im heterozygoten (autosomal-dominanter L.) hemizygoten (gonosomaler L.) oder homozygot-rezessiven Zustand (autosomal-rezessiver L.) bereits vor Eintritt der Geschlechtsreife zum Tode der Merkmalsträger führen. Ein Vertreter einer weiteren Gruppe, der autosomal-dominanten Faktoren mit rezessiver Letalwirkung, ist der Manx-Faktor. Die Letalfehler sind von den *erblichen Morbiditätsfaktoren* zu unterscheiden, die Ursache einer Ausbildung von Entwicklungsstörungen, Krankheiten und Mißbildungen sind und bei denen die Fortpflanzungsfähigkeit im Prinzip gegeben ist. Diese werden zumeist autosomal-rezessiv vererbt, einige autosomal-dominant oder gonosomal-rezessiv, wie die Hämophilie A und B.

3. Erbliche und dispositionelle Krankheiten

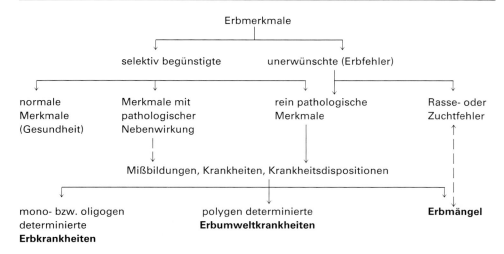

Abb. 3.1. Klassifizierung der erbpathologisch relevanten Störungen.

Viele von ihnen besitzen Modellcharakter für die vergleichend-medizinische Forschung (Einzelheiten s. Tabelle 3.1.).
Chromosomenaberrationen sind lichtmikroskopisch nachweisbare Abweichungen von der artspezifischen Chromosomenzahl oder -struktur (Abb. 3.2.). Eine Aufstellung der Hauptformen der bisher bei Hauskatzen festgestellten numerischen Geschlechtschromosomenaberrationen und Mosaike enthalten die Tabellen 3.2. und 3.3. Autosomale Abweichungen von der Euploidie sind hauptsächlich mit der *Fruchttodproblematik* verbunden (Abb. 3.3.). Hypomodale Genome sind u. a. die Haploidie sowie die YO- und autosomalen Monosomien. Diese Formen bewirken in der Regel Fertilisations- und frühembryonale Zellteilungsstörungen. Die Hypermodalität umfaßt hauptsächlich die Polyploidie und autosomale Trisomien. Eine ähnliche Auswirkung haben deletäre Chromosomenstrukturdefekte, die im allgemeinen wegen Mangels an essentiellen genetischen Informationen zum Fruchttod und zur Fruchtresorption führen. Aneuploidie-Mosaike und Translokationen sind differenziert zu betrachten. Im Falle eines Mosaiks verfügt der Körper über eine reguläre Zellreihe neben der mutierten, und bei der Translokation sind die genetischen Informationen lediglich disloziert. Träger dieser Störungen werden relativ spät eliminiert bzw. sind zwar funktions- und fruchtbarkeitsgestört, aber immerhin noch lebensfähig. Geschlechtschromosomenaberrationen führen zu Fruchtbarkeitsstörungen oder zur Mißbildung der Geschlechtsorgane. Weniger als 1% der Neugeborenen sind von Chromosomenaberrationen betroffen.
Wegen der jüngst entdeckten Homologien der chromosomalen Kopplung bei Katze und Mensch ist die Katze in der Humangenetik zum Modelltier für Erbanalysen mit Hilfe von Gensonden geworden (O'Brien, 1986). Im Vergleich zum Menschen ist die Reorganisation der Genkarte drei- bis viermal geringer als bei der klassischen Modellspezies Maus (O'Brien et al., 1982).

Tabelle 3.1. Hereditär bedingte Krankheiten und Mißbildungen bei der Hauskatze (*Felis domestica*)

Kategorie	Nr.	Bezeichnung (Leitsymptom)	Krankheitsbild	Vorkommen	Erbgang
Wachstumsstörungen	1	Rassenzwergwuchs (Miniaturkatzen)	Echter proportionierter Zwergwuchs	Sporadisch in allen Rassen und Varietäten.	Polygenie
	2	Chondrodystrophischer Zwergwuchs	Unproportionierte Verzwergung infolge Hypothalamus-, Hypophysen- oder Schilddrüsenfunktionsstörung, von Knorpelstoffwechselstörungen u. a.	Sporadisch in allen Rassen und Varietäten.	Heterogenie, Mutationen an unterschiedlichen Genorten, z. B. an Loci von Hormonen (STH) oder lysosomaler Enzyme.
Pigmentmangelsyndrome	1	Rezessiver Albinismus	Weißfärbung des Fells infolge Fehlens oder Funktionsstörung der Tyrosinase in den Melanozyten mit Blauäugigkeit (c^a/c^a, c^a/c) oder Rotäugigkeit (c/c) sowie Photophobie und Neigung zu Photodermatosen.	Sporadisch in allen Rassen und Varietäten; weiße Zuchtvarietäten wie Europäisch oder Siam-Kurzhaar (USA) tragen das Allel c^a.	(Unvollständig) rezessive Allele der Coloration-Serie (C-Serie): $C^+ > c^b > c^s > c^a > c$.
	2	Dominantes Weiß (Leuzismus)	Weißfärbung des Fells, Augendepigmentierung, bei Homozygotie häufig Taubheit infolge von Differenzierungs- und Migrationsstörungen der Neuro- und Melanoblasten.	Relativ häufig in zahlreichen Rassen und Varietäten, u. a. bei Persern, Exotic, British und European Shorthair sowie in Neuzüchtungen (Foreign und Russian White).	Autosomal-dominant mit Modifikatorenwirkung ($W > w^+$), multiple Allelie nicht ausgeschlossen: $W^t > w^h > w^l > w^+$ (total, high, low).

3. Erbliche und dispositionelle Krankheiten

	3	Augenalbinismus (Albinismus oculi)	Rosa bis rubinrote Augenfärbung, Photophobie und Nystagmus, Farbaufhellung des Fells.	Kurzhaar-Hauskatze.	Autosomal-rezessiv ($p^+>p$, engl. pink eyed albinism).
	4	Heterochromia iridum	Inäquale Irispigmentierung, im Extrem Auftreten ungleich gefärbter Augen (engl. odd eyes), Begleitdefekte können Sehstörungen, Entzündungen und Photophobie sein.	Sporadisch in vielen Rassen und Varietäten; gehäuft bei Original-Türkisch-Van.	Heterogenie und Heterophänie, idiopathisch als autosomalrezessiver Erbmangel, häufiger im Komplex mit anderen Pigmentmangelsyndromen.
	5	Malteser-Verdünnung	Unregelmäßige Verteilung der Melaningranula in der Haarrinde und der Haarmatrix, Aufhellung der Grundfarbe, deren genetischer Hintergrund den Farbton bestimmt.	Verbreitet in allen Rassen und Varietäten.	Autosomal-rezessiv mit Modifikatorenwirkung ($D^+>d$, engl. dilution), evtl. Folge einer Integration des felinen Leukämie-Provirus. Ein Modifikator-Gen (M^d, dilution modifier) ist gegenüber d epistatisch und gegenüber D hypostatisch.
Hautstrukturdefekte (Bindegewebsdefekte)	1	Kutane Asthenie (Cutis laxa, Dermatosparaxie I)	Strukturdefekt des Kollagens, Hyperextensibilität und Fragilität der Haut, Analogon des Ehlers-Danlos-Syndroms Typ I des Menschen.	Kurzhaar-Hauskatze.	Autosomal-dominant (De-I>de-I$^+$).
	2	Dermatosparaxie (II)	Kollagen-Synthesestörungen, Mangel an NH$_2$-Prokollagen-Peptidase, Wachstumsstörungen, Ähnlichkeit mit Ehlers-Danlos-Syndrom Typ III.	Selten, Himalaya-Katze.	Autosomal rezessiv (De-II$^+$>de-II).

Tabelle 3.1. Fortsetzung

Kategorie	Nr.	Bezeichnung (Leitsymptom)	Krankheitsbild	Vorkommen	Erbgang
Haarkleiddefekte	1	Hypotrichosis congenita (Nacktkatzen)	Haarmangel bis zur völligen Kahlheit, Hautverdickung, Wachstumsstörungen.	Sporadisch in vielen Rassen und Varietäten; Rassenmerkmal der Canadian Hairless bzw. Sphynx.	Autosomal-rezessiv ($H^+>h$), Heterogenie nicht ausgeschlossen, evtl. 2 Loci: H. mit normalen (hl) oder verdünnten Schnurrhaaren (hr).
	2	Hypertrichosis congenita (Langhaar)	Haarverlängerung, Neigung zur Filzbildung, klimatische Adaptationsschwächen.	Sporadisch in vielen Rassen und Varietäten; Rassenmerkmal der Perser- und Colourpointzüchtungen.	Autosomal-rezessiv ($L^+>l$) mit Modifikatorenwirkung.
	3	Kurzhaar (Rex)	Hypoplasie aller Haartypen, welliges und brüchiges Haarkleid.	Sporadisch in vielen Rassen und Varietäten; Rassenmerkmal bei Cornish bzw. German-Rex (r), Devon-Rex (re) u. Oregon-Rex (ro). Viele ähnliche Mutanten wurden züchterisch nicht bearbeitet.	Autosomal-rezessiv mit Modifikatorenwirkung-($R^+>r$, $Re^+>re$ und $Ro^+>ro$).
	4	Satin (Seidenhaarigkeit)	Haarstrukturänderung, Unterentwicklung oder Verlust der Markstränge im Deckhaar. Das Fell wird seidigweich mit vergrößerter reflektierender Oberfläche (Glanz).	Sporadisch in Lang- und Kurzhaar-Rassen und Varietäten.	Autosomal-rezessiv ($Sa^+>sa$), evtl. Heterogenie.
	5	Drahthaar	Dürftiges und struppiges Haarkleid (Wachstumsstörungen aller drei Haararten).	Sporadisch bei Kurzhaar-Rassen und -Varietäten.	Autosomal-dominant ($Wh>wh^+$, engl. wirehair).

3. Erbliche und dispositionelle Krankheiten

Nervale Funktionsstörungen	1	Ataxie, zerebellare	Kleinhirndegeneration, Bewegungsinkoordination, Kopftremor, Zusammenbrechen.	Sporadisch in allen Rassen und Varietäten.	Autosomal-dominant ($At > at^+$).
	2	Dysautonomie (Key-Gaskell-Syndrom)	Periphere vegetative Neuropathie infolge einer Enzymopathie unbekannter Natur (Dopamin-β-Hydroxylase-Mangel?) mit Störung des Catecholaminstoffwechsels und der Synthese eines Nervenwachstumsfaktors, neurovegetative Symptomatik. Modell des Riley-Day-Syndroms des Menschen.	Sporadisch und familiär gehäuft bei Katzen verschiedener Rassen.	Autosomal-rezessiv, Heterogenie wahrscheinlich.
	3	Neuronendystrophie	Degeneration von Stammhirnzellen, Ataxie, Taubheit, Sehstörungen, Unterentwicklung.	Sporadisch und familiär gehäuft bei Katzen verschiedener Rassen.	Autosomal-rezessiv (Neur-I$^+$ > neur-I).
	4	$^+$Tremor	Oszillatorisches Gesamtkörperzittern, Wachstumsstörungen, juvenile Letalität	Sporadisch und familiär gehäuft bei Katzen verschiedener Rassen.	Autosomal-rezessiv ($Tr^+ > tr$).
Primäre und sekundäre kraniale Dysostosen	1	Brachyzephalie	Gesichtsschädelverkürzung mit Stenose der Atemwege und der Tränenkanäle, maxilarer Brachygnathie sowie weiteren Hemmungsmißbildungen des Gesichts- und Gehirnschädels.	Rassemerkmal bei Perser- und Colourpoint-Varietäten, Defektbildung bei „Ultrakurznasen", z. B. bei „New-look-Burmesen".	Polygenie und Heterophänie, ein unvollständig dominanter Erbgang wird vorgetäuscht.

Tabelle 3.1. Fortsetzung

Kategorie	Nr.	Bezeichnung (Leitsymptom)	Krankheitsbild	Vorkommen	Erbgang
	2	Hydrozephalie	Letalfehler, übermäßige Liquoransammlung in den Gehirnventrikeln mit Ventrikelerweiterung, Gehirnsubstanzverlust infolge Druckatrophie und in der Regel mit Schädelvergrößerung.	Sporadisch in allen Rassen und Varietäten.	Autosomal-rezessiv ($Hy^+ > hy$).
	3	Hernia cerebri	Letalfehler, Kranioschisis mit Vorfall der Hirnhäute und von Gehirnteilen (Meningoenzephalozele, Mc), korreliert sind häufig Augen- und Gesichtsschädeldefekte.	Sporadisch in vielen Rassen und Varietäten, gehäuft bei Newlook-Burmesen.	Autosomal-rezessiv ($Mc^+ > mc$) mit Modifikatorenwirkung, evtl. Heterogynie.
	4	Brachygnathia inferior (Unterbiß)	Wachstumshemmung des Unterkiefers.	Langnasige Rassen, u. a. Siam.	Heterogenie, mendelnde Genmutationen im Komplex der polygenen Normalentwicklung.
	5	Brachygnathia superior (Vorbiß, Hechtgebiß)	Wachstumshemmung des Oberkiefers.	Im Zusammenhang mit Brachyzephalie bei Ultrakurznasen.	Wie oben, Einzelgenmutationen in einem polygenen Komplex.
	6	Cheilognathopalatoschisis	Defektmuster mit variabler Expressivität. Außer Lippenkiefergaumenspalten können auch Brachygnathie, Enzephalozele, Anophthalmie und andere Hemmungsmißbildungen auftreten.	Sporadisch in vielen Rassen und Varietäten, gehäuft im Zusammenhang mit Brachyzephalie.	Polygenie und Heterophänie, Einzelgenmutationen möglich, z. B. bei Burmesen mit einem autosomal-dominanten Erbgang nachgewiesen.

3. Erbliche und dispositionelle Krankheiten

Augen und ihrer Anhangsgebilde

		bung und optische Inhomogenitäten mit Pupillenerweiterung und Sehstörungen bis zur Blindheit, Basisdefekt unbekannt.	...häuft bei Katzen verschiedener Rassen.	...genie wahrscheinlich.
2	Chorioidea-Dystrophie, gyrierte (Hyperornithinämie)	Progrediente fleckförmige chorioretinale Degeneration mit unbekannter Pathogenese infolge Mangels an Ornithin-Ketoazidaminotransferase mit Hyperornithinämie und Hyperammonämie, Modell der gleichnamigen Krankheit des Menschen.	Sporadisch und familiär gehäuft bei Katzen verschiedener Rassen.	Autosomal-rezessiv ($Orn^+ > orn$). Heterogenie möglich.
3	Entropium	Einwärtsdrehen des freien Augenlidrands mit Irritationen der Schleimhäute (Epiphora, Konjunktivitis, Blepharospasmus und gelegentlich Keratitis).	Sporadisch in vielen Rassen und Varietäten, gehäuft bei Katzen mit faltenreicher Nase (Perser).	Heterogenie, hauptsächlich im Komplex der Brachyzephalie auftretend, seltener als idiopathische rezessive Anomalie.
4	Progressive zentrale Retinaatrophie I	Fortschreitender Netzhautschwund (Photorezeptor-Dysplasie), Erblindung, Verhaltensstörungen, zentrale Retinabereiche verstärkt betroffen.	In vielen Rassen, gehäuft bei Siam.	Autosomal-rezessiv ($Pra-I^+ > pra-I$).
5	Progressive generalisierte Retinaatrophie II (adulte Form)	Wie oben, aber Krankheitsprozeß von Anbeginn generalisiert, Manifestation bei 2 bis 3 Jahren alten Tieren.	In vielen Rassen, gehäuft bei Abessiniern und Persern.	Autosomal-rezessiv ($Pra-II^+ > pra-II$), Heterogenie wahrscheinlich.
6	Progressive generalisierte Retinaatrophie III (juvenile Form)	Wie oben, Manifestation bis 4. Lebensmonat.	Abessinier.	Autosomal-dominant ($Pra-III > pra-III^+$).

Tabelle 3.1. Fortsetzung

Kategorie	Nr.	Bezeichnung (Leitsymptom)	Krankheitsbild	Vorkommen	Erbgang
	7	Strabismus convergens	Schielen nach innen. Nystagmus, häufig korreliert mit Retinadystrophie, bei Siam neuroanatomischer Fehler (Corpus geniculatum laterale, ein Teil der Fasern kreuzt auf die kontralaterale Seite).	Gehäuft bei Siam, selten in anderen Rassen und Varietäten.	Heterogenie, polygenes Schwellenmerkmal, in einigen Siamstämmen autosomal-rezessiver Erbgang festgestellt (Sq^+>sq, engl. squint).
Ohrmuschel- und Innenohrdefekte	1	Kippohr	Abkippen der Ohrmuschelspitzen nach vorn, bei Homozygotie auch chondrodystrophoide Extremitäten und Schwanzdefekte.	Sporadisch in mehreren Rassen, Rassemerkmal bei Scottish Fold	Autosomal-dominant mit Modifikatorenwirkung (Fd>fd^+, engl. folded ears).
	2	Kräuselohr	Ohrbasis auswärts, -spitze einwärts gedreht.	Selten, Rassemerkmal der American Curl	Autosomal-dominant (Cu>cu^+, engl. curl).
	3	Ohrmuschelverdoppelung	Vier Ohrmuscheln, häufig Schädeldefekte, Lethargie, Nachkommenverluste (Semiletalfehler).	Selten (Kurzhaarkatze).	Autosomal-dominant (Dp>dp^+, engl. duplicated pinnae).
	4	Taubheit (Kophosis)	Hörunfähigkeit infolge degenerativer Innenohrveränderungen bzw. infolge Fehlentwicklung von Strukturen der frühembryonalen Neuralleiste.	Sporadisch und familiär gehäuft in vielen Rassen.	Heterogenie, u. a. pleiotrope Wirkung der Gene für dominantes Weiß (W) und für extreme Scheckung (s^W).
Kaudale Dysostosen	1	Brachyurie (Kurzschwanz)	Reduktion der Schwanzwirbelzahl unterschiedlichen	Sporadisch in vielen Rassen und Varietäten, Rassemerk-	Heterogenie, Einzelgenmutationen im

3. Erbliche und dispositionelle Krankheiten

		...male der Japanese und American Bobtail.		polygenen Komplex der Normalentwicklung mehrfach beschrieben, bei Siam z. B. multiple Rezessivität.
2	Manx-Letalfehler	Brachy- und Anurie mit weiteren Wirbelsäulen- und Rückenmarkdefekten und erhöhten Embryonaltodraten bei Homozygotie.	Katze der Insel Man (Manx-Katze).	Autosomal-dominant mit rezessiver Letalwirkung ($M>m^+$).
3	Knickschwanz	Schwanzabknickung und -verkrümmung variablen Grades, häufig weitere regressive Veränderungen im kaudalen Wirbelsäulenbereich.	Sporadisch in vielen Rassen und Varietäten, gehäuft bei Siam.	Autosomal-rezessiv mit Modifikatorenwirkung ($K^+>k$, engl. kinky tail), möglicherweise Heterogenie und Heterophänie.
Extremitätendefekte				
1	Ektrodaktylie (Adaktylie)	Agenesie von Digiti der Vorderextremitäten mit variabler Expressivität.	Sporadisch und familiär gehäuft bei Katzen verschiedener Rassen.	Autosomal-dominant ($Ec>ec^+$) mit Wirkung von Modifikatoren.
2	Mikrobrachie (Känguruhbeine)	Verkürzung (Brachymelie) und Verkrümmung der Vorderextremitäten (Achondroplasie-Variante).	Sporadisch bei Katzen verschiedener Rassen.	Familiäre Häufung, autosomal-rezessiver Erbgang vermutet.
3	Polydaktylie	Bis zu 10 überzählige Zehen pro Tier, hauptsächlich Vorderextremitäten betroffen (Semiletalfehler).	Sporadisch in mehreren Rassen und Varietäten, gehäuft bei Maine Coone, Rassenmerkmal einer Renommierzucht in den USA (Superscratcher).	Autosomal-dominant ($Pd>pd^+$, engl. preaxiae duplication).
4	Spalthand (Hummerkralle)	Perodaktylie, zentraler Spalt im Zehenbereich mit Fehlen oder Fusion von Zehenstrahlen, seltener Hinterextremitäten betroffen.	Kurzhaar-Hauskatze.	Autosomal-dominant ($Sh>sh^+$, engl. split hand).

Tabelle 3.1. Fortsetzung

Kategorie	Nr.	Bezeichnung (Leitsymptom)	Krankheitsbild	Vorkommen	Erbgang
Blutzell- und Blutgerinnungsdefekte	1	Pelger-Anomalie	Bei Heterozygotie Hemmung der Neutrophilenkern-Segmentierung mit Immundepression, Letalität bei Homozygotie, Analogon der gleichnamigen Krankheit des Menschen.	Selten (Kurzhaar-Hauskatze).	Autosomal-dominant mit rezessiver Letalwirkung ($Pe > pe^+$).
	2	Hämophilie A (Faktor-VIII-Mangel)	Blutungsneigung infolge Mangels an antihämophilem Globulin (AHG), das für die Bildung des Thromboplastins essentiell ist.	Sporadisch in allen Rassen und Varietäten.	Geschlechtsgebunden rezessiv.
	3	Hämophilie B (Faktor-IX-Mangel)	Blutungsneigung infolge Mangels an Plasma-Thromboplastin-Komponente (Christmas-Faktor), einer Protease, die für die Bildung des Blutthromboplastins essentiell ist.	Sporadisch in allen Rassen und Varietäten.	Geschlechtsgebunden rezessiv.
	4	Hämophilie C (Faktor-XI-Mangel)	Blutungsneigung infolge Mangels an Plasmathromboplastin-Antezedent (PTPA), einer Protease, die den Faktor IX aus einer Vorstufe aktiviert.	Sporadisch in allen Rassen und Varietäten.	Autosomal-rezessiv.
	5	Angiohämophilie (Pseudohämophilie)	Hämorrhagien und Tendenz zur Hämatombildung infolge Mangels an v.-Willebrand-Faktor, erhöhte Kapillarfragilität, Störung der Thrombozy-	Himalaya-Katze.	Autosomal-rezessiv ($Ang^+ > ang$), Heterogenie wahrscheinlich.

3. *Erbliche und dispositionelle Krankheiten* 85

Stoffwechsel-störungen	1	Chediak-Higashi-Syndrom (zyklische Neutropenie)	Lysosomenfusion (Riesengranula), zyklische Neutropenie und Neutrophilen-Dysfunktion, Fell- und Augendepigmentierung, rezidivierende Infektionen, Analogon der gleichnamigen Krankheit des Menschen.	Sporadisch in allen Rassen und Varietäten.	Autosomal-rezessiv (Che^+>che).
	2	Fibroelastose, primäre endokardiale	Diffuse und elastische Endokardverdickung, Kardiomegalie, Symptomatik kongestiver Herzfehler, Dyspnoe, Basisdefekt unbekannt.	Burmesen und Siam.	Familiäre Häufung, autosomal-rezessiver Erbgang vermutet.
	3	Gangliosidose I (GM_1-Gangliosidose)	β-Galactosidase-Mangel, lysosomale Speicherkrankheit, Zelleinschlüsse besonders in den Ganglienzellen, progressive nervale Funktionsstörungen, Analogon des Landing-Syndroms des Menschen.	Sporadisch in allen Rassen und Varietäten, gehäuft bei Siam.	Autosomal-rezessiv (Ga-I^+>ga-I).
	4	Gangliosidose II (GM_2-Gangliosidose)	β-Hexosaminidase-Mangel, lysosomale Speicherkrankheit, Ganglienzelleinschlüsse, progressive nervale Funktionsstörungen, Analogon des Tay-Sachs-Syndroms des Menschen.	Sporadisch in allen Rassen und Varietäten, gehäuft bei Siam.	Autosomal-rezessiv (Ga-II^+>ga-II), Heterogenie (Isozymmangel) nicht auszuschließen.

(vorangehende Zeile, Fortsetzung oben: tenaggregation und -adhäsivität sowie der X-chromosomal kontrollierten Faktor-VIII-Synthese, Modell des v.-Willebrand-Jürgens-Snydroms des Menschen.)

Tabelle 3.1. Fortsetzung

Kategorie	Nr.	Bezeichnung (Leitsymptom)	Krankheitsbild	Vorkommen	Erbgang
	5	Globoidzellen-Leukodystrophie	Galactocerebrosid-β-Galactosidase-Mangel, lysosomale Speicherkrankheit, Nervenzelldegeneration mit Speicherung der Abbauprodukte in Makrophagen, progrediente nervale Funktionsstörungen, Ähnlichkeit mit der Krabbe-Krankheit des Menschen.	Sporadisch in allen Rassen und Varietäten, gehäuft bei Siam.	Autosomal-rezessiv ($Glo^+ > glo$).
	6	Glykogenose II	Mangel an lysosomaler 1,4-α-Glucosidase, Einschlüsse unphysiologischen Glycogens besonders in den Nervenzellen, nervale Funktionsstörungen, Analogon der von-Pompe-Krankheit des Menschen.	Kurzhaar-Hauskatze.	Autosomal-rezessiv ($Gly-II^+ > gly-II$).
	7	Idiopathische Hyperchylomikronämie	Primäre Hyperlipoproteinämie (Hyperchylomikronämie) infolge reduzierter Aktivität der Lipoproteinlipase mit Lipaemia retinalis, subkutanen Xanthomen, peripheren Neuropathien (Paralysen), Splenomegalie und im Bereich der Abdominalorgane palpierbaren Granulomen.	Kurzhaar-Hauskatze.	Autosomal-rezessiv ($Chy^+ > chy$).

3. *Erbliche und dispositionelle Krankheiten* 87

8	Metachromatische Leukodystrophie	Enzymopathie, wahrscheinlich lysosomale Speicherkrankheit, Leukenzephalopathie, Myelinzerfall, Speicherung der Abbauprodukte in Ganglienzellen, neurologische Symptomatik.	Kurzhaar-Hauskatze.	Autosomal-rezessiv (Leu$^+$>leu).
9	Mannosidose	α-D-Mannosidase-Mangel, lysosomale Speicherkrankheit, massive Oligosaccharid-Akkumulation in Geweben und erhöhte Exkretion im Harn infolge eines unvollständigen Katabolismus der Glycoprotein-Saccharidkette, progrediente neurologische Symptomatik.	Sporadisch in mehreren Rassen und Varietäten, familiär gehäuft bei Perserkatzen.	Autosomal-rezessiv (Ma$^+$>ma).
10	Mukopolysaccharidose I	α-L-Iduronidase-Mangel, lysosomale Speicherkrankheit, Anreicherung von Glycosaminoglycanen im ZNS (Meningiome) und in anderen Geweben sowie erhöhte Ausscheidung im Harn, Motilitätsstörungen, multiple Knochendysplasien, Hornhauttrübung, Analogon des Hurler-Syndroms des Menschen.	Europäisch Kurzhaar.	Autosomal-rezessiv (Mu-I$^+$>mu-I).
11	Mukopolysaccharidose I/V	Wie oben, aber Mischtyp, Analogon des Hurler-Scheie-Syndroms des Menschen.	Sporadisch in vielen Rassen und Varietäten.	Multiple Rezessivität.
12	Mukopolysaccharidose V	Wie oben, Analogon des Ulrich-Scheie-Syndroms des Menschen.	Sporadisch in vielen Rassen und Varietäten.	Autosomal-rezessiv (Mu-V$^+$>mu-V).

Tabelle 3.1. Fortsetzung

Kategorie	Nr.	Bezeichnung (Leitsymptom)	Krankheitsbild	Vorkommen	Erbgang
	13	Mukopolysaccharidose VI	Arylsulfatase-B-Mangel, Lysosomenspeicherkrankheit, Blockade des Abbaus von Chondroitin-4- und Dermatansulfat, membranständige Einschlußkörperchen in vielen Organen mit entsprechenden Folgeerscheinungen, Analogon des Maroteaux-Lamy-Syndroms des Menschen.	Siamkatze.	Autosomal-rezessiv (Mu-VI$^+$>mu-VI, Heterogenie wahrscheinlich da mehrere Strukturmutationen möglich sind).
	14	Muskeldystrophie vom Schultergürteltyp	Spastisches Syndrom infolge einer mitochondrialen Störung, skapulo-humerale Dystrophie, allmählich auf den Beckengürtel übergreifend.	Devon-Rex.	Einfach autosomal rezessiv.
	15	Osteogenesis imperfecta	Angeborene Knochenweiche und -brüchigkeit, Bänderschwäche (Subluxationen), später Minderwuchs, Skelettdeformation und Bewegungsstörungen, Krankheitsbild ähnelt einmal mehr der O. i. letalis, zum anderen der O. i. tarda des Menschen.	In vielen Rassen und familiär gehäuft bzw. in bestimmten Katernachkommenschaften.	Heterogenie, Gruppe von Genmutationen im Bereich der Kollagenbiosynthese, autosomal-rezessive Enzymopathien, autosomal-dominante Strukturdefekte.
	16	Porphyrie	Enzymopathie bei der Häm-Synthese, Überproduktion von Porphyrin-I-Isomeren, Porphyrinablagerung in Knochen und Zähnen, Porphyrinurie, Anämie, Photophobie.	Selten in allen Rassen und Varietäten.	Autosomal-dominant (Po>po$^+$).

3. Erbliche und dispositionelle Krankheiten 89

17	Sphingomyelinose (Sphingolipidose)	Ausfall einer lysosomalen Sphingomyelinase, Sphingomyelin-Anhäufung im ZNS, nervale Funktionsstörungen, Ähnlichkeit mit dem Niemann-Pick-Syndrom des Menschen.	Siam und Kurzhaar-Hauskatze.	Autosomal-rezessiv ($Sph^+ > sph$).

Defekte des Gebisses und der Eingeweide

1	Hypodontie (Oligodontie)	Zahnunterzahl, die wenige und bestimmte Zähne betrifft (meist P_1 und M_1), mit weiterführender Reduktionstendenz (P_2 und Molaren), die durch Einwurzeligkeit, Größen- und Stellungsvariation, Unterentwicklung oder Verlust von Zahnanlagen dokumentiert wird.	In allen Rassen als Folge eines phylogenetischen Reduktionsprozesses in Kombination mit Rekombination von Mutanten, die seit Beginn der Domestikation selektiv begünstigt wurden.	Polyphänie und mendelnde Erbgänge (meist autosomal-rezessiv) in einem polygenen Komplex.
2	Hyperodontie (Polyodontie)	Überzahl einzelner Zähne, typische Form betrifft den vorderen Abschnitt der Prämolarenreihe.	Europäische Waldwildkatze	Multiple autosomale Rezessivität, gedeutet als Atavismus.
3	Hernia umbilicalis	Vorfall von Eingeweideteilen (Bauchfell und Darmschlingen) durch die Nabelpforte ohne Verletzung von Haut und Bauchfell.	Sporadisch in allen Rassen und Varietäten, familiär gehäuft bei Abessiniern und Cornish Rex.	Heterogenie und Heterophänie.
4	Hernia diaphragmatica congenita	Totale Agenesie oder Fehlen von Teilen des Zwerchfells mit Dislokation von Abdomeninhalt in den Thorax.	Sporadisch in allen Rassen mit einer Häufigkeit von 1:500 bis 1:1500, auch familiär gehäuft.	Autosomal-rezessiv.

Tabelle 3.1. Fortsetzung

Kategorie	Nr.	Bezeichnung (Leitsymptom)	Krankheitsbild	Vorkommen	Erbgang
Urogenital-mißbildungen	1	Kryptorchismus (Ectopia testium)	Abnorme Lage eines (Monorchismus) oder beider Hoden außerhalb des Skrotums (Bauchhoden, Leistenhoden) mit Störung der Spermiogenese infolge eines Defekts in den hormonalen Steuerungszentren oder mechanischer Behinderung des Descensus; Verhaltensstörungen und tumoröser Hodenentartung möglich.	Sporadisch oder familiär gehäuft in allen Rassen und Varietäten.	Heterogenie, autosomal oder gonosomal determinierte Einzelgenmutationen im polygenen Komplex der Normalentwicklung.
	2	Intersexualität	Kombiniertes Auftreten primärer und/oder sekundärer männlicher und weiblicher Geschlechtsmerkmale bei einem Individuum in Form des H. verus (ambiglandularis) und des Pseudohermaphroditismus (H. ovarialis und H. testicularis), starke Expressivitätsschwankungen.	Sporadisch oder familiär gehäuft in allen Rassen und Varietäten.	Heterogenie, Geschlechtschromosomenaberrationen oder Genmutationen im polygenen Komplex der Normalentwicklung, die zu Defekten des H-Y-Komplexes oder zu Enzymopathien im Hormonstoffwechsel führen.

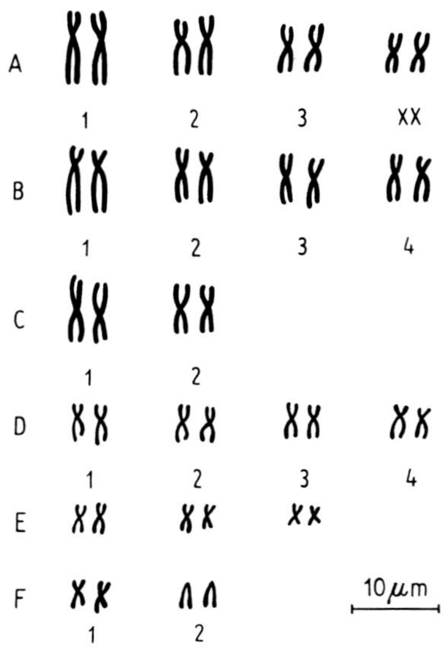

3. Erbliche und dispositionelle Krankheiten

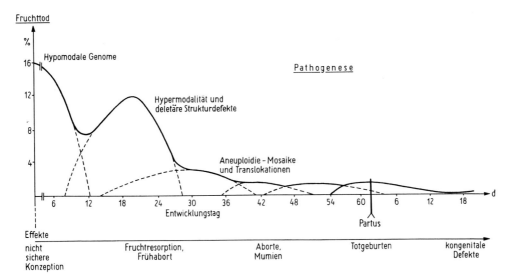

Abb. 3.2. Genom einer weiblichen Hauskatze nach der auf der „Conference on Mammalian Cytology and Somatic Cell Genetics" am 14.11.1984 in San Juan, Puerto Rico, für verbindlich erklärten Klassifizierung.

Abb. 3.3. Chromosomenaberrationen und Schädigungstyp.

Tabelle 3.2. Hauptformen numerischer Geschlechtschromosomenaberrationen

Kategorie	Nr.	Karyotyp (Bezeichnung)	Krankheitsbild	Vorkommen	Genese
Numerische Geschlechtschromosomenaberration	1	39,XXY-Syndrom (feliner Hypogonadismus, felines Klinefelter-Syndrom)	Hodenhypoplasie, Eunuchoidismus, allgemeine Entwicklungsverzögerung, im allgemeinen Sterilität.	Sporadisch in allen Rassen und Varietäten, typisch für solche mit der Orange-Mutation.	Gonosomale Trisomie infolge von Meiosestörungen (s. Abb. 3.3.).
	2	37,X0-Syndrom (felines Turner-Syndrom)	Ovarhypoplasie und -strukturdefekte, genitaler Infantilismus, Anöstrie, allgemeine körperliche Unterentwicklung, Verhaltensstörungen.	Sporadisch in allen Rassen und Varietäten, familiär gehäuft bei Burma.	X-Monosomie bei primär weiblichen Individuen infolge von Meiosestörung.
	3	39,XXX-Syndrom (feline Superfemales)	Zyklusstörungen, Anöstrie, Verhaltensstörungen.	Selten in allen Rassen und Varietäten.	X-Trisomie infolge von Meiosestörung.
	4	XXY-Syndrom (feline Supermen)	Hodenfunktionsstörungen, Kastratentyp, Verhaltensstörungen.	Selten in allen Rassen und Varietäten.	Trisomie infolge von Meiosestörung.
	5	37,Y0-Syndrom	Frühembryonale Letalität.	Unbekannt wegen mangelnder Erfassung.	Y-Monosomie infolge von Meiosestörung.

3. Erbliche und dispositionelle Krankheiten 93

Tabelle 3.3. Relevante Mosaik- bzw. Chimärismusformen

Kategorie	Nr.	Karyotyp (Bezeichnung)	Krankheitsbild	Vorkommen	Genese
Gonosomale Mosaike, seltener Chimären	1	38,XX/38,XY (Katzenzwicken)	In Abhängigkeit vom Anteil von Zellen des alternativen Chromosomenstatus bei primär männlichen oder weiblichen Individuen, Spektrum von Fertilität bis Interfertilität, häufig Subfertilität und Urogenitaldefekte.	Sporadisch in allen Rassen und Varietäten; auffällig bei Schildpatt- und dreifarbigen Katzen.	Hauptsächlich Chimärismus.
	2	38,XX/39,XXY 38,XY/39,XXY (Klinefelter-Mosaike)	Nach Anteil der Zellarten Subfertilität bis Infertilität.	Sporadisch in allen Rassen und Varietäten; den Hauptanteil bilden Katzenzwicken und Schildpatt- bzw. dreifarbige Kater.	Mosaikbildung bzw. Chimärismus in Kombination mit Meiosestörungen.
	3	38,XY/39,XYY (Supermen-Mosaik)	In Abhängigkeit vom Anteil der Zellarten wie XYY-Syndrom bis Fertilität.	Sporadisch in allen Rassen und Varietäten; familiär gehäuft bei Siam.	Mosaikbildung bzw. Chimärismus in Kombination mit Meiosestörungen.
	4	37,X0/39,XXX 37,X0/38,XX (Turner-Mosaike)	Ovarielle Dysgenesis und Infertilität, gelegentlich Subfertilität, Verhaltensstörungen.	Sporadisch in allen Rassen und Varietäten; gehäuft bei Schildpattkatzen.	Mosaikbildung bzw. Chimärismus in Kombination mit Meiosestörungen.
	5	38,XX/39,XXY/40,XXYY 38,XX/38,XY/39,XXY/ 40,XXYY (u. a. höhergradige Mosaike)	Variable Grade von Fruchtbarkeitsstörungen und Urogenitalmißbildungen.	Sporadisch in allen Rassen und Varietäten; gehäuft bei Schildpattkatzen.	Mosaikbildung bzw. Chimärismus in Kombination mit Meiosestörungen.
Ploidie-Mosaike	1	38,XY/57,XXY (Diploid-Triploid-Klinefelter-Mosaik)	Infertilität in Abhängigkeit vom Anteil der Zelltypen, häufig Fruchtresorption und Aborte.	Sporadisch oder familiär gehäuft in allen Rassen und Varietäten, besonders bei Schildpattkatzen.	Mosaikbildung bzw. Chimärismus mit Meiose-, Fertilisations- oder frühembryonalen Teilungsstörungen.

Tabelle 3.3. Fortsetzung

Kategorie	Nr.	Karyotyp (Bezeichnung)	Krankheitsbild	Vorkommen	Genese
	2	38,XX/57,XXY (Diploid-Triploid-Klinefelter-Zwickenmosaik)	Wie oben, aber auch lebensfähige Intersexe	Sporadisch oder familiär gehäuft in allen Rassen und Varietäten, besonders bei Schildpattkatzen.	Mosaikbildung bzw. Chimärismus mit Meiose-, Fertilisations- oder frühembryonalen Teilungsstörungen.
Aneuploidie	1	39,XY(D_2+) (D_2-Trisomie)	Fertilisationsstörungen, in der Regel Frühembryonaltod.	Einzelfälle in allen Rassen und Varietäten.	Meiosestörungen.
	2	38,XX/37,XX (E ? –)	Subfertilität infolge Fruchttod.	Einzelfälle in allen Rassen und Varietäten.	Mosaikbildung bzw. Chimärismus mit Meiosestörungen.
	3	38,XX/39,XX (E ? +)	Subfertilität infolge Fruchttod.	Einzelfälle in allen Rassen und Varietäten.	Mosaikbildung bzw. Chimärismus mit Meiosestörungen.
	4	38,XX/37,XX (E ? –)	Subfertilität infolge Fruchttod.	Einzelfälle in allen Rassen und Varietäten.	Mosaikbildung bzw. Chimärismus mit Meiosestörungen.

3.3. Ätiologie und Pathogenese

Die primäre Ursache hereditärer Störungen sind *Mutationen*, die unmittelbar zu Defekten der Merkmalsbildung führen (Genopathien) oder als phänotypisch neutrale Mutationen (Mikromutationen) zunächst im Genom der Tiere akkumuliert werden, den Angriffspunkt für selektive Kräfte bilden (Adaptation, Evolution) und schließlich die Abwehrlage des Organismus gegenüber schädigenden Umwelteinflüssen bestimmen. Nicht gekoppelte Oligogene werden während der Meiose rekombiniert und liefern über die verschiedenen Locus- und Allelwirkungen die pathogenetische Basis einer pathologischen oder unerwünschten Merkmalsbildung (Tabelle 3.4.).

Das Spektrum der *mutagenen Agenzien* ist umfangreich und im Einzelfall, zumal wenn multifaktorielle Wirkungen vorliegen, nicht überschaubar. Im Prinzip handelt es sich um alle Einflüsse, welche die DNA-Struktur und die Regulation der Genexpression beeinflussen können. Sind die Mutanten mit Leben und Fertilität vereinbar, gelangen sie in die Genbahn, d. h., sie werden von Generation zu Generation übertragen. Im Einzelfall ist mit *physikalischen* (ionisierender Strahlung, Temperaturextremen, hohem Druck, Schallwellen) und *chemischen* Faktoren (Toxinen, Zytostatika, Antibiotika, Schädlingsbekämpfungs- und Konservierungsmitteln sowie zahlreichen weiteren industriellen Produkten sowie Schademissionen, u. a. Schwermetallen), mit *Viren, Mangelzuständen* und Stoffwechselstörungen, mit einer Genom-Instabilität (Autoimmunprozessen u. a.), mit *klastogen* wirkenden Produkten des Intermediärstoffwechsels und Fertilisationsstörungen (Asynchronie bzw. Gametenalterung, Gametopathien) zu rechnen. Zu den *endogenen* Mutagenen zählen Polymerasen (Ligasen) und andere Enzyme, die fehlerbegünstigende DNA-Reparatur bewirken (error prone repair).

Auch die *pathogenetischen Mechanismen* sind variabel. Ihre Natur hängt von der Art der Mutation ab. Der Mutationsort kann ein Nukleotid (Punktmutation) oder eine intragene oder genübergreifende Nukleotidsequenzänderung (Segmentmutation, in der Regel Restriktionsfragment) sein. Er kann aber auch größere Chromosomenabschnitte, ganze Chromosomen oder haploide Sätze umfassen. Wie die Sequenzänderung werden auch Chromosomenaberrationen geerbt oder entstehen de novo während der Gametogenese, der Fertilisation oder der Frühphase der Individualentwicklung (Blastogenese, Embryogenese), somatische Punktmutationen und Chromosomenaberrationen auch im späteren Leben, z. B. bei tumoröser Entartung von Gewebe. Die *kausale Genese* der Segmentmutationen und strukturellen Chromosomenaberrationen basiert prinzipiell auf den gleichen Mechanismen, die auch die DNA-Struktur ändern, die *formale Genese* numerischer geht hauptsächlich auf Meiosestörungen zurück. Der in Abb. 3.4. dargestellte Aberrationskomplex zeigt, weshalb beim Auftreten von Schildpattkatern und von Dreifarbigen (XXY-Genotyp) verstärkt auch mit nichtgelben Katzen des Genotyps X0 zu rechnen ist. Die formale Genese chromosomaler Strukturdefekte besteht aus einer Bildung auneuploider Gameten, die zu Fertilisations- und frühembryonalen Teilungsstörungen und damit zur Subfertilität ihrer Träger führen.

Die im Genom akkumulierten und unter Umwelteinfluß stehenden Mikromutationen bestimmen die Reaktionslage eines Organismus gegenüber schädigenden Umwelteinflüssen und führen zu erblichen *Dispositionskrankheiten*, wenn der Organismus von sich aus nicht mehr in der Lage ist, dank seiner ererbten Regulations- und Reparaturmechanismen die gestörte Ordnung der Lebens- und Entwicklungsprozesse (Ontogenese) wiederherzustellen.

Tabelle 3.4. Definition der für die klinische Genetik der Katzenkrankheiten relevanten Genwirkungen

Bezeichnung	Genotypische Grundlage der Merkmalsbildung	Produkte und Art der Genwirkung
Monogene (oligogene) Rekombination	Merkmalsbildung durch ein Hauptgen (Oligogen) bzw. ein merkmalsspezifisches Allel eines Genlocus in Abhängigkeit vom Erbgang	Erbkrankheiten (oligogene Defekte)
	– autosomal-rezessiv	– Wirkung bei den homozygoten Rezessiven
	– autosomal-dominant	– Wirkung bereits bei den Heterozygoten
	– unvollständig autosomal-dominant, z. B. autosomal-dominant mit rezessiver Letalwirkung	– bei den Heterozygoten nichtletale Abweichung vom Standardphänotyp, Wirkungsverstärkung im homozygot-rezessiven Zustand
	– geschlechtsgebunden rezessiv	– Wirkung bei den homozygot-rezessiven weiblichen (XX) und bei den hemizygoten männlichen Individuen (XY)
Multiple Allelie	Vorkommen eines Gens in der Population in mehr als zwei allelen Zuständen (Mutation unterschiedlicher Nukleotide innerhalb eines Gens)	oligogene nichtidentische Krankheitsbilder
Heterogenie (mimetische Gene, Genokopie)	Gene unterschiedlicher Loci haben identische phänotypische Auswirkungen (häufig gehören sie zu einer Genwirkkette)	identische oligo- oder polysymptomatische Krankheitsbilder
Pleiotropie	Manifestation eines Gens in mehr als einem Phän	oligogene Krankheitsbilder Erg. (Syndrome)
Polygene Rekombination	Merkmalsbildung durch gemeinsame (additive, kumulative, multiplikative u. a.) Wirkung mehrerer Gene	Erbumweltkrankheiten
Heterophänie	Oligogene oder polygene Modifikation bzw. Beinflussung der Wirkung der Hauptgens durch das genotypische Milieu	polygene heterosymptomatische Krankheitsbilder, gelegentlich werden oligogene Krankheiten vorgetäuscht

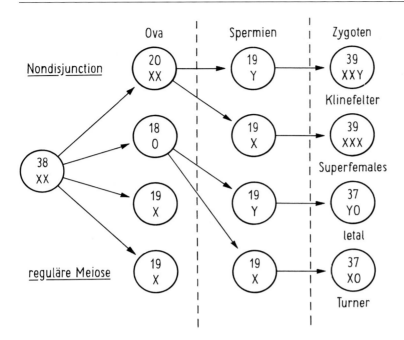

Abb. 3.4. Pathogenese gonosomaler Chromosomenaberrationen.

3.4. Diagnostik

Die Diagnostik umfaßt den Nachweis der speziellen phänotypischen Abweichung vom Standardphänotyp, der Erblichkeit und des Erbgangs. Das Spektrum der anzuwendenden diagnostischen Methoden ist weit. Während für Wachstumsstörungen und Pigmentmangelsyndrome eine einfache *Adspektion* genügt, sind für andere Krankheitsgruppen, wie bei Hautstrukturdefekten und Dysostosen, *pathologisch-anatomische* und -histologische Untersuchungen erforderlich. Augen-, Innenohr- und nervale Defekte erfordern *klinisch-funktionelle* Prüfungen, Blutgerinnungs- und Stoffwechselstörungen die Anwendung spezieller *biochemischer* Verfahren. Die Diagnostik der Chromosomenaberrationen kann nicht anhand des klinischen Bildes, der pathomorphologischen Veränderungen oder der Epidemiologie erfolgen, sondern nur anhand von *Karyogrammen*. Es gibt zahlreiche zytogenetische Färbemethoden, mit deren Hilfe unterschiedliche Chromosomenregionen markiert werden können, u. a. die G- (Giemsa-Färbung nach Trypsinbehandlung), Q- (nach Fluorochromierung mit Quinakrin oder Atebrin), C- (Darstellung des konstitutiven Heterochromatins) oder R-Bänderung (reverse banding, Darstellung der bei der G-Färbung ausgesparten Regionen).
Eine Untersuchung auf Erblichkeit ist dann nicht erforderlich, wenn vorhergehende *repräsentative* Untersuchungen die Erblichkeit des fraglichen Merkmals ergeben haben. Im übrigen ist sie durch *Übertragung* des Merkmals von Generation zu Generation bzw. infolge eines signifikanten Merkmalsträger-Überschusses in Verwandtengruppen gegenüber der allgemeinen Population (familiäre Häufung) charakterisiert. Ein *Verdacht auf Erblichkeit* ist dann

gegeben, wenn das Merkmal unter speziellen Selektionsverhältnissen auftritt (selektive Begünstigung balancierter Heterozygotien, Genkopplung), in Zuchtgruppen mit Verwandtschaftszucht (Inzucht), nach Zufuhr fremder Individuen (Import, Immigration) und selektiver Begünstigung der Immigranten (Gründerprinzip), bei Zucht in kleinen geschlossenen Zuchtgruppen (Zwingerzucht) bzw. in kleinen Teilpopulationen (genetische Drift), bei einem extrem verschobenen Geschlechterverhältnis (Zufall, Chance) oder wenn das Merkmal in mehr als einer Saison bzw. in verschiedenen Regionen auftritt, in denen die Umweltverhältnisse stark variieren. Der Zucht- bzw. Selektionserfolg gibt jedoch den Ausschlag.

Die *Ermittlung des Erbgangs* erfolgt anhand einer Auszählung der Merkmalsträger und Vergleich mit genetisch-statistischen Modellen, in der Regel mit den Mendel-Spaltungsverhältnissen als Erwartungswerten. Zu beachten sind eine adäquate Prüfstatistik und der Sammlungsfehler, den man bei der Kombination von Familiendaten macht, die durch Erfassung der Familien anhand von merkmalstragenden Nachkommen (Probandenselektion, gestutzte Binomialverteilung) gewonnen wurden. Hierbei hat man eine Korrektur der Erwartungswerte mit Hilfe der A-priori-Methode oder einer Maximum-Likelihood-Schätzung durchzuführen.

3.5. Bekämpfungsmöglichkeiten und Prognostik

Eine praktikable Gentherapie oder eine erfolgversprechende *Mutationsprophylaxe* gibt es bisher nicht, im Gegenteil, man rechnet in Rassekatzenzüchterkreisen mit dem Auftreten weiterer Mutanten (cats of the future), z. B. von Rosettenkatzen (analog zum Meerschweinchen) oder von black and tan (Hund), von Zwerg- und Riesenkatzen (mit der Maine Coone bereits „in Arbeit"), mit denen man das Spektrum der züchtbaren Rassen und Varietäten erweitern kann (WRIGHT und WALTERS, 1980). Als experimentum naturae sind Neumutationen zufällig und ungerichtet, und der Tierbesitzer kann selbst entscheiden, ob lebensfähige Mutanten für ihn vorteilhaft, neutral oder schädlich sind. Ihre Nutzung dient aber häufig nicht nur der Befriedigung geistig-kultureller, sondern auch wissenschaftlicher Bedürfnisse des Menschen. Tabelle 3. 1. verzeichnet eine Reihe derartiger Fälle, darunter allerdings auch den Manx-Letalfehler und die Polydaktylie (Superscratcher), die nach WEGNER (1979) zur Gruppe der *tierschutzrelevanten Störungen* zählen, worunter man solche Merkmale zu verstehen hat, die der Züchter dem Tier durch abwegige Zuchtziele bewußt aufbürdet und die der Laie nicht erkennt. Sie werden auch von der Mehrzahl der Zuchtverbände restriktiv behandelt. Bei einer zweiten Gruppe ist man sich nicht einig. Nacktkatzen sollte man jedoch nicht unbedingt züchten, und auch die Bemühungen um die Rexmutanten sind im Hinblick auf Nachteile und korrelierte Defekte mit Vorsicht zu betrachten. Kräusel- oder Kippohr als rassebildende Merkmale sind eine Frage des Geschmacks. Andererseits gehören Hypertrichosis, dominantes Weiß und Scheckung sowie weitere Farbaufhellungs- und -verteilungsfaktoren zur Gruppe der anerkannten Selektionsmerkmale, die nur im Falle ungünstiger Nebenwirkungen in Tabelle 3.1. Berücksichtigung fanden.

Die Möglichkeiten einer *tierärztlichen Einflußnahme* sind in solchen Fällen begrenzt. Sie beschränken sich auf eine Beratung der Zuchtverbände (Einflußnahme auf Zuchtziele und Zuchtbuchbestimmungen) und der Zwingerbesitzer sowie auf die Durchsetzung der Bestimmungen des Tierschutzrechts. Von Einzeltierhaltern und Zwingerbesitzern wird häufig eine *genetische Beratung* aus dem Stegreif gefordert. Hierbei kann man auf dokumentiertes

Wissen zurückgreifen, sollte aber auf Erhebungen in den betroffenen Tierbeständen nicht verzichten.

Bei den pathologischen Merkmalen geht es um die Vermeidung bzw. Eliminierung unerwünschter Rekombinanten mit Hilfe von Methoden der klassischen Rekombinationsgenetik bzw. um eine *genetische Metaphylaxe*, zu der auch die Kontrolle populationsdynamischer Faktoren gehört (keine Inzucht mit Merkmals- und Anlageträgern, keine selektive Begünstigung von Immigranten mit Defektgenen, Eliminierung geschlossener Zuchten – Familien – mit Anreicherung von Defektgenen u. a.). Hauptmethode ist die *Selektion* (Zuchtausschluß) von Merkmals- und Anlageträgern.

Eine Totalselektion der Merkmalsträger führt bei einem *dominanten* Erbgang bereits nach einer Generation zum Erfolg, da sich die Genwirkung bei den Heterozygoten manifestiert und diese bei der Selektion miterfaßt werden. Schwieriger sind die Verhältnisse bei *rezessiver* Vererbung. Bei Totalselektion der rezessiven Homozygoten hängt der Selektionserfolg von der Genfrequenz ab. Die Anzahl an Generationen, die erforderlich ist, um die Frequenz des unerwünschten Allels q um einen bestimmten Betrag zu senken, errechnet sich aus der Gleichung:

$$t = \frac{q_o - q_t}{q_o \cdot q_t}.$$

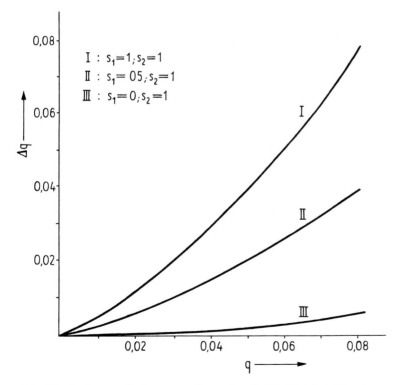

Abb. 3.5. Genfrequenzänderung pro Generation ($\triangle q$) bei Totalselektion der rezessiven Homozygoten ($s_2 = 1$) ohne ($s_1 = 0$) oder mit Selektion der Heterozygoten ($s_1 = 0{,}5$ bzw. $s_1 = 1$).

Dabei sind q_o die Genhäufigkeit in der Ausgangsgeneration und q_t die Genhäufigkeit in der Generation t (Zielgeneration). Bei großer Genhäufigkeit ist zunächst mit einem schnellen Selektionsfortschritt zu rechnen, der aber mit sinkender Genfrequenz abnimmt, da das Aufeinandertreffen heterozygoter Paarungspartner immer unwahrscheinlicher wird. Um von 0,3 auf 0,2 zu kommen, sind 2 Generationen erforderlich, von 0,2 auf 0,1 bereits 5 Generationen, von 0,1 auf 0,05 dann 10 und von 0,05 auf 0,01 bereits 80 Generationen. Durch Einbeziehung der Heterozygoten läßt sich der Selektionserfolg steigern (Abb. 3.5.).

Werden 50% der Heterozygoten mitselektiert, ist die Genfrequenzänderung 6,6mal stärker als bei ausschließlicher Merkmalsträgerselektion und verdoppelt sich noch einmal bei Totalselektion der Anlageträger. Zu beachten ist, daß mit sinkender Genfrequenz die Zahl der Anlageträger (Heterozygoten) pro homozygot anlagefreier Katze ansteigt (Abb. 3.6.).

Die Erkennung der Anlageträger und deren Einbeziehung in die Selektion ist der Schlüssel zum Erfolg, d. h. zum Zurückdrängen des Defektmerkmals von einer „Geißel" der Zucht zum seltenen Ereignis (Metaphylaxeprinzip). Die *Selektionsmöglichkeiten* hängen in erheblichem Maße von der Häufigkeit der Merkmalsträger in der Population ab. Bei einem Anteil von über 10% muß man einen Kompromiß schließen, um die Zuchtbasis nicht zu gefährden (Stufenprogramm), bei Häufigkeiten um 5% muß individuell entschieden werden, und bei einer Häufigkeit unter 1% kann man im allgemeinen rigoros merzen. Die endgültige Entscheidung hängt jedoch von den konkreten Bedingungen ab. Die 2. Stufe eines Stufen-

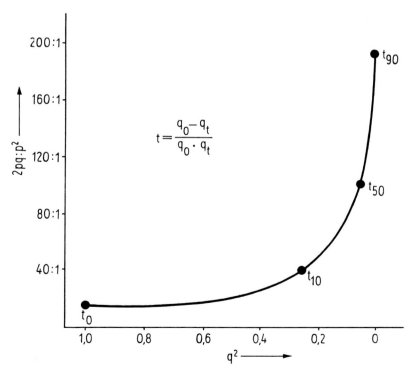

Abb. 3.6. Anteil heterozygoter Nicht-Anlageträger in Abhängigkeit von der Häufigkeit der rezessiv-homozygoten Merkmalsträger.

programms könnte z. B. die Einbeziehung der weiblichen Verwandten, insbesondere der Mütter der Spitzenkater, sein.

Die *systematische Bekämpfung* eines genetischen Defekts ist mit größeren Aufwendungen verbunden. Besser ist es auf alle Fälle, anlage- und merkmalsträgerfreie Zwinger von vornherein zu schützen. Neu zugeführte Tiere (in der Regel Kater) müssen, wie die im Rahmen eines Bekämpfungsprogramms eingesetzten, anlagefrei sein. Sind die Heterozygoten nicht anhand phänotypischer Merkmale von den Anlagefreien zu unterscheiden, ist ein *Heterozygotietest* durchzuführen. Dieser ist z. B. bei Enzymopathien unnötig, da die Heterozygoten eine um ungefähr 50% verringerte Enzymaktivität und die homozygot-rezessiven einen nahezu vollständigen Enzymmangel aufzuweisen haben (Gendosiseffekt). In der Rassekatzenzucht sind 3 Formen eines Heterozygotietests möglich:

– Anpaarung an weibliche Merkmalsträger
  Irrtumswahrscheinlichkeit $\alpha_{Aa} = (0{,}5^m)^n$
– Anpaarung an bekannte heterozygote Katzen
  Irrtumswahrscheinlichkeit $\alpha_{Aa} = (0{,}5 + 0{,}5^{m+1})^n$
– Inzuchttest
  Irrtumswahrscheinlichkeit $\alpha_{Aa} = (0{,}5 + 0{,}5 \times 0{,}75^m)^n$.

Die Anzahl der für eine Irrtumswahrscheinlichkeit von $\alpha_{Aa} = 0{,}05$ erforderlichen Tiere bei variabler Wurfgröße ist in Tabelle 3.5. verzeichnet.

Die Bekämpfung von Chromosomenaberrationen wird insofern erleichtert, als die Mehrzahl von ihnen einer *natürlichen Selektion* unterliegt (Frühembryonaltod, Fertilisationsstörungen). *Zytogenetische* Untersuchungen sind bei der ätiologischen Abklärung sowie für die Frühdiagnose bestimmter Defektsyndrome (Intersexualität, Mosaike, Chimären), bei Tieren mit Reproduktionsstörungen, Importtieren und für den intensiven Zuchteinsatz vorgesehenen Vatertieren angebracht. Aufwendige Routineuntersuchungen sind nach bisherigen Erkenntnissen nicht erforderlich.

Tabelle 3.5. Anzahl erforderlicher Nachkommen pro Wurf für den Heterozygotietest, um die Wahrscheinlichkeit auf α_{Aa} zu begrenzen, daß bei Anpaarung I an weibliche Merkmalsträger, II an bekannte heterozygote Katzen und III bei der Inzuchtprüfung ein anlagetragender Kater die Prüfung unerkannt durchläuft

Prüfwurf-größe m	α_{Aa}	I		II		III	
		0,05	0,01	0,05	0,01	0,05	0,01
	Welpenzahl	5	7	13 bis 36	20 bis 54	25 bis 41	39 bis 62
		(4,32)	(6,64)	je nach Wurfgröße			
		unabhängig von der Wurfgröße					
2		2,2	3,4	6,4	9,8	12,2	18,8
3		1,5	2,2	5,3	8,0	8,8	13,5
4		1,1	1,7	4,8	7,3	7,2	11,1
5		0,9	1,4	4,6	7,0	6,3	9,6
6		0,8	1,1	4,5	6,8	5,7	8,7
7		0,7	1,0	4,4	6,8	5,5	8,2
8		0,6	0,9	4,4	6,7	5,1	7,7

Eine besondere Bedeutung kommt bei der zuchthygienischen Beratungstätigkeit der Frage nach der Reinzucht der Schildpattkatzen zu. Schildpattkatzen sind einem Schildkrötenpanzer ähnlich gemustert. Sie sind Träger des Mutantenallels O (orange) auf einem X-Chromosom und des Wildtypallels o$^+$ auf dem anderen. Da in den Somazellen mit Hilfe des X-Chromosomenkompensationsmechanismus (Lyon-Hypothese) nach dem Zufallsprinzip eines der beiden X-Chromosomen inaktiviert wird, entstehen während der Melanoblastenwanderung und -differenzierung Zellreihen (Klone), die Orange oder Nichtorange (Schwarz, Braun, Lila, Grau) ausbilden. Dabei liegen Dominanz und Epistasie von Orange über alle übrigen Farben vor. In Kombination mit dem dominanten Scheckungsfaktor S entstehen die Dreifarbigen (Kattunkatze, calico cat). Da Heterozygotie am O-Locus vorliegt, können Schildpattkatzen nicht rein weitergezüchtet werden. Kater (XY) besitzen nur ein reguläres X-Chromosom und können daher nur Orange oder Nichtorange ausbilden. Schildpattkater sind Indikatoren des 39,XXY-Syndroms (s. Tabelle 3.2.) und in der Regel steril. Die Basis der seltenen Ausnahmen ist in Tabelle 3.6. verzeichnet.

Tabelle 3.6. Mögliche Mechanismen einer Fertilität von Schildpattkatern

Mechanismus	Auswirkungen
Tandem-Duplikation des C-Locus am X-Chromosom	Alle Töchter sind, unabhängig vom Genotyp der Mutter, Schildpattkatzen.
X-Autosom-Translokation mit Duplizierung des O-Locus an einem Autosom	Aus heterozygoten Schildpattkatzen fallen 25% Schildpatt-Söhne, aus homozygoten Müttern 50% bzw. 0% Schildpatt-Söhne; 75% Schildpatt-Töchter bei Heterozygotie und 50% bzw. 100% bei Homozygotie der Mütter.
X/Y-Translokation mit Duplizierung des O-Locus am Y-Chromosom	Aus Schildpattkatzen fallen 50% Schildpatt-Söhne, bei Homozygotie der Mutter für Nichtorange bzw. Orange $(1 - r) \times 100\%$ bzw. $r \times 100\%$ Schildpatt-Söhne. Dabei ist r die Rekombinationsfrequenz zwischen den X- und Y-gebundenen Genen, vice versa für Töchter aus den gleichen Paarungen.
Embryofusion bzw. -chimärismus	Mütter betroffener Individuen müssen Schildpatt sein, Möglichkeit inäqualer Farbteilung und Distorsion vom 1:1-Verhältnis, keine Schildpatt-Söhne.
Somatische Reversion, Geninstabilität (somatische Mutation)	Mit hoher Wahrscheinlichkeit inäquale Farbverteilung und Distorsion der Übertragungsverhältnisse.

Literatur

Autrum, H. (1982): Anomalitäten des Auges und der Sehbahnen und ihre Genetik bei albinotischen Säugetieren. Biol. Zbl. **101**, 213–222.

Barnett, K. C. (1988): Inherited eye disease in the dog and cat. J. Small Anim. Pract. **29**, 462–475.

Barnett, K. C. (1982): Retinal diseases in domestic animals. In: Problems of normal and genetically abnormal retinas. Academic Press, London, pp. 277–286.

Curtis, R., Barnett, K. C., and Leon, A. (1987): An early-onset retinal dystrophy with dominant

inheritance in the Abyssinian cat. Clinical and pathological findings. Invest. Ophthalm. Vis. Sci. **28**, 131–139.
DAVIDSON, A. P. (1986): Congenital disorders of the Manx cat. Southwest. Vet. **37**, 115–119.
FOLEY, C. W., LASLEY, J. F., and OSWEILER, G. D. (1979): Abnormalities of companion animals: analysis of heritability. Iowa State Univ. Press, Ames/Iowa, USA.
HEGREBERG, G. A. (1982): Animal models of collagen disease. In: Animal models of inherited metabolic diseases. Alan R. Liss, Inc., New York, pp. 224–244.
LEUVEN, J. VAN (1987): Erfelijke collagendysplasieen bij huisdieren en den mens: Een vergeltjkend overzicht. Vlaams Diergeneesk. Tijdschr. **56**, 89–99.
MULLER, G. H., KIRK, R. W., SCOTT, D. W. (1983): Congenital and hereditary defects (of the skin). In: Small Animal Dermatology. 3rd ed. W. B. Saunders, Philadelphia/USA, pp. 561–588.
NODEN, D. N., and EVANS, H. E. (1986): Inherited homeotic midfacial malformations in Burmese cats. J. Craniofac. Genet. Dev. Biol., Suppl. 2, 249–266.
O'BRIEN, S., and NASH, W. G. (1982): Genetic mapping in mammals: chromosome map of domestic cat. Science **216**, 257–265.
O'BRIEN, S. J. (1986): Molecular genetics in the domestic cat and its relatives. Trends Genet. **2**, 137–142.
O'BRIEN, S. J., NASH, W. G., WINKLER, C. A., and REEVES, R. H. (1982): Genetic analysis in the domestic cat as an animal model for inborn errors, cancer and evolution. In: MIGAKI, G., DESNICK, R. J., and PATTERSON, D. F. (Eds.), Animal Models of Inherited Metabolic Diseases. Alan R. Liss, Inc., New York, pp. 67–90.
PATTERSON, D. F. (1979): Die Genetik in der Kleintiermedizin: Neue Erkenntnisse über die erblichen Erkrankungen des Stoffwechsels und angeborener Mißbildungen bei Hund und Katze. Prakt. Tierarzt **60**, 1061–1082.
PATTERSON, D. F. (1980): Genetik in der Kleintiermedizin, neue Kenntnisse über erbliche Stoffwechselstörungen und kongenitale Mißbildungen bei Hunden und Katzen. Kleintierprax. **25**, 104, 106.
ROBINSON, R. (1971): Genetics for cat breeders. 2nd ed. Pergamon Press, Oxford, New York, Toronto.
ROBINSON, R. (1987): Genetic defects in cats. Comp. Anim. Pract. **1** (3), 10–14.
SAPERSTEIN, G., HARRIS, S., and LEIPOLD, H. W. (1976): Congenital defects in domestic cats. A special reference for practitioners. Fel. Pract. **6** (4), 18–27, 30–43.
WEGNER, W. (1974): Kynologie für Tierärzte. E. Anhang: Katzen I u. Katzen II. Tierärztl. Umschau **29**, 240–245, 281–286.
WEGNER, W. (1979): „Tierschutzrelevante" Erbmängel bei Hunden und Katzen. Tierärztl. Praxis **7**, 361–366.
WILLER, S., und WILLER, H. (1986): Genorte und Allele mit pathologischer Wirkung oder Nebenwirkung bei der Hauskatze. Mh. Vet. Med. **41**, 781–785.
WRIGHT, M., and WALTERS, C. (1980): Cats of the future? In: The Book of the Cat. Pan Books Ltd., London.
ZOOK, B. C., SOSTARIĆ, B. R., and DRAPER, D. J. (1983): Encephalocele and other congenital craniofacial anomalies in Burmese cats. Vet. Med. Small Anim. Clin. **78**, 695–701.

4.2.3. Das Angriffsverhalten

Reines Angriffsverhalten (echte Aggressivität) steht nicht unter Adrenalineinfluß. Die Pupillen erweitern sich nicht, ziehen sich sogar etwas zusammen. Es ist sozusagen „ein überlegter Angriff bei kaltem Blut". Die Ohren legen sich nicht an, sondern drehen sich auswärts, was an die Drohmaske mancher Großkatzen erinnert. Ein solches Verhalten wird ein Kater in seinem Territorium oder eine ihre Jungtiere schützende Mutterkatze zeigen.

4.2.4. Überlagerung von Angriffs- und Abwehrverhalten

Angesichts eines von vornherein „hoffnungslos überlegenen" Feindes wäre sowohl eine Angriffs- als auch eine ausschließliche Abwehrtaktik sinnlos. Hier kommt es ja nicht darauf an standzuhalten, sondern eine Möglichkeit zu schneller Flucht zu finden und notfalls zu

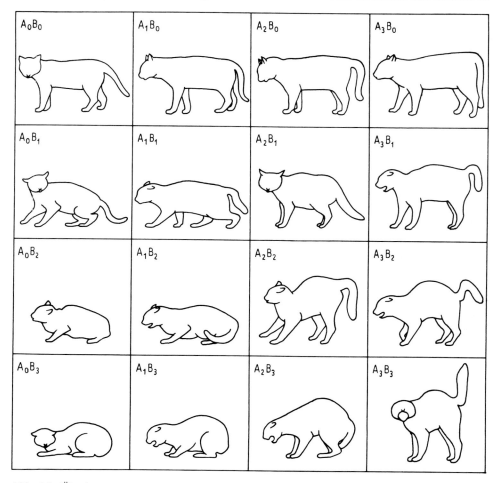

Abb. 4.1. Überlagerung von Angriffs- und Abwehrstimmung, Körperhaltung.

4. *Verhaltensmuster der Katze und Umgang mit der Katze*

erkämpfen. So überlagern sich nach dem Prinzip, daß der Angriff die beste Verteidigung sein kann, Elemente des Angriffs- und des Abwehrverhaltens zu einer Haltung, aus der heraus die Katze jederzeit zu einem Überraschungsangriff vorstoßen oder flüchten kann. Der Verhaltensforscher spricht von *ambivalenter Haltung*. Ein typisches Beispiel dafür ist der Katzenbuckel. Das Hinterteil ist sprungbereit, das Vorderteil fluchtbereit, ersteres schiebt sich vor, letzteres wird zurückgezogen. Ein Katzenohr ist aufgestellt, das andere ist angelegt. Aus dieser ambivalenten Haltung kann die Katze entweder blitzartig angreifen oder blitzartig fliehen.

Die möglichen Überlagerungen von Angriffs- und Abwehrstimmung sind, getrennt für Körperhaltung und Mimik, in den Abb. 4.1. und 4.2. dargestellt.

Oben links in den Abbildungen das Bild des hinsichtlich der beiden Stimmungslagen indifferenten Tieres: Die Ohren sind aufgestellt, die Ohrmuscheln zeigen nach vorn, die Pupillen sind dem Lichteinfluß entsprechend verengt oder erweitert, der Rücken bildet eine gerade Linie, der Schwanz ist im Winkel von 45° gesenkt. Rechts oben findet sich die stärkste

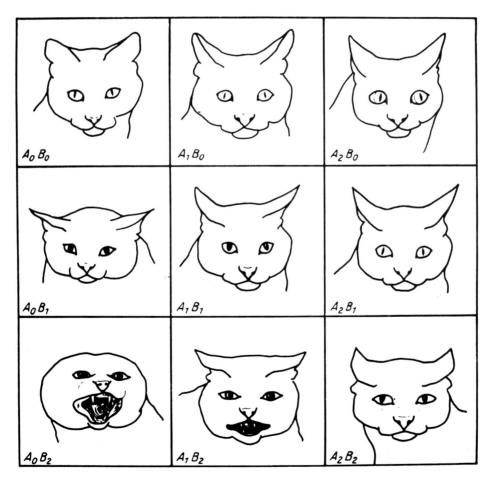

Abb. 4.2. Überlagerung von Angriffs- und Abwehrstimmung, Mimik.

Angriffsdrohung und links unten die höchste Abwehrbereitschaft, rechts unten das Resultat der Überlagerung beider. Die restlichen Felder zeigen entsprechende Zwischenstimmungen.

Wir haben die Erfahrung gemacht, daß eine Hauskatze in der tierärztlichen Sprechstunde niemals ein reines Angriffsverhalten zeigen wird. Vielmehr wird es sich immer um ein Abwehrverhalten, das mit mehr oder weniger starken Komponenten des Angriffsverhaltens überlagert sein kann, handeln.

Die Angst gehört zum normalen Verhaltensinventar aller Tiere; sie warnt als Instinkt vor Situationen, die die Lebensaussichten beeinträchtigen könnten. Ein auslösender Schlüsselreiz ruft das Meide- oder Fluchtverhalten hervor, das auch nach schlechten Erfahrungen auftreten kann. So ist bei der Katze z. B. die Gefahr der Erwartungsangst bei wiederholten Tierarztbesuchen gegeben; denn sie besitzt eine große Lernfähigkeit und ein gutes Beobachtungsvermögen (v. SKRAMLIK, 1949). In der tierärztlichen Praxis wird ihr eine Flucht durch die geeignete Fixation unmöglich gemacht, der Tierarzt nähert sich ihr trotz der gezeigten Abwehrhaltung. Der Katze bleibt nur der Angriff, um sich den Fluchtweg freizukämpfen. Kann eine instinktstarke Katze in dieser angsterregenden Situation nicht auf instinktgerechte Weise reagieren, also weder fliehen noch angreifen, so gerät sie in Panik, mit wilden Abwehrbewegungen und Kreischen; Reaktionen, denen kein zielgerichtetes Handeln mehr zugrunde liegt. (Hier ist übrigens bei Katzen die Gefahr eines Schocks gegeben.) Dieses Verhalten „Aggressivität" zu nennen, wäre nicht richtig, denn es entspricht lediglich einer Abwehr. Die Aggressivität einer Katze, d. h. der ungehemmte Angriff mit ungeschütztem Nacken, gehört vielmehr zum Beuteverhalten und zum Rivalenkampf.

Eine krankhafte Aggressivität gegenüber Menschen und anderen Tieren beschreibt BRUNNER (1970) als Folge abnormer erblicher Veranlagung, schlechter Erfahrungen, besonders in der Jugend, von Störungen des gewohnten sozialen Milieus, von Schmerzzuständen, von Gehirnerkrankungen oder nicht befriedigtem Beuteinstinkt. Nur in diesen wenigen Ausnahmen kann man in der tierärztlichen Praxis von aggressiven Katzen sprechen. Alle anderen, die dem Tierarzt durch Gegenwehr Schwierigkeiten machen, sind lediglich abwehrbereit, jedoch nicht aggressiv. Auf keinen Fall sollte jedoch die Bezeichnung „bösartig" oder „böse" gewählt werden, da dies eine Wertung darstellt, die auf menschlichen Moralvorstellungen beruht.

4.2.5. Das Fluchtverhalten

Gelingt es einer Katze anläßlich einer tierärztlichen Vorstellung zu entweichen, so ist die Kenntnis ihres Fluchtverhaltens von praktischer Bedeutung. Während der Hund in die Weite flieht, flieht die Katze immer in die *Deckung*, gleich ob innerhalb oder außerhalb des Raumes. Man sollte sich also stets zunächst ruhig und abwartend beim Aufsuchen des Tieres verhalten. Hat man den Zufluchtsort der Katze entdeckt, ignoriert man sie scheinbar und geht nicht direkt auf sie zu, sondern etwas seitlich; erst in unmittelbarer Nähe wendet man sich ihr zu und spricht sie beruhigend an. Viele Katzen kommen dann spontan entgegengelaufen, andere lassen sich vorsichtig hochnehmen. Die Flucht der Katze ist eine *Ortsflucht*, also ein Wegstreben von einem unangenehmen Aufenthalts-, sprich Behandlungsort. Wäre es eine Flucht vor dem Menschen, so würde sie sich einige Meter weiter nicht wieder einfangen lassen.

Das Weglaufen der Katze wird erst dann zur Flucht vor dem Menschen, wenn dieser aus Unkenntnis der Sachlage die Verfolgung sofort aufnimmt und der Katze nachrennt. Bei verwilderten oder übermäßig erregten Katzen sollte man aber große Vorsicht walten lassen. Oft kann man sie nur mit viel Geduld, Futter, Kescher oder Kastenfalle wieder einfangen. Ein Blasrohr zur Applikation von Xylazin und/oder Ketamin wäre die ultima ratio.

Katzen fliehen nicht weit weg, sondern in die nächstgelegene Deckung.

4.3. Umgang mit der Katze in der tierärztlichen Sprechstunde

4.3.1. Unterschiede zwischen Hund und Katze

In der Kleintierpraxis werden Hunde und Katzen immer in einem Atem genannt, gemeinhin die Katze als kleineren und widersetzlicheren Hund. Aber sie haben nicht dieselben Krankheiten, sie vertragen nicht dieselben Medikamente, und sie haben eine diametral entgegengesetzte Psyche.

Der Hund ist seiner Herkunft nach ein Meutetier, er hat ein ausgesprochenes Bedürfnis, sich in eine räumliche, zeitliche und soziale Ordnung einzufügen. Der Hund muß seine soziale Stellung sicher und eindeutig kennen, er muß in der Familie immer der Rangniedrigste sein. So nimmt der gutgezogene Hund die unverständlichen und unangenehmen Handlungen des Tierarztes hin. Der unerzogene oder verdorbene Hund läßt es vielleicht auf einen Machtkampf ankommen. Aber unsere Reaktionen darauf, der Griff ins Genick, das Zuhalten oder Zubinden des Fanges sind für ihn völlig normale, verständliche Kampfformen, mit denen sich auch der Ranghöhere des Rudels durchsetzen würde.

Die Katze dagegen lebt solitär, Unterordnung ist ein Begriff, der in ihrer Welt nicht vorkommt, das Rangordnungsverhältnis ist nicht so ausgeprägt wie bei sozial lebenden Tieren, für die Vorstellung „Gehorchen" fehlen die Voraussetzungen, da kein Leittier existiert. Zwang ruft Angst, schlimmstenfalls Panik hervor, Strafen werden überhaupt nicht begriffen. Auf den Behandlungstisch angewendet, heißt das: Eine Katze lernt es nicht, sich der stärkeren Gewalt zu fügen.

Zwang erzeugt bei der Katze keine Fügsamkeit, sondern Panik.

Die wesentlichen Unterschiede zwischen Hund und Katze sind in Tabelle 4.1. wiedergegeben.

Tabelle 4.1. Unterschiede zwischen Hund und Katze

		Hund	Katze
Herkunft		Rudeltier	Solitär lebend
Soziale Stellung	Rangordnung	stark ausgeprägt, absolut	lose ausgeprägt, von Zufälligkeiten abhängig, z. B. ist das höher sitzende Tier ranghöher als das tiefer sitzende
Menschliches Verhalten	Erziehung zur Unterordnung	unerläßlich	unmöglich, erzeugt Verhaltensstörungen
	Griff ins Genick Abschütteln	bändigt aggressive Hunde (Strafgriff) bewirkt Unterwerfung	erzeugt Angst, Katze verkrampft sich, latente Abwehrbereitschaft wird manifest, keine Unterwerfung
	Strafen, Anschreien	stoppen aggressive Hunde, bewirken Unterwerfung	verwirren, werden nicht begriffen, erzeugen Angst, keine Unterwerfung
Tierisches Verhalten	auf den Rücken werfen	Demutsstellung, Unterwerfung	letzte Verteidigungsform, Katze beißt und kratzt mit Sicherheit
	heftiges Schwanzwedeln	Entspannung, Freundlichkeit	ängstliche Gereiztheit

4.3.2. Psychische Verfassung der Katze in der tierärztlichen Sprechstunde

Die Katze verhält sich in der tierärztlichen Sprechstunde völlig anders als im Hause oder als Freigänger, doch sind ihre instinktiven Reaktionen für die tierärztliche Behandlung äußerst günstig.

Auf dem Behandlungstisch befindet sich die Katze in einer *Ausnahmesituation*, die als stark beängstigend erlebt wird. Bereits der Transport, mitunter noch mit Luftmangel und Überhitzung in einer Tasche, hat sie belastet; jetzt ist sie in fremder Umgebung exponiert auf einem freien Tisch, der keinerlei Schlupfwinkel bietet, geblendet von der Untersuchungslampe, die angstgeweiteten Pupillen lassen keine Adaptation zu. In dieser geängstigten Stimmung ist die Einstellung der Katze zum Menschen, auch zum Tierarzt, primär positiv. Für die Hauskatze ist der Mensch in der Regel der gute Freund, zu dem, wie vorhin ausgeführt, eine engere Bindung besteht, als sie zum Artgenossen überhaupt möglich ist. So bringt sie dem Tierarzt ein *schüchternes Vertrauen* entgegen. Gehen wir einfühlsam mit dem Tier um, so läßt es sich meist willig behandeln.

Der ängstlich-erregte Zustand der Katze verändert deutlich ihr *Empfindungsvermögen*. Solange es gelingt, das Vertrauen des Tieres zu erhalten, scheint die Schmerzschwelle heraufgesetzt zu sein. Unter Zuspruch und Ablenkung lassen sich selbst unangenehme Eingriffe, Spalten von Abszessen u. ä. ohne Zwangsmittel durchführen. Die Katze erweist sich auch bei nachfolgenden und wiederholten Behandlungen zugänglich, sie hat den schmerzhaften Eingriff also nicht als belastend erlebt.

Falsch behandelte Katzen, also Tiere, die auf dem Behandlungstisch erheblich geängstigt oder gar in Panik versetzt wurden, empfinden bereits einen Bagatellschmerz als unerträglich. Oft kann man solche Tiere noch gut anfassen und untersuchen, sie „explodieren" aber förmlich, sobald sie annehmen, die furchterregende Situation könne sich wiederholen. Dazu genügt u. U. das Ergreifen einer Injektionsspritze.

Um das Vertrauen des Tieres zu erlangen und trotz unangenehmer Erfahrungen zu erhalten, ist die eigene Einstellung das Wichtigste. Die eigenen Interessen, Erwartungen, Wünsche, Gedanken und Hoffnungen sollen auf den konkreten Fall positiv eingestimmt werden. Dies wirkt auf das Tier durch die Körpersprache.

4.3.3. Körpersprache

Wir Menschen sind gewohnt, hauptsächlich auf den Sinn des zu uns gesprochenen Wortes zu achten, weniger auf Mimik, Körperhaltung, Tonfall usw. Doch spielen diese Dinge auch bei zwischenmenschlichen Kontakten eine große Rolle. Den wenigsten Menschen ist bewußt, welchen Gesichtsausdruck, welche Körperhaltung, welche Handbewegungen sie in bestimmten Situationen annehmen, dennoch können wir die „Körpersprache" des Mitmenschen ungefähr deuten. In der Humanpsychologie sind diese Fragen unter dem Begriff *nonverbale Kommunikation* definiert. Welchem Tierarzt ist aber klar, daß Katzen ein Verständnis für diese Bewegungen haben? Da die Katze die an sie gerichteten Worte nicht dem Sinn nach verstehen kann, konzentriert sie sich vorwiegend auf Mimik, Körperhaltung und -bewegung des Menschen. Viele Katzen bringen es dabei zu einer Meisterschaft, die den Besitzer an echtes „Verstehen" oder gar an Gedankenübertragung glauben lassen. Für den Tierarzt erleichtert dieses Wissen den Umgang mit unseren Patienten erheblich. Bringt man dem Tier

Tabelle 4.2. Verhalten des Tierarztes und Körpersprache

Verhalten des Tierarztes	Von der Katze empfunden als	
	freundlich	feindlich
Körperkontakt	sanftes Berühren, Streicheln, loser Dauerkontakt mit einer Hand, weiches Umfassen des Körpers, auf den Arm nehmen	festes Zupacken, jede Art von Festhalten, Greifen im Genick, Anfassen an den Beinen, am Schwanz
Blickkontakt	kurze Blickkontakte mit Lächeln, leichtes Abwenden von Kopf und Blick (neben die Katze gucken)	intensives Anstarren, insbesondere von oben
Körperhaltung	vorwärts geneigt, Arme leicht geöffnet, Hände streichelbereit, Hand zur Nasenkontrolle anbieten	asymmetrisch, Kopf und Oberkörper rückwärts geneigt, Hände verschränkt oder ängstliche, ruckartige Bewegungen
Sprache	weich, leise, ruhig, tiefe Tonlagen bevorzugen	energisch, schrill, laut, hart, rasch, scharf

bewußt Wohlwollen und Freundlichkeit entgegen, so drückt sich das in der ganzen Körperhaltung aus, ebenso werden Abneigung, Gleichgültigkeit, Unkonzentriertheit und Routine vom Tier „verstanden". Wir haben mehrmals erlebt, daß uns Katzen vom Tisch aus angesprungen sind, es war niemals als Angriff gemeint, sondern sie suchten dort Schutz, wo sie Zuneigung spürten.

Liebevolles Zureden wirkt nicht, wie allgemein angenommen, nur durch den beruhigenden Tonfall. Genauso, wie man am Telefon unwillkürlich lächelt, wenn man etwas Freundliches sagt, obgleich es der Partner gar nicht sehen kann, so drückt sich der Inhalt des Gesprochenen auch bei der tierärztlichen Behandlung in der Körpersprache des Arztes aus.

Verstärken kann man die eigene Körpersprache in dem gewünschten Sinne noch, indem man zu der Katze spricht. Selbstverständlich versteht das Tier nicht das Gesagte, wenn es etwa heißt: „bleib ruhig auf dem Rücken liegen, wir müssen jetzt die Fäden ziehen", aber der Tierarzt stellt sich deutlicher als ohne Worte die friedlich auf dem Rücken liegende Katze vor; diese Erwartungshaltung überträgt sich in seine Körpersprache und wird von dem Tier wahrgenommen. Es duldet Untersuchungen und Behandlungen, die sonst nur unter starkem Zwang durchzusetzen wären. Auf einen angespannten und ängstlichen Tierarzt reagiert selbst eine ruhige Katze anders als gewohnt.

Merkmale der Körpersprache sind in Tabelle 4.2. zusammengefaßt.

Die Quintessenz aus all dem Gesagten? Ausschlaggebend ist die positive, freundliche Einstellung des Tierarztes zu seinem Patienten Katze, was die gleiche Einstellung gegenüber dem Tierbesitzer einschließt.

Eine Katze *hält* man fest, in dem man sie nicht *fest* hält!

Hinzufügen möchten wir noch, daß auf die Psyche mancher Besitzer, Tierärzte und Katzen auch Witterungseinflüsse und bestimmte Wetterlagen von Bedeutung sein können. Des weiteren: Schlankkatzen (Siam) erscheinen nervöser als solche vom Plumptyp (Gemütsathlet Perser), Stubenkatzen geringfügig schwieriger als solche mit freiem Auslauf, kastrierte Kater, besonders rote, umgänglicher als Kätzinnen, besonders dreifarbige. Diese unsere Erfahrungen stimmen weitgehend mit den umfangreichen Untersuchungen von WINKLE (1980) überein, ebenso mit deren interessanter Feststellung, daß der Prozentsatz der abwehrbereiten Katzen bei Tierärztinnen, die Katzen weiblicher Eigentümer behandeln, am niedrigsten war.

4.3.4. Techniken im Umgang mit der Katze

4.3.4.1. Transport, Wartezeit und Herausnehmen aus dem Transportbehälter

Am besten eignen sich *nach oben* zu öffnende Körbe oder luftdurchlässige Behälter. Aus nach vorn zu öffnenden Transportkisten sind die Katzen oft schwer herauszubekommen. Völlig ungeeignet sind mit Reißverschluß versehene Taschen aus Kunststoff. Wird ein Spalt offen gelassen, kann es der Katze gelingen, diesen zu erweitern und zu entkommen. Bei völlig geschlossenen Taschen haben wir schon Todesfälle durch mangelnde Ventilation oder Hitzschlag erlebt.

4. Verhaltensmuster der Katze und Umgang mit der Katze

Im Wartezimmer sollen die Katzen nicht frei auf dem Schoß des Besitzers sitzen. Betritt ein aggressiver Hund den Raum, kann es zu unangenehmen Zwischenfällen kommen.

Lange Wartezeiten und große Unruhe im Raum wirken sich ungünstig auf die Tiere aus. Ideal wäre ein *separates* Wartezimmer für Katzen und ein *Bestellsystem*. Notfalls stellen wir die Katzen vorübergehend in einen ruhigen Nebenraum.

Beim Mitnehmen im PKW ist die Katze im Transportkorb am sichersten aufgehoben. Sie ist optisch und akustisch abgeschirmt, andere Verkehrsteilnehmer werden nicht durch eine „Katze auf der Hutablage" abgelenkt. Auch ein Verkriechen an Brems- oder Gaspedal könnte fatale Folgen haben.

Bei der Vorstellung in der Sprechstunde läßt man sich zuerst vom Besitzer, Halter oder Betreuer einen *Vorbericht* geben, damit die Katze nicht unnötig lange auf dem Tisch warten muß. Dann öffnet man den Korb langsam, die Katze kommt gewöhnlich nicht von selbst heraus. Nur sehr vereinzelt springen stark verängstigte Tiere in die völlige Ungewißheit. Nun kann man in jeden nach oben zu öffnenden Transportbehälter hineinfassen. Zum *Herausheben* wenden wir den sogenannten *Brustgriff* (Abb. 4.3.) an: Man streichelt die Katze über Kopf und Hals, läßt dann eine Hand über die seitliche Brustwand an die Unterbrust gleiten. In dieser Stellung hebt man die Katze hoch. Will man sie längere Zeit so halten, wird mit der anderen Hand die Hinterhand gestützt. Bei seitlich oder nach vorn zu öffnenden Körben oder Transportbehältern fixiert man diese und bittet den Besitzer, sein Tier selber herauszunehmen. Hierbei kann es Schwierigkeiten geben. Manche Behälter kann man aber auch vorsichtig drehen, so daß die Öffnung nach oben zeigt. Keinesfalls wird die Katze sofort im Genick gepackt und so emporgehoben. Der Griff im Nacken wird von der Katze als äußerst bedrohlich empfunden. Es ist sinnlos, eine Katze damit von vornherein zum Gehorsam zwingen zu wollen. Eine widersetzliche Katze, die sich nicht anfassen läßt, kann man auch

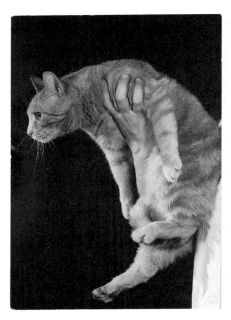 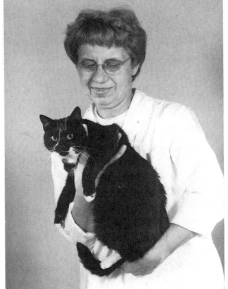

Abb. 4.3. Katze im Brustgriff.

nicht im Genick fassen. Der *Nackengriff* (Abb. 4.4.) ist kein Kunstfehler, aber er sollte die seltene Ausnahme bleiben. BRUMMER (1966) behauptet, daß sich die meisten Unfälle bei der Anwendung des Nackengriffes ereignen.

Der Transportkorb muß sofort vom Tisch und außer Sichtweite des Tieres gebracht werden, da es ihn als sicheren Zufluchtsort betrachtet und bestrebt ist, sich wieder in ihn zurückzuziehen. Alle lauten Geräusche, Poltern, Schreien, Türenschlagen sind zu vermeiden, solange eine Katze auf dem Tisch sitzt. Aber auch völlige Stille verunsichert das Tier. Heftige Bewegungen erschrecken und verängstigen, alles sollte ruhig, freundlich und bestimmt zugehen.

4.3.4.2. Allgemeine Untersuchung

Bei vielen Untersuchungen läßt man die Katze möglichst gar nicht halten, sondern bleibt mit der einen Hand in Kontakt mit dem Tier, während die andere Hand Augen, Ohren und Fang kontrolliert, das Stethoskop hält, die Lymphknoten abtastet und das Abdomen palpiert. Besonders zu Beginn der Untersuchung wirkt der leichte *Berührungskontakt* mit der Hand des Untersuchers am Tier beruhigend und macht das Tier für gezielte Untersuchungen zugänglich (Abb. 4.5.).

4.3.4.3. Thermometrierung

Zum Therometrieren wird die Katze mit dem losen *Schultergriff* gehalten, der auch sonst gute Dienste leistet: Beide Hände umfassen von hinten den Thorax des Tieres. Die Daumen liegen auf dem Rücken, die Zeigefinger am Hals des Tieres, Mittel-, Ring- und kleiner Finger hinter

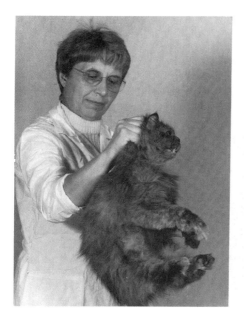

Abb. 4.4. Katze im Nackengriff.

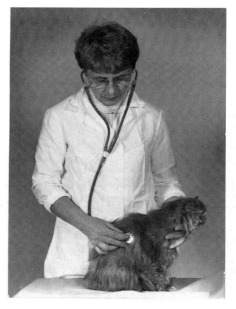

Abb. 4.5. Körperkontakt bei der Untersuchung.

dem Ellbogengelenk (Abb. 4.6.). Da es Katzen nicht leiden können, am Schwanz angefaßt oder gar gezogen zu werden, sollte dieser beim Thermometrieren nur sanft angehoben und lose umfaßt werden; keinesfalls wird die Katze daran emporgezogen (s. auch S. 152). Daß das Thermometer mit Gleitmittel versehen ist, ist eine Selbstverständlichkeit, die trotzdem häufig außer acht gelassen wird.

4.3.4.4. Behandlung am Kopf

Der Schultergriff reicht aus, um der Katze in den Hals zu sehen, ebenso zur Ohrenbehandlung. Das *Öffnen des Fanges* ist meist ohne Instrument am besten zu erzielen. Die eine Hand umfaßt den Kopf, der Zeigefinger der anderen Hand drückt den Unterkiefer nach unten. Der Fang läßt sich weit und ziemlich lange so offen halten. Wirkt das Tier nicht verkrampft, so kann man mit dem Zeigefinger auch noch die Zunge herunterdrücken, während die andere Hand die Lefzen zart an die Zahnreihe drückt (Abb. 4.7. u. 14.1.). Eine Abwehr erfolgt nicht durch Beißen, sondern lediglich, indem das Tier mit der Vorderpfote die Hand beiseite zu schieben versucht. Der Besitzer sollte dies nicht durch distales Festhalten der Pfoten zu verhindern versuchen, da hierdurch Unruhe und permanente Befreiungsversuche ausgelöst werden.

Jeder Griff bei der Katze ist oberhalb von Tarsus oder Carpus anzusetzen!

Bei schwierigen Tieren, längeren oder schmerzhaften Manipulationen am Kopf (chronische Otitiden, Zahnsteinentfernung, Ziehen loser Zähne, Spalten von Abszessen) benutzen wir ein Tuch zum Einschlagen. Geeignet sind doppelt gefaltete Laken, die sich durch Auskochen oder Autoklavieren sterilisieren lassen. Die Katzen empfinden das Einwickeln offensichtlich weniger belästigend als energisches manuelles Fixieren (Abb. 4.8.). Man kann das Tier auch in einen Beutel setzen, der am Hals locker zugebunden wird. Dazu faßt man es mit der einen Hand unter der Brust, mit der anderen an den Hinterpfoten über den Sprunggelenken und versenkt es mit der Hinterhand zuerst in den Behälter. Auf die gleiche Art werden widerstre-

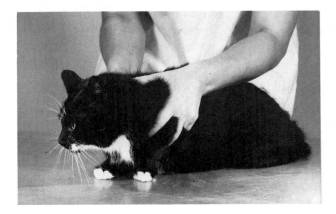

Abb. 4.6. Loser Schultergriff.

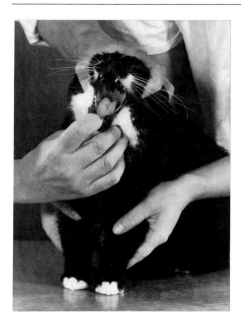

Abb. 4.7. Öffnen des Fanges.

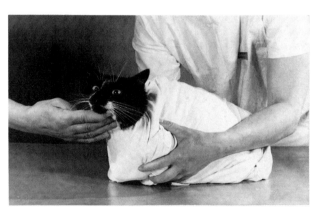

Abb. 4.8. „Eingewickelte" Katze.

bende Katzen zurück in den Transportkorb gesetzt. Hierbei zieht man abschließend die eine Hand heraus und schließt damit den Korb, während die andere noch den Kopf der Katze herunterdrückt (Abb. 4.9.).

4.3.4.5. Behandlung im Liegen

Beim Hinlegen ist wiederum darauf zu achten, daß die Tiere nicht an den Mittelfüßen oder gar an den Zehen gehalten werden. Es genügt in der Regel, wenn das untere Hinterbein über dem Sprunggelenk, das untere Vorderbein über dem Ellbogen gefaßt werden. Durch Strecken des

4. *Verhaltensmuster der Katze und Umgang mit der Katze* 117

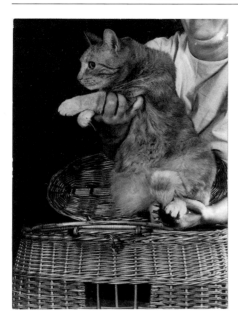

Abb. 4.9. „Versenken" in den Transportkorb.

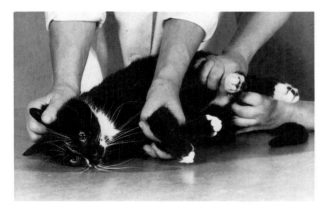

Abb. 4.10. Fixieren im Liegen.

Knie- bzw. Ellbogengelenks läßt sich ein gefahrloses Hantieren an den Zehen ermöglichen. Der Kopf der Katze wird mit einer Hand leicht auf den Tisch gedrückt und beruhigend gekrault. Bei sehr ängstlichen Tieren ist es ggf. günstiger, ein zusammengefaltetes Handtuch um den Hals zu legen (Vorsicht, resolute Sprechstundenhilfen würgen damit die Katze ab). Manchmal ist dies auch eine Indikation für den Nackengriff, indem man eine Hautfalte bildet, ein Ohr mit einbezieht und durch vorsichtiges Reiben der Ohrmuschel das Tier ablenkt (Abb. 4.10.).

4.3.4.6. Halten bei schmerzhaften Eingriffen

Bei allen Manipulationen, die mit Schmerz einhergehen können, wird die Katze von einer Hilfsperson oder dem Besitzer leicht auf den Tisch *niedergedrückt* und kurze Zeit derb gekrault (Abb. 4.11.). Das kurzzeitige starke Kraulen einer sonst nur zart angefaßten Katze wird anstandslos geduldet, lenkt das Tier aber so stark ab, daß selbst schmerzhafte Injektionen ohne erkennbare Reaktion hingenommen werden. Der Besitzer krault am besten von der anderen Seite des Tisches, indem er die Katze von hinten umfaßt und die Seitenbrust beiderseits massiert. Er kann auch auf Widerrist und Kruppe drücken und dort kräftig reiben (Abb. 4.12.). Geschickte Sprechstundenhilfen kraulen unter dem Kinn und schieben gleichzeitig mit dem Daumen die Kopfhaut hin und her. Dieser Griff schließt ein Beißen mit ziemlicher Sicherheit aus, die Tiere wirken dabei fast ein wenig kataleptisch (Abb. 4.13. u. 6.1.). Ungünstig ist es zu sagen: „Jetzt halten sie mal gut fest, diese Spritze tut weh". Der

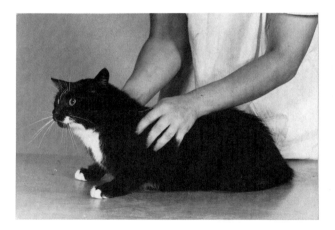

Abb. 4.11. „Derbes Kraulen".

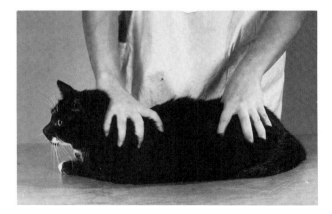

Abb. 4.12. „Kräftiges Reiben" bei Druck auf Widerrist und Kruppe.

Besitzer verkrampft sofort (viele Tierarzthelferinnen auch), die Katze, durch Körpersprache und härteren Griff gewarnt, ist auf Ungeheures gefaßt und empfindet den tatsächlichen Schmerz verzehnfacht. Die richtige Formulierung lautet: „Während der Spritze lenken Sie die Katze am besten ab, indem sie tüchtig die Rippen massieren".

In Ausnahmefällen ist die Katze auf Grund früher gemachter schlechter Erfahrungen so spritzenscheu geworden, daß sie auf jeden Einstich mit höchster Abwehr reagiert. In solchen Fällen wenden wir kurzzeitig den Nackengriff an. Alle Injektionen, die verabreicht werden sollen, werden vorher, ohne daß sie von der Katze gesehen werden, vorbereitet und zurechtgelegt. Nun wird das Tier mit der einen Hand im Genick, mit der anderen an den Hinterbeinen gefaßt, über den Tarsalgelenken, Zeigefinger zwischen den Schenkeln. Die Vorderbeine werden hinter die Tischkante gehakt und der Körper langgezogen. Der Vorgang muß schnell gehen, anschließend wird ausgiebig gelobt und gestreichelt (Abb. 4.14.). Hat sich eine Katze in der Kleidung des Besitzers festgekrallt, so wird sie mit dem Brustgriff gefaßt und längs der Körperachse nach vorn (Richtung Kopf) abgehoben. Die freie Hand entfernt dabei vorsichtig Kralle für Kralle.

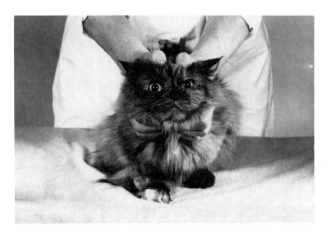

Abb. 4.13. Kraulen unter dem Kinn, Verschieben der Kopfhaut.

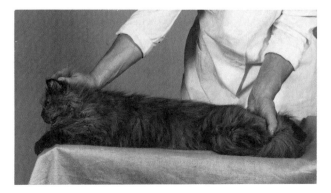

Abb. 4.14. Nackengriff, Vorderbeine hinter die Tischkante gehakt.

4.3.4.7. Fixation bei schmerzhaften Eingriffen im Anogenitalbereich

Das Katzenlaken benutzen wir, wenn schmerzbringende Manipulationen im Urogenitalbereich, an Schwanz oder Hinterpfoten erforderlich sind und eine Narkose nicht indiziert erscheint. Das Tier wird auf den Arm genommen, das Tuch von unten über die Tischkante gezogen und ausgebreitet. Legt man es mit Schwung von oben wie ein Tischtuch auf, so können sich Katzen sehr erschrecken. Nun wird das Tier quer zum Tisch auf das Tuch gesetzt, den Schwanz zum Tierarzt, den Kopf zur Helferin gerichtet. Das Tuch soll an den Hinterpfoten etwa 20 cm, an der linken Seite etwa einen halben Meter überstehen. Die Katze wird sanft niedergedrückt, wobei sie sich möglichst ein bißchen strecken soll. Nun wird das linke Ende des Tuches über das Tier gelegt und rechts festgehalten. Sind bisher alle Handgriffe langsam und mit betonter Ruhe durchgeführt worden, so muß es jetzt schnell gehen: Die Sprechstundenhilfe schlägt das freie Ende des Lakens über den Kopf der Katze und beide, Tierarzt und Helferin, rollen das Tier eng in das Tuch ein. Die Mitarbeiterin nimmt das eingewickelte Tier unter den rechten Arm (nicht drücken), der Tierarzt befreit nacheinander die Hinterbeine, welche die Helferin über den Sprunggelenken erfaßt und festhält. Man hat mit dem Tier ständig Kontakt und kann bei sich anbahnenden Kreislaufschwächen schnell loslassen (Abb. 4.15.). Das überraschte Tier bringt den Tierarzt gar nicht mit dem Vorgang in Verbindung. Man kann es nach dem Auswickeln sofort anfassen, streicheln und auf den Arm nehmen. Es hat den Menschen wieder als guten Freund erlebt, der es aus einer unangenehmen Situation befreit hat.

Das noch von CHRISTOPH empfohlene Katzenleder ist heute wohl allgemein verlassen, einmal wegen der völligen Unmöglichkeit, es zu sterilisieren oder auch nur zu desinfizieren, zum anderen, weil die Tiere das langsame, sehr feste Einschnallen als stark beängstigend erleben.

Keine eigenen Erfahrungen haben wir mit dem Haltegriff nach VON DÜRING, der für kurzzeitige, schmerzhafte Eingriffe am Anogenitalbereich gut geeignet sein soll. Er wird folgendermaßen beschrieben, setzt aber kräftige, große Hände der Halteperson voraus:

„Der Kater wird von der Halteperson so vor sich auf den Untersuchungstisch gestellt, daß der Kopf des Tieres (bei Rechtshändigkeit des Operateurs) nach links zeigt. Die linke Hand faßt die Haut des Nackens, die rechte die der dorsalen Lendenpartie gleichzeitig mit dem über den Rücken umgebogenen Schwanz. Beide Daumen müssen auf der linken Seite des Tieres ventrolateral der Wirbelsäule zu liegen kommen. Durch Anheben des Tieres und Erzeugung einer Hebelwirkung durch Druck mittels Daumen wird das Tier auf die linke Seite gelegt und in dieser Stellung bis zur Beendigung der Operation gehalten, wobei der Daumendruck ein Aufrichten des Tieres verhindert. Der Operateur steht unmittelbar neben der Halteperson, so daß er mit den freibeweglichen Gliedmaßen des Tieres in keine Berührung kommt" (BRUMMER, 1966).

4.3.4.8. Zwangsmaßnahmen

Zwangsmittel und Zwangsmaßnahmen im engeren Sinne des Wortes lehnen wir ab, da sie die Tiere psychisch stark belasten und sie für erneute und weitere tierärztliche Handlungen unzugänglich machen.

Verstellbare Zwangskäfige und Katzenfixiertische sind nicht notwendig, sondern vielmehr schädlich und nachteilig (WINKLE, 1980). Auch das Zubinden des Fanges oder das Zusammenkleben der Extremitäten praktizieren wir nicht. Katzen, die sich vor der tierärztlichen Handlung sehr aufregen, setzen wir kurze Zeit in ihren Korb zurück, woraufhin sie sich häufig beruhigen.

4. *Verhaltensmuster der Katze und Umgang mit der Katze* 121

Handschuhe sind im Praxisbetrieb unangebracht; ungefütterte haben keine Schutzwirkung, feste Lederhandschuhe behindern den Untersucher. In jedem Fall unterbrechen sie den Körperkontakt und signalisieren der Katze über die nonverbale Kommunikation Feindseligkeit und Bedrohung. Dicke Motorradhandschuhe haben in folgenden Notfällen ihre Berechtigung: zum Herausnehmen von lyssaverdächtigen Tieren aus ihrem Transportbehälter oder um eine in Panik geratene, in einen Schlupfwinkel geflüchtete Katze dort kurzzeitig zur Sedierung zu fixieren.

Bei 99% aller in eine tierärztliche Praxis gebrachten Katzen reichen die vorerwähnten Techniken zur Untersuchung und Behandlung aus. In besonderen Fällen kann es sich als zweckmäßig erweisen, auf die eine oder andere diagnostische Maßnahme zu verzichten, ehe

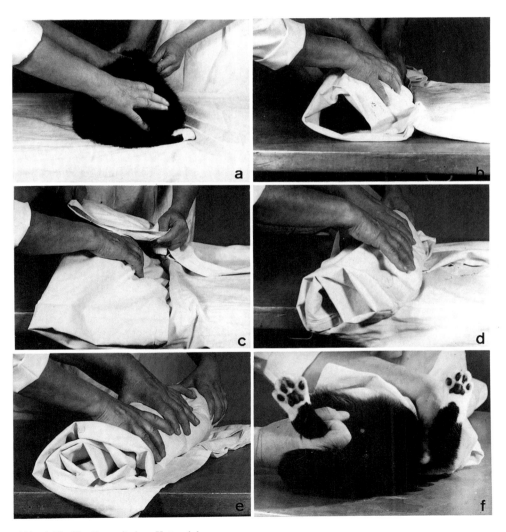

Abb. 4.15. Fixation mit dem Katzenlaken.

man eine Katze in die Panik treibt und sich dann klinische Parameter ergeben, die, durch Aufregung und Angst bedingt, an Aussagewert verlieren. So wird man z. B. auf das Thermometrieren verzichten, wenn schmerzhafte Prozesse am After oder Schwanzansatz vorliegen. Hat man einen reifen Abszeß inzidiert, und ist der Eiter abgeflossen, so kann es günstiger sein, die weitere Wundrevision und Spülung auf den nächsten Tag zu verschieben, wenn Entzündung und Schmerzhaftigkeit etwas abgeklungen sind.

In allen Fällen, in denen man mit den o. a. Methoden das Behandlungsziel nicht erreicht, ist unbedingt die Sedierung allen mechanischen Zwangsfixationen vorzuziehen. Dies entspricht in der Regel auch den Vorstellungen und Wünschen des Tierhalters.

4.4. Zusammenfassung

Die Katze ist unter Praxisbedingungen niemals aggressiv im Sinne von angriffslustig oder bösartig. Schwierige Patienten sind verängstigte, verstörte Tiere, die um jeden Preis flüchten wollen, notfalls, in dem sie sich den Fluchtweg freikämpfen. Im Extremfall geraten sie in Panik. In Panik verfallene Katzen sind nicht mehr zu behandeln.

Das Erhalten des Vertrauens, das Vermeiden von Angst und die Verhinderung der Panik sind die wichtigsten Aufgaben im tierärztlichen Umgang mit Katzen. Liebevolle Zuwendung ist der sicherste Weg dazu. Vielleicht vorhandene persönliche Abneigung läßt sich nicht immer völlig abschalten, jedoch durch Vernunft und Wissen eingrenzen.

Die Kenntnisse der objektorientierten Ethopraxis (angewandten Verhaltensforschung) dient dem Wohle von Besitzer, Tierarzt und Katze, so daß „Felis domestica" durchaus kein Problempatient zu sein braucht.

Literatur

BACHMANN, W. (1961): Pathologie und Therapie der Krankheiten von Hund und Katze. Ernst Reinhardt Verlag, München/Basel.
BOPP, P. (1954): Schwanzfunktionen bei Wirbeltieren. Phil.-Naturw. Diss., Basel.
BRUMMER, H. (1965): Beobachtungen zum Fluchtverhalten der Hauskatze. Kleintierpraxis **10**, 201.
BRUMMER, H. (1966): Tierpsychologisch-klinische Beobachtungen bei der Behandlung von Katzen. Kleintierpraxis **11**, 77.
BRUMMER, H., und EIKMEIER, H. (1967, 1968): Psychosomatische Erkrankungen und Störungen bei Tieren. Dtsch. tierärztl. Wochenschrift **74**, 433; 74, 455; 75, 456.
BRUNNER, F. (1962): Die Bedeutung der modernen Verhaltensforschung für praktische Fragen des Alltags und der Tierhaltung sowie für die Zoologie, Psychologie, Medizin und Tiermedizin. Kleintierpraxis **7**, 157.
BRUNNER, F. (1969): Notizen zur Verhaltenspathologie. Kleintierpraxis **4**, 111; **14**, 172.
BRUNNER, F. (1969): Die Anwendung von Ergebnissen der vergleichenden Verhaltensforschung in der Kleintierpraxis. Z. Tierpsychologie **26**, 129.
BRUNNER, F. (1976): Die Katze richtig verstanden. Gersbach und Sohn Verlag, München.
BÜRGER, M. (1987): Lexikon der Katzenhaltung. Landbuch-Verlag, Hannover.
CHRISTOPH, H.-J. (1977): Klinik der Katzenkrankheiten. 2. Aufl. Gustav Fischer Verlag, Jena.
FRAUCHIGER, E. (1953): Seelische Erkrankungen bei Mensch und Tier. 2. Aufl. Medizinischer Verlag Hans Huber, Bern und Stuttgart.

GELLERT, R. (1963): Haltevorrichtung für Katzen. Dtsch. tierärztl. Wschr. **70**, 131.
HEDIGER, H. (1963): Tierpsychologie und Ethologie. Schweizer Archiv für Neurologie, Neurochirurgie und Psychiatrie **91**, 281.
HEDIGER, H. (1979): Beobachtungen zur Tierpsychologie im Zoo und im Zirkus. Henschel Verlag Kunst und Gesellschaft, Berlin.
HERRE, W., und RÖHRS, M. (1973): Haustiere zoologisch gesehen. Gustav Fischer Verlag, Jena.
KLEINSORGEN, A., BRANDENBURG, CH., und BRUMMER, H. (1976): Untersuchungen über den Einfluß von Zwangsmaßnahmen auf Blutparameter bei der Hauskatze. Berl. Münch. tierärztl. Wschr. **89**, 358.
KOLB, E. (1987): Vom Leben und Verhalten unserer Haustiere. 8. Aufl. S. Hirzel Verlag, Leipzig.
KRAFT, W., und DÜRR, U. M. (1985): Katzenkrankheiten. 2. Aufl. Verlag M. und H. Schaper, Hannover.
LEYHAUSEN, P. (1982): Katzen – eine Verhaltenskunde. Paul Parey, Berlin und Hamburg.
METZE, M. (1958): Die Lautgebung der Hauskatze. Dipl.-Arbeit Zoolog. Inst. der Humboldt-Universität Berlin.
NOVOTNY, H. (1975): Die Bedeutung der Tierhaltung für die Persönlichkeitsentwicklung des Kindes. Wiener tierärztl. Monatsschrift **62**, 22.
PETZSCH, H. (1971): Die Katzen. Urania Verlag, Berlin, Leipzig, Jena.
SCHMIDTKE, H. O. (1951): Über die Schmerzempfindung der Tiere. Vet.-med. Diss., Hannover.
SCHMIDTKE, H. O. (1973): Über die Beziehung Tierarzt-Klinik-Patient. Kleintierpraxis **18**, 210.
SCHMIDTKE, H. O., und SCHMIDTKE, D. (1984): Schmerzlose Injektion reizender Arzneimittel. Kleintierpraxis **29**, 101.
SCHNELLE, G. (1977): Analyse der verterinärmedizinischen Betreuung von Klein- und Heimtieren in der DDR. Vet.-med. Dipl.-Arbeit, KMU Leipzig.
SEIFERLE, E. (1960): Schmerz und Angst bei Tier und Mensch. Dtsch. tierärztl. Wschr. **67**, 275.
SIEGMANN, O. (1950): Mensch und Katze. Die Einstellung des heutigen Menschen zur Katze im großstädtischen und ländlichen Lebensraum. Vet.-med. Diss., Hannover.
SKRAMLIK, E. VON (1949): Über die Auffassungsgabe und Lernfähigkeit von Katzen. Mh. Vet.-Med. **4**, 195.
SUPPERER, R. (1975): Das Tier in der Familie. Wiener tierärztl. Monatsschr. **62**, 25.
TEICHMANN, P. (1977): Wir und die Katzen. S. Hirzel Verlag, Leipzig.
TEICHMANN, P. (1988): ABC der Katzenkrankheiten. S. Hirzel Verlag, Leipzig.
TEMBROCK, G. (1987): Verhaltensbiologie. Gustav Fischer Verlag, Jena.
THOMAS, J. (1964): Über das Verhalten von Hauskatzen in verschiedenen Situationen. Prakt. Tierarzt **45**, 206.
VOGEL, A., und SCHNEIDER, H. E. (1984): Ratschläge für den Katzenfreund. Neumann Verlag, Leipzig, Radebeul.
WILKINSON, G. T. (1984): Diseases of the Cat and their Management. 2nd Ed. Blackwell Scientific Publications Ltd., Oxford, London.
WINKLE, D. (1980): Das Verhalten der Katze als Patient in der tierärztlichen Praxis. Vet.-med. Diss., München.
ZEEB, K., und GÖBEL, F. (1965): Angewandte Verhaltensforschung und tierärztliche Praxis. Prakt. Tierarzt **46**, 390.

5. Verhaltensstörungen und störendes Verhalten bei der Katze

(Elisabeth Krämer und H. H. Krämer)

5.1. Einleitung

Das Halten von Katzen im Hause erfordert vom Menschen mehr Einfühlungsvermögen als das Halten von Hunden. Mangelndes Wissen und falsche Vorstellungen führen häufig zu Erwartungshaltungen des Besitzers, denen die Katze nicht nachkommen kann. Daraus resultieren u. U. erhebliche Störungen des Zusammenlebens.

Probleme können sowohl durch normales, aber unerwünschtes Verhalten der Katzen als auch durch Verhaltensstörungen eines psychisch belasteten Tieres entstehen. In beiden Fällen ist es Aufgabe des Tierarztes, die Ursachen zu kennen und zu erkennen, den Besitzer über die Zusammenhänge aufzuklären, um Verständnis für die Eigenart der Katzen zu werben und Wege aufzuzeigen, die das Zusammenleben von Mensch und Tier für beide Seiten ertragbar und erfreulich machen.

Ausgeklammert sollen hier Erscheinungen bleiben, die durch Krankheit verursacht werden, z. B. Unsauberkeit bei Blasenentzündung, Ataxien nach Erkrankungen des Zentralnervensystems, Vernachlässigung der Jungen durch Instinktverluste bei überzüchteten Rassekatzen.

5.1.1. Psychische Eigenarten der Katze

Der Hund als ehemaliges Meutetier ist artgemäß gezwungen, seinen Herren zu lieben, unabhängig davon, wie dieser ihn behandelt. Das macht den Umgang mit dem Hund einfacher. Die Katze erschließt sich nur, wenn der Besitzer *einfühlsam* auf sie eingeht. Sie geht eher körperlich und seelisch zugrunde, ehe sie durch Zwang zu beeinflussen ist. Dies ist aber kein bewußtes oder gar von Trotz bestimmtes Handeln, sondern ebenfalls entwicklungsgeschichtlich bedingt. Daß sie trotzdem Sozialverhalten entwickelt hat und bei freundlicher Behandlung sich dem Besitzer in freier Zuneigung ergibt, gehört zu den Resultaten der Haustierwerdung.

5.1.1.1. Fehlende Unterordnung

Katzen bilden, auch wenn sie in großen Kolonien frei leben, keine Rudel oder Meuten. Daher fehlt ihnen die Anpassungsfähigkeit an Artgenossen, besonders aber das Gefühl für Rangordnung und Unterordnung. Willkür durch den Stärkeren, wie sie in jedem Wolfsrudel selbstverständlich ist, gehört nicht zu ihrem normalen Umfeld. Unannehmlichkeiten pflegt die Katze im wörtlichen Sinne „aus dem Wege zu gehen".

5.1.1.2. Mangelnde Dressierbarkeit

Wegen ihrer Abkunft von solitär lebenden Tieren gelingt es kaum, Katzen zu dressieren. Entsprechende Versuche schlagen fast immer fehl, verursachen aber regelmäßig psychische Störungen bei dem Tier. Diese Tatsache wird häufig gerade von Katzenfreunden bestritten, die befürchten, die Tierart ihrer Wahl könne dadurch an Beliebtheit verlieren. Wer Katzen aus Zuneigung hält, stellt fest, daß sich schnell ein Gleichgewicht zwischen den Interessen des Menschen und denen der Katze einpegelt. Von seiten des Menschen verlangt dies, nicht von der Katze zu erwarten, was ihrem Wesen widerspricht. Erstaunlicherweise unterläßt die Katze bei einem guten Mensch-Tier-Verhältnis bald von sich aus Handlungen, die dem Besitzer offensichtlich unangenehm sind. Dies beruht auf der Fähigkeit der Katze, sehr genau zu beobachten und aus Beobachtungen zu lernen. Der Grad dieser *Anpassung* hängt vom Charakter der jeweiligen Katze und von der Intensität der Mensch-Tier-Bindung ab, er ist nicht zu erzwingen. So benutzen Katzen beim Spiel mit dem Besitzer sehr bald nur noch „Samtpfoten" mit völlig eingezogenen Krallen. Sie lassen sich von Babys und Kleinkindern, die zur Familie gehören, „Mißhandlungen" gefallen, die sie von keinem Erwachsenen hinnehmen würden. Auf den bekannten Futterruf kommt jede hungrige Katze, sie kommt aber nicht, im Gegensatz zum gut erzogenen Hund, wenn sie gerade Besseres zu tun hat. Katzen erwarten den regelmäßig zur bestimmten Zeit heimkehrenden Besitzer am Gartentor und anderes mehr.

Solche Beispiele werden gewöhnlich als Beweis angeführt, daß Katzen dressierbar sind. Dressur bedeutet aber, bestimmte Handlungen oder Unterlassungen durch direkte Einwirkung auf das Tier zu erreichen und sicher reproduzierbar zu machen.

Katzen können nicht gehorchen!

5.1.1.3. Soziale Bindung an den Menschen

Die enge Bindung der Hauskatze an den Menschen beruht vermutlich auf einem Verharren in einer kindlichen Entwicklungsstufe. Bei wildlebenden Katzen schlägt das Muttertier die Jungen ab, wenn sie ihm aus Milch- und Nahrungsmangel lästig werden. Die Jungkatze muß sich selbständig machen und hinfort solitär leben. Bald wird sie außerhalb der Paarungszeit anderen Katzen aus dem Wege gehen und bei zufälligen Begegnungen mit Droh- und Abwehrverhalten reagieren. Bei Hauskatzen übernimmt der Mensch die Mutterrolle. Wenn er keine unangenehmen Erfahrungen vermittelt, die dem Abschlagen durch das Muttertier entsprechen würden, so überträgt die Katze ihre kindliche Zuneigung auf ihn. Da in der Regel dem Tier andere Kontakte fehlen, fallen dem Menschen auch die Rollen des Geschwistertieres, des Sexualpartners, des Pflegekindes zu.

5.1.2. Allgemeines über störendes Verhalten

Nimmt der Besitzer Anstoß an dem Verhalten seiner Katze, so ist zunächst zu eruieren, was er eigentlich erwartet. Nicht selten ist fehlende Kenntnis über die Katzenpsyche zu bemerken. So glaubt der Besitzer, daß sich sein Tier ähnlich wie ein Hund benehmen könnte. Es werden normale Verhaltensformen der Stubenkatze als *„Unarten"* registriert und durch Zuneigungsentzug, Erziehungsmaßnahmen oder gar Strafen quittiert. Zum normalen Verhalten gehören unter anderem das Klettern auf Möbel, bei Jungkatzen auch an Gardinen und Vorhängen, das Auf-den-Tisch-Springen, das Kratzen an Möbeln und Teppichen, das Anknabbern der Zimmerpflanzen, das Naschen, die Symptome der Rolligkeit, das Nichteinhalten eines festen Schlafplatzes, das Erbrechen von Haaren, die Abwehr beim Festhalten oder hartnäckigem Stören des ruhebedürftigen Tieres und anderes mehr. Auf diese Punkte wird in späteren Abschnitten ausführlich eingegangen. Stark emotional gefärbte Versuche des Besitzers, dieses Benehmen seines Tieres zu verändern, führen schnell zu gestörten Mensch-Katze-Beziehungen. Diese Tatsache macht die Prognose und Therapie einer Verhaltensstörung bei der Katze so schwierig. Derselbe Besitzer, der ihre Abstellung wünscht, hat ja in der Regel die Störung *ausgelöst*. Er handelt aber nicht aus bösem Willen, sondern häufig in der allerbesten Absicht. Besonders schwer fällt die Einsicht, daß eine Katze bereits unter Bedingungen leiden und psychische Schäden davontragen kann, die der Besitzer für normal oder sogar für besonders gut hält. Sehr energische, besitzergreifende, befehlsgewohnte Persönlichkeiten sind manchmal vom Charakter her gar nicht in der Lage, einer Katze den ausreichenden Freiraum einzuräumen. Sie sind nicht bereit einzusehen oder gar zu bejahen, daß eine Katze nicht gehorcht, Verbote nicht respektiert, harmlos gemeintes Necken nicht als scherzhaft empfindet usw. Natürlich ist auch die individuelle Toleranz der Katzen unterschiedlich. Manches Gemütstier erträgt noch gelassen, was ein nervöses „Sensibelchen" bereits zur Panik treibt.

Ist das Vertrauen zum Menschen erst einmal zerstört, hat die Katze die kindliche Entwicklungsstufe verlassen und sich innerlich für das *Solitärleben* entschieden, so ist es kaum noch möglich, diesen Prozeß umzukehren. Ist dem Besitzer der Kausalzusammenhang nicht begreiflich zu machen, mangelt es ihm an Einsicht und Toleranz, so sollte man versuchen, ihm an Stelle einer Katze einen Hund anzuraten, der erziehbar und psychisch weitaus belastbarer ist.

5.1.2.1. Probleme mit der Stubenkatze

Die meisten Probleme wegen störender Verhaltensweisen ergeben sich bei Stubenkatzen. Katzen sind hochintelligent und brauchen Anregung und Beschäftigung. Bei Wohnungs- oder Zwingerhaltung müssen sie ein Minimum an artgerechten Bedingungen vorfinden. Aus dem *Mangel an Freiraum*, an Jagdgelegenheiten, an Erkundungsmöglichkeiten ergibt sich für viele Wohnungskatzen eine erdrückende *Langeweile*. Der einzige Sozialkontakt besteht in der Regel zum Besitzer, der häufig abwesend ist. Befindet er sich in der Wohnung, so kann die Katze ihm andererseits bei einem *gestörten* Mensch-Tier-Verhältnis nicht aus dem Wege gehen.

5.1.2.2. Eignung des Besitzers

Ein Katzenhalter sollte die Probleme kennen, er muß bereit sein, die natürlichen Lebensäußerungen einer Katze zu dulden, wie z. B. das Bewohnen aller Möbel, das gelegentliche Kratzen an den Polstermöbeln. Stubenkatzen können ihr angeborenes Verhalten grundsätzlich nicht ändern, jeder Erziehungsversuch ist daher fehl am Platze. Der Besitzer sollte auszreichend *Zeit* für das Tier aufbringen können und diese auch zu Spiel- und Schmusestunden nutzen oder wenigstens durch eine Zweitkatze für soziale Kontakte sorgen (problemlos geeignet sind aber nur gleichalte Geschwistertiere oder Mutter-Kind-Verhältnisse). Der

Besitzer sollte *Verständnis* für das Zärtlichkeitsbedürfnis seiner Katze haben, welches sich zurückhaltender äußert als bei einem Hund. Alle Katzen lieben es, vom Besitzer begrüßt, häufig angesprochen und gestreichelt zu werden. Andererseits müssen sie auch die Möglichkeit haben, sich zurückzuziehen. Auch hier zeigen sich starke individuelle Unterschiede im Charakter der einzelnen Tiere; nur wenige entsprechen den landläufigen Vorstellungen der Schmusekatze, die immerzu auf den Arm genommen werden will und stundenlang auf dem Schoß sitzt.

Die meisten Katzen halten sich nach einer ausgiebigen Begrüßung mit Köpfchengeben und Flankenreiben gern in der Nähe des Besitzers auf, etwa in einem Meter Abstand. Erzwungene körperliche Nähe ist allen Katzen unangenehm.

5.1.2.3. Bereitstellung von Spiel- und Freiraum

Die *Langeweile* der Stubenkatze muß durch das Schaffen von Spielraum kompensiert werden. Möglichst alle Räume der Wohnung sollen dem Tier offen stehen. Katzen können geschlossene Türen nicht ausstehen und lieben kleine Spaziergänge durch ihr Revier.

Schlimm für eine Katze ist ein Zwingerdasein, d. h. ohne Sozialkontakte, ohne Abwechslung und Anregung leben zu müssen (Zuchtkater). Noch schlimmer sind vielleicht jene gutgemeinten „Katzenheime", in denen herrenlose Tiere zu 20 oder 30 Stück in einem Raum zusammengedrängt hausen. Diese haben keine Möglichkeit, sich zurückzuziehen, wie es ihrer Natur als ursprünglich solitär lebendes Tier entspricht. Sie leiden unter der aufgezwungenen Gegenwart zufällig zusammengewürfelter fremder Katzen. Soziale Beziehungen können unter diesen Bedingungen nicht entstehen, allenfalls Aggressionen untereinander. Anregungen gibt es nicht, für Spielmöglichkeiten fehlt außer dem Platz vor allem die innere Ruhe. Die für das Wohlbefinden der Katze entscheidend wichtige Sauberkeit in der Toilettenfrage ist nicht zu erreichen.

In der Wohnung ist es günstig, abwechselnd Schubladen oder Schränke offen stehen zu lassen, die gerne erkundet und als neue Liegeplätze vorübergehend belegt werden. Immer andere leere Pappkartons bieten Spiel-, Versteck- und Lagerraum. In leere Papiertüten (nicht Plaste, Erstickungsgefahr!) wird mit Wonne gekrochen. Man sollte einen möglichst gesicherten Fensterplatz schaffen oder den Balkon vergittern, damit Vögel beobachtet werden können. Spielzeug sollte immer zur Verfügung stehen und öfter gewechselt werden: knisternde Papierbällchen, Tischtennisbälle, Hasenpfoten, große Federn, beweglich aufgehängte Bommeln, Aufziehmäuse.

5.1.2.4. Eignung der Katze

Auch die Katze muß für die Wohnungshaltung gewisse Vorbedingungen mitbringen. Sie muß überhaupt (noch) Sozialverhalten haben. Schlecht geeignet sind mutterlos aufgezogene Welpen, die durch das Fehlen der mütterlichen Erziehung eine ungenügende Sozialisierung erfahren haben, und neurotische Katzen, die durch schlechte Erfahrungen bereits psychische Schäden erlitten. Ungeeignet sind herrenlose, wild aufgewachsene Tiere, die bereits längere Zeit streunend gelebt und daher keine soziale Bindung an den Menschen entwickeln konnten.

Sind die nötigen Voraussetzungen nicht gegeben, so ist die seelische Belastbarkeit der Katze schnell überfordert, und es kommt zu Verhaltensstörungen, die sich hauptsächlich in Unsauberkeit und/oder defensiv-aggressivem Verhalten äußern.

5.2. Störendes Verhalten im einzelnen
5.2.1. Unsauberkeit

Dies ist das Problem, um dessentwillen der Tierarzt am häufigsten um Rat gefragt wird. Zum besseren Verständnis vorab ein paar Worte zum normalen Verhalten:
Während der Hundewelpe langsam und mit viel Geduld zur Stubenreinheit erzogen werden muß, ist die Katze angeboren sauber. Solange die Jungtiere das Nest nicht verlassen, wird der Absatz nur durch das Lecken der Mutter ausgelöst, die dabei die Faeces und den Urin sofort beseitigt. Sobald die Welpen anfangen umherzukrabbeln, benutzen sie die Sandschale. Eine „Erziehung zur Sauberkeit" bei der Katze ist daher nicht nur nicht nötig, sondern auch nicht möglich. Wird die angebotene Toilette nicht angenommen, so ist die Ursache zu ergründen. Erziehungsmaßnahmen, Strafen (mit der Nase reinstupsen!) fruchten nicht, sondern verstören das Tier und verstärken das Fehlverhalten.

Bei Unsauberkeit folgende Checkliste durchgehen:
1. Ist die Toilette geeignet?
2. Handelt es sich bei Kätzinnen um Rolligkeit oder bei Katern um Erreichen der Geschlechtsreife?
3. Handelt es sich um Urinspritzen?
4. Handelt es sich um chronische Depression durch ungeeignete Haltungsbedingungen?
5. Handelt es sich um akute Depression durch Veränderungen im Umfeld?

5.2.1.1. Unsauberkeit durch störendes Verhalten

Eine physisch und psychisch intakte Katze setzt mitunter Kot und/oder Urin außerhalb der aufgestellten Toilette ab, wenn ihr diese nicht zusagt, gelegentlich sind auch sexuelle Gründe maßgebend, oder es besteht das Bedürfnis, einen „Reviermitnutzungsanspruch" (Markieren) gegenüber Artgenossen geltend zu machen.

- **Toilettenfragen**

Es ist zu eruieren, ob die Art der Toilette für diese Katze geeignet ist.

Form. Große, flache Fotoschalen sind gut geeignet. Auf Standsicherheit ist zu achten. Schüsseln mit hohem Rand, die beim Betreten umschlagen, vergrämen auch die sauberste Katze.

Aufstellung. Der Aufstellungsort soll ruhig, sicher vor Störungen und nicht zu hell sein. Er muß weit vom Futterort entfernt liegen.

Anzahl. Stehen wenigstens zwei Schalen zur Verfügung? Die Mehrzahl der Katzen sucht eine benutzte Toilette nicht zum zweiten Mal auf, auch wenn sie groß und mit reichlich Einstreu versehen ist. Moderne Einstreumittel beseitigen zwar Feuchtigkeit und Geruch, so daß die Schale mehrmals benutzt wird, trotzdem werden Kot und Urin häufig getrennt in zwei verschiedene Kästchen abgesetzt.

Einstreu. Vor der Entleerung, besonders vor der Defäkation, scharren die Katzen gründlich. Unterbleibt das Scharren, schütteln die Katzen gar hinterher die Pfoten, so wird die Einstreu abgelehnt und muß durch eine andere Art ersetzt werden. Für Welpen und Tiere, die als Freigänger ans Haus gewöhnt werden sollen, ist Sand immer noch das Mittel der Wahl. Er entspricht den natürlichen Gegebenheiten und löst am leichtesten die erwarteten Instinkthandlungen aus. Wird die Toilette sicher angenommen, so kann der Sand schrittweise durch

Sägespäne, Katzenstreu, Splitt oder gerissenen Zellstoff ersetzt werden. Völlig einstreulose Toiletten (Plastegitter) sollten nur bei älteren, lang eingewöhnten Katzen verwendet werden.

Sauberkeit. Jedes Kästchen ist möglichst bald nach der Benutzung zu säubern. Seelisch gesunden Katzen ist die benutzte Toilette in der Wohnung unangenehm. Erfahrene Tiere suchen schnell die Toilette auf, wenn sie erkennen, daß sich der Besitzer zum Weggehen rüstet, damit er vorher noch die Ausscheidungen beseitigt. Umgekehrt findet man oft noch nach längerer Abwesenheit die Kästchen sauber vor, die dann, nach der Begrüßung, eiligst von dem Tier aufgesucht werden.

Gewohnheit. War die Katze beim Vorbesitzer eine andere Art der Toilette gewöhnt?

Reinigungsmittel. Ist die Toilette mit Chemikalien oder Desinfektionsmitteln gereinigt worden? Desinfektion ist bei gesunden Katzen überflüssig, warmes Wasser und Bürste reichen aus. Ein Fremdgeruch kann Katzen empfindlich stören. Beim Eingewöhnen von Freigängern kann sogar ein kleines Stück Zellstoff, welches in Katzenurin getaucht, anschließend getrocknet und unter dem Sand versteckt wurde, die Funktion der Katzentoilette „erklären".

- **Erreichen der Geschlechtsreife**

Weibliche Katzen werden im Frühjahr alle drei Wochen rollig, jeweils eine Woche und das bis zu fünfmal hintereinander. Während der Rolligkeit urinieren viele Kätzinnen in die Wohnung. Möglicherweise soll diese Instinkthandlung Kater anlocken. Ein Aberziehen ist nicht möglich! Die Kastration bzw. das medikamentöse Unterdrücken der Rolligkeit beseitigt dieses störende Verhalten sofort.

Auch viele geschlechtsreife Kater, wenn sie ausschließlich in der Wohnung gehalten werden, setzen ihren Urin außerhalb der Toilette ab, und zwar unabhängig und zusätzlich zum Urinspritzen. Diese Unsauberkeit besteht ständig, nicht periodisch wie bei der Kätzin. Erziehungsversuche sind sinnlos. Kastration ist die einzige Lösung.

- **Urinspritzen**

Bei der Katze unterscheiden wir zwischen Miktion und Urinspritzen (Spritzmarkieren). Beim normalen Entleeren der Blase wird ein Loch in die Einstreu geschart, oder es werden wenigstens Scharrbewegungen angedeutet, die Katze hockt sich hin, hält den Schwanz waagerecht und ruhig und uriniert in das Loch hinein. Dann dreht sie sich um, schnüffelt an dem Ergebnis und scharrt es mehr oder weniger gründlich zu. Beide Geschlechter verhalten sich hier gleich, der Vorgang ähnelt weitgehend der Defäkation.

Beim *Urinspritzen* dagegen wird nicht gescharrt und der Urin hinterher nicht berochen. Kater spritzen meistens im Stehen mit hochgerecktem Hinterteil und senkrecht erhobenem Schwanz, der während des Spritzens zuckend bewegt wird. Der Urinstrahl wird bevorzugt an senkrechte Flächen gerichtet. Kätzinnen gehen meistens in die Hocke und besprühen den Boden ebenfalls unter zuckenden Schwanzbewegungen. Doch ist die Art des Urinsprühens nicht streng geschlechtsgebunden.

Die Bedeutung des Urinspritzens ist noch weitgehend ungeklärt. Da es erst bei Erreichen der Geschlechtsreife auftritt und in der Regel nach der Kastration verschwindet, hat es vermutlich vorwiegend eine sexuelle Bedeutung und markiert das Revier eines adulten Tieres. Es hat keine abschreckende Wirkung auf Rivalen, verhindert also nicht, daß ein markiertes Gebiet von anderen betreten wird. Eher scheint es der *Nachrichtenübermittlung* zu dienen. So werden im Freien bevorzugte Wege von mehreren Katzen genutzt, ohne daß es zu Begegnungen und damit zu Auseinandersetzungen kommt. Es scheint einen „Mitnutzungsanspruch" zu dokumentieren. So spritzen nach einem Kampf sowohl der Sieger als auch der Unterlegene.

Unkastrierte Kater, die nur selten, gewissermaßen zur Belohnung ins Haus dürfen, unterlassen dort das Spritzen, sobald sie erfahren, daß daraufhin sofort die „Vertreibung aus dem Paradies" erfolgt. Sie haben im Freien ausreichend Gelegenheit, ihre Instinkthandlung zu vollziehen. Wird ein unkastrierter Kater ausschließlich in der Wohnung gehalten, so muß er dort spritzen, da er anders keine Triebentlastung findet. Erziehungsmaßnahmen und Strafen verhindern nicht das Spritzen, erzeugen aber dafür schwere Verhaltensstörungen. In der Regel unterbleibt das Spritzen nach der Kastration. Die Kastration ist die conditio sine qua non, einen Kater ohne Freigang in einer zivilisierten Wohnung zu halten.

Da das Urinspritzen außer der sexuellen Färbung noch die Bedeutung zu haben scheint: „Ich gehöre auch hierher, ich habe hier auch Ansprüche", so wird es in seltenen Fällen auch nach der Kastration beibehalten oder wieder aufgenommen. Die Wahrscheinlichkeit des Spritzens bei kastrierten Katern steigt mit der Anzahl der zusammengehaltenen Katzen an. Sind mehr als 10 Tiere in einer Gruppe, so spritzen nahezu alle. Auch bei Einzelhaltung kann ein jahrelang sauberer, kastrierter Kater zu spritzen beginnen, wenn ihm eine andere Katze beigegeben wird oder anderweitig seine Bedürfnisse eingeschränkt werden (Liebesentzug!). Unangenehmerweise wird das Spritzen fortgesetzt, wenn der Konkurrent längst wieder entfernt wurde.

Das das Urinspritzen ein *angeborenes Verhaltensmuster* ist, vom Tier also nicht bewußt eingesetzt wird, etwa, um die neue Katze zu entfernen, sind Erziehungsmaßnahmen und Strafen ungeeignet, sie können die Störung nur verstärken. Eine *Behandlung* mit Gestagenen oder Progestagenen wird empfohlen, doch ist die Wirkung unsicher und vorübergehend. BALI und HÖRMEYER (1986, 1990) haben Operationsmethoden entwickelt, die das Spritzen des kastrierten Katers mit Sicherheit unterbinden und auch in unserer Einrichtung mit gutem Erfolg angewandt werden. Der Kater muß zum Spritzen den Penis durch die willkürlich innervierten Mm. ischiocavernosi anheben. Die Myotomie dieser kleinen Muskeln macht dies unmöglich.

Das Urinsprühen der weiblichen Katze ist viel unauffälliger, wird meist vom Besitzer nicht registriert und scheint mit der Ovariektomie zu verschwinden.

5.2.1.2. Unsauberkeit durch Verhaltensstörungen

- **Unsauberkeit durch ungeeignete Haltungsbedingungen**

Erfolgt Kot- und/oder Urinabsatz nicht oder nicht nur auf der Katzentoilette, obgleich diese geeignet ist (s. oben), sind keine normalen Ursachen erkennbar (Rolligkeit, Spritzharnen), so liegt eine Verhaltensstörung vor. Diese ist bei einer Katze niemals mit Erziehungsmaßnahmen oder Strafen zu korrigieren. Eine unsaubere Katze ist, vereinfacht ausgedrückt, eine unglückliche Katze. Strafen machen sie unglücklicher und verstärken dadurch die Unsauberkeit. Präziser gesagt: Das angeborene, nicht anerzogene Verhaltensmuster, Ausscheidungen an Plätzen abzulegen, wo sie möglichst schnell verschwinden, ist durch äußere Umstände (meistens Eingreifen des Menschen, „Erziehungsmaßnahmen") schwer gestört, bisweilen völlig zerstört worden. Diese Tatsache macht die Prognose und Therapie der Unsauberkeit so ungünstig. Selbst wenn die Katze durch Besitzerwechsel in verständnisvolle Hände und geeignete Umgebung kommt, werden die normalen Instinkthandlungen erst nach langer Zeit wieder aufgenommen, nachdem endlos Pfützen aufgewischt und Teppiche gewaschen wurden. Manche Katzen finden nie mehr zu normalem Verhalten zurück. Gewöhnlich muß das Tier aber leider bei dem Besitzer bleiben, der eben diese Verhaltensstörung ausgelöst hat. Solche Fälle sind praktisch unheilbar.

- **Unsauberkeit durch akute Depression**

Die Aussichten sind besser, wenn die Unsauberkeit nicht durch Fehlverhalten des Tierbesitzers, sondern, vom Standpunkt der Katze aus gesehen, durch „Schicksalsschläge" ausgelöst wurde. Jede Veränderung, die auf die seelische Verfassung der Katze deprimierend wirkt, kann Unsauberkeit auslösen. Dazu gehört in erster Linie der Verlust eines geliebten Wesens (Mensch, Mitkatze) oder Eifersucht auf neu hinzukommende Hausgenossen, wobei neue Hunde oder Katzen heftiger abgelehnt werden als etwa ein neu hinzukommender Partner des Besitzers.

Gefürchtet sind auch plötzlich auftauchende Kinder, die dem Tier seine gewohnte Ruhe nicht lassen, während Babys und die daraus langsam heranwachsenden Kinder toleriert, oft sehr geliebt werden. Deprimieren kann auch eine krasse Änderung des Tagesablaufs, eine Umstellung oder Abschaffung von Möbelstücken, die der Katze besondere Geborgenheit gewährten, oder ein Wohnungswechsel.

Unsauberkeit tritt besonders häufig auf bei Einschränkung des gewohnten Freiganges oder wenn Räume verschlossen gehalten werden, die dem Tier früher zugänglich waren. Katzen mögen keine geschlossenen Türen; ihrem Lebensrhythmus entspricht es, häufig kurze Inspektionsgänge durch ihr Revier zu machen. Darf die Katze nicht mehr ins Freie, so wird der Kot ungeregelt abgelegt, manchmal auch scheinbar demonstrativ vor der geschlossenen Tür oder dem verschlossenen Schlupfloch. Leider ist es meist unmöglich, den Besitzer zu überzeugen, daß hier keine bewußte Trotzhandlung vorliegt, die Katze den Kot also nicht vor die Haustür legt, um den Besitzer zu erpressen und damit den Ausgang zu erzwingen.

Das Liegenlassen von unvergrabenem Kot dient der freilebenden Katze zur Markierung der äußeren Grenzen ihres Reviers. Hauptsächlich wird es von selbstbewußten Katzen praktiziert, die ihre Anwesenheit kund tun wollen und Anspruch auf das Revier erheben. (Ängstliche Katzen vergraben dagegen sorgfältig, sie wollen nicht in Erscheinung treten.) Die eingesperrte Katze versucht instinktiv, nicht bewußt handelnd, ihr plötzlich verkleinertes Revier stärker abzusichern.

Manchmal erfolgt der Kot- oder Urinabsatz auch auf dem Bett oder vor der Zimmertür einer unerwünschten Person. Auch hier besteht keinesfalls die Absicht, den Benutzer durch Verunreinigung des Bettes zu ärgern. Das Tier betont nur sein Anrecht auf das Revier gegenüber einem unerwünschten Eindringling. Dies sind Instinkthandlungen, sie werden nicht bewußt getätigt mit dem Ziel, die Zustände zu ändern! Strafen sind also sinnlos, verstärken die Störung; vermehrte Zuneigung erleichtert es dem Tier, sich mit den neuen Gegebenheiten abzufinden. Kurz, die Gründe, die eine Katze unsauber machen können, sind vielfältig. Wird die Unsauberkeit „übersehen", erfolgt kein Schimpfen und Strafen, sondern wird dem Tier bewußt vermehrt Liebe und Zuneigung zuteil, so gewöhnt es sich an die neuen Verhältnisse, und die Unsauberkeit hört auf. Tranquilizergaben sind bei der Anpassung sehr hilfreich, für sich allein, ohne liebevolle Zuneigung bewirken sie aber nichts.

Unsaubere Katzen sind unglückliche Katzen! Strafen machen sie unglücklicher und verstärken die Unsauberkeit!

5.2.1.3. Ratschläge

Wird Kot und/oder Urin bevorzugt an einer bestimmten, unerwünschten Stelle abgesetzt, so hat man manchmal Erfolg, wenn man an dieser Stelle eine *zusätzliche* Katzentoilette einrichtet. Ist das aus räumlichen Gründen nicht möglich, so hilft auch ein Provisorium aus Folie mit aufgeschüttetem Sand, der dann natürlich regelmäßig gewechselt werden muß. Wird das angenommen, kann man mit der Einrichtung zentimeterweise wandern, bis ein günstigerer Platz erreicht ist, an dem eine Katzentoilette stehen kann.

Ein anderer Versuch ist die Einrichtung des Futterplatzes an der Stelle, die nicht verunreinigt werden soll. Günstig ist es, das Tier vorher 24 Stunden hungern zu lassen. Die Futterschüssel muß auch nach dem Leeren stehenbleiben, damit die Stelle eindeutig als Freßplatz gekennzeichnet ist. Da aber, wie erläutert, Unsauberkeit die Folge psychischer Konflikte ist, erreicht man in der Regel nur, daß die Unsauberkeit auf andere Plätze verlegt wird.

Der Geruch einmal verunreinigter Stellen animiert offenbar zur Wiederholung. Deshalb ist es ratsam, enzymhaltige Einweichmittel zu benutzten und die Stelle zusätzlich mit Deo-Sprays zu verwittern.

5.2.2. Aggressionen

Nach der Unsauberkeit ist die Aggression gegen Menschen oder andere Katzen das am häufigsten störende Verhalten.

5.2.2.1. Aggressionen gegen Menschen

Vernachlässigt kann hier die halbwilde Mutterkatze werden, die ihre Jungen verteidigt, hier ist der Zusammenhang so einleuchtend, daß deswegen nicht der Tierarzt aufgesucht wird.

- **Grobes Spielen**

Junge Katzen oder halbwilde Freigänger, die erst allmählich in die Familie aufgenommen werden sollen, spielen oft sehr grob. Das dichte, straffe Fell hält oberflächliche Bisse und Kratzer ab, hingegen ist die Haut des Menschen ungeschützt und wird leicht verletzt. Sehr intensive Spiele nehmen auch leicht eine sexuelle Färbung an. Das Tier umklammert dann mit den Vorderbeinen, kratzt mit den Hinterbeinen und beißt. Das kann weh tun, ist aber immer noch spielerisch gemeint. Falsch ist es, die Hand rasch fortzuziehen und womöglich zurückzuschlagen. Der Katze ist nicht bewußt, daß sie zu grob war. Aus ihrer Sicht wird sie mitten im lustigen Spiel grundlos angegriffen. Sie erkennt aber aus dem Verhalten des Menschen, daß sie ihm weh getan hat, wenn er den Schmerz deutlich zeigt. Richtig ist es, das Spiel sofort zu beenden, ohne Schimpfen und Strafen natürlich. Dann wird die „verletzte" Hand langsam weggenommen, demonstrativ beschaut und gezeigt und auch verbal geäußert: „Au, au, das tut mir aber weh." So behandelte Katzen werden in kurzer Zeit außerordentlich behutsam (s. auch 5.2.5.2. Klettern und Springen).

- **Ernsthaftes Beißen**

Nicht zu korrigieren sind ernsthaftes Beißen und Kratzen, soweit es vom Standpunkt der Katze aus begründet ist. Hier gibt es große individuelle Unterschiede: sanftmütige Tiere, die sich vom vertrauten Besitzer einfach alles gefallen lassen bis hin zu sehr selbständigen, selbstbewußten Katzen, die bereits auf unerwünschtes Festhalten oder Störung im Schlaf mit ernsthafter Abwehr reagieren.

- **Beißen in die Beine**

Ein Sonderfall sind die Katzen, die plötzlich aus dem Hinterhalt den vorbeigehenden Besitzer anfallen und in die Beine beißen. Von vielen Verhaltensforschern wird dies als ungesättigter Jagd- und Beutetrieb gedeutet und Beschäftigung, möglichst die Gelegenheit zum Fang lebender Mäuse verordnet. Zusätzliche Beschäftigung mit dem Tier ist anzuraten. Es kann auch versucht werden, ein Spielzeug (Bommelchen, Kaninchenpfote) am kurzen Faden am Bein des Besitzers zu befestigen. Die Katze wird damit bei jedem Schritt zum Spielen aufgefordert, die Aufmerksamkeit aber auf das Spielzeug gelenkt. Trotzdem gibt es Fälle, bei denen die Angriffe nicht abzustellen sind. Eine einleuchtende Erklärung dafür haben wir bis jetzt nicht gefunden.

- **Neurotische Angstbeißer**

Das traurigste Kapitel sind die defensiven Angstbeißer. Es handelt sich dabei um nervenschwache, neurotische Katzen, die eine schlimme Vorgeschichte haben oder bei verständnislosen, neurotischen Menschen leben müssen. Diese Tiere sind unberechenbar. Eine Therapie ist nicht möglich. Auch bei Besitzerwechsel, in der Hand liebevoller, erfahrener Tierfreunde gewinnen sie ihre Lebensfreude nicht zurück. Sie bleiben ängstlich, mißtrauisch und deprimiert.

5.2.2.2. Aggressionen gegen Artgenossen

- **Aggressionen gegen neu hinzukommende Katzen**

Wird eine hinzugekommene Katze bekämpft, so bringt man beide Tiere getrennt in zwei möglichst nebeneinander liegenden Räumen unter. Gleichzeitig werden Progestagene oder Tranquilizer gegeben. Der Raum wird täglich gewechselt, so daß beiden Tieren die Räumlichkeiten vertraut werden, sie außerdem täglich den Geruch des künftigen Partners an allen Gegenständen vorfinden und sich an ihn gewöhnen. Nach einigen Tagen wird die Tür für einen Spalt breit geöffnet und so befestigt, daß sich die Tiere nicht hindurchzwängen können. Haben sie sich ohne Aggression gesehen und berochen, so kann versuchsweise eine Begegnung unter Aufsicht stattfinden. Geht es immer noch nicht gut, so sollte man nach BRUMMER (1985) beide Tiere baden und anschließend zusammensetzen. Sie sind dann so mit dem Putzen und Trocknen des Fells beschäftigt, daß der gemeinsame Kummer die vorherige Abneigung bedeutungslos werden läßt und mitunter sogar ein gegenseitiges Putzen hervorruft. Damit ist gewöhnlich die Duldung besiegelt.

- **Plötzliche Aggressionen gegen vertraute Katzen**

Wird eine Katze plötzlich von einer bisher vertrauten Katze angegriffen, so kann man davon ausgehen, daß sich die Angegriffene in ihrem Benehmen verändert hat. Die erstaunlichen Anpassungsleistungen, die Katzen täglich vollbringen, lassen den Besitzer immer wieder an menschliches Denken und Verstehen glauben; er vergißt darüber, daß vieles bei dem Tier instinktiv gesteuert ist. Möglicherweise ist die Angegriffene erkrankt, die Mitkatze spürt das eventuell früher als der Besitzer. Bewirkt das Unwohlsein der Erkrankten eine Gereiztheit, reagiert sie auf freundliche Annäherung der vertrauten Artgenossin mit Verkriechen, Drohen oder Abschlagen, so löst sie automatisch das Feindbild aus. Sie wird nicht mehr als die gute Freundin erkannt, sondern als Eindringling behandelt. Appelle nützen nichts, die Tiere müssen bis zur völligen Genesung getrennt werden. Natürlich gibt es auch kranke Katzen, die weiter geduldet, sogar gepflegt werden. Ihrem Verhalten fehlt dann die Ablehnung, sie wirken nicht fremd und feindselig auf die Mitkatze, sondern lösen durch Hilflosigkeit Pflegeverhalten aus.

- **Revierkämpfe**

Aggressionen zwischen Katzen im Freien sind keine Verhaltensstörung, sondern unter Umständen durch eine zu hohe Populationsdichte, besonders in Großstädten, bedingt.

Katzen unterscheiden zwischen dem eigentlichen *Heimrevier*, in dem sie wohnen, essen, schlafen und jagen, und dem *Sexualrevier*, welches auf der Partnersuche durchstreift wird. Letzteres ist um ein Vielfaches größer. Aber auch das eigentliche Heimrevier wird von dem Tier in der Regel größer abgesteckt als der Garten, der ihm rechtmäßig zusteht. So überschneiden sich die Reviere der einzelnen Tiere.

Innerhalb eines Heimrevieres können auch größere Gruppen von Katzen recht gut miteinander auskommen. Von Bauernhöfen sind Katzenkolonien bis zu 50 oder 60 Tieren bekannt. Doch sind diese Tiere alle dort aufgewachsen und untereinander verwandt. Sie haben ausreichend Platz und massenhaft Schlupfwinkel. Fremdlinge werden angegriffen.

Die Einzelkatzen in Siedlungsgebieten leben zwar in sich überschneidenden Heimrevieren, doch bildet sich im Laufe der Zeit ein Modus vivendi heraus. Manchmal kommt es zu regelrechten Freundschaften mit Nachbartieren, die bisweilen ihre Freunde sogar nach Hause mitbringen. Ebenso können sich aber auch Feindschaften entwickeln, die immer wieder zu erbitterten Gefechten führen. Oft ist es ein bestimmtes Tier, das gegenüber allen oder einigen Nachbarkatzen unleidlich ist. Hier wäre ein Versuch mit Progestagenen oder Tranquilizern vermutlich hilfreich, leider kommen nicht die Aggressoren, sondern die verletzten Opfer zum Tierarzt.

Bekannt sind auch die Raufereien der „Wochenendkatzen". Diese betrachten das Grundstück ihrer Besitzer als ihr eigenes, ihnen zustehendes Revier und geraten dadurch in Konflikt mit den ansässigen Katzen. Hier muß man auf Tranquilizer verzichten, da sie das eigene Tier wehrlos machen würden.

- **Kämpfe der unkastrierten Kater**

Die sexuell bedingten Raufereien der unkastrierten Kater sind prompt durch Kastration zu beheben. Die Kastration des Katers wird vielfach aus Unkenntnis der Sachlage und vermenschlichenden Motiven abgelehnt. Zur Überzeugung sollten vor allem drei Argumente angeführt werden:

1. Die Kastration der Kater liegt im Interesse der Allgemeinheit. Sie ist aus moralischen und tierschützerischen Gründen erforderlich. Die starke Vermehrung ist die Hauptursache des Katzenelends. Ein unkastriertes Paar würde bei ungestörter Fortpflanzung in zehn Jahren etwa 80 Millionen Nachkommen haben. Jeder Kater erzeugt neue, unerwünschte Katzen. Die meisten von ihnen kommen auf qualvolle Art um. Die herrenlosen Katzen vermehren das Heer der Katzengegner, sie machen das Einzeltier wertlos und zum Freiwild.

2. Die Kastration des Katers liegt im Interesse des Besitzers. Er hat nur an einem kastrierten Tier wirklich Freude. Der unkastrierte Kater ist nach Erreichen der vollen Geschlechtsreife etwa mit zwei Jahren nur noch wenig zu Hause. Besonders in der Paarungszeit ist er wochenlang unterwegs, kommt abgemagert, schmutzig, struppig, aus vielen Wunden

blutend nach Hause und zieht nach kurzer Erholungszeit erneut los. In der Wohnung ist er wegen des Geruches und seiner Ungepflegtheit schwer zu ertragen. Im Freien hat er wegen seiner ständigen Liebeshändel weder für den Besitzer noch zum Mäusefangen Zeit. Dafür sorgt er für Ärger mit den Nachbarn, denen er an die Türen und in die Erdbeeren spritzt. Durch die Kastration werden die Kater menschenfreundlicher und häuslicher, da sie das Sexualrevier aufgeben und sich auf ihr Heimrevier beschränken. Das Mäusefangen wird nicht beeinträchtigt.

3. Die Kastration liegt im Interesse des betreffenden Tieres. Im freien Bewegungsraum kommen Kämpfe zwischen Katern kaum vor. Das liegt an der dünnen Besiedlung. Durch ein raffiniertes Signalsystem: Spritzmarkieren, Liegenlassen von unvergrabenem Kot, Duftmarkieren beim Krallenschärfen usw. sorgen Katzen zusätzlich dafür, daß sie sich nicht begegnen. In Städten ist der Katzenbesatz etwa 1000mal so hoch. Die Sexualreviere überschneiden sich enorm, ein „aus dem Weg gehen" ist kaum möglich. Da der Seuxaltrieb stärker als der Selbsterhaltungstrieb ist, wird der unkastrierte Kater gezwungen, sich auf ständig neue, schwere Kämpfe einzulassen, obgleich dies seiner Natur absolut widerspricht. Das Ablehnen der Kastration ist unter den Bedingungen der Verstädterung auch eine Tierquälerei für den betroffenen Kater selbst.

Die Kastration des Katers ist nicht nur eine moralische Pflicht. Sie nützt auch dem Besitzer und dem Kater selbst.

5.2.3. Störendes Verhalten bei der Nahrungsaufnahme

5.2.3.1. Naschen

Sachkundig und regelmäßig gefütterte Katzen sind auf ihre spezielle Nahrung fixiert, sie zeigen meist kein Interesse für das Nahrungsmittel „vom Tisch". Haben sie jedoch auf etwas Appetit, dann bedienen sie sich. Erziehungsmaßnahmen sind sinnlos; besser ist es, keine Gelegenheit zum Naschen zu bieten.

5.2.3.2. Anknabbern von Pflanzen

Fast alle Katzen haben das Bedürfnis, Grünes aufzunehmen, viele erbrechen danach einen Teil wieder. Hinlänglich besteht die Meinung, sie benötigen Pflanzenteile, um abgeschluckte Haare erbrechen zu können. Das trifft nur bedingt zu. Grashalme werden meist nur mit etwas Schleim erbrochen, Haarballen dagegen unabhängig von der Grasaufnahme. Möglicherweise versorgen sich die Katzen durch das Fressen von grünen Pflanzenteilen mit Vitaminen, Spurenelementen oder Mineralstoffen, zumal sie nicht die Möglichkeit haben, die mit Pflanzenbrei gefüllten Innereien ihrer Beutetiere zu fressen, wie es frei lebende Katzen zu tun pflegen. Das Anknabbern wertvoller oder giftiger Pflanzen vermeidet man, indem man den Katzen beliebte Pflanzen leicht zugänglich macht: z. B. „Katzengras" (aus dem zoologischen Fachhandel), Zyperngras, Grünlilie.

5.2.3.3. Freßsucht

Bei abnorm dicken Tieren sind organische Ursachen sorgfältig auszuschließen (u. a. auch Prednisolonmedikation, Stoffwechselstörungen). Freßsucht stellt eine schwere Verhaltensstörung dar. Sie ist sehr häufig bei Einzelkatzen in Stubenhaltung zu beobachten. Der Wunsch, dem Tier Gutes zu tun, führt leicht zu immer erneutem Futterangebot. Die Katze konzentriert schließlich ihr ganzes Interesse auf diese willkommene Abwechslung, die mitunter die einzige ist: das Fressen. Reduziert man jetzt die Rationen (Hungerkuren werden von der Katze schlecht vertragen), so können solche Tiere sehr anstrengend werden. Sie gehen dem Besitzer nicht mehr von den Füßen, wobei sie ausdauernd schreien und jammern. Manche beißen den Besitzer in die Beine. Tranquilizer dämpfen zwar diese Erscheinung, provozieren allerdings einen Circulus vitiosus, da sie zugleich den Bewegungstrieb einschränken und appetitfördernd sind. Man begegnet der Adipositas durch langzeitig tierärztlich überwachte, kalorienarme Diät. Freßsucht als gesundheitsbeeinträchtigende Verhaltensstörung ist nur durch Vermittlung des zunehmenden Bedürfnisses nach Bewegung und Spiel zu mildern. (Cave: Springen kann aufgrund des enormen Körpergewichtes des Tieres Schäden an der Wirbelsäule und den Gelenken erzeugen.)

5.2.3.4. Anorexie

Im Gegensatz zur Freßsucht, die sich schleichend entwickelt und dann chronisch wird, ist die völlige Appetitlosigkeit aus psychischen Gründen ein akutes Ereignis infolge schwerer Depression. Häufig durch Einstellung in eine Tierklinik, -heim o. ä. ausgelöst, auch bei Trennung von dem Besitzer. Gewöhnlich wird nach einigen Tagen wieder Futter aufgenommen. Die Anpassung kann durch Verabreichen von Diazepam erleichtert und der Appetit durch Injektion von Traubenzucker angeregt werden.

5.2.4. Störungen im Pflegeverhalten

Jede Katze, nicht nur Langhaarkatzen, verliert ständig Haare. Manche Katzen zeigen noch einen zweimaligen Fellwechsel im Jahr, haaren aber zwischendurch auch etwas; die meisten haben diesen Rhythmus verloren und haaren unentwegt. Solange keine haarlosen oder dünn behaarten Stellen auftreten, ist dies normal. Jede gesunde Katze verwendet täglich mehrere Stunden darauf, ihr Fell zu putzen.

5.2.4.1. Unterlassen des Putzens

Schwerkranke, sehr alte Katzen und solche mit schmerzhaften Prozessen an der Zunge unterlassen das Putzen. Die Haare kleben dann zusammen, und es bilden sich *Trichome*. Diese müssen vorsichtig abgeschnitten werden. Um die Haut nicht zu verletzen, schiebt man einen weitzinkigen Entfilzungskamm zwischen Haut und Filz und schneidet mit einer gebogenen, abgerundeten Schere auf den Zinken des Kammes entlang.
Langhaarkatzen sind auf menschliche Pflege angewiesen. Wird das regelmäßige Kämmen unterlassen, so verfilzen die Haare zu großen Platten, die sogar die Bewegungsfähigkeit des Tieres einschränken können. Die Katzen unterlassen dann das Putzen. In solchen Fällen muß eine Ganzschur in Narkose vorgenommen und der Besitzer angewiesen werden, in Zukunft regelmäßig zu kämmen.

5.2.4.2. Putz- und Leckzwang

Ein übertriebenes, zwanghaftes Lecken wird bei Katzen auch als Verhaltensstörung in Konfliktsituationen beschrieben. Bei sorgfältiger Diagnostik finden sich meist doch organische Ursachen wie Parasiten, Allergien, Mykosen, hormonale Störungen u. a. m. Als auffälliges Verhalten seien hier noch das Umfallen und die regelrechten „Krämpfe" erwähnt, die Katzen bei Juckreiz durch starken Flohbefall zeigen.

5.2.5. Andere Formen störenden Verhaltens

5.2.5.1. Kratzen an Möbeln und Teppichen

Bisweilen wird an den Tierarzt das Ersuchen herangetragen, einer Katze alle Krallen zu amputieren, um das Kratzen zu verhindern. Eine solche Verstümmelung des Tieres führt auch zu seelischer Deformation, da das Tier sich nicht mehr artgemäß verhalten kann. Sie sollte von jedem verantwortungsbewußten Kollegen abgelehnt werden. Auch das häufiger geforderte Krallenkürzen verhindert nicht das Kratzen, wie vom Besitzer angenommen wird. Das Kürzen ist bei jüngeren Katzen unnötig und unterbleibt besser. Bei alten Katzen ist eine Kontrolle angezeigt, da hier die Gefahr besteht, daß die Krallen zu lang werden, sie verformen sich auch bisweilen. Bei Persern beobachteten wir häufiger das Einwachsen der Daumenkralle.

Prinzipiell gehört das sogenannte Krallenschärfen zum normalen Verhaltensinventar jeder Katze. Diese Instinkthandlungen sind nicht abzuerziehen.

Das Kratzen an Möbeln, Teppichen und Tapeten dient der mechanischen Funktion zum Abstreifen der Krallenhülsen und Trainieren der Krallenmuskeln. Hauptsächlich aber besitzt es eine soziale Bedeutung. In Gegenwart eines Partners bedeutet es Droh- und Imponiergehabe, aber auch Aufforderung zum Spiel oder ist Ausdruck allgemeiner Erregung. Die für uns nicht wahrnehmbare Übertragung von Duftstoffen aus den Drüsen der Pfotenhaut dient der Chemokommunikation, markiert das Revier und meldet „Mitnutzungsansprüche" an. Daher ist es schwierig, die Katze nur auf den *Kratzbaum* zu orientieren. Werden weder Kratzbaum noch -brett angenommen, so sollte man die Bespannung ändern. Häufig gibt die Katze selbst Hinweise, welches Material sie bevorzugt. Bisweilen hilft es, den Kratzbaum mit einem Hanfseil zu umwickeln. Manche Katzen lieben es, wenn er mit alten, getragenen, nicht gewaschenen Kleidungsstücken des Besitzers behängt wird (Duftkommunikation). Auch Strohmatten, die in der Wohnung verteilt werden können, sind beliebt und lenken von wertvolleren Sachen ab. Katzen, die viel Freigang haben, unterlassen das Kratzen in der Wohnung, wenn sie daraufhin jedesmal ins Freie gesetzt werden.

Es sei noch einmal betont, daß für die Gesundheit einer Katze ohne Freigang das Kratzen in der Wohnung essentiell ist. Werden Kratzbaum oder -brett angenommen, lassen sich Schäden an Möbeln vermeiden. Werden Möbel für das Kratzen bevorzugt, bleiben Schimpfen oder gar Schläge ohne Effekt. Dagegen erweist sich erfahrungsgemäß ein Wasserstrahl aus einer Blumenspritze oder Wasserpistole, der das Tier beim unmittelbaren Ansetzen zum Kratzen, also in der Appetenzphase treffen soll, ohne daß es den Verursacher bemerkt, als recht wirksam.

5.2.5.2. Klettern und Springen

Klettern und Springen gehören zum normalen Verhalten einer Katze. Das Klettern verliert sich bei Stubenkatzen mit dem Älterwerden. Bei Jungkatzen verzichtet man deshalb zunächst besser auf lange Vorhänge und Gardinen. Unangenehmer ist das schmerzhafte Hochklettern an den Beinen des Besitzers. Auch hier darf nicht geschlagen werden. Das Tier wünscht ja nur, aus Zuneigung zu uns Kontakt aufzunehmen. Daß es uns dabei weh tut, kann es nicht wissen. Also: den Schmerz zeigen, „verkrampft" dastehen, deutlich jammern: aua, au, das tut weh! Das wird von der Katze verstanden und zeigt bald Wirkung. Als Notwehr ist ein Stups mit der Fingerkuppe auf den Nasenspiegel zulässig (s. auch 5.2.2.1., Grobes Spielen).

Zu Problemen kommt es, wenn eine Stubenkatze später Freigang bekommt. Sie klettert in jedem Alter noch gern auf Bäume. Leider ist das Herunterklettern nicht angeboren, sondern muß mühsam erlernt werden. Sie muß sich rückwärts herablassen, was einer unerfahrenen Katze nicht gelingt. In ihrer Ratlosigkeit steigt sie immer höher. Verstiegene Katzen kommen nicht wieder herunter, sie müssen geholt werden.

Für die Katze ist ein ständiger Aufenthalt auf dem Fußboden unnatürlich. Für sie ist artgemäß, Sessel, Bänke, Regale und Schränke zu Spaziergängen und als Ruheplätze zu benutzen. Auch Tische und Betten sind keinesfalls tabu. Wünscht man die Katze nicht im Bett, so muß das Zimmer verschlossen gehalten werden. Ebenfalls wird die Katze ausgesperrt, wenn der Tisch zum Essen eingedeckt ist. Das ist einfacher und tierfreundlicher, als der Versuch, der Katze das Springen auf die Möbel zu verbieten. Ihr die Erkundung und Nutzung ihres kleinen Reiches zu verwehren und sie in unphysiologischer Weise auf den Erdboden beschränken zu wollen, muß zu Depressionen und psychischen Störungen führen.

5.2.5.3. Saugen und Treteln

Manche Katzen saugen an den Fingern, Ohrläppchen oder Kleidungsstücken des Besitzers, dabei treten sie mit den Vorderpfoten (Milchtritt). Hier zeigt sich das Verharren auf der kindlichen Entwicklungsstufe am deutlichsten. *Treteln* (auch ohne Saugen) ist ein besonders intensiver Zärtlichkeitsbeweis. Erklärt man den Zusammenhang, stört es die meisten Besitzer nicht mehr.

5.2.5.4. Speicheln

Verstärkte Salivation tritt bei Erregung auf, auch bei freudiger Erregung. Zärtliche Katzen speicheln, wenn sich der geliebte Mensch intensiv mit ihnen beschäftigt. Sabbern ist nicht zu beseitigen, wird aber vom Besitzer toleriert, wenn es ihm als besondere Zuneigung seines Tieres zu ihm gedeutet wurde.

5.3. Arzneimittel in der Therapie von Verhaltensstörungen

5.3.1. Verhaltensbeeinflussung durch Hormone

Progesteron hemmt sowohl die Wirkung von Östrogenen als auch von Testosteron. Es wird daher zur Unterdrückung von störendem sexuellem Verhalten eingesetzt, besonders wenn dieses bei Kätzinnen oder Katern trotz durchgeführter Kastration auftritt (Rolligkeit, Urinspritzen usw.). In höheren Dosen wirkt es bei Katzen beruhigend, leicht anästhesierend und stark angst- und spannungslösend. Es ist daher das Mittel der Wahl bei allen Verhaltensstörungen, die mit abnormer Ängstlichkeit oder Aggression einhergehen. Die Erfolgsrate liegt bei etwa 50%.

Die synthetischen Gestagene sind die gebräuchlichsten Arzneimittel in der Verhaltenstherapie der Katze. Gegenüber dem schnell metabolisierbaren Progesteron haben sie den Vorteil der Langzeitwirkung. Gewöhnlich wird Medroxyprogesteronacetat verwendet, welches injiziert wird, oder Megestrolacetat als Tabletten. Auch der Beginn der Behandlung mit einer Injektion und Fortführung mit Tabletten sind üblich (Tabelle 5.1.).

Im Einzelfall hilft das eine Präparat besser als das andere, das muß ausprobiert werden. Die Angaben über die Dosierung gehen bei den einzelnen Autoren stark auseinander. Sie liegen im Vergleich zur Humanmedizin recht hoch. Es gibt keine exakten Untersuchungen, da Verhaltensstörungen nicht im Labor überprüfbar sind. Als Faustregel kann gelten: Eine erfolgreiche Therapie sollte nicht über vier bis sechs Monate hinaus ausgedehnt werden, eine erfolglose Verabreichung nach 14 Tagen abgebrochen werden.

Progesteron wirkt bei der Katze stark angst- und spannungslösend!

5.3.2. Verhaltensbeeinflussung durch Psychopharmaka

Diese Arzneimittel haben in der Humanmedizin die Behandlung revolutioniert. Die vorliegenden Empfehlungen können aber nicht auf die Katze übertragen werden. Katzen reagieren auf Medikamente häufig abweichend von den Erfahrungen, die man bei anderen Tieren und beim Menschen gesammelt hat. Auch die individuellen Unterschiede sind erheblich. Bei gleichem Präparat, gleicher Dosierung und gleicher Indikation können verschiedene Katzen völlig unterschiedliche Wirkungen zeigen. Auch paradoxe Reaktionen kommen vor. Es wird sich von Fall zu Fall immer um einen versuchsweisen Einsatz handeln.

Aus der Fülle der im Angebot befindlichen Pharmaka sind hier nur wenige angeführt, mit denen eigene Erfahrungen vorliegen (Tabelle 5.2.).

Psychopharmaka beseitigen bei der Katze keine Verhaltensstörungen. Sie leisten lediglich Hilfe bei einer psychogenen Umstimmung des Tieres.

Literatur

Askew, H. R.: Die Behandlung von Verunreinigungsproblemen bei Katzen. I. Urinmarkieren. Kleintierpraxis **36**, 575 (1991).
Bali, R., und Hörmeyer, J.: Eine chirurgische Behandlungsmöglichkeit des Harnspritzens bei kastrierten Katern. Kleintierpraxis **31**, 329 (1986).
Bali, R.: Zwei chirurgische Möglichkeiten zur Behandlung des Harnspritzens bei kastrierten Katern. Fachtierarztarbeit KMU Leipzig (1990).
Beaver, B.: Veterinary Aspects of Feline Behaviour. C. V. Mosby Co., St. Louis 1980.
Blackshaw, J. K.: Behavioural problems in cats – some case studies. Aust. Vet. Pract. **17**, 80 (1987).
Borchelt, P. L., and Voith, V. L.: Elimination behaviour problems in cats. The Compendium on Continuing Education for the Practising Veterinarian **3**, 730 (1973).
Brummer, H.: Verhaltensstörungen. In: Kraft, W., und Dürr, U. M.: Katzenkrankheiten 2. Aufl. Schaper, Hannover 1985.
Brunner, F.: Die Katze – richtig verstanden. Gersbach, München 1976.
Bürger, M.: Lexikon der Katzenhaltung. Landbuchverlag, Hannover 1987.
Dreier, H. K.: Gynäkologie, Geburtshilfe und Andrologie. In: Kraft, W., und Dürr, U. M.: Katzenkrankheiten. 2. Aufl. Schaper, Hannover 1985.
Hart, B. L., and Barett, R. E.: Effects of castration on fighting, roaming and urine spraying in adult male cats. J. Amer. Vet. Med. Assoc. **163**, 290 (1973).
Hart, B. L.: Feline Behaviour. Veterinary Practice Publishing Company, Santa Barbara 1978.
Hart, B. L., and Hart, L. A.: Canine and Feline Behaviourly Therapy. Lea & Febiger, Philadelphia 1985.
Mertens, C., und Schär, R.: Praktische Aspekte der Forschung an Katzen. In: Turner, D., und Bateson, P.: Die domestizierte Katze. Müller-Rüschlikon-Verlag, Zürich 1988.
Morris, D.: Catwatching. Die Körpersprache der Katze. Heyne Verlag, München 1987.
Morris, D.: Katzen. Ihr Mythos, ihre Sprache, ihr Verhalten. Heyne Verlag, München 1987.
Mugford, R. A.: Behavioural Problems. In: Chandler, E. A.: Feline Medicine and Therapeutics. Blackwell Scientific Publications, London 1985.
Pratt, P. W.: Feline Medicine. American Veterinary Publication Inc. (1983).
Straiton, E. C.: Katzenkrankheiten. BLV Verlagsgesellschaft m.b.H., München 1979.
Teichmann, P.: Wir und die Katzen. S. Hirzel Verlag, Leipzig 1977.
Teichmann, P.: ABC der Katzenkrankheiten. S. Hirzel Verlag, Leipzig 1988.
Voith, V. L.: Möglichkeiten zur medikamentösen Behandlung von Verhaltensstörungen. In: Anderson, R. S., und Meyer, H.: Ernährung und Verhalten von Hund und Katze. Schlütersche Verlagsbuchhandlung, Hannover 1984.
Wolff, R.: Katzen. Verhalten, Pflege, Rassen. 4. Aufl. Ulmer Verlag, Stuttgart 1984.

6. Grundlagen der klinischen Diagnostik
(G. Lachmann)

6.1. Allgemeines zur Befundbewertung und Prinzipien des Diagnostizierens

Der Terminus Diagnostik, die Lehre vom Erkennen und Benennen von Krankheiten, wird in der Regel für den Vorgang des Diagnostizierens gebraucht. Die Grundlage dafür bildet die klassische klinische Diagnostik. Zur Fähigkeit, eine richtige Diagnose zu stellen, gehört jedoch auch das Wissen darum, wie man neben der Abarbeitung eines Untersuchungsplanes die medizinischen Denkvorgänge so ordnet, daß Fehldiagnosen möglichst vermieden werden. Mit der Einführung computergestützter Diagnostik in die Medizin und Veterinärmedizin gewinnt der gesamte geistige Vorgang des Diagnostizierens an Versachlichung, und es ergeben sich Möglichkeiten der mathematischen Modellierung.

Methodische Grundsätze der Diagnostik. Über diagnostische Strategien und Wege kann man sich streiten. Vielfach wird zu einseitig auf den klinischen Untersuchungsgang verwiesen. Doch der klinische Lösungsweg ist gleichermaßen wichtig. Grundlagen hierfür sind immer die gründliche systematische Anamnese, die sorgfältige klinische Untersuchung sowie sinnvolle integrierte Labordiagnostik oder/und Zusatzuntersuchungen (Röntgen, Sonografie u. a.).
Der erfahrene Untersucher geht von einer sogenannten allgemeinen Untersuchung des Patienten aus, die eine Orientierung über alle Organsysteme erlaubt, und arbeitet mit einer *Verdachtsdiagnose* im Sinne einer Hypothese, die ständig auf ihre mögliche Fragwürdigkeit hin zu überprüfen ist. Je größere selbstkritische Fähigkeiten der Untersucher dabei aufbringen kann, desto geringer ist die Gefahr einer Fehldiagnose. Zur Überprüfung der Hypothese gehört, daß alle Symptome zweifelsfrei pathophysiologisch und auch ihre physiologischen und pathophysiologischen Zusammenhänge bzw. ihr Zusammenspiel im Organismus geklärt werden können. Bereits hier wird deutlich, daß dieser Verfahrensweise in der Routine der Praxis gewisse Grenzen gesetzt sind. Um die richtige pathophysiologische Einordnung aller Symptome vornehmen zu können, bedarf es sehr oft der Beobachtung des Krankheitsverlaufes oder der weiteren Entwicklung der Symptome, bevor mit der Behandlung begonnen wird. Die meisten Kliniker sind sich darüber einig, daß gerade eine vorschnelle Therapie, auf der Basis einer ungenügend gesicherten Verdachtsdiagnose, oft das weitere klinische Geschehen so maskiert, daß eine exakte Diagnose nicht mehr möglich ist. *„Qui bene diagnoscit, bene curat"* (Wandinschrift in der Klinikhalle der Medizinischen Tierklinik Leipzig).
Leider werden allzuoft sogenannte Erfahrungen aus Erfolgen geschöpft, ohne zu wissen, daß auch ohne die durchgeführte Behandlung solche eingetreten wären. Nicht selten werden falsche Maßnahmen, lediglich weil die Tiere die Therapie „überstanden" haben, dem positiven Erfahrungsschatz hinzugefügt (es sei hier nur an die leider immer wieder geübte subkutane Verabreichung hypertonischer Elektrolyt- und Glucoselösungen bei Diarrhoe und Vomitus erinnert).

Die Ausprägung der Fähigkeit zum Anzweifeln und ständigen Überprüfen der eigenen Hypothese wird meist auch dadurch erschwert, daß vor allem Tierhalter, aber auch Kollegen, wenig Verständnis für eine offene Diagnose aufbringen. Der unerfahrene Diagnostiker gerät hierdurch nicht selten in Zugzwang und allzuschnell zu einer Fehlentscheidung.

Auf dem Weg zur Diagnose nimmt die *Differentialdiagnostik* eine besondere Stellung ein.

1. Durch sie wird möglich, alle in Frage kommenden Diagnosen zu durchdenken, sie gegebenenfalls sicher zu bestimmen oder auszuschließen.
2. Jede differentialdiagnostische Überlegung auf der Basis einer ersten Hypothese führt zur gezielten klinischen Untersuchung und zu weiteren differentialdiagnostischen Überlegungen. Sie provoziert geradezu vertiefende diagnostische Maßnahmen, wie z. B. Labor- oder Röntgenuntersuchung, Endoskopie usw. Diese Methoden sollten jedoch nicht ziellos angewandt werden, um gegebenenfalls etwas zu finden, an was bisher keiner dachte, sondern um fundiert einer Arbeitshypothese nachzugehen.
3. Jede differentialdiagnostische Überlegung ist auch geeignet, die spezielle Anamnese ständig weiter zu vervollkommnen oder dieser sogar eine völlig neue Richtung zu geben.
4. Die differentialdiagnostischen Erwägungen sollten bereits ein mögliches Therapiekonzept beinhalten und die Prüfung, inwieweit eine Diagnose ex juvantibus erzielt werden könnte. Zur besseren Beherrschung der oft sehr breit gefächerten Differentialdiagnosen kann sich die Erarbeitung von Übersichten auf der Grundlage von Leitsymptomen hilfreich erweisen. Hierfür eignet sich der Einsatz entsprechender Computerprogramme.

Ein weiteres wichtiges Moment des diagnostischen Vorgehens ist die Bewertung der Symptome als *pathophysiologische* Zeichen und der Einordnung nach primären oder sekundären *pathogenetischen* Vorgängen. Abgesehen von lebensbedrohlichen Zuständen, wie z. B. Atemstillstand, bei denen das Zielorgan für therapeutische Maßnahmen zweifelsfrei vorgegeben ist, muß versucht werden, die pathophysiologischen und pathogenetischen Zusammenhänge so weit zu klären, daß die Primärerkrankung festgestellt und bekämpft werden kann. Diesem Grundsatz sollte demzufolge auch eine symptomatische Therapie folgen.

Ein weiteres Vorgehen besteht in der *Diagnostik per exclusionem*. Durch sicheren Ausschluß falscher Diagnosen wird die möglicherweise richtige Arbeitshypothese immer stärker untermauert. Die Sicherheit einer solchen Diagnose wird erheblich von der Breite des differentialdiagnostischen Wissens bestimmt. Formallogisch ist die Ausschlußdiagnose sogar den eindeutigen Entscheidungen zuzurechnen.

Zur schnellen Entwicklung wertvoller diagnostischer Erfahrungen ist es wesentlich, daß alle *Therapieerfolge* sehr kritisch geprüft werden, ob diese tatsächlich auf einer ätiologischen Diagnose beruhen oder auch ohne Therapie eingetreten sein könnten. Sowohl unter Praxisbedingungen als auch in der Klinik fehlt fast stets die Möglichkeit der wissenschaftlich gesicherten Kontrollbehandlung. Historische Vergleiche mit vorangegangenen, scheinbar identischen Fällen sollten mit Vorsicht geübt werden. Folglich sind wichtige Erfahrungen, so bitter sie manchmal sind, auch aus *Fehldiagnosen* zu schöpfen. Letztere sind geeignet, die eigenen Fehler in den medizinischen Denkvorgängen genauestens zu analysieren, um sie künftig vermeiden zu können.

Es liegt in der Psyche des Menschen, Fehlleistungen zu bagatellisieren oder zu verdrängen. Damit wird jedoch schon die Basis für weitere Fehldiagnosen gelegt. Kein Wunder, daß der Umfang der Fehldiagnosen in der Literatur mit 30–70% aller Diagnosen angegeben wird.

Ursachen von Fehldiagnosen. Folgende Ursachen von Fehldiagnosen sollten Beachtung finden:
- unkritische Labordiagnostik und Laborgläubigkeit (z. B. Pyometraausschluß mittels Differentialblutbild, Harnstatus bei chronischer Niereninsuffizienz, Erythrogramm-Fehlinterpretation bei Anämie und gleichzeitiger Exsikkose);
- gedankenlose spezielle Diagnostik (z. B. fehlende Erwartungshaltung und dadurch Überbetonung von Zufallsbefunden; zu einseitige Erwartungshaltung – Ileusausschluß bei Vorliegen eines nicht röntgenschwelligen Fremdkörpers);
- Verflachung des klinischen Denkens (unzureichende pathophysiologische Kenntnisse, lückenhaftes Grundlagenwissen, ungenügende Beobachtungsgabe oder fehlende Möglichkeiten, den Krankheitsverlauf mit richtiger pathogenetischer Einordnung zu verfolgen; zu voreilige Annahme von Beweisen bei zufälliger oder falsch-positiver Befunderhebung; falsche Ausprägung von Erfahrungen infolge ungenügender klinischer Tätigkeit am stationären Patienten);
- ungenügendes Wissen über diagnostische Verfahren (z. B. Überschätzung von Veränderungen des Differentialblutbildes und der Gesamtleukozytenzahl infolge Unkenntnis der methodischen und mathematisch-statistischen Fehlerbreite am Einzeltier; falsche Lagerung für röntgenologische Untersuchungen; Überschätzung spezieller Methoden – Endoskopie, Sonograpie u. a.);
- Fehlinterpretation einer Zusatzuntersuchung (z. B. die Feststellung einer Peritonitis bei der Endoskopie birgt die Gefahr in sich, diesen zusätzlichen Befund zur Diagnose zu erheben, und ein vorliegender Ileus wird übersehen; Fehlinterpretation des röntgenologischen Lungenbefundes in der Phase der Exspiration; Ausschluß eines Pleuraergusses infolge falscher Lagerung);
- ungenügende differentialdiagnostische Kenntnisse (eine Erkrankung, die nicht wenigstens in Betracht gezogen wird, kann natürlich auch nicht diagnostiziert werden);
- Fehleinschätzung der A-priori-Wahrscheinlichkeit (diagnostische Voreingenommenheit durch ein bestimmtes Fachgebiet, das speziell vom Untersucher bearbeitet wird; Problem der sog. Blickdiagnostik);
- fehlende Bereitschaft zur Korrektur der primären Arbeitsdiagnose (damit ist Diagnostik auch in bestimmter Hinsicht Charaktersache, eng verbunden mit einem Mindestmaß an Fähigkeit zur Selbstkritik gegenüber der eigenen Arbeitshypothese bis hin zur autistischen Überheblichkeit);
- ungenügende Beherrschung der klinischen Untersuchungstechnik (z. B. wird völlig zu unrecht die Perkussion beim Kleintier und speziell der Katze viel zu wenig geübt; oberflächliche klinische Untersuchung oder Auslassung von Organsystemen infolge Verharrens bei den vorherrschenden Leitsymptomen);
- Schuldabschiebung nach gesicherter Fehldiagnose (z. B. bei einer übersehenen Skeletterkrankung: „dies war röntgenologisch nicht zu sehen" anstelle von: „ich hätte mehrere Ebenen röntgen müssen, dann hätte ich es sicherlich gesehen, künftig werde ich es tun").

Wege zur Vermeidung von Fehldiagnosen. Ein sicherer Weg ist das Durchlaufen einer guten diagnostischen Schule während des Studiums und eine Assistenz an einer Klinik. Entscheidend ist dabei das Verfolgen der eigenen Arbeitshypothesen an einem zahlreichen und breitgefächerten Krankheitsgut unter stationären Bedingungen und unter labordiagnostischer Therapiekontrolle. Sehr hilfreich ist die Erarbeitung von Krankheitsberichten unter besonderer Beachtung der klinischen Verfolgung von Krankheitsentstehung, -entwicklung und -heilung. Dafür essentiell ist eine sachgerechte Führung von Krankenblättern. Unter *Praxisbedingungen* ohne stationäre Einrichtung (jeder sollte sich jedoch eine solche, wenn irgend möglich, schaffen), sind unbedingt Ersatzformen zu nutzen. Dazu gehören eine problemorientierte Krankenblattführung und das schriftliche Festhalten der wichtigsten eigenen Gedankengänge von der Anamnese bis hin zur Epikrise mit einer kritischen Analyse des diagnostischen und therapeutischen Vorgehens.

6.2. Formallogische Grundsätze der Befundbewertung

Erschwert wird die Diagnostik oft dadurch, daß der Lernende zu starr von dem formallogischen Grundkonzept ausgeht, bestimmte Symptome den entsprechenden Krankheiten zuordnen zu können. Die Erwartungshaltung, Symptome und Krankheitsträger würden in der Regel zusammentreffen, ist zu stark ausgeprägt. Dagegen haben wir es relativ selten mit richtig-positiven und richtig-negativen Befunden zu tun. Der Kliniker wird ständig damit konfrontiert, daß sich hinter gleichen Symptomen verschiedene Krankheiten verbergen können und die gleiche Krankheit uns mit den verschiedensten Symptomen gegenübertreten kann. Bei der Interpretation von Symptomen haben wir es also ständig mit vier Kategorien zu tun, die sich am besten in einer Vier-Felder-Tafel darstellen lassen (Tabelle 6.1.).
Aus dieser Vier-Felder-Tafel lassen sich die Wertigkeiten eines Befundes oder Symptoms ableiten. Sie sind folgendermaßen definiert:

1. *Sensitivität* = B+E+ zu B+E+ plus B−E+.
   Die Sensitivität bringt das Verhältnis von richtig-positiven zu falsch-negativen Befunden bei vorliegender Erkrankung zum Ausdruck. Ein Symptom hat folglich eine hohe Sensitivität, wenn die Wahrscheinlichkeit, daß es bei vorliegender Erkrankung auftritt, sehr hoch ist und die Wahrscheinlichkeit seines Nichtauftretens trotz vorliegender Erkrankung gering ist.
2. *Spezifität* = B−E− zu B−E− plus B+E−.
   Die Spezifität bringt das Verhältnis von richtig-negativen zu falsch-positiven Befunden bei nicht vorliegender Erkrankung zum Ausdruck. Ein Symptom hat folglich eine hohe Spezifität, wenn die Wahrscheinlichkeit sehr hoch ist, daß bei seinem Nichtauftreten auch

Tabelle 6.1. m.n.-Matrix in Anlehnung an DÖRING (1988)

	Erkrankung vorhanden (E+)	Erkrankung nicht vorhanden (E−)	
Befund vorhanden (B+)	B+E+ richtig-positiv	B+E− falsch-positiv	positiv-prädiktiver Wert
Befund nicht vorhanden (B−)	B−E+ falsch-negativ	B−E− richtig-negativ	negativ-prädiktiver Wert
	Sensitivität	*Spezifität*	

die entsprechende Erkrankung nicht vorliegt; die Wahrscheinlichkeit, daß das Symptom auftritt, obwohl die Erkrankung nicht vorliegt, ist gering.

3. *Positiv-prädiktiver Wert* = B+E+ zu B+E+ plus B+E−.
Der positiv-prädiktive Wert bringt das Verhältnis von richtig-positiven Befunden zu falsch-positiven Befunden zum Ausdruck. Ein Symptom hat eine hohe positive Prädiktivität, wenn die Wahrscheinlichkeit des Vorliegens der Erkrankung bei seinem Auftreten sehr hoch ist; die Wahrscheinlichkeit des Nichtvorliegens einer Erkrankung trotz positiven Befundes ist gering.

4. *Negativ-prädiktiver Wert* = B−E− zu B−E− plus B+E−.
Der negativ-prädiktive Wert bringt das Verhältnis von richtig-negativen Befunden zu falsch-negativen zum Ausdruck. Ein Symptom hat einen hohen negativ-prädiktiven Wert, wenn die Wahrscheinlichkeit sehr hoch ist, daß bei seinem Fehlen die betreffende Erkrankung nicht vorliegt; die Wahrscheinlichkeit, daß bei fehlendem Symptom die Erkrankung dennoch vorliegt, ist sehr gering.

Leider befindet sich die klinische Veterinärmedizin noch in der Phase, in der für die meisten Erkrankungen exakte Analysen zu den genannten Wertigkeiten ihrer Symptome oder Syndrome zur klinischen Abgrenzung voneinander oder zur gesicherten klinischen Diagnostik fehlen. Die Angaben beschränken sich zumeist auf verbale Quantitätsangaben wie häufig, kaum, öfters, oder ähnliches. Für eine computergestützte Diagnostik werden solche Angaben essentiell sein, aber auch für den Kliniker, der ohne Rechentechnik arbeitet, wird künftig jede Krankheitsbeschreibung besonders dann von hohem Wert sein, wenn sie über die Prävalenz hinausgehend exakte Angaben zur Häufigkeit des Vorkommens typischer Symptome macht.

Setzt man in die Vier-Felder-Tafel einmal das mögliche falsch-positive oder das falsch-negative Vorkommen wichtiger Symptome einiger Krankheiten ein, mit denen wir ständig zu tun haben, wird man über ihren oft geringen diagnostischen Wert erstaunt sein. Erst ihre sinnvolle Kombination und die gleichzeitige Bearbeitung von sich überschneidenden Arbeitshypothesen erlauben, den Wert des einzelnen Symptoms zu erhöhen. Dieses gleichzeitige Bearbeiten mehrerer Hypothesen fällt besonders dem Anfänger schwer. Es sollte in der klinischen Ausbildung daher einen hohen Stellenwert neben dem Demonstrieren typischer Patienten mit „fertiger Diagnose" einnehmen.

Die Diagnostik, d. h. die Kunst, eine Diagnose zu stellen, erfordert ein hohes Maß an analytischem und synthetischem Denken. Wer konstruktiv alle klinischen und labordiagnostischen Befunde sowie die gezielt erlangten Ergebnisse von Zusatzuntersuchungen geistig richtig verarbeitet und sie in die richtigen pathophysiologischen und pathogenetischen Zusammenhänge zu bringen vermag, kann diese Kunst des Diagnostizierens und das sogenannte medizinische Denken beherrschen lernen.

6.3. Untersuchungsgang

Die klinische Untersuchung der Katze erfolgt grundsätzlich nach den klassischen Prinzipien. Aufgrund der besonderen Verhaltensweise der Katze wird der Untersucher jedoch in der Regel von dem streng vorgegebenen Plan insofern abweichen, als er alle erforderlichen intensiveren Manipulationen am Tier vorsichtig in den Untersuchungsablauf einbaut und bei beginnender Abwehr seitens des Tieres beruhigend einwirkt und bereits während des Erhebens der Anamnese sehr vorsichtig von Streicheln und massageähnlichen Fingerbewegungen ausgehender Palpation die Zeit bis zum nächsten Schritt intensiver Untersuchung überbrückt (Abb. 6.1.). Gelingt es, das Abwehrverhalten der Katze zu minimieren, wird man feststellen, daß sie den klassischen Methoden Palpation, Auskultation, Perkussion und Mensuration neben der Adspektion aufgrund ihres Körperbaus gut zugänglich ist.

6.3.1. Anamnese

Die Erhebung einer möglichst aussagekräftigen Anamnese erfordert nicht nur gute veterinärmedizinische Kenntnisse und klinische Erfahrung, sondern auch ein besonderes Einstellungsvermögen auf den Besitzer des Tieres. Mit sehr viel Geschick sind die notwendigen Auskünfte einzuholen. Dabei sollten alternative oder suggestive Fragen vermieden werden.

Die *allgemeine* Anamnese beinhaltet Fragen zur Umgebung und Unterbringung des Tieres, zu seiner Haltung und Stellung in der familiären Wohn- und Lebensgemeinschaft, zur Fütterung, zum Vorhandensein weiterer Tiere.

Dann wird gefragt nach:
– Krankheitsdauer,
– unter welchen Bedingungen die Krankheit erstmalig beobachtet wurde,
– ob die Krankheitszeichen oder auch andere früher schon einmal auftraten,
– welche Krankheitszeichen beobachtet wurden und wie deren Verlauf war,

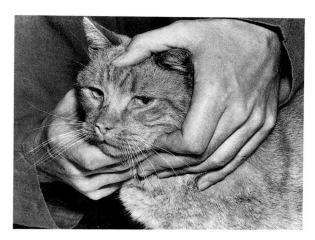

Abb. 6.1. Beruhigendes Streicheln und Akupressur im Bereich des Stops während der Untersuchung zur Minimierung von Abwehrbewegungen.

- welche Ursachen vom Besitzer vermutet werden,
- welche Maßnahmen gegebenenfalls vom Besitzer oder einem Kollegen bereits eingeleitet wurden und wie das Ergebnis war,
- inwieweit die Katze Kontakt zu Artgenossen hat, diese bereits früher oder z. Z. die gleichen Krankheitszeichen aufweisen.
- Beobachtungen von Krankheitserscheinungen bei weiteren im Haus lebenden artfremden Tieren oder bei Familienmitgliedern, die im Zusammenhang mit der Erkrankung der Katze stehen könnten.

Die *spezielle* Anamnese bezieht sich auf die Funktion einzelner Organsysteme, Vakzinationen und die gezielte Frage nach bestimmten Symptomen oder Verhaltensweisen (Appetit, Durst, Futter- und Wasseraufnahme, Schlucken, Erbrechen, Regurgitieren, Kot- und Harnabsatz, Juckreiz, Niesen, Husten, Vaginalausfluß, Geburten, Rolligkeit usw.) in Abhängigkeit von der Arbeitsdiagnose oder der auszuschließenden Erkrankung.

6.3.2. Signalement

- Besitzer,
- Rasse,
- Farbe, besondere Kennzeichen,
- Alter,
- Geschlecht,
- Körpergewicht und Größe.

6.3.3. Status praesens

6.3.3.1. Allgemeine Untersuchung

Die allgemeine Untersuchung umfaßt die Beurteilung von
- Körperhaltung in Ruhe und Bewegung,
- Verhalten,
- Ernährungszustand,
- Entwicklungszustand
- Pflegezustand,
- Puls- und Atemfrequenz,
- Körpertemperatur.

Die Erfassung dieser Parameter ist geeignet, sich einen schnellen Überblick über den *Zustand* des Patienten zu verschaffen. Unter Umständen können bereits zu diesem Zeitpunkt der Untersuchung lebensrettende oder besondere Maßnahmen zum Schutz vor Infektionen mit Zoonosen eingeleitet werden. Weiterhin sollten der *Charakter* und die *Intensität* der Erkrankung eine erste überblickmäßige Einschätzung erfahren, wobei alle Organsysteme gleichermaßen und in ihrem Zusammenhang betrachtet werden. Dies ist besonders wichtig, da bei den speziellen Erhebungen an den einzelnen Organsystemen durch besonders auffällige Symptome mitunter allzuleicht der Gesamtzusammenhang verlorengehen kann. So ist bereits eine erste Verdachts- oder Arbeitsdiagnose abzuleiten. Diese erlaubt eine Orientierung, welchem Organsystem bei der weiteren Untersuchung besondere Aufmerksamkeit zu widmen ist.

Körperhaltung. Das Tier wird in Ruhe (stehend, sitzend, liegend) und in der Bewegung beobachtet. Besondere Aufmerksamkeit ist dabei der Phase des Aufstehens, Setzens oder Legens zu schenken. Bei geringen schmerzhaften Zuständen sind diese oftmals nur unmittelbar nach der Ruhe zu beobachten. Generalisierte metabolische Störungen, die sich am Bewegungsapparat manifestieren, traumatisch bedingte Erkrankungen und zentralnervale Störungen lassen sich ebenfalls bereits dadurch erkennen.

Verhalten. Unter der Voraussetzung der Möglichkeit verhaltensgerechten Umganges (s. Kapitel 4.) zielt die Einschätzung des Verhaltens auf eine orientierende Beurteilung des Zentralnervensystems, insbesondere des Sensoriums. Nicht selten werden so bereits im Rahmen der ersten Kontaktaufnahme mit der Katze, zumeist während des Erfragens der Anamnese, wertvolle Befunde erhoben. (Im Hinblick auf die Tollwut kann diese unter Umständen bereits zu diesem Zeitpunkt der Untersuchung differentialdiagnostisch erfaßt werden und gegebenenfalls zu entsprechenden Schutzmaßnahmen führen.)
Nach Unfällen oder im Gefolge schwerer Allgemeinerkrankungen sind aus dem Verhalten Rückschlüsse auf das Vorliegen schockähnlicher Zustände zu ziehen.
Der besonderen Beachtung unterliegen die Anteilnahme des Patienten an der Umwelt. Es werden die Reaktionen auf akustische, optische, olfaktorische und mechanische Reize aus der Umgebung beurteilt und die Möglichkeiten gezielter Reizapplikationen genutzt.

Ernährungszustand. Er wird adspektorisch, bei langhaarigen Rassen vor allem palpatorisch, beurteilt. Bei einer gut und richtig ernährten Katze sind die Lendenquerfortsätze, Rippen und Adominalorgane deutlich zu ertasten, es ist eine gut ausgebildete Muskulatur zu palpieren. Bei kachektischen Tieren fallen vor allem deutlich hervorstehende Dornfortsätze, leicht auffindbares Spatium lumbosacrale und scharf konturierte Plastizität der Schädelknochen auf.

Entwicklungszustand. Es interessiert die altersgerechte Größen- und Gewichtsentwicklung. Abweichungen sind besonders bei Findlingen, fehlernährten und chronisch kranken Tieren zu finden. Hier fallen insbesondere Disproportionen zwischen Kopf- und Körpergröße auf. Lordose, Kyphose, eingefallene oder auch aufgetriebene Bauchdecken weisen auf juvenile Osteopathien, Mangelzustände, chronische Krankheiten (z. B. Leukose, feline infektiöse Peritonitis) oder Endoparasitosen hin.

Pflegezustand. Er ist ein wichtiger Anhaltspunkt für die Beziehung des Tierbesitzers zu seinem Tier. Hieraus resultieren unter anderem anamnestische Anhaltspunkte, die den Verdacht fütterungs- oder haltungsbedingter Erkrankungen bestärken können. Es ergeben sich aber auch Schlußfolgerungen hinsichtlich der Bereitschaft des Tierbesitzers, therapeutische Maßnahmen des Tierarztes zu unterstützen, und damit der Prognose. Denn der Erfolg einer Therapie hängt bei der Katze wesentlich von der Mitarbeit des Tierbesitzers ab. Ganz besonders gilt dies für Erkrankungen, bei denen neben einer gezielten Therapie oft die intensive Hinwendung zum Tier und optimale Haltung und Pflege letztendlich für den Ausgang entscheidend sind. Erinnert sei hier an die Panleukopenie und an den Katzenschnupfenkomplex, bei denen sich die Tiere mitunter sehr schnell aufzugeben scheinen.

Pulsfrequenz und Qualität. Der Puls wird an der A. femoralis palpiert (Abb. 6.2.). Eine Frequenz von 110–130/min ist normal, wird aber häufig während der klinischen Untersuchung überschritten, da das Tier aufgeregt ist. Um nicht zu grundsätzlichen Fehleinschätzungen zu kommen, sollte bereits in dieser Phase auch eine qualitative Beurteilung des Pulses erfolgen.

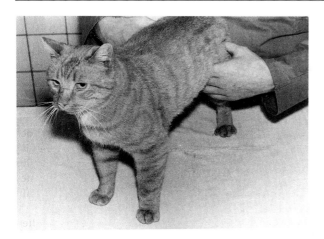

Abb. 6.2. Palpation des Pulses an der A. femoralis rechts und links im Vergleich.

Neben den klassischen Parametern der klinischen Diagnostik erscheint die Abdrückbarkeit des Pulses zur Einschätzung der Effektivität der Herztätigkeit und Kreislauffunktion besonders geeignet. Mit dem Zeigefinger wird die A. femoralis proximal so komprimiert, daß distal mit den restlichen angelegten Fingern festgestellt werden kann, bei welchem Kompressionsaufwand gerade noch der Puls zu fühlen ist. Bei ständiger Übung am gesunden Tier, können mit dieser Methode sehr gut die Herzfunktion (Schlagvolumen) und die Funktion des peripheren Kreislaufes (Füllungszustand, Elastizität der Gefäßwand, Stauung und anderes) abgeschätzt und gegebenenfalls die Notwendigkeit von therapeutischen Sofortmaßnahmen abgeleitet werden.

Atemfrequenz. Ihre Beurteilung erlaubt erste Hinweise auf eine mögliche Erkrankung des Atmungsapparates oder seine Beteiligung bei primärer Erkrankung anderer Organsysteme oder Funktionskreise. Die Aufnahme erfolgt an Hand der Thorax- und Abdominalbewegungen. Eine Frequenz von 20–40/min ist normal. Abweichungen treten vor allem bei Erkrankungen des Harnapparates (Urämie), Blut- und Gewebeazidose, Herz-Kreislauf-Insuffizienz, Anämie und natürlich spezifischen Erkrankungen des Atmungsapparates auf.

Körpertemperatur. Sie beträgt bei der adulten Katze 38,0–39,0 °C. Das Syndrom Fieber mit ungleich verteilter Wärme der Hautoberfläche, Kreislaufbeeinträchtigung und erhöhter Körpertemperatur wird oft bei Infektionskrankheiten beobachtet. Allerdings ist seine diagnostische Bedeutung gegenüber anderen Tierarten eingeschränkt, da die Katze eine besondere Neigung zur disseminierten Koagulopathie hat, die frühzeitig nach anfänglicher fieberhafter Körpertemperaturerhöhung mit einer scheinbaren Normalisierung mit Übergang zur Hypothermie einhergeht. Dies ist für eine Reihe von Infektionskrankheiten charakteristisch; als Beispiele seien die Panleukopenie, der Katzenschnupfenkomplex, die Leukose und der septikämische Schock (meist infolge bakterieller Sekundärinfektion) genannt. Normale Körpertemperatur ist daher bei schwerem Krankheitsverlauf kritisch zu betrachten, und durch Verlaufskontrollen ist zu sichern, daß es sich nicht um den Beginn einer Hypothermie handelt. Jede Krisis bei der Katze ist prognostisch sehr vorsichtig zu beurteilen. Bei der

Messung der Körpertemperatur sind Minithermometer besonders gut geeignet. Während des Meßvorganges sind Schwanz und Meßinstrument gemeinsam zu fixieren oder die Finger am Anus und Thermometer so anzulegen, daß bei Abwehrbewegungen des Tieres nicht das Rektum perforiert wird (Abb. 6.3. und 6.4.). Die modernen Methoden der Thermographie (Infrarotmeßtechnik, Flüssigkristalle) bieten erheblich erweiterte diagnostische Möglichkeiten, haben aber in den klinischen Gebrauch noch nicht in größerem Umfang Eingang gefunden.

6.3.3.2. Untersuchung der Organsysteme

Haarkleid, Haut und Unterhaut. Haarkleid und Haut der Katze unterliegen einem ausgeprägten, tierartlich typischen Pflegeaufwand, so daß sich auch akute Erkrankungen mit

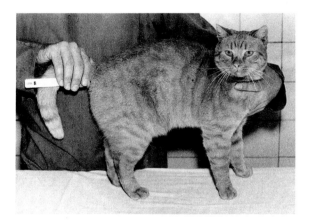

Abb. 6.3. Temperaturmessung unter manueller Fixation des Thermometers am Schwanz der Katze.

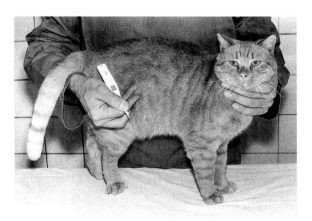

Abb. 6.4. Fixation des Thermometers für die Temperaturmessung. Die Fingerhaltung erfolgt in dieser Weise auch während der Messung, so daß bei plötzlicher Rückwärtsbewegung des Patienten Verletzungen des Darmes vermieden werden.

Störungen des Allgemeinbefindens sehr schnell im Zustand des Haarkleides widerspiegeln. Darüber hinaus sind chronische Erkrankungen an einem stumpfen, glanzlosen und struppigen Haarkleid zu erkennen. Bei einer Reihe innerer Erkrankungen ist die Haut mit erkrankt, so z. B. bei Niereninsuffizienz, chronischem Leberschaden, hepatoenzephalem Syndrom, Leukose. Nicht selten sind die sekundären Hautveränderungen infolge nur geringer Läsionen, aber verminderter Immunabwehr so ausgeprägt, daß fälschlich an primäre Hauterkrankungen gedacht wird. Unabhängig von den genannten Beispielen gibt es eine Reihe von primären Hauterkrankungen.

Die *Untersuchung* der Haut beinhaltet die Feststellung der Beschaffenheit des Haarkleides, der Hautfarbe an den nichtpigmentierten Körperstellen, der Feuchtigkeit, des Geruchs, der Temperatur in verschiedenen Bereichen und der Elastizität. Weiterhin wird auf mögliche Veränderungen unter Beteiligung der Unterhaut, wie Umfangsvermehrungen (Differentialdiagnostik: Tumor, Hämatom, Emphysem, Abszeß, Phlegmone, Transsudat, Exsudat, Ödem usw.), geachtet. Besonders wichtig ist die Beurteilung der Hautelastizität im Hinblick auf die Feststellung eines verminderten Hautturgors bei einer Dehydratation infolge Diarrhoe, Erbrechen, verminderter Wasseraufnahme oder Tans- bzw. Exsudation.

Bei der Katze hat aufgrund der natürlichen erheblichen Dehnbarkeit der Haut das Anheben einer Hautfalte zur Ermittlung der Elastizität *an verschiedenen Körperstellen* zu erfolgen. Nach dem Anheben einer Hautfalte hat das Zurückgleiten zunächst unter Festhalten derselben sukzessive zu erfolgen, nur so können bereits gering – bis mittelgradige Exsikkosen erkannt werden.

Die Untersuchung von Ohrmuschel und äußerem Gehörgang erfolgt durch Adspektion und Palpation. Besonders zu beachten sind Sekretansammlungen, Entzündungen, Parasiten. Die Besichtigung tieferer Abschnitte des Gehörganges und des Trommelfells wird nur durch besondere Optiken (Otoskop, Endoskop) möglich.

Sichtbare Körperschleimhäute. Sie haben eine große diagnostische Bedeutung, da an ihnen sehr gut Anämien, Blutstauungserscheinungen, allgemeine und lokale Entzündungen, Intoxikationen, Mikrozirkulationsstörungen, Ikterus, Gefäßpermeabilitätsstörungen und Sauerstoffbeladung des Blutes ab einem bestimmten Intensitätsgrad gut zu erkennen und zu unterscheiden sind. Darüber hinaus manifestieren sich hier verschiedene primäre Erkrankungen, wie Leukose, Feline Dysautonomie, Katzenschnupfenkomplex u. a.

Es ist empfehlenswert, insbesondere die Beurteilung der Konjunktiva (Lidanteil und skleraler Teil) an der gesunden Katze zu üben und bei Laparotomien mit dem Zustand der inneren Organe und serösen Häute zu vergleichen. Es ist immer wieder frappierend, mit welcher Deutlichkeit an den Konjunktiven, aber auch an der Vaginalschleimhaut, die inneren Veränderungen eines Ileus, einer Pyometra, Enteritis oder Peritonitis u. a. widergespiegelt werden. Grundsätzlich werden die Farbe, Feuchtigkeit, Konsistenz, die Beschaffenheit der Gefäße und ihrer Zwischenräume (s. Skleralgefäße) beurteilt.

Lymphsystem. Neben der Miterkrankung der palpablen Körperlymphknoten bei lokalen entzündlichen Prozessen hat die Untersuchung der Lymphknoten bei der Katze vor allem mit der zunehmenden Verbreitung der Leukose an Bedeutung gewonnen. Wenn auch der serologischen Diagnostik uneingeschränkt der Vorzug zu geben ist, zumal nur relativ selten die tumoröse Form klinisch ausgeprägt ist, so liefert doch die Lymphknotenpalpation bei unklarer Krankheitsgenese wertvolle Anhaltspunkte. Beurteilt werden Größe, Form, Oberflächenbeschaffenheit, Konsistenz, Druckempfindlichkeit und Verschiebbarkeit.

Die Untersuchung kann röntgenologisch ergänzt werden, wobei besonders auf die bevorzugte Lokalisation von tumorös entarteten Lymphknoten im Sternalbereich, an der Herzbasis und dem Abdomen zu achten wäre.

Herz-Kreislauf-System. Es hat sich bewährt, die Untersuchung in die Herzdiagnostik, Pulsdiagnostik und Untersuchung der peripheren Gefäße zu unterteilen.

Herzdiagnostik. Bei der Untersuchung des Herzens werden mittels Auskultation die Herztöne nach Frequenz, Intensität, Rhythmus, Abgesetztheit und Nebengeräuschen beurteilt (Abb. 6.5.). Puncta maxima sind bei der Katze nicht einfach auszumachen, sie sind im 3.–4. Interkostalraum (ICR) (distal Pulmonalklappenton, dicht darüber Aortenklappenton), 5.–6. ICR (Mitralklappenton) und rechts im 5. ICR (Trikuspidalklappenton) zu suchen. Intensität und Rhythmus können zusätzlich durch bimanuelle Palpation der Herzgegend beurteilt werden. Trotz der hohen Frequenzen sind der 1. und der 2. Herzton voneinander getrennt und mit deutlichem Qualitätsunterschied bei der Auskultation wahrnehmbar. Schnurren behindert die Auskultation erheblich. Es kann kurzzeitig unterbrochen werden, indem man die Katze anbläst oder ihren Kehlkopf massiert. Systolische und diastolische Nebengeräusche sind als Pulmonal-, Aorten-, Trikuspidal- und Bikuspidalklappeninsuffizienz oder angeborene Defekte (Ductus arteriosus persistens und andere) zu interpretieren. Nur selten sind ursächlich Stenosen verantwortlich zu machen. Die Herzdiagnostik kann durch Röntgen, EKG, Phonokardiographie und Sonographie ergänzt werden. Bei ausgeprägter Dämpfung der Herztöne und auch des Herzspitzenstoßes ist an eine Flüssigkeitsansammlung im Herzbeutel zu denken. Neben einer hämatogen bedingten bakteriellen Perikarditis wird bei der Katze vor allem im Gefolge der Leukose (Stauungserscheinungen) und der Felinen infektiösen Peritonitis eine vermehrte Flüssigkeitsansammlung zwischen viszeralem und parietalem Perikard angetroffen. Bei der Beurteilung der Intensität der Herztöne ist besonders auf das Verhältnis des ersten Herztones zum zweiten Herzton zu achten. Der normalerweise deutlich leiser zu hörende zweite Herzton kann bei einem erhöhten Strömungswiderstand im Lungenkreislauf (sehr selten Pulmonalstenose, Lungenstauung, Lungenödem, Lungenemphysem, raumfordernde Prozesse, Linksherzinsuffizienz) verstärkt sein, ähnliche Intensität wie der erste Herzton erreichen oder diesen sogar übertreffen. Insbesondere bei Verdacht auf eine

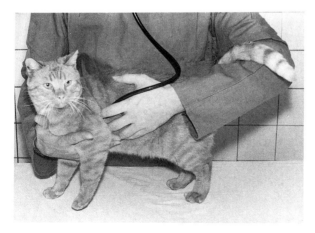

Abb. 6.5. Herzauskultation bei vorgestreckter Gliedmaße.

Herzinsuffizienz mit Lungenbeteiligung ist dies ein sicheres Zeichen für den Schweregrad der Lungenbeteiligung und/oder Linksherzinsuffizienz. Vielfach läßt sich hierbei der Herzspitzenstoß ertasten. Bei der Perkussion ist normalerweise lediglich eine relative Dämpfung festzustellen. Dies ermöglicht recht gut die Ermittlung ausgeprägter Herzdilatationen, die mit einer absoluten Dämpfung einhergehen. Die Perkussion darf in sitzender Haltung der Katze erfolgen.

Pulsdiagnostik. Bei der Palpation werden Frequenz, Rhythmus und Qualität beurteilt. Die Pulsfrequenz muß mit der des Herzens übereinstimmen; ist die des Pulses geringer, dann liegt ein Pulsdefizit vor. Es ist dies ein Alarmzeichen für eine erhebliche Beeinträchtigung der Herz-Kreislauf-Funktion. Häufigste Ursachen sind ausgeprägte Hypovolämie, Linksherzinsuffizienz, Hypertrophie und Herzdilatation. Das in den Körperkreislauf ausgestoßene Blut gelangt nicht bei jeder Herzaktion als Pulswelle bis in den Bereich der A. femoralis. Der Rhythmus des Pulses ist synchron zur Atmung verändert, dem darf keine pathogenetische Bedeutung beigemessen werden. Deutliche Rhythmusveränderungen, Ausfälle von Herzaktionen oder Verdacht auf Extrasystolen sollten immer mittels Elektrokardiogramm abgeklärt werden, um Erregungsstörungen oder Überleitungsstörungen ausschließen zu können. Die Aufnahme der Pulsqualität erfordert sehr viel Erfahrung, um die klassischen Parameter *Gleichmäßigkeit* (P. aequalis, P. inaequalis), *Füllung* (P. plenus, P. vacuus), *Größe* (P. magnus, P. parvus), *Schnelligkeit* (P. celer, P. tardus), *Spannung* (P. durus, P. filiformis) und *Pulsstärke* (s. Allgemeine Untersuchung) unterscheiden zu können. Hinsichtlich der Pulsstärke ist jedoch in jedem Fall eine Grobeinschätzung möglich. So entspricht eine kräftige, digital nur schwer abzudrückende Pulswelle einem Puls mit guter Füllung, Spannung und Größe, dagegen ist ein schwacher Puls digital leicht abdrückbar, zeigt schlechte Füllung, ist weich und klein.

Untersuchung der peripheren Gefäße. Es sind stets die sichtbaren kleinen Gefäße an den Schleimhäuten, insbesondere an den Konjunktiven, der Untersuchung zu unterziehen. Sie werden adspektorisch beurteilt nach Füllung, Farbe, Form und ihrer Abgrenzung von der Umgebung. Dabei sollten Venen und Arterien unterschieden werden. Die *Arterien* sind als hellrot gefärbte, scharf und fein gezeichnete und sich flußdeltaartig verzweigende Linien sichtbar, die *Venen* erscheinen rotviolett, kräftiger, leicht geschlängelt und bei nicht zu starker Füllung doppelt konturiert. Eine Reihe wichtiger pathogenetischer Zustände lassen sich ablesen. So sind bei *entzündlichen* Veränderungen die Arterien vermehrt gefüllt, erscheinen leicht erhaben über der Oberfläche, die umgebenden Schleimhäute sind gerötet und je nach Intensität der gestörten Semipermeabilität der Kapillaren noch scharf gezeichnet oder zwischen den Gefäßen durch Flüssigkeits- und Erythrozytenaustritt grau bis rötlich verwaschen. Die Unterscheidung, inwieweit es sich um eine Affektion der Kopfschleimhäute und der oberen Atemwege handelt (z. B. Katzenschnupfenkomplex) oder um streng lokalisierte (Konjunktivitis) oder generalisierte Prozesse, läßt sich durch einen Rechts-Links-Vergleich und die Untersuchung der anderen Körperschleimhäute abklären. Eine *Intoxikation* ist daran zu erkennen, daß neben einer allgemeinen Rötung, sich diese bei näherer Betrachtung von einer Entzündung durch deutliche Unschärfe der Gefäßzeichnung der Venen und Arterien unterscheidet. Die Zwischenräume der Gefäße sind grau-rot-braun verwaschen, eine vermehrte Blutfülle kann meist nicht festgestellt werden. Die Schleimhäute erscheinen etwas sulzig-ödematös verändert, es ist in der Regel eine deutlich schmutzigrötliche Verfärbung der eigentlich bläulich-weißen Sklera infolge Austritts von Erythrozyten festzustellen (Pyometra, Panleukopenie, Toxoplasmose, hochgradiger Endoparasitenbefall,

Feline infektiöse Peritonitis u. a.). Sehr blasse Episkleralgefäße mit deutlich doppelkonturierten Venen, die auffällig bläulich erscheinen, sind bei *Anämie* zu beobachten (Leukose, Hämobartonellose, Hämorrhagie u. a.). Venöse *Stauungserscheinungen* (Herzinsuffizienz, venöse Abflußstörungen u. a.) manifestieren sich in deutlich blau-violetten, über die Oberfläche erhabenen Venen und verstärkter Schlängelung derselben. Sie sind vermehrt gefüllt und scharf gezeichnet. Bläulich verfärbte Skleralgefäße kommen nur bei extremen Hypoxämien vor (akutes Lungenödem, interstitielle Pneumonie, ausgeprägter Pneumothorax und anderes).

Sehr wertvolle diagnostische Hinweise liefert die Bestimmung der *Kapillarfüllzeit*. Sie wird ermittelt, indem an einer nichtpigmentierten Stelle der Oberlippe oder des Zahnfleisches durch Fingerdruck (Kompression) eine gewisse Blutleere (heller, weißlicher Fleck) erzielt wird. Bei intakter Zirkulation muß sich nach plötzlichem Aufheben der Kompression der Bereich innerhalb einer Sekunde wieder mit Blut füllen. Kehrt die Rötung nur allmählich, vom Rande her bis in das Zentrum des blutleeren Bereichs zurück, und benötigt sie mehr als 1 Sekunde, so liegt eine Störung in der Mikrozirkulation vor, die weiter ursächlich abzuklären wäre (Präschock, Schock, Kreislaufinsuffizienz, metabolische Azidose, Hypoxämie, Hypovolämie, Dehydratation, Elektrolytverluste und anderes). Damit besteht eine sehr einfache diagnostische Möglichkeit zur Beurteilung der lebenswichtigen Mikrozirkulation, die für viele pathogenetische Vorgänge, die letztlich im irreversiblen Schock enden können, entscheidend ist.

Atmungsapparat. Die Untersuchung des Atmungsapparates umfaßt die Atembewegungen (Frequenz, Intensität, Typ, Rhythmus), Atemgeräusche, Atemluft, Nasen und Nasennebenhöhlen, Pharynx, Larynx und Trachea, Lunge, Pleura und Mediastinum. Veränderungen der Atembewegungen weisen auf eine *Dyspnoe* hin. Diese bedarf der weiteren Abklärung. Sie kann primär ihre Ursache im Atmungsapparat haben, aber auch kardial bedingt sein. Bei deutlicher Diskrepanz zwischen Schweregrad der Dyspnoe, Ausschluß primär kardialer Ursachen und Geringgradigkeit der sonstigen Veränderungen an der Lunge (Befund der Auskultation) und der oberen Atemwege und Verdacht auf Katzenschnupfen ist besonders an eine interstitielle Pneumonie (Pneumonitis/Chlamydieninfektion) zu denken. Hochgra-

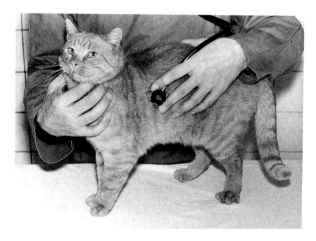

Abb. 6.6. Lungenauskultation.

6. *Grundlagen der klinischen Diagnostik* 157

dige Dyspnoe bei Ausschluß infektiöser Prozesse läßt an Pneumothorax denken. Auch leukosebedingte thorakale Lymphknotenvergrößerungen können Dyspnoe erzeugen.
Schwerpunkte der klinischen Untersuchung bilden die *Lungenauskultation* (Abb. 6.6.) und die *Perkussion* (Abb. 6.7.). Unter sorgfältiger Beachtung der synchronen Kreislaufdiagnostik sind die Befunde zu interpretieren. Perkutorisch ist über der gesamten Lunge ein voller Schall wahrnehmbar. Er wird durch die Leber kaudo-ventral und kaudo-dorsal in Höhe des letzten Zwischenrippenraumes begrenzt. Im Bereich des Recessus costodiaphragmaticus ist manchmal eine relative Dämpfung zu perkutieren. Überlauter Perkussionsschall innerhalb des Lungenfeldes bei gleichzeitig vorhandenen Dämpfungen sprechen für ein vikariierendes Emphysem. Ein vergrößertes Lungenfeld liegt bei einem Pneumothorax (insbesondere Ventilpneumothorax) vor; erstreckt er sich dorsal mehr als fingerbreit über den Rippenbogen, ist die Prognose ungünstig.
Bei der Auskultation wird über der Lunge normalerweise ein vesikuläres Atemgeräusch vernommen. Ist es bronchial oder verschärft, bestehen krankhafte Prozesse (Pneumonie, Blutstauung und anderes), oder es wird zu weit kranial auskultiert. Dann werden die Lungengeräusche durch die bronchialen der Trachea und Hauptbronchen überlagert. Flüssigkeitsergüsse, Tumoren, Gangrän, Abszesse u. a. sind auskultatorisch „still". Röntgen und gegebenenfalls die Endoskopie und Sonographie sind wertvolle Ergänzungsverfahren.

Verdauungsapparat. Erkrankungen des Verdauungsapparates nehmen eine vordere Position in der Krankheitsstatistik ein. Aufgrund des Umfanges und der Vielschichtigkeit seiner pathogenetischen Probleme hat es sich bewährt, der speziellen Organdiagnostik eine *allgemeine Untersuchung* voranzustellen. In der Regel wird sie mit einer gezielten Anamnese, die insbesondere Fütterung und Haltung bei Beachtung möglicher psychischer Belastungsfaktoren beinhaltet, begonnen. Appetit und Futteraufnahme (das Vermögen, Futter aufzunehmen), Durst und Wasseraufnahme, Defäkation, Vomitus und Regurgitation bieten wichtige Hinweise.
Erfahrungsgemäß schwierig gestaltet sich für den Tierbesitzer die Unterscheidung zwischen Erbrechen und Regurgitieren. Letzteres gibt Hinweise auf eine Achalasie mit oder ohne Ösophagusdilatation, und differentialdiagnostisch ist die Feline Dysautonomie zu erwägen. Einen ersten Anhaltspunkt, ob Futter regurgitiert oder erbrochen wurde, kann die pH-

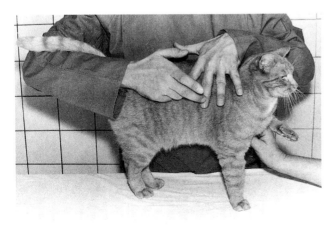

Abb. 6.7. Lungenperkussion.

Messung liefern. Abgesehen vom Vorliegen einer Achylia gastrica, ergibt sie saure Werte des Erbrochenen. Sicherheit verschafft die Röntgenographie.

Auch das anamnestische Erfragen nach der Defäkation ist nicht ohne Probleme. Die Besitzer berichten oftmals über Diarrhoe, obwohl es sich lediglich um dünnen und häufigen Kotabsatz, nicht aber um Durchfall mit vermehrter Kotmenge handelt. Auf diese Weise können sehr wesentliche Hinweise für das mögliche Vorliegen einer Fremdkörpererkrankung verlorengehen. Bei der *speziellen Untersuchung* der einzelnen Abschnitte des Verdauungsapparates wird systematisch von Kopf bis Anus vorgegangen. Besondere Beachtung finden Mund-

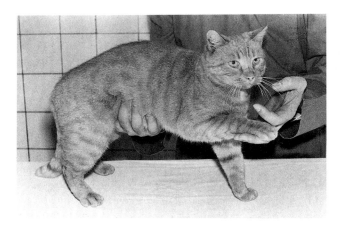

Abb. 6.8. Abdominalpalpation bei gleichzeitigem ablenkenden Spiel mit der Katze.

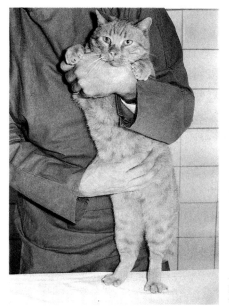

Abb. 6.9. Abdominalpalpation bei angehobener Katze, besonders geeignet zur Feststellung palpabler Veränderungen an Uterus, Leber und Milz.

höhle mit Zähnen, Rachenring und Larynx und die abdominale Palpation (Abb. 6.8. und Abb. 6.9.), bei der wie bei kaum einer anderen Tierart die inneren Organe sehr deutlich beurteilt werden können. Bei Verdacht auf Enteritis ist die Untersuchung durch eine Schwingauskultation (Abb. 6.10.) zu ergänzen, um den Grad der Flüssigkeits- und Gasfüllung abschätzen zu können (enterale Beteiligung bei der Panleukopenie, Ileus u. a.). Der begründete Verdacht auf ein sogenanntes *akutes Abdomen* kann eine diagnostische Laparotomie rechtfertigen.

Bauchhöhle und Abdominalbereich. Eine gesonderte Untersuchung von Bauchhöhle und Bauchbereich dient dem Erkennen von Erkrankungen dieser Region (Peritonitis, Aszites, Hämatozele u. a.), aber auch zur Feststellung von Symptomen, die Hinweise über Erkrankungen der Bauchhöhlenorgane vermitteln (Ileus, Tumoren, Organvergrößerungen). Die Untersuchung umfaßt vor allem die Adspektion, Palpation, Perkussion und gegebenenfalls die Punktion. Ergänzende Untersuchungstechniken sind die Endoskopie, das Röntgen und die Sonographie.

Bei der *Adspektion* wird auf Umfang und Form des Abdomens in verschiedenen Körperhaltungen geachtet. Insbesondere vermittelt die sitzende Stellung des Tieres mit angehobener Vorderhand Informationen über Veränderungen im Abdominalbereich. Die *Punktion* erfolgt 1–2 cm kaudal vom Nabel, möglichst mit einer speziellen Bauchhöhlenpunktionskanüle, die eine scharfe Durchtrennung der Bauchdecken, ein stumpfes Durchstoßen des Peritoneums und ein Ansaugen von Flüssigkeit durch eine mehrfach durchlöcherte Kanüle erlaubt. Bei Verdacht auf eine Abdominalerkrankung und ungenügendem Punktionserfolg kann eine Lavage erfolgen, indem einige Milliliter isotonischer Elektrolytlösung infundiert und nach leichter Massage des Abdomens wieder aspiriert werden. Das Punktat wird labordiagnostisch untersucht.

Leber. Sie ist bei der Katze der Palpation gut zugänglich (Abb. 6.11.). Hierzu wird das Tier vorn angehoben (Abb. 6.12.). Unmittelbar hinter dem Rippenbogen lassen sich bei nicht

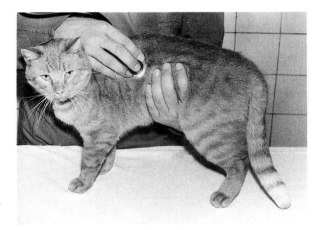

Abb. 6.10. Schwingauskultation des Abdominalbereichs. Während am letzten Rippenbogen auskultiert wird, versetzt die palpierende Hand den Darminhalt in Schwingung. Die Qualität der entstehenden Geräusche wird beurteilt.

Abb. 6.11. und 6.12. Palpation des kaudalen Leberrandes bei stehender (6.11.) und angehobener (6.12.) Katze.

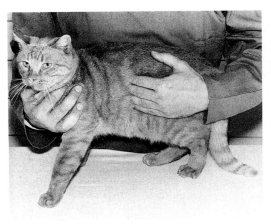
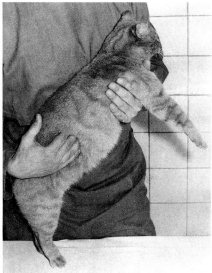
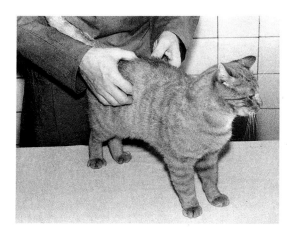

Abb. 6.13. Palpation der Nieren.

adipösen Tieren sehr gut Ausdehnung und Lappenkonsistenz und evtl. Schmerzhaftigkeit der Leber beurteilen (akute Hepatitis, Leukose, Tumoren und anderes). Im übrigen wird die Diagnostik lediglich indirekt durch die Beurteilung der Schleimhäute ergänzt, wobei ein Ikterus erst in sehr fortgeschrittenem Stadium deutlich sichtbar wird. Die Untersuchung der Leber bedarf unbedingt der Ergänzung durch Labordiagnostik, Röntgen und Sonographie.

Harnapparat. Schwerpunkte der Untersuchung des Harnapparates sind die *Palpation* der Nieren (insbesondere linke Niere in Abb. 6.13.) und Harnblase und gegebenenfalls die vorsichtige Katheterisierung der Harnröhre beim Kater mit Verdacht auf Urolithiasis (sog. Felines urologisches Syndrom). Anamnestisch ist besonderer Wert auf den Harnabsatz zu legen, um Polyurie, Pollakisurie, Tenesmus, Strangurie, Olig- oder Anurie und Incontinentia urinae erfassen und unterscheiden zu können. Die Untersuchung des Harnapparates bedarf der Ergänzung durch die klinische Labordiagnostik und gegebenenfalls der röntgenologischen Untersuchung (Urographie bei Verdacht auf Ureterektopie oder Ureterozele) und Sonographie.

Bewegungsapparat. Erkrankungen des Bewegungsapparates sind bei der Katze häufig. Neben traumatisch bedingten Läsionen an Knochen, Gelenken, Sehnen, Bändern und Muskeln sind vor allem die Osteopathien von Bedeutung. Zur Erkennung dieser Erkrankungen ist eine sorgfältige Beobachtung des Tieres in Ruhe und in der Bewegung notwendig. Wirbelsäulenverkrümmungen sind adspektorisch, häufig auch anamnestisch aufgrund gestörter Darmmotilität, näher in Betracht zu ziehen. Frakturen, Distorsionen, Luxationen und Muskelerkrankungen sind durch Palpation zu erkennen.

Die röntgenologische Zusatzuntersuchung ist am Bewegungsapparat bei Verdacht auf chirurgische Erkrankungen besonders wertvoll. Systemische Erkrankungen bedürfen darüber hinaus der labordiagnostischen Zusatzuntersuchung.

Nervensystem. Dem klassischen Untersuchungsspektrum Sensorium, Sensibilität, Motilität und Reflexerregbarkeit ist bei der Katze unbedingt die Beurteilung möglicher psychischer Belastungen und Störungen im normalen Verhaltensmuster hinzuzufügen. Nur so können eine Reihe von organisch bedingten Störungen abgeklärt werden (Unsauberkeit, Aggressivität, gestörte Futteraufnahme usw.).

Sensorium. Grundsätzlich umfaßt das Sensorium im Rahmen der klinischen Diagnostik die Beurteilung der Affektivität. Diese kann gesteigert oder vermindert sein. Eine herabgesetzte Affektivität äußert sich in graduell unterschiedlichen Stadien. Sie umfassen:
– *Apathie* (Abgeschlagenheit und verminderte Anteilnahme an der Umwelt, aber noch ansprechbar; die Katze zieht sich gern auf ihren gewohnten Platz zurück, läßt sich schwer zum Spiel verleiten, die Futteraufnahme ist meist auf besondere, beliebte Leckerbissen vermindert);
– *Somnolenz* (stärkere Form von Teilnahmslosigkeit, die sich in Schlafzuständen äußert, aus denen die Tiere jedoch noch durch intensive natürliche Reize aufgeweckt werden können; Futter wird zumeist nicht mehr aufgenommen, bei welpenführenden Katzen wird der Wurf vernachlässigt);
– *Sopor* (die Katze liegt in einem Schlafzustand, der weit über die Somnolenz hinausgeht, die Tiere sind kaum noch ansprechbar oder zeigen bei stärkeren Reizen atypische oder verminderte Abwehrbewegungen);
– *Stupor* (kennzeichnet einen Zustand der Bewußtlosigkeit, wobei die Tiere auf intensive Reize gerade noch reagieren);
– *Koma* (völlige Bewußtlosigkeit, auch durch intensive Reize nicht anzusprechen).
Feinere Störungen einer verminderten Affektivität können bei der klinischen Untersuchung leicht übersehen werden, auch sind diese nicht immer einfach dem Zentralnervensystem zuzuordnen, sondern Ausdruck einer Allgemeinerkrankung. Geringe Störungen des Sensoriums werden nur durch aufmerksames Beobachten des Tieres im Hinblick auf den Kontakt zum Besitzer und seine Reaktionen auf Umweltreize ermittelt. Erweist sich das Tier in seiner neuen Umgebung (tierärztlicher Untersuchungsraum) aufmerksam oder gar neugierig (Abb. 6.14.), schließen sich sensorielle Störungen von selbst aus. Demgegenüber kann die Affektivität auch gesteigert sein. Dies reicht von sensorieller Überempfindlichkeit gegenüber Umwelt-

reizen bis zu übertriebenen Fluchtreaktionen, epileptiformen oder Tobsuchtsanfällen. Mitunter wechseln bei ein und derselben Erkrankung gesteigerte und verminderte Affektivität (z. B. Herpesvirus suis-Infektion).

Motilität. Die Motilitätsstörungen umfassen alle Bewegungsabnormitäten, die das Tier in „Ruhe" und in der Bewegung zeigt; neben den typischen Störungen wie Ataxie, Lähmung, Kreis- und Uhrzeigerbewegungen, Zwangsbewegungen, auch Krämpfe, Tremor, Lid- und Mundwinkelzuckungen und anderes. Es bedarf einer sehr gründlichen Untersuchung, um diese Störungen gegebenenfalls ursächlich dem Nervensystem zuzuordnen. Vielfach liegt die Ursache der Motilitätsstörung primär im Bewegungsapparat. Zur Beurteilung des Zusammenspiels von upper motor neuron und lower motor neuron ist die *Prüfung der Motorik und*

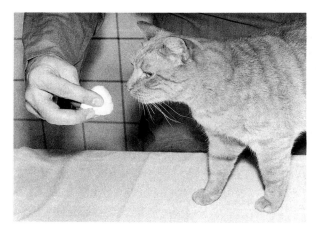

Abb. 6.14. Provozieren neugierigen Riechens an einem fremden Gegenstand (hier mit Propanol angefeuchteter Wattebausch).

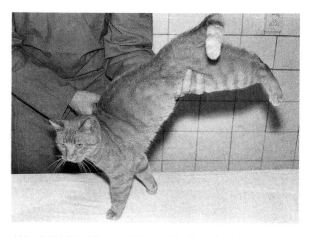

Abb. 6.15. Schubkarren-Fahren; die Katze läuft auf den Vorderbeinen.

des Verhaltens der Katze in extremen Haltungsveränderungen erforderlich; ihre Durchführung bereitet oftmals aufgrund von Abwehrreaktionen des Tieres Schwierigkeiten.
– *Schubkarren-Fahren:* Die Katze wird an der Hintergliedmaße angehoben und nach vorn und hinten bewegt (Abb. 6.15.). Dabei werden vom Tier normalerweise der Kopf angehoben und die Vordergliedmaßen gleichmäßig bewegt.
– *Hüpfreaktion:* Hebt man die Katze an und läßt sie nur mit einer Gliedmaße fußen, führt sie mit dieser hüpfende Bewegungen aus (Abb. 6.16.). Diese Probe ist allerdings nur sehr geduldigen Patienten zuzumuten. Auch unter „Fußen" der Gliedmaßen einer Seite kann die Prüfung durchgeführt werden (Abb. 6.17.).

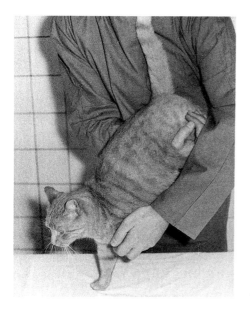

Abb. 6.16. Hüpfreaktion; die Katze bewegt sich auf dem einen Bein hüpfend vorwärts.

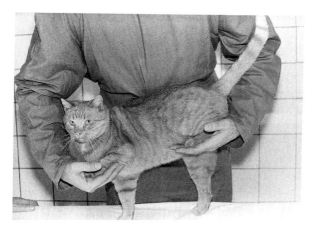

Abb. 6.17. Die Katze bewegt sich auf den Beinen einer Seite hüpfend vorwärts.

– *Streckreaktion:* Die angehobene Katze wird mit herabhängender Hinterhand zuerst auf den Untersuchungstisch gesetzt, dabei werden die Gliedmaßen reflexartig gestreckt.
– *Fallprobe:* Man läßt die Katze in Rückenlage fallen und fängt sie wieder auf. Normalerweise dreht sich das Tier und kommt in aufrechter Körperlage auf. Die Probe gilt auch der Prüfung des Gleichgewichtssinnes (nicht bei verunfallten Katzen durchführen).
– *Prüfen der Korrekturreaktionen:* Sie beruhen vor allem auf taktilen Reizen, so daß enge Beziehungen zur Sensibilität bestehen. So wird eine durch den Untersucher erzwungene Dorsalfußung sofort korrigiert, ebenso wird eine Katze mit verbundenen Augen sofort fußen, wenn sie mit der Pfote gegen ein Hindernis stößt (Tischkantenprobe; Abb. 6.18.).

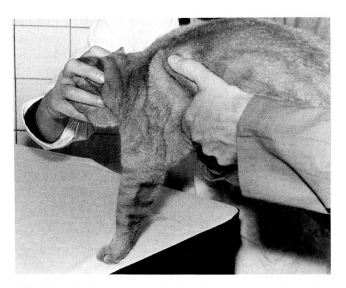

Abb. 6.18. Tischkantenprobe; bei Berührung der Dorsalfläche des Vorderbeines erfolgen sofort Fußung und Aufsetzen auf dem Tisch, auch bei verdeckten Augen.

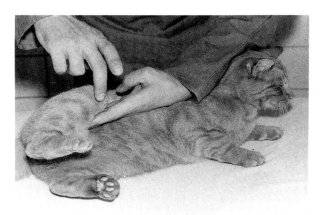

Abb. 6.19. Perkussion der Endsehne des M. quadriceps femoris zur Prüfung der Reflexerregbarkeit.

6. *Grundlagen der klinischen Diagnostik*

– *Reflexerregbarkeit:* Mit der Prüfung der Reflexerregbarkeit erfolgt in erster Linie eine Kontrolle der Intaktheit der Reflexbögen, der Funktionsfähigkeit des Rückenmarks (Abb. 6.19.). Es darf dabei jedoch nicht verkannt werden, daß eine verminderte Affektivität, Schmerzen und Motilitätsstörungen oder eine gestörte Sensibilität das Ergebnis der Reflexprüfung verfälschen können. Für die klinische Untersuchung eignen sich der Hautreflex, Zehen- oder Zwischenzehenreflex, Patellarbandreflex, Analreflex, Schluckreflex, Atemschutzreflex, Pupillarreflex, Kornealreflex und Lidschlußreflex.

– *Sensibilität:* Sie wird in eine Oberflächen- und eine sogenannte Tiefensensibilität unterteilt. Während die *Oberflächensensibilität* jegliches Empfinden (Berührungs-, Druck-, Schmerz- und thermische Reize u. a.) oberflächlicher und auch tieferer sensibler Nervenendigungen umfaßt (Abb. 6.20.), wird mit der *Tiefensensibilität* das Empfinden bezeichnet, das bewußt und unbewußt Informationen des ZNS über den Spannungszustand der Muskeln (Muskelspindeln) und Sehnen erlaubt. Hierzu sind auch die afferenten Nervenendigungen zu rechnen, die Spannungsänderungen in Bändern und Gelenkkapseln registrieren und weiterleiten. Im Komplex mit der afferenten Nervenbahn und der motorischen Beantwortung ist die Katze in der Lage, jede Spannungsänderung sofort bewußt oder unbewußt zu beantworten. So wird nach Sprung aus großer Höhe, Fehltritt, drohender Überdehnung von Sehnen u. a. sofort über schnell reagierende Muskulatur eine Schonhaltung oder andere Reaktion erfolgen und somit eine Verletzung verhindert. Man prüft dies, indem das Tier insgesamt oder die Gliedmaßen in eine Lage gebracht werden, die mit Spannungsänderungen in der Muskulatur oder in den Sehnen einhergehen. Beurteilt wird die Gegenreaktion. Die klassische Form der Prüfung ist der sog. *Falltürenversuch*. Die Katze ist nicht in der Lage, motorisch das Treten in eine unverhoffte Vertiefung zu beantworten und strauchelt, wenn sie nicht sensoriell (über Bewußtsein und Gesichtssinn) die Störung kompensiert. Auch das Kreuzen oder seitliche Abspreizen der Beine kann zur Prüfung genutzt werden (Abb. 6.21. und 6.22.). Die Tiefensensibilität darf nicht mit dem im Vestibulum liegenden Gleichgewichtssinn verwechselt werden.

Die klinische Untersuchung scheinbar nerval erkrankter Katzen ist aufgrund des sehr breiten differentialdiagnostischen Spektrums in Abhängigkeit von den erhobenen Befunden labor-

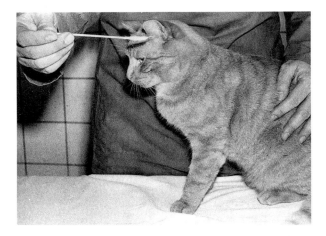

Abb. 6.20. Sensibilitätsprüfung am Ohrgrund mittels fein ausgezogenen Wattetupfers.

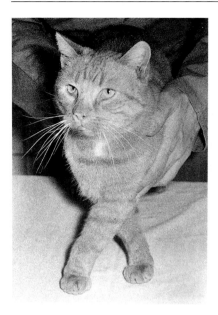 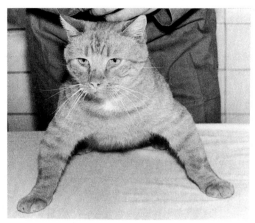

Abb. 6.21. und 6.22. Katze mit gestörter Tiefensensibilität; sie bleibt mit gekreuzten und gespreizten Beinen sitzen, die abnorme Muskel- und Sehnenspannung wird nicht registriert.

diagnostisch zu ergänzen. Neben der Liquoruntersuchung ist an Leberfunktionsstörungen, Infektionskrankheiten, Stoffwechselstörungen u. a. und deren labordiagnostische Abgrenzung zu denken. Auch die Elektromyographie und das Elektroenzephalogramm können wertvolle diagnostische Hinweise liefern.

Auge. Die Untersuchung der Augen erstreckt sich vornehmlich auf die Adspektion, die mit fokalem Licht ausgeführt werden sollte. Besonderer Beachtung unterliegen die Augenumgebung und die Lidränder im Hinblick auf Exsudate und Sekrete. Beiderseitiger Nickhautvorfall läßt an systemische Erkrankungen denken. Die Augäpfel werden hinsichtlich ihrer Stellung (Blickachse) und ihrer Motilität beurteilt. Bei der Irisfarbe bewahrt die Kenntnis individual- und rassenspezifischer Variationen vor Fehlinterpretationen. Der Lidschluß- und Kornealreflex lassen sich durch physikalische Hilfsmittel (Luftzug, ausgezogener Wattefaden) erzeugen. Die Reflexerregbarkeit der Pupille wird im dunklen Raum mit fokalem Licht geprüft. Mehrmaliges kurzes Beleuchten des Auges bahnt erst den Reflex. Erregungszustände des Tieres mindern seine Aussagekraft.

Für die Ermittlung von Veränderungen im Augapfel und am Augenfundus verwendet man durchfallendes Licht. Hierfür eignen sich lichtstarke Otoskopleuchten oder Ophthalmoskope.

Die Verwendung von Lupen (Lupenbrille, Brillenaufsätze) erleichtert das Auffinden pathologischer Veränderungen an oder in den Augengeweben.

Ohr und Nase. Der Tierarzt wird im Gegensatz zum Hund bei der Katze selten mit der Untersuchung auf eine Gehörsinnes- oder Geruchssinnsstörung konfrontiert. Diese haben am ehesten noch Bedeutung im Rahmen der Abklärung zentralnervaler Störungen, bei denen die Sinnesorgane mit erkrankt sind, oder bei Innenohrerkrankungen mit Störungen des Gleichgewichtssinnes (Vestibularapparat).

Der *Gehörsinn* wird durch Ansprechen, Schnalzen mit der Zunge oder Finger und leichtes Klopfen mit Instrumenten auf dem Untersuchungstisch o. ä. geprüft.

Die Prüfung des *Geruchssinnes* erfolgt durch aufmerksames Beobachten der Katze während ihrer ersten Erkundung der neuen Umgebung. Sie wird dabei gewöhnlich sehr interessiert die Nase mit einsetzen. Neuere Methoden zur Prüfung von Geruchs- und Gehörsinn mit intensiven spezifischen Reizungen und gleichzeitiger Aufnahme eines EEG (evozierte Potentiale haben vorerst nur experimentelle Bedeutung.

Geschlechtsapparat. Die Untersuchung der *weiblichen* Geschlechtsorgane, einschließlich der Mamma, umfaßt die Adspektion, Palpation und Vaginoskopie. In besonderen Fällen kann eine diagnostische Laparotomie erfolgen. Zur Zyklusdiagnostik wird die Vaginalzytologie herangezogen. Bei der Adspektion wird besonders auf Vaginalausfluß und Beschaffenheit der Vaginalschleimhaut geachtet. Gegebenenfalls können die tieferen Abschnitte der Vagina mittels Mini-Vaginoskop oder Spekulum genauer betrachtet werden.

Die Untersuchung der *männlichen* Geschlechtsorgane beschränkt sich im wesentlichen auf die Adspektion und Palpation der Testes und des Präputiums. Die Beurteilung der Testes erfolgt nach Größe, Konsistenz, Lage, Schmerzempfindlichkeit und Verschiebbarkeit der Tunica vaginalis externa.

Literatur

- *Zu den allgemeinen Gesichtspunkten des Diagnostizierens und den formallogischen Grundsätzen der Befundbewertung*

BERNDT, H.: Wert und Unwert einer Diagnose. Z. ärztl. Fortb. **72**, 517 (1978).
DÖRING, D.: Allgemeine Gesichtspunkte der Befundbewertung und der diagnostischen Entscheidungen. Z. ges. Innere Med. **43**, 386 (1988).
FUCHS, R., PLATZBECKER, H., und RICHTER, J.: Unqualifizierte Röntgenüberweisungen. Med. aktuell **14**, 837 (1988).
GROSS, R.: Medizinische Diagnostik – Grundlagen und Praxis. Springer, Berlin, Heidelberg (1969).
KELLER, H.: Kriterien zur Auswahl und Bewertung diagnostischer Tests. J. ges. Inn. Med. **40**, 23, 643–648 (1985).
KLEE, W.: Die Rolle objektiver und subjektiver Elemente in der klinischen Diagnostik. Dtsch. tierärztl. Wschr. **94**, 295 (1987).
KÖBBERLING, J.: Der prädiktive Wert diagnostischer Maßnahmen. Dtsch. Med. Wschr. **107**, 591 (1982).
MAREK, J., und MÓCSY, J.: Lehrbuch der Klinischen Diagnostik der inneren Krankheiten der Haustiere. 6. Auflage. Gustav Fischer Verlag, Jena 1960.
POLLOCK, V. H.: Diagnosis by calculation. Compendium continuing educat. practic. veterinarian. Princeton Junction **7**, 12, 1019–1034 (1985).
SEIGE, K.: Anamnese und klinische Untersuchung – auch heute noch Grundlage einer vernünftigen Diagnostik? Z. ges. Inn. Med. **40**, 637–640 (1985).
WHITE, M. E.: Computer-assisted diagnosis. Experience whith the consultant program. **187**, 5, 475–476 (1985).
ZIMMERMANN, S.: Problemorientierte Diagnostik. Z. ges. Innere Med. **40**, 640 (1985).

- *Zum Untersuchungsgang*

Braund, K. G.: Identifying degenerative and developmental myopathies. Vet. Med. (Lexana/Kans.) **81**, 713–714 (1986).

Braund, K. G.: Myopathies in dogs and cats. Recognizing endogenous cases. Vet. Med. (Lexana/Kans.) **81**, 803–805 (1986).

Braund, K. G.: Myopathies in dogs and cats. Reviewing the conditions of unknown and exogenous origin. Vet. Med. (Lexana/Kans.) **81**, 918–928 (1986).

Darrisius, R., Bucsis, L., Flasshoff, H.-J., Fiebiger, I., und Kraft, W.: Hepatoenzephalopathie. Kleintierpraxis **30**, 67–75 (1985).

Dunn, J. K., and Gorman, N. T.: Fever of unknown origin in dogs and cats. J. Small. Anim. Pract. **28**, 167–181 (1987).

Gorman, N. T., and Evans, R. J.: Myeloproliferative disease in the dog and cat. Clinical presentations, diagnosis and treatment. Vet. Rec. **121**, 490–496 (1987).

Grevel, V., Schmidt, S., und Lettow, E.: Der angeborene portosystemische Shunt bei Hund und Katze. Teil 1. Tierärztl. Praxis **15**, 77–02 (1987).

Hawkins, B., and Olson, G. R.: Clinical signs of pseudorabies in the dog and cat: A review of 40 cases. Iowa State Univ. Vet. **47**, 2, 116–119 (1985).

Hoffmann, H.: Syndrome disseminierter intravasaler Gerinnung (Verbrauchskoagulopathie) bei Haustieren. Parey, Berlin und Hamburg 1976.

Holt, P. E.: Urinary incontinence in the dog and cat. T. Diergeneeskd. **112**, Suppl. 1, 92–97 (1987).

Indrieri, R. J., Creighton, S. R., Lambert, E. H., and Lennon, V. A.: Myasthenia gravis in two cats. J. S. Afr. Vet. Med. Assoc. **182**, 57–60 (1983).

Jaksch, W.: Diagnose und Therapie von Leberkrankheiten bei Kleintieren. Wien. tierärztl. Mschr. **61**, 127 (1974).

Jonas, D., Haberkorn, K., und Commichau, C.: Beitrag zur postmortalen Differentialdiagnose der Tollwut bei Katzen. Tierärztl. Praxis, **14**, 527–532 (1986).

Kahn, D. E., and Hoover, E. A.: Infectious respiratory diseases in cats. Vet. Clin. North Am. **6**, 399 (1976).

Kersten, K.: Ergüsse und Differentialdiagnose. Report **21**, 1 (1985).

Kraft, W., Ballauf, Brigitte, Ghermai, A. K., und Münster, M.: Feline Dysautonomie (Key-Gaskell-Syndrom) – erste Beobachtungen der Krankheit in Mitteleuropa. Kleintierpraxis **33**, 287 (1988).

Loeffler, K.: Akutes Abdomen. Prakt. Tierarzt **67**, 6, 486–491 (1986).

Moore, F. M., Emerson, W. E., and Cotter, S. M.: Distinctive peripheral lymphnode hyperplasia of young cats. Vet. Pathol. **23**, 4, 386–391 (1986).

Murdock, D. B.: Diarrhoe in the dog and cat. 1. Acute diarrhoe. Brit. Vet. J. **142**, 4, 307–316 (1986).

Neu, H., und Pfeifer, G.: FIP (Feline Infektiöse Peritonitis): Klinische Frühsymptome und vorausgegangene Belastungen. Kleintierpraxis **30**, 307–314 (1985).

Neu, H.: Erkrankungen mit Schluckstörungen. Prakt. Tierarzt **69**, 1, 30–32 (1988).

Oettli, P.: Neurologische Untersuchung bei fokalen Myelopathien. Jahrestagung d. Schweiz. tierärztl. Gesellschaft (1984).

Rocholitz, I.: Feline dysautonomia (the Key-Gaskell syndrome): a preliminary review. J. Small Animal Pract. **25**, 587 (1984).

Schmidt, Sibylle: Die Ultraschalldiagnostik in der inneren und gynäkologischen Kleintierpraxis. Berl. Münch. Tierärztl. Wschr. **99**, 9, 300–308 (1986).

Schütt, Irma: Myasthenia gravis – eine Autoimmunerkrankung beim Hund. Dt. tierärztl. Wschr. **94**, 230–231 (1987).

Stokhof, A. A., Wolvekamp, W. Th. C., and Hellebrekers, I. J.: Traumatic diaphragmatic hernia in the dog and cat. T. Diergeneeskd. **111**, Suppl. 1, 62–86 (1986).

Tobias, S.: Diagnosing the cause of feline pyrexia and anorexia. Vet. Med. (Lenaxa/Kans.) **81**, 10, 930–933 (1986).

VANDEVELDE, M.: Differentialdiagnose spinaler Erkrankungen. Jahrestagung der Schweiz. tierärztl. Gesellschaft (1984).
VANDEVELDE, M.: Differentialdiagnose Lahmheit – Lähmung. Schweiz. Tierärztetage 1985, Schweiz. Vereinig. Kleintiermed. 31–34 (1985).
WALTER, J. H., und RUDOLPH, R.: Die Feline Infektiöse Peritonitis, histologische und immunhistochemische Untersuchungen zur Antigenverteilung. Report **27**, 33 (1988).

Für die Anfertigung des Bildmaterials sei dem Zentrum für Foto und Film der Universität Leipzig herzlich gedankt.

7. Bildgebende Untersuchungstechniken

K. Hartung

7.1. Einleitung

Die klinische Diagnostik hat auf dem Gebiet der bildgebenden Untersuchungstechniken in den letzten zwei Jahrzehnten sehr große Fortschritte erfahren. Zum einen sind die herkömmlichen Röntgenapparate wesentlich leistungsfähiger geworden, darüber hinaus sind aber auch einige vollständig neue Techniken entwickelt worden. Im einzelnen stehen heute folgende radiologische Untersuchungsverfahren zur Verfügung:

1. Röntgenuntersuchung:
    a) Leeraufnahmen,
    b) Kontrastaufnahmen;
2. Sonographie (Ultraschalluntersuchung);
3. digitale Subtraktionsangiographie;
4. Computertomographie;
5. Kernspintomographie;
6. Szintigraphie (stellvertretend für die nuklearmedizinischen Untersuchungsverfahren).

Die meisten hier genannten neuen Verfahren sind zum heutigen Zeitpunkt für die tierärztliche Praxis nicht erreichbar. Besonders die vier letztgenannten Untersuchungstechniken bedingen einen so hohen apparativen *Aufwand*, daß schon allein aus finanziellen Erwägungen eine Anwendung in der Tiermedizin nicht realistisch ist.

Die Ultraschalluntersuchung ist in der tierärztlichen Praxis noch nicht sehr eingeführt. Anwendung für diagnostische Zwecke ist zur Zeit in der Veterinärmedizin hauptsächlich auf die Trächtigkeitsdiagnostik beschränkt, alle anderen Anwendungsbereiche sind, zumindest in Deutschland, noch relativ unbekannt. Die Zurückhaltung ist verständlich, da die Interpretation von Ultraschallbildern recht schwierig und für differenziertere Untersuchungen z. B. im Rahmen der Kardiologie auch wieder eine sehr teure apparative Ausstattung Voraussetzung ist. Man kann jedoch davon ausgehen, daß im Rahmen der zunehmenden Spezialisierung in der Kleintierpraxis die Sonographie in Zukunft einen festen Platz in der klinischen Diagnostik auch bei der Katze einnehmen und behaupten wird.

Für den Tierarzt ergibt sich zur Zeit die Situation, daß trotz vielfacher unterschiedlicher technischer Möglichkeiten die *Röntgenuntersuchung* die radiologische Untersuchungsmethode der Wahl ist. Dabei ist allerdings eine differenzierte Diagnostik sowohl in der Kleintier- als auch in der Pferdepraxis ohne den Einsatz leistungsfähiger Röntgengeräte nicht mehr denkbar.

Aus den oben genannten Gründen soll sich dieses Kapitel weitgehend mit der Röntgendiagnostik befassen. Zusätzlich soll am Ende des Kapitels kurz auf die Möglichkeiten der Ultraschalldiagnostik hingewiesen werden.

7.2. Röntgenuntersuchung

7.2.1. Röntgentechnik

Die Katze ist der ideale Röntgenpatient. Die Tiere sind im allgemeinen nicht so groß, so daß mit fast jedem Röntgengerät gute, diagnostisch verwertbare Aufnahmen angefertigt werden können. Aufgrund der weitgehend einheitlichen Körpergröße erübrigt es sich, für Katzen eine aufwendige Belichtungstabelle aufzustellen. Es reicht im Grunde aus, *Belichtungswerte* für normale Katzen sowie gesondert für sehr große und sehr kleine Katzen aufzuzeichnen. Mit diesen wenigen Werten können dann alle Aufnahmen angefertigt werden.

Aufgrund der relativ gleichmäßigen Dicke von Katzen über den gesamten Körperstamm ist es möglich, Thorax und Abdomen auf einer Aufnahme mit einer Belichtung darzustellen. Das gilt sowohl für die seitlichen als auch für Ventrodorsalaufnahmen.

Die Erfahrung an unserer Abteilung hat gezeigt, daß das Anfertigen von *Ganzkörperaufnahmen* bei Katzen häufig sinnvoll ist. Da viele Katzen Freigänger sind und somit selten wirklich unter Kontrolle des Besitzers stehen, bemerkt dieser eine Erkrankung häufig relativ spät, und seine Angaben zum Vorbericht sind recht vage. Wir haben die Erfahrung gemacht, daß bei Vorberichten, die auf eine Erkrankung im Abdomen hinweisen, häufig die Krankheitsursache im Thoraxbereich liegt oder auch umgekehrt. So ist die Ganzkörperaufnahme ein sehr wichtiger Bestandteil der Untersuchung. Falls sich bei diesen Aufnahmen ein Verdacht auf das Vorliegen einer Veränderung in einer bestimmten Region ergibt und aufgrund der Übersicht diese Region nicht optimal dargestellt ist, müssen dann eine oder mehrere gezielte Aufnahmen den ersten folgen.

Als *Folien* reichen mittelverstärkende vollständig aus, mit ihnen können alle Körperstammaufnahmen in ausreichender Zeichenschärfe und mit vorzüglichem Kontrast angefertigt werden. Bei Extremitätenaufnahmen kann man feinzeichnende Folien verwenden, mit ihnen ist eine noch bessere Detailzeichnung der Knochenstruktur zu erreichen.

Ein *Streustrahlenraster*, das bei Körperstammaufnahmen des Hundes unerläßlich ist, wird bei Katzen im allgemeinen nicht benötigt. Aufgrund ihres geringen Körpervolumens und der daraus resultierenden niedrigen Röhrenspannung entsteht nur wenig störende Streustrahlung. Ohne Raster kann man mit relativ kurzen Belichtungszeiten arbeiten, was zur Schärfe der Aufnahmen beiträgt.

7.2.2. Lagerung

Bei einigem Geschick sind Katzen im allgemeinen leicht in jede beliebige Stellung zu bringen, nur in seltenen Fällen ist eine *Sedation* oder Narkose notwendig. Bei Tieren, die an sich aggressiv sind oder starke Schmerzen haben, ist allerdings eine Ruhigstellung angezeigt. Darüber hinaus empfiehlt es sich, bestimmte Untersuchungen, z. B. Kopfaufnahmen, aus Strahlenschutzgründen in Sedation durchzuführen.

Über die Lagerung zur Untersuchung einzelner Regionen oder Organsysteme soll, falls notwendig, jeweils bei der röntgenanatomischen Beschreibung dieses Bereichs eingegangen werden. Es soll hier aber doch noch einmal betont werden, daß mit wenigen Ausnahmen eine Röntgenuntersuchung unvollständig ist, wenn nicht Aufnahmen *in zwei Ebenen* angefertigt werden. Eine Röntgenaufnahme ist die zweidimensionale Darstellung eines dreidimensionalen Objektes. Eine Vorstellung von diesem Objekt kann man nur bekommen, wenn man

Aufnahmen in zwei senkrecht zueinander stehenden Ebenen hat. So müssen für Thorax- oder Abdomenuntersuchungen Aufnahmen in Seiten- und in Rücken- bzw. Bauchlagerung angefertigt und beurteilt werden. Die häufig geäußerte Ansicht, die Seitenlagerung reiche im allgemeinen aus und nur, wenn auf dieser Aufnahme der Verdacht einer bestimmten Erkrankung auftaucht, sollte eine zweite Ebene angefertigt werden, ist schlicht falsch und zeugt von ungenügender Kenntnis der allgemeinen *Röntgengeometrie*. Nicht selten ist die Lateralaufnahme vollständig unauffällig, und in der zweiten Ebene findet man dann einen Hinweis auf einen pathologischen Prozeß, oder die erste Aufnahme zeigt, wie man glaubt, ein für eine Erkrankung typisches Bild; die zweite Ebene jedoch macht erst klar, daß es sich um einen anderen Prozeß handelt. Ein Beispiel hierfür gibt Abb. 7.1.

Auch der Hinweis auf den zeitlichen und materiellen Aufwand für die routinemäßige Anfertigung einer zweiten Aufnahme ist nicht gerechtfertigt. Wenn das Tier einmal auf dem Tisch liegt, dann benötigt man für das Anfertigen einer zweiten Ebene nur wenig mehr Zeit, und der materielle Aufwand – nur wenige Mark für einen zweiten Film – fällt im Vergleich zum diagnostischen Gewinn überhaupt nicht ins Gewicht.

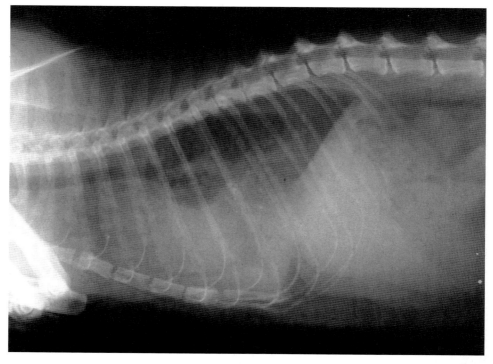

Abb. 7.1a. Thorax lateral: deutliche Verdichtung des gesamten Lungenfeldes, Herz nicht abgrenzbar, Pleuraerguß.
Abdomen: Vergrößerte und abgerundete Leber.
In der ersten Praxis wurde nur diese Aufnahme angefertigt und daraufhin die Diagnose Kardiomyopathie gestellt.

7.2.3. Strahlenschutz

Dem Strahlenschutz des Personals kommt bei Röntgenuntersuchungen der Katze besondere Bedeutung zu. Die Tiere sind klein und relativ wendig, so daß die haltende Hand des Tierarztes oder seiner Helfer sich häufig sehr nahe oder sogar in der *Primärstrahlung* befindet. So sieht man leider auf vielen Aufnahmen von Katzen Finger oder Hände, meist sogar ohne Bleischutz. Wenn man zusätzlich in Betracht zieht, daß in der Praxis nicht in jedem Fall das Primärstrahlenbündel genau auf das Kassettenformat eingeblendet wird, d. h. ein größeres Feld als notwendig bestrahlt wird, dann muß man davon ausgehen, daß sehr oft eine *unnötige Strahlenbelastung* und damit eine unnötige Gefährdung des Personals in Kauf genommen wird.

Grundsätzlich muß man feststellen, daß auch *Bleihandschuhe* keinen absoluten Schutz vor

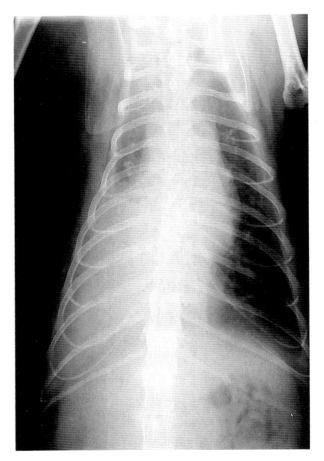

Abb. 7.1b. Thorax ventrodorsal: homogene Verdichtung des rechten kaudalen Lungenlappens. Verbreitertes Mediastinum. Pleuraerguß. Herz, soweit beurteilbar, nicht vergrößert. Diagnose: Tumor im rechten kaudalen Lungenlappen. Die Diagnose wurde bei der Sektion bestätigt.

Primärstrahlung bieten. Der Bleischutz ist so ausgelegt, daß die vom Patientenkörper ausgehende weiche Streustrahlung fast vollständig absorbiert wird. So werden Strahlungen von 60 kV von einer Schutzschicht von 0,25 mm Bleigleichwert (normaler Röntgenhandschuh) zu mehr als 99% absorbiert, Strahlungen von 100 kV dagegen nur zu 75%. Da Röntgenaufnahmen von Katzen allerdings meist im unteren Energiebereich (zwischen 40 und 50 kV) belichtet werden, haben hier die Handschuhe doch eine relativ hohe Schutzwirkung.

Neben den Bleihandschuhen ist das Tragen von *Bleischürzen* unerläßlich. Alle bei der Untersuchung im Kontrollbereich (in der tierärztlichen Praxis im Röntgenraum) anwesenden Personen müssen während der Untersuchung eine Bleischürze tragen. Daß sich Jugendliche unter 18 Jahren und schwangere Frauen grundsätzlich nicht im Kontrollbereich aufhalten dürfen, sollte eine Selbstverständlichkeit sein und wird hier nur der Vollständigkeit halber noch einmal erwähnt.

7.2.4. Röntgenbildbetrachtung

Röntgenaufnahmen sollen immer in einem dunklen Raum vor einem gleichmäßig ausgeleuchteten *Leuchtkasten* betrachtet werden. Das sollte in der Regel nicht in Eile zwischen der Behandlung von zwei Patienten, sondern in aller Ruhe, möglichst ohne störende Einflüsse von außen, geschehen. Selbstverständlich gibt es Fälle, bei denen eine Diagnose sofort gestellt werden muß; aus diesem Grund müssen auch die Aufnahmen gleich nach der Entwicklung orientierend betrachtet werden. Das ist immer notwendig, auch um zu beurteilen, ob die technische Qualität der Aufnahmen ausreicht bzw. eine oder mehrere Aufnahmen wiederholt werden müssen. Detaillierte Befunde und damit genauere Diagnosen wird man jedoch nur stellen können, wenn man sich Zeit und Ruhe bei der Beurteilung nimmt. Alle Aufnahmen müssen *systematisch* ausgewertet werden, d.h., man muß mit dem Auge die ganze Aufnahme abtasten, nicht nur das Zentrum des Bildes oder die in Frage stehende Region. Häufig werden Befunde, die für die Diagnose und damit für Therapie und Prognose wichtig sind, übersehen, weil man für die systematische Betrachtung der Aufnahme nicht die notwendige Ruhe und Sorgfalt aufgebracht hat. Auch vom Blutbild erwartet man nicht, daß die Befunde gleich nach der Blutentnahme vorliegen, entsprechend sollte man auch vom Röntgenbild keine sofortige Diagnose erwarten. *Merke:* Blitzdiagnosen sind nur eindrucksvoll, wenn sie richtig sind!

Bei der Befundung ist weiter von großer Bedeutung, daß die Aufnahmen jeweils in der gleichen Weise betrachtet werden sollen, d.h. immer in der gleichen *Richtung* vor dem Bildschirm aufgehängt werden müssen. Bei der Beurteilung einer Röntgenaufnahme vergleicht man das in Frage stehende Bild mit einem Normalbild, das im Kopf des Betrachters gespeichert ist. Dieser Vergleich kann nur optimal gelingen, wenn beide „Bilder" auch wirklich vergleichbar sind, d.h. in gleicher Richtung betrachtet werden. Untersuchungen haben gezeigt, daß selbst erfahrene Radiologen Befunde übersehen oder wesentlich länger für die Erkennung von Befunden brauchen, wenn die Aufnahmen nicht „richtig" aufgehängt sind.

Für die Betrachtung von Röntgenaufnahmen von Kleintieren gibt es eine *internationale Übereinkunft*. Danach sollen alle seitlichen Aufnahmen so betrachtet werden, daß der Kopf des Tieres auf der linken Seite des Leuchtschirmes ist und der Schwanz rechts. Ventrodorsal- und Dorsoventralaufnahmen sollen in Anlehnung an das Vorgehen in der Humanmedizin so gehängt werden, daß die linke Seite des Tieres der rechten Seite des Betrachters gegenübersteht und umgekehrt (Abb. 7.2.). Dieser Art der Betrachtung wird in diesem Kapitel bei der Reproduktion von Aufnahmen durchgehend gefolgt.

7.3. Röntgenanatomie der Katze

Die Katze ist auch in ihrem röntgenologischen Bild kein kleiner Hund, sondern eine eigenständige Tierspezies, deren Bild man genau kennen muß, wenn man unnötig viele diagnostische Fehler vermeiden will. Manche Befunde, die beim Hund eindeutig pathologisch sind, haben bei der Katze keinerlei Bedeutung und stellen die normale Anatomie dar, andere Befunde muß man bei der Katze als wesentlich schwerwiegender im Hinblick auf Diagnose und Prognose werten als beim Hund. Aus diesem Grund sollen im folgenden die röntgenanatomischen *Besonderheiten* der Katze besprochen werden. Um die Gegebenheiten der Katze klar herauszuarbeiten, wird in vielen Fällen die Röntgenanatomie der Katze mit der des Hundes verglichen; das hat auch insofern eine Berechtigung, als die Röntgenanatomie des Hundes bei den Kollegen in der Praxis im allgemeinen besser bekannt ist.

7.3.1. Skelettsystem

Das Skelettsystem weist eine Reihe von Besonderheiten auf, die man bei der Röntgenuntersuchung beachten muß. Als erstes muß man feststellen, daß die *Knochenentwicklung* bei der Katze röntgenologisch relativ spät abgeschlossen ist. Während beim gesunden Hund die

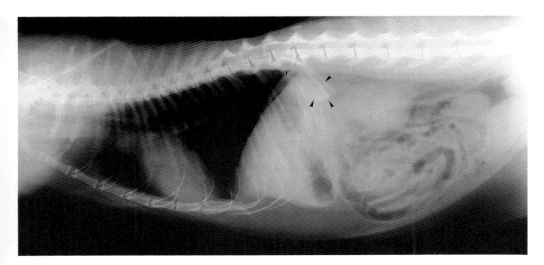

Abb. 7.2a. Ganzkörper lateral.
Thorax: Herz und Lungenzeichnung gut erkennbar. Abdrängen des kaudalen Lungenfeldes von der Wirbelsäule durch die auslaufende Lendenmuskulatur (kleine Pfeile).
Abdomen: Gut erkennbare Abdominalorgane. Beide Nieren überlagern sich. Milzschatten dorsal sichtbar (große Pfeile).

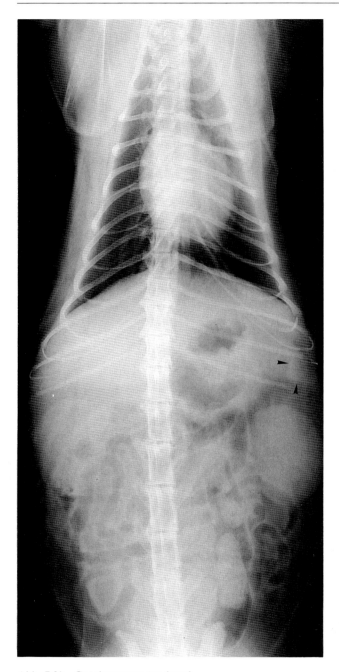

Abb. 7.2b. Ganzkörper ventrodorsal.
Gute Darstellung der Thoraxorgane, die Aufnahme ist gering verkantet, daher ist der Herzschatten verlagert und nicht eindeutig zu beurteilen.
Abdomen: alle Organe gut dargestellt (Milz-Pfeile).

letzten Epiphysenfugen im Alter von einem Jahr geschlossen sind, sind bei der Katze zu diesem Zeitpunkt viele Fugen, besonders an den langen Extremitätenknochen, noch weit offen. Erst im Alter von mehr als 20 Monaten sind bei der gesunden Katze alle Fugen geschlossen.

Die Knochen ausgewachsener gesunder Katzen besitzen eine charakteristische Form, so daß sie leicht von den entsprechenden Knochen gleichgroßer Hunde zu unterscheiden sind. Dabei ist die Form der Knochen aller Katzen relativ konstant, d. h. daß z. B. das Becken eines Tigers die gleiche Form hat wie das Becken der Hauskatze. Zusätzlich gibt es bei den Hauskatzen keine Rassen mit Zwerg- oder Riesenwuchs. „Die menschliche Züchtungskunst hat sich bei der Katze überhaupt nicht, oder wo doch, so nicht auf ihre Größe und Gestalt ausgewirkt" (SCHMIDTKE, 1987).

Es gibt bei der Katze eine Reihe von Stoffwechselstörungen, die eine deutliche Auswirkung auf das röntgenologische Erscheinungsbild der Knochen haben. Insbesondere bei einseitiger Fütterung finden wir typische Veränderungen des Skeletts, die durch Abweichungen in der *Knochendichte* oder durch *Formveränderungen* der einzelnen Knochen charakterisiert sind.

Knochentumoren sind bei der Katze seltener zu beobachten als beim Hund. Wenn allerdings solche Tumoren auftreten, dann sind sie fast immer sehr aggressiv. So gibt es Tumoren mit einem überwiegend lytischen Bild, das so weit führen kann, daß man den Eindruck hat, der Knochen sei gar nicht angelegt bzw. vollständig verschwunden. Dieses in der Regel aggressive Bild der Knochentumoren entspricht dem allgemeinen Auftreten von Tumoren bei der Katze. Gemessen an der Gesamtpopulation, leiden Katzen wesentlich seltener an Neubildungen als Hunde; dabei liegt der Prozentsatz der bösartigen Tumoren bei Katzen aber wesentlich höher.

7.3.1.1. Wirbelsäule

Die einzelnen Wirbel der Katze haben eine charakteristische Form (Abb. 7.2a.). Die Wirbelkörper sind länglicher als beim Hund, sie sind scharf begrenzt und haben eine sehr feine *Trabekelzeichnung*. Bei älteren Katzen wird diese Trabekelzeichnung grobmaschiger und wirkt lockerer, ohne daß dieses eine pathologische Bedeutung hat. Aber auch bei verschiedenen Stoffwechselstörungen (z. B. Hyperparathyreoidismus) sehen wir eine deutliche Auflockerung der Knochenstruktur, die Wirbelkörper wirken „gläsern" und sind teilweise kaum noch dichter als das umgebende Weichteilgewebe; dabei heben sich die Endplatten relativ scharf ab. In diesem Zusammenhang sind dann bei genauer Betrachtung der Aufnahmen häufig Frakturen der Wirbel oder auch der Extremitätenknochen zu beobachten, die manchmal als deutliche *Zusammenhangstrennungen*, häufiger aber nur als feine Haarrisse oder als Unterbrechungen der Außenkontur zu erkennen sind. Bei anderen Erkrankungen (z. B. A-Hypervitaminose) verdichten sich die Wirbelkörper, es kommt zu massiven *Brückenbildungen* ventral bis zur totalen Blockbildung. In fortgeschrittenen Fällen können ganze Abschnitte der Wirbelsäule, besonders der Hals- und Lendenwirbelsäule, ankylosiert sein.

Mißbildungen der Wirbelsäule und der Rippen können, obwohl seltener als beim Hund, regelmäßig beobachtet werden. Wesentlich häufiger als beim Hund sind bei der Katze *Mißbildungen des Sternums*, sowohl was die Anzahl der Sternebrae als auch was die Form anbetrifft. Die meisten dieser Mißbildungen sind ohne jegliche klinische Bedeutung. In Einzelfällen können solche Anomalien, insbesondere eine stark ausgeprägte Trichterbrust (Pectus excavatum), klinische Bedeutung gewinnen. Dieses Bild kann aber auch eine

Vergrößerung des Herzens vortäuschen. Besonders in der VD-Aufnahme erscheinen dann einzelne Abschnitte des Herzens durch die Verlagerung auf eine Seite des Brustkorbes vergrößert.

Bei älteren Katzen kann man regelmäßig degenerative Veränderungen (Nukleusverkalkungen, Spondylosen) im Bereich der Bandscheiben, besonders der Lendenwirbelsäule, aber auch der Halswirbelsäule, erkennen (Abb. 7.3.). Diese auffälligen Veränderungen sind meist Zufallsbefunde, die keine klinische Entsprechung haben.

7.3.1.2. Extremitätenskelett

Auch das Extremitätenskelett hat einige Besonderheiten, die der mit Katzen beschäftigte Tierarzt kennen muß. So hat die Katze stets ein ausgebildetes *Schlüsselbein* (Clavicula), das häufig nicht nur von Studenten sondern auch von ungeübten Praktikern als Fremdkörper fehlinterpretiert wird (Abb. 7.4.). Bei inkorrekter Lagerung kann das Schlüsselbein so über Trachea oder Ösophagus projiziert werden, daß ein knöcherner Fremdkörper (Fischgräte) vorgetäuscht wird.

An der *Hinterextremität* sollte man besonders die *Form des Beckens* beachten. Beide Beckenseiten sollen jeweils ganz gerade gestreckt und parallel zueinander verlaufen, im Gegensatz zum Hund, wo das Becken immer mehr oder minder „barock" geschwungen ist. Wenn bei einer Katze in der seitlichen oder in der Ventrodorsalaufnahme das Becken gebogen erscheint, dann ist das ein Hinweis auf eine Entwicklungsstörung (bei jungen Tieren) oder auf eine zurückliegende Erkrankung (Abb. 7.5.). Entsprechendes gilt übrigens auch für Verbiegungen der Wirbelsäule.

Es ist ferner wichtig zu wissen, daß die Extremitätenknochen im Verlauf der Alterung der Tiere röntgenologisch deutliche *Strukturveränderungen* im Sinne einer Auflockerung erfahren. Besonders die gelenknahen Knochenabschnitte an Ellbogen, Hüfte und Kniegelenk zeigen bei alten Tieren eine sehr grobe, unregelmäßige Struktur, die der Zeichnung bei Knochentumoren von Hunden nicht unähnlich ist.

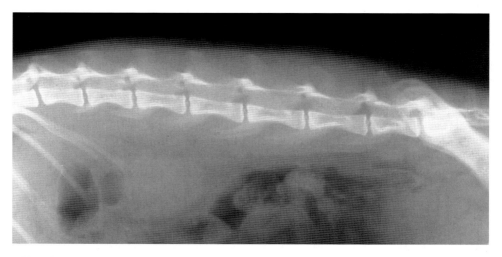

Abb. 7.3. Nukleusverkalkungen. Ohne klinische Entsprechung.

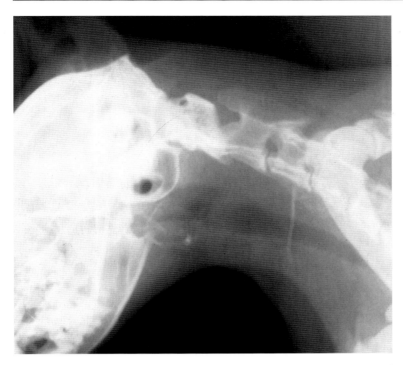

Abb. 7.4. Clavicula. Auf dieser stark rotierten Aufnahme ist die Clavicula über den Hals projiziert und könnte als knöcherner Fremdkörper fehlinterpretiert werden.

Im Kniegelenk von Katzen sind oft kleine, deutlich verkalkte *freie Körper* zu erkennen, deren Ätiologie nicht bekannt ist. Sie scheinen aber keinen Hinweis auf eine Erkrankung des Gelenks darzustellen, da sie sehr häufig rein zufällig bei Tieren ohne jegliche Lahmheit gefunden werden.

7.3.1.3. Kopf

Kopfaufnahmen sind immer relativ schwierig anzufertigen. Um sie genau beurteilen zu können, müssen die Tiere optimal gelagert werden. Das gilt besonders für ventrodorsale bzw. dorsoventrale Aufnahmen, die nur genau auszuwerten sind, wenn exakt bilateral-symmetrische Aufnahmen vorliegen. Diese optimale Projektion läßt sich unserer Meinung nach am ehesten erreichen, wenn das Tier in Bauchlage geröntgt wird. Die Kassette wird auf ein Kissen auf den Tisch gelegt und der Kopf der Katze mit beiden Unterkieferästen fest auf die Kassette gedrückt (Abb. 7.6.). Da Katzen für Kopfaufnahmen nur sehr schwer zu fixieren sind (Strahlenschutz!), empfiehlt sich hier immer eine Sedation der Tiere.
Als Besonderheit soll hier nur die Stirnhöhle erwähnt werden. Bei jeder normalen, gesunden Katze bildet sie sich in der Lateralaufnahme als großer, dreieckiger, luftdichter Schatten ab (Abb. 7.7a.). Jede auch nur geringe Verschattung bedeutet einen pathologischen Prozeß im Bereich der Stirnhöhle (Infektion, Tumor). Die einzige Ausnahme bilden einige Edelkatzen-

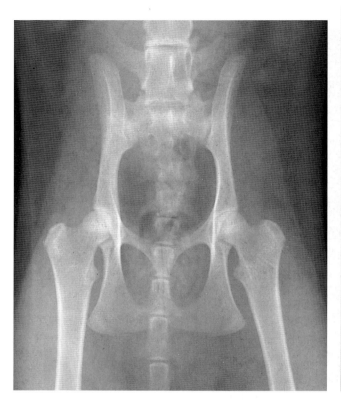 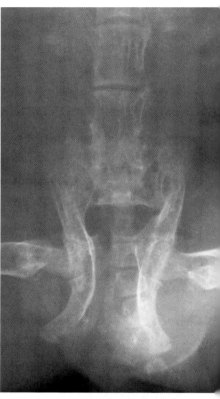

Abb. 7.5. Becken
a) Normales Becken. b) Stark deformiertes Becken. Beachte die lockere Struktur der Beckenknochen. Die Wirbel sind aufgrund ihrer geringen Dichte kaum dargestellt.

rassen, z. B. Perser, die Deformationen des Schädels aufweisen. Bei diesen Tieren wirkt die Stirn „eingedrückt", und die Stirnhöhle ist röntgenologisch nicht darstellbar (Abb. 7.7b.).

7.3.2. Thorax

Bei einer Vielzahl von Erkrankungen der Katze können röntgenologische Veränderungen von Organen im Thoraxbereich beobachtet werden. So scheint es sinnvoll, auch bei unklarem Vorbericht und unklaren Symptomen eine Röntgenuntersuchung des Thorax durchzuführen. Die Forderung, Thoraxaufnahmen immer in tiefer *Inspiration* anzufertigen, läßt sich bei der Katze nur schwer erfüllen. Die Tiere haben meist eine flache, frequente Atmung, die aufgrund der Aufregung bei der Untersuchung noch verstärkt wird. So muß man sich meist mit nicht optimal inspiratorischen Aufnahmen zufrieden geben, die häufig dennoch einen hohen Aussagewert haben.

7. *Bildgebende Untersuchungstechniken* 181

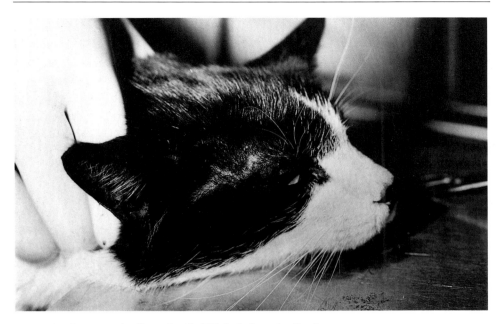

Abb. 7.6a. Lagerung der Katze für die DV-Aufnahme des Kopfes.

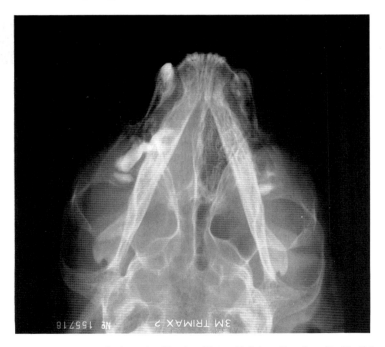

Abb. 7.6b. DV-Aufnahme des Kopfes. Katze 13 Jahre. Beachte die Verdichtung der rechten Nasenhöhle. Auflockerung der Knochenstruktur der Kieferknochen und des Vomer (Nasenscheidewand). Zahnverlust.

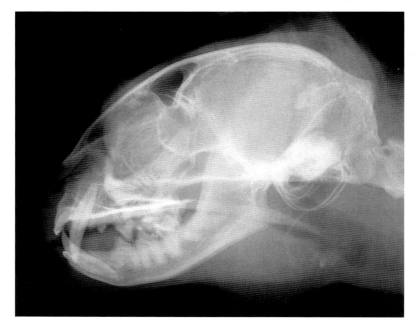

Abb. 7.7a. Lateralaufnahme des Kopfes. Beachte die luftgefüllte Stirnhöhle.

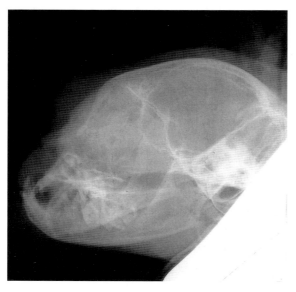

Abb. 7.7b. Lateralaufnahme des Kopfes einer Perserkatze: Deformation des Schädels, Stirnhöhle nicht erkennbar.

7.3.2.1. Lungen

Gesunde Katzen haben immer eine sehr scharfe, klare *Lungenzeichnung*. Man sollte auf guten Aufnahmen immer Gefäße bis zur dritten Ordnung identifizieren können. Im Gegensatz zum Hund, bei dem geringfügig interstitielle Lungenzeichnungen besonders bei älteren Tieren beobachtet werden können, ohne daß man dem eine wesentliche klinische Bedeutung beizumessen braucht, muß man jede auch geringe Veränderung der Lungenzeichnung bei der Katze erst einmal als einen schwerwiegenden Prozeß ansehen. Um solche Veränderungen aber wirklich identifizieren zu können, ist eine gute Röntgentechnik Voraussetzung. So können z. B. geringe Belichtungsfehler leicht ein verdichtetes Lungenfeld vortäuschen und zu falsch-positiven Befunden führen (Abb. 7.8.).

Tiere mit bronchalen Affektionen zeigen eine interstitielle Lungenzeichnung mit peribronchalen Infiltraten. Das gesamte Lungenfeld scheint dichter als normal. Dieses Bild sehen wir bei Katzen mit allergischem Asthma bronchiale, aber auch bei vielen anderen Lungenaffektionen. Solche verdichteten Lungenfelder dürfen auf keinen Fall mit Pleuraergüssen verwechselt werden, die in der seitlich liegenden Aufnahme auch eine Verdichtung des gesamten Lungenfeldes hervorrufen.

Wenn Tiere länger auf einer Seite liegen, wird die unten liegende Lungenhälfte sehr schnell atelektatisch. So wird eine Katze, die vor der Röntgenuntersuchung narkotisiert wurde und mehr als 15 Minuten auf einer Seite festlag, auf der folgenden Lungenaufnahme ein verdichtetes Lungenfeld zeigen. Auf der Ventrodorsalaufnahme sieht man dann, daß die Verdichtung ausschließlich auf der Seite lokalisiert ist, auf der die Katze lag. So ist es wichtig, Tiere, die für die Untersuchung sediert oder narkotisiert werden müssen, nicht zu lange auf einer Seite liegen zu lassen sondern öfter zu drehen.

Lungentumoren, die bei der Katze häufiger vorkommen, als oft angenommen wird, treten selten in Form großer, homogener Knoten (Rundherde) auf, sondern sind meist feinknotige, interstitielle Verdichtungen, die nicht als abgesetzte Knoten imponieren. Hier gilt besonders, daß derartige Lungenveränderungen bei bekannter Tumoranamnese sehr ernst zu nehmen sind, auch wenn sie im Bild nur geringfügig erscheinen.

7.3.2.2. Herz

Wer Thoraxaufnahmen der Katze auswerten muß, wird bemerken, daß alle Maße, die zur Beurteilung der *Herzgröße* beim Hund angewendet werden, für die Katze keine Gültigkeit haben. Man muß feststellen, daß ein gültiges röntgenologisches Maß für das Katzenherz bisher noch nicht erarbeitet werden konnte, obwohl zahlreiche Untersuchungen zu dieser Problematik vorliegen. So bleibt einem nichts übrig, als das Herz ausschließlich mit dem Auge des erfahrenen Beobachters zu beurteilen, ein Vorgehen, das den Röntgenologen, der gewöhnt ist, mit möglichst exakten Maßen zu arbeiten, im ganzen nicht befriedigen kann. Hilfreich ist hier – wie immer in der Röntgenologie – die genaue Kenntnis der Röntgenanatomie gesunder Tiere.

In der Lateralaufnahme zeigt sich das Herz als längsovaler Schatten, der, schräg nach kranial geneigt, auf dem Sternum steht (Abb. 7.2a.). Mit zunehmendem Alter neigt sich das Herz immer mehr nach kranial, bei alten Tieren liegt es sehr breit auf dem Sternum auf, ohne daß dieses klinische Bedeutung haben muß.

In der Ventrodorsalaufnahme steht das Herz ebenfalls schräg als ovaler Schatten im Brustkorb, wobei die Herzspitze etwas nach links deutet. Wichtig ist, daß die Außenkontur des

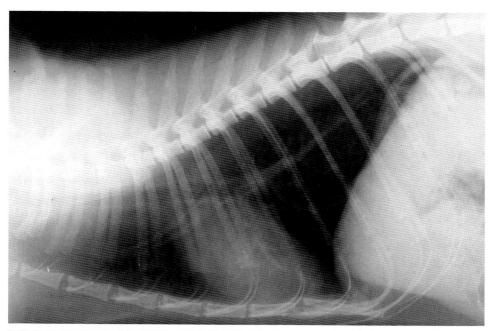

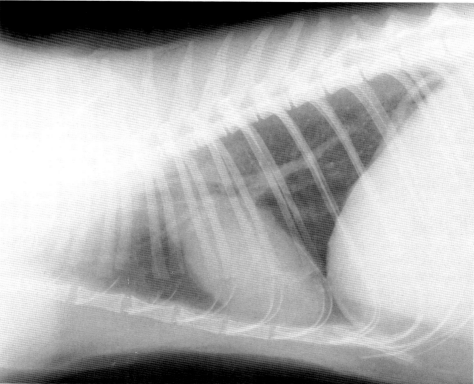

Abb. 7.8. Darstellung der Lunge unter unterschiedlichen technischen Bedingungen. a) Hohe Belichtung, Inspiratorische Aufnahme, gute Lungenzeichnung. b) Geringfügig niedrigere Belichtung, Exspiratorische Aufnahme, „verdichtete Lunge".

Herzens der Katze etwas anders zusammengesetzt ist als beim Hund. Während beim Hund der linke Vorhof zentral über dem Herzschatten liegt, bildet er bei der Katze die Außenkontur im Bereich zwischen 1 und 2 Uhr.

Die häufigsten Herzerkrankungen bei Katzen sind Kardiomyopathien; Klappeninsuffizienzen oder angeborene Herzfehler sind viel seltener. Bei der *Kardiomyopathie* sehen wir röntgenologisch unterschiedliche Bilder je nach der Form der Erkrankung. So kann man in beiden Ebenen Vergrößerungen einzelner Herzanteile oder auch des ganzen Herzens erkennen. Es gibt jedoch ein Bild, das für die hypertrophische Form der Kardiomyopathie pathognomisch ist: Als Folge der Hypertrophie der Kammermuskulatur sind beide Vorhöfe deutlich dilatiert. Diese Dilatation ist auf exakt gelagerten dorsoventralen Aufnahmen als deutliche Vorwölbung der kraniolateralen Herzkontur beidseitig klar zu erkennen. Das Herz hat dann eine klassische Herzform (engl. Valentine-shape; Abb. 7.9.).

7.3.2.3. Pleura

Bei Kardiomyopathien kann man bei Katzen, wie auch bei allen anderen Tieren, häufig sekundäre Veränderungen wie *Lungenödeme* oder *Pleuraergüsse* sehen. Bei der Katze sind jedoch auch hierbei wieder Besonderheiten zu beachten. Während beim Hund kardiale Ödeme meist zentral im Bereich der Herzbasis am deutlichsten zu erkennen sind, liegen sie bei der Katze häufig fleckig verstreut in der Peripherie. Man sieht dann einzelne Bereiche der Lunge, besonders im kaudodorsalen Lungenfeld, die eine alveoläre Lungenzeichnung aufweisen. Geringe Pleuraergüsse sind auf Laterolateralaufnahmen nicht erkennbar. Erst bei stärkeren Ergüssen sieht man interlobäre Spalten, die flüssigkeitsgefüllt sind. Dabei gibt es zwei Regionen, auf die man besonders achten muß, und zwar die Spalten zwischen mittleren und kaudalen Lungenlappen einmal dorsal des Herzens und zum anderen über der kaudalen Herzkontur (Abb. 7.10a.).

In diesem Zusammenhang muß man eine weitere Besonderheit der Anatomie der Katze erwähnen, die bei Unkenntnis leicht zu falsch-positiven Befunden führen kann. Im kaudodorsalen Thoraxfeld schiebt sich die auslaufende Lendenmuskulatur von kaudal zwischen Lungenfeld und Wirbelsäule. Das bedeutet, das Lungenparenchym reicht im Röntgenbild nicht bis an die Wirbel heran. Zwischen den beiden genannten Strukturen liegt ein dreieckiger, weichteildichter Schatten (Abb. 7.2a.). Wenn man beim Hund einen solchen Schatten sieht, dann ist das ein Hinweis auf einen massiven Pleuraerguß, bei der Katze ist das jedoch vollständig normal. Es ist aber nicht so, daß die Lendenmuskulatur der Katze weiter nach kranial reicht, sondern das *Lungenfeld* der Katze reicht sehr weit *nach kaudal*. Beim Vorliegen eines starken Pleuraergusses wird dieser Schatten auch bei der Katze breiter und reicht weiter nach kranial.

Auf Ventrodorsalaufnahmen stellen sich Pleuergüsse genau wie beim Hund als weichteildichte Streifen seitlich an der inneren Brustwand dar, die die Lunge von den Rippenbögen abdrängen (Abb. 7.10b.). Man kann in dieser Projektion schon geringe Mengen Flüssigkeit erkennen, insbesondere als feine, weichteildichte Linien, die die interlobären Spalten zwischen den einzelnen Lungenlappen repräsentieren.

7.3.2.4. Weitere intrathorakale Organe

Als Besonderheit der Katze muß man noch die Lage des *Sternallymphknotens* erwähnen. Dieser Lymphknoten, der bei Lymphopathien vergrößert sein kann und damit röntgenolo-

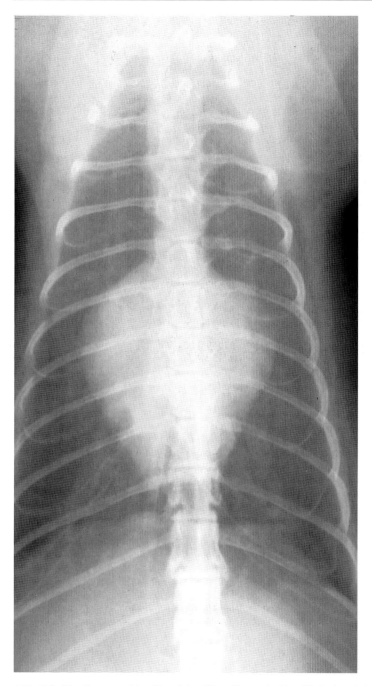

Abb. 7.9. Kardiomyopathie. Deutliche Vorwölbung beider Vorhöfe, dadurch klassische Herzform (Valentine-Shape).

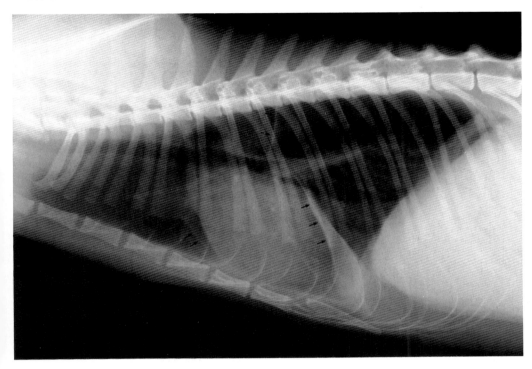

Abb. 7.10. Pleuraerguß.
a) Lateralaufnahme (Kardiomyopathie). Deutlich dargestellte interlobäre Fissuren (Pfeile). Etwas verbreiterter Schatten im Bereich der auslaufenden Lendenmuskulatur.

gisch sichtbar wird, liegt bei der Katze ungefähr auf dem fünften oder sechsten Brustbeinsegment (beim Hund 2.–3.). Weiter fällt manchmal im Rahmen einer thymoiden (lymphatischen) Leukose auch bei älteren Katzen der massiv vergrößerte *Thymus* auf. Dieser liegt im kranialen Mediastinum und kann auf der Röntgenaufnahme dem Herzen in Größe und Form gleichen (Abb. 7.11.).

Der Ösophagus, der im Mediastinum längs durch den gesamten Thoraxraum verläuft, wird als Teil des Gastrointestinaltraktes im Abschnitt Abdomen besprochen.

Bei Katzen, die sich frei bewegen, treten nach Unfällen häufiger *Zwerchfellrupturen* auf. Diese sind meist im Röntgenbild leicht zu erkennen. Die scharfe Kontur des Zwerchfells ist dann eindeutig unterbrochen (in der Lateralaufnahme meist im ventralen Bereich). Zusätzlich ist die Lunge durch in den Thorax verlagerte Abdominalorgane häufig stark verdichtet. Scharf begrenzte Luftblasen sind ein eindeutiger Hinweis auf Darmschlingen, die im Brustraum liegen. Bei unklarem Bild ist wiederum eine genaue Betrachtung des Abdomens sehr wichtig. Fehlende abdominale Strukturen wie Leberschatten oder Magenblase sind ein eindeutiger Hinweis auf Verlagerungen dieser Organe (Abb. 7.12.).

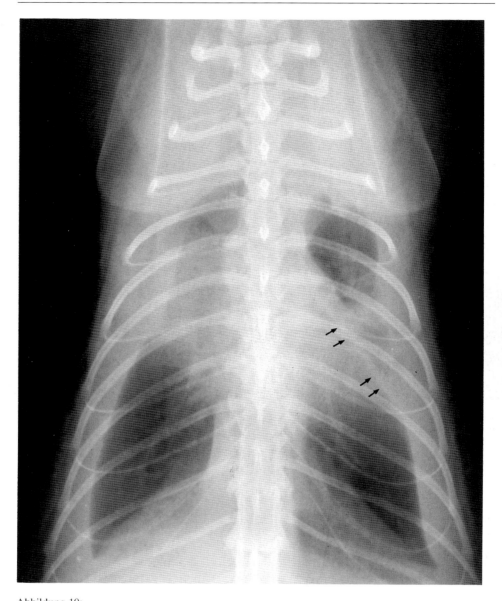

Abbildung 10:
b) Ventrodorsalaufnahme. Massives Abdrängen der Lunge von der seitlichen Brustwand. Klar gezeichnete interlobäre Spalte (Pfeile).

7. Bildgebende Untersuchungstechniken 189

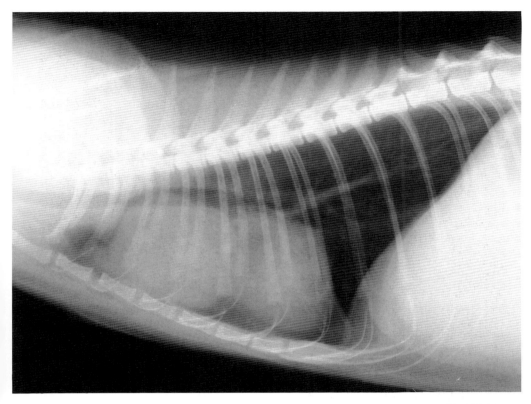

Abb. 7.11. Thymoide Leukose. Vor dem Herzschatten ist ein zweiter homogener, weichteildichter Schatten zu erkennen.

7.3.3. Abdomen

Röntgenaufnahmen des Abdominalraumes der Katze haben einen extrem hohen Informationsgehalt. Da Katzen sowohl intraperitoneal als auch retroperitoneal fast immer reichlich Fett angesammelt haben, sind die Abdominalorgane meist sehr klar zu erkennen. Dieses gilt oft sogar für Tiere, die äußerlich abgemagert erscheinen. In vielen Fällen haben auch solche Katzen noch genügend intraabdominales Fett, um eine gute Darstellung der Organe zu gewährleisten.

7.3.3.1. Gastrointestinaltrakt

Der *Ösophagus* der Katze hat anatomisch einen anderen Aufbau als der des Hundes. Seine *Muskularis* besteht nur ungefähr bis auf Höhe der Herzbasis aus quergestreifter, von dort an bis zum Magen aus glatter Muskulatur. Das ist der Grund dafür, daß bei der Katze bei einer Erschlaffung der willkürlichen Muskulatur, z. B. bei einer Narkose oder auch bei einer Myositis, keine Erschlaffung des kaudalen Ösophagus eintritt und damit dort röntgenologisch

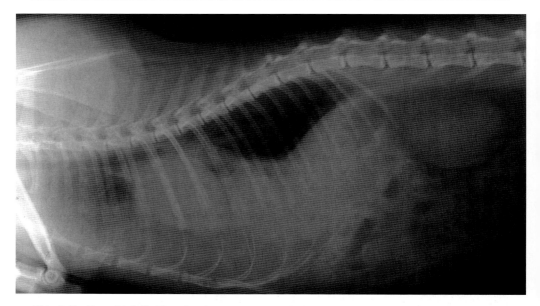

Abb. 7.12. Zwerchfellriß. Unterbrechung der Zwerchfellkontur. Massive Verdichtung der ventralen Thoraxbezirke ohne erkennbare Lungenzeichnung. Im kranialen Abdomen fehlen der Leberschatten und die Fettdichte des Lig. falciforme. Die Magenachse ist nach kranial gerichtet.

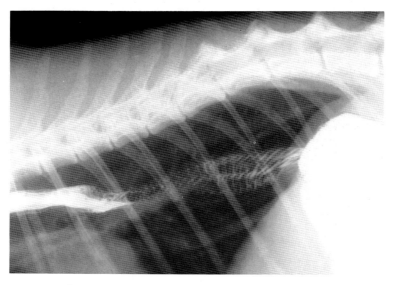

Abb. 7.13. Ösophagus. Fischgrätenartige Zeichnung der Mukosa.

keine Luft sichtbar wird. Im vorderen Bereich hat die Mukosa eine reine Längsfältelung, während die Mukosafalten im Bereich der glatten Muskulatur ringförmig verlaufen. Dadurch ergibt sich auf Kontrastaufnahmen ein fischgrätenähnliches Muster (Abb. 7.13.).

Der *Magen* der Katze ist ein Hakenmagen, der auf Ventrodorsalaufnahmen fast vollständig auf der linken Körperseite liegt (Abb. 7.14.). Auf laterolateralen Aufnahmen liegt der Magen mit seiner Achse wie beim Hund ungefähr parallel zum Rippenbogen.

Am *Duodenum descendens* haben wir manchmal ein Bild, das demjenigen eines fadenförmigen Fremdkörpers beim Hund entspricht. Der *Darm* zeigt kleine Aufweitungen und Verengungen, die das Bild einer Perlenkette ergeben (Abb. 7.14.). Ein solches Bild ist beim Hund ein alarmierendes Zeichen, das meist eine sofortige chirurgische Intervention erfordert, bei der Katze ist es am Duodenum descendens ein vollständig normales röntgenologisches Erscheinungsbild. Wir sprechen hier vom Perlschnur-Zeichen oder in Anlehnung an die englischsprachige Nomenklatur vom Pseudo-Schnur-Zeichen (engl. pseudo-stringsign).

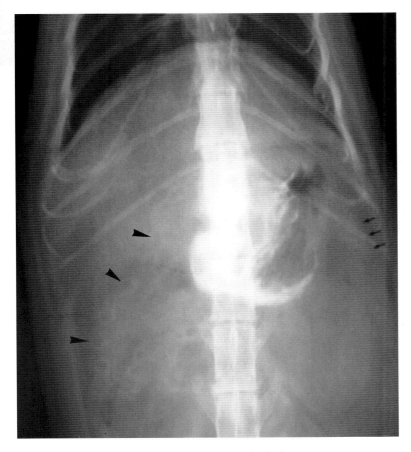

Abb. 7.14. Magen und Duodenum. Kontrastmittelaufnahme.
Typischer Hakenmagen im linken kranialen Abdomen. Duodenum descendens mit Perlschnurzeichen (große Pfeile) – kein pathologischer Befund. Milzschatten (kleine Pfeile).

Eine weitere röntgenanatomische Besonderheit stellt der *Blinddarm* dar. Er ist bei der Katze nur ein kleines, divertikelartiges Anhängsel des Dickdarmes und als solches auf Leeraufnahmen fast nie dargestellt. Nur wenn er prall mit Futter angefüllt ist, kann man ihn auf der rechten Seite im mittleren Abdomen erkennen.

- **Kontrastmitteluntersuchung des Magen-Darm-Traktes**

Kontrastmitteluntersuchungen des Magen-Darm-Traktes sind häufig ein wichtiges diagnostisches Hilfsmittel. Für diese Untersuchung dürfen die Tiere auf keinen Fall sediert werden, da jede Sedierung die Darmmotilität und damit die Passage beeinflußt. Vor der Eingabe des Kontrastmittels muß durch eine Röntgenaufnahme abgeklärt werden, ob der Darm frei von Futterbestandteilen ist.

Als *Kontrastmittel* können Bariumsulfat oder organische Iodlösungen verwendet werden. Außer beim Verdacht auf Magen-Darm-Perforationen verwenden wir beim Tier ausschließlich Bariumsulfat. Iodlösungen haben neben dem hohen Preis noch einige andere deutliche Nachteile. Alle Präparate haben einen sehr bitteren Geschmack, was bei den Tieren zu eindeutiger Abwehr oder sogar zum Erbrechen führt. Dieses kann man sicher durch Eingabe über eine Magensonde vermeiden, aber selbst dann scheint es uns als Kontrastmittel nicht empfehlenswert. Iodkontrastmittel sind hypertonisch, d. h., sie entziehen dem Körper Wasser. Diese Eigenschaft ist bei Tieren, die meist aufgrund akuten oder chronischen Erbrechens sowieso schon exsikkotisch sind, nicht erwünscht. Das Kontrastmittel wird außerdem auf diese Weise verdünnt, und so läßt die Kontrastwirkung in den hinteren Darmabschnitten deutlich nach.

Die von SCHMITT (1987) vertretene Meinung, daß die Bariumsulfatpassage bei der Katze häufig stark verzögert ist, können wir nicht bestätigen. Bariumpassagen laufen bei der gesunden Katze ungefähr nach folgendem *Zeitverlauf* ab:

15 bis 30 min: Magen weitgehend entleert.
60 min: Jejunum weitgehend entleert und Kolon angefärbt.

Bei einigen wenigen Katzen kann Barium zu einer Obstipation führen, daher sollte man die Besitzer der Tiere darauf aufmerksam machen, daß sie darauf achten müssen, daß das Kontrastmittel auch abgesetzt wird.

Kontrastmitteluntersuchung des Kolons: Bei manchen Tieren mit unklarer Darmsymptomatik ist eine Kontrastdarstellung des *Kolons* notwendig. Auch diese ist bei Katzen leicht durchzuführen. Für diese Untersuchung empfiehlt es sich allerdings, die Tiere zu sedieren. Vor der Untersuchung muß durch eine Leeraufnahme überprüft werden, ob der Dickdarm frei von Fäzes ist, auch geringe Kotreste können zu Artefakten führen, die nicht nur störend sind, sondern auch falsch-positive Befunde ergeben.

Als *Kontrastmittel* kommen Bariumsulfat und Luft in Frage, z. T. auch in Kombination. Wir bevorzugen die Applikation von Luft, da durch Auspressen des Kontrastmittels durch das Tier beim Bariumsulfat teilweise ganz erhebliche Verschmutzungen des Röntgentisches und des Felles des Tieres auftreten, die bei anschließenden Aufnahmen als Artefakte stören können.

Das Kontrastmittel kann über einen Ballonkatheter, aber auch über jeden anderen nicht zu dicken Katheter (z. B. auch dicke Rüden-Harnkatheter) appliziert werden. Es sollte soviel Kontrastmittel eingegeben werden, bis das gesamte Kolon und der Blinddarm gut dargestellt sind.

7.3.3.2. Leber

Die Leber ist auf allen Abdomenaufnahmen gut zu erkennen. Die Beurteilung der Größe muß der Erfahrung des Tierarztes überlassen bleiben. Wichtig ist, daß auf der laterolateralen Aufnahme die kaudoventralen Leberränder scharf und spitz aussehen. Bei sehr fetten Tieren hat man den Eindruck, als ob die Leber sehr stark verkleinert ist (Abb. 7.15.). Dieser Eindruck entsteht nur durch den stark ausgedehnten Leib, in dem das massiv fettgefüllte Lig. falciforme ventral der Leber soviel Raum einnimmt, daß diese optisch „erdrückt" wird.

7.3.3.3. Milz

Die normale Milz ist bei Katzen auf fast allen Ventrodorsalaufnahmen an der linken Bauchwand kaudal des Magens als dreieckiger Schatten zu erkennen (Abb. 7.2b.). Auf Laterolateralaufnahmen sehen wir die normal große Milz seltener; wenn, dann ist ein elliptischer Weichteilschatten kranial der Nieren zu erkennen (Abb. 7.2a.). Ist die Milz wie beim Hund als separater Schatten an der ventralen Bauchwand hinter der Leber klar zu sehen, dann ist sie unserer Meinung nach eindeutig vergrößert.

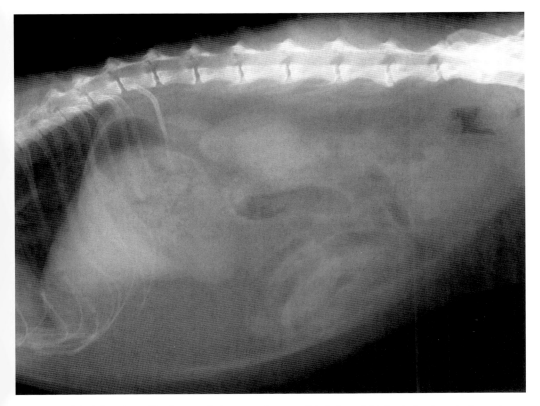

Abb. 7.15. Adipositas. Alle Organe sind gut zu erkennen. Die Leber wirkt durch das darunterliegende, sehr fetthaltige Lig. falciforme verkleinert.

7.3.3.4. Pankreas

Das normale Pankreas ist auf Röntgenaufnahmen nicht zu sehen.

7.3.3.5. Urogenitaltrakt

Nieren: Aufgrund des reichlich vorhandenen retroperitonealen Fettes sind beide Nieren auf seitlichen Röntgenaufnahmen fast immer, auf ventrodorsalen häufig klar zu erkennen. Da beide Nieren ungefähr auf gleicher Höhe liegen, überlagern sie sich auf den lateralen Aufnahmen fast immer (Abb. 7.2a.).
Die *Form* der Nieren sollte glatt und rund sein, die Struktur homogen weichteildicht. Die *Größe* der Nieren nur durch Betrachtung zu beurteilen, ist schwer. Selbst erfahrene Röntgenologen können sich leicht täuschen. Deshalb sollten die Nieren an einer konstanten Größe *gemessen* werden; hierfür bieten sich die Wirbel der Lendenwirbelsäule in der VD-Aufnahme an. Nach Literaturangaben sollen die Nieren der Katze, von Pol zu Pol gemessen, nicht größer als 2–3mal die Länge des zweiten Lendenwirbels sein. Unserer Meinung nach ist dieses Maß zu weit gegriffen, die Nierengröße sollte 2–2,5mal die Länge des zweiten Lendenwirbels betragen. Alle größeren Nierenschatten sollten als pathologisch angesehen werden. Die *Ureteren* sind auf Röntgenleeraufnahmen nicht abgebildet.
Die *Harnblase* ist auf allen guten seitlichen Röntgenaufnahmen deutlich erkennbar. Sie sollte rund und glatt begrenzt sein und einen homogenen Weichteilschatten geben.
Blasensteine oder Harnleitersteine sind aufgrund ihrer chemischen Zusammensetzung bei Katzen auf Leeraufnahmen häufig nicht zu identifizieren (Sonographie).
Urographie: Die Urographie, also die Röntgenkontrastuntersuchung des Harntraktes, ist eine bei der Katze leicht durchzuführende Untersuchung, die eine Vielzahl von Informationen über den Aufbau und die Funktion des Harntraktes gibt.
Urographien sollten in jedem Fall in Sedation durchgeführt werden. Zum einen werden hierdurch Allgemeinreaktionen und Nebenwirkungen wie Unruhe oder Erbrechen unterdrückt, zum anderen sind die Tiere während der Untersuchung, die doch wenigstens 20 Minuten dauert, wesentlich leichter zu handhaben.
Auch bei der Urographie muß vor der Injektion des Kontrastmittels grundsätzlich eine Leeraufnahme angefertigt werden. Auf dieser Aufnahme können unter Umständen schon Befunde erhoben werden, die durch das Kontrastmittel überdeckt würden, z. B. Konkremente. Zum anderen muß sichergestellt sein, daß der Magen-Darm-Trakt nicht mit Futter bzw. Fäzes gefüllt ist und dadurch die Nieren, die Harnleiter oder die Harnblase verdeckt werden.
Als *Kontrastmittel* können alle handelsüblichen trijodierten, organischen Substanzen verwendet werden, deren Konzentration mindestens 60% beträgt. Für eine Darstellung des gesamten Harntraktes reichen 5–10 ml Kontrastmittel (intravenös appliziert) vollständig aus. Auch ohne Stauung der Ureteren erhält man bei ausreichender Nierenfunktion immer eine vorzügliche Anfärbung der Nieren, der Ureteren und der Harnblase (Abb. 7.16.).
Röntgenaufnahmen des Abdomens sollten sofort nach der Injektion sowie nach 5 und 15 Minuten angefertigt werden; danach je nach Fragestellung und Befunden unter Umständen weitere Aufnahmen bis zur Diagnosestellung. Die Nieren bleiben normalerweise noch längere Zeit angefärbt.
Man sollte Aufnahmen wie bei jeder Untersuchung in 2 Ebenen anfertigen, wobei die ventrodorsale Aufnahme die wichtigere ist, wenn beide Nieren und beide Ureteren ohne

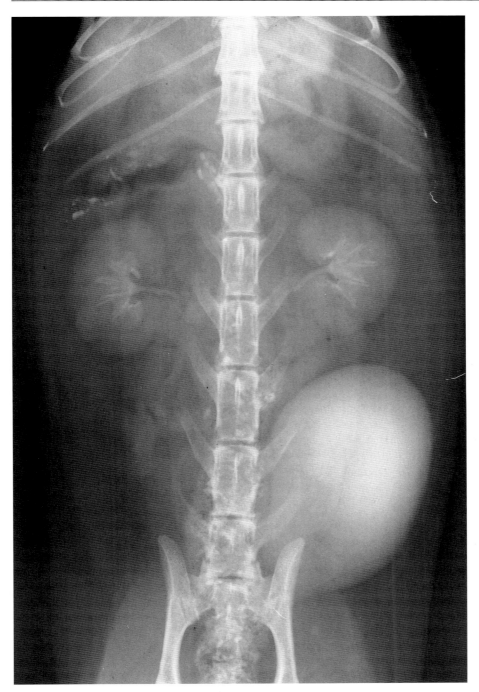

Abb. 7.16. Urographie. VD-Aufnahme, 20 Minuten p.i. Gute Darstellung von Nieren, Nierenbecken und Harnblase. Die Ureteren sind weitgehend von der Wirbelsäule überlagert.

Überlagerung getrennt dargestellt werden sollen. Für die Kontrastdarstellung der Blase ist die seitliche Aufnahme wichtiger, da diese in der VD-Aufnahme von der Wirbelsäule weitgehend verdeckt wird.

Der normale *Uterus* ist auf Leeraufnahmen nicht dargestellt. Wie beim Hund kann man ihn jedoch bei Trächtigkeiten oder, wenn er flüssigkeitsgefüllt ist, im kaudoventralen Abdomen gut erkennen.

Die normale *Prostata* ist auf Röntgenaufnahmen nicht zu erkennen. Eine vergrößerte Prostata ist kaudal der Blase als Weichteilschatten sichtbar. Prostatavergrößerungen werden jedoch nur äußerst selten beobachtet, da Kater meist frühzeitig kastriert werden.

7.4. Ultraschalluntersuchung (Sonographie)

Die Ultraschalldiagnostik ist in jeder Hinsicht eine *eigenständige* Untersuchungsmethode, die nicht mit der Röntgendiagnostik verglichen werden kann.

Bei dieser Untersuchung werden *Schallwellen* bestimmter Frequenzen auf den Körper aufgestrahlt. Beim Übertreten der Schallwellen von einem Medium in ein anderes, z. B. von Wasser in Weichteile, treten *Reflexionen* an der Grenzschicht beider Medien auf, die vom Schallkopf registriert werden können. Über die Zeitdifferenz zwischen der Einstrahlung und dem Empfang der Reflexion läßt sich der Reflexionsort berechnen. Auf diese Weise kann ein Bild der Reflexionen bzw. der Reflexionsorte produziert werden, das eine Vorstellung vom Aufbau des Körpers gibt.

Aufgrund des Wesens jeder Schallwelle bieten Luftschichten für den Ultraschall ein unüberwindliches Hindernis; die gesamte Welle wird reflektiert. Bei der Beschallung eines Körpers muß man daher sehr darauf achten, daß zwischen Schallkopf und Körper keine Luft vorhanden ist. Die Region, in der die Tiere untersucht werden sollen, muß sorgfältig geschoren werden, die Haut wird dann mit einem Kontaktgel dick bestrichen und der Schallkopf auf die Haut in das Gel gedrückt. Bei längeren Untersuchungen muß Kontaktgel nachgegeben werden.

Das *Ultraschallbild* kann während der Untersuchung auf einem Monitor direkt beobachtet werden. Falls ein Bild besonders interessant erscheint, kann es auf dem Schirm „eingefroren" werden, d. h., das bewegte Bild wird als Standbild fixiert. Zur Dokumentation wird das Bild entweder mit einer Sofortbildkamera oder mit einer speziellen Ultraschallkamera aufgenommen und kann so mit den Krankenunterlagen zusammen archiviert werden.

Die Ultraschalldiagnostik hat gegenüber der Röntgendiagnostik einige Vorteile, aber auch Nachteile, die hier kurz angesprochen werden sollen.

Vorteile: Der Hauptvorteil der Sonographie liegt in der Möglichkeit, Flüssigkeiten von Weichteilgeweben getrennt darzustellen, was aufgrund der gleichen physikalischen Dichte bei Röntgenuntersuchungen nicht möglich ist. Aber auch einzelne Weichgewebe reflektieren aufgrund ihres unterschiedlichen Aufbaus die Schallwellen verschieden. Darüber hinaus stellt sich z. B. auch tumoröses Gewebe anders dar als das Parenchym, dem es entstammt.

Diagnostische Möglichkeiten:
1. Darstellung von flüssigkeitsgefüllten Hohlräumen, z. B. Harnblase, Gallenblase, Herzkammer, Ergüsse.
2. Darstellung von Konkrementen, die röntgenologisch nicht schattengebend sind, z. B. Harnblasensteine, Gallensteine.

3. Abgrenzung einzelner parenchymatöser Organe – Milz, Leber, Nieren.
4. Organveränderungen, z. B. bei Milzvergrößerungen, Abgrenzung maligner Hyperplasien von Hämatomen bzw. benignen Hyperplasien.
5. Trächtigkeitsdiagnostik – deutliche Darstellung der Feten schon nach weniger als einem Drittel der Trächtigkeit. Bewegungen des Fetus sowie seine Herzaktionen sind klar zu erkennen.

Neben den hier genannten diagnostischen Möglichkeiten hat die Sonographie den Vorteil, daß sie nicht mit ionisierenden Strahlen arbeitet und nach derzeitigen Erkenntnissen auch bei wiederholter Anwendung *nicht mit Schäden* zu rechnen ist.

Nachteile: Wie schon erwähnt, wird die Schallwelle von Luft, aber auch von Knochen vollständig reflektiert. So ist Knochen- und Lungendiagnostik mit der Sonographie ausgeschlossen. Aber auch die gesamte Magen-Darm-Diagnostik ist nur eingeschränkt möglich, da hier eigentlich immer Gase vorhanden sind, die stark störende Reflexe auf dem Bild erzeugen. Ein weiterer Nachteil gegenüber der Röntgenuntersuchung ist darin zu sehen, daß das Ultraschallbild immer nur einen kleinen Ausschnitt (Sektor) aus dem Körper abbildet. So ist die Beurteilung der Organe aus einem oder zwei Bildern nicht möglich. Um exakte Aussagen machen zu können, muß man in Abständen von 1–2 cm eine Vielzahl von Schnitten durch das zu untersuchende Organ oder durch die in Frage stehende Region legen – und das in zwei senkrecht zueinander stehenden Ebenen. Um zu genauen Befunden und damit Diagnosen zu kommen, muß dann jeweils die Dichte des betreffenden Organs mit der Dichte anderer in der Nähe liegender Organe verglichen werden. Auch das darf nicht nur anhand eines Bildes geschehen. Die Folge dieser Vorgehensweise ist ein zum Teil großer Zeitaufwand für einzelne Untersuchungen.

Am Beispiel der *Trächtigkeitsdiagnostik* lassen sich Vor- und Nachteile der Sonographie im Vergleich zur Röntgendiagnostik sehr gut deutlich machen. Für die Frühdiagnostik ist die Sonographie die einzig sichere Methode. Die Feten sind nicht nur schon sehr frühzeitig klar zu erkennen, man kann anhand der deutlich sichtbaren Herztätigkeit auch feststellen, ob ein Fetus lebt oder nicht. Wenn es allerdings kurz vor der Geburt um die Bestimmung der Anzahl der Welpen geht, dann ist die Röntgenuntersuchung eindeutig überlegen. Auf einer Röntgenübersichtsaufnahme sieht man das gesamte Abdomen und kann die Wirbelsäulen oder auch die Köpfe der Welpen einfach und sicher auszählen. Das Ultraschallbild dagegen zeigt in einem Ausschnitt immer nur ein oder zwei Welpen, und man muß versuchen, durch Bewegen des Ultraschallkopfes über das Abdomen den gesamten Uterus zu erfassen. Dabei ist es besonders bei sehr vielen Welpen nicht möglich, ganz sicher zu zählen, da man, wenn wieder ein Welpe im Bild erscheint, nicht genau weiß, ob man diesen schon einmal gezählt hat oder nicht.

Das größte Problem der Ultraschalldiagnostik ist die *Interpretation* der Bilder. Das Ultraschallbild ist nicht mit einem Röntgenbild zu vergleichen. Wenn man Ultraschalldiagnostik betreiben will, muß man vollständig neu beginnen zu sehen, zu erkennen und zu interpretieren. Das Bild erschließt sich dem Betrachter nicht so einfach wie ein gutes Röntgenbild, und die Möglichkeiten, technische Fehler zu machen, sind mindestens genauso groß wie beim Röntgen, wobei bei der Sonographie Artefakte fast noch schwerer wiegen als beim Röntgen.

- **Röntgendiagnostik oder Ultraschalldiagnostik?**

Die Sonographie ist eine äußerst wertvolle *Ergänzung* der klinischen und röntgenologischen Diagnostik. Dem erfahrenen Untersucher wird sie viele zusätzliche Informationen liefern, welche die Prognose und Therapie wesentlich beeinflussen können. Die Sonographie kann aber die Röntgendiagnostik *nicht ersetzen*. Die Röntgendiagnostik ist zweifellos die Grundlage der radiologischen Diagnostik in der tierärztlichen Praxis. Nur wer bereit ist, sich sehr intensiv mit der Sonographie zu befassen und dann auch versucht, regelmäßig damit zu arbeiten, wird diese zusätzlichen klinischen Informationen erhalten. Für den tierärztlichen Praktiker scheint es mir zur Zeit wichtiger, die allgemeine Röntgendiagnostik zu verbessern und zu intensivieren. Mit einer unzureichenden Ultraschalldiagnostik zusätzlich zu ungenügenden Röntgenuntersuchungen ist niemandem geholfen, sicher nicht dem Tierarzt und noch weniger dem Patienten und seinem Besitzer.

Literatur

SCHMIDTKE, H. O.: in: Katzenkrankheiten – (Herausgeber: W. KRAFT und U. M. DÜRR). Verlag M. & H. Schaper, Hannover 1987.

SCHMITT, A. H.: Kontrastmittel-Darmpassage bei der Katze. Prakt. Tierarzt **2**, 37 (1987).

Spezielle röntgenologische Fachbücher

– Röntgentechnik

DOUGLAS, S. W., M. E. HERRTAGE, und H. D. WILLIAMSON: Grundlagen der Röntgenologie in der Veterinärmedizin. 2. Aufl. Verlag Paul Parey, Berlin und Hamburg 1991.

– Röntgenanatomie

SCHEBITZ, H., und H. WILKENS: Atlas der Röntgenanatomie von Hund und Katze. Verlag Paul Parey, Berlin und Hamburg 1986.

– Röntgendiagnostik

BURK, R. L., and N. ACKERMAN: Lehrbuch und Atlas der Kleintierradiologie. Gustav Fischer Verlag, Stuttgart 1990.

KEALY, J. K.: Röntgendiagnostik bei Hund und Katze. Ferdinand Enke Verlag, Stuttgart 1991.

OWENS, J. M.: Röntgenbildinterpretation für den Kleintierpraktiker. Ferdinand Enke Verlag, Stuttgart 1989.

8. Allgemeine und lokale Schmerzausschaltung

(N. KOPF)

8.1. Voraussetzungen

Katzen sollten in einem geschlossenen Behältnis, am besten in einem Korb in die Praxis des Tierarztes gebracht werden, damit sie sich geborgen fühlen. Drahtkäfige sollten mit einem Tuch abgedeckt bleiben, bis die Untersuchung und Behandlung erfolgen. Tiere, die ohne diesen Schutz gebracht werden (Leine!), sind häufig so verängstigt oder erregt, daß sie in diesem Zustand von vorneherein schlechte Anästhesiepatienten sind.

8.1.1. Auswahl des Anästhesieverfahrens

Die Methode der Schmerzausschaltung bzw. Ruhigstellung richtet sich nach der Eignung und dem Befinden des *Patienten*, nach dem *Zweck* der Ruhigstellung bzw. *Art* und *Dauer* des schmerzhaften Eingriffes und nach der *Ausrüstung* des Tierarztes. Soweit kein zusätzliches Risiko in Kauf genommen wird, sollte auch den Vorstellungen des Tierbesitzers Rechnung getragen werden. Schließlich ist bei der Vielzahl der Möglichkeiten und ihrer Kombinationen auch jenen Methoden der Vorzug zu geben, mit denen der Anästhesist *vertraut* ist und deren Wirkungen für ihn gut einschätzbar sind. Die Einführung von *Standardmethoden* bezüglich der Vorbereitung des Patienten und der Auswahl und Durchführung des Anästhesieverfahrens mindert ganz wesentlich das Narkoserisiko in der eigenen Praxis.
Es sollte davon ausgegangen werden, daß das Tier vielleicht *nicht* so gesund ist, wie es scheint und daß der Eingriff länger dauert, als erhofft. Demzufolge ist nicht von Minimal-, sondern von *Maximalerfordernissen* auszugehen: Jedes Anästhesieverfahren sollte durch Kombination mit zusätzlichen Maßnahmen so ergänzt werden können, daß Ruhigstellung und Schmerzausschaltung im Bedarfsfall *gefahrlos* vertieft oder verlängert werden können.
Die Sicherstellung der Atmung (Möglichkeit der Intubation) sowie der intravenösen Kreislauftherapie ist in jedem Fall zu fordern!

8.1.2. Voruntersuchung

Die Anamnese erfaßt, ob das Tier gesund erscheint, welche Abweichungen vom Normalbefinden vorliegen, ob Appetit vorhanden ist. Weiterhin ist danach zu fragen, ob regelmäßiger Kot- und Harnabsatz bestand und ob der verordnete *Futterentzug vor der Narkose* eingehalten wurde.
Bei geplanten Eingriffen soll die genaue *Allgemeinuntersuchung* einige Tage *vor* der Anästhe-

sie erfolgen. Neben der besseren Einschätzung des Risikos wird damit die Möglichkeit erreicht, den Patienten nötigenfalls vorzubehandeln.

Die *klinische Untersuchung* umfaßt: Verhalten (ruhig, aufmerksam; erregt, apathisch), Ernährungszustand (gut, minder gut; kachektisch, adipös), Haarkleid (glatt, glänzend, der Rasse entsprechend, gepflegt; struppig, matt, ungepflegt), Hautelastizität (erhalten; vermindert – Exsikkose?), Hauttemperatur (physiologisch verteilt; erhöht, Akren kühl – Schock?), innere Körpertemperatur (38,0–39,3 °C), Auge und Lidbindehaut (klar, rosarot; tiefliegend, verklebt, Blinzknorpelvorfall; Konjunktiva verwaschen, anämisch; Sklera ikterisch, subkonjunktivale Gefäßstauung), Nasen- und Mundschleimhaut (rosarot, feucht; blaß-anämisch, zyanotisch; trocken, verklebt; Salivation), Maulhöhle und Rachen, obere Halsgegend, Kehlkopf, Lymphknoten.

Besonderes Augenmerk wird der Untersuchung des *Blutkreislaufs* und der *Atmung* gewidmet: Neben der Durchblutung der sichtbaren Schleimhäute werden das venöse Blutangebot (V. cephalica, Vv. saphenae), die Kapillarfüllungszeit an der Gingiva (normal 1–2 s) und der Puls an der A. femoralis beurteilt (Pulsfrequenz 100–140; Qualität: kräftig, gut gefüllt; schwach, hüpfend usw.), Herz – Herzstoß fühlbar?, Herztöne (rein; pochend, schwach; pathologische Geräusche?), Atmung (Frequenz 20–30/min, ruhig tief, kostoabdominal; frequent, seicht, Dyspnoe, paradoxer Atmungstypus), Lungengeräusche (o. B., Rasselgeräusche – Pneumonie, Aspiration, Lungenödem?), Abdomen (Umfang, Perkussion, Palpation).

Als *besondere Untersuchungen* hinsichtlich der Anästhesie sind in allen Fällen klinisch manifester Abweichungen und bei Risikofällen einfache *Laboruntersuchungen* des Blutes durchzuführen: Gute Suchparameter sind *Hämatokrit* und *Gesamteiweiß* (Anämie, Exsikkose) und der *Blutharnstoff*. Bei feststellbaren Veränderungen sollen weitere Parameter bestimmt werden: Enzymdiagnostik, Harnuntersuchung usw.

Der Kreislauf traumatisierter Katzen verfügt über ein ausgezeichnetes Kompensationsvermögen, so daß der Verlust erheblicher Blutmengen nach einiger Zeit nicht in vollem Umfang erkennbar ist. Einen guten Überblick kann sich der Anästhesist mit einem *Thoraxröntgen* verschaffen: Verdacht bezüglich möglicher Verletzungen der Lungen (Blutung, Pneumothorax) sowie des Zwerchfells kann erhärtet werden. Eine zusätzliche Orientierung über die Herz-Kreislauf-Funktion gibt die Kontur des Herzschattens (spitzes, schmales Herz – Hypovolämie; breites, rundes Herz – Herzschwäche) und im Zusammenhang damit die Lungenzeichnung (Stauung, Ödem?).

Die exakte Ermittlung des *Körpergewichtes* mit einer geeigneten Waage ist nicht nur als sichtbares Zeichen sorgfältiger Voruntersuchung wichtig: Alle Dosierungsangaben der parapulmonalen Anästhetika werden auf die Körpermasse bezogen. Da der Schätzfehler umso größer wird, je kleiner das Tier ist, ist die Abwaage bei der Katze als obligatorisch anzusehen, da sonst Fehldosierungen um mehr als 50% zu erwarten sind (z. B. langhaarige Rassen).

8.1.3. Einstufung des Narkoserisikos

Neben der exakten Untersuchung des Einzeltieres erfolgt die Zuordnung des Patienten zu drei Risikogruppen, da nicht alle möglichen Vorbelastungen klinisch erfaßbar sind. Diesen Risikogruppen werden bestimmte Anästhesieverfahren zugeordnet (ERHARDT, 1988).

I. Gruppe
Junge, klinisch gesunde Tiere (unter 5 Jahren), Anästhesie zu diagnostischen Zwecken oder für „kleine Chirurgie"; Routineanästhesieverfahren ohne besondere Vorsichtsmaßnahmen.

II. Gruppe
Tiere im Alter von 5–10 Jahren und Tiere unter 5 Jahren mit gesundheitlicher Beeinträchtigung (Trauma, Anämie); sorgfältige prä-, intra- und postoperative Überwachung, sensible Auswahl der Narkosemethode.

III. Gruppe
Alte Tiere (über 10 Jahre) und Tiere unter 10 Jahren mit schlechtem Allgemeinbefinden. Intensive Vorbehandlung ist nötig, um sie anästhesieren zu können.

Risikonarkosen müssen sicher steuerbar sein. Es dürfen nur Sedativa mit den geringsten Nebenwirkungen verabreicht werden. Als Anästhetika kommen vor allem antagonisierbare Substanzen und solche in Betracht, die nach Wirkung dosierbar sind (Intubationsnarkose, „Balanced anaesthesia").

8.1.4. Vorbereitung

Bei *traumatisierten Patienten* besteht die wichtigste Vorbereitung auf eine notwendige Anästhesie darin, daß man sie möglichst so lange aufschiebt, bis der Körper die Folgen des Traumas kompensiert hat. Behandlung des traumatischen Schocks, der Hypovolämie bzw. Dehydratation (Infusionstherapie), Unterstützung der Nierenfunktion (Diuretika) und des Herzens (Strophanthin, Methyldigoxin), Bekämpfung von Aufregung und Schmerz (Diazepam, Novalgin) sind die wichtigsten Maßnahmen, welche parallel zur chirurgischen Notversorgung (Wundschutz, Verband) erfolgen sollten. Die Beobachtung des Verlaufs erleichtert auch die Auswahl des Anästhesieverfahrens.

Bei Eingriffen, die vorausgeplant werden können, gelten für die Patienten der Gruppe II und insbesondere III dieselben Grundsätze. Es sollte außerdem sichergestellt werden, daß der Magen leer ist (Nahrungsentzug).

Problemfälle stellen Katzen dar, die durch Angst in Panik geraten sind oder abgehetzt eingefangen wurden. Sie sollten erst nach Beruhigung und dann in einem abgedunkelten Behälter anästhesiert werden. Bei Tieren, von denen bekannt ist, daß sie so wehrhaft sind, daß keinerlei Injektion möglich ist, kann eine *orale Sedierung* versucht werden. Futter mit Zusätzen (z. B. Acetylpromazin-Pulver 0,5–2,5 mg/kg KM) wird allerdings häufig abgelehnt. Die orale Verabreichung von Lösungen mit der Injektionsspritze zu Hause durch den Besitzer gelingt besser, führt aber zu sehr starkem Speichelfluß.

Völlig unkooperative Katzen können auch in einer durchsichtigen *Narkosezelle*, in welche Narkosegas (z. B. 5% Halothan) eingeleitet wird, betäubt werden. Diese Methode ist zwar völlig gewaltfrei, doch tritt eine größere Menge von Narkosegas in die Raumluft über, wenn das betäubte Tier aus der Kammer genommen wird, und muß von dem Behandelnden eingeatmet werden. Bei Verabreichung von Sedativa mit dem *Blasrohr* wird ein erhöhtes Verletzungsrisiko durch die Injektion in Kauf genommen. Die Methode sollte daher auf Tiere beschränkt sein, derer man nicht habhaft werden kann, und bei denen eine Betäubung über das Futter versagt.

Bei sehr aggressiven Katzen ist ein *Kescher* zu bevorzugen. Durch Eindrehen des Netzes wird der Katze in kürzester Zeit jede Bewegungsfreiheit genommen. Ohne Verletzungsgefahr für das Tier und den Tierarzt kann eine Sedierung exakt subkutan appliziert werden (z. B. Ketamin/Diazepam).

8.2. Methoden
8.2.1. Lokalanästhesie

Die Lokalanästhesie ist bei Katzen nur sehr begrenzt einzusetzen, da bei vielen Tieren die alleinige Schmerzausschaltung nicht genügt. Die Abwehr aus Angst macht in der Regel zusätzlich die *Immobilisation* des Patienten notwendig. Die Anwendung der Lokalanästhesie ist zwar besonders schonend, doch wird dieser Vorteil zunichte gemacht, wenn die Tiere gewaltsam festgehalten werden müssen. Dennoch ist die lokale Schmerzausschaltung ein wertvolles Hilfsmittel, wenn die Sedierung zu keiner chirurgischen Toleranz geführt hat und eine Vertiefung zur Vollnarkose nicht angezeigt erscheint.

8.2.1.1. Oberflächenanästhesie

Lokalanästhetikahaltige Lösungen und Sprays dienen der Schleimhautanästhesie zur Ermöglichung von Untersuchungen und kleinen Eingriffen am Auge (Oxybuprocain 0,4%) und im Gehörgang (Lidocain-Lösung 1%) sowie in der Nase und im Rachen (Lidocain-Spray 15%).

Bei der orotrachealen Intubation besprüht man Epiglottis und Kehlkopf, um der, bei der Katze sehr ausgeprägten, Neigung zum Glottiskrampf zu begegnen sowie Husten- und Brechreiz auszuschalten. Der Tracheotubus wird mit Lidocain-haltigem Gel bestrichen. Der Einsatz dieser Mittel sollte aber sparsam erfolgen, damit am Ende der Narkose wieder ein funktionierender Husten- und Schluckreflex gewährleistet ist.

8.2.1.2. Infiltrationsanästhesie

Bei ruhigen, zutraulichen Tieren können, besonders unter der Obhut des Besitzers, kleine chirurgische Eingriffe nach Unterspritzung des Operationsgebietes mit 0,5- bis 1prozentiger Lidocain- oder Procainlösung durchgeführt werden (Wundnaht, Entfernung eines Gewächses am Rücken). Zusatz von Adrenalin vermindert die Blutung im Wundgebiet infolge der bewirkten Gefäßkontraktion. Bei der Notversorgung von frisch verletzten Tieren mit drohendem oder manifestem Schock ist die Infiltrationsanästhesie die *Methode der Wahl*.

Bei der sehr schmerzhaften subkutanen Injektion von Ketamin und Kombinationen damit unterbleibt die Abwehrreaktion, wenn zuvor ein Lokalanästhetikum ohne Adrenalin s.c. injiziert wird, die Kanüle liegenbleibt und ca. 30 Sekunden danach die Injektion des Anästhetikums in das Zentrum des Lidocain-Depots erfolgt. Der Wirkungseintritt ist allerdings verzögert und eine 20% höhere Dosierung zweckmäßig.

8.2.1.3. Epiduralanästhesie

Die „Rückenmarkanästhesie" kann nur bei sedierten Tieren angewandt werden. Die Injektion erfolgt nach sorgfältiger Desinfektion zwischen dem 7. Lendenwirbel und dem Kreuzbein, wobei knapp kaudal der Mitte der Verbindung zwischen der höchsten Erhebung der Darmbeinflügel in einem Winkel von ca. 60° eingestochen wird. Der richtige Sitz der Nadelspitze wird häufig durch kurzes Zucken des Schweifes angezeigt. Injiziert wird 1%ige Lidocain-Lösung ohne Adrenalin in einer Dosis von 1 ml pro 15 cm Rückenlänge. Erschlaffung des Sphincter ani und Erlöschen des Patellarreflexes zeigen den Wirkungseintritt an. Ausgezeichnete Erschlaffung und totale Schmerzfreiheit ermöglichen gute Operationsbedingungen im Bereich des Hinterleibes und der Hinterextremitäten.

8.2.2. Prämedikation und Sedierung

Durch Dämpfung des Zentralnervensystems und des vegetativen Nervensystems sollen die Nebenwirkungen der Narkotika gemildert und die Dosis verringert werden. Ist die Sedierung ausreichend tief, und erlaubt es die Art des Eingriffs, so ist die lokale Schmerzausschaltung vorzuziehen. Sie hat die geringsten Nebenwirkungen.

8.2.2.1. Parasympathikolyse

Die meisten Sedativa und Narkotika bewirken eine Sympathikolyse. Dazu kommt bei der Katze eine besondere Neigung zur *Erregung des Vagus*. Speichelfluß, Laryngospasmus, Husten, Bronchospasmus, Steigerung der Sekretion von Bronchialschleim und Bradykardie sind deren Folgen. Manipulationen im Rachenbereich (Intubation, Ösophagoskopie), sowie operative Eingriffe können diese Symptome *gefährlich verstärken*. Es drohen Atem- und Kreislaufdepression sowie der reflektorische Herzstillstand. Die Prämedikation von *Atropin* zur Stabilisierung des Vegetativums wird daher bei der Katze als obligatorisch angesehen. Die Atropingabe erfolgt in einer Dosierung von 0,05 bis 0,1 mg/kg KM s.c. 10 Minuten vor der Verabreichung des Anästhetikums oder gemeinsam mit dem Sedativum (s.c./i.m.). Bei intravenöser Narkose(-einleitung) kann Atropin auch mit dem Anästhetikum in der Mischspritze verabfolgt werden. Diese geringe Ausgangsdosis kann bei Bedarf während der Narkose erhöht werden, wenn durch den Operationsvorgang eine Vagusreizung induziert wird (Abfall der Pulsfrequenz in Zusammenhang mit Manipulationen im Rachen, im Thorax und am Gekröse). ERHARDT (1988) empfiehlt „titrierende" Verabreichung niederer Atropindosierung nach Wirkung. Laufende instrumentelle Pulsüberwachung und ein Venenkatheter sind dafür Voraussetzungen.

8.2.2.2. Sedierung

Ziel der Verabfolgung von Tranquilizern ist die *Verhütung* von *Erregung* und *Abwehrreaktionen* während der Narkoseinduktion, die *Reduktion* der erforderlichen Dosis des Allgemeinanästhetikums, da in vielen Fällen ein *potenzierender Effekt* ausgenutzt werden kann, sowie die *Dämpfung der Nebenwirkungen* bei der Einleitung und beim Abfluten der Narkose (Exzitation). Durch das langsame Abklingen der Sedierung wird die *postoperative Erholungsphase* begünstigt. Die stärker wirksamen Sedativa sind wegen ihrer sympathikolytischen

Wirkung blutdrucksenkend. Ohne Prämedikation von Atropin und bei Hypovolämie sind sie kontraindiziert (Ausnahme: Diazepam).

- **Tranquilizer**

Diazepam (Valium®): Als sogenannter „minor tranquilizer" hat es die geringsten Nebenwirkungen; es ruft kaum *Kreislaufdepressionen* hervor und bewirkt geringe Potenzierung anderer Anästhetika. Es wirkt gut *anxiolytisch*, hat aber keine betäubende Wirkung: Der Tonus der Skelettmuskulatur wird stark herabgesetzt, es besteht aber kein lähmender Effekt. Deshalb ist es gut zur *Kombination mit Ketamin* geeignet, da es dessen kataleptische Eigenschaften aufhebt. Zur Unterdrückung starker Exzitationen oder epileptiformer Krämpfe in der Aufwachphase (z. B. nach Myelographie) ist es bei allen Narkosearten das *Mittel der Wahl*.
Dosierung und Applikation: 0,2–1 mg/kg KM s.c., i.m., i.v. (nicht mischen; wegen der großen Dosierungsbreite ist wiederholte Nachdosierung nach Wirkung zulässig).

Azaperon (Stresnil®): Neuroleptikum mit guten sedierenden Eigenschaften: Dämpfung von Angst, Aggression und Bewegungslust. Narkosepotenzierung! Nebenwirkung: Kreislaufdepression.
Dosierung und Applikation: 0,05–0,5 mg/kg KM i.v. oder 1–5 mg/kg KM i.m., s.c., p.o.

Propionylpromazin (Combelen®) und **Acetylpromazin** (Vetranquil®, Acepromazin®): starke Neuroleptika („major tranquilizer") mit guten sedierenden Eigenschaften. *Nebenwirkung:* Kreislaufdepression (dosisabhängig); bei sehr erregten Tieren und hoher Dosierung ist eine paradoxe Reaktion (Übererregbarkeit, Drangwandern) möglich.
Dosierung und Applikation: Propionylpromazin: 0,5–1 mg/kg KM s.c., i.m., Acetylpromazin: 0,25–1 mg/kg KM s.c., i.m., i.v.; 0,5–2,5 mg/kg KM p.o.

Medetomidin (Domitor®): Sedativum mit guten analgetischen und myorelaxierenden Eigenschaften. Seine Wirkung ist dosisabhängig. Starke Potenzierung bei Kombination mit Ketamin (s. Abschnitt 8.2.3.2., Punkt: Narkose für Eingriffe von begrenzter Dauer. Spezifisch antagonisierbar mit Atipamezol (Antisedan®).
Nebenwirkung: zumeist Erbrechen bei Induktion, Bradykardie. Inkompatibilität mit Sympathikomimetika und Sulfonamid-Trimethoprim-Kombinationen.
Dosierung und Applikation: 80–150 mcg/kg KM s.c., i.m. oder i.v (0,08–0,15 ml Domitor®/kg KM).

8.2.3. Allgemeinanästhesie

Folgende Wirkungen sind im Begriff *Narkose* zusammengefaßt: *Hypnose* (Bewußtlosigkeit), *Relaxation* und *Immobilisation* (Muskelerschlaffung) und *Analgesie* (Schmerzausschaltung). Von keinem Medikament werden alle drei Kriterien in gleichem Maße und ausreichend lange hervorgerufen, ohne daß starke, z.T. gefährliche Nebenwirkungen in Kauf genommen würden. Die früher übliche „Mononarkose" wird daher schon lange durch eine Vielzahl von „Kombinationsnarkosen" ersetzt. Durch die gegenseitige Ergänzung der erwünschten Wirkungen, gegebenenfalls sogar durch deren Potenzierung, kann die Dosierung der Anästhetika erheblich reduziert werden, so daß die unerwünschten Nebenwirkungen aufgehoben (z. B. Krämpfe durch Ketamin) oder zumindest gemindert werden (z. B. Kreislauf- und

Atemdepression). Andererseits sind gefährliche Kombinationen zu vermeiden; daß beispielsweise die blutdrucksenkende Wirkung einer Basisnarkose (z. B. Ketamin/Xylazin) durch die negativ inotrope Wirkung eines Inhalationsnarkotikums (z. B. Halothan) verstärkt wird. Die *Steuerbarkeit* einer Vollnarkose ist nicht das alleinige Kriterium für ihre Sicherheit und Unschädlichkeit. Es ist darüber hinaus die optimale Erreichung der jeweils notwendigen Hauptwirkung zum richtigen Zeitpunkt unter Einsatz verschiedener Medikamente in minimaler Konzentration anzustreben („balanced anaesthesia"; ERHARDT, 1988). Das gilt besonders für Risikonarkosen!

In der Praxis kommen eine Reihe bewährter Anästhesieverfahren zum Einsatz, die sowohl dem Patienten und der Art des Eingriffs als auch den Möglichkeiten und der Erfahrung des Tierarztes entsprechen. Auf die Forderung, daß bei jeder Vollnarkose Vorsorge für eine Möglichkeit zur Beatmung sowie der i.v. Therapie getroffen werden muß, sei hier nochmals hingewiesen!

8.2.3.1. Injektionsnarkose

- **Narkosen für sehr kurz dauernde Eingriffe bzw. zur Intubation** (chirurgische Toleranz: 3 bis maximal 10 Minuten)
- **Thiopental i.v.** (Thiopental®, Penthotal®)

Ultrakurz wirkendes Barbiturat. Die Narkoseeinleitung erfolgt i.v. bei wirkungsabhängiger Dosierung. Die rasche Abflutung (3–5 Minuten) ist auf die schnelle Verteilung im Gewebe zurückzuführen und nicht auf schnelle Elimination. Wegen der Kumulationsgefahr ist Nachdosierung zur längeren Aufrechterhaltung der Narkose als zu gefährlich abzulehnen.

Dosierung und Applikation: Nur frisch aus der Trockensubstanz bereitete, 2–2,5%ige Lösungen verwenden. Höhere Konzentrationen können nicht so genau dosiert werden; unbeabsichtigte paravenöse Injektion schmerzt und verursacht Gewebsnekrose. Prämedikation mit Atropin oder Beimengung von Atropin (0,25–0,5 mg/Katze) obligatorisch.

Richtdosis – ohne vorherige Sedierung: 20 mg/kg KM; 1. Drittel der Dosis rasch i.v. Nach dem Eintreten der Bewußtlosigkeit (nach 15–20 s) wird unter Beobachtung des Muskeltonus und der Reflexe bis zum intubationsfähigen Zustand vertieft.

Richtdosis am sedierten Tier: 10 mg/kg KM nach Wirkung langsam i.v.; es können so auch zu seichte oder zu früh abflutende Kombinationsnarkosen (z. B.: Ketamin/Diazepam) kurzfristig vertieft werden, wenn der Operationshergang dies erfordert.

Nebenwirkungen: Ausgeprägte Atem- und Kreislaufdepression, Neigung zu Laryngo- und Bronchospasmus, Anregung der Salivation und der Sekretion in den Bronchien – Neigung zur Vagotonie. Ohne Sedierung oder anschließende Intubationsnarkose kommt es in der Aufwachphase zu *ausgeprägten Exzitationen*, wenn die Tiere nicht ganz ruhiggehalten werden.

Beurteilung: Thiobarbiturate sind trotz der genannten Risiken und Nebenwirkungen in der Hand des Geübten für *Ultrakurznarkosen, Narkoseeinleitung* (auch ohne Sedierung) sowie *kurzfristige Vertiefung* anderer Narkosen wertvoll. Es ist aber davon auszugehen, daß die gewünschte Wirkung mit minimaler Initialdosis erreicht werden kann. Wegen des raschen Wirkungseintritts kann diese Minimaldosis individuell angepaßt werden.

Die früher übliche Verabreichung höherer Dosen intraperitoneal, um längere Narkosen zu erzielen, kann wegen ihrer Unwägbarkeiten heute nicht mehr empfohlen werden.

- **Alfentanil/Etomidat** (Rapiphen®/Hypnomidate®)

Alfentanil ist ein ultrakurz wirkendes Opioid und daher antagonisierbar (z. B. Nalorphin,

Naloxon), Etomidat ist ein Ultrakurznarkotikum auf Imidazolbasis. Die Narkoseeinleitung erfolgt ebenfalls innerhalb weniger Sekunden, noch während der i.v. Injektion. Bei Tieren in schlechtem Allgemeinzustand kann daher genau angepaßte Dosisreduktion erfolgen. Das Toleranzstadium dauert 5–6 Minuten und wird durch vorangegangene Sedierung nur wenig verlängert.

Dosierung und Applikation: 0,03 mg Alfentanil und 2 mg Etomidat pro kg KM *nur* i.v. in der Mischspritze. Die beiden Spezialitäten werden so gemischt, daß die obige Dosis pro kg KM in 1 ml enthalten ist: Hypnomidate 10 ml (= 20 mg) + Rapiphen® 0,6 ml (= 0,3 mg).
Richtdosis ist 1 ml/kg KM. Achtung: Paravenöse Injektionen sind sehr schmerzhaft!

Nebenwirkungen: Bei der Einleitung entsteht häufig ein Atemstillstand bis zu einer halben Minute. Die deutliche Atemdepression in Verbindung mit der raschen Abflutung kann bei der Einleitung einer Intubationsnarkose eine Nachdosierung erforderlich machen, da die Inhalationsanästhesie dann nicht rasch genug anflutet. Auch die Herzfrequenz wird deutlich herabgesetzt. Es wird am besten mit Diazepam sediert; ohne Sedierung treten ausgeprägte Exzitationen während des Abklingens der Narkosewirkung auf. Weiters ist fast regelmäßig Defäkation während der Aufwachphase typisch, wenn nicht ausreichend atropinisiert worden ist.

- **Narkosen für Eingriffe von begrenzter Dauer** (chirurgische Toleranz 30–45 [60] Minuten)
Für die Routinechirurgie der Katze stehen eine Reihe bewährter Kombinationen der bereits besprochenen Sedativa mit dem Phencyclidin *Ketamin* (Ketalar®, Ketanest®, Vetalar®) zur Auswahl. Auch dessen Kombination mit Xylazin (Rompun®) sowie mit *Barbituraten* (Thiopental, Pentobarbital) sind gebräuchlich. Besonders hervorzuheben ist die Kombination von Ketamin mit dem antagonisierbaren Sedativum **Medetomidin** (Domitor®).

– Ketamin

Ketamin allein bewirkt zwar Bewußtlosigkeit und Analgesie (sogenannte dissoziative Anästhesie), doch entstehen ziemlich störende Streckkrämpfe und Zuckungen (Katalepsie). Obwohl Ketamin den Blutdruck steigert und die Pulsfrequenz erhöht, kommt es für eine Mononarkose daher kaum in Betracht. Die Injektion s.c. und i.m. ist schmerzhaft. Die Tiere starren mit aufgerissenen Augen und weiten Pupillen ins Leere. Untersuchungen des Augenhintergrundes werden wesentlich erleichtert, doch besteht wegen des unterdrückten Lidschlages die Gefahr der Austrocknung der Hornhaut (Verhütung durch Eintropfen von z. B. Methylcellulose).

– Xylazin

Xylazin (Rompun®) hat *sedative, analgetische und muskelrelaxierende* Eigenschaften. Bei der Katze wird außerdem nahezu regelmäßig Erbrechen ausgelöst, so daß es als *Emetikum* eingesetzt werden kann (1 mg/kg KM). Eine weitere Nebenwirkung ist die starke Reduktion der Atemfrequenz (3–4 Atemzüge pro Minute), weshalb es als alleiniges Anästhetikum in höherer Dosierung nicht zu empfehlen ist. Xylazin ist antagonisierbar (Tolazolin, Yohimbin/ 4-Aminopyridin).

– Ketamin/Xylazin

Es besteht ein gegenseitig potenzierender Effekt, so daß niedriger dosiert werden kann (Ketamin 15 mg/kg KM, Xylazin 0,5 mg/kg KM). Die Kombination kann in der Mischspritze s.c. und i.m. verabreicht werden. Während der Einleitung tritt auch dabei häufig Erbrechen auf. Nach SCHATZMANN (1985) wird dies eher vermieden, wenn Ketamin i.m. und Xylazin s.c.

getrennt zur gleichen Zeit gegeben werden. Auch in der Kombination treten während der Einleitungsphase die für das Ketamin typischen Krampfhaltungen auf. Bei vollem Wirkungseintritt entsteht aber eine tiefe Narkose mit ausgezeichneter Erschlaffung. Obwohl diese Kombination deshalb eines der meist angewandten Verfahren darstellt, sei hervorgehoben, daß die *Absenkung der Atemfrequenz* durch das Xylazin *zumeist erheblich* ist!

– Ketamin/Medetomidin (Domitor®)
Diese Narkose führt zu einer ausgezeichneten Muskelerschlaffung und Analgesie (vergleichbar mit Ketamin/Xylazin). *Nebeneffekte* sind Erbrechen und mittelgradige Bradykardie; jedoch auch Mydriasis und Hemmung der Speichelsekretion (keine Prämedikation von Atropin!). Der Grad der Atemdepression ist unbedeutend. Wegen der starken Potenzierung kann Ketamin viel niedriger als bei allen anderen Kombinationen dosiert werden! Das hat den Vorteil, daß die Narkose mit dem Medetomidin-Antidot **Atipamezol** (Antisedan®) nahezu aufgehoben werden kann.
Dosierung und Applikation: 5 mg Ketamin und 80 mcg Medetomidin in der Mischspritze i.m. oder Medetomidin einige Minuten vor Ketamin i.m. oder i.v. injizieren.
Antagonisierung mit Atipamezol: 2- bis 4fache Dosis der Medetomidin-Dosis.
Bei der Kombination von Ketamin mit anderen Tranquilizern besteht kein Potenzierungseffekt, doch wird zumeist eine ausreichende Erschlaffung der Muskulatur erreicht, zudem Erbrechen verhindert.

– Ketamin/Propionylpromazin (Combelen®)
Dosierung und Applikation: 20 mg Ketamin und 0,5 mg Propionylpromazin pro kg KM i.m. (schmerzhaft) oder nach Vorinjektion eines Lokalanästhetikums s.c. Diese Kombination ruft keine Atemdepression hervor, doch besteht nicht immer völlige Erschlaffung. Dauer: 25–40 Minuten.

– Ketamin/Acetylpromacin (Vetranquil®)
Dosierung und Applikation: 20 mg Ketamin und 0,5–1 mg Acetylpromazin pro kg KM i.m. oder s.c.; gute Erschlaffung, längere Wirkung: 45–60 min. Besonders langer Nachschlaf (ca. 4 Stunden) mit Gefahr der Unterkühlung.
Gemeinsame *Nebenwirkung* der Kombinationen von *Ketamin* mit *Xylazin oder Tranquilizern* ist die Kreislaufdepression. Die Kombinationen sind daher nur für Tiere mit *ungestörtem Allgemeinbefinden* zu empfehlen. Der angegebene Anteil der Sedativa kann häufig unterschritten werden, ohne daß die Qualität der Narkose leidet.
Für *vorgeschädigte Patienten* eignet sich gut die Kombination von Ketamin und Diazepam.

– Ketamin und Diazepam (Valium®)
Dosierung: 20 mg Ketamin und 0,2–0,3 mg Diazepam pro kg KM; *Applikation:* Diazepam muß getrennt injiziert werden, da es bei Mischung ausfällt. Man kann Diazepam als Prämedikation geben, oder man injiziert es i.v. oder i.m., während Ketamin i.m. oder s.c. gegeben wird. Die Wirkung von Ketamin setzt dann erst ein, wenn das Diazepam seine relaxierende Wirkung schon entfaltet hat. Die Induktion ist besonders schonend, und der Kreislauf wird kaum negativ beeinflußt.
Den beschriebenen Kombinationen mit Ketamin vergleichbar ist die Anästhesie mit der Mischung von Tiletamin/Zolazepam.

– **Tiletamin/Zolazepam** (Telazol®, Tilest®)
Tiletamin ist, wie Ketamin, ein dissoziativ wirkendes Anästhetikum mit ähnlichen Nebenwirkungen (klonische Muskelkrämpfe). Zolazepam, ein Benzodiazepin, hat gute sedative und muskelerschlaffende Eigenschaften. Die beiden Substanzen werden im Verhältnis 1:1 gemischt. Dauer der Tiefe der chirurgischen Toleranz ist mit jener der Kombination von Ketamin/Acetylpromazin vergleichbar, doch werden geringere Nebenwirkungen beschrieben. Selbst die doppelte Normaldosis i.v. (>20 mg/kg KM) ruft nur kurzfristig mittelgradige Herz-Kreislauf-Depression hervor. Der Einfluß auf die Atmung ist stärker (respiratorische Azidose!). Die Prämedikation von Atropin soll nicht nötig sein.
Dosierung und Applikation: Die beiden Wirkstoffe liegen als Trockensubstanz in einer Mischung zu gleichen Teilen vor, aus der eine 20%ige Injektionslösung frisch zubereitet wird. Die Dosierungsangaben beziehen sich auf den Gesamtgehalt der Mischung (10 mg = 5 mg Tiletamin plus 5 mg Zolazepam). Die *Normaldosis* beträgt 10 mg/kg KM. Je nach Indikation kann die Dosis vermindert oder erhöht werden, z. B. reicht für die Sedierung zur Röntgenuntersuchung eine Dosis von 5 mg/kg; eine Dosis von 15 mg/kg bietet für eine Vielzahl chirurgischer Eingriffe ausreichende Toleranz. Eine weitere Vertiefung der Anästhesie kann durch Kombination mit Inhalationsanästhetika erzielt werden.
Bei i.m. Applikation ist die besonders kurze Einleitungszeit von nur 2–3 Minuten, bis die Tiere intubiert werden können, hervorzuheben. Ein operationsfähiger Zustand wird nach 6–7 Minuten erreicht. Bei i.v. Injektion von nur 2 mg/kg KM wird nach 30–60 Sekunden ein intubationsfähiges Stadium erreicht (besonders schonende Einleitung einer Allgemeinnarkose).
Eine weitere Narkose mit einer Dauer von 30–45 Minuten ist die Kombination von Fentanyl® und Metodimat.

– **Fentanyl/Metomidat** (Hypnodil®)
Es wird ein narkoseartiger Zustand erreicht, der für die meisten chirurgischen Eingriffe ausreichende Toleranz und gute Muskelrelaxation bietet. Es besteht aber Geräuschempfindlichkeit, so daß diese Anästhesie für Operationen im Bereich des Ohres ungeeignet ist. Einen weiteren *Nachteil* bildet ein relativ ausgeprägtes Exzitationsstadium, wenn die Tiere bei der Einleitung und während des Nachschlafes nicht völlig ruhiggehalten werden. Ein Vorteil besteht in der Antagonisierbarkeit des **Fentanyl** durch Morphinantagonisten (Nalorphin, Naloxon).
Dosierung und Applikation: Die Kombination der beiden Wirkstoffe erfolgt im Verhältnis 1:1000 – 25 mcg Fentanyl und 25 mg Metomidat/kg KM i.m. (das sind 0,5 ml/kg KM folgender Lösung, die eigens zubereitet werden muß, dann aber etwa zwei Monate im Kühlschrank haltbar bleibt: 1000 mg Metomidat-Trockensubstanz, 1 mg Fentanyl = 2 Ampullen zu 500 mcg in 10 ml Aqua dest.).
Ein völlig anderes Anästhesieverfahren ist die Injektions- bzw. Infusionsnarkose mit Propofol.

– **Propofol** (Diprivan®, Rapinovet®)
Es handelt sich um ein rasch wirksames Injektionsnarkotikum zur i.v. Applikation. Es wird rasch metabolisiert und hat wenig Nebenwirkungen. Bei *Nachdosierung* nach Wirkung besteht kaum Kumulationsgefahr. Es eignet sich daher auch zur Aufrechterhaltung einer Mononarkose über längere Zeit. Durch Sedativa wird die Wirkung von Propofol nur wenig verstärkt oder verlängert. Weiters eignet es sich zur Einleitung einer Intubationsnarkose.

Propofol bedingt nur eine geringe Kreislaufdepression, die Atmung wird bei der Einleitung jedoch erheblich gehemmt.
Dosierung und Applikation: Die Richtdosis beträgt nach BREARLEY et al. (1988) ca. 7 mg/kg KM. Die 1. Hälfte der berechneten Dosis wird rasch i.v. injiziert. Nach Eintritt der Bewußtlosigkeit – innerhalb von 10–40 Sekunden – wird nach Wirkung nachdosiert. Ein initialer Atemstillstand kann auf diese Weise vermieden werden. Die chirurgische Toleranz bei Einzelgabe beträgt ca. 5 Minuten. Über eine Venüle können *Wiederholungsinjektionen* nach Wirkung gegeben werden. Auch eine *laufende Nachdosierung* (Injektionsautomat) kommt in Betracht (0,5 mg/kg KM/min). Die Aufwachphase verläuft in der Regel völlig ruhig und dauert nach länger aufrechterhaltener Anästhesie etwa 30 Minuten.

8.2.3.2. Inhalationsnarkose

Der besondere Vorteil der Inhalationsnarkose liegt in der *Steuerbarkeit der Narkosetiefe* und darin, daß die Anästhesie über *lange Zeit* aufrechterhalten werden kann. Sie ist daher für alle Eingriffe, die länger als 45 Minuten dauern, indiziert. Am besten steuerbar sind Intubationsnarkosen nach Einleitung mit einem kurz wirkenden Injektionsanästhetikum i.v. (Thiopental, Alfentanil/Etomidat, Propofol). Solche Narkosen bedürfen aber der sorgfältigen Überwachung, da die Anästhesie rasch in ein zu seichtes Stadium abflutet. Leichter ist der *Gleichgewichtszustand* im Bereich der chirurgischen Toleranz (Narkosestadium III) zu erhalten, wenn eine länger wirkende Basisnarkose appliziert wurde. Solche Narkosen können hingegen nicht so rasch abgeflutet werden.

- **Narkosemaske, Kopfkammer**

Die Verwendung einer Maske oder Kopfkammer bringt mit sich, daß Narkosegas in größerer Menge in die Raumluft austritt. Es ist daher die Möglichkeit des Absaugens (Schlauch mit Ventilator) für den Routineeinsatz zu fordern. Maske und Kopfkammer haben den *Vorteil*, daß keine mechanische Reizung der Glottis sowie der Trachealschleimhaut erfolgt. *Nachteile* sind ein größerer Totraum und die Unmöglichkeit zu beatmen. Wegen der mangelhaften Dichtheit muß die Zufuhr von Narkosegasgemisch erhöht werden.

Für Fälle, bei denen eine Injektionsnarkose zu rasch abflutet oder bei denen die Operation länger als geplant dauert, ist der Einsatz einer Narkosemaske das *einfachste Mittel*, um die nötige Narkosetiefe zu erhalten.

- **Intubationsnarkose**

Die Intubation erlaubt die exakteste Zufuhr von Narkosegas. Durch die aufblasbare Manschette wird der *Endotrachealtubus* gegen die Trachea abgedichtet. Somit kann eine *künstliche Beatmung* durchgeführt werden (Notfall, offener Thorax). Bei Spontanatmung muß man wesentlich weniger Narkosegas zuführen (z. B. geschlossenes System). Die Atemwege werden zuverlässig offen gehalten, und Aspiration von Erbrochenem wird verhindert – allerdings ist an die Möglichkeit zu denken, daß sehr dünne Tracheotuben durch zähen Schleim oder Flüssigkeitsansammlung (Lungenödem!) verlegt werden können. Diese Gefahr ist kleiner, wenn am Tubusende seitlich eine ovale Öffnung angebracht wird.
Intubationstechnik: Als Vorbereitung zur Intubation eignen sich sowohl kurz wirkende Injektionsnarkosen, die i.v. eingeleitet werden, als auch tiefere Basissedierungen und -narkosen (s. Abschnitt 8.2.3.2.; 8.2.3.1.: Narkosen für sehr kurz dauernde Eingriffe bzw. zur Intubation, und Narkosen für Eingriffe von begrenzter Dauer). Eine andere Methode ist –

nach erfolgter Sedierung – die i.v. Injektion des kurz wirkenden Muskelrelaxans Succinylcholin (Lystenon®), Richtdosis 1 mg/kg KM, nach Wirkung. Diese Injektion bewirkt für 8–10 Minuten völlige Erschlaffung und Apnoe. Künstliche Beatmung ist daher bei der Narkoseeinleitung erforderlich.

Die Katze kann sowohl in Bauch- als auch in Rückenlage intubiert werden. Das Maul wird gespreizt (Maulspreizer, Plastikröhrchen zwischen die Canini) und die Zunge vorgezogen. Bei gestrecktem Nacken und Hals wird nun die Epiglottis sichtbar. Nach der Oberflächenanästhesie (Spray) kann die Epiglottis mit einer anatomischen Pinzette an der Plica glossoepiglottica mediana herausgezogen werden, so daß die Stimmritze sichtbar wird. Diese Technik erlaubt die Intubation ohne spezielles Besteck; ihre Beherrschung ist daher auch für Notsituationen nützlich (Abb. 8.1.). Bei Benutzung eines *Intubationsbestecks* wird die Epiglottis mit dem Spatel des Laryngoskops nach ventral gedrückt, so daß die Glottis zugänglich wird. Besonders für kleine und junge Katzen eignet sich ein stielförmiger Otoskopaufsatz mit Lichtquelle an der Spitze, der wegen seiner Kleinheit den Einblick am wenigsten behindert (Abb. 8.2.).

Nach dem Einführen des Tubus wird die Manschette mit einer Injektionsspritze gebläht, während Luft in den Ansatzkonus des Tubus eingeblasen wird. Der Manschettendruck ist

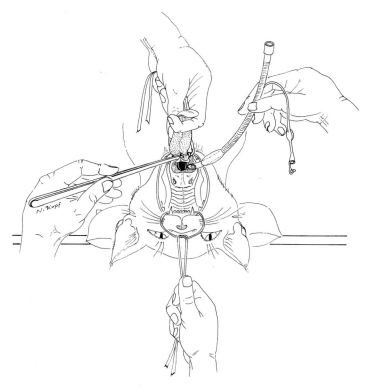

Abb. 8.1. Intubation mit Hilfe einer anatomischen Pinzette: Nach Herausziehen der Zunge wird mit der Pinzette die Plica glossoepiglottica mediana erfaßt und der Kehldeckel vorgezogen. Dadurch wird die Stimmritze besonders gut sichtbar und für die Intubation zugänglich.

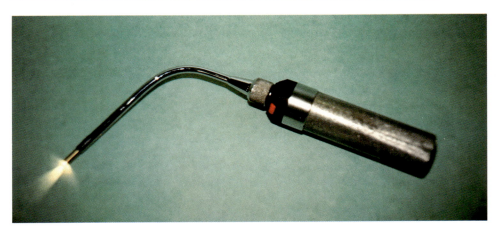

Abb. 8.2. Einfaches Besteck zur Intubation: Leuchtstab als Aufsatz für den Otoskopgriff.

gerade ausreichend, wenn bei Blähung der Lungen das Zurückströmen der eingeblasenen Luft neben dem Tubus verhindert wird (Aufhören des Ausströmgeräusches). Mit dieser Technik kann schädlicher, überhöhter Druck der Manschette auf die Schleimhaut der Luftröhre vermieden werden. Der Tubus wird danach mit einem Band oder Heftpflaster am Oberkiefer fixiert (auf Tasthaare achten). Das Maul wird leicht aufgespreizt, damit die Zunge für Überwachungszwecke zugänglich bleibt (Schleimhautfarbe, Plethysmographie, evtl. Injektionen in die V. sublingualis).

- **Inhalationsnarkotika**

Ether war früher ein sehr gebräuchliches Inhalationsanästhetikum für die Katze und wurde erst durch die modernen, dampfförmigen Inhalationsnarkotika verdrängt. Sein *Vorteil* liegt in der großen therapeutischen Breite, wodurch er risikoarm im offenen System – bei relativ unexakter Dosierung – eingesetzt werden kann. Seine anästhesierende Wirkung ist stark genug, um eine Narkose mit Ether allein einzuleiten (z. B. 20 ml Ether in Narkosezelle mit einem Volumen von 20 Liter). *Nachteile* sind die *Explosionsgefahr* bei Zumischung von Sauerstoff, die Reizung der Schleimhäute, sowie – bei alleiniger Anwendung – ein ausgeprägtes Exzitationsstadium.

Lachgas (N_2O) ist ein geruchloses, nichtexplosives Narkosegas, welches in Stahlflaschen unter hohem Druck in flüssiger Form vorliegt. *Vorteile* sind seine Unschädlichkeit, wenn sein Anteil nicht mehr als 70 Vol.-% des Gasgemisches ausmacht. Es ist ein gutes Analgetikum, seine narkotische Wirkung ist aber zu schwach, um allein eine Anästhesie aufrechtzuerhalten. Bei einem Mischungsverhältnis des Trägergases $N_2O : O_2 = 2 : 1$ wird die erforderliche Narkosekonzentration der anderen Inhalationsnarkotika *erheblich* gesenkt. Es ist daher ein sehr beliebtes Kombinationsgas, dessen Eigenschaften die erforderliche Zusatzausstattung (Gasflasche, Druckventil mit Manometer, Reduzierventil, Flowmeter) sicher bezahlt machen. Trotz dieser vorzüglichen Eigenschaften besteht eine *erhebliche Gefahr* darin, daß durch einen zu hohen N_2O-Anteil im Narkosegasgemisch der erforderliche Mindestanteil von 21 Vol.-% Sauerstoff (d. h. die O_2-Konzentration der Luft) unterschritten wird. Besonders beim An- und Abfluten sowie bei der Verwendung im geschlossenen Kreisatemsystem besteht diese Gefahr der Hypoxie. Sie kann durch den Einsatz der laufenden O_2-Messung des Inspirationsgases oder der Pulsoxymetrie vermieden werden (s. Abschnitt 8.3.2.). Zu vorsichtige Lachgasdosierung – unter 50 Vol.-% – bedeutet hingegen den weitgehenden Verzicht auf seine Vorteile. Gut einsetzbar ist Lachgas bei relativ hoher Narkosegaszufuhr (500 ml/ min) im Verhältnis $N_2O : O_2 = 2 : 1$ im halboffenen oder halbgeschlossenen System, so daß die Gefahr der Überdosierung infolge von Rückatmung (Diffusion aus dem Gewebe und dem Darmlumen) vermieden wird. Diese Systeme sind für die Katze, wegen ihres geringen Atemvolumens, besonders geeignet (vgl. Abschnitt 8.2.3.2., Narkosesysteme).

– Halogenierte Kohlenwasserstoffe
Es handelt sich um dampfförmige Inhalationsanästhetika mit recht unterschiedlichen Eigenschaften, deren Kenntnis die Voraussetzung für die Wahl des geeigneten Mittels darstellt. Sie haben keine reizende Wirkung auf die Schleimhäute und lösen keine vermehrte Sekretion in den Bronchien aus.
Methoxyfluran (Metofane®, Penthrane®): Es besitzt die schwächste narkotische Wirksamkeit dieser Gruppe, da es nur in geringer Konzentration verdampft (bei Raumtemperatur ca. 3 Vol.-%). Es besitzt ausgeprägte analgetische, gute muskelrelaxierende und geringe hypnotische Wirkung. Die analgetische Wirkung dauert in der Aufwachphase noch einige Zeit an. Wegen seiner hohen Fettlöslichkeit sowie des hohen Blutverteilungskoeffizienten und des geringen Dampfdruckes sind An- und Abflutung langsam. Für die alleinige Aufrechterhaltung der Narkose ist es in der Regel zu schwach, wenn diese mit einem kurz wirkenden Injektionsnarkotikum oder Muskelrelaxans eingeleitet wurde. Zur Vertiefung oder Verlängerung einer länger wirksamen Basisnarkose (vgl. Abschnitt 8.2.3.1.) ist es deshalb gut geeignet, da Überdosierung kaum möglich ist. Seine Wirksamkeit kann durch Erwärmung (Erhöhung der Dampfkonzentration) gesteigert werden. Dies geschieht entweder durch Beheizung des Verdampfers in Verbindung mit einem Thermostat (Conell 201, HNG 4) oder bei Einschaltung des Verdampfers in das Kreisatemsystem (VIC-System) durch die Erwärmung des Atemgemisches (Körperwärme; Reaktionswärme des CO_2-Absorbers).
Trotz der relativ schwachen narkotischen Wirkung hat Methoxyfluran als unerwünschte Nebeneffekte deutliche Atem- und Kreislaufdepression und wird zu einem erheblichen Anteil metabolisiert (ERHARDT, 1988). Die beim Menschen beschriebene Nephrotoxizität konnte bei Hund und Katze nicht bewiesen werden (WARREN, 1983). Dennoch sollte man bei Nephropathien den Einsatz von Methoxyfluran meiden!
Halothan (Halothan®, Fluothane®): Halothan ist das am meisten verwendete Inhalationsnarkotikum der vergangenen zwei Jahrzehnte. Es besitzt wesentlich stärkere narkotische Eigenschaften als Methoxyfluran. In seichteren Narkosestadien hat es im Vergleich geringere analgetische und muskelrelaxierende Eigenschaften. Bei Raumtemperatur wird eine Dampfkonzentration von ca. 35 Vol.-% erreicht; die nötige Konzentration zur Narkoseeinleitung beträgt hingegen nur 2–3 Vol.-%, jene zur Aufrechterhaltung sogar nur ca. 1 Vol.-%. Daraus ergibt sich die *Gefahr der Überdosierung*, wenn keine kalibrierten Verdampfer verwendet werden. Unerwünschter *Nebeneffekt* ist die relativ hohe Metabolisierungsrate (Leber). Dieser Umstand sollte bei der Wiederholung von Narkosen in kurzem Abstand bedacht werden. Weitere Nebenwirkungen sind Atem- und Herz-Kreislauf-Depression, deren Grad dosierungsabhängig ist. Die *Vorzüge* von Halothan liegen in rascher An- und Abflutung (geringe Blutlöslichkeit). Deshalb und wegen seiner starken Wirkung ist einerseits die Möglichkeit einer exakt angepaßten Narkoseführung gegeben, andererseits ergibt sich die Notwendigkeit sorgfältiger Narkoseüberwachung. Die große Erfahrung, die mit Halothan

besteht, ist natürlich auch ins Treffen zu führen. Sicherlich sind nicht nur ökonomische Gründe für den Umstand verantwortlich zu machen, daß in der Veterinäranästhesiologie noch nicht generell auf die neueren Mittel übergegangen wurde.

Enfluran (Ethrane®): Enfluran hat ähnliche Verdunstungseigenschaften und eine vergleichbare Narkosekonzentration wie Halothan. Wegen seiner geringen Blutlöslichkeit erfolgen Induktion und Abflutung noch rascher, so daß für die gleiche Wirkung geringere Prozentwerte am Verdampfer einzustellen sind; 98% werden unverändert über die Lungen abgeatmet, nur 2% werden metabolisiert. Enfluran hat wie Halothan eine dosisabhängige Herabsetzung der Kontraktionskraft des Herzmuskels zur Folge. Bei Erhaltungskonzentration (1 bis 2%) ist aber die Absenkung der Pulsfrequenz geringer.

Isofluran (Forane®): Es handelt sich um ein Isomer des Enflurans. Seine anästhetische Potenz liegt zwischen der von Halothan und Enfluran. Es hat die geringste Blutlöslichkeit und daher die rascheste An- und Abflutung. Dadurch werden an den Anästhesisten insofern hohe Ansprüche gestellt, als sehr rasch – unbeabsichtigt – ein sehr seichtes Narkosestadium erreicht werden kann. Da wie bei Halothan und Enfluran in geringen Konzentrationen der analgetische Effekt relativ gering ist, können Fehleinschätzungen bezüglich ausreichender Narkosetiefe bei schmerzhaften Manipulationen zu unerwarteter, heftiger Abwehr führen. Entsprechende Prämedikation und/oder die Beimischung von Lachgas vermindern diese Problematik. Hervorzuheben ist, daß Isofluran nahezu vollständig abgeatmet wird. Seine Toxizität ist somit am geringsten. Auch die Nebenwirkungen auf das Myokard und den Kreislauf sind in anästhetischer Konzentration minimal.

Für die Anästhesiepraxis kann zusammengefaßt werden:

Methoxyfluran ist geeignet, eine Injektionsnarkose erforderlichenfalls zu vertiefen oder zu verlängern. Seine Anwendung in einfachen Verdampfern ist ungefährlich, doch wird ein erheblicher Teil im Körper entgiftet.

Halothan, Enfluran und **Isofluran** erlauben auf Grund ihrer narkotischen Potenz eine exakte Narkoseführung, weit über die Wirkung der Basisnarkose hinaus. Ihr Einsatz in nichtkalibrierten Verdampfern oder in Verdampfern, die im Kreisatemsystem zwischengeschaltet sind (VIC-System), wird abgelehnt (WARREN, 1983), obwohl solche Geräte im Handel sind (Komesaroff Anesthetic Machine) und sich z. T. bewährt haben (HACKER, 1985). Halothan hat die größten Nebenwirkungen und eine Metabolisierungsrate von etwa 10% (ERHARDT, 1988). Enfluran und Isofluran sind zwar am wenigsten toxisch, dennoch ist eine besonders exakte Beaufsichtigung der Narkose nötig, da die Gefahr besteht, daß der Patient während der Operation plötzlich erwacht. Die *Kombination mit Lachgas* reduziert dieses Problem, erfordert aber eine laufende Überprüfung bezüglich der ausreichenden Sauerstoffversorgung. Die Kombination des starken Hypnotikums **Halothan** mit dem starken Analgetikum **Methoxyfluran** im VIC-Doppelverdampfer ist geeignet, die gewünschten Hauptwirkungen bei Reduktion der Gaskonzentrationen zu verstärken (Komesaroff Anesthetic Machine).

- **Narkosesysteme**

Als Anästhesiepatient stellt die Katze besondere Anforderungen: Wegen des geringen Atemminutenvolumens sind die handelsüblichen Narkoseapparaturen vielfach zu groß. Der Inhalt der Schläuche bzw. des Absorberkalkbehälters beträgt ein Mehrfaches des Atemminutenvolumens. Die Narkoseführung im *geschlossenen System* ist viel zu träge, da zu lange Zeit verstreicht, bis die am Verdampfer eingestellte Gaskonzentration tatsächlich inhaliert wird. Bei entsprechender Erhöhung der Frischgaszufuhr (500 ml/min) und Öffnung des automatischen Überdruckventils sind solche Apparate dennoch verwendbar (*halbgeschlossenes Sy-*

stem). Für eine ständige Absaugung des austretenden Gasgemisches – zum Schutz der anwesenden Personen – muß gesorgt werden. Besser und im Betrieb billiger sind eigens adaptierte Narkosesysteme mit kürzeren Schläuchen von kleinerem Durchmesser, kleinerem Absorberkalkbehälter und kleinem Atembeutel (maximal 0,5 l).

– Halboffene Systeme
Es wird ausschließlich frisches Narkosegas inhaliert, eine Rückatmung findet nicht statt. Sie sind für die Beatmung ungeeignet.
Connel 201 und HNG4: Trägergas ist Raumluft, die durch einen Methoxyfluranverdampfer mit Heizung und Thermostat sowie über einen Bypass eingeatmet wird. Die Konzentration wird durch einen Regler eingestellt, mit dem das Verhältnis zwischen angereicherter und Bypass-Luft reguliert werden kann. Die Exspiration erfolgt über ein T-Stück mit Ventil. Das Gerät eignet sich für die Intubationsnarkose sowie für den Einsatz mit Kopfkammer. Ein Anschluß für den Betrieb mit Sauerstoff ist zwar vorgesehen, doch liegt ja der Hauptvorteil dieses einfachen Apparates darin, daß auf jegliche Zusatzausstattung verzichtet werden kann (Eisenmenger et al., 1978; Abb. 8.3.).
Ayre's T-Stück: Das Narkosegemisch (z. B. O_2-150 ml/min, N_2O-300 ml/min, Halothan-0,5 Vol.-%) wird durch Einstellung an den Durchflußreglern sowie am Verdampfer bereitgestellt. Am T-Stück mündet der Frischgasschlauch, der Endotrachealtubus ist am zweiten Ansatz angeschlossen. Am Exspirationsschenkel ist ein Reservoirschlauch (7 mm Durchmesser und 15 cm Länge) montiert, welcher das Ansaugen von Raumluft bei der Inspiration verhindert.

– Halbgeschlossene Systeme
Pendelsystem: Der Tracheotubus ist direkt an einen kleinen Behälter mit Absorberkalk und Atembeutel angeschlossen; an der Seite befindet sich die Frischgaszuleitung. Für die Human-

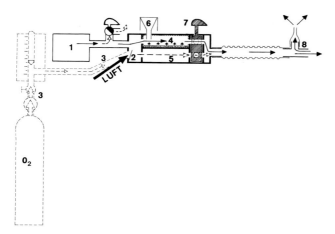

Abb. 8.3. Halboffenes System zum Betrieb mit Methoxyfluran im beheizten Verdampfer; Trägergas: Raumluft (Connel 201/HNG 4 – Hölzl).
1 – Luftpumpe mit Regler, 2 – Ansaugventil für Raumluft, 3 – Möglichkeit zur O_2-Einleitung (fakultativ), 4 – Methoxyfluranverdampfer mit thermostatgeregelter Heizung, 5 – Bypass, 6 – Einfülltrichter, 7 – Verdampferregler (Steuerung der Narkosemittelzufuhr), 8 – T-Stück mit Exspirationsventil und Anschluß für Kopfkammer oder Endotrachealtubus.

pädiatrie befinden sich Geräte im Handel, die auch für die Katze klein genug sind; noch kleinere kann man leicht selbst herstellen (SCHATZMANN, 1985). Mit diesem System kann manuell eine künstliche Beatmung durchgeführt werden, wobei der Beatmungsdruck am Überdruckventil mit Feder eingestellt wird. Nachteile stellen der relativ große Totraum (bei zu geringem Durchfluß CO_2-Anhäufung) sowie die Erwärmung des Anästhesiegases durch die Reaktionswärme im Absorber dar (Abb. 8.4.).
Kreisatemsysteme mit vorgeschaltetem Verdampfer (VOC-System, Vaporizer out of circuit): Je kleiner die Dimensionen der Schläuche, des Absorberkalkbehälters sowie des Atembeutels gewählt wurden, desto mehr kann die Frischgaszufuhr gedrosselt werden, wenn Sauerstoff das einzige Trägergas darstellt. Bei Zumischung von N_2O soll jedenfalls auf erhöhten Durchfluß geachtet werden (Abb. 8.5.).

– Geschlossenes System
Die Sauerstoffzufuhr ist bei dieser Anordnung am geringsten, da – zumindest theoretisch – nur soviel ersetzt werden muß, wie vom Patienten zu CO_2 verbrannt wird. Das ausgeatmete Gasgemisch wird durch den Absorber geleitet, dort von Kohlendioxid befreit und wieder eingeatmet (Rückatmung). Im Gleichgewichtszustand einer Narkose – bei konstanter Erhal-

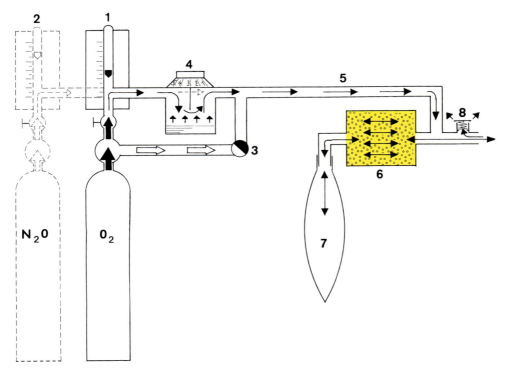

Abb. 8.4. Halbgeschlossenes Pendelsystem zum Betrieb mit Halothan im vorgeschalteten, kalibrierten Verdampfer; Trägergas: O_2; evtl. Zusatz von 50–70% N_2O.
1 – Sauerstoffanlage, 2 – Lachgasanlage (fakultativ); beides mit Manometer, Reduzierventil, Durchflußregler, 3 – O_2-Bypass, 4 – Halothanverdampfer, 5 – Frischgasschlauch, 6 – CO_2-Absorberkalkbehälter, 7 – Atembeutel, 8 – T-Stück mit Überdruckventil und Anschluß für Narkosemaske oder Tubus.

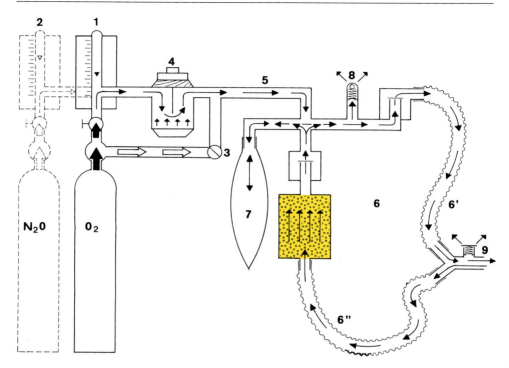

Abb. 8.5. Halbgeschlossenes Kreisatemsystem zum Betrieb mit Halothan (Enfluran, Isofluran) im vorgeschalteten, kalibrierten Verdampfer (VOC-System); Trägergas: O_2; evtl. Zusatz von 50–70% N_2O. 1 – Sauerstoffanlage, 2 – Lachgasanlage (fakultativ), beides mit Stahldruckflasche, Absperrventil, Manometern, Reduzierventil, Flow-Meter; 3 – O_2-Bypass, 4 – Verdampfer, 5 – Frischgasschlauch, 6 – Kreisatemsystem mit 6'-Inspirationsschenkel mit Richtungsventil, 6"-Exspirationsschenkel mit CO_2-Absorberkalkbehälter und Richtungsventil, 7 – Atembeutel, 8 – Regelventil für Einstellung des Beatmungsdruckes, 9 – Y-Stück mit Überdruckventil und Anschluß für Narkosemaske oder Tubus.

tungskonzentration – kann daher der O_2-Flow so gedrosselt werden, daß das Überdruckventil geschlossen bleibt. Bei der Notwendigkeit rascher Konzentrationsänderungen (Vertiefen, Abfluten) muß bei VOC-Systemen der Zufluß von Frischgas der gewünschten Konzentration stark erhöht werden. Bei *VIC-Systemen* (Vaporizer in-circuit), bei denen das rückgeatmete Gasgemisch durch die Verdampfer geleitet wird, genügt für die rasche *Erhöhung der Konzentration*, daß durch manuelle Kompression des Atembeutels die Respiration für einige Atemzüge künstlich vertieft wird. Für die *rasche Abflutung* muß auch hier bei abgeschalteten Verdampfern der Sauerstoff-Flow stark erhöht und das Überdruckventil geöffnet werden (O_2-Flush).

Für die Kleintier-Anästhesiologie stehen australische Konstruktionen, die nach dem VIC-System arbeiten, zur Verfügung: Stephens Anaesthetic Apparatus® und Komesaroff Small Animal Anesthetic Machine® (Abb. 8.6.). Neben relativ geringen Anschaffungskosten, welche großteils auf die Ausstattung mit einfachen Flaschenverdampfern zurückzuführen sind, sind folgende *Vorteile* zu nennen:

8. Allgemeine und lokale Schmerzausschaltung 217

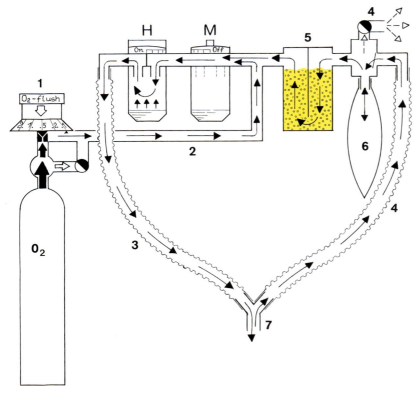

Abb. 8.6. Geschlossenes Kreisatemsystem zum Betrieb mit Halothan und Methoxyfluran im eingeschalteten, nicht-kalibrierten Doppelverdampfer (VIC-System); Trägergas: O_2.
1 – Sauerstoffanlage mit Stahldruckflasche, Absperrventil, Manometer, Reduzierventil und KDK-Durchflußregler mit O_2-Flush, 2 – O_2-Zuleitung, 3 – Inspirationsschenkel mit Verdampfern und Bypass, 4 – Exspirationsschenkel mit Überdruck-Regelventil, 5 – CO_2-Absorberkalkbehälter, 6 – Atembeutel, 7 – Y-Stück mit Tubusanschluß.

- geringer Atemwiderstand,
- kleiner Totraum,
- gute Steuerbarkeit,
- geringe Sauerstoffzufuhr,
- geringer Verbrauch von Narkosemitteln,
- geringe Belastung der Luft des Op-Raumes (in den letztgenannten drei Punkten besteht der entscheidende Unterschied zu den im halbgeschlossenen Betrieb arbeitenden VOC-Kreisatemsystemen),
- Möglichkeit zur regelrechten künstlichen Beatmung (Unterschied zu Connel 201 bzw. HNG4 und Ayre's T-Stück),
- keine schädliche Erwärmung, da sich die Reaktionswärme aus dem Absorber und die Verdunstungskälte der Verdampfer gegenseitig aufheben,

– keine Hyperkapnie bei lang dauernden Narkosen (in den letztgenannten zwei Punkten besteht der Unterschied zum Baby-Pendel-System),
– Kombination von Methoxyfluran und Halothan bzw. Isofluran in zwei in Serie geschalteten Verdampfern (Komesaroff).

Andererseits ist hervorzuheben, daß die VIC-geschalteten einfachen Flaschenverdampfer keinerlei Möglichkeit bieten, die Narkosekonzentration in Vol.-% einzustellen oder zu kontrollieren. Die Narkoseführung richtet sich allein nach den Überwachungskriterien. Obwohl die Überwachung auch bei Narkoseapparaten mit kalibriertem VOC-Verdampfer das Hauptkriterium darstellt, bietet die Einstellung von bestimmten Konzentrationen eine wesentliche Orientierungshilfe. VIC-Verdampfer haben nur mehrere Einstellstufen zwischen „on" und „off", ohne Konzentrationsangabe. Für den Ungeübten bestehen daher bei diesen Systemen *Unwägbarkeiten*, die unbestritten bei Verwendung des stark wirkenden Halothans (bzw. Enflurans oder Isoflurans) die *Möglichkeit* der *Überdosierung* zulassen. Besonders bei der künstlichen Beatmung kann das der Fall sein. Bei Verwendung von Methoxyfluran ist diese Gefahr gering. Die Anwendung der stark wirksamen Inhalationsnarkotika in VIC-Verdampfern wird daher von manchen Autoren als *zu gefährlich* abgelehnt (WARREN, 1983).

In der eigenen Praxis des Verfassers wird seit vielen Jahren der Narkoseapparat nach KOMESAROFF (s. Abb. 8.6. und 8.8.) zur vollen Zufriedenheit eingesetzt (HACKER, 1985; KOPF und HACKER, 1989). Neben dem Hinweis auf sorgfältige Beachtung der möglichen Halothan-Überdosierung ist andererseits hervorzuheben, daß unvermutete Exzitationen, z. B. bei zu rasch abflutender i.v. Basisnarkose, durch kurzfristiges Öffnen des Halothanverdampfers prompt unterdrückt werden können (Bolusbehandlung).

8.3. Narkoseüberwachung und flankierende Maßnahmen

Die wichtigsten Maßnahmen zur Verhütung von Narkosezwischenfällen sind: exakte Voruntersuchung und Vorbereitung des Patienten. Abschätzung des Narkoserisikos und Auswahl des geeigneten Anästhesieverfahrens (Indikationsstellung). Es ist *nicht das einfachste*, sondern das *sicherste Verfahren* anzustreben.

8.3.1. Klinische Narkoseüberwachung

Die Narkoseüberwachung nach klinischen Kriterien stützt sich auf die Kontrolle der *Atmung* und der *Herz-Kreislauf-Funktion*, die Beurteilung der *Reflexe* und des *Muskeltonus* sowie die Beobachtung des *Bewußtseins* und der *Schmerzreaktionen*. Diese Parameter verändern sich in charakteristischer Art und Weise sowie in typischer Reihenfolge, so daß danach die Einteilung in verschiedene Narkosestadien erfolgen konnte:

Stadium I: Das *Analgesiestadium* dauert von der Narkoseeinleitung bis zum Eintritt der Bewußtlosigkeit.
Stadium II: Das **Exzitationsstadium** dauert vom Bewußtseinsverlust bis zum Einsetzen einer regelmäßigen Atemtätigkeit. Mit den besprochenen Narkoseverfahren gelingt es zumeist bei der Einleitung, die unerwünschten Exzitationserscheinungen (irreguläre Spontanbewegun-

gen, Muskeltremor usw.) zu unterdrücken. In der Aufwachphase sind – infolge des langsamen Abbaues des Anästhetikums – diese Symptome fallweise deutlicher ausgeprägt. Exzitationsarme Verfahren und Mittel werden bevorzugt eingesetzt.

Stadium III: Das **Toleranzstadium** ist durch Ausbildung aller Kriterien einer Allgemeinnarkose (Hypnose, Analgesie und Muskelrelaxation) gekennzeichnet, wobei die Atmungs- und die Kreislauffunktion möglichst unbeeinflußt bleiben sollten. Es reicht vom Einsetzen einer regulären Atemtätigkeit bis zu deren Erlöschen (Apnoe). Für die Narkosesteuerung erfolgte die Unterteilung in weitere 4 Stufen, deren laufende Unterscheidung die *schwierigste Aufgabe* des Anästhesisten darstellt. Es wird eine Narkoseführung innerhalb der Stufen III/1 und III/2 angestrebt.

Bei *Stufe 1* sind noch die meisten Reflexe vorhanden, es besteht noch Schmerzreaktion bei Reizung besonders schmerzempfindlicher Regionen (z. B. Beinhaut, Gehörgang). Bei *Stufe 2* sind die meisten Reflexe erloschen, und es besteht Schmerzfreiheit, ohne daß die Atemtätigkeit beeinträchtigt wird. In diesem Stadium sind alle Operationen durchführbar. Bei *Stufe 3* und *Stufe 4* kommt es zunehmend zu pathophysiologischen Veränderungen der Atemtätigkeit und der Kreislauffunktion, welche bei Dosisreduktion reversibel sind.

Stadium IV: Das *apnoische Stadium* ist durch die Lähmung der Atemtätigkeit gekennzeichnet. Ohne unverzügliche *künstliche Beatmung mit Sauerstoff* tritt in wenigen Minuten der Tod ein.

Die klinischen Veränderungen in bezug auf die Narkosetiefe wurden von WARREN (1983) in Anlehnung an das von GUEDEL (1920) für Ether erstellte Schema für Halothan und Methoxyfluran modifiziert dargestellt und von PEISSNER (1989) weiter ergänzt (Abb. 8.7.).

8.3.2. Überwachungsgeräte

Die Narkoseüberwachung anhand klinischer Parameter ist durch die Abdeckung des Patienten während der Operation erheblich behindert. Aus praktischen Gründen kommen vor allem *nicht-invasive* Überwachungsmethoden in Betracht. Die hierfür eingesetzten Geräte verbessern die Qualität der klinischen Kontrolle durch laufende Funktionsanzeige (Monitoring), sind aber *kein Ersatz* dafür.

8.3.2.1. Überwachung der Atmung

Die *Atemtätigkeit* kann durch Beobachtung des Atembeutels am Narkosegerät laufend ermittelt werden, die Tiefe der Atmung ist abschätzbar. Sogenannte Atmungsmonitore, die die Atemzüge akustisch anzeigen, bringen keine zusätzliche Information, sie erhöhen lediglich die Aufmerksamkeit (Alarm).

Die *atemzyklischen Schwankungen des CO_2-Gehaltes* des Narkosegemisches werden durch einen *Kapnograph* angezeigt, welchem über einen dünnen Schlauch Atemgas aus dem Y-Stück zugeleitet wird. CO_2-Anhäufung (Hyperkapnie) infolge einer Atemdepression (Hypoxie) wird bald bemerkbar. Der Normalwert des endexspiratorischen CO_2 beträgt 4–5 Vol.-%. Besser ausgestattete Geräte besitzen zusätzlich eine Meßeinheit für die Sauerstoffkonzentration (günstig bei Verwendung von N_2O).

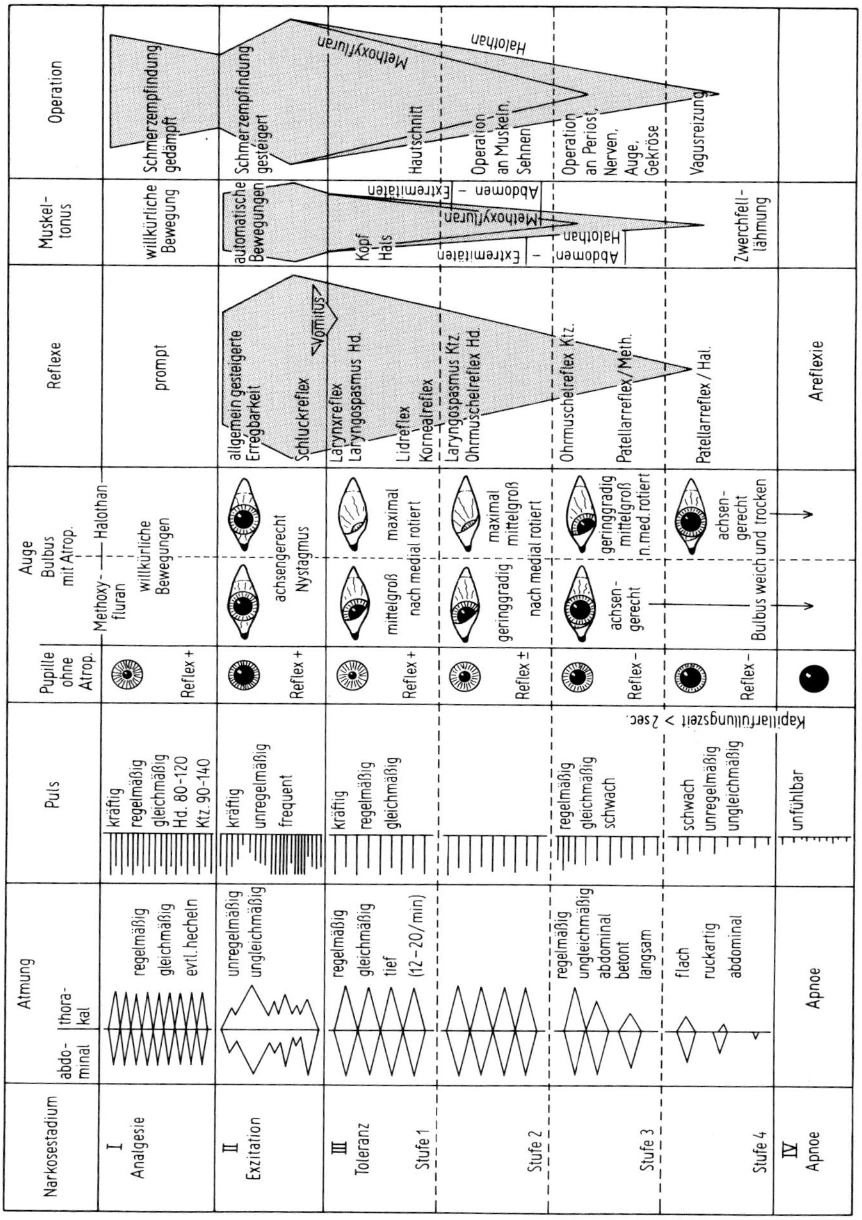

Abb. 8.7. Symptomatik der Narkosestadien (PEISSNER, 1989, modifiziert nach WARREN, 1983).

8.3.2.2. Überwachung der Herztätigkeit

Elektrokardiogramm (EKG): Für die Anästhesieüberwachung ist die Ableitung über der Herzbasis durch Ösophaguselektroden vorzuziehen, da sie durch die Operationstätigkeit weniger gestört wird. Neben der Erkennung von Herzrhythmusstörungen (z. B. Halothan-Überdosierung, Hyperkapnie) dient das EKG der laufenden Ermittlung der Herzfrequenz. Ein Oszillograph ermöglicht die visuelle Beobachtung des EKG. Einfachere Geräte registrieren die elektrischen Potentialschwankungen der Herzaktion nur als Impulse, die akustisch wiedergegeben werden und deren Frequenz angezeigt wird (z. B. Erbe-Puls®).

Ein **Ösophagusstethoskop** kann allein oder in Kombination mit den EKG-Elektroden mit seiner Spitze über der Herzbasis plaziert werden. Es erlaubt die akustische Überwachung der mechanischen Herzaktion, häufig auch jene der Atmung (z. B. Rasselgeräusche bei Entstehung eines Lungenödems).

8.3.2.3. Kreislaufüberwachung

Es gibt eine Reihe von Pulsfrequenzmonitoren, die nach verschiedenen Prinzipien arbeiten: Neben der oben erwähnten Herzfrequenzanzeige bestehen Möglichkeiten der direkten Pulsüberwachung.

Doppler-Sonographie: Über einer großen Arterie – der A. mediana – wird am Unterarm ein Ultraschallsender-Empfänger-System angebracht. Die Ultraschallwellen werden auf dem pulsierenden Gefäß reflektiert, und es entsteht ein Doppler-Effekt, der vom Sensor registriert und nach Verstärkung durch ein akustisches Signal wiedergegeben wird (Ultrasonic Doppler, Flow Detector, Mod. 811R). Die Kombination mit einer proximal davon angelegten Blutdruckmanschette zur *unblutigen* Ermittlung des Blutdruckes ist recht störungsanfällig und liefert daher selten Werte, die für eine zuverlässige Verlaufskontrolle der Kreislauffunktion genau genug sind.

Photoplethysmographie (PPG): Der Sensor besteht aus einer Lichtquelle und einer Photozelle und wird über einem gut durchbluteten Gewebe – am besten der Zunge – angebracht. Registriert werden die Lichtschwankungen, die durch die wechselnde Blutfülle (Pulsation) entstehen. Es erfolgen sowohl akustische und optische Wiedergabe dieser Signale als auch die Anzeige ihrer Frequenz (Abb. 8.8.; Komesaroff-Pulsmonitor MK2). Neuere Untersuchungen haben die *qualitative* Auswertung der Signale zum Ziel. Die relative Veränderung der Amplitude des verstärkten Signals verläuft im Toleranzstadium gleichsinnig mit Veränderungen des Blutdruckes in der A. femoralis. Da die Inhalationsanästhetika dosierungsabhängig den arteriellen Blutdruck senken, könnte die Änderung der PPG-Amplitude als Kriterium für die Narkoseführung während des Toleranzstadiums herangezogen werden (PEISSNER, 1989, MEIER 1991).

Pulsoxymetrie (PO): Das Verfahren beruht ebenfalls auf der Messung von Schwankungen der Lichtabsorption im durchbluteten Gewebe. Zwei Lichtquellen, deren Wellenlängen jenen des Hämoglobins im *oxygenierten* bzw. *reduzierten* Zustand entsprechen, liegen einem spektrometrisch abgestimmten Sensor gegenüber. Die unterschiedlichen *Extinktionen* werden durch einen Computer verglichen und daraus die Sauerstoffsättigung berechnet. Bemerkenswert ist die hohe Übereinstimmung mit den Werten der Blutgasanalyse (ERHARDT et al., 1989). Durch die PO wird die kontinuierliche Überwachung ausreichender Sauerstoffsättigung in der Peripherie möglich. Die laufende Anzeige der Pulsfrequenz und der Pulsamplitude (PPG) erfolgt simultan (Pulsoxymeter Lifestat 1600 Physio Control, Redmond, WA/ USA).

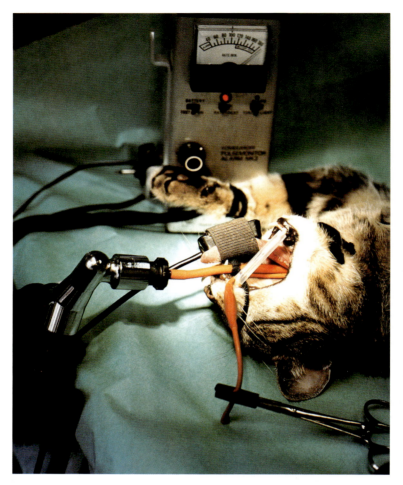

Abb. 8.8. Intubationsnarkose mit geschlossenem VIC-Kreisatemsystem mit O_2 und Kombination von Halothan und Methoxyfluran. Pulsüberwachung mittels Photoplethysmographie an der Zunge. Geräte: Komesaroff/Australien (Photo: H. J. HACKER, Wien).

8.3.2.4. Temperaturkontrolle

Eine verläßliche Registrierung der inneren Körpertemperatur gelingt während der Narkose am besten, wenn der elektronische Sensor in den Brustteil der Speiseröhre eingeführt wird. Es erfolgt Digitalanzeige. Durch die elektronische Meß- und Computertechnik steht nunmehr eine Vielzahl von Kontrollgeräten zur Verfügung, die einfach anzuwenden sind. Ihr entscheidender Vorteil ist die *kontinuierliche* Überwachung, so daß Veränderungen *sofort* erkennbar werden. Bei den meisten Geräten sind einstellbare Alarmgrenzen vorgesehen. Natürlich wird man bei der Anschaffung nach sinnvollen Kombinationen suchen. Hier einige Vorschläge:

- *Ösophagussonde mit EKG, Stethoskop, Temperaturfühler* (EKG, Herztöne/Herzfrequenz, Atemgeräusche, innere Körpertemperatur),
- *Oxymetrie an der Zunge und EKG-Ösophagussonde* (periphere Sauerstoffversorgung, Pulsfrequenz/relative Pulsamplitude und EKG),
- *Plethysmographie an der Zunge und Kapnograph* (Pulsfrequenz/relative Pulsamplitude, Atemfrequenz, respiratorische Azidose (Hyperkapnie)),
- *Atemmonitor* (Tubusansatz) und *Pulsmonitor* (mehrere Möglichkeiten) (Atemtätigkeit/-frequenz und Pulsfrequenz).

Bei den genannten Kombinationen können der exakte Sitz und die Funktionstüchtigkeit der Empfänger vom Anästhesisten leicht überprüft werden, da ihre Plazierung im Bereich des Maules erfolgt. Es genügt daher die Freihaltung des Kopfes, welche für die Überwachung der klinischen Parameter (Lidreflex, Bulbusstellung, Farbe der Mundschleimhaut, Tonus von Zunge und Kiefermuskulatur) ohnehin erforderlich ist.

8.3.3. Behandlung während der Narkose

8.3.3.1. Vorkehrungen gegen Unterkühlung

Das Verhältnis Körpermasse zu Körperoberfläche ist bei der Katze thermisch ungünstig. Bei Operationen wird die Auskühlung durch Rasur, Desinfektion sowie durch die Eröffnung von Körperhöhlen verstärkt. Durch die Narkose wird der Energiestoffwechsel erheblich reduziert. Hypothermie verursacht hingegen verlangsamten Abbau der Narkosemittel. Bei schockgefährdeten Patienten sind alle diese Faktoren verstärkt. Es muß daher von Beginn an danach getrachtet werden, die Katze warm zu halten.

Wärmematte (Warmwasserbetrieb, elektrische Heizmatte mit Thermostat): Die Betriebstemperatur sollte bei 40–42 °C liegen; zu starke Erwärmung führt zur Erweiterung der Hautgefäße und zu Blutdruckabfall.

Zusätzliche Maßnahmen bestehen darin, daß der Körper nach der Rasur und Reinigung des Op-Feldes abgetrocknet wird, bevor die Abdeckung erfolgt. Isotonische Kochsalzlösung zur Spülung von Körperhöhlen und Gelenken sollte im Wasserbad erwärmt werden. Weiters kann Beigabe von 5% Glucose zu den Infusionslösungen als laufende Energiezufuhr sowie Temperaturkontrolle erfolgen (s. Abschnitt 8.3.2.4.).

8.3.3.2. Infusionsbehandlung

Bei allen länger dauernden Narkosen wird ein Blutdruckabfall in Kauf genommen. Vom gesunden Patienten wird dieser kompensiert, dennoch ist es besser, wenn ein Dauertropf über eine Venüle durchgeführt wird. Beim normovolämischen Patienten kommen blutisotone Vollelektrolytlösungen zum Einsatz (1–2 Tropfen/kg KM/min). Bei Patienten, die in reduziertem Zustand operiert werden müssen (Hypovolämie), kommen Plasmaexpander zum Einsatz (Dextran). Die Infusionsgeschwindigkeit muß dem Verlauf angepaßt werden – zu rasche Infusionen sind gefährlich (kardiale Überlastung, Blutungsneigung, Lungenödem).

8.3.3.3. Intravenöse Medikation

Bei zu früh abflutenden Injektionsnarkosen ist eine Vertiefung durch i.v. Injektion indiziert, wenn kein Narkoseapparat zur Verfügung steht, denn die Wirkung muß rasch eintreten, bevor der Patient in die Exzitationsphase gerät. Wurde kein Venenkatheter gelegt, so kann in Rückenlage am besten die V. saphena medialis (magna) oder die V. sublingualis punktiert werden. Ist das Tier in Seitenlage ausgebunden, so injiziert man in die V. saphena lateralis (parva), die V. cephalica oder die V. jugularis.

Als Injektionsnarkotika stehen vor allem Thiopental und Propofol zur Verfügung. Thiopental darf nicht nachinjiziert werden! (s. Abschnitt 8.2.3.1.).

Bei Absinken der Pulsfrequenz ist zumeist die – zusätzliche – Injektion von Atropin indiziert. Am besten wird Atropin in kleinen Dosen (0,01 mg) titrierend nach Wirkung injiziert, bis die Pulsfrequenz auf das gewünschte Maß angestiegen ist. Ist mit Atropin keine Frequenzsteigerung zu erreichen, so liegt eine Sympathikolyse vor (Nebenwirkung von Tranquilizern). In diesem Falle kann man Etilefrin (Effortil®) nach Wirkung langsam i.v. injizieren (Richtdosis: 0,1–0,5 mg/kg).

8.3.3.4. Aufwachphase und Nachsorge

- **Beendigung der Narkose**

Sie erfolgt durch Abschalten des Verdampfers und Erhöhung des Sauerstoffangebotes. Lachgas soll geraume Zeit vor der Trennung des Tubus vom Narkoseapparat abgeschaltet werden, und man betätigt wiederholt den O_2-Flush. So wird verhindert, daß durch einen zu hohen Anteil von abgeatmetem N_2O in den Lungen die O_2-Mindestkonzentration unterschritten wird, wenn die Luftatmung einsetzt. Der O_2-Bedarf ist in der Aufwachphase durch die Aktivierung des Stoffwechsels erhöht. Die Extubation soll erst erfolgen, wenn der Schluckreflex vorhanden ist. Dabei wird kontrolliert, ob die Atemwege frei sind oder allenfalls zäher Schleim mit einem feuchten Stieltupfer entfernt werden muß (Atropinwirkung).

- **Behandlung während des Nachschlafes**

Verhütung der Auskühlung: Wegen des erhöhten Energiebedarfs (Muskelzittern) ist auch bei Tieren, die auf einer Heizmatte liegen, zusätzlich milde Wärmezufuhr von oben und von der Seite angezeigt, wenn die Abdecktücher entfernt werden (Wärmeflaschen). Bei geschwächten Tieren ist langsame i.v. Injektion von Glucose (0,5–1 g/kg KM, 2,5–5 ml der 20%-Lösung) günstig.

Kontrolle und Förderung der Harnproduktion: Die Füllung der Harnblase während der Operation wird palpatorisch kontrolliert und diese im Bedarfsfall – möglichst noch bei entspanntem Körper – durch manuellen Druck entleert. Ein subkutanes Depot von zweidrittel-isotoner Elektrolytlösung (ca. 100 ml) sorgt in den nächsten Stunden für den weiteren Ausgleich von Hypovolämie und Exsikkose. Die Diurese kann mit Furosemid (Lasix®, Dimazon®) 2–5 mg/kg KM angeregt werden. Bei Schockpatienten ist hingegen nur ein Dauertropf wirksam.

Exzitationen: Trotz sorgfältiger Abstimmung des Anästhesieverfahrens können – individuell bedingt – unerwünschte Nach- und Nebenwirkungen auftreten. Bei Ruhelosigkeit und Krämpfen sowie epileptischen Anfällen (z.B. nach einer Myelographie) wird Diazepam (Valium®) 1–2 mg s.c., i.m. oder i.v. verabreicht.

Antagonisierung: Im allgemeinen wird man die allmählich abklingende Wirkung der Narkotika und Sedativa für die post-operative Analgesie und Ruhephase nutzen. Antagonisierung ist dann angezeigt, wenn nach der Entfernung des Tubus Atembeschwerden auftreten, die auf einen Ausfall der Pharynx-Larynx-Reflexe zurückzuführen sind. Besonders bei kurzschädeligen Rassen (z. B. Perserkatze) und Schädeltraumen kann dies der Fall sein. Bezüglich der partiellen Antagonisierung von Kombinationsnarkosen ist zu bedenken, daß durch den Wegfall einer Wirkung wieder unerwünschte Nebeneffekte auftreten können (z. B. Katalepsie bei Kombinationen mit Ketamin).

Antagonisten stehen für folgende Anästhetika bzw. Sedativa zur Verfügung:
- Alfentanil (Rapifen®), Fentanyl®
  Morphinantagonisten:
  Nalorphin (Lethidrone®) 0,1–0,25 mg/kg KM i.v., i.m., s.c.
  Naloxon (Narcanti®) 0,01–0,02 mg/kg KM i.v., i.m., s.c.
- Diazepam (Valium®)
  Flumazenil (Anexate®) 0,01–0,03 mg/kg KM i.v.
  nach Wirkung, gegebenenfalls wiederholt
- Xylazin (Rompun®)
  Yohimbin, 4-Aminopyridin
  Tolazolin (Priscol®)
- Medetomidin (Domitor®)
  Atipamezol (Antisedan®), 2- bis 4fache Medetomidindosis

● **Postoperative Schmerzbehandlung**

Bei Patienten, die nach dem Erwachen keine Ruhe finden oder klagen, sind weniger Exzitationen als das Einsetzen des posttraumatischen Schmerzes zu vermuten. Gut bewährt hat sich das Pyrazolonderivat Novalgin® 2–5 mg/kg KM. Bei besonders schmerzhaften Zuständen oder empfindlichen Tieren erfolgt am besten eine subkutane Injektion gegen Ende des Nachschlafes. Man kann dem Besitzer aber auch verdünnte Tropfen in der Plastikspritze für die orale Behandlung mitgeben.

8.3.3.5. Narkosezwischenfall

Darunter ist ein plötzlicher, unerwarteter Atemstillstand bei drohendem Herz-Kreislauf-Versagen und tiefer Bewußtlosigkeit zu verstehen.

● **Mögliche Ursachen**

Überdosierung von Narkosemitteln, mangelhafte Sauerstoffversorgung des Gehirns:
a) durch technische Fehler: geknickter oder verstopfter Tubus; Fehlintubation; leere O_2-Flasche, zu hoher Lachgasanteil.
b) Behinderung des Gasaustausches in der Lunge: Hypersekretion von Bronchialschleim
 – Vagusreizung?
Lungenödem
 – Hyperinfusion?
 – Unverträglichkeitsreaktion?
Lungentrauma
 – Lungenblutung?
 – Lungenverletzung, Spannungspneumothorax?

c) Herz-Kreislauf-Versagen
- kardiogener Schock
- Vasomotorenlähmung
- Hypovolämie!

Tachykardien bei tiefer Narkose und ohne vorherige Atropingabe weisen auf Sauerstoffmangel, Hypovolämie oder Myokardinsuffizienz hin!

- **Sofortmaßnahmen**

1. *Narkosemittelzufuhr abstellen:* kurzfristig Tubus von Gerät trennen und System mit reinem Sauerstoff durchblasen (Bypass, O_2-Flush).
2. *Künstliche Beatmung:* bei nicht intubierten Patienten Mund-zu-Nase-Beatmung; rhythmische Thoraxkompression, bis Intubation erfolgt ist. Beim bereits intubierten Tier Ausschluß und Behebung technischer Fehler. Zufuhr von reinem Sauerstoff. Vorsichtige Beatmung, ohne Lungen vollständig zu blähen.
3. *i.v. Injektionen:*
   - Atemstimulans: Doxapram (Dopram®) 1 mg/kg KM
   - peripher wirkende Kreislaufmittel:
     Etilefrin (Effortil®) 0,1–0,5 mg/kg KM
     Norfenefrin (Novadral®) 0,1–0,5 mg/kg KM
     (verdünnt nach Wirkung langsam injizieren)
   - Prednisolon (25–100 mg)
   - Strophanthin (¼–½ mg langsam i.v.)
   - β-Methyl-Digoxin (Lanitop®)
     (0,005 mg/kg KM)
4. Ist die Erhaltung bzw. Wiederkehr der Vitalfunktionen gelungen, so sind weitere Maßnahmen zur Stabilisierung – je nach Grundproblem und Situation – zu ergreifen (z. B. Absaugung von Bronchialschleim, Thoraxdrainage, intermittierend-assistierte Beatmung, Wärmezufuhr usw.).

Literatur

BECKER, M.: Möglichkeiten der Schmerzbehandlung bei der traumatisierten Katze. Kleintierpraxis **31**, 67–70 (1986).

BRASMER, T. A.: in: BOJRAB, M. J. (Hrsg.): Praxis der Kleintierchirurgie. Enke Verlag, Stuttgart 1982, 216–220.

BREARLEY, J. C., KELLAGHER, R. E. B., and HALL, L. W.: Propofol anaesthesia in cats. J. Small Anim. Pract. **29**, 315–322 (1988).

DYSON, DORIS, H.: Efficacy of lidocaine hydrochloride for laryngeal desensitization: A clinical comparison of the techniques in the cat. J. Am. Vet. Med. Assoc. **192**, 1286–1288 (1988).

EISENMENGER, E., KOPF, N., und NIEBAUER, G.: Connel 201 – Ein praxisgerechter Narkoseapparat. Wien. tierärztl. Mschr. **65**, 46–54 (1978).

ERHARDT, W., FRITSCH, R., CHRIST, K., SPRENZINGER, P., and BLÜMEL, G.: Anaesthesia with fentanylmetomidate in the cat and its effect on respiration and circulation. J. Small Anim. Pract. **19**, 401–408 (1978).

ERHARDT, W.: Anästhesie bei Hund und Katze. Wien. tierärztl. Mschr. **75**, 394–396, 398–403 (1988).

ERHARDT, W., LENDL, C., HIPP, R., SCHINDELE, M., und BLÜMEL, G.: Die Pulsoxymetrie – ein nicht invasives Verfahren zur unmittelbaren und kontinuierlichen Überwachung von Sauerstoffsättigung und Pulsfrequenz – Vergleichsstudien zur Blutgasanalyse und zum Hämoreflektometer an Hund, Schwein und Schaf. Berl. Münch. Tierärztl. Wschr. **102**, 289–292 (1989).

HACKER, H.-J.: Die Erprobung eines Inhalationsnarkosegerätes für die gleichzeitige Verwendung von Halothan und Methoxyfluran (Komesaroff) beim Kleintier. Vet.-med. Diss., Wien 1985.

HASKINS, S. C.: Feline Anesthesia and Critical Care. Proc. Tagung der Fachgruppe Kleintierkrankheiten der DVG – „Feline Emergencies – the overview", Würzburg 1987.

HELLYER, P., MUIR, W. W., HUBBELL, J. A. E., and SALLY: Cardiorespiratory effects of the intravenous administration of Tiletamin-Zolazepam to cats. Veterinary Surgery **17**, 105–110 (1988).

ITTNER, J., KRAMER, A., und ERHARD, W.: Vergleichsuntersuchungen zur Kurzzeitanästhesie mit Alfentanil/Etomidat und Alphaxalon/Alphadolan bei der Katze. Tierärztl. Prax., Suppl. 1, 132–138 (1985).

KOPF, N., und HACKER, H.-J.: Erfahrungen mit dem VIC-Kreisatemsystem für Kleintiere – Komesaroff Small Animal Anesthetic Machine. Symposium Veterinäranästhesie in Bern, Dez. 1989.

LUMB, W. V., and JONES, E. W.: Veterinary anaesthesia. 3nd ed. Lea & Febiger, Philadelphia 1984.

MEIER, Dagmar: Untersuchungen zur Kreislaufüberwachung narkotisierter Kleintiere mit einem Gerät zur nichtinvasiven Blutdruckmessung, das Oszillometrie und Photoplethysmographie kombiniert. Vet.-Diss. Wien 1991.

PEISSNER, A.: Untersuchungen zur Plethysmographie an der Zunge narkotisierter Kleintiere. Vet.-med. Diss., Wien 1989.

SCHATZMANN, U.: Sedierung und Narkose. In: KRAFT, W., und DÜRR, M. U. (Hrsg.): Katzenkrankheiten. 2. Aufl. Verlag M. & H. Schaper, Hannover 1985, 523–545.

SCHIMKE, E.: Gebräuchlichste Formen der Schmerzausschaltung. In: CHRISTOPH, H.-J. (Hrsg.): Klinik der Katzenkrankheiten. 2. Aufl. Gustav Fischer Verlag, Jena 1977, 171–208.

SCHMIDT-OECHTERING, G. U., und TRAUTVETTER, E.: Narkoseüberwachung bei Hund und Katze. Effem-Forschung für Kleintiernahrung **25**, 15–23 (1987).

SCHMIDT-OECHTERING, G. U., ERHARDT, W., ALEF, M., und LENDL, C.: Fortschritte bei der nicht invasiven Patientenüberwachung – Pulsoxymetrie und Pulsplethysmographie beim Kleintier. Proc. 35. Jahrestagung der Fachgruppe Kleintierkrankheiten der DVG, Gießen 1989, 222–229.

SHORT, C. E.: Anesthetic Considerations in the Canine and Feline. In: SHORT, C. E.: Principles and Practice of Veterinary Anesthesia. Williams and Wilkins, Baltimore – London – Los Angeles – Sydney 1987, 300–307.

SHORT, C. E.: Talking about telazol. Veterinary Medicine **84**, 867–874 (1989).

VERSTEGEN, J., FARGETTON, X., and ECTORS, F.: Medetomidine/Ketamin anaesthesia in cats. Acta Veterinaria Scandinavia, Suppl. **85**, 117–123 (1989).

VERSTEGEN, J., FARGETTON, X., DONNAY, I., et ECTORS, F.: Etude comparative de diverses associations anesthésiques chez le chat. Caracterisation d'une nouvelle association: Medetomidine/Ketamine. Annales de Médécine Vétérinaire **133**, 45–54 (1989).

WARREN, R. G.: Small Animal Anesthesia. The C. V. Mosby Comp., St. Louis – Toronto – London 1983.

9. Bakterielle Infektionskrankheiten und Mykosen
(R. WEISS)

9.1. Bakterielle Infektionskrankheiten
9.1.1. Einleitung

Die Kenntnisse über Vorkommen und Bedeutung bakteriell bedingter Erkrankungen bei der Katze sind nach wie vor sehr lückenhaft. Dies gilt für die relativ häufig im Gefolge von Virusinfektionen und anderer Grundkrankheiten auftretenden Sekundärinfektionen durch eine Reihe verschiedener bakterieller Erreger (*Enterobacteriaceae*, Streptokokken, Staphylokokken, *Pasteurella multocida* u. a.) ebenso wie für die insgesamt selten zu beobachtenden primären bakteriellen Krankheiten. Die zu den einzelnen Krankheitskomplexen vorliegenden Informationen basieren oftmals auf einigen wenigen Fallberichten und besitzen somit nur eingeschränkte allgemeingültige Aussagekraft. Die Mechanismen der Krankheitsentstehung, insbesondere auch im Falle der Sekundärinfektionen, sind häufig unklar, und die klinischen Symptome variieren, offenbar in Abhängigkeit von Disposition und Konstitution des Wirtes sowie Virulenz des Erregers. Zudem lassen sich einzelne fakultativ-pathogene Keimarten häufig von gesunden Tieren isolieren (z. B. *Pasteurella multocida*, *Campylobacter* sp.), und eine Interpretation ihres Nachweises in klinischem Untersuchungsmaterial ist problematisch. Aus verschiedenen Krankheitsprozessen wie Abszeß, Pyothorax, Wundinfektion werden nicht selten mehrere Bakterienarten in Mischkultur angezüchtet (*Enterobacteriaceae*, *Pasteurella multocida*, *Bacteroides* sp. u. a.); deren Bedeutung für die Erkrankung bleibt im einzelnen unklar, was sich auch auf eine evtl. einzuleitende Chemotherapie auswirkt.

Unter diesen Voraussetzungen werden in den nachfolgenden Kapiteln *primäre* und *sekundäre Infektionskrankheiten* bei der Katze in *alphabetischer Reihenfolge* abgehandelt. Dies gilt auch für die taxonomisch den Bakterien zugeordneten Chlamydien, Coxiellen, Hämobartonellen und Mykoplasmen und die durch sie verursachten Krankheiten. Die Reihenfolge ist somit keiner speziellen Wichtung unterworfen. Abweichend von den erreger-orientierten Krankheitsbeschreibungen wird schließlich außerdem auf das klinisch einheitliche, aber ätiologisch heterogene Krankheitsbild der *Septikämie* eingegangen. Hinsichtlich der therapeutischen Wirkstoffe und Dosierungsempfehlungen wird auf die Tabelle 9.1. am Ende dieses Kapitels verwiesen.

9.1.2. Anthrax (Milzbrand)

Der Milzbrand ist eine bei Katzen äußerst seltene Infektionskrankheit mit perakut-septikämischem Verlauf und tödlichem Ausgang. Seuchenausbrüche bei in Gefangenschaft gehaltenen Großkatzen sind dagegen wiederholt beobachtet worden (CHRISTOPH et al., 1958; LYON, 1973; AMTSBERG, 1988; persönliche Mitteilung).

Ätiologie. Erreger ist *Bacillus anthracis*, ein grampositives Stäbchen von 3–5 (–10) µm Länge und ca. 1 µm Breite. Virulente vegetative Zellen sind im Tierkörper von einer Kapsel umgeben, welche den im Kettenverband liegenden Erregern das Erscheinungsbild eines Bambusstabes verleiht. Die Dauerformen dieses aeroben Sporenbildners haben eine Größe von ca. 1,5 µm × 0,7 µm und zeichnen sich durch hohe Tenazität gegenüber äußeren Einflüssen und extrem lange Überlebenszeiten im Erdboden (50 Jahre und mehr) bei erhaltener Virulenz aus. Zur chemischen Abtötung von Milzbrandsporen eignen sich in erster Linie aldehydhaltige Desinfektionsmittel (2–5%, 2–5 h), Wasserstoffperoxid (3%, 1 h) und Peressigsäure (1%, 2 h), während Phenolverbindungen, Alkohole, Tenside und quarternäre Ammoniumverbindungen als unwirksam anzusehen sind (Böhm, 1985).
Der geographischen Verbreitung von Milzbrand bei verschiedenen Wiederkäuerarten sowie Wild- und Zootieren entsprechend ist in Europa mit Erkrankungen bei Katzen kaum zu rechnen. Eine andere Situation liegt in Süd- und Osteuropa, vor allem aber in zahlreichen Ländern Afrikas, Asiens und in Süd- bzw. Mittelamerika vor, wo Milzbrand erheblich häufiger vorkommt.
Pathogenese und Klinik. Hinsichtlich der Entstehung von Milzbranderkrankungen bei Katzen ergibt sich aus den wenigen bekannt gewordenen Fällen, daß die Infektion im allgemeinen durch Aufnahme erregerhaltigen Fleisches ausgelöst wurde. Nach kurzen Inkubationszeiten von wenigen Tagen kam es entweder zu einem symptomlosen, perakuten Verlauf (Siamkatze; Cripps und Young, 1960) oder zu schweren Störungen des Allgemeinbefindens mit Fieber, Anorexie, Dyspnoe, aber auch Ataxien und einseitiger Ausbildung von *Ödemen*, vorwiegend im Kopf- und Halsbereich (Zookarnivoren; Christoph et al., 1958; Lyon, 1973). Innerhalb weniger Stunden kam es zum Tod der Tiere. Ob bei Katzen, ähnlich wie bei anderen Fleischfressern, chronische Infektionen ohne ausgeprägte Krankheitserscheinungen vorkommen können, ist nicht bekannt.
Pathologisch-anatomisch waren bei Katzen makroskopisch außer dunklem, geronnenem Blut und einer angestauten Lunge keine weiteren Abweichungen von der Norm zu erkennen.
Diagnose. Eine Diagnose ist bei Einzelerkrankungen intra vitam kaum zu stellen. Im Falle von seuchenhaften Krankheitsausbrüchen bei mehreren Tieren sollten Anamnese (Verfütterung rohen Fleisches?), perakuter Verlauf sowie evtl. vorhandene entzündliche Ödeme in der Haut von Kopf, Kehlgang und anderen Körperregionen an das mögliche Vorliegen von Milzbrand denken lassen. Eine sichere Diagnose ist nur *bakteriologisch* durch Färbung eines Blut- oder Milzausstriches (Kapselfärbung nach Foth oder Olt, monochromatische Färbung mit Methylenblau) und *kulturelle* Anzüchtung des Erregers aus frischem Organmaterial möglich. Ist der Tierkörper stark autolytisch, kann der Kulturversuch negativ ausfallen. Hier besteht die Möglichkeit des serologischen Nachweises des thermostabilen Polysaccharidantigens von *Bacillus anthracis* in der Thermopräzipitation nach Ascoli.
Therapie[1]. Zur Therapie können Penicillin in hohen Dosen, Tetracycline, Streptomycin und Erythromycin eingesetzt werden, außerdem, soweit erhältlich, Milzbrandserum. Prophylaktisch sind noch nicht erkrankte Katzen eines Bestandes ebenfalls mit Penicillin zu behandeln. Grundsätzlich ist zu beachten, daß Milzbrand auch bei Katzen der Anzeigepflicht unterliegt. Wegen der Ansteckungsgefahr für den Menschen sollten milzbrandverdächtiges Untersuchungsmaterial besonders gekennzeichnet und mit dem erkrankten bzw. gestorbenen Tier in Kontakt stehende Personen entsprechend aufgeklärt und versorgt werden.

---

[1] Wirkstoff- und Dosierungsempfehlungen sind der Tabelle 9.1. (s. S. 298) zu entnehmen.

Literatur

Böhm, R. (1985): *Bacillus anthracis*. In: Blobel, H., und Schliesser, Th.: Handbuch der bakteriellen Infektionen bei Tieren. Band V. Gustav Fischer Verlag, Jena, 17–89.
Christoph, H.-J., Reichel, K., und Schnitzlein, W. (1958): Zum klinischen Bild des Milzbrandes bei Großkatzen. Kleintierprax. **3**, 16–20.
Cripps, J. H. C., and Young, R. C. (1960): A case of anthrax in a cat and in a monkey. Vet. Rec. **72**, 1054.
Lyon, D. G. (1973): An outbreak of anthrax at the Chester zoological gardens. Vet. Rec. **92**, 334–337.

9.1.3. Bordetellose

Bordetellen-Infektionen manifestieren sich bei Katzen wie beim Hund und anderen Tierarten in erster Linie im Bereich des *Respirationstraktes*. Vorwiegend handelt es sich um latente, symptomlose Besiedlungen des Nasen-Rachen-Raumes, doch sind insbesondere im Zusammenhang mit viralen Grundkrankheiten auch Rhinitis, Konjunktivitis und eitrige Bronchopneumonien zu beobachten.

Ätiologie. Bei dem Erreger *Bordetella bronchiseptica* handelt es sich um ein peritrich begeißeltes, kokkoides Stäbchen von ca. 1 µm Länge, das auf künstlichen Nährböden innerhalb von 48 h 2–3 mm große, runde, glatte, graugelbe Kolonien bildet. Seine Widerstandsfähigkeit gegen äußere Einflüsse, insbesondere gegen Austrocknung, ist als gering zu bezeichnen. Temperaturen um 56 °C führen innerhalb 30 min zur Abtötung des Erregers.

Infektionen mit *Bordetella bronchiseptica* sind weltweit verbreitet. Die Ansteckung erfolgt im allgemeinen von Tier zu Tier durch *Tröpfcheninfektion*, wobei mit Übertragungen von anderen Tierspezies auf die Katze gerechnet werden muß. In einer geschlossenen Katzenkolonie wuchs die Zahl der Bordetellen-Träger innerhalb von 3 Wochen von 10% auf 48% an (Fisk und Soave, 1973).

Klinische Symptomatik. Wenn auch genaue Informationen zur Pathogenese der klinisch manifesten Bordetellose bei der Katze nach wie vor fehlen, so ist der Erreger dennoch als Ursache akuter bis chronischer Rhinitis, Tonsillitis, Tracheitis, Bronchopneumonie und Konjunktivitis anzusehen. Dafür sprechen die Isolierungserfolge aus Nase, Tonsillen, Trachea, Lunge und Auge, vor allem von Katzen mit den klinischen Symptomen *Niesen, Husten, Atembeschwerden* oder *eitriger Augenausfluß*. Auch unspezifische Anzeichen wie gestörtes Allgemeinbefinden, Anorexie und Abmagerung sind beschrieben worden. Lungenveränderungen stellten sich pathologisch-anatomisch als eitrige Bronchopneumonien mit Beteiligung neutrophiler Granulozyten, Makrophagen und Lymphozyten, als Lungenverdichtung und -ödem oder als interstitielle Pneumonie dar (Snyder et al., 1973). Bei Mischinfektionen, z. B. mit Viren des Katzenschnupfenkomplexes oder mit Mykoplasmen, ist mit erheblicher Verstärkung der pathologischen Veränderungen zu rechnen.

Diagnose. Da andere bakterielle Infektionserreger (*Pasteurella* sp., Streptokokken u. a.) ebenfalls an derartigen Krankheitsprozessen beteiligt sein können, ist die Diagnose nur durch Isolierung des Erregers zu stellen. Sein potentielles Vorkommen bei klinisch gesunden Katzen ist dabei zu berücksichtigen. Wegen der begrenzten Überlebensfähigkeit von *Bordetella bronchiseptica* muß das Untersuchungsmaterial (Nasen-, Rachen-Tupfer, Lungenproben) umgehend, d. h. möglichst innerhalb von 24 h, verarbeitet werden. Gleichzeitig empfiehlt sich eine Untersuchung auf Viren.

Therapie. Bordetellen erweisen sich bei In-vitro-Testung als empfindlich gegen Chloramphenicol, Tetracycline und Sulfonamide. Dennoch ist die Behandlung mit entsprechenden

Präparaten meist unbefriedigend, und mit einer vollständigen Eliminierung der Bordetellen aus dem Respirationstrakt ist nicht zu rechnen.

Flankierend sind evtl. vorhandene Sekretkrusten um Nasenöffnung und Augenlider mit Ethacridinlösung (1‰) oder angewärmter isotonischer Kochsalzlösung vorsichtig abzulösen. Mängel in Haltung und Hygiene sind abzustellen.

Literatur

FISK, S. K., and SOAVE, O. A. (1973): *Bordetella bronchiseptica* in laboratory cats from central California. Lab. Anim. Sci. **23**, 33–35.

SNYDER, S. B., FISK, S. K., FOX, J. G., and SOAVE, O. A. (1973): Respiratory tract disease associated with *Bordetella bronchiseptica* infection in cats. J. Am. Vet. Med. Ass. **163**, 293–294.

9.1.4. Brucellose

Katzen scheinen eine ausgeprägte natürliche Resistenz gegen Infektionen mit *Brucella* sp. zu besitzen. In der Vergangenheit ist über spontane klinische Erkrankungen lediglich vereinzelt berichtet worden, und positive serologische Befunde fanden sich ebenfalls nur höchst selten. Mit der Tilgung der Rinderbrucellose in Deutschland hat sich die Gefahr von Spontaninfektionen bei Katzen weiter minimiert.

Ätiologie. Als Erreger von Feldinfektionen sind *Brucella abortus* und in Einzelfällen *Brucella melitensis* ermittelt worden; eine Infektion mit *Brucella suis* wurde vermutet (Lit. bei FREUDIGER, 1977). Der Nachweis entsprechender Antikörper in Katzenserumproben deutet zudem auf *Brucella-canis*-Infektionen hin (PICKERILL, 1970; RANDHAWA et al., 1977a; LARSSON et al., 1984).

Brucellen stellen sich als unbewegliche, kokkoide Stäbchen (0,5–0,8 µm × 0,6–1,5 µm) dar, die sich gramnegativ anfärben und anhand biochemischer und serologischer Kriterien sowie ihrer Empfindlichkeit gegenüber den Farbstoffen basisches Fuchsin und Thionin unterscheiden lassen. Ihre Tenazität ist als relativ hoch anzusehen; im feuchten Erdboden können sie bis zu 100 Tagen lebensfähig bleiben (*Brucella abortus*). Dagegen werden sie bei Temperaturen um 70 °C innerhalb einer Minute sicher abgetötet. Von den im Handel erhältlichen Desinfektionsmitteln sind die aldehydhaltigen Präparate in einer Konzentration von 2–3% bei einer Einwirkzeit von 1–3 Stunden als sicher wirkend einzustufen.

Die Brucellen werden entweder *direkt* oder über erregerhaltige *Ausscheidungen* wie Nachgeburtsteile, abortierte Früchte, Milch u. a. von den jeweiligen „Hauptwirten" auf andere Haus- und Wildtierarten sowie den Menschen übertragen. Katzen können sich zudem an infizierten Hasen (*Brucella suis*), Mäusen oder Ratten anstecken.

Die Informationen über **Pathogenese** und **Symptomenbild** sind bei der Katze spärlich. Nach oraler Aufnahme dürfte es, ähnlich wie bei anderen Tierarten, nach Überwindung der regionären Lymphknoten zum Eindringen der Erreger in Blut- und Lymphgefäßsystem kommen, von wo aus ihre Absiedlung in Milz, Lymphknoten, Uterus bzw. Hoden sowie vermutlich weitere Organe erfolgt. Dafür sprechen die einzelnen Isolierungen der intrazellulär parasitierenden Keime aus Mandibular- und Mesenteriallymphknoten, Milz bzw. Hoden experimentell infizierter Katzen. Bei oraler Verabreichung von *Brucella canis* kam es bei 3 von 14 Katzen zu einer bis zu 10 Wochen andauernden Bakteriämie (PICKERILL, 1970). Gleichzeitig offenbarten die experimentellen Infektionen die beträchtliche Widerstandsfähigkeit der Katzen gegen *Brucella*-Bakterien, indem klinische Symptome und serologische Reaktionen meist ausblieben. Nur ausnahmsweise kam es zum Auftreten von Hodenvergrößerungen bzw. Appetitlosigkeit, Schwäche, Konjunktivitis, Husten und Gelenkschwellungen. Wenn Serumagglutinine überhaupt gebildet wurden, erreichten sie oft hohe Titer, die allerdings bald abfielen (WILKINSON, 1966). In Felduntersuchungen konnte ANKE (1958) bei 8 von 100 Katzen aus rinderbrucellose-verseuchten Gehöften positive Agglutinationstiter nachweisen. Angaben über Symptome bei Feldinfektionen beschränken sich auf vereinzelte Beobachtungen von Aborten und Orchitiden.

Bei Vorliegen anamnestischer oder klinischer Verdachtsmomente sollte wegen der eventuell *tierseuchenrechtlichen* Bedeutung eine mikrobiologische Absicherung der Diagnose erfolgen. Zur serologischen Untersuchung bietet sich außer der Langsamagglutination die Komplementbindungsreaktion an. Bei positivem Ausfall ist die Möglichkeit des Vorliegens einer Kreuzreaktion auf Grund von Antigengemeinschaften mit *Francisella tularensis* oder *Yersinia enterocolitica*, O-Gruppe V, in Betracht zu ziehen. Eine aussichtsreiche kulturell-bakteriologische Diagnose läßt sich an Abortmaterial, exstirpierten Hoden, der Milz sowie Lymphknotenmaterial, evtl. unter Einschaltung eines Tierversuches (Meerschweinchen) durchführen. Im Falle eines Brucellen-Nachweises erscheinen aus seuchenprophylaktischen Aspekten Folge- und Umgebungsuntersuchungen in Rinder-, Schaf- und Ziegenherden, welche als Ansteckungsquelle in Frage kommen, sowie bei potentiell gefährdeten Personen angebracht.

Eine **Therapie** könnte mit Tetracyclinen, Chloramphenicol oder Aminoglycosid-Antibiotika über einen Zeitraum von ca. 14 Tagen, evtl. mit Wiederholungen, erfolgen. Die Therapieerfahrungen bei anderen Tierarten und beim Menschen deuten jedoch darauf hin, daß eine zuverlässige Heilung mit Eliminierung der Erreger zumindest fraglich ist. Unter diesem Aspekt und unter Berücksichtigung der potentiellen Ansteckungsgefahr für den Menschen bzw. exponierte Nutztierbestände ist u. U. auch eine Einschläferung brucellen-infizierter Katzen in Betracht zu ziehen.

Literatur

ANKE, H. (1958): Serologische Untersuchungen von Katzen in bangverseuchten Rinderbeständen. Vet.-med. Diss., Berlin.

FREUDIGER, U. (1977): Infektionskrankheiten. In: CHRISTOPH, H.-J.: Klinik der Katzenkrankheiten. 2. Aufl. Gustav Fischer Verlag, Jena, 528.

LARSSON, M. H. M. A., LARSSON, C. E., FERNANDES, W. R., COSTA, E. O. DA, e HAGIWARA, M. K. (1984): *Brucella canis*. Inqueritos serologico e bacteriologico em populaçao felina. Revista de Saude Publica **18**, 47–50.

PICKERILL, Ph. A. (1970): Canine brucellosis: serological, host range and epidemiological studies. Ph. D. Thesis, Cornell University, Ithaka, USA.

RANDHAWA, A. S., DIETRICH, W. H., HUNTER, C. C., KELLY, V. P., JOHNSON, T. C., SVOBODA, B., and WILSON, D. F. (1977): Prevalence of seropositive reactions to *Brucella canis* in a limited survey of domestic cats. J. Am. Vet. Med. Ass. **171**, 267–269.

9.1.5. Campylobacter-Infektionen

Unter den als schlank, gekrümmt und lebhaft beweglich gekennzeichneten Bakterien der Gattung *Campylobacter* sind die Spezies *Campylobacter jejuni* und *Campylobacter coli* im letzten Jahrzehnt vermehrt Gegenstand bakteriologischer Untersuchungen bei Katzen gewesen. Während die pathogene Bedeutung dieser Spezies hinsichtlich Darmerkrankungen beim Menschen als gesichert angesehen wird, ist ihr Nachweis im Darm oder Kot von Katzen nach wie vor kaum zu interpretieren. Auf ihre mögliche Beteiligung an Durchfallerkrankungen, insbesondere bei Welpen und Jungkatzen, weisen lediglich unterschiedliche Isolierungsraten bei Katzen mit und ohne diarrhoeische Symptome hin (McOrist und Browning, 1982; Weber et al., 1983; Rübsamen, 1986).

Die **klinischen Erscheinungen**, soweit vorhanden, wurden als mukoide bis wäßrige *Diarrhoe* beschrieben, welche über mehrere Tage mit Zeichen von Tenesmus, Teilnahmslosigkeit und Anorexie andauerte (Svedhem und Norkrans, 1980; Skirrow et al., 1980; McOrist und Browning, 1982). Über Ansteckungen des Menschen durch kranke und gesunde Katzen ist berichtet worden (Svedhem und Norkrans, 1980; Skirrow et al., 1980). Welche pathogenetischen Prinzipien den Symptomen zugrunde liegen, ob sie auf der Ausbildung eines Enterotoxins oder einer direkten Schädigung des Darmepithels durch die Bakterien selbst beruhen bzw. ob sie u. U. mit Virusinfektionen (Panleukopenie?) vergesellschaftet vorkommen, ist bisher nicht geklärt.

Der Nachweis von *Campylobacter jejuni* und *Campylobacter coli* ist nur bakteriologisch durch Kot- und Darmuntersuchungen zu führen. Wegen der ausgeprägten Sauerstoffempfindlichkeit lassen sich diese Bakterien mit besonderen mikroaeroben Anzüchtungstechniken lediglich aus frischem Untersuchungsmaterial isolieren. Ihr mögliches Vorkommen bei klinisch gesunden Katzen ist bei der Befundinterpretation zu berücksichtigen.

Therapieversuche mit Erythromycin (10 mg/kg über 5 Tage) an 7 klinisch kranken Katzen führten innerhalb weniger Tage nach Behandlungsbeginn zur völligen Gesundung und negativen Ergebnissen bei der bakteriologischen Kotuntersuchung (McOrist und Browning, 1982).

Literatur

McOrist, S., and Browning, J. W. (1982): Carriage of *Campylobacter jejuni* in healthy and diarrhoeic dogs and cats. Aust. Vet. J. **58**, 33–34.

Rübsamen, S. (1986): Über den Nachweis von *Campylobacter jejuni* und *Campylobacter coli* aus mehreren Tierspezies mit und ohne Enteritiden bei Verwendung verschiedener Antibiotika-Supplemente vergleichend. Tierärztl. Umsch. **41**, 134–140.

Skirrow, M. B., Turnbull, G. L., Walker, R. E., and Young, S. E. J. (1980): *Campylobacter jejuni* enteritis transmitted from cat to man. Lancet I, 1188.

Svedhem, A., and Norkrans, G. (1980): *Campylobacter jejuni* enteritis transmitted from cat to man. Lancet I, 713–714.

Weber, A., Schäfer, R., Lembke, C., und Seifert, U. (1983): Untersuchungen zum Vorkommen von *Campylobacter jejuni* bei Katzen. Berl. Münch. Tierärztl. Wschr. **96**, 48–50.

9.1.6. Chlamydiose

Chlamydien-Infektionen äußern sich bei der Katze hauptsächlich als akute bis chronische, ein- oder beidseitige Konjunktivitis, gelegentlich begleitet von Rhinitis und Pharyngitis. Pneumonien treten, soweit überhaupt, klinisch meist inapparent auf, und der in diesem Zusammenhang aufgestellte Begriff der chlamydien-bedingten „felinen Pneumonitis" hat nach den heutigen Erkenntnissen keine Berechtigung mehr. Infektionen an anderen Organsystemen wie Genitaltrakt, Magen oder im Bereich der Peritonealhöhle wurden beschrieben.

Ätiologie. Bei der ätiologischen Ursache handelt es sich um *Chlamydia psittaci*, einen hochspezialisierten bakteriellen Erreger aus der Ordnung Chlamydiales. Er ist zur Vermehrung auf lebende Zellen angewiesen, wobei er in Vakuolen des Zellplasmas einen speziellen Vermehrungszyklus durchläuft: Chlamydien-Elementarkörperchen von 200–250 nm Größe formen sich nach Adsorption an die Zelle und Aufnahme durch Endozytose zu den erheblich größeren Retikularkörperchen (500–1000 nm) um, welche anschließend beginnen, sich binär zu teilen. Nach zahlreichen Teilungsschritten setzt eine Reorganisation der retikulären Formen über ein Zwischenstadium („kondensierende Formen") in die infektiösen Elementarkörperchen ein (STORZ und KRAUSS, 1985).

Entsprechend der Verbreitung des Erregers bei Vögeln sowie Haus- und Wildsäugetieren ist weltweit auch mit Infektionen bei der Katze zu rechnen. Tatsächlich ist die Zahl der kulturellen Nachweise bei Katzen jedoch begrenzt, was mit den Besonderheiten bei der Diagnosestellung zusammenhängen dürfte (s. u.). Neben den Berichten aus den USA liegen Mitteilungen über Erregerisolierungen aus Kanada, Australien und Großbritannien (Literatur bei WILLS et al., 1988), dem Iran (TABATABAY und RAD, 1981) sowie Finnland (ELVANDER, 1988) und der Bundesrepublik Deutschland (KRAUSS et al., 1988) vor. Außerdem weisen Antikörpernachweise in 1–40% von Katzenseren auf das Vorkommen feliner Chlamydien-Infektionen in der Schweiz, Frankreich und in Japan hin (Lit. bei WERTH, 1986). Besonders hohe Antikörperprävalenzen fanden sich in geschlossenen Zuchten (32%; LAZAROVICZ et al., 1982) bzw. bei Katzen von Schaffarmen in England (45%; GETHINGS et al., 1987).

Die Widerstandsfähigkeit von *Chlamydia psittaci* in der Außenwelt ist temperaturabhängig. In Hühnerembryonen vermehrt, sind Elementarkörperchen in Form infizierter Eidottersuspensionen über Jahre ohne Verlust der Infektiosität bei −70 °C aufzubewahren. Bei 4–8 °C geht sie meist innerhalb von einigen Wochen und bei 35–37 °C innerhalb von 48 h verloren. Mittels Formalin (1%), quarternären Ammoniumbasen (0,3%) und NaOH (2%) lassen sich Chlamydien schnell inaktivieren.

Pathogenese. Infektionen mit *Chlamydia psittaci* scheinen vorwiegend bei Jungkatzen im Alter von 5–12 Wochen aufzutreten, doch wurden wiederholt auch Neugeborene unmittelbar nach dem Öffnen der Augenlider ebenso wie erwachsene Tiere als infiziert beschrieben (WILLS, 1986). Die Ansteckung erfolgt hauptsächlich durch direkten Kontakt oder Tröpfcheninfektion mit erregerhaltigem Konjunktival- und Nasensekret. Welche Rolle der genitale oder gastrointestinale Übertragungsweg spielen, ist derzeit noch nicht bekannt.

Hauptangriffspunkt der Chlamydien sind die Epithelzellen der Konjunktiven. In ihnen durchlaufen sie ihren Vermehrungszyklus mit Entstehung von Zelleinschlüssen, anschließendem Aufbrechen der Zellen und Freisetzung der infektiösen Elementarkörperchen. Die Inkubationszeit beläuft sich auf 3–10 Tage.

Klinische Symptomatik. Zu Beginn stehen die Anzeichen einer *Bindehautentzündung* mit vermehrtem serösem Augenausfluß, Blepharospasmus sowie Rötung und Schwellung der Konjunktiven im Vordergrund (Abb. 9.1.). Oft ist lediglich ein Auge betroffen, doch können entweder sofort oder 7–10 Tage nach Einsetzen der klinischen Erscheinungen auch beide Augen erfaßt sein.

Hinsichtlich des Allgemeinbefindens erscheinen die Tiere kaum gestört; gelegentlich sind Appetitlosigkeit und herabgesetzte Aktivität zu verzeichnen. Zum Teil tritt Fieber bis ca. 40,5 °C über 3–8 Tage auf. Begleitend zu den Augenveränderungen finden sich bisweilen leichte Rhinitiden mit serösem Nasenausfluß, Niesen und Husten. Dagegen erweist sich die

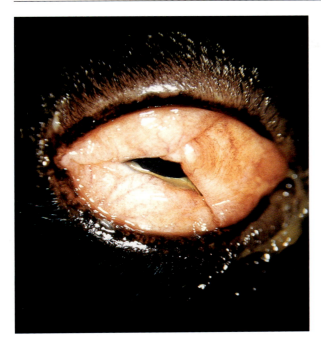

Abb. 9.1. Konjunktivitis mit ausgeprägter Chemosis bei Chlamydieninfektion. Die Aufnahme wurde freundlicherweise von Herrn Dr. NEUMANN, Chirurgische Veterinärklinik der Justus-Liebig-Universität Gießen, zur Verfügung gestellt.

Lunge klinisch im allgemeinen als unauffällig, wenn auch nach experimenteller Infektion in Post-mortem-Untersuchungen vereinzelt mikrofokale interstitielle Pneumonien mit Infiltration von Makrophagen, neutrophilen Granulozyten, Lymphozyten und Plasmazellen beschrieben wurden (HOOVER et al., 1978).

Im weiteren Verlauf bzw. in schweren Fällen kommt es zu massiver Hyperämie und Chemosis der Lidbindehäute mit Anschwellung der Lymphfollikel, insbesondere in der Nickhaut. Augenausfluß, aber auch Nasensekret werden innerhalb weniger Tage zunehmend mukös bis mukopurulent, vor allem bei sekundärer Ansiedlung fakultativ-pathogener Bakterienarten wie Pasteurellen, Streptokokken, Staphylokokken oder Mykoplasmen. Ein Übergreifen der Prozesse auf die Kornea mit Keratitis und Ulzeration ist dabei zusätzlich möglich. Gleichzeitig bestehende Infektionen mit viralen Erregern (Herpes-, Caliciviren) wirken sich verstärkend auf die klinischen Erscheinungen aus und können zudem erhebliche pneumonische Veränderungen bedingen.

Bei *unbehandelten* Katzen kann die Konjunktivitis bis zu 6 Wochen und länger bestehenbleiben, ehe es schließlich zur Abheilung kommt. Nach experimenteller Infektion wurden die Erreger noch 45 Tage p.i. auf den Augenschleimhäuten nachgewiesen. Die nach einer natürlichen Infektion entstandene Immunität ist als unvollständig zu betrachten und reicht zur Verhinderung von Reinfektionen nicht aus. In Katzenkolonien wird die Infektion häufig endemisch, und es sind über Monate hinweg immer wieder Fälle chlamydien-bedingter Konjunktivitiden zu beobachten.

Erregerisolierungen aus der Vagina nach experimenteller okulärer Infektion weisen darauf hin, daß Infektionen durch *Chlamydia psittaci* sich auch im Genitaltrakt von Katzen manifestieren können (WILLS et al., 1987). Dafür sprechen auch das Auftreten von Konjunktivitiden bei neugeborenen Katzenwelpen, die sich offenbar bereits im Geburtsweg des Muttertieres infiziert hatten, sowie Aborte und Todesfälle bei Neugeborenen von Katzen mit chlamydienbedingten Konjunktivitiden (SHEWEN et al., 1978; WILLS et al., 1984).

Auch Chlamydien-Infektionen der Magenschleimhaut von Katzen mit und ohne Krankheitserscheinungen sowie ein Fall einer chlamydien-bedingten Peritonitis mit Vergrößerung von Mesenteriallymphknoten, Leber und Milz und Ansammlung eines dickflüssigen, gelblichen Exsudates im Abdomen wurden beschrieben (DICKIE und SNIFF, 1980; HARGIS et al., 1983).

Diagnose. Eine Verdachtsdiagnose aufgrund von Anamnese, klinischem Bild und Ansprechen auf die eingeleitete Therapie erscheint bei Vorliegen einer Monoinfektion grundsätzlich möglich. Direkt absichern läßt sich die Diagnose durch *Anfärbung* von Bindehautabstrichen bzw. -abrasionen mittels Giménez-, Stamp- oder Giemsa-Färbung und Nachweis der charakteristischen elementarkörperchen-haltigen *Einschlüsse in Epithelzellen* (Abb. 9.2.). Diese sind vorwiegend in der akuten Krankheitsphase, d. h. 7–14 Tage nach Krankheitsbeginn, anzutreffen; an zelligen Elementen finden sich neben den Epithelzellen Makrophagen, neutrophile Granulozyten und Lymphozyten.

Die kulturelle Anzüchtung von *Chlamydia psittaci* aus Konjunktivalabstrichen hat in embryonierten Hühnereiern, im Versuchstier (Maus) oder in der Zellkultur zu erfolgen und ist damit nur Speziallabors vorbehalten. Wegen der begrenzten Überlebensfähigkeit des Erregers ist

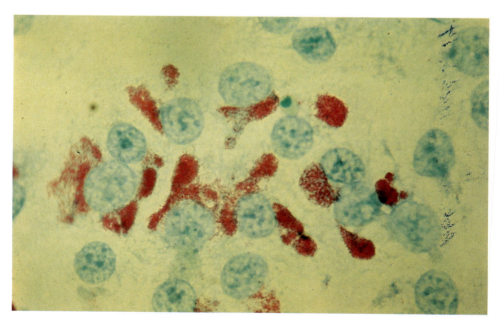

Abb. 9.2. Buffalo-Green-Monkey-Zellkultur mit roten *Chlamydia-psittaci*-Einschlüssen, Giménez-Färbung. Aufnahme: Prof. Dr. H. KRAUSS, Institut für Hygiene und Infektionskrankheiten der Tiere, Justus-Liebig-Universität Gießen.

der Transport der Proben zum Labor in besonderen Transportmedien durchzuführen und darf eine Dauer von 12 h nicht überschreiten.
Der Nachweis von Serumantikörpern in der Komplementbindungsreaktion, indirekten Immunfluoreszenz oder im ELISA ist nur bei Doppeluntersuchungen im Abstand von 14 Tagen zur Feststellung von Titerbewegungen von einer gewissen Aussagekraft. In Katzenkolonien oder Gruppenhaltungen geben Serumuntersuchungen Auskunft über Ausbreitung und Dauer von Chlamydien-Infektionen im Bestand.
Differentialdiagnose. Sämtliche Erkrankungen durch Viren des „Katzenschnupfenkomplexes" sind zu berücksichtigen, außerdem Mykoplasmeninfektionen sowie, in chronischen Stadien, auch primär bakteriell-bedingte Erkrankungen.
Prognose. Überwiegend kommt es innerhalb von 4–6 Wochen zu Spontanheilungen, doch ist vereinzelt mit länger dauerndem Krankheitsverlauf zu rechnen. Zudem können unbehandelte Katzen den Erreger über Monate ausscheiden. In Gruppenhaltungen werden Chlamydien-Infektionen häufig endemisch.
Therapie. Gute Erfolge lassen sich mit antibiotikahaltigen Augensalben erzielen. Oxytetracyclin ist dabei das Antibiotikum der Wahl, doch haben sich grundsätzlich auch andere (Erythromycin, Tylosin, Spiramycin, Rifampicin) als wirksam gegen Chlamydien erwiesen. Die örtliche Anwendung sollte vier- bis fünfmal täglich erfolgen und nach der klinischen Heilung über mindestens 14 weitere Tage fortgesetzt werden (HOOVER et al., 1978; SHEWEN et al., 1978).
Eine *parenterale* Behandlung mit Oxytetracyclin erscheint vorwiegend in schweren Fällen von Konjunktivitis bzw. bei Anzeichen für eine systemische Infektion (z. B. im Bereich des Genitaltraktes) angebracht (WILLS, 1986).
In den letzten Jahren durchgeführte Versuche zur *Immunisierung* von Katzen mit Lebendvakzinen haben gezeigt, daß geimpfte Tiere für die Dauer bis zu einem Jahr fast vollständig vor klinischen Neuerkrankungen geschützt werden konnten (KOLAR und RUDE, 1981). Eine Ausscheidung der Erreger wurde dadurch jedoch nicht verhindert (MITZEL und STRATING, 1977), teilweise schieden die vakzinierten Tiere die Erreger sogar länger aus als die unvakzinierten (WILLS et al., 1987). Die in den USA im Handel befindlichen *Chlamydia-psittaci*-Vakzinen sind in Deutschland bisher nicht zugelassen.
Chlamydia psittaci ist ein *Zoonose-Erreger* und beim Menschen als Ursache von Konjunktivitiden und Pneumonien bekannt. Beim Umgang mit chlamydien-infizierten Katzen sollte deshalb, ungeachtet einer wirtstierspezifischen Adaptation der felinen Chlamydien-Stämme, die Möglichkeit einer Übertragung auf den Menschen in Betracht gezogen werden. Dies wird durch Mitteilungen über Keratokonjunktivitiden bzw. eine Endokarditis bei Menschen, welche Kontakt zu *Chlamydia-psittaci*-infizierten Katzen hatten (SCHACHTER et al., 1969; REGAN et al., 1979; SCHMEER et al., 1987), unterstrichen. Aufklärung der Patientenbesitzer, hygienische Vorsorgemaßnahmen inkl. Händedesinfektion nach Kontakt mit infizierten Katzen erscheinen daher angebracht.

Literatur

DICKIE, C. W., and SNIFF, E. S. (1980): Chlamydia infection associated with peritonitis in a cat. J. Am. Vet. Med. Ass. **176**, 1256–1259.
ELVANDER, M. (1988): *Chlamydia psittaci* infections in animals in Scandinavia. Proc. Europ. Soc. Chlamydia Res. 1, 66, Bologna, Italy.
GETHINGS, P. M., STEPHENS, G. L., WILLS, J. H., HOWARD, P., BALFOUR, A. H., WRIGHT, A. J., and

MORGAN, K. L. (1987): Prevalence of chlamydia, toxoplasma, toxocara and ringworm in farm cats in south-west England. Vet. Rec. **121**, 213–216.

HARGIS, A. M., PRIEUR, D. J., and GAILLARD, E. T. (1983): Chlamydial infection of the gastric mucosa in twelve cats. Vet. Pathol. **20**, 170–178.

HOOVER, E. A., KAHN, D. E., and LANGLOSS, J. M. (1978): Experimentally induced feline chlamydial infection (feline pneumonitis). Am. J. Vet. Res. **39**, 541–547.

KOLAR, J. R., and RUDE, T. A. (1981): Duration of immunity in cats inoculated with a commercial feline pneumonitis vaccine. Vet. Med./Small Anim. Clin. **76**, 1171–1173.

KRAUSS, H., SCHMEER, N., and WITTENBRINK, M. M. (1988): Significance of *Chlamydia psittaci* infections in animals in the F. R. G. Proc. Europ. Soc. Chlamydia Res. 1, 65, Bologna, Italy.

LAZAROWICZ, M., STECK, F., KIHM, U., and MOEHL, H. (1982): Respiratory infections of the cat. A serological survey in different populations. Zbl. Vet.-Med. B **29**, 769–775.

MITZEL, J. R., and STRATING, A. (1977): Vaccination against feline pneumonitis. Am. J. Vet. Res. **38**, 1361–1363.

REGAN, R. J., DATHAN, J. R. E., and TREHARNE, J. D. (1979): Infective endocarditis with glomerulonephritis associated with Chlamydia (*C. psittaci*) infection. Brit. Heart J. **42**, 349–352.

SCHACHTER, J., OSTLER, H. B., and MEYER, K. F. (1969): Human infection with the agent of feline pneumonitis. Lancet I, 1063–1065.

SCHMEER, N., JAHN, G. J., BIALASIEWICZ, A. A., und WEBER, A. (1987): Die Katze als mögliche Infektionsquelle für *Chlamydia-psittaci*-bedingte Keratokonjunktivitis beim Menschen. Tierärztl. Prax. **15**, 201–204.

SHEWEN, P. E., POVEY, R. C., and WILSON, M. R. (1978): Feline chlamydial infection. Can. Vet. J. **19**, 289–292.

STORZ, J., and KRAUSS, H. (1985): Chlamydia. In: BLOBEL, H., und SCHLIESSER, Th.: Handbuch der bakteriellen Infektionen bei Tieren. Band V, Gustav Fischer Verlag, Jena, 447–531.

TABATABAY, A. H., and RAD, M. A. (1981): First isolation of *Chlamydia psittaci* from a cat in Iran. Feline Pract. **11**, 35–38.

WERTH, D. E. M. (1986): Nachweis von Antikörpern gegen *Chlamydia psittaci* und *Coxiella burnetii* bei Hund und Katze: Eine seroepidemiologische Studie mit einem Enzymimmuntest. Vet.-med. Diss., Gießen.

WILLS, J. M. (1986): Feline chlamydial infection (feline pneumonitis). Feline Pract. **16**, 34–36.

WILLS, J. M., GRUFFYDD-JONES, T. J., RICHMOND, S. J., and PAUL, I. D. (1984): Isolation of *Chlamydia psittaci* from cases of conjunctivitis in a colony of cats. Vet. Rec. **114**, 344–346.

WILLS, J. M., GRUFFYDD-JONES, T. J., RICHMOND, S. J., GASKELL, R. M., and BOURNE, F. J. (1987): Effect of vaccination on feline *Chlamydia psittaci* infection. Infect. Immun. **55**, 2653–2657.

WILLS, J. M., HOWARD, P. E., GRUFFYDD-JONES, T. J., and WATHES, C. M. (1988): Prevalence of *Chlamydia psittaci* in different cat populations in Britain. J. Small Anim. Pract. **29**, 327–339.

9.1.7. Clostridien-Infektionen

Erkrankungen durch anaerobe Sporenbildner beschränken sich bei der Katze auf Einzelmitteilungen und sind als höchst seltenes Ereignis anzusehen. Als Erreger wurden *Clostridium perfringens* (CARWADINE, 1964; HOLMBERG, 1975) sowie *Clostridium septicum* zusammen mit *Clostridium chauvoei* (POONACHA et al., 1982) genannt (hinsichtlich *Clostridium tetani* s. Abschnitt 9.1.22.).

In dem von CARWADINE (1964) berichteten Fall von Enterotoxämie bei 3 Siamkatzen kam es nach Einsetzen der Krankheitserscheinungen in Form von Erbrechen zu einem raschen Kräfteverfall, und 2 Tiere starben innerhalb weniger Stunden; die 3. Katze erholte sich unter Penicillintherapie. Bei den gestorbenen Tieren konnten im Darmtrakt große Mengen an

Clostridium perfringens nachgewiesen werden. Hier ist zu berücksichtigen, daß diese Clostridien-Spezies fast regelmäßig im Kot gesunder Katzen zu finden ist; eine präzise Diagnosestellung wird durch das Erfordernis eines Toxinnachweises im Darminhalt beträchtlich erschwert.

Die von HOLMBERG (1975) beschriebene *Clostridium-perfringens*-Infektion erstreckte sich auf eine Hintergliedmaße, die nach einer bei der Katze vorgenommenen Ovariohysterektomie erheblich anschwoll, verbunden mit erhöhter Schmerzempfindlichkeit, *Gasbildung*, dunkler Hautverfärbung und einem Ansteigen der Körpertemperatur. Die Applikation von Penicillin und Dihydrostreptomycin führte zum Abklingen der Symptome.

POONACHA et al. (1982) stellten den Fall einer Myositis bei einer Katze vor, die eine ödematöse, knisternde Schwellung im Bereich von Brust und Abdomen aufwies und unter den Anzeichen von Allgemeinstörungen und Körperuntertemperatur starb. Die Schwellung erwies sich als ausgedehntes subkutanes, blutiges Ödem; die darunterliegende Pektoral- und Interkostalmuskulatur hatte ein schwarzes, trockenes und schwammiges Aussehen mit Ansammlung von Gasblasen und einem Geruch nach Buttersäure. Mikroskopisch erschienen die Muskelfibrillen degeneriert und nekrotisch, und zwischen ihnen fanden sich zahlreiche große, grampositive Bazillen, die im direkten Fluoreszenztest mit Antiseren gegen *Clostridium septicum* und *Clostridium chauvoei* reagierten. Im Kulturversuch konnte lediglich *Clostridium septicum* nachgewiesen werden. Was zur Auslösung der Krankheitserscheinungen geführt hatte, ließ sich nicht abklären.

Eine weitere Clostridienart, *Clostridium villosum*, wurde von LOVE et al. (1979, 1982) aus subkutanen Abszessen von 11 Katzen sowie aus Pleuraexsudat isoliert. Ihre Bedeutung als Krankheitserreger ist bisher noch unklar.

Literatur

CARWADINE, P. C. (1964): zit. n. WILKINSON, G. T. (1966): Diseases of the cat. Pergamon Press, London, 268–269.
HOLMBERG, D. L. (1975): A case report of *Cl. perfringens* infection in the cat. Aust. Vet. Pract. **5**, 231.
LOVE, D. N., JONES, R. F., and BAILEY, M. (1979): *Clostridium villosum* sp. nov. from subcutaneous abscesses in cats. J. Syst. Bact. **29**, 241–244.
LOVE, D. N., JONES, R. F., BAILEY, M., JOHNSON, R. S., and GAMBLE, N. (1982): Isolation and characterization of bacteria from pyothorax (empyaemia) in cats. Vet. Microbiol. **7**, 455–461.
POONACHA, K. B., DONAHUE, J. M., and LEONARD, W. H. (1982): Clostridial myositis in a cat. Vet. Path. **19**, 217–219.

9.1.8. Coxiellose (Q-Fieber)

Informationen über klinisch manifeste Coxiellen-Erkrankungen bei der Katze sind rar und beschränken sich im wesentlichen auf Erfahrungen bei experimentellen Infektionen. Nach dem heutigen Kenntnisstand nimmt die Katze jedoch als potentieller Träger und Ausscheider des Erregers in der Epidemiologie des Q-Fiebers beim Menschen offenbar eine nicht unbedeutende Rolle ein.

Ätiologie. Bei dem weltweit verbreiteten Erreger handelt es sich um *Coxiella burnetii*, ein obligat intrazelluläres, pleomorphes Stäbchen der Ordnung Rickettsiales mit einer Durchschnittsgröße von 0,3–0,4 µm × 0,4–1,0 µm. In der Zelle vermehren sich Coxiellen in den

Phagolysosomen durch Zweiteilung und können dabei Einschlüsse von 20–30 μm Größe bilden. Sie zeichnen sich durch eine große Widerstandsfähigkeit gegenüber Austrocknung und chemischen Einflüssen aus und werden bei Temperaturen um 62–65 °C in 30 Minuten und bei 71–74 °C in 30–40 Sekunden abgetötet.

Hauptwirte bei den Haus- und Nutztieren sind Wiederkäuer (Rind, Schaf, Ziege), auf die sie über Zecken, aber auch durch direkten Kontakt von Tier zu Tier übertragen werden.

Klinische Symptomatik. Bei Fleischfressern (Hund, Katze) können sich nach SCHOOP (1953) und REUSSE (1960) *Coxiella-burnetii*-Infektionen klinisch durch Fieber, *Bronchopneumonie* und Milzvergrößerung äußern. Von SCHAAL (1985) werden fieberhafte Erkrankungen und Aborte als mögliche klinische Anzeichen genannt. In experimentellen Infektionen lösten GILLESPIE und BAKER (1952) nach subkutaner Applikation der Erreger Fieber, Teilnahmslosigkeit und Anorexie aus. Die Temperaturerhöhung trat erstmals 2 Tage p.i. auf und hielt über 3 Tage an. Nach oraler Verabreichung erregerhaltiger Zellsuspensionen ließen sich dagegen Krankheitserscheinungen nicht hervorrufen. Aus Blutproben konnte *Coxiella burnetii* nach subkutaner Infektion bis zu 4 Wochen, aus Urin bis zu 8 Wochen reisoliert werden; bei oral infizierten Katzen betrugen die entsprechenden Zeiträume 1–2 bzw. 4 Wochen.

Verschiedene serologische Untersuchungsreihen aus Südkalifornien, Kanada und Westdeutschland mit dem Nachweis von 20%, 24,1% bzw. 26% der Katzen als Träger coxiellenspezifischer Antikörper (RANDHAWA et al., 1974; MARRIE et al., 1985; WERTH et al., 1987) geben Hinweise auf ein nicht seltenes Vorkommen von *Coxiella-burnetii*-Infektionen bei dieser Tierart und damit auf ihre Bedeutung als Erregerreservoir. In mehreren Fällen wurden Q-Fieber-Ausbrüche bei Menschen auf Katzen als mögliche Infektionsquelle zurückgeführt.

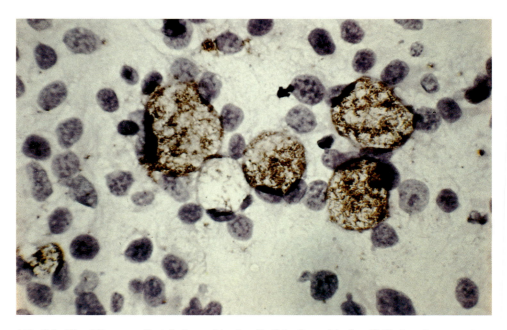

Abb. 9.3. Einschlüsse von *Coxiella burnetii* in einer Buffalo-Green-Monkey-Zellkultur, Immunperoxydasetechnik. Aufnahme: Prof. Dr. H. KRAUSS, Institut für Hygiene und Infektionskrankheiten der Tiere, Justus-Liebig-Universität Gießen.

Die weibliche Katze scheint den Erreger besonders während der Geburt in größeren Mengen über Fruchtwasser und Plazenta auszuscheiden und damit eine besondere Gefahrenquelle für den Menschen darzustellen, wie die Untersuchungen von KOSATSKY (1984), LANGLEY et al. (1988) und MARRIE et al. (1988) im Zusammenhang mit Gruppenerkrankungen beim Menschen ergaben. *Coxiella burnetii* konnte dabei aus den 3 bzw. 8 Wochen post partum hysterektomierten Uteri von 2 Katzen isoliert werden (LANGLEY et al., 1988; MARRIE et al., 1988).

Diagnose. Aufgrund des unspezifischen klinischen Infektionsablaufes ist eine Diagnosestellung bei der Katze schwierig. Für den direkten Erregernachweis, z. B. in Plazenta-, Fruchtwasserausstrichen, eignen sich die Giménez- und die Stamp-Färbung sowie die Fluoreszenzmikroskopie (Abb. 9.3.). Die Direktkultivierung von *Coxiella burnetii* hat in Versuchstieren (Meerschweinchen, weiße Maus), im embryonierten Hühnerei oder in Zellkulturen zu erfolgen und ist damit Speziallaboratorien vorbehalten.

Für den Antikörpernachweis im Blutserum, der in Form von Doppeluntersuchungen im Abstand von 2–3 Wochen zur Feststellung von Titerbewegungen erfolgen sollte, können indirekter Immunfluoreszenztest, Enzymimmuntest und, mit Einschränkungen, die Komplementbindungsreaktion eingesetzt werden.

Therapie. Zur parenteralen Therapie bieten sich Tetracycline an, doch ist auch bei der Katze, ähnlich wie bei anderen Tierarten, nicht sicher damit zu rechnen, daß eine Erregerausscheidung völlig unterbunden wird.

Im Zusammenhang mit menschlichen Q-Fieber-Erkrankungen sollte besonders in ländlichen Bezirken auch der Katze als potentieller Infektionsquelle Beachtung geschenkt werden.

Literatur

GILLESPIE, J. H. (1952): Experimental Q-fever in cats. Am. J. Vet. Res. **13**, 91–94.

KOSATSKY, T. (1984): Household outbreak of Q-fever pneumonia related to a parturient cat. Lancet II, 1447–1449.

LANGLEY, J. M., MARRIE, T. J., COVERT, A., WAAG, D. M., and WILLIAMS, J. C. (1988): Poker players' pneumonia. An urban outbreak of Q-fever following exposure to a parturient cat. New Engl. J. Med. **319**, 354–356.

MARRIE, T. J., BUREN, J. VAN, FRASER, J., HALDANE, E. V., FAULKNER, R. S., WILLIAMS, J. C., and KWAN, C. (1985): Seroepidemiology of Q-fever among domestic animals in Nova Scotia. Am. J. Publ. Hlth. **75**, 763–766.

MARRIE, T. J., DURANT, H., WILLIAMS, J. C., MINTZ, E., and WAAG, D. M. (1988): Exposure to parturient cats: A risk factor for acquisition of Q-fever in maritime Canada. J. Infect. Dis. **158**, 101–108.

RANDHAWA, A. S., DIETERICH, W. H., JOLLEY, W. B., and HUNTER, C. C. (1974): Coxiellosis in pound cats. Feline Pract. **4**, 37–38.

REUSSE, U. (1960): Die Bedeutung des Q-Fiebers als Zoonose. Zschr. Tropenmed. **11**, 223–262.

SCHAAL, E. H. (1985): Rickettsien. In: BLOBEL, H., und SCHLIESSER, Th.: Handbuch der bakteriellen Infektionen bei Tieren. Band V, Gustav Fischer Verlag, Jena, 552–649.

SCHOOP, G. (1953): Das Q-Fieber. Übersicht über den Stand der Forschung und Untersuchungen über das Vorkommen in Südhessen. Mh. Tierheilk. **15**, 93–111.

WERTH, D., SCHMEER, N., MÜLLER, H.-P., KARO, M., und KRAUSS, H. (1987): Nachweis von Antikörpern gegen *Chlamydia psittaci* und *Coxiella burnetii* bei Hunden und Katzen: Vergleich zwischen Enzymimmuntest, Immunperoxidase-Technik, Komplementbindungsreaktion und Agargelpräzipitationstest. J. Vet. Med. B **34**, 165–176.

9.1.9. Dermatophilose

In Mitteleuropa tritt die weltweit verbreitete Dermatophilose hauptsächlich bei Rindern, Schafen und Pferden auf und äußert sich in erster Linie als *exsudative Dermatitis*. Die wenigen Mitteilungen über Erkrankungen bei der Katze aus Neuseeland, Australien und Schottland manifestierten sich dagegen als granulomatöse Umfangsvermehrungen bzw. chronisch entzündete Läsionen im Bereich von Maulhöhle, Harnblase und Kniekehllymphknoten.

Ätiologie. Der Erreger *Dermatophilus congolensis* ist grampositiv und durchläuft einen komplexen Lebenszyklus, beginnend mit einer 1–2 µm großen, beweglichen „Zoospore", der eigentlichen Ansteckungsform, die zu rechtwinklig verzweigten Filamenten auswächst. Im weiteren Verlauf septieren diese Filamente zu charakteristischen hinter- und nebeneinander gelagerten Kokkenpaketen, aus denen wiederum die beweglichen Sporen heranreifen.

Klinische Symptomatik. Hinsichtlich der Krankheitsentstehung liegen bei der Katze keine gesicherten Kenntnisse vor. In den geschilderten Fällen fanden sich bei 2 Katzen lokale Umfangsvermehrungen an der Zunge sowie bei einem weiteren Tier am serösen Überzug der Harnblase (O'HARA und CORDES, 1963; BAKER et al., 1972). In den 3 Fallberichten von JONES (1976) und MILLER et al. (1983) waren die Veränderungen jeweils im Bereich der Lymphonodi poplitei lokalisiert und äußerten sich in Form einer fleischig-festen Schwellung mit zentralen Nekroseherden bzw. ulzerierender und eitriger Läsionen.

Pathologisch-histologisch stellten sich die Veränderungen überwiegend als Granulome mit zentralen Nekroseherden dar, die von neutrophilen Granulozyten sowie – in wechselndem Maße – von Plasmazellen, Lymphozyten und Makrophagen umgeben waren. Innerhalb der nekrotischen Bezirke fanden sich Massen von verzweigten, longitudinal und transversal unterteilten, grampositiven Filamenten. JONES (1976) konnte mit dem von ihm isolierten *Dermatophilus-congolensis*-Stamm bei einer Jungkatze durch Auftragen auf die Haut eine exsudative Dermatitis und bei einer erwachsenen Katze durch subkutane Injektion Abszeßbildung induzieren.

Die **Diagnose** ist aufgrund der charakteristischen Erregermorphologie pathologisch-histologisch sowie mikroskopisch im Ausstrichpräparat aus nekrotischen Bezirken möglich. Zusätzlich sollte die Anzüchtung des Erregers auf Blutagarplatten durchgeführt werden.

Differentialdiagnostisch ist das Vorliegen von Neoplasmen, banalen Eiterungsprozessen, Mykobakterieninfektionen inkl. Katzenlepra auszuschließen.

Soweit sich aus chirurgischer Sicht keine Einschränkungen ergeben, ist die **Prognose** nach den bisher vorliegenden Kenntnissen als günstig zu beurteilen.

Die **Therapie** bestand in den beschriebenen Fällen hauptsächlich in der chirurgischen Exzision der veränderten Bezirke. Zusätzlich sollte über 5–7 Tage Penicillin, Ampicillin oder Chloramphenicol parenteral verabreicht werden.

Literatur

BAKER, G. J., BREEZE, R. G., and DAWSON, C. O. (1972): Oral dermatophilosis in a cat: A case report. J. Small Anim. Pract. **13**, 649–654.

JONES, R. T. (1976): Subcutaneous infection with *Dermatophilus congolensis* in a cat. J. Comparat. Path. **86**, 415–421.

MILLER, R. I., LADDS, P. W., MUDIE, A., HAYES, D. P., and TRUEMAN, K. F. (1983): Probable dermatophilosis in 2 cats. Aust. Vet. J. **60**, 155–156.

O'HARA, P. J., and CORDES, D. O. (1963): Granulomata caused by *Dermatophilus* in two cats. New Zealand Vet. J. **11**, 151–154.

9.1.10. Infektionen durch Escherichia coli und coliforme Bakterien

Infektionen durch coliforme Bakterien wie *Escherichia (E.) coli*, *Klebsiella* sp., *Enterobacter* sp., *Citrobacter* sp., aber auch *Proteus* sp. treten bei der Katze primär und – im Gefolge von Virusinfektionen, parasitären Belastungen oder Streß – sekundär auf. Sie verlaufen latent oder unter Ausbildung klinischer Symptome und können an *verschiedenen Organsystemen* lokalisiert sein. Bevorzugt lassen sich derartige Infektionen im Bereich der Harnwege, im Nasen-Rachen-Raum und im Magen-Darm-Trakt beobachten; nicht selten äußern sie sich in Form von Septikämien, aber auch am Ohr, Auge, in Wunden und als subkutane Abszesse oder im Genitaltrakt (Pyometra) können sie sich manifestieren, ohne damit sämtliche möglichen Ansiedlungsorte dieser Bakterien genannt zu haben.

Ätiologie. Weitaus die meisten der durch diese *Enterobacteriaceae* bedingten Erkrankungen beruhen auf Infektionen mit anhämolysierenden und hämolysierenden Stämmen von *E. coli*. Insbesondere an Septikämien, Harnweg- und Nasen-Rachenraum-Infektionen sind sie beteiligt. Ihre Rolle bei *Diarrhoen* und Enteritiden läßt sich wegen des Darmes als natürlichem Ansiedlungsort von *E. coli* nur schwer abschätzen, doch dürften sie, ähnlich wie bei anderen Tierarten, auch bei der Katze primär oder im Rahmen von Virusinfektionen (Panleukopenie!) pathogene Eigenschaften entwickeln. Konkrete, weitergehende Untersuchungen an felinen *E.-coli*-Stämmen fehlen jedoch bis heute.

Andere Erreger sind erheblich seltener zu isolieren. In eigenem Untersuchungsmaterial handelte es sich vor allem um *Klebsiella pneumoniae* aus Urinproben und Abszessen sowie *Proteus vulgaris* und *Proteus mirabilis* aus Urinproben und Ohrtupfern. Die Isolierung von *Citrobacter* sp. und *Enterobacter* sp. gelang nur in Einzelfällen.

Die **klinischen Anzeichen** richten sich nach Lokalisation und Ausdehnung der Krankheitsprozesse sowie nach dem evtl. Vorliegen von Grundkrankheiten (s. a. unter den entsprechenden Organsystemen). In diesen Fällen dominieren die virusbedingten Krankheitssymptome, die durch die sekundären bakteriellen Infektionen allerdings *zusätzlich kompliziert* werden; sei es, daß das ursprünglich seröse Nasensekret zunehmend purulent wird oder daß sich die Symptome einer virusbedingten Enteritis verstärken bzw. in das Bild einer sekundären Septikämie durch *E. coli* und coliforme Bakterien übergehen.

Eine ätiologische **Diagnose** läßt sich nur durch bakteriologische Untersuchung der verschiedenen in Frage kommenden Probematerialien (Nasen-, Wund-, Ohrtupfer, Kot-, Harn- und Sekretproben) stellen. Dabei bereitet der Nachweis von *E. coli* in Kotproben meist Schwierigkeiten in bezug auf die Interpretation der Befunde.

Soweit es sich bei den Erkrankungen um lokalisierte Prozesse ohne Ausbreitungstendenz handelt, ist die **Prognose** bei Infektionen durch *E. coli* und coliforme Bakterien im allgemeinen günstig zu stellen. Von Bedeutung sind allerdings Ort der Infektion, Verlauf und Schwere des Krankheitsbildes, Vorliegen einer Grundkrankheit und die Antibiotikaempfindlichkeit der verantwortlichen Erreger.

Die einzuleitenden **therapeutischen Maßnahmen** sind von Art und Lokalisation der Krankheitsprozesse sowie den evtl. zugrundeliegenden Primärursachen abhängig zu machen. Neben symptomatischer bzw. chirurgischer Behandlung steht die chemotherapeutische Erregerbekämpfung im Vordergrund. Sie sollte sich wegen der oft ausgeprägten Antibiotikaresistenzen bei Angehörigen der *Enterobacteriaceae* auf ein aktuelles Antibiogramm stützen. Bei Nichtvorliegen empfiehlt sich je nach Krankheitsprozeß der lokale oder parenterale Einsatz von Aminoglycosid-Antibiotika (Gentamicin), Ampicillin, Chloramphenicol oder Trimethoprim/Sulfonamid.

9.1.11. Hämobartonellose

Die feline Hämobartonellose ist eine auf die *roten Blutkörperchen* lokalisierte Erkrankung, die sich klinisch in Form einer fieberhaften infektiösen Anämie äußert. Überwiegend liegt sie allerdings als latente Infektion vor.

Ätiologie. Urheber ist ein den Rickettsien zugeordnetes Agens, das ursprünglich als *Eperithrozoon felis* bezeichnet wurde und heute unter dem Speziesnamen *Haemobartonella felis* geführt wird (KREIER und RISTIC, 1984). Die pleomorphen Erreger lassen sich in Blutausstrichen als Kokken und Stäbchen von 0,1–0,8 µm bzw. 0,2–0,5 × 0,9–1,5 µm sowie, seltener, als Ringformen nachweisen. Einzeln oder zu mehreren sind sie den Erythrozyten angelagert, teilweise unter Einsinken der Erythrozytenoberfläche (Abb. 9.4.). Vereinzelt finden sie sich frei im Blutplasma oder in die roten Blutkörperchen eingelagert. In der Giemsa-Färbung stellen sich die Organismen dunkelrot dar, mit Acridinorange fluoreszieren sie leuchtend orange. Eine In-vitro-Kultivierung ist bis heute nicht gelungen.

Die Hämobartonellose der Katze wurde in zahlreichen Ländern Europas, Afrikas, in Australien, auf den Philippinen, in Mexiko, den USA u. a. beobachtet (FREUDIGER, 1977; MANUEL und ABALOS, 1975; GRETILLAT, 1977; GUELFI, 1978; OJEDA und SKEWES, 1978; LUNDBORG et al., 1978); es ist eine weltweite Verbreitung anzunehmen. Einzelne Berichte liegen auch aus Deutschland vor.

Pathogenese. Die Erreger sind streng wirtsspezifisch. Die Ansteckung erfolgt direkt durch infizierte Katzen, außerdem möglicherweise durch Arthropoden (Flöhe, Zecken). Die Bedeutung von Biß- und Kratzverletzungen im Rahmen von Kämpfen ist in dieser Hinsicht

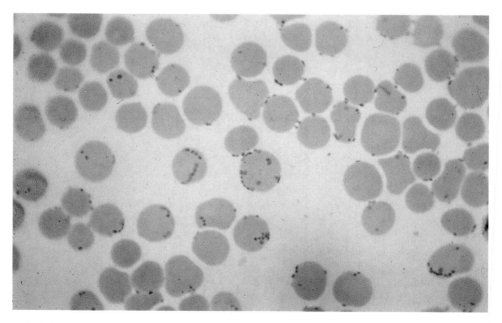

Abb. 9.4. Hämobartonellose. Die kokkoiden Erreger sind einzeln oder zu mehreren den Erythrozyten an- und aufgelagert. Die Aufnahme wurde freundlicherweise von Herrn Prof. Dr. K. T. FRIEDHOFF, Institut für Parasitologie der Tierärztlichen Hochschule Hannover, überlassen.

noch unklar. Experimentell ist eine intraperitoneale, intravenöse und orale Übertragung möglich; intrauterine Infektionen werden vermutet.

Bei gesunden Katzen bleibt die Infektion im allgemeinen klinisch inapparent. Auch eine Splenektomie hat keinen oder nur einen geringen Einfluß auf den Infektionsverlauf (MAEDE, 1978). Erst unter resistenzmindernden Bedingungen wie Wurmbefall, Infektionen mit anderen Erregern, Streß u. a. kann es zum Ausbruch klinischer Symptome kommen. Exakte Angaben zur Inkubationszeit sind daher auch nicht zu machen. In experimentellen Infektionen lag sie zwischen 8 und 18 Tagen. In dieser Zeit kommt es zum Befall der Erythrozyten, die durch die aufsitzenden Erreger durchlässig werden und ihr Hämoglobin freisetzen. Bei starker Erregervermehrung kann das anfallende Hämoglobin nicht metabolisiert werden, was zum Auftreten ikterischer Erscheinungen führt (hämolytischer Ikterus). Experimentell wurden zyklische Abläufe beobachtet, in denen sich Phasen mit starkem Erythrozytenbefall und solche mit spärlichem Erregernachweis abwechselten (HARVEY und GASKIN, 1977).

Klinische Symptomatik. Der Infektionsverlauf kann akut oder chronisch sein. Akute Fälle äußern sich durch Fieber (bis 41,5 °C), anämische Schleimhäute mit gelblicher Verfärbung, allgemeine Schwäche, beschleunigte Atem- und Pulsfrequenz, und es kann innerhalb von wenigen Tagen zum Tod der Tiere kommen. Nach Überstehen der akuten Phase bzw. bei chronischem Krankheitsverlauf lösen sich parallel zu den Schwankungen im Erregerbefall der Erythrozyten Perioden mit klinischer Symptomatik und symptomfreie Intervalle ab. In diesen Fällen sind die Erscheinungen weniger ausgeprägt, und die Temperatur ist nur geringfügig erhöht; dennoch ist unter allmählicher Verstärkung der Anämiezeichen ein tödlicher Ausgang möglich. Andererseits kann die Krankheit spontan abheilen, wobei die genesenen Katzen weiterhin als latente Träger von *Haemobartonella felis* angesehen werden müssen. In diesem Stadium weisen die Tiere normale Blutwerte auf; dagegen findet sich bei akut erkrankten Katzen das Bild einer Anämie mit Regenerationstendenz in Form von Retikulozytenzunahme, Anisozytose und vereinzeltem Auftreten von Normoblasten. Die Blutsenkungsreaktion ist stark beschleunigt. Häufig liegt eine Leukozytose mit Neutrophilie vor (OJEDA und SKEWES, 1978).

Pathologisch-anatomisch sind Milz- und Lymphknotenhyperplasie, diffuse zentrolobuläre hypoxämische Nekrosen in der Leber, Hämosiderinablagerungen in Milz und Leber sowie Aktivierung bzw. Erschöpfung des Knochenmarks beschrieben worden (Literatur bei FREUDIGER, 1977).

Die **Diagnose** erfolgt durch Erregernachweis im Giemsa-gefärbten Blutausstrich. Die noch zuverlässigere Acridinorange-Färbung erfordert ein Fluoreszenzmikroskop. Die den Erythrozyten an- und aufgelagerten Erreger sind allerdings bei chronischem und latentem Verlauf häufig nur spärlich im Blut anzutreffen, und ein einmaliger negativer Befund schließt eine Hämobartonellose nicht aus.

Differentialdiagnostisch sind hämolytische Anämien anderer Genese, insbesondere Anämien im Rahmen der felinen Leukose zu berücksichtigen. Verwechslungen der Erreger mit Jolly-Körpern sind zu vermeiden.

Die **Prognose** richtet sich nach der Schwere von Anämie und Ikterus. Eine rechtzeitig eingeleitete Behandlung läßt die Prognose günstig erscheinen, bei unbehandelten Tieren verläuft die Krankheit nicht selten tödlich.

Therapeutisch steht die Behandlung mit Arsenverbindungen (Thioacetarsamid-Natrium) im Vordergrund. Auch eine intramuskuläre antibiotische Therapie mit Oxytetracyclin oder Chloramphenicol über 10 bis 21 Tage wird empfohlen, wenn auch FLORIO et al. (1977) über mehrere Todesfälle trotz Oxytetracyclingabe berichteten. Bei ausgeprägten Anämien ist evtl.

an eine Blutübertragung zu denken. (Cave: Hämobartonellen können auch durch Bluttransfusionen erst übertragen werden!).

Literatur

FLORIO, R., LESCURE, F., DORCHIES, P., GUELPHI, J.-F., et FRANC, M. (1977): L'hemobartonellose du chat. A propos de quelques cas observés dans la région toulousaine. Rev. Med. Vet. **128**, 313–318, 321–322.
FREUDIGER, U. (1977): Infektionskrankheiten. In: CHRISTOPH, H.-J.: Klinik der Katzenkrankheiten. 2. Aufl. Gustav Fischer Verlag, Jena, 540–543.
GRETILLAT, S. (1977): Remarques sur une anémie infectieuse des carnivores domestiques et du cheval au Niger. Bull. l'Acad. Vet. France **50**, 519–525.
GUELPHI, J. F. (1978): Intérêt de l'examen d'un étalement de sang pour le diagnostic et le pronostic de l'hemobartonellose feline à propos de 23 cas observés dans la region Toulousaine. Comp. Immunol. Microbiol. Infect. Dis. **1**, 77–82.
HARVEY, J. W., and GASKIN, J. M. (1977): Experimental feline haemobartonellosis. J. Am. Anim. Hosp. Ass. **13**, 28–38.
KREIER, J. P., and RISTIC, M. (1984): *Haemobartonella*. In: BERGEY's Manual of Systematic Bacteriology. 10th ed., Vol. 1, 724–726.
LUNDBORG, L. E., KARLBOM, I., och CHRISTENSSON, D. (1978): Infektiös anemi hos katt orsakad av *Haemobartonella felis*. Svensk Veterinärtidning **30**, 417–419.
MAEDE, Y. (1978): Studies on feline haemobartonellosis. V. Role of the spleen in cats infected with *Haemobartonella felis*. Jap. J. Vet. Sci. **40**, 141–146.
MANUEL, M. F., and ABALOS, H. P. (1975): A preliminary survey on the incidence of *Haemobartonella felis* in Phillipine domestic cats. Phillipine J. Vet. Med. **14**, 125–135.
OJEDA, J. D., y SKEWES, H. R. (1978): Haemobartonellosis felina: comunicacion de un brote y su tratamiento. Veterinaria Mexico **9**, 55–60.

9.1.12. Leptospirose

Klinisch manifeste Leptospirosen stellen bei der Katze eine ausgesprochene Seltenheit dar. Serologische Studien sowie die wiederholte Isolierung pathogener Leptospiren aus Katzen lassen jedoch erkennen, daß auch Angehörige dieser Tierart gelegentlich als Träger und damit als potentieller Übertrager von Leptospiren anzusehen sind.
Ätiologie. Bei den Erregern handelt es sich um Spirochäten der Spezies *Leptospira interrogans*, die sich heute in ca. 180 Serovarietäten unterteilen lassen. Sie sind 0,1 µm breit und 6–20 µm lang, von helikalem Aufbau und aufgrund ihrer umgebogenen Enden von einer charakteristischen „Kleiderbügelform". Durch Drehung um ihre Längsachse weisen sie eine besonders im Dunkelfeldmikroskop gut erkennbare, rotierende Beweglichkeit auf.
Außerhalb des Tierkörpers sind Leptospiren in Wasser mit neutralem pH-Wert ca. 3 Monate, in feuchtem Erdboden bis 6 Monate lebensfähig; pH-Werte unter 6,6 in Wasser führen schnell zum Absterben und in unverdünntem Urin überleben sie selbst bei pH-Werten um 7,0 nur wenige Stunden. Gegenüber chemischen Desinfektionsmitteln sind sie hochempfindlich.
Der Verbreitung von Leptospiren und Leptospirosen entsprechend, muß weltweit an die Möglichkeit einer Infektion von Katzen gedacht werden. Vor allem im Zusammenhang mit dem Fang von *Mäusen* und *Ratten*, dem natürlichen Reservoir der meisten *Leptospira-interrogans*-Serovare, sowie bei Aufenthalt in *Rinder- und Schweinestallungen* besteht die

Gelegenheit, mit pathogenen Leptospiren in Kontakt zu kommen. Die orale Infektion von Katzen über erregerhaltige Kleinnager ließ sich dann auch durch den Nachweis entsprechender Agglutinine im Blutserum experimentell nachvollziehen (SHOPHET und MARSHALL, 1980). Wiederholt ist zudem über die Isolierung von Leptospiren aus Urinproben und Nieren von Katzen berichtet worden, so von *Leptospira pomona* (korrekt: *Leptospira interrogans* serovar *pomona*), *Leptospira grippotyphosa, Leptospira icterohaemorrhagiae, Leptospira bratislava* u. a. (Lit. bei KRAFT, 1985; HARKNESS et al., 1970; TRIFUNOVIĆ und NESIĆ, 1986). Außerdem weist der verschiedentliche Nachweis von Serumantikörpern auf den Ablauf von Leptospireninfektionen in Katzenpopulationen hin. Die festgestellten Antikörperprävalenzen gegen zahlreiche Serovare bewegten sich zwischen 1,4 und 21,4% (TASSELLI und MARRAGHINI, 1969; FREUDIGER, 1969; LUKE und CROWTHER, 1965; WATSON und WANNAN, 1973; MODRIĆ, 1978; SHOPHET, 1979; BÄTZA und WEISS, 1987). Hinsichtlich der Beurteilung von Antikörpertitern ist zu berücksichtigen, daß die Katze im allgemeinen innerhalb von 2–4 Wochen nach der Infektion einen Maximaltiter aufbaut, der bereits nach 6–8 Wochen wieder bis auf $\leq 1:100$ abgefallen sein kann (FREUDIGER, 1969).

Angaben über **klinische Symptome** bei der felinen Leptospirose sind rar. Vereinzelt werden Fieber, *Ikterus*, gestörtes Allgemeinbefinden und *chronische Nephritis* genannt (REES, 1964; MICHNA, 1970; CARLOS et al., 1971; MASON et al., 1972). Da andererseits experimentelle Infektionen entweder symptomlos überstanden wurden oder höchstens mit milden Krankheitserscheinungen einhergingen (FESSLER und MORTER, 1964; MODRIĆ, 1978), muß die Katze als mit einer hohen natürlichen Resistenz ausgestattet angesehen werden (FREUDIGER, 1969).

Diagnose. Die Anzüchtung von Leptospiren, z. B. aus Urinproben, ist sehr aufwendig und kann routinemäßig nicht durchgeführt werden. Die Diagnose beruht daher in erster Linie auf der serologischen Feststellung der Antikörpertiter im Mikroagglutinationstest. Dabei ist die experimentelle Erfahrung, wonach die Agglutinationstiter trotz einer bestehenden bzw. kurz zuvor abgelaufenen Infektion ausgesprochen niedrig ($<1:100$) ausfallen oder sogar völlig fehlen können, zu berücksichtigen (SHOPHET, 1979).

Prognostisch sind Leptospirosen bei Katzen günstig zu beurteilen. Vereinzelt einzuleitende Therapiemaßnahmen bestehen in der parenteralen Verabreichung von Penicillin, Streptomycin oder Oxytetracyclin über mehrere Tage. Flüssigkeitsersatz, Traubenzuckergabe und Behandlung einer evtl. bestehenden Azidose.

Da es sich bei allen pathogenen Leptospiren um *Zoonose-Erreger* handelt, sind die Patientenbesitzer auf die potentielle Ansteckungsgefahr, die von einer infizierten Katze ausgeht, hinzuweisen.

Literatur

BÄTZA, H.-J., und WEISS, R. (1987): Zum Vorkommen von Leptospira-Antikörpern in Katzenseren. Kleintierprax. **32**, 171–174.

CARLOS, E. R., KUNDIN, W. D., WATTEN, R. H., TSAI, C. C., IRVING, G. S., CARLOS, E. T., and DIRECTO, A. C. (1971): Leptospirosis in the Philippines: Feline Studies. Am. J. Vet. Res. **32**, 1455–1456.

FESSLER, J. F., and MORTER, R. L. (1964): Experimental feline leptospirosis. Cornell Vet. **54**, 176–190.

FREUDIGER, U. (1969): Leptospireninfektion bei Katzen. Berl. Münch. Tierärztl. Wschr. **20**, 390–392.

HARKNESS, A. C., SMITH, B. L., and FOWLER, G. F. (1970): An isolation of *Leptospira* serotype *pomona* from a domestic cat. N. Z. Vet. J. **18**, 175–176.

KRAFT, W. (1985): Infektionskrankheiten. In: KRAFT, W., und DÜRR, U. M.: Katzenkrankheiten, Schaper Verlag Hannover, 2. Aufl., 101.

LUKE, V. M., and CROWTHER, S. T. (1965): The incidence of leptospiral agglutination titers in the domestic cat. Vet. Rec. 77, 647–648.
MASON, R. W., KING, S. J., and MCLACHLAN, N. M. (1972): Suspected leptospirosis in two cats. Aust. Vet. J. 48, 622–623.
MICHNA, S. (1970): Leptospirosis. Vet. Rec. 86, 484–496.
MODRIĆ, Z. (1978): Prirodna i eksperimentalna leptospiroza u macke. Vet. Arhiv 48, 147–156.
REES, H. G. (1964): Leptospirosis in a cat. N. Z. Vet. J. 12, 64.
SHOPHET, R. (1979): A serological survey of leptospirosis in cats. N. Z. Vet. J. 27, 236, 245–246.
SHOPHET, R., and MARSHALL, R. B. (1980): An experimentally induced predator chain transmission of *Leptospira ballum* from mice to cats. Brit. Vet. J. 136, 265–270.
TASSELLI, E., and MARRAGHINI, M. (1969): A serological survey of leptospirosis of dogs and cats in Florence province. Zooprofilassi 24, 481–489.
TRIFUNOVIĆ, Z., and NESIĆ, D. (1980): Leptospirosis in a cat (*Felis domestica*) on a dairy farm. Acta Vet. (Yugoslavia) 36, 301–306.
WATSON, A. D. J., and WANNAN, J. S. (1973): The incidence of leptospiral agglutinins in domestic cats in Sydney. Aust. Vet. J. 49, 545.

9.1.13. Listeriose

Listerien-bedingte Erkrankungen sind bei Katzen nur ganz vereinzelt beobachtet worden. In den wenigen vorliegenden Mitteilungen manifestierten sie sich als Septikämie bzw. eitrige Hautinfektion.

Ätiologisch ist *Listeria monocytogenes*, ein grampositives, kokkoides Stäbchen von 0,5 × 0,6–2,5 µm Größe, verantwortlich. Die in der Natur weit verbreiteten Bakterien besitzen nur relativ geringe Pathogenität. Zudem sind Katzen offenbar mit einer hohen *natürlichen Resistenz* ausgestattet. In den bekannt gewordenen septikämischen Fällen zeigten die zwischen 8 und 36 Monate alten Patienten über mehrere Tage Inappetenz, Teilnahmslosigkeit, auch Erbrechen und Durchfall, weiterhin Fieber sowie Schmerzen im Abdominalbereich (HELD, 1958; TURNER, 1962; DECKER et al., 1976).

Pathologisch-anatomisch wiesen die nach 4- bis 6tägiger Krankheitsdauer verendeten bzw. euthanasierten Tiere Lebervergrößerung, Milzhyperplasie, multiple weiße Nekroseherde in Leber und/oder Milz, die sich histologisch als Mikroabszesse darstellten, außerdem Nekrosen bzw. markige Schwellung der mesenterialen Lymphknoten auf. In einem Fall (TURNER, 1962) lag eine Peritonitis vor, ausgelöst durch eine die Darmwand perforierende Grasgranne.

Die an der Zehe einer Vordergliedmaße lokalisierte Wundlisteriose (JONES et al., 1984) äußerte sich als schmerzhafte Schwellung im Bereich des Krallenbettes, aus der sich auf Druck listerienhaltiger Eiter entleerte (Paronychie). Als Ausgangspunkt der Infektion wurde ein Insektenstich vermutet.

Die **Diagnose** läßt sich nur kulturell-bakteriologisch durch Anzüchtung der Erreger stellen. Dies gilt auch für die postmortale Diagnostik, da auch die pathologisch-anatomischen Erscheinungen nicht als pathognomisch anzusehen sind und differentialdiagnostisch auch Infektionen anderer bakterieller Ätiologie in Frage kommen.

Aufgrund der wenigen bekanntgewordenen Fälle lassen sich keine gesicherten Angaben zu **Prognose** und **Therapie** der Listeriose bei Katzen machen. Den Erfahrungen bei anderen Tierarten und beim Menschen entsprechend, kann eine Behandlung mit Penicillin, Ampicillin, Oxytetracyclin oder Erythromycin versucht werden.

Literatur

DECKER, R. A., ROGERS, J. J., and LESAR, S. (1976): Listeriosis in a young cat. J. Am. Vet. Med. Ass. **168**, 1025.
HELD, R. (1958): Listeriose bei einer Katze. Zbl. Bakt. I Orig. **173**, 485–486.
JONES, B. R., CULLINANE, L. C., and CARY, P. R. (1984): Isolation of *Listeria monocytogenes* from a bite in a cat from a common tree weta (*Hemideina crassidens*). N. Z. Vet. J. **32**, 79–80.
TURNER, T. (1962): A case of *Escherichia monocytogenes (Listseria monocytogenes)* in the cat. Vet. Rec. **74**, 778.

9.1.14. Mykoplasmose

Gesicherte Kenntnisse über Vorkommen und Bedeutung von Mykoplasmosen bei der Katze fehlen bis heute. Es wird vor allem die Beteiligung an *Konjunktivitiden* vermutet, doch liegen auch Berichte über Arthritis und Tendovaginitis sowie experimentelle Erfahrungen über genitaltrakt-assoziierte Mykoplasmosen vor. Zusammenhänge zu respiratorischen Erkrankungen konnten bisher nicht abgeklärt werden.

Ätiologie. Die verantwortlichen Mykoplasmen stellen eine Gruppe von Prokaryoten dar, die sich von den Bakterien dadurch unterscheiden, daß sie keine Zellwand besitzen, infolgedessen eine ausgeprägte Pleomorphie aufweisen und sich durch 0,45-µm-Filter filtrieren lassen. Andererseits können sie sich unabhängig von lebenden Zellen vermehren und sind auf hochwertigen künstlichen Nährböden anzüchtbar. Taxonomisch gehören sie der Klasse Mollicutes mit der Ordnung Mycoplasmatales an.

Von Katzen, insbesondere solchen aus Zuchtbeständen, sind sehr häufig Mykoplasmen isoliert worden. Die Isolate wurden vor allem als *Mycoplasma felis, Mycoplasma gatae, Mycoplasma feliminutum* sowie als *Mycoplasma arginini* und *Acholeplasma laidlawii* differenziert (COLE et al., 1967; HEYWARD et al., 1969; TAN und MILES, 1973, 1974a). Des weiteren berichteten TAN et al. (1977) über die Isolierung von *Ureaplasma* sp. *Mycoplasma pulmonis, Mycoplasma arthritidis* und *Mycoplasma gallisepticum*.

Welche Umstände zur klinischen Manifestation von Mykoplasmen-Infektionen führen, ist nicht bekannt. Die zahlreichen Spezies konnten aus *Abstrichen* von Auge, oberem Respirationstrakt, Ohr und Genitaltrakt kranker wie klinisch gesunder Katzen angezüchtet werden. Vor allem bei Individuen mit Konjunktivitis wurden besonders häufig *Mycoplasma felis* allein oder zusammen mit Viren des Katzenschnupfenkomplexes, Chlamydien und/oder banalen bakteriellen Infektionserregern nachgewiesen. In Infektionsversuchen mit dieser Mykoplasmenspezies war verschiedentlich eine Reproduktion des Krankheitsbildes möglich.

Klinisch wird eine milde bis schwere Entzündung der Lidbindehäute und der Nickhaut mit Hyperämie, Chemosis, Blepharospasmus und Ausfluß eines serösen bis schleimig-eitrigen Exsudates als kennzeichnend beschrieben (Abb. 9.5.). Die *Konjunktivitis* kann ein- oder beidseitig auftreten, Kornea, Iris und Augenfundus erscheinen dagegen unauffällig. Histologisch wurde von CAMPBELL et al. (1973) an den Konjunktiven eine Hypertrophie des Papillarkörpers mit Infiltration von neutrophilen Granulozyten, Plasmazellen und Lymphozyten aufgezeigt. Die Krankheitsdauer betrug bei unbehandelten Tieren zwischen 10 und 40 Tagen.

Von MOISE et al. (1983) wird über einen Fall von Polyarthritis und Tendovaginitis durch *Mycoplasma gatae* berichtet. Die Katze zeigte Fieber, Depression, Ödeme in den Gliedmaßen und Schmerzhaftigkeit im Bereich von Ellbogen-, Karpal-, Knie- und Tarsalgelenk. Die betroffenen *Gelenke* und zahlreiche *Sehnenscheiden* waren vermehrt mit Fibrin und degenerierte Leukozyten enthaltender Flüssigkeit gefüllt. Der periartikuläre Bereich war ödematös, von neutrophilen Granulozyten und Makrophagen infiltriert, und es fanden sich nekrotisierende Vaskulitiden und Thrombosierungen. Mit dem ausschließlich isolierten *Mycoplasma-gatae*-Stamm konnten bei 6 SPF-Katzen innerhalb von 5–9 Tagen nach i.v. Applikation erneut Arthritis und Tendovaginitis ausgelöst werden.

TAN und MILES (1974b) schließlich verabreichten feline Ureaplasmen intranasal und intravaginal an 3 trächtige Katzen, was bei einem Tier zum *Abort*, in den beiden übrigen Fällen zum Tod aller Katzenwelpen innerhalb von 2 bis 15 Tagen post partum führte. Alle 3 Muttertiere zeigten vor der Geburt bzw. dem Abort über mehrere Tage Fieber.

Die **Diagnose** einer Mykoplasmen-Infektion hat durch kulturelle Anzüchtung der Erreger zu erfolgen. Wegen der besonderen Nährbodenansprüche dieser Mikroorganismen kann sie nur in Speziallabors erfolgen. Dabei ist zu berücksichtigen, daß die geringe Tenazität von Mykoplasmen unbedingt einen umgehenden Transport der Probematerialien in das Untersuchungslabor erfordert. Auch nach Speziesdifferenzierung ist zu beachten, daß Mykoplasmen inkl. *Mycoplasma felis* häufig auch bei gesunden Katzen anzutreffen sind. In Giemsa-gefärbten Abstrichen von entzündeten Konjunktiven lassen sich nach CELLO (1971) und CAMPBELL et al. (1973) kleine, basophile, *kokkoide Elemente* verteilt auf der Zellmembran von Epithelzellen nachweisen, die sich von den intrazytoplasmatischen Einschlüssen bei Chlamydien-Infektionen deutlich unterscheiden.

Differentialdiagnostisch sind insbesondere bei Konjunktivitis Infektionen durch Chlamydien, Viren des Katzenschnupfenkomplexes und bakterielle Infektionserreger (Staphylokokken, Streptokokken, Bordetellen) auszuschließen.

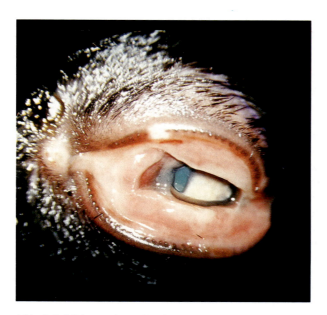

Abb. 9.5. Mukopurulente Konjunktivitis bei Mykoplasmeninfektion. Die Aufnahme wurde freundlicherweise von Herrn Dr. W. NEUMANN, Chirurgische Veterinärklinik der Justus-Liebig-Universität Gießen, zur Verfügung gestellt.

Mykoplasmen-bedingte Konjunktivitiden sind **prognostisch** als günstig zu beurteilen. Soweit der Verlauf komplikationslos ist, heilt die Krankheit im allgemeinen innerhalb von 2–4 Wochen ab. Genesene Katzen müssen allerdings weiterhin als Mykoplasmen-Träger angesehen werden. Zur **Therapie** eignet sich die über 4 Tage täglich 4–5malige lokale Applikation von Oxytetracyclin oder auch Chloramphenicol als Augensalbe; u. U. ist eine parenterale Behandlung angezeigt.

Literatur

CAMPBELL, L. H., SNYDER, S. B., REED, C., and FOX, J. G. (1973): *Mycoplasma felis*-associated conjunctivitis in cats. J. Am. Vet. Med. Ass. **163**, 991–995.

CELLO, R. M. (1971): Clues to differential diagnosis of feline respiratory infections. J. Am. Vet. Med. Ass. **158**, 968–973.

COLE, B. C., GOLIGHTLY, L., and WARD, J. R. (1967): Characterization of *Mycoplasma* strains from cats. J. Bact. **94**, 1451–1458.

HEYWARD, J. T., SABRY, M. Z., and DOWDLE, W. R. (1969): Characterization of *Mycoplasma* species of feline origin. Am. J. Vet. Res. **30**, 615–622.

MOISE, N. S., CRISSMAN, J. W., FAIRBROTHER, J. F., and BALDWIN, C. (1983): *Mycoplasma gatae* arthritis and tenosynovitis in cats: case report and experimental reproduction of the disease. Am. J. Vet. Res. **44**, 16–21.

TAN, R. J. S., and MILES, J. A. R. (1973): Characterization of mycoplasma isolated from cats with conjunctivitis. N. Z. Vet. J. **21**, 27–32.

TAN, R. J. S., and MILES, J. A. R. (1974a): Incidence and significance of mycoplasmas in sick cats. Res. Vet. Sci. **16**, 27–34.

TAN, R. J. S., and MILES, J. A. R. (1974b): Possible role of feline T-strain Mycoplasma in cat abortion. Aust. Vet. J. **50**, 142–145.

TAN, R. J. S., LIM, E. W., and ISHAK, B. (1977): Significance and pathogenic role of *Mycoplasma arginini* in cat diseases. J. Comp. Med. **41**, 349–354.

9.1.15. Nocardiose und Aktinomykose

Nocardiose und Aktinomykose manifestieren sich als sporadische, akut oder chronisch ablaufende Einzelerkrankungen in der Haut und Unterhaut bzw. in den großen Körperhöhlen unter Ausbildung *eitrig-granulomatöser Entzündungsprozesse*.

Ätiologie. Verantwortliche Mikroorganismen sind in erster Linie *Nocardia asteroides* und *Actinomyces bovis*, in Fallberichten wurde auch die Beteiligung von *Nocardia brasiliensis* (AJELLO et al., 1961), *Nocardia-brasiliensis*-ähnlichen Bakterien (BAKERSPIGEL, 1973) und *Actinomyces viscosus* (BESTETTI, 1978) beschrieben. Im Zusammenhang mit dem klinischen Bild des Pyothorax liegen nicht selten Mischinfektionen mit Pasteurellen, Streptokokken, Staphylokokken, Fusobakterien und/oder *Bacteroides* sp. vor.

Nocardien sind grampositive, partiell säurefeste und unbewegliche Bakterien von 0,2–1,0 µm Dicke. Sie wachsen unter aeroben Bedingungen in Form von verzweigten Fäden, die unregelmäßig in Kokken oder Stäbchen zerfallen können. In der Natur kommen sie ubiquitär im Boden und auf Pflanzen verbreitet vor.

Bei den *Actinomyces*-Arten handelt es ich ebenfalls um bis zu 1 µm dicke, grampositive, unbewegliche Erreger in Stäbchen- und Fadenform mit Verzweigungen. Im Gegensatz zu den Nocardien sind sie nicht säurefest und vermehren sich unter anaeroben oder mikroaeroben

Bedingungen. In gefärbten Ausstrichen von klinischem Untersuchungsmaterial erscheinen die Enden der filamentösen Formen keulenförmig aufgebläht. Ihr natürlicher Standort sind die Schleimhäute des oberen Verdauungstraktes von Tier und Mensch, außerhalb des Wirtsorganismus sind sie dagegen nicht lebensfähig.

Klinische Symptomatik. Die Infektion der Haut und Unterhaut erfolgt meistens im Zusammenhang mit Kratz-, Biß- und Fremdkörper-*Verletzungen*. Hauptsächlich im Bereich der Gliedmaßen entstehen granulomatöse Abszesse mit Neigung zur Fistelbildung und Ulzeration. Das austretende Sekret ist relativ dünnflüssig, gelblich-grau oder auch rötlich gefärbt. Es kann in unterschiedlicher Menge stecknadelkopfgroße, weiche bis bröckelige, teils auch mineralisierte Körnchen enthalten (Granula, Drusen, „sulfur granules"), bei denen es sich um Mikrokolonien der Erreger handelt. (Derartige Granula können allerdings auch im Rahmen von Staphylokokkeninfektionen gebildet werden!). Ausgehend von den Hautinfektionen, aber auch von Infektionen der Maulschleimhaut und der Lunge, können auf hämatogenem Wege oder per continuitatem Infektionen an den Serosen der Pleural- und Peritonealhöhle entstehen. Die eitrig-proliferativen Pleuritiden und Peritonitiden sind durch eine mehr oder weniger umfangreiche Exsudation gekennzeichnet; die Exsudate erscheinen sahneartig dünnflüssig, von rotbrauner Farbe und enthalten neben zelligen Elementen (neutrophile Granulozyten) meist ebenfalls in wechselndem Ausmaß graugelbe Granula. Die serösen Häute sind verdickt und haben eine samtartige, hyperämisch gerötete Oberfläche; später nehmen sie ein mehr fibrös-granulomatöses, zottiges Aussehen an. Außer diesen Lokalisationen können in besonderen Fällen auch granulomatöse Veränderungen in Lymphknoten, Lunge (Bronchopneumonie), Leber, Milz und Niere sowie Zentralnervensystem oder Knochengewebe auftreten. Die *klinischen Anzeichen* richten sich nach dem Ort der Erkrankung. Bei Pleurabefall mit starker Exsudation zeigen die Tiere Appetitlosigkeit, Apathie, Dyspnoe, meist besteht hohes Fieber. Herz- und Atemgeräusche erscheinen je nach Auskultationsort gedämpft, röntgenologisch finden sich scharf begrenzte interlobuläre Flüssigkeitsverschattungen. Im Blutbild liegen meist eine deutliche Leukozytose mit Kernlinksverschiebung und eine beschleunigte Blutkörperchensenkungsreaktion vor.

Die **Diagnose** läßt sich durch mikroskopischen und kulturellen Erregernachweis stellen. In Fistel- und Exsudatausstrichen finden sich die fadenförmigen und verzweigten grampositiven Mikroorganismen, wobei zwischen *Nocardia* und *Actinomyces* nicht sicher unterschieden werden kann. Zur kulturellen Anzüchtung eignen sich Fisteleiter und Punktate, vorhandene Granula sollten vor Aufbringen auf die Nährböden zermörsert oder anderweitig homogenisiert werden. Den Ansprüchen von *Actinomyces bovis* an eine mikroaerobe oder anaerobe Atmosphäre ist Rechnung zu tragen. Die Existenz gelbgrauer Granula ist verdächtig, jedoch nicht als beweisend für Nocardiose oder Aktinomykose anzusehen.

Differentialdiagnostisch sind bei Hautprozessen pyogene Infektionen (z. B. durch Staphylokokken, Streptokokken), aber auch Mykobakterien-Infektionen in Betracht zu ziehen. Im Falle von Pleuritiden ist das Vorliegen von Tuberkulose, FIP, Mischinfektionen durch Pasteurellen, Kokken, anaerobe Keime, Hydrothorax, Hämothorax und Tumoren auszuschließen.

Prognostisch sind Nocardiose und Aktinomykose eher ungünstig zu beurteilen.

Als **Therapie** kann eine lokale und parenterale Applikation von Penicillinen und Sulfonamiden über mindestens 10 Tage versucht werden. Bei Infektionen der Haut und Unterhaut ist oftmals ein chirurgisches Vorgehen erforderlich. Nocardien-bedingte Pleuritis wurde u. a. mit intrathorakaler Instillation von Ampicillin und Penicillin erfolgreich behandelt (ARMSTRONG, 1980).

Literatur

AJELLO, L., WALKER, W. W., DUNGWORTH, D. L., and BRUMFIELD, G. L. (1961): Isolation of *Nocardia brasiliensis* from a cat. J. Am. Vet. Med. Ass. **138**, 370–378.
ARMSTRONG, P. J. (1980): Nocardial pleuritis in a cat. Can. Vet. J. **21**, 189–191.
BAKERSPIGEL, A. (1973): An unusual strain of *Nocardia* isolated from an infected cat. Can. J. Microbiol. **19**, 1361–1365.
BESTETTI, G. (1978): Morphology of the „sulfur granules" (Drusen) in some actinomycotic infections. Vet. Path. **15**, 506–518.

9.1.16. Pasteurellose

Feline Pasteurellosen sind primäre oder sekundäre Erkrankungen hauptsächlich des Respirations- und oberen Verdauungstraktes. Seltener manifestieren sie sich am Ohr, Auge, in Wunden und in Form von Septikämien.
Ätiologie. Verantwortliche Erreger sind *Pasteurella multocida* und, in geringerem Maße, *Pasteurella pneumotropica*. Bei diesen handelt es sich um gramnegative, unbewegliche Stäbchen von 0,3–1,3 µm Länge, die sich in Organausstrichen bei Anwendung von Methylenblau bipolar anfärben. Auf bluthaltigen Nährböden wachsen sie innerhalb von 24 h bei 37 °C zu durchscheinenden, grau-opaken, anhämolysierenden Kolonien aus. Die Speziesdifferenzierung erfolgt anhand biochemischer Parameter.
Die Pasteurellen zählen zu den wenig widerstandsfähigen Mikroorganismen; gegenüber Austrocknung sind sie sehr empfindlich, im Boden halten sie sich in Abhängigkeit von Feuchtigkeit, pH-Wert und Temperatur ca. 6–14 Tage. Aldehydhaltige Desinfektionsmittel sind in den gängigen Konzentrationen gut wirksam.
Als natürlicher Standort von *Pasteurella multocida* sind, wie beim klinisch gesunden Hund, die Schleimhäute der Maulhöhle, des oberen Respirationstraktes und der Vagina anzusehen. OUDAR et al. (1972) isolierten den Erreger in zwei Übersichtsuntersuchungen aus 30% bzw. 55% ihrer von klinisch gesunden Katzen stammenden Maulhöhlentupfer. *Pasteurella pneumotropica* ist weniger bei der Katze als bei Maus und Ratte Kommensale der Schleimhäute des Nasen-Rachen-Raumes. Diese Nager kommen auch als Ansteckungsquelle für die Katze in Frage.
Klinische Symptomatik. Pasteurellen-bedingte Erkrankungen scheinen hauptsächlich aus endogenen und Tröpfcheninfektionen hervorzugehen. Überwiegend dürfte es sich um *sekundäre Beteiligungen* an Grundkrankheiten viraler, chlamydialer oder mykoplasmaler Genese oder im Rahmen konditioneller Schwächephasen infolge Wurmbefall, Streß, Ernährungsmangel u. a. handeln. Die ausgelöste massenhafte Vermehrung der Pasteurellen (HELLMANN et al., 1987) führt zu Stomatitis, Pharyngitis, Rhinitis; ursprünglich seröser Nasenausfluß (Katzenschnupfen) wird zunehmend purulent, und häufig werden Trachea, Bronchien und Lungengewebe unter Ausbildung einer fibrinösen Bronchopneumonie miterfaßt. Von hier sowie im Rahmen von Septikämien kommt es nicht selten zum Übergreifen der Prozesse auf Brust- und Bauchfell in Form hämorrhagisch-fibrinöser Entzündungen. Von ZSCHÖCK (1988, persönliche Mitteilung) wird über einen nicht unbeträchtlichen Anteil von *Pasteurella multocida*-bedingter Otitis media, teilweise mit Übergreifen auf das ZNS, im Rahmen der Tollwutdiagnostik berichtet.
Wundinfektionen, auch mit Abszeßbildung, externe Otitiden und eitrig-seröse Konjunktividen durch Pasteurellen hängen vor allem mit der Neigung der Katzen zum Sichputzen

zusammen. Dabei werden die Erreger entweder direkt oder über die Pfote weitergetragen. Alle örtlichen Infektionen können zudem Ausgangspunkt von *Pasteurella*-Septikämien darstellen. Den eigenen Erfahrungen an Untersuchungsmaterial kranker sowie gestorbener Katzen nach wurde *Pasteurella multocida* hauptsächlich aus Nase, Lunge, Mundhöhlen- und Pleuraexsudat, seltener aus Ohr-, Wund- und Augentupfern sowie aus Urinproben isoliert. Relativ häufig lag eine Besiedlung aller großen Körperorgane vor. *Pasteurella pneumotropica* fand sich vorwiegend in der Lunge, vereinzelt waren mehrere große Körperorgane oder die Nase betroffen. Die bestehenden klinischen Erscheinungen sind ihrer Lokalisation entsprechend unterschiedlich und werden in den einzelnen Organkapiteln näher beschrieben.

Die **Diagnose** beruht auf der kulturellen Anzüchtung der Erreger, wobei insbesondere bei Untersuchungsmaterial aus dem Rhinopharynx zu berücksichtigen ist, daß eine unspezifische Besiedlung mit Pasteurellen vorliegen kann bzw. die klinischen Symptome ursprünglich häufig auf einer Grundkrankheit anderer Genese basieren. In Pleuraexsudat ist *Pasteurella multocida* nicht selten mit weiteren aeroben (Streptokokken, Staphylokokken) und anaeroben Bakterien (Fusobakterien, *Bacteroides*, Clostridien, *Actinomyces*) vergesellschaftet.

Die **Prognose** ist bei lokalisierten Prozessen im allgemeinen als günstig zu beurteilen; bei Septikämien sowie Pneumonien mit Pleurabeteiligung und dem nicht so seltenen Befall des Mittelohrs und des Zentralnervensystems (Differentialdiagnose: Tollwut!) ist eine vorsichtige Prognose zu stellen.

Therapeutisch ist eine mehrtägige Applikation von Penicillin, Ampicillin, Chloramphenicol, Tetracyclinen oder Sulfonamiden angezeigt. HELLMANN et al. (1987) fanden unter ihren Isolaten allerdings einige ($\frac{1}{4}$–$\frac{1}{5}$), die sich gegenüber Penicillin, Ampicillin und/oder Trimethoprim/Sulfamethoxazol in vitro resistent verhielten.

Pasteurella multocida wird bei KRAUSS und WEBER (1986) als *Zoonose-Erreger* aufgeführt. Er kann über Kratz- und Bißverletzungen auf den Menschen übertragen werden und dort Wundinfektionen und Septikämien auslösen, die teilweise letal enden (Lit. bei JONES und LOCKTON, 1987).

Literatur

HELLMANN, E., SCHMID, H., und MARX, M. (1987): Differenzierung und ätiologische Bedeutung von *Pasteurella*-Stämmen aus entzündlichen Prozessen der Kopfschleimhäute von Hund und Katze. Berl. Münch. Tierärztl. Wschr. **100**, 328–331.

JONES, A. G. H., and LOCKTON, J. A. (1987): Fatal *Pasteurella multocida* septicaemia following a cat bite in a man without liver disease. J. Infection **15**, 229–235.

KRAUSS, H., und WEBER, A. (1986): Pasteurellosen. In: Zoonosen. Dtsch. Ärzteverlag Köln, 46–47.

OUDAR, J., JOUBERT, L., PRAVE, M., DICKELE, C., et MUNOZ-TRANA, J.-C. (1972): Le portage buccal de *Pasteurella multocida* chez le chat. Etude épidémiologique, biochimique et sérologique. Bull. Soc. Sci. Vet. Med. Comp. (Lyon) **74**, 353–357.

9.1.17. Pseudomonas-aeruginosa-Infektion

Wie bei zahlreichen anderen Tierarten treten Infektionen durch *Pseudomonas aeruginosa* bei Katzen nur sporadisch auf. Hauptlokalisation ist nach eigenen Erfahrungen das Ohr, vereinzelt werden auch Infektionen im Nasen-Rachen-Raum, am Auge und in der Lunge beobachtet; höchst selten sind Septikämien.

Ätiologie. Der gramnegative, bewegliche Erreger (früher: Bact. pyocyaneum, Erreger des

blaugrünen Eiters) kommt *saprophytär* auf Schleimhäuten von Mensch und Tier vor und ruft Infektionen meist nur bei primär in ihrer natürlichen Resistenz geschwächten Katzen hervor. Grundkrankheiten und unhygienische Umweltbedingungen begünstigen seine Ansiedlung und Vermehrung. Wegen seiner ausgeprägten Antibiotikaresistenz sind Langzeitbehandlungen mit primär oder sekundär *Pseudomonas-aeruginosa*-unwirksamen Antibiotika von besonderer Bedeutung. Die hohe Tenazität, auch gegenüber Desinfektionsmitteln, und seine Fähigkeit, sich bei 4 °C noch zu vermehren, können den Erreger zu einem *Problemkeim* in Tierkliniken werden lassen.
Klinisch äußern sich Infektionen durch *Pseudomonas aeruginosa* als eitrige Otitiden, Konjunktivitiden oder eitrig-nekrotisierende Pneumonien, aus denen in Einzelfällen auch generalisierte Erkrankungen (Septikämien) hervorgehen können. Mit weiteren Ansiedlungsorten ist zu rechnen.
Die **Behandlung** der nur durch kulturelle Anzüchtung des Erregers abzuklärenden Infektionen hat auf einem jeweils erstellten Antibiogramm zu basieren. Als geeignet haben sich vornehmlich Gentamicin, Carbenicillin, Polymyxin B und, mit Abstrichen, Streptomycin erwiesen.

9.1.18. Salmonellose

Salmonellosen treten bei Katzen entweder in Form katarrhalischer bis hämorrhagischer Gastroenteritiden oder als Septikämien mit starken Allgemeinstörungen auf. Davon abzugrenzen sind die zahlenmäßig häufig vorkommenden latenten Salmonelleninfektionen des Magen-Darm-Traktes ohne Anzeichen von Krankheitserscheinungen.
Ätiologie. Die der Familie der *Enterobacteriaceae* zugeordneten Bakterien der Gattung *Salmonella* sind gramnegative, mit wenigen Ausnahmen bewegliche Stäbchen von 1–3 µm Länge und 0,5–0,8 µm Breite. Ihre Abgrenzung gegenüber anderen Enterobacteriazeen erfolgt anhand biochemischer Parameter. Mit Hilfe O- und H-Antigen-spezifischer Antiseren lassen sich heute an die 2000 verschiedene *Salmonella*-Arten (Serovare) unterscheiden.
Die *Tenazität* von Salmonellen ist allgemein als beträchtlich zu bezeichnen. In der freien Natur, in Kot, Dung oder Gülle, Wasser, Schlacht- und sonstigen Abfällen sowie Futtermitteln können sie, in Abhängigkeit von Feuchtigkeit, Temperatur, pH-Wert, Salmonellenart, Nährstoffverfügbarkeit u. a., über Wochen, Monate bis Jahre lebens- und ansteckungsfähig bleiben. Zur Inaktivierung durch chemische Desinfektion eignen sich chlorabspaltende Mittel, Aldehyde und Alkohole (Händedesinfektion).
Salmonellen und Salmonellosen sind weltweit verbreitet und kommen in wechselnder Häufigkeit bei Nutz- und Heimtieren sowie Wild- und in Gefangenschaft lebenden Tieren einschließlich Kaltblütern und Vögeln vor. Von diesen können sie direkt oder indirekt auf den Menschen übertragen werden.
Die Angaben über Salmonellen-Nachweise bei Katzen bewegen sich in einem Bereich von 0–13,6% (MESSOW und HENSEL, 1960/61; KOOPMAN und JANSSEN, 1974; STOLL und KOHL, 1975; SCHULZ et al., 1977; SHIMI und BARIN, 1977; AMTSBERG und KIRPAL, 1979; FOX und BEAUCAGE, 1979; WEISSER, 1980). Diese relativ große Schwankungsbreite ist allem Anschein nach auf regionale Unterschiede, Auswahl und Herkunft der Proben sowie die verwendete Untersuchungstechnik zurückzuführen. In eigenen Untersuchungen über einen Zeitraum von 8 Jahren (1978–1986) lag die Nachweisrate in Kotproben fast durchweg durchfallkranker Katzen bei 2,3%.

Unter den bei Katzen nachgewiesenen Serovaren dominiert laut Jahresberichten des Bundesgesundheitsamtes Berlin *Salmonella typhimurium* inkl. der Variante *copenhagen*, gefolgt von *Salmonella enteritidis, Salmonella panama, Salmonella dublin, Salmonella infantis* und *Salmonella derby* (PIETZSCH und BULLING, 1976; PIETZSCH, 1978, 1979, 1981). Mit der Intensivierung der Untersuchungen bei dieser Tierart wuchs auch die Zahl der nachgewiesenen Serovare. Aus Organproben beschränken sich die Spezies dagegen vorwiegend auf *Salmonella typhimurium* und *Salmonella enteritidis*.

Pathogenese. Ansteckungsquelle für Katzen sind in erster Linie salmonellen-infizierte *Mäuse* und *Vögel* sowie erregerhaltiges *Futterfleisch*, das den Tieren in rohem Zustand angeboten wird. Auch eine Übertragung von Katze zu Katze durch kontaminierte *Futtergefäße* wurde im Rahmen eines Krankheitsausbruches bei insgesamt 21 Katzen einer Veterinärklinik vermutet.

Nach oraler Aufnahme kommt es bei gesunden Tieren höchstens zu einer vorübergehenden Ansiedlung der Salmonellen im Magen-Darm-Trakt, vereinzelt auch in Leber oder Milz, in deren Rahmen der Erreger diskontinuierlich und in kleinen Keimzahlen über einen Zeitraum von 3, seltener bis 6 Wochen mit dem Kot ausgeschieden wird. Erst wenn resistenzmindernde Belastungen (z. B. Parasitenbefall, Virusinfektionen, chirurgische Eingriffe) zugrunde liegen, vermögen sich virulente Stämme zu vermehren, und ihre pathogenen Eigenschaften kommen nach einer Inkubationszeit von 2–7 Tagen (TIMONEY et al., 1978) zum Tragen. Diese werden nach dem derzeitigen Kenntnisstand u. a. auf die Ausbildung von Fimbrien als Kolonisationsfaktoren, auf die Produktion von Enterotoxinen, die Invasivität in die Darmepithelien und die Lamina propria sowie die endotoxische Aktivität zurückgeführt (BULLING und HELMUTH, 1986; GRUND et al., 1988). Eine Anheftung der Erreger an die Dünndarmwand mittels Adhäsinen mit anschließender Kolonisierung und Enterotoxinbildung, entsprechend dem Pathogenitätsprinzip der *E.-coli*-Diarrhoe, dürfte allerdings für die Salmonellose der Katze seltener zutreffen. Vielmehr ist mit einem Eindringen der Salmonellen in die Lamina propria der Darmwand mit lokaler Schädigung zu rechnen, von wo sich auf lymphohämatogenem Wege eine septikämische Allgemeininfektion entwickeln kann. Eine solche vorwiegend bei Jungtieren zu beobachtende Septikämie vermag sich, soweit sie nicht tödlich endet, im weiteren Verlauf an einzelnen Organen (z. B. Leber, Lunge, Brustfell, Uterus) zu manifestieren.

Klinische Symptomatik. Das klinische Bild ist bei der *latenten* Salmonelleninfektion unauffällig. Es sind höchstens vorübergehende Krankheitserscheinungen in Form leichter Darmkatarrhe zu beobachten. Eine *Manifestation* in der Darmwand äußert sich klinisch als katarrhalische bis hämorrhagische *Enteritis* mit profusen Durchfällen, gelegentlich auch Erbrechen; damit verbunden sind eine rasche Entkräftung und Dehydratation, Kreislaufstörungen, bei chronischem Verlauf mehr oder weniger starke Abmagerung (WEBER, 1978). Im *Blutbild* zeigt sich eine Leukozytose mit Linksverschiebung, bisweilen auch eine Leukopenie und Anämie.

Die *septikämische* Salmonellose ist durch rasch einsetzende Schwäche, Anorexie, meist hohes Fieber sowie Durchfall und Erbrechen, gelegentlich aber auch Obstipation gekennzeichnet.

Pathologisch-anatomisch finden sich je nach Lokalisation, Ausdehnung und Dauer der Erkrankung Enteritis, Exsikkose, Abmagerung, Anämie, Lebernekrosen, Ikterus, Milzschwellung und, in Abhängigkeit von einer möglichen Organlokalisation, Bronchopneumonie, Pyothorax, Endometritis u. a.

Die **Diagnose** erfolgt durch den Erregernachweis im Kot bzw. bei Todesfällen in den inneren

Organen. Wegen der unregelmäßigen Ausscheidung von Salmonellen über den Kot bedarf es im allgemeinen mehrerer Untersuchungen zum Ausschluß einer Salmonelleninfektion. Die häufig kleinen Keimzahlen pro Gramm Kot erfordern dabei besondere Anreicherungsmedien und -techniken. Bei klinisch und bakteriologisch positivem Befund ist zu berücksichtigen, daß eine Salmonelleninfektion fast ausschließlich auf der Basis von *Grundkrankheiten* klinisch manifest wird.

Über den Nachweis humoraler Antikörper (hauptsächlich Agglutinine) ist eine sichere Diagnosestellung nicht möglich. Einerseits muß dabei mit dem der jeweiligen Erkrankung zugrunde liegenden Salmonellen-Serovar als Antigen gearbeitet werden, andererseits korrelierte in experimentellen Infektionen die Antikörperproduktion nur unregelmäßig mit dem Träger- und Ausscheiderstatus. Offenbar bedarf es einer systemischen Infektion mit klinischen Erscheinungen zur Ausbildung einer diagnostisch verwertbaren Immunantwort (TIMONEY et al., 1978).

Differentialdiagnostisch sind alle fieberhaften Erkrankungen viraler und anderer bakterieller Genese, insbesondere wenn sie mit Durchfall und Erbrechen einhergehen, auszuschließen.

Eine **Therapie** sollte unterbleiben, wenn latente Salmonelleninfektionen vorliegen. Anderenfalls ist, ähnlich wie für den Hund und den Menschen nachgewiesen, eher mit einer zeitlichen Verlängerung der Ausscheidungsphase der Salmonellen als mit einer Erregereliminierung zu rechnen.

Bei klinisch manifesten Salmonellosen, besonders in Fällen von fieberhaften Allgemeinerkrankungen, sollte dagegen auf der Basis eines für die isolierten Salmonellen erstellten Antibiogramms Chloramphenicol, ein β-Lactam-Antibiotikum mit erweitertem Spektrum oder ein Nitrofuran-Präparat per os und i.m./i.v. verabreicht werden. Die Applikationsdauer sollte 7–10 Tage betragen. Zur Behandlung der Exsikkose ist eine Flüssigkeitssubstitution durchzuführen.

Flankierend haben eine Reinigung und Desinfektion des unmittelbaren Lebensraumes der Katze mitsamt Lager, Futter- und Tränknapf, Katzentoilette u. a. zu erfolgen. Außerdem sind die Patientenbesitzer auf die mögliche Gefahr einer Erregerübertragung auf den Menschen sowie auf andere Tiere hinzuweisen.

Literatur

AMTSBERG, G., und KIRPAL, G. (1979): Zum Vorkommen von Salmonellen bei Hunden und Katzen. Berl. Münch. Tierärztl. Wschr. **92**, 194–197.

BULLING, E., und HELMUTH, R. (1986): Pathogenitätsmechanismen bei Salmonellen. Berl. Münch. Tierärztl. Wschr. **99**, 25–27.

FOX, J. G., and BEAUCAGE, C. M. (1979): The incidence of Salmonella in random-source cats purchased for use in research. J. Infect. Dis. **139**, 362–365.

GRUND, S., GATZMANN, J., und PREIKSCHAT, P. (1988): Fimbrien bei Salmonellen. Tagungsber. Fachgruppe „Bakteriologie und bakterielle Krankheiten", Rauischholzhausen, Dtsch. Vet.-Med. Ges., Gießen, 97–100.

KOOPMAN, J. P., und JANSSEN, F. G. J. (1974): Das Vorkommen und die Behandlung von Salmonellen-Infektionen bei zu Tierversuchen erworbenen Hunden, Katzen und einigen anderen Tierarten. Dtsch. Tierärztl. Wschr. **79**, 218–220.

MESSOW, C., und HENSEL, L. (1960, 1961): Die Salmonellose der Karnivoren. Dtsch. Tierärztl. Wschr. **67**, 678–682, 68, 51–53.

PIETZSCH, O. (1978): Verbreitung der Salmonella-Infektionen bei Tieren, tierischen Lebens- und

Futtermitteln in der Bundesrepublik Deutschland einschl. Berlin (West). Jahresberichte 1975 und 1976. Bundesgesundheitsbl. **21**, 389–411.

PIETZSCH, O. (1979): Verbreitung von Salmonella-Infektionen bei Tieren, tierischen Lebens- und Futtermitteln in der Bundesrepublik Deutschland einschl. Berlin (West). Jahresbericht 1977. Bundesgesundheitsbl. **22**, 153–175.

PIETZSCH, O. (1981): Salmonellose-Überwachung in der Bundesrepublik Deutschland. ZVS-Jahresbericht 1978/1979. Vet.-med. Berichte, Bundesgesundheitsamt, Dietrich Reimer Verlag, Berlin.

PIETZSCH, O., und BULLING, E. (1976): Verbreitung der Salmonella-Infektionen bei Tieren, tierischen Lebens- und Futtermitteln in der Bundesrepublik Deutschland einschl. Berlin (West). Jahresberichte 1973 und 1974. Bundesgesundheitsbl. **19**, 97–115.

SCHULZ, H. P., FÖRSTER, D., und SCHEER, M. (1977): Vorkommen von Salmonellen bei Versuchskatzen. Berl. Münch. Tierärztl. Wschr. **90**, 14–17.

SHIMI, A., and BARIN, A. (1977): Salmonella in cats. J. Comp. Path. **87**, 315–318.

TIMONEY, J. F., NEIBERT, H. C., and SCOTT, F. W. (1978): Feline salmonellosis. A nosocomial outbreak and experimental studies. Cornell Vet. **68**, 211–219.

WEBER, A. (1978): Vorkommen von Salmonellen bei Heimtieren. Tierärztl. Umsch. **33**, 363–368.

WEISSER, W. (1980): Salmonellaisolierungen aus Fäzes von klinisch erkrankten Hunden und Katzen. Prakt. Tierarzt **61**, 121–128.

9.1.19. Septikämien unterschiedlicher Ätiologie

Septikämische Erkrankungen treten bei der Katze relativ häufig auf. Als ätiologische Ursache kommen *Enterobacteriaceae* wie *Escherichia coli*, Salmonellen, Klebsiellen, aber auch Pasteurellen, Streptokokken, Staphylokokken, *Pseudomonas aeruginosa* u. a. in Frage. Sie nehmen ihren Ausgang vom Darm, von infizierten Wunden und Unterhautabszessen, wie sie nach Biß- und Kratzverletzungen sowie im Rahmen von chirurgischen Eingriffen entstehen, doch können auch Respirations- und Urogenitaltrakt als Ausgangspunkt fungieren. Von diesen Herden wird, dem Wesen einer Septikämie (Sepsis, septischen Allgemeininfektion) entsprechend, der Erreger direkt in die Blutbahn abgegeben. Dabei lassen sich weder erregerabhängige Inkubationszeiten noch gesetzmäßige, zyklische Abläufe feststellen (SCHLIESSER, 1979). Im Blut und in sämtlichen Organen und Geweben finden sich gewaltige Mengen von Mikroorganismen, die in den großen Körperorganen *degenerative Veränderungen* auslösen, während *Entzündungserscheinungen* als Ausdruck körpereigener Abwehrmaßnahmen weitgehend *fehlen*.

Die bereits von FREUDIGER (1977) dargestellte **klinische Symptomatik** bei der Katze ist, unabhängig von dem auslösenden Erreger, durch eine plötzlich einsetzende, massive Störung des Allgemeinbefindens gekennzeichnet, verbunden mit Anorexie und Temperaturanstieg oder Fieberschüben. Die Schleimhäute bekommen ein verwaschenes Aussehen, der Puls erscheint beschleunigt und pochend. Weiterhin gelten als auffällige Anzeichen angestrengte Atmung, Durchfall und Erbrechen oder auch Verstopfung. Degenerative Leber- und Nierenschädigungen müssen durch entsprechende Serum- und Harnuntersuchungen abgeklärt werden. Veränderungen im Blutbild erstrecken sich auf eine stark erhöhte Blutsenkungsgeschwindigkeit, Anämie, Leukozytose mit Linksverschiebung, z. T. auch Leukopenie.

Die **Diagnose** einer Septikämie hat anhand der klinischen Symptome zu erfolgen, vor allem, wenn ein Sepsisherd nicht auszumachen ist. Eine bakteriologische Abklärung durch Erregeranzüchtung aus dem Blut (Blutkultur) kann versucht werden, dauert jedoch meist zu lange und verläuft wegen des nur zu Beginn einer Fieberkurve zu beobachtenden Auftretens der Erreger im Blut nicht selten negativ.

Differentialdiagnostisch abzugrenzen sind genuine systemische Virusinfektionen (Panleukopenie) sowie Temperaturerhöhungen infolge psychischer Streßzustände (FREUDIGER, 1971). **Prognostisch** muß das Vorliegen einer Septikämie grundsätzlich vorsichtig beurteilt werden. Von wesentlichem Einfluß sind Dauer der Erkrankung, verbunden mit dem Grad der Parenchymschädigung, Art und Antibiotikaempfindlichkeit der Erreger und die primäre Krankheitsursache.
Therapeutisch ist eine unverzügliche i.v. oder i.m. Applikation von Antibiotika mit möglichst breitem Wirkungsspektrum angebracht. Unter diesem Aspekt bieten sich z. B. Chloramphenicol, Ampicillin, Trimethoprim/Sulfonamid, Amoxycillin/Clavulansäure oder Gentamicin an. Bei längerer Anwendung von Gentamicin ist eine Kontrolle der Nierenfunktion angezeigt. Zusätzliche therapeutische Maßnahmen haben sich an den bestehenden Krankheitssymptomen zu orientieren. Sie betreffen die Beseitigung von Kreislaufstörungen, bedingt durch bakterielle Toxine, Ruhigstellung des Darmes, Bekämpfung der Leberparenchymschädigung u. a.

Literatur

FREUDIGER, U. (1971): Übersicht über die wichtigsten Infektionskrankheiten der Katze. Kleintierprax. **16**, 134–139.
FREUDIGER, U. (1977): Infektionskrankheiten. In: CHRISTOPH, H.-J.: Klinik der Katzenkrankheiten. Gustav Fischer Verlag, Jena, 523–524.
SCHLIESSER, Th. (1979): Grundlagen der Infektionslehre und Epidemiologie. In: BLOBEL, H., und SCHLIESSER, Th.: Handbuch der bakteriellen Infektionen bei Tieren. Gustav Fischer Verlag, Jena, 15–74.

9.1.20. Staphylokokken-Infektionen

Erkrankungen durch plasmakoagulase-positive Staphylokokken (*Staphylococcus aureus*, *Staphylococcus intermedius*) sind bei der Katze keine Seltenheit. In der überwiegenden Mehrzahl der Fälle handelt es sich um eitrige Entzündungen der Haut und der Schleimhäute, die primär oder sekundär in Verbindung mit Grundkrankheiten entstehen, lokal begrenzt sind, bei verminderter Widerstandskraft aber auch vereinzelt generalisieren können. Häufig sind die Staphylokokken mit anderen fakultativ-pathogenen Erregern wie β-hämolysierenden Streptokokken, *Escherichia coli*, *Pasteurella multocida* oder *Pseudomonas aeruginosa* vergesellschaftet. Aus Ohrtupfern lassen sich oft gleichzeitig lipophile Hefen (*Malassezia* sp., Syn. *Pityrosporum* sp.) anzüchten.
Ätiologie. Die grampositiven, plasmakoagulase-positiven Staphylokokken („Traubenkokken") mit einem Durchmesser von ca. 1 µm finden sich auf der Haut und Nasenschleimhaut von gesunden Katzen, im Gegensatz zum gesunden Hund, vergleichsweise *selten* (KROGH und KRISTENSEN, 1976; DE VRIESE et al., 1984). Hingegen sind sie vielfach im Zusammenhang mit Dermatitiden, Wundinfektionen, Otitiden, Konjunktivitiden, Krallenbettentzündungen, Abszessen, Rhinitiden, Bronchopneumonien oder Harnweginfektionen zu isolieren. Bevorzugt siedeln die Eitererreger sich sekundär in Gewebe an, das mechanisch oder einer primären Infektion zufolge *vorgeschädigt* ist. Solche Vorschädigungen stellen z. B. Zusammenhangstrennungen der Haut infolge Kratz- oder Bißverletzungen bzw. Operationen, aber auch oberflächliche Läsionen durch Abschürfungen, Quetschungen oder Ektoparasitenbefall

(Milben, Flöhe) dar. Primäre Schleimhautschädigungen beruhen eher auf Infektionen durch Viren, Chlamydien oder Mykoplasmen.

Klinische Symptomatik. Die durch plasmakoagulase-positive Staphylokokken infizierten Bezirke weisen das Bild einer eitrigen Entzündung infolge massenhafter Beteiligung neutrophiler Granulozyten auf. Sie kann als *Eiteransammlung* in einer präformierten Höhle (Furunkel, Abszeß) lokalisiert sein oder mehr flächenhaft größere Haut- (Pyodermie) oder Unterhautbezirke (Phlegmonen) erfassen. Otitis, Rhinitis, Konjunktivitis, Wundinfektionen sind gekennzeichnet durch Ablagerung bzw. *Ausfluß* eitrigen Sekrets.

Je nach Lokalisation, Art und Ansiedlung der Infektion sind klinisch Anzeichen von Schmerzhaftigkeit, Juckreiz, Haarausfall, Schwellung und Wärme, gelegentlich auch erhöhte Temperatur festzustellen. Ausgehend von den örtlichen Prozessen, kann es in Einzelfällen zur *systemischen* Ausbreitung der Erreger mit nachfolgender Sepsis kommen.

Zur ätiologischen **Diagnosestellung** und zum Ausschluß anderer pyogener Mikroorganismen sind bakteriologische Untersuchungen erforderlich. Als Untersuchungsmaterial eignen sich Sekrettupfer direkt aus den Läsionen und Infektionsherden, Punktate oder Exsudate. Der Nachweis kann orientierend bereits mikroskopisch in gramgefärbten *Eiterausstrichen* erfolgen, wo die blauviolett gefärbten Erreger als unregelmäßig traubenförmig gelagerte Kokken intra- und extrazellulär von massenhaft vorhandenen neutrophilen Granulozyten anzutreffen sind. Durch Anzüchtung der Staphylokokken, am besten auf bluthaltigen Nährböden, und ihre anschließende Differenzierung ist die Diagnose abzusichern. Bei Isolierung mehrerer potentiell pathogener Erreger kann die *Interpretation* des bakteriologischen Befundes schwierig sein. Wegen des häufig sekundären Charakters von Staphylokokken-Infektionen sollte auf das Vorliegen einer Grundkrankheit geachtet werden.

Staphylokokken-bedingte Erkrankungen sind im allgemeinen günstig zu beurteilen, bei der **Prognose** ist allerdings die evtl. zugrunde liegende Primärschädigung zu berücksichtigen.

Die antibakterielle **Behandlung** sollte sich wegen der beträchtlichen Fähigkeit der Staphylokokken zur Resistenzentwicklung an einem jeweils angefertigten *Antibiogramm* orientieren. Besonders häufig liegen Resistenzen gegen Penicillin und Ampicillin infolge β-Lactamase-Bildung vor. Alternativ sind Tetracycline, Erythromycin, Chloramphenicol, Gentamicin, Neomycin oder Amoxicillin/Clavulansäure bzw. Trimethoprim/Sulfonamid grundsätzlich zur Behandlung geeignet.

Die einzusetzenden Verfahren richten sich nach der jeweiligen klinischen Erscheinungsform der Staphylokokken-Infektion. Örtlich begrenzte Erkrankungen erfordern eher eine *lokale* Applikation von Antibiotika/Chemotherapeutika als Salbe, Puder oder Suspension. Auch *chirurgische* Maßnahmen sind in Betracht zu ziehen (z. B. bei Abszessen). Im Falle von fieberhaften Allgemeinerkrankungen, Lungen- oder Harnweginfektionen ist eine mehrtägige *parenterale* Antibiotika-Applikation angezeigt.

Literatur

DE VRIESE, L. A., NZUAMBE, O., and GODARD, C. (1984): Identification and characterization of staphylococci isolated from cats. Vet. Microbiol. **9**, 279–285.

KROGH, H. V., and KRISTENSEN, S. (1976): A study of skin diseases in dogs and cats. Nordisk Veterinaermed. **28**, 459–463.

9.1.21. Streptokokken-Infektionen

Die wenigen vorliegenden Literaturmitteilungen weisen streptokokken-bedingte Erkrankungen bei der Katze als eitrige Entzündungen der Kopfschleimhäute und der Tonsillen aus, verbunden mit abszedierenden Lymphadenitiden, besonders des Kopf- und Nackenbereichs, sowie Neigung zu septikämischer Erregerausbreitung (GOLDMAN und MOORE, 1973; SWINDLE et al., 1980; TILLMAN et al., 1982). Eigene Erfahrungen lassen zudem eine gelegentliche Beteiligung dieser Erregergruppen an Erkrankungen des Ohres, der äußeren Haut, der Gelenke und des Genitaltraktes erkennen.

Ätiologie. Die grampositiven, ca. 1 µm großen Streptokokken liegen im Wirtstierorganismus in Kettenform vor („Kettenkokken"). Anzüchten lassen sie sich auf bluthaltigen Nährböden, wo sie in Form stecknadelkopfgroßer, unpigmentierter Kolonien heranwachsen und eine β-, d. h. vollständige Hämolyse auslösen. Anhand spezifischer Polysaccharidantigene lassen sie sich in verschiedene serologische Gruppen einteilen. Die im Rahmen der bei Katzen publizierten Erkrankungsfälle isolierten β-hämolysierenden Streptokokken gehörten ausnahmslos der serologischen Gruppe G an. Angehörige dieser Gruppe sind vorwiegend bei Hund und Rind, aber auch beim Menschen anzutreffen, wo sie Entzündungen der Rachenschleimhaut und der Tonsillen, aber auch symptomlose Besiedlungen bedingen bzw. Mastitiden hervorrufen können. Angaben über die Frequenz ihres Vorkommens bei gesunden Katzen fehlen bis heute.

Pathogenese und klinische Symptomatik. Die Erregeraufnahme erfolgt nach dem heutigen Kenntnisstand in erster Linie *oral*. Wie experimentelle Infektionen zeigten, besiedeln die Streptokokken die *Schleimhäute des Nasen-Rachen-Raumes* und die Tonsillen, und innerhalb von 2–5 Tagen kommt es zum Auftreten von Schnupfen, eitrigem Nasenausfluß, Tonsillitis, Pharyngitis sowie unterschiedlich hohem Fieber, Mattigkeit und Appetitlosigkeit. Allgemeinerscheinungen, wie sie besonders bei septikämischer Ausbreitung der Erreger zu beobachten sind, können allerdings auch fehlen. In den beschriebenen Epizootien in größeren Katzenhaltungen fielen zudem vielfach eine Schwellung der Halslymphknoten mit nachfolgender Abszedierung und eine submandibuläre Ödematisierung auf, gelegentlich kam es zum Übergreifen der Entzündungsprozesse auf die Lunge und das Brustfell mit Ausbildung einer Bronchopneumonie bzw. Pleuritis (GOLDMAN und MOORE, 1973; SWINDLE et al., 1980, 1981; TILLMAN et al., 1982). Vereinzelt waren Todesfälle zu vermerken. Aus den aufgebrochenen oder chirurgisch eröffneten Abszessen entleerte sich ein dickflüssiges eitriges Sekret. Im Blutbild zeigte sich eine unterschiedlich starke Leukozytose (19 000–50 000 Leukozyten/ml) mit deutlicher Linksverschiebung.

Das *histologische* Bild der Schleimhäute und Tonsillen ist durch eine starke entzündliche Reaktion mit ausgeprägter Beteiligung neutrophiler Granulozyten gekennzeichnet. Mikroabszesse finden sich außer in Tonsillen auch in Lymphknoten. In den jeweils betroffenen Organsystemen können katarrhalisch-eitrige bis nekrotisierende Bronchopneumonien, Pleuritis, Peritonitis, Abszeßbildung u. a. vorliegen. Die klinische **Diagnose** ist durch kulturelle Anzüchtung der Erreger aus Abszeßeiter, Nasen-Rachen- und anderen *Schleimhauttupfern* oder *Organmaterial* abzusichern. Nicht selten sind die β-hämolysierenden Streptokokken mit anderen potentiell pathogenen Erregern wie *Staphylococcus aureus*, *Pasteurella multocida* oder *Escherichia coli* vergesellschaftet. Eine vorläufige mikroskopische Diagnose ist bereits durch den Nachweis der grampositiven, in *Kettenformation* vorliegenden Kokken in gefärbten Ausstrichen von Abszeßeiter oder anderen Sekreten und Exkreten möglich. Eine

weitergehende Differenzierung der β-hämolysierenden Streptokokken ist zwar grundsätzlich nicht erforderlich, wäre aber zur Erweiterung des Kenntnisstandes wünschenswert.
Differentialdiagnostisch müssen gleichartige Erkrankungen durch andere pyogene Infektionserreger und die ihnen u. U. zugrunde liegenden Basisleiden berücksichtigt werden.
Die **Prognose** für Streptokokken-Infektionen ist insbesondere, wenn eine Behandlung eingeleitet ist, günstig zu beurteilen. Bei Verzicht auf eine Therapie können Todesfälle vorkommen.
Die **Behandlung** besteht in der intramuskulären Applikation von Penicillin G oder Ampicillin. Begleitend kann eine chirurgische Eröffnung von Abszessen erforderlich sein. Mit Resistenzentwicklungen ist bei β-hämolysierenden Streptokokken in den seltensten Fällen zu rechnen.

Literatur

GOLDMAN, P. M., and MOORE, T. D. (1973): Spontaneous Lancefield group G streptococcal infection in a random source cat colony. Lab. Anim. Sci. **23**, 565–566.
SWINDLE, M. M., NARAYAN, O., and LUZARRAGA, M. (1980): Contagious streptococcal lymphadenitis in cats. J. Am. Vet. Med. Ass. **177**, 829–830.
SWINDLE, M. M., NARAYAN, O., LUZARRAGA, M., and BOBBIE, D. L. (1981): Pathogenesis of contagious streptococcal lymphadenitis in cats. J. Am. Vet. Med. Ass. **179**, 1208–1210.
TILLMAN, P. C., DODSON, N. D., and INDIVERI, M. (1982): Group G streptococcal epizootic in a closed cat colony. J. Clin. Microbiol. **16**, 1057–1060.

9.1.22. Tetanus

Diese generalisiert oder lokal auftretende Krankheit ist durch eine ausgeprägte tonische Krampfaktivität der gesamten Muskulatur oder einzelner Muskelgruppen gekennzeichnet und mit einer erhöhten reflektorischen Erregbarkeit verbunden. Tetanus wurde bisher bei der Katze äußerst selten beobachtet, was auf eine hohe *natürliche Resistenz* dieser Tierart gegenüber dem Infektionserreger bzw. dem die Krankheit verursachenden Toxin zurückgeführt wird.
Ätiologie. Das verantwortliche Bakterium, *Clostridium tetani*, ist ein obligat anaerobes, grampositives, bewegliches Stäbchen von 4–8 × 0,4–0,6 µm Größe, das in der Lage ist, Sporen als Dauerformen auszubilden. Die terminal gelegenen Sporen geben dem Stäbchen die Form eines Trommelschlegels oder Tennisschlägers.
Die Erreger kommen *ubiquitär* im Erdboden, Straßenstaub, auch in Futtermitteln vor und sind zudem im Darminhalt verschiedener Tierarten anzutreffen. Von hier gelangen sie mit dem Kot in den Erdboden, wo sie z. T. über Jahre als Sporen ansteckungsfähig bleiben.
Die *Tenazität* der Sporen ist außerordentlich groß. Erhitzen auf 100 °C führt erst nach 1–3 Stunden zu ihrer Inaktivierung. Desinfektion mit 5% Phenol ist innerhalb von 15 min wirksam, 3%iges Formalin erfordert dagegen eine Einwirkzeit von 24 Stunden; gegenüber Alkohol sind die Sporen resistent.
Eintrittspforte von *Clostridium tetani* sind tiefe, unübersichtliche Biß-, Kratz-, Stichwunden, Verletzungen mit Blutergüssen oder nekrotischen Bezirken, aber auch Wunden nach chirurgischen Eingriffen wie z. B. Kastrationen. Die eingedrungenen Erreger vermehren sich bei Vorliegen eines entsprechenden anaeroben Milieus im Bereich der Eintrittspforte unter

Ausbildung und Freisetzung des Toxins *Tetanospasmin*. Das Tetanustoxin gelangt über Nervenendigungen im Bereich der neuromuskulären Verbindungen und/oder der Blutgefäße intraaxonal, zentripetal zum Rückenmark, wo es durch Aufhebung postsynaptischer, auf die Motorneuronen ausgerichteter Hemmechanismen Krampfbereitschaft auslöst; diese wird durch sensible Impulse wie Berührung, optische und akustische Reize aktiviert. Der Ausfall der Hemmechanismen führt dabei zu einer maximalen tonischen Kontraktion gleichzeitig agonistisch und antagonistisch wirkender Muskelgruppen (z. B. Beuger und Strecker eines Gelenkes).

Klinische Symptomatik. Die Dauer der Inkubationszeit lag in den die Katze betreffenden Fallberichten zwischen 6 und 18 Tagen. Danach treten *Spasmen* der Skelettmuskulatur des Rumpfes und der Gliedmaßen auf bis zu einer sägebockähnlichen Stellung der Tiere. Wiederholt ist Unvermögen sich zu erheben beschrieben. Die Ohren sind straff dorsomedian aufgerichtet, die Stirn ist in *Längsfalten* gelegt und die *Nickhaut* in unterschiedlichem Maße vorgefallen.

Trismus bei erhaltenem Appetit wurde nur selten beobachtet. Die Körpertemperatur liegt die meiste Zeit im Normalbereich und erhöht sich erst präfinal auf Werte bis über 42 °C (Lit. bei LOEFFLER et al., 1962; KRAFT, 1985). Die Eintrittspforte der Erreger erscheint, soweit überhaupt noch zu ermitteln, häufig wenig auffällig.

Die **Diagnose** ist anhand des klinischen Bildes zu stellen. Eine bakteriologische Diagnose ist grundsätzlich möglich; orientierend kann versucht werden, den Erreger in seiner charakteristischen Sporenform (s. o.) in gefärbten Wundsekretausstrichen, soweit vorhanden, mikroskopisch nachzuweisen. Eine kulturelle Anzüchtung ist recht material- und zeitaufwendig, und ein negatives Ergebnis schließt das Vorliegen einer Infektion mit *Clostridium tetani* nicht aus.

Differentialdiagnostisch sind in erster Linie Vergiftungen (vor allem durch Strychnin), aber auch Meningitis, Eklampsie, Epilepsie sowie Toxoplasmose des Zentralnervensystems auszuschließen.

Entsprechend dem von einzelnen Ausnahmen abgesehen tödlichen Verlauf innerhalb weniger Tage ist die **Prognose** als ungünstig anzusehen. Bei frühzeitiger Diagnose und gezielter Therapie dürften sich die Aussichten verbessern.

Die **Therapie** besteht in der Verabreichung hoher Dosen von Penicillin über mehrere Tage, außerdem Diazepam mehrmals täglich (Valium® Roche 1–2 mg/kg i.m.). Tetanus-Antitoxin sollte zur Neutralisierung evtl. im Blut vorhandener Toxinmengen eingangs i.v., danach über 5 Tage s.c. verabreicht werden (10000 IE bzw. 5000 IE). Als Infektionspforte in Frage kommende Wunden sind chirurgisch und antibiotisch zu versorgen.

Von Bedeutung sind die Lagerung des tetanuskranken Tieres auf einer weichen Unterlage in einem ruhigen, abgedunkelten Raum sowie der behutsame Umgang im Zusammenhang mit der Überwachung des Kot- und Harnabsatzes, der evtl. erforderlichen Sonderernährung bzw. den zu verabreichenden Injektionen.

Literatur

FREUDIGER, U. (1977): Infektionskrankheiten. In: CHRISTOPH, H.-J.: Klinik der Katzenkrankheiten. Gustav Fischer Verlag, Jena, 529–530.

KRAFT, W. (1985): Infektionskrankheiten. In: KRAFT, W., und DÜRR, U. M.: Katzenkrankheiten. Schaper Verlag, Hannover, 101.

LOEFFLER, K., HENSEL, L., und EHRLEIN, H.-J. (1962): Tetanus bei Hund und Katze. Dtsch. Tierärztl. Wschr. **69**, 476–479.

9.1.23. Tuberkulose und andere mykobakterielle Erkrankungen

Mykobakterien-bedingte Erkrankungen stellen heute bei Katzen in *Mitteleuropa* ein seltenes Ereignis dar. Sie werden durch Angehörige des Tuberkulose-Komplexes, *Mycobacterium bovis*, *Mycobacterium tuberculosis* und *Mycobacterium avium*, aber auch vereinzelt durch *Mycobacterium microti* (Vole-Bacillus) sowie sog. atypische Mykobakterien, im amerikanischen Schrifttum auch als MOTT – „mycobacteria other than tubercle bacilli" – bezeichnet, hervorgerufen. Eine weitere, ätiologisch, aber nicht symptomatologisch abzugrenzende mykobakterielle Erkrankung stellt die sog. feline Lepra dar, die auf eine Infektion von *Mycobacterium lepraemurium* (Rattenleprabazillus) zurückgeführt wird.

9.1.23.1. Tuberkulose

Die Tuberkulose der Katze ist eine chronisch verlaufende, mit proliferativen, seltener exsudativen Entzündungsvorgängen ablaufende Infektionskrankheit, die, meist ausgehend vom Verdauungs- oder Respirationstrakt, sämtliche Körperorgane erfassen kann. Katzen scheinen allerdings unter den Haustieren eine geringere Empfänglichkeit für Ansteckungen zu besitzen als z. B. Wiederkäuer oder Schweine.
Ätiologie. Haupterreger sind *Mycobacterium bovis* und *Mycobacterium tuberculosis*. In Einzelfällen wurde auch über Infektionen durch *Mycobacterium microti*, eine aufgrund seiner Glycerinophobie dem *Mycobacterium bovis* nahestehende Mykobakterienart (HUITEMA und VAN VLOTEN, 1960; VAN DORSSEN, 1960; HUITEMA und JAARTSFELD, 1967) und *Mycobacterium avium* (FREUDIGER und KUSLYS, 1955; HIX et al., 1961; NASSAL, 1961; HUMMEL, 1966; SCHLIESSER, 1970) berichtet.
Die Gattung *Mycobacterium* ist einziges Genus der Familie *Mycobacteriaceae* in der Ordnung Actinomycetales. Bei den Angehörigen dieser Gattung handelt es sich um schlanke, 1,5–4 µm lange und ca. 0,5 µm breite, gerade oder leicht gebogene Stäbchen. Die im Zellwandaufbau den grampositiven Bakterien nahestehenden Mikroorganismen zeichnen sich durch einen hohen Lipidanteil in der Zellwand in Form typischer langkettiger Fettsäuren (Mycolsäuren) aus. Dieser bedingt eine besonders hohe Resistenz der Bakterien gegenüber der gebräuchlichen Anfärbung mit Anilinfarbstoffen und die charakteristische sog. Alkoholfestigkeit. Die Widerstandsfähigkeit der Zellwand ist so hoch, daß erst durch Erhitzen ein Eindringen des Farbstoffes in die Bakterienzelle erreicht wird; gegenüber der nachfolgenden Entfärbebehandlung mit Salzsäure-Alkohol erweist sie sich dann als resistent, d. h., der Farbstoff ist im Gegensatz zu anderen Bakterien nicht mehr herauszulösen.
Das Wachstum der Tuberkuloseerreger auf Spezialnährböden ist als extrem langsam zu bezeichnen, was sich besonders auf die Dauer der kulturellen Diagnostik der Erkrankungen von 4–8(–12) Wochen auswirkt. Sie besitzen allgemein eine hohe Tenazität. In der Außenwelt halten sie sich, soweit sie nicht der direkten Sonneneinstrahlung ausgesetzt sind, vor allem aber im Dunkeln und in angetrockneten Sekreten über Monate bis Jahre lebens- und ansteckungsfähig. Temperaturen um 100 °C führen innerhalb von Sekunden zur Abtötung, bei 85 °C bzw. 65 °C bedarf es in Abhängigkeit von der Keimzahl 1 min bzw. 15 min Einwirkzeit. Dabei scheint die Resistenz von *Mycobacterium avium* noch etwas über der von *Mycobacterium bovis* zu liegen. Von den chemischen Desinfektionsmitteln stellen 3%ige Formaldehydlösung, 1–2%ige Phenollösung bei Einwirkzeiten von 1–3 h relativ sichere Inaktivierungsstoffe dar. (Cave: Phenol ist toxisch für Katzen!) Isopropanol ist für die

Händedesinfektion geeignet, während Säuren und Laugen zur Desinfektion von Mykobakterien abzulehnen sind.

Die Verbreitung tuberkulöser Erkrankungen bei der Katze war in den vergangenen Jahrzehnten eng an das Vorkommen von Tuberkulose bei Rindern gekoppelt. In älteren Statistiken bis 1959 schwankte die Häufigkeit feliner Tuberkulosefälle bei Sektionen zwischen 2,2 und 13,0% (SCHLIESSER, 1985). Dabei erwiesen sich über 90% der kulturell abgesicherten Fälle als *Mycobacterium-bovis*-Infektionen. Mit der Tilgung der Rindertuberkulose und damit der Ausrottung der Hauptansteckungsquellen, infizierter Milch und infizierter Schlachtabfälle, kommt auch die Tuberkulose der Katze praktisch kaum mehr vor. In den letzten beiden Jahrzehnten sind lediglich einige wenige Einzelausbrüche aus Holland (WILLEMSE und BEYER, 1979), England (ORR et al., 1980) und Australien (ISAAC et al., 1983) berichtet worden. Laut THOREL (1980) konnten dagegen in Frankreich, wo sich 1979 noch 0,2% der Schlachtrinder als Tuberkulinreagenten erwiesen (SCHLIESSER, 1985), zwischen den Jahren 1973 und 1979 noch 9 *Mycobacterium-bovis*-Isolierungen von Katzen erfaßt werden.

Mit dem rapiden Rückgang der *Mycobacterium-bovis*-Infektionen geht eine prozentuale, aber nicht absolute anteilige Erhöhung der *Mycobacterium-tuberculosis*-Nachweise bei Katzen einher. *Infektionsquelle* stellt wie für den Hund, der wegen seiner engeren Bindung an den Menschen schon immer einer höheren Exposition ausgesetzt war, der tuberkulosekranke *Mensch* dar. Dabei muß es nicht zwangsläufig zur Erkrankung kommen, sondern Katzen in Umgebung erregerausscheidender Menschen können, auch ohne selbst zu erkranken, temporäre Bakterienträger und Ausscheider sein (HAWTHORNE und LAUDER, 1961).

Als Ansteckungsquellen für *Mycobacterium-avium*- und *Mycobacterium-microti*-Infektionen kommen am ehesten infizierte *Hühner* und *Wildvögel* bzw. *Mäuse* sowie durch deren Ausscheidungen kontaminiertes Futter, Wasser oder erregerhaltiger Staub in Betracht.

Von Infektionen befallen werden gleichermaßen männliche wie weibliche Tiere, eine Altersabhängigkeit besteht offenbar ebenfalls nicht. Verschiedentlich wurde eine erhöhte Tuberkulose-Anfälligkeit von Siamkatzen beschrieben (Lit. bei FREUDIGER, 1977).

Pathogenese. Die Ansteckung erfolgt vorwiegend durch *orale* Aufnahme erregerhaltiger Nahrungsmittel (Milch, Fleisch, Lungenteile von tuberkulösen Rindern) mit primärer Ansiedlung der magensaft-resistenten Mykobakterien im Darm oder bereits im Pharynx. Daneben stellt die *aerogene* Tröpfcheninfektion mit primärer Manifestation in der Lunge die zweite wichtige Eintrittspforte dar. Ausgangspunkt sind hier vor allem offen lungenkranke Menschen, Rinder und erregerhaltiger Staub. Selten ist dagegen mit primären Infektionen der verletzten Haut und der Konjunktivalschleimhaut zu rechnen.

Der *Eintrittspforte* entsprechend kommt es an den verschiedenen Organen zur Entwicklung eines Primärkomplexes. Dieser ist im Darmtrakt mehrheitlich unvollständig, d. h., der Darm selbst repariert den entstandenen Schaden schnell, erscheint unversehrt und lediglich ein oder mehrere Darmlymphknoten (besonders Ileozäkalbereich) bleiben erfaßt. Dagegen handelt es sich bei primären Infektionen von Pharynx, Lunge und Haut meistens um vollständige *Primärkomplexe* mit Veränderungen an der Eintrittsstelle und den dazugehörigen Lymphknoten. Im Bereich des Kopfes betroffene Lymphknoten brechen gelegentlich unter Ausbildung von Fisteln und Geschwüren nach außen durch. Im weiteren Verlauf können diese Herde entweder ausheilen oder abgekapselt liegen bleiben (selten!), in der Mehrzahl kommt es jedoch im Verlauf zu einer lympho-hämatogenen Streuung der Erreger auf andere Organe und dort zur Entstehung multipler Tuberkel im Sinne einer *Frühgeneralisation*. Bei der Katze handelt es sich vorwiegend um eine protrahierte Generalisation infolge von schubweiser Bakterienstreuung, was die Entwicklung verschieden alter und unterschiedlich großer Herde zur Folge hat. Auch auf intrakanalikulärem Wege, z. B. bei Einbruch in einen Bronchus, und per continuitatem findet eine Ausbreitung der Erreger statt. Mit postprimären Prozessen wie isolierter chronischer Organtuberkulose und Spätgeneralisation ist dagegen bei der Katze höchst selten zu rechnen.

Aus einer Zusammenstellung von FREUDIGER (1977) über die Befallsfrequenz der einzelnen Organsysteme tuberkulöser Katzen geht hervor, daß außer Darmlymphknoten und Lunge vor allem Kopflymphknoten, Haut, sodann – weniger häufig als beim Hund – die Pleura und bei ca. 6–10% Darm, Leber, Niere, Milz und/oder die Augen sowie – vereinzelt – Uterus und Gelenke verändert waren. Besonders auffällig erschien dabei der hohe Anteil der an der Haut lokalisierten Veränderungen. Dies dürfte mehrheitlich damit im Zusammenhang stehen, daß die Katzentuberkulose früher oder später mit einer *Erregerausscheidung* einhergeht (PALLASKE, 1961). Im Fall von tonsillen-, pharynx- und lungen-assoziierten Prozessen werden die Mykobakterien in mehr oder weniger großen Mengen mit dem Speichel (und dem Kot) ausgeschieden und im Rahmen der regelmäßigen *Körpertoilette* über die mit Speichel befeuchteten Pfoten in die Haut, vorwiegend des Kopfes (Nasenrücken, Ohr, Augengegend), eingerieben. Aber nicht nur die Katze selbst ist von der Erregerausscheidung betroffen, auch der *Mensch und andere Haustiere* sind gefährdet. Tuberkulöse Katzen sind wiederholt als Ursache von Reinfektionen in tuberkulosefreien Rinderbeständen ermittelt worden (SCHLIESSER und BACHMEIER, 1957; MILLERADT und ROEMMLE, 1960). Die umfassenden Untersuchungen von HAWTHORNE und LAUDER (1961) weisen eindringlich auf die von solchen Katzen (und Hunden) ausgehende potentielle Gefahr für die in engem Kontakt mit den Tieren lebenden Menschen hin (SCHLIESSER, 1970).

Klinische Symptomatik. Wegen der heute extrem selten vorkommenden Katzentuberkulose

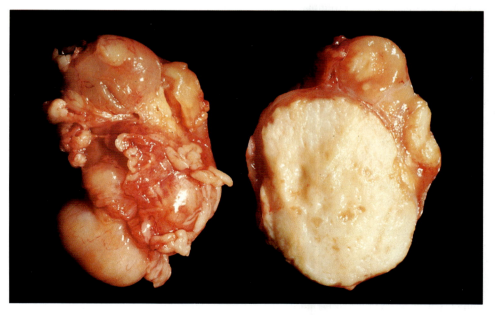

Abb. 9.6. Tuberkulös veränderter Mesenteriallymphknoten einer 1jährigen Katze. Aufnahme: Dr. H. FRANK, Institut für Veterinär-Pathologie der Justus-Liebig-Universität Gießen.

soll bei Schilderung der Symptomatik im wesentlichen auf die Erfahrungen von FREUDIGER (1977) zurückgegriffen werden. Art und Schwere der klinischen Symptome richten sich nach Krankheitsphase und Lokalisation der Veränderungen. Während die Entwicklung des Primärkomplexes weitgehend unauffällig vonstatten geht, es sei denn, es liegt eine *primäre Infektion* der Augen oder der Haut vor, und der Herd bei Abkapselung oder Ausheilung im allgemeinen auch verborgen bleiben dürfte, kommt es im Rahmen der fortschreitenden Infektion bzw. *Generalisation* zu schweren klinischen Symptomen. Von allgemeiner Auffälligkeit sind ein Nachlassen der Lebhaftigkeit, Appetitmangel, allmähliche Abmagerung, unstillbarer Durchfall und schlecht heilende Wunden. Die Temperatur ist im allgemeinen normal oder leicht erhöht. Im *Bauchraum* lassen sich vergrößerte Darmlymphknoten (Abb. 9.6.) palpatorisch erfassen, wobei eine Verwechslung mit Kotballen zu vermeiden ist. ORR et al. (1980) weisen auf die differentialdiagnostische Abgrenzung eines Lymphosarkoms durch Biopsieprobenentnahme hin. Prozesse an der Darmwand führen zu hartnäckigen Durchfällen, gelegentlich (bei größerflächigen Verwachsungen) können Ileussymptome auftreten. In Leber und Milz finden sich bis walnußgroße, derb-speckige Knoten (Abb. 9.7.), die Milz erscheint stark vergrößert (Splenomegalie).

Bei Befall der *Lungen* (Abb. 9.8.) zeigen sich chronischer, trockener Husten und angestrengte, vertiefte Atmung. Auskultatorisch sind nicht selten Rasselgeräusche zu konstatieren, falls die Prozesse nicht auf das Brustfell übergegriffen haben (relativ selten bei der Katze!). In diesem Fall erscheinen Lungengeräusche und Herztöne gedämpft. Die Perkussionsbefunde sind meist wenig charakteristisch. Im Röntgenbild hat die gesamte Lunge infolge der mehr flächenhaften, chronischen Infiltration ein marmoriertes Aussehen.

Primär oder metastatisch durch erregerhaltiges Sputum entstandene Pharynxtuberkulose geht mit unterschiedlich ausgeprägter Vergrößerung der speckig bis porzellanartig erscheinenden Tonsillen und der regionären Lymphknoten einher. Von hier können auch die Subkutis und die Kutis unter Ausbildung von Fisteln und Geschwüren erfaßt werden.

FREUDIGER (1977) unterscheidet 3 Formen der *Hauttuberkulose*: 1. die ebengenannte, von den Kehlgangslymphknoten ausgehende *Tuberculosis cutis colliquativa* oder *Skrofuloderm*, vorwiegend im Kehlgangs- und Beckenbereich (Abb. 9.9.), 2. die *knotige subkutane Tuberkulose*, die von ihm vorwiegend auf dem Nasenrücken von Siamkatzen beobachtet wurde. Sie besteht ursprünglich in subkutan gelegenen knotigen, sarkoidartigen, konfluierenden Herden, die im weiteren Verlauf die Kutis durchbrechen und großflächige Ulzerationen hervorrufen können. 3. Das *tuberkulöse Hautgeschwür* findet sich vor allem an den Extremitäten und am Rücken. Es handelt sich in der Regel um primär oder sekundär entstandene rundliche Geschwüre mit z. T. speckigen, grauweißen, unterminierten Rändern, die sich therapeutisch nicht beeinflussen lassen.

Erkrankungen des *Auges* durch Tuberkulose-Erreger manifestieren sich am 3. Augenlid, das speckig verdickt und vorgefallen ist, und/oder sie betreffen im Augeninneren Iris und Chorioidea in Form kleiner, später konfluierender Granulome, die den Bulbus schließlich ganz ausfüllen und auch die Kornea erfassen können.

Relativ selten sind tuberkulöse *Endometritiden* mit eitrigem Scheidenausfluß festgestellt worden.

Pathologisch-histologisch dominieren bei den im Rahmen der Katzentuberkulose auftretenden Gewebsreaktionen herdförmige bis diffuse Epitheloidzellwucherungen, im allgemeinen ohne Langhanssche Riesenzellen. Gelegentlich finden sich Nekrosen und Einschmelzungen, aber kaum Verkalkungen.

Die obigen Ausführungen stellen eine gedrängte Wiedergabe der wichtigsten bei Katzen

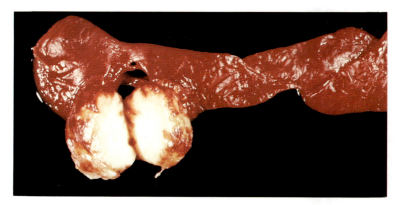

Abb. 9.7. Tuberkulose der Milz. Aufnahme: Dr. H. Frank, Institut für Veterinär-Pathologie der Justus-Liebig-Universität Gießen.

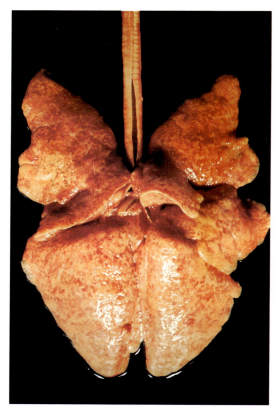

Abb. 9.8. Lungentuberkulose. Aufnahme: Dr. S. Ries, Institut für Veterinär-Pathologie der Justus-Liebig-Universität Gießen.

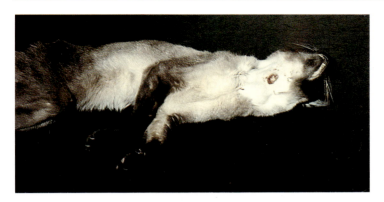

Abb. 9.9. Tuberkulöser Herd im Bereich der Unterhaut des Halses mit Durchbruch nach außen. Die Aufnahme wurde freundlicherweise von Herrn Prof. Dr. E.-G. Grünbaum, Medizinische und Gerichtliche Veterinärklinik der Justus-Liebig-Universität Gießen, zur Verfügung gestellt.

beobachteten tuberkulösen Prozesse und ihrer Symptome dar. Darüber hinaus ist eine ganze Reihe weiterer Lokalisationen beschrieben worden, die jedoch dem Spezialstudium vorbehalten bleiben müssen (Lit. bei Pallaske, 1961; von Eberstein, 1967; Freudiger, 1977; u. a.).

Diagnose. Intra vitam und post mortem läßt sich die Diagnose zumindest orientierend durch *mikroskopischen* Nachweis der säurefesten Mykobakterien mittels Ziehl-Neelsen-Färbung in Sekreten und Exkreten (Wund-, Nasen-, Augensekret, Pleurapunktat, Sputum, Urin), Biopsieproben oder exstirpierten Lymphknoten bzw. in verändertem Organmaterial stellen. *Klinische* Symptome wie Abmagerung, Müdigkeit, Husten, Lymphknotenschwellungen oder therapieresistente Ulzerationen der Haut erlauben dagegen höchstens eine Verdachtsdiagnose. Nicht zuletzt wegen der epidemiologischen Bedeutung der Erregeridentifizierung sind in jedem Fall eine *kulturelle* Anzüchtung der Mykobakterien und anschließende Typisierung anzustreben. Diese erfordert jedoch eine Spezialbehandlung des Untersuchungsmaterials, besonders hochwertige Nährböden und sollte mit einem diagnostischen Tierversuch einhergehen. Wegen des langsamen Wachstums der Tuberkulose-Erreger nimmt sie mindestens 8 Wochen Zeit in Anspruch. Intra vitam lassen sich bei Verdacht (z. B. auch im Zusammenhang mit einem menschlichen Tuberkulosefall) für den Kultur- und Tierversuch Sputumproben, Rachentupfer sowie Kotproben heranziehen. Ein negatives bakteriologisches Ergebnis schließt dabei das Vorliegen einer Mykobakterieninfektion allerdings nicht aus. Ansonsten stellen die obengenannten Sekrete und Exkrete, veränderte Lymphknoten und Organbezirke, möglichst unter Einbeziehung eines Teils des umschließenden unverändert erscheinenden Gewebes, geeignete Untersuchungsmaterialien dar. Auf ihre sachgemäße Verpackung für den Transport ist zu achten.

Serologische Untersuchungsverfahren (KBR, Hämagglutinations-Hämolyse-Reaktion) sind nur von sehr begrenzter Aussagekraft, ebenso wie die intrakutane Applikation von Tuberkulin. Am zuverlässigsten ist laut Freudiger (1977) noch die *subkutane Tuberkulinverabreichung*, bei der es im positiven Fall innerhalb von 6–8 Stunden zu einer Temperaturerhöhung um 1,5 °C bzw. über 40 °C kommt; gelegentlich entwickelt sich allerdings auch eine tödliche Hypothermie.

Differentialdiagnostisch sind in erster Linie Yersiniose durch *Yersinia pseudotuberculosis*, Leukose und andere tumoröse Erkrankungen, FIP, eosinophiles Granulom, Pilz- und Fremdkörpergranulome auszuschließen. Wegen der vielfältigen Erscheinungsformen der Tuberkulose ist die Differentialdiagnose gemeinhin jedoch sehr weit zu ziehen.

Die **Prognose** ist grundsätzlich ungünstig.

Therapie. Eine Behandlung tuberkelbakterien-infizierter Katzen ist abzulehnen. Dies beruht einerseits auf dem nicht gewährleisteten Behandlungserfolg, hauptsächlich jedoch auf der von diesen Katzen ausgehenden *Ansteckungsgefahr* für den Menschen und für andere Tiere, die auch bei eingeleiteter Chemotherapie nicht bzw. nicht sofort aufgehoben ist. Zudem besteht die Gefahr der Entstehung resistenter Tuberkulosebakterien. In einem „Merkblatt über die Tuberkulose der Fleischfresser (Hund, Katze) und ihre hygienische Bedeutung" empfiehlt das Deutsche Zentralkomitee zur Bekämpfung der Tuberkulose (1967) die schmerzlose Tötung tuberkulosekranker und erregerausscheidender Hunde und Katzen.

Da der Katze (und dem Hund) bei der heutigen epidemiologischen Situation eine gewisse *Indikatorfunktion* zukommt, sollte zudem jeder abgesicherte Tuberkulose-Fall der zuständigen Gesundheitsbehörde für Folgeuntersuchungen beim Menschen mitgeteilt werden.

Literatur

DORSSEN, C. A. VAN (1960): Infectie met *Mycobacterium microti* bij een kat. Tijdsch. Diergeneesk. **85**, 404–412.

EBERSTEIN, M. VON (1967): Ein weiterer Beitrag zur Pathologie der Tuberkulose von Hund und Katze. Vet.-med. Diss., Gießen.

FREUDIGER, U. (1977): Infektionskrankheiten. In: CHRISTOPH, H.-J.: Klinik der Katzenkrankheiten. 2. Aufl. Gustav Fischer Verlag, Jena, 530–538.

FREUDIGER, U., und KUSLYS, A. (1955): Untersuchungen über die Tuberkulose der Fleischfresser. Schweiz. Zschr. Tuberk. **12**, 247–269.

HAWTHORNE, V. M., and LAUDER, J. M. (1961): Tuberculosis in man, dog and cat. Am. Rev. Resp. Dis. **85**, 858–869.

HIX, J. W., JONES, T. C., and KARLSON, A. G. (1961): Avian tubercle bacillus infection in the cat. J. Am. Vet. Med. Ass. **138**, 641–647.

HUITEMA, H., and VLOTEN, J. VAN (1960): Murine tuberculosis in a cat. Antonie van Leeuwenhoek **26**, 235–240.

HUITEMA, H., and JAARTSVELD, F. H. J. (1967): *Mycobacterium microti* infection in a cat and some pigs. Antonie van Leeuwenhoek **33**, 209–212.

HUMMEL, P. (1966): Über das Vorkommen von atypischen Mykobakterien bei Hund und Katze. Zbl. Vet.-Med. B **13**, 51–61.

ISAAC, J., WHITEHEAD, J., ADAMS, J. W., BARTON, M. D., and COLOE, P. (1983): An outbreak of *Mycobacterium bovis* infection in cats in an animal house. Aust. Vet. J. **60**, 243–245.

MILBRADT, H., und ROEMMELE, O. (1960): Tuberkulöse Katze infiziert Rinderbestand. Dtsch. Tierärztl. Wschr. **67**, 17–18.

NASSAL, J. (1961): Ergebnisse und Probleme der aviären Tuberkulose des Rindes. Berl. Münch. Tierärztl. Wschr. **74**, 210–214.

ORR, C. M., KELLY, D. F., and LUCKE, V. M. (1980): Tuberculosis in cats. A report of two cases. J. Small Anim. Pract. **21**, 247–253.

PALLASKE, G. (1961): Pathologische Anatomie und Pathogenese der spontanen Tuberkulose der Tiere. Gustav Fischer Verlag, Stuttgart.

SCHLIESSER, Th. (1970): Epidemiologie der Tuberkulose der Tiere. In: MEISSNER, G., und SCHMIEDEL, A.: Mykobakterien und mykobakterielle Krankheiten. Bd. 4, Teil VII. Gustav Fischer Verlag, Jena, 65–180.

SCHLIESSER, Th. (1985): Mycobacterium. In: BLOBEL, H., und SCHLIESSER, Th.: Handbuch der bakteriellen Infektionen bei Tieren. Band V, Gustav Fischer Verlag, Jena, 155–280.
SCHLIESSER, Th., und BACHMEIER, K. (1957): Beitrag zur epidemiologischen Bedeutung der Katzentuberkulose. Mh. Tierheilk. **9**, 23–27 (Sonderteil).
THOREL, M. F. (1980): Mycobactéries identifiées dans un centre de recherches vétérinaires de 1973 à 1979. Ann. Microbiol. (Inst. Pasteur) **131 A**, 61–69.
WILLEMSE, A., en BEIJER, E. G. M. (1979): Bovine Tuberculose bij een kat. Tijdsch. Diergeneesk. **104**, 717–721.

9.1.23.2. Atypisches mykobakterielles Granulom und feline Lepra

Die unter diesen Bezeichnungen bei Katzen beschriebenen Krankheiten manifestieren sich vornehmlich an der Haut und Unterhaut in Form einzelner oder *multipler granulomatöser Knötchen*, teilweise verbunden mit Ulzerationen und Vergrößerung der regionären Lymphknoten. In Ausstrichen bzw. histologischen Präparaten lassen sich in wechselnder Menge säurefeste Bakterien nachweisen. Die Läsionen sind hauptsächlich aus ätiologischer Sicht von den klassischen Formen der Hauttuberkulose (s. d.), die fast ausschließlich durch *Mycobacterium bovis* hervorgerufen werden, abzutrennen.

Die **Ätiologie** dieser Erkrankungen beschränkt sich nicht auf eine Spezies, sondern in den verschiedenen Fallberichten über atypische mykobakterielle Granulome sind u. a. *Mycobacterium fortuitum, Mycobacterium xenopi, Mycobacterium ulcerans, Mycobacterium thermoresistibile* und *Mycobacterium smegmatis* isoliert worden (DEWEVRE et al., 1977; WILKINSON et al., 1982; WHITE et al., 1983; WILLEMSE et al., 1985). Selbst eine kulturell abgesicherte *Mycobacterium-avium*-Infektion entsprach klinisch einem atypischen mykobakteriellen Granulom (SUTER et al., 1984). Diese Mykobakterien lassen sich relativ leicht und in verhältnismäßig kurzer Zeit (1–3 Wochen) auf den entsprechenden Nährböden anzüchten, sind in ihrer Mikromorphologie von den klassischen Tuberkulose-Erregern nicht zu unterscheiden, und ihre Artdifferenzierung erfolgt anhand verschiedener Wachstumskriterien und biochemischer Parameter.

Im Gegensatz dazu konnte das als Erreger der **felinen Lepra** angesehene *Mycobacterium lepraemurium* bis heute nicht auf künstlichen Nährböden kultiviert werden. Lediglich in einigen wenigen Fällen gelang eine Übertragung des Krankheitsbildes auf Ratten, Mäuse und Katzen durch subkutane Injektion erregerhaltigen Materials (Lit. bei SCHIEFER und MIDDLETON, 1983). Da *Mycobacterium lepraemurium* taxonomisch nicht den atypischen Mykobakterien zugeordnet ist, erscheint eine *Differenzierung* zwischen feliner Lepra und dem atypischen mykobakteriellen Granulom gerechtfertigt, auch wenn eine Unterscheidung anhand des klinischen Bildes nicht möglich ist.

Aus epidemiologischer Sicht ist mit dem *atypischen mykobakteriellen Granulom*, seiner Ätiologie entsprechend, weltweit zu rechnen. Über *feline Lepra* liegen hauptsächlich Berichte aus Neuseeland, Australien, Kanada, USA, Großbritannien und den Niederlanden vor (Lit. bei SCHIEFER und MIDDLETON, 1983).

Die **Ansteckung** der vorwiegend jüngeren Katzen (1–3 Jahre) dürfte in erster Linie über Hautwunden erfolgen. Dabei ist für die atypischen Mykobakterien die Umwelt als Hauptinfektionsquelle anzusehen, während für die feline Lepra infizierte Ratten (THOMPSON et al., 1979), aber – spekulativ – auch stechende Insekten (SCHIEFER und MIDDLETON, 1983) genannt werden.

Die **klinischen** und **pathologisch-anatomischen Befunde** beschränken sich bei den im allgemeinen gesund erscheinenden Katzen auf das Vorhandensein einzelner oder multipler Hautknoten (1–3 cm), verdickter subkutaner Areale oder plaqueförmiger Hautverdickungen von höchstens mäßiger Schmerzempfindlichkeit. Teilweise ist die Haut haarlos, es finden sich Ulzerationen oder Fistelkanäle, aus denen sich dünnes eitriges Sekret entleert. Die regionären Lymphknoten können vergrößert sein. MCINTOSH (1982) fand in einem Fall neben Herden hinter dem Ohr mehrere Granulome an der Nasen- und Backenschleimhaut. Vorwiegend betroffen sind ventrales Abdomen (atypisches mykobakterielles Granulom) bzw. Gliedmaßen und Kopfbereich (feline Lepra).

Die **histologischen Veränderungen** sind als granulomatöse Entzündungen der Haut und Unterhaut beschrieben; in den Granulomen dominieren große Makrophagen bzw. Epitheloidzellen, teilweise finden sich Nekroseherde, gelegentlich auch Langhanssche Riesenzellen. Lymphozyten, Plasmazellen und neutrophile Granulozyten sind in wechselnder Häufigkeit anzutreffen. SCHIEFER et al. (1974), MCINTOSH (1982) sowie SCHIEFER und MIDDLETON (1983) betonen bei Fällen von feliner Lepra ein Übergreifen der granulomatösen Prozesse auf subkutane Nervenfasern und diskutieren Parallelen zur Lepra des Menschen.

In den Granulomen sind häufig große Mengen säurefester Bakterien intra- und extrazellulär festzustellen. Makrophagen, Histiozyten, Riesenzellen sind teilweise dicht angefüllt mit zu Bündeln zusammengelagerten Stäbchen; auch im Nervengewebe sind sie zu finden.

Die **Diagnose** beruht auf der *histologischen* Untersuchung von Hautbioptaten und der *kulturellen* Anzüchtung der Erreger. Während letztere beim atypischen mykobakteriellen Granulom kaum Probleme aufwerfen dürfte, beruht die Diagnose der felinen Lepra im wesentlichen auf der Nicht-Anzüchtbarkeit der Erreger auf künstlichen Nährböden. Die mikroskopische Untersuchung eines Ziehl-Neelsen-gefärbten Ausstrichs oder histologischen Präparates ermöglicht vorab die Feststellung der mykobakteriellen Ätiologie.

Die Abgrenzung gegenüber Hauttuberkulose, z. B. durch *Mycobacterium bovis*, ist mikroskopisch nicht möglich. Meist ist hier jedoch die Haut nicht ausschließlich erfaßt, es liegen gleichzeitig allgemeine Symptome (Mattigkeit, Abmagerung u. a.) vor. **Differentialdiagnostisch** auszuschließen sind auch eosinophiles Granulom, Fremdkörper- und Pilzgranulom, Abszesse und Neoplasmen.

Die **Prognose** richtet sich nach Größe und Ausdehnung der Prozesse. Im Falle von einzelnen und kleinen Knötchen ist sie als günstig anzusehen. Ulzerierte und fistelnde größerflächige Areale sollten vorsichtig beurteilt werden. Die **Therapie** besteht in der *chirurgischen* Exzision der veränderten Bezirke. Eine histologische bzw. bakteriologische Untersuchung der Exstirpate ist anzustreben.

Literatur

DEWEVRE, P. J., MCALLISTER, H. A., SCHIRMER, R. G., and WEINACKER, A. (1977): *Mycobacterium fortuitum* infection in a cat. J. Am. Anim. Hosp. Ass. **13**, 68–70.

MCINTOSH, D. W. (1982): Feline leprosy: A review of fortyfour cases from western Canada. Can. Vet. J. **23**, 291–295.

SCHIEFFER, B., GEE, B. R., and WARD, G. E. (1974): A disease resembling feline leprosy in Western Canada. J. Am. Vet. Med. Ass. **165**, 1085–1087.

SCHIEFER, H. B., and MIDDLETON, D. M. (1983): Experimental transmission of a feline mycobacterial skin disease (feline leprosy). Vet. Path. **20**, 460–471.

SUTER, M. M., ROTZ, A. VON, WEISS, R., und METTLER, Ch. (1984): Atypisches mykobakterielles Hautgranulom bei einer Katze in der Schweiz. Zbl. Vet. Med. A **31**, 712–718.

THOMPSON, E. J., LITTLE, P. B., and CORDES, D. O. (1979): Observations of cat leprosy. N. Z. Vet. J. **27**, 233–235.
WHITE, S. D., IHRKE, P. J., STANNARD, A. A., CADMUS, C., CRIFFIN, C., KRUTH, S. A., ROSSER, E. J. Jr., REINKE, S. I., and JANG, S. (1983): Cutaneous atypical mycobacteriosis in cats. J. Am. Vet. Med. Ass. **182**, 1218–1222.
WILKINSON, G. T. KELLY, W. R., and O'BOYLE, D. (1982): Pyogranulomatous panniculitis in cats due to *Mycobacterium smegmatis* (Correspondence). Aust. Vet. J. **58**, 77–78.
WILLEMSE, T., GROOTHUIS, D. G., KOEMAN, J. P., and BEYER, E. G. (1985): *Mycobacterium thermoresistibile*: Extrapulmonary infection in a cat. J. Clin. Microbiol. **21**, 854–856.

9.1.24. Tularämie

Die auch als Nagerpest bezeichnete Tularämie scheint für die Katze nur von untergeordneter Bedeutung zu sein. Zumindest in Westeuropa, wo derzeit unter den als Hauptwirte anzusehenden Nagetieren und Hasen nur einige wenige autochthone Naturherde bekannt sind (Deutschland: Steigerwald, Schleswig-Holstein, Brandenburg, Mecklenburg, Gebiet westlich der unteren Oder) ist mit Infektionen bei der Katze kaum zu rechnen. Dagegen muß die Infektionsgefahr für Katzen in den klassischen Tularämie-Gebieten (Skandinavien, UdSSR, USA, Kanada) höher angesetzt werden.

Der Erreger *Francisella tularensis*, ein besonders kleines, gramnegatives, kokkoides Stäbchen (0,2–0,7 µm lang), ruft bei den Hauptwirten schnell verlaufende *Septikämien* mit tödlichem Ausgang oder chronische Infektionen mit Abmagerung, Anschwellung und Abszedierung der Lymphknoten hervor. Die Übertragung dieser *Zoonose* erfolgt entweder direkt von Tier zu Tier, über blutsaugende Insekten (Zecken, Läuse) oder verseuchtes Futter oder Wasser. Katzen können sich offenbar beim Fang und Verzehr infizierter Nager anstecken; allerdings sind in entsprechenden Untersuchungen nur z. T. Krankheitserscheinungen und Tod der Tiere ausgelöst worden (BELL, 1981). DAVID (1947) berichtete über rasche Abmagerung, allgemeine Schwäche, Vergrößerung der Kopflymphknoten und Tod der Versuchskatzen innerhalb von 10–49 Tagen nach ein- oder mehrmaliger Verfütterung erregerhaltigen Organmaterials. Knötchenbildung in der Milz bzw. nekrotische Herde in Leber und Milz sind anläßlich der Sektion solcher Tiere mehrfach beobachtet worden. Einer Mitteilung von MILLER und MONTGOMERY (1957) zufolge wurde der Erreger von einer akut kranken Katze (unbekannter Ursache) durch einen Biß auf den Besitzer übertragen, der daraufhin an einer typischen Lymphadenitis erkrankte. Serologisch konnten Antikörper gegen *Francisella tularensis* nachgewiesen werden.

Eine **Diagnose** dieser fieberhaft verlaufenden Infektionskrankheit, die hautpsächlich von Pseudotuberkulose, Tuberkulose und Pest abzugrenzen ist, läßt sich am ehesten durch den Nachweis agglutinierender Antikörper im Blutserum führen; dabei ist die partielle Kreuzreaktivität von *Francisella-tularensis*-Antikörpern mit Brucellen zu berücksichtigen. Außerdem könnten Anamnese und die jeweilige epidemiologische Situation gewisse Hinweise liefern. Eine kulturelle Diagnose erfordert Spezialnährböden sowie mindestens einen zwischengeschalteten Tierversuch (Maus, Meerschweinchen) zur Anreicherung der Erreger in der Milz.

Therapeutisch verspricht die parenterale Anwendung von Oxytetracyclin, Streptomycin oder Chloramphenicol am ehesten Erfolg. Allerdings ist die Gefahr der Erregerübertragung auf den Menschen zu beachten. Veterinärpolizeilich unterliegt die Tularämie in Deutschland der Meldepflicht.

Literatur

BELL, J. F. (1981): Francisella. In: BLOBEL, H., und SCHLIESSER, Th.: Handbuch der bakteriellen Infektionen bei Tieren. Band III, Gustav Fischer Verlag, Jena, 172–256.
DAVID, H. (1947): Untersuchungen über die Tularämie in Österreich. Wien. Tierärztl. Mschr. **34**, 523–529.
MILLER, L. D., and MONTGOMERY, E. L. (1957): Human tularemia transmitted by a cat bite. J. Am. Vet. Med. Ass. **130**, 314.

9.1.25. Tyzzersche Krankheit

Die hauptsächlich bei Mäusen und anderen Labortieren (Ratten, Kaninchen, Gerbils) beobachtete Tyzzersche Krankheit ist in einigen wenigen Fällen auch bei Katzen beschrieben worden (KOVATCH und ZEBARTH, 1973; BENNET et al., 1977; KUBOKAWA et al., 1973; WILKIE und BARKER, 1985). Bei den betroffenen Tieren handelte es sich fast ausschließlich um Katzenwelpen und *Jungkatzen* bis zu einem Alter von 8 Wochen. Die Symptome bestanden in Anorexie, Schwäche, *Diarrhoe* bzw. grauem, weichem Kot, gelegentlich mit Blutbeimengungen. Die Tiere starben innerhalb weniger Tage oder wurden eingeschläfert. *Pathologisch-anatomische Veränderungen* ließen sich vorwiegend an Darm und Leber in Form von nekrotisierender Ileitis und Kolitis sowie multifokalen Lebernekrosen feststellen; teilweise beschränkten sie sich auf das Kolon (WILKIE und BARKER, 1985).

Mikroskopisch wurden in den Endothelzellen der Leber am Rande der Nekroseherde sowie in den Epithelzellen der betroffenen Ileum- und Kolonschleimhaut schmale, nadelförmige und teilweise zu Bündeln zusammengefaßte Mikroorganismen nachgewiesen, die sich besonders in der Giemsa- und PAS-Färbung gut darstellten. Ihre Größe lag bei 0,3–0,5 µm × 8–10 µm. Teilweise fanden sich in den Darmepithelien auch dickere, sporenförmige Organismen mit einem Durchmesser von 0,8–1,0 µm. Die als *Bacillus piliformis* bezeichneten Mikroorganismen lassen sich auf künstlichen Nährböden nicht anzüchten, und ihre taxonomische Stellung ist bis heute unklar.

In der Mehrzahl der beschriebenen Fälle wurde bei den Katzen eine *Immunosuppression* infolge begleitender viraler Infektionen vermutet, die ein Angehen der Tyzzerschen Krankheit begünstigt haben könnte. Aufgrund der Erfahrungen an anderen Tierarten scheinen auch Mängel in Hygiene und Ernährung sowie jegliche Form von Streß fördernd zu wirken.

Die **Diagnose** läßt sich nur durch den mikroskopischen Nachweis der charakteristischen intrazellulären Erreger in Leber und Darmschleimhaut z. B. mit der Giemsa-Färbung absichern. *Differentialdiagnostisch* ist Panleukopenie auszuschließen.

Eine **Therapie** ist nicht bekannt, jedoch hat eine Optimierung der Umweltbedingungen u. U. einen positiven Effekt.

Literatur

BENNET, A. M., HUXTABLE, C. R., and LOVE, D. N. (1977): Tyzzer's disease in cats experimentally infected with feline leukaemia virus. Vet. Microbiol. **2**, 49–56.
KOVATCH, R. M., and ZEBARTH, G. (1973): Naturally occurring Tyzzer's disease in a cat. J. Am. Vet. Med. Ass. **162**, 136–138.
KUBOKAWA, K., KUBO, M., TAKASAKI, Y., OGHISO, Y., SATO, K., LEE, Y.-S., GOTO, N., TAKAHASHI, R., and FUJIWARA, K. (1973): Two cases of feline Tyzzer's disease. Jap. J. Exp. Med. **43**, 413–421.
WILKIE, J. S. N., and BARKER, I. K. (1985): Colitis due to *Bacillus piliformis* in two kittens. Vet. Path. **22**, 649–652.

9.1.26. Yersiniosen

Von den 3 der Gattung *Yersinia* zugeordneten Bakterienspezies, *Yersinia pseudotuberculosis*, *Yersinia enterocolitica* und *Yersinia pestis*, ist besonders erstere als Krankheitserreger bei Katzen bekannt geworden. *Yersinia pestis* löst nur in den endemischen Pestgebieten gelegentlich auch bei der Katze Krankheitserscheinungen aus. Von untergeordneter Bedeutung für die Katze sind dagegen *Yersinia-enterocolitica*-Infektionen anzusehen.

9.1.26.1. Yersinia-pseudotuberculosis-Infektion

Die bis in die jüngste Zeit auch als Pseudotuberkulose, Rodentiose, Nagertuberkulose u. ä. bezeichnete Infektionskrankheit tritt vorwiegend bei Nagern und Vögeln, aber auch bei Zootieren auf. Katzen können akut oder subakut unter Ausbildung von Durchfall, Ikterus und Abmagerung erkranken. Die Krankheit führt regelmäßig innerhalb von 10–30 Tagen zum Tod.

Ätiologie. Der früher der Gattung *Pasteurella* zugeordnete Erreger gehört heute unter dem Gattungsnamen *Yersinia* der Familie *Enterobacteriaceae* an. *Yersinia pseudotuberculosis* ist ein gramnegatives, teils kokkoides, teils langes, schlankes Stäbchen (0,8 × 0,8–2,0 μm bzw. 0,4–0,8 × 1,5–6,0 μm), das in einem Temperaturbereich von 20–28 °C gut beweglich ist, dessen Geißelbildung und Beweglichkeit bei 35–37 °C jedoch fast vollständig fehlen. Obere und untere Wachstumsgrenzen dieses Bakteriums liegen bei 43 °C und 0–2 °C.

Die kulturelle Anzüchtung auf bluthaltigen Nährböden führt innerhalb von 1–2 Tagen zur Ausbildung kleiner, weißlicher, anhämolysierender Kolonien. Ihre Speziesdifferenzierung erfolgt anhand morphologischer (Beweglichkeit, s. o.) und biochemischer Parameter. Hinsichtlich der Antigenstruktur werden heute 6 0-Gruppen (I–VI) unterschieden.

Die Widerstandsfähigkeit von *Yersinia pseudotuberculosis* gegenüber Einflüssen der Umwelt ist groß, im Erdboden, in Wasser bleibt der Erreger über Monate lebensfähig. Temperaturen bei 56–60 °C führen innerhalb von 10–180 min zur Abtötung. Von den Desinfektionsmitteln wirken 1%iges Formalin in 5–10 min und Alkohol innerhalb von 30 s sicher inaktivierend.

Der Verbreitung des Erregers in der Natur und bei den Hauptwirtstieren Nagern (Mäuse, Ratten), Hasenartigen und Vögeln entsprechend, ist mit einem *weltweiten* Vorkommen von Erkrankungen bei Katzen zu rechnen (KNAPP und WEBER, 1982). Allerdings handelt es sich stets um Einzelfälle, und die Krankheitsrate ist grundsätzlich niedrig. PALLASKE und MEYN (1932) berichteten über 12 Fälle innerhalb von 2 Jahren, FREUDIGER (1977) über 4 innerhalb der Jahre 1950–1954 (0,6% der Katzensektionen). Eine weitere Mitteilung aus der Schweiz basiert ebenfalls auf 12 Fällen innerhalb von 2 Jahren (LOTT-STOLZ, 1979). In Kotproben gesunder Katzen wurde *Yersinia pseudotuberculosis* bei 3,7% (YANAGAWA et al., 1978), in Mesenteriallymphknoten bei 1,2% der Proben (FUKUSHIMA et al., 1985) nachgewiesen.

Pathogenese. Da experimentelle Infektionen nur ausnahmsweise zu klinischen Erkrankungen führten und sich stattdessen überwiegend latente Infektionen mit vorübergehender Erregerausscheidung einstellten, wird vermutet, daß es zum Angehen der Infektion zusätzlicher *resistenzmindernder* Faktoren bedarf. Darauf weist auch die Tatsache hin, daß bei Tieren in der freien Wildbahn (Hasen) die Erkrankungsraten in den Wintermonaten, einer Zeit also, in der Nässe, Kälte, mangelhafte Ernährung u. a. die Widerstandsfähigkeit der Wirtstiere vermehrt belasten, am höchsten lagen (Lit. bei KNAPP und WEBER, 1982). Selbst aus Tonsillen von Schlachtschweinen wurde *Yersinia pseudotuberculosis* von WEBER und KNAPP (1981) ausschließlich in den Winter- und Frühjahrsmonaten isoliert. O'SULLIVAN et al. (1976)

vermuteten in dem von ihnen geschilderten Krankheitsfall einen begünstigenden Effekt für das Angehen der Infektion durch Saugwürmer.

Katzen nehmen den Erreger vermutlich vornehmlich durch Verzehr infizierter und erkrankter Mäuse und anderer Nager, Hasenartiger sowie Vögel auf. Hinweise darauf ergeben sich auch aus der Tatsache, daß ausschließlich im Haus gehaltene Katzen fast nie erkrankten, während die yersiniose-kranken Tiere freien Ausgang hatten und als gute *Mäusefänger* bezeichnet wurden (MAIR et al., 1967). Bei Verabreichung roher Schlachtabfälle erscheint auch die Ansteckung über kontaminiertes *Schweinefleisch* denkbar.

Die Inkubationszeit ist weitgehend unbekannt. Die angegebenen Zeitspannen zwischen wenigen Tagen und mehreren Monaten weisen darauf hin, daß auch mit einer Aktivierung latent bestehender Infektionen gerechnet werden muß. Die betroffenen Katzen waren fast ausschließlich ausgewachsen.

Die **klinische Symptomatologie** (MAIR et al., 1967; ROBINSON, 1972; FREUDIGER, 1977; SPEARMAN et al., 1979) ist im allgemeinen geprägt von plötzlich oder allmählich einsetzender Anorexie, Apathie, Fieber und *Erbrechen* sowie wäßrig-bräunlichen *Durchfällen*. Die Schleimhäute sind auffallend blaß, die Bauchdecken gespannt und besonders im Bereich der Leber druckempfindlich. Im weiteren Verlauf kann die Körpertemperatur auf normale bis subnormale Werte absinken, die Diarrhoe allmählich in Obstipation mit Kotanschoppung übergehen; die Schleimhäute können ein blaßgelbliches bis gelbliches Aussehen annehmen, und die Tiere magern ab. Palpatorisch läßt sich eine Vergrößerung der Leber, teilweise auch der Milz feststellen. SPEARMAN et al. (1979) weisen auf erhöhte Glutamat-Pyruvat-Transaminase-Werte (heute ALT, Alanin-Amino-Transferase) im Serum als Ausdruck der *Leberzellschädigung* hin. Der Krankheitsverlauf ist meistens akut bis subakut und endet nach 8–14 Tagen, selten auch 6–8 Wochen fast immer mit dem Tod der Tiere.

Pathologisch-anatomisch imponieren vor allem die in der vergrößerten Leber vorhandenen hirsekorn- bis erbsengroßen, grauweißen, knotigen Herde (Abb. 9.10.). Die Milz erscheint ebenfalls vergrößert, die Mesenteriallymphknoten können teilweise markig geschwollen oder hämorrhagisch sein. Die übrigen Organe sind ohne auffällige Veränderungen.

Histologisch weisen die Leberherde nekrotische Zentren (Abb. 9.11.) auf, die peripher von einer Bakterienschicht, einer kernreichen nekrotischen Zone sowie einer reaktiven Entzündungszone, bestehend aus Histiozyten und Leukozyten, umgeben werden. Ebenfalls nekrotische Herde finden sich in Milz und Darmlymphknoten.

Diagnose. In den weitaus meisten Fällen wird die Diagnose erst post mortem gestellt, wo die typischen Herde vor allem in der Leber besonders auffällig sind. Jedoch auch hier ist der Verdacht durch kulturelle Anzüchtung des Erregers aus Leber, Milz, Lymphknoten abzusichern, was allerdings kaum Probleme bereitet. Intra vitam könnten Anamnese (freier Auslauf!), Krankheitsverlauf, Palpationsbefund und Anstieg der ALT-Werte gewisse Hinweise auf eine Yersiniose liefern. Auch eine Leber- oder Lymphknotenbiopsie zur histologischen und bakteriologischen Untersuchung ist in Betracht zu ziehen. Ein Erregernachweis kann bei Verdacht auch aus dem Kot versucht werden. Über die Eignung serologischer Verfahren zum Antikörpernachweis (Langsamagglutination) liegen praktisch keine Erfahrungen vor.

Differentialdiagnostisch muß vor allem an Leukose, Tuberkulose, FIP, Panleukopenie und, wo möglich, auch an Pest gedacht werden.

Prognose. Übereinstimmend mit den Literaturmitteilungen ist die Prognose, vor allem bei akutem Verlauf, als schlecht zu bezeichnen. Selbst bei rechtzeitiger Diagnose konnte trotz eingeleiteter Therapie der Tod meistens nicht verhindert werden.

9. Bakterielle Infektionskrankheiten und Mykosen

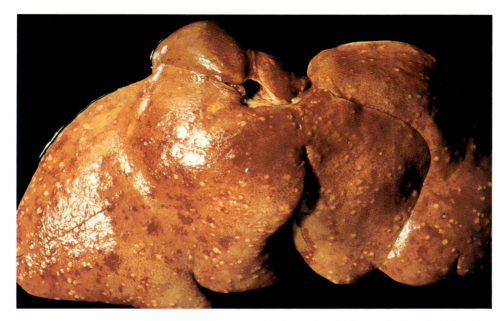

Abb. 9.10. *Yersinia-pseudotuberculosis*-Infektion. Aufnahme: Dr. B. GEISSE, Institut für Veterinär-Pathologie der Justus-Liebig-Universität Gießen.

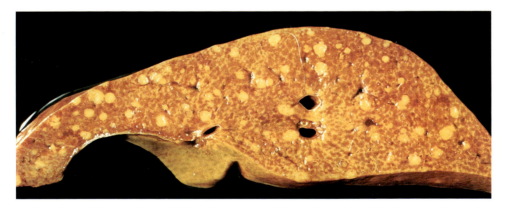

Abb. 9.11. Knotige Herdbildung in der Leber mit zentraler Nekrose infolge *Yersinia-pseudotuberculosis*-Infektion. Aufnahme: Dr. B. GEISSE, Institut für Veterinär-Pathologie der Justus-Liebig-Universität Gießen.

Eine antibiotische **Therapie** kann versucht werden mit Tetracyclin, Ampicillin oder Chloramphenicol. Sie hat kontinuierlich über mindestens 20 Tage zu erfolgen.

Yersinia pseudotuberculosis ist ein *Zoonose-Erreger*. Er kann beim Menschen (Kinder, Jugendliche, resistenzgeschwächte Patienten) Pseudoappendizitis mit mesenterialer Lymphadenitis, terminale Ileitis und Septikämie mit z. T. tödlichem Ausgang auslösen. Auch Konjunktivitis und periphere Lymphknotenschwellung kommen vor. Der Besitzer einer Katze mit Verdacht auf bzw. einer nachgewiesenen Yersiniose ist daher auf die Möglichkeit einer Ansteckung und auf die Einhaltung hygienischer Grundregeln im Umgang mit dem erkrankten Tier hinzuweisen.

Literatur

FREUDIGER, U. (1977): Infektionskrankheiten. In: CHRISTOPH, H.-J.: Klinik der Katzenkrankheiten. 2. Aufl., Gustav Fischer Verlag, Jena, 524–527.

FUKUSHIMA, H., NAKAMURA, R., ILTSUKA, S., ITO, Y., and SAITO, K. (1985): Presence of zoonotic pathogens (*Yersinia* spp., *Campylobacter jejuni, Salmonella* spp., and *Leptospira* spp.) simultaneously in dogs and cats. Zbl. Bakt. Hyg. B **181**, 430–440.

KNAPP, W., und WEBER, A. (1982): *Yersinia pseudotuberculosis*. In: BLOBEL, H., und SCHLIESSER, Th.: Handbuch der bakteriellen Infektionen bei Tieren. Band IV, Gustav Fischer Verlag, Jena, 466–518.

LOTT-STOLZ, G. (1979): Yersiniosen bei Heimtieren. Kleintierprax. **24**, 97–109.

MAIR, N. S., HARBOURNE, J. F., GREENWOOD, M. T., and WHITE, G. (1967): *Pasteurella pseudotuberculosis* infection in the cat: Two cases. Vet. Rec. **81**, 461–462.

O'SULLIVAN, B. M., ROSENFELD, L. E., and GREEN, P. E. (1976): Concurrent infection with *Yersinia pseudotuberculosis* and *Platynosomum fastosum* in a cat. Aust. Vet. J. **52**, 232–233.

PALLASKE, G., und MEYN, A. (1932): Über die Pseudotuberkulose bei Katzen. Dtsch. Tierärztl. Wschr. **40**, 577–581.

ROBINSON, M. (1972): *Pasteurella pseudotuberculosis* infection in the cat. Vet. Rec. **91**, 676–677.

SPEARMAN, J. G., HUNT, P., and NAYAR, P. S. G. (1979): *Yersinia pseudotuberculosis* infection in a cat. Can. Vet. J. **20**, 361–364.

WEBER, A., und KNAPP, W. (1981): Über die jahreszeitliche Abhängigkeit des Nachweises von *Yersinia enterocolitica* und *Yersinia pseudotuberculosis* in Tonsillen gesunder Schlachtschweine. Zbl. Bakt. Hyg., 1. Abt. Orig. A **250**, 78–83.

YANAGAWA, Y., MARUYAMA, T., and SAKAI, S. (1978): Isolation of *Yersinia enterocolitica* and *Yersinia pseudotuberculosis* from apparently healthy dogs and cats. Microbiol. Immunol. **22**, 643–646.

9.1.26.2. Yersinia-enterocolitica-Infektion

Infektionen durch *Yersinia enterocolitica* verlaufen nach dem derzeitigen Kenntnisstand bei der Katze offenbar immer klinisch inapparent. Die biochemisch von *Yersinia pseudotuberculosis* abzugrenzenden Mikroorganismen sind dagegen beim Menschen (besonders bei Kindern) als Erreger von Gastroenteritiden, Pseudoappendizitis, Lymphadenitis und akuter terminaler Ileitis bekannt. In diesem Zusammenhang ist nach wie vor ungeklärt, inwieweit die Katze eine Infektionsquelle für den Menschen darstellt. Zudem konnte der Erreger in einer Reihe von Fällen gleichzeitig bei Personen, die an einer *Yersinia-enterocolitica*-Infektion erkrankt waren, und den dazugehörigen Katzen nachgewiesen werden (SZITA et al., 1980; weitere Lit. bei WINBLAD, 1982). Eine endgültige Absicherung, ob die Katze tatsächlich als Ansteckungsquelle fungiert hatte, war jedoch nie möglich gewesen.

Untersuchungen an Katzenkotproben zufolge lag die Nachweisrate von *Yersinia enterocolitica* zwischen 0 und 2,2% (Lit. bei WEBER und LEMBKE, 1981). Nach den Erfahrungen von

WINBLAD (1982) handelte es sich bei felinen Stämmen fast ausschließlich um Angehörige der Serogruppe O : I. Stämme dieser O:Gruppe werden bei menschlichen Infektionen am häufigsten ermittelt.

Unter diesen Aspekten erscheint es anläßlich eines Nachweises von *Yersinia enterocolitica* in Untersuchungsmaterial von Katzen angebracht, den Patientenbesitzer auf die *potentiell existierende Ansteckungsgefahr*, insbesondere für kleine Kinder und Jugendliche, hinzuweisen. Eine antibiotische Behandlung latent infizierter Katzen sollte hingegen unterbleiben.

Literatur

SZITA, J., SVIDRO, A., KUBINYI, M., NYOMARKAY, I., and MIHALYFI, I. (1980): *Yersinia enterocolitica* infection of animals and human contacts. Acta Microbiol. Acad. Sci. Hung. **27**, 103–109.

WEBER, A., und LEMBKE, C. (1981): Untersuchungen zum Vorkommen von humanpathogenen *Yersinia enterocolitica* bei Katzen. Berl. Münch. Tierärztl. Wschr. **94**, 325–327.

WINBLAD, S. (1982): *Yersinia enterocolitica*. In: BLOBEL, H., und SCHLIESSER, Th.: Handbuch der bakteriellen Infektionen bei Tieren. Band IV, Gustav Fischer Verlag, Jena, 519–535.

9.1.26.3. Yersinia-pestis-Infektion (Pest)

Pest äußert sich bei Katzen in Form einer ausgeprägten Lymphadenopathie mit Fieber oder unter dem Bild einer *Septikämie* mit starken Allgemeinerscheinungen. Die Krankheit verläuft überwiegend tödlich innerhalb von 7–25 Tagen nach Einsetzen der klinischen Symptome.

Ätiologie. Der Erreger *Yersinia pestis* unterscheidet sich von den anderen *Yersinia*-Arten durch seine absolute Unbeweglichkeit sowie verschiedene biochemische Parameter. Er besitzt außerhalb von Wirtsorganismen bei nicht zu hoher Trockenheit eine lange Lebensdauer, in Kadavern überlebt er dagegen nur kurz. *Yersinia pestis* kommt heute nur noch in bestimmten endemischen *Pestgebieten* wie Asien, Süd- und Zentralafrika, dem Westen der USA und mehreren Ländern Südamerikas vor.

Die bestehenden Naturherde werden durch infizierte freilebende *Nager* aufrechterhalten, zwischen denen die Übertragung des Erregers durch direkten Kontakt, hauptsächlich aber über *Ektoparasiten* (Flöhe, Zecken) abläuft (MOLLARET, 1982).

Pathogenese. Katzen infizieren sich vermutlich *oral* durch Aufnahme pestkranker Nager. Das wiederholt beobachtete Entstehen von primären Herden (Bubonen) in den Lymphknoten des Kopfes und Nackens scheint typisch zu sein und weist auf die Mundhöhlen- und Rachenschleimhaut als Eintrittspforte von *Yersinia pestis* hin. Ausgehend von diesen Herden, entwickelt sich bald eine Bakteriämie, gefolgt von sekundärer Ansiedlung des Erregers in Milz, Leber, Lunge und/oder weiteren Lymphknoten, wenn die generalisierte Phase von der Katze überstanden wird (THORNTON et al., 1975; KAUFFMAN et al., 1981; ROLLAG et al., 1981).

Klinische Symptome setzen nach einer Inkubationszeit von 4–7 Tagen ein mit Abgeschlagenheit, Anorexie, Fieber sowie zunehmender *Schwellung* und Schmerzhaftigkeit der *Kopf- und Nackenlymphknoten*. In diesem Stadium können sich die Katzen entweder wieder erholen, oder es kommt zur Septikämie mit Verstärkung der Symptome Apathie, hämorrhagische Diathese, schleimig-eitriger bis blutiger Nasenausfluß, gelegentlich auch ZNS-Störungen und baldiger Tod der Tiere.

Pathologisch-anatomisch sind die Lymphknotenschwellungen Ausdruck hämorrhagischer

Lymphadenitiden mit Lymphfollikeln, reich an Nekroseherden und umgeben von einem entzündlichen Ödem. Später kommt es zur Abszedierung der Lymphknoten mit Ausbildung eines dicken, cremigen Eiters. Sekundäre Ansiedlungen der Erreger äußern sich in Form von Splenitis, multifokalen Lebernekrosen, Pneumonie, Pleuritis oder subkutanen Abszessen.
Zur **Diagnosestellung** sind die Lymphadenitiden im Zusammenhang mit Anamnese und Pest-Epidemiologie heranzuziehen. Die bakteriologische Diagnose erfolgt durch Anzüchtung von *Yersinia pestis* aus Lymphknotenaspirat, Abszeßeiter oder Herzblut.
Wenn auch Streptomycin, Tetracycline und Chloramphenicol sich gegenüber dem Erreger als wirksam erwiesen haben, so ist von einer **Therapie** doch unbedingt abzusehen. Pest-infizierte Katzen sollten eingeschläfert werden. Außerdem sind Desinfektion der Umgebung und u. U. Ektoparasitenbekämpfung bzw. Nagerbekämpfung einzuleiten.

Literatur

KAUFMAN, A. F., MANN, J. M., GARDINER, T. M., HEATON, F., POLAND, J. D., BARNES, A. M., and MAUPIN, G. O. (1981): Public health implications of plague in domestic cats. J. Am. Vet. Med. Ass. **179**, 875–878.

MOLLARET, H. H. (1982): *Yersinia pestis*. In: BLOBEL, H., und SCHLIESSER, Th.: Handbuch der bakteriellen Infektionen bei Tieren. Band IV, Gustav Fischer Verlag, Jena, 536–546.

ROLLAG, O. J., SKEELS, M. R., NIMS, L. J., THILSTED, J. P., and MANN, J. M. (1981): Feline plague in New Mexico: Report of five cases. J. Am. Vet. Med. Ass. **179**, 1381–1383.

THORNTON, D. J., TUSTIN, B. J., TE PIENAAR, W. N., and BUBB, H. D. (1975): Cat bite transmission of *Yersinia pestis* infection to man. J. S. Afr. Vet. Ass. **46**, 165–169.

9.2. Mykosen

Pilzbedingte Erkrankungen der Katze beruhen auf Infektionen mit Dermatophyten (Hautpilzen), Sproßpilzen (Hefen), Schimmelpilzen und dimorphen Pilzen. Sie manifestieren sich an Haarkleid und Haut bzw. an verschiedenen Organsystemen wie Magen-Darm-Trakt, Respirationstrakt, Zentralnervensystem. Herausragende Bedeutung kommt den Infektionen von Haut- und Anhangsorganen durch Dermatophyten zu, während ein systemischer Befall einzelner oder mehrerer innerer Organe durch Sproß- oder Schimmelpilze nur sporadisch beobachtet und im allgemeinen mehr zufällig und/oder im Rahmen von Post-mortem-Untersuchungen aufgedeckt wird. Welche Rolle in diesem Zusammenhang Virusinfektionen mit immunsuppressiven Auswirkungen als Vorreiter spielen, ist in bezug auf die Katze bis heute kaum bekannt. Mit Mykosen durch dimorphe Pilze ist in Mitteleuropa nur ausnahmsweise zu rechnen; ihr Auftreten ist eng mit der natürlichen Verbreitung dieser Erreger – vorwiegend auf dem amerikanischen Kontinent – verknüpft. Mit der weltweiten Ausdehnung des Handels mit Katzen und der Durchführung überregionaler Ausstellungen und Tierschauen durch Katzenzüchter sind jedoch auch derartige Pilzerkrankungen differentialdiagnostisch zu berücksichtigen.

9.2.1. Dermatophytosen

Infektionen durch Dermatophyten sind bei Katzen weit verbreitet. Ihrer Ätiologie entsprechend als **Mikrosporie** oder **Trichophytie** bezeichnet, äußern sie sich entweder als „scherende Flechte" mit *rundlichen Alopezieherden* und unterschiedlicher Beteiligung entzündlicher Prozesse an der Haut, als geringfügiger *Haarausfall*, verbunden mit leichter Hautschuppung, oder liegen als *latenter* Hautpilzbefall weitgehend ohne klinisch erkennbare Haut- und Haarkleidveränderungen vor. Eine klinische Sonderform stellt der sogenannte **Favus** dar, der durch die Bildung linsen- bis pfenniggroßer Schildchen aus dichten Pilzgeflechten auf der Haut und im Fell gekennzeichnet ist. In ihrer Eigenschaft als *Zoonosen* können Hautpilzinfektionen bei der Katze Ausgangspunkt für menschliche Dermatophytosen sein.

Ätiologie. Wichtigster Erreger ist *Microsporum (M.) canis*. Sein Anteil an den insgesamt bei Katzen nachgewiesenen Dermatophyten wird überwiegend mit über 95% angegeben (KAPLAN und IVENS, 1961; WEISS et al., 1979; BRUMM, 1985). Andere Dermatophyten, z. B. *M. gypseum, Trichophyton (T.) mentagrophytes, T. quinckeanum* oder *T. verrucosum*, werden nur vereinzelt nachgewiesen. Diese den Fungi imperfecti zugeordneten Fadenpilze unterscheiden sich hinsichtlich ihres natürlichen Standortes bzw. primären Wirtstieres sowie anhand ihrer makro- und mikromorphologischen Charakteristika bei der Anzüchtung auf künstlichen Nährböden voneinander. Während *M. canis* unter den Tieren hauptsächlich Katze und Hund befällt, ist als primärer Standort von *M. gypseum* der Erdboden (geophiler Dermatophyt) anzusehen. *T. mentagrophytes* und *T. quinckeanum* bzw. *T. verrucosum* finden sich in erster Linie bei Kleinnagern bzw. Rindern.

Die *Übertragung* der Mikrosporie-Erreger erfolgt in erster Linie *von Katze zu Katze*. Ausgangspunkt sind latent infizierte Tiere ebenso wie Katzen mit klinischen Symptomen. Hauptanlässe sind Ausstellungen und Tierschauen, zu denen derzeit entsprechende, die Haut betreffende Gesundheitszeugnisse nicht verlangt werden. Zukauf und Einstellung in Katzenzuchten, Versuchstierhaltungen, Tierhandlungen und Tierheime sowie Deckverkehr führen ebenfalls zur Ausbreitung der Mikrosporie und können umfangreiche Epidemien in ursprünglich hautpilzfreien Katzenpopulationen zur Folge haben. Daneben ist die *indirekte Übertragung* der ansteckungsfähigen Pilzsporen von besonderer Bedeutung. Obwohl keine Dauerformen wie die der sporenbildenden aeroben und anaeroben Bazillen, weisen sie doch eine beträchtliche Widerstandsfähigkeit gegenüber äußeren Einflüssen auf. In Hautschuppen, an ausgefallenen Haaren als Vektoren kann ihre Ansteckungsfähigkeit bis zu einem Jahr erhalten bleiben. In Wohnungen mit *M.-canis*-infizierten Katzen erwiesen sich neben den Katzenlagern Gardinen, Teppiche, Polstermöbel, aber auch glatte Oberflächen (Wände, Fußböden, Möbel) fast regelmäßig als kontaminiert (BRUMM, 1985). Selbst in Räumen, zu denen die infizierten Tiere keinen Zutritt hatten, ließen sich Hautpilze nachweisen, die offenbar über die Kleidung der Katzenbesitzer dorthin gelangt waren. Besondere Bedeutung als Infektionsquelle besitzen zudem Bürsten, Kämme, Futternäpfe und Katzenspielzeug. Außer über unbelebte Vektoren können Ansteckungen auch direkt oder indirekt vom *Menschen* oder in Gemeinschaft mit Katzen gehaltenen *Spieltieren* (Kaninchen, Hunde, Meerschweinchen) ausgehen (WEISS, 1983; BRUMM, 1985). Schließlich sind auch *Ektoparasiten*, vor allem Flöhe, Milben, Läuse oder Fliegen, als potentielle Überträger der Mikrosporie zu berücksichtigen.

Latente Infektionen treten prozentual gehäuft bei langhaarigen Rassen, insbesondere Perserkatzen auf; zudem besteht eine signifikante Altersabhängigkeit, indem sich ältere Tiere (um 24 Monate) häufiger als klinisch unauffällig infiziert erweisen als Jungtiere (BRUMM, 1985).

Katzen mit der Möglichkeit des freien Auslaufs bzw. in landwirtschaftlichen Betrieben infizieren sich gelegentlich mit anderen Dermatophyten als *M. canis*. Von ihren hauptsächlichen Beutetieren (verschiedene Mäusespezies) können *T. mentagrophytes* und *T. quinckeanum* übertragen werden. *T.-verrucosum*-infizierte Rinder und die durch diese kontaminierten Stallungen stellen auf Bauernhöfen zusätzliche Ansteckungsquellen dar.

Die *Widerstandsfähigkeit* von Dermatophyten ist grundsätzlich als hoch zu bezeichnen. Der langen Lebensdauer bei Austrocknung steht allerdings eine nur begrenzte Überlebens- und Ansteckungsfähigkeit in feuchtem Milieu gegenüber. Bei Temperaturen um 100 °C werden Hautpilzelemente schnell abgetötet, von den verschiedenen Desinfektionsmitteln wirken aldehydhaltige Präparate und oberflächenaktive Stoffe inaktivierend, ohne für Katzen toxische bzw. gewebeschädigende Eigenschaften zu entwickeln.

Pathogenese. Das Angehen einer klinisch manifesten Hautpilzinfektion wird durch eine Reihe endo- und exogener Faktoren begünstigt. So haben z. B. Jugend, Mangel- und Fehlernährung, Parasitenbefall sowie mangelhafte Pflege und Hygiene einen resistenzmindernden Effekt. Alterationen der Haut, wie sie durch Flohstiche und das damit verbundene vermehrte Kratzen oder im Rahmen von Rangkämpfen entstehen, stellen günstige Eintrittspforten für auf die Haut gelangte Pilzsporen dar.

Die Inkubationszeit von *M.-canis*-Infektionen wird mit 7(–14) Tagen, seltener auch bis 4 Wochen angegeben. In dieser Zeit wachsen die Sporen in den *keratinisierten Zellen* der Haut (Stratum corneum) und ihrer Anhangsorgane zu verzweigten, septierten Hyphen aus, dringen in die Haarbälge bis oberhalb des Haarbulbus ein und umgeben, wiederum in Sporen zerfallend, den *Haarschaft* mit einem dichten, mehrlagigen Sporenmantel.

Mit dem weiterhin wachsenden Haarschaft gelangen die Hautpilzelemente allmählich an die *Hautoberfläche*, wo das unter dem Einfluß der umlagernden Pilzsporen spröde gewordene Haar kurz über der Haut abbricht. Da der Haarbulbus vom Hautpilz nicht erfaßt wird, bleibt das Haarwachstum unbeeinflußt.

In den obersten Epidermisschichten lösen die Hautpilzelemente eine *entzündliche Reaktion* des Wirtes aus, die sich histologisch als Akanthosis, Hyper- und Parakeratose sowie Ödembildung und granulomatöse Follikulitis darstellt. Die Abwehrreaktion setzt sich, dem weiteren Wachstum der Dermatophyten entsprechend, *kreisförmig* in der Peripherie fort, was zur Entwicklung typischer runder Herde mit abgebrochenen Haaren und einem peripheren Entzündungswall führt. Im weiteren Verlauf stellt sich ein latentes Stadium ein, dessen Ursache u. a. in immunologischen Vorgängen gesehen wird.

Klinische Symptomatik. Grundsätzlich läßt sich von der Art der Veränderungen nicht auf den ursächlich verantwortlichen Dermatophyten schließen, wenn man von dem typischen Bild des Favus absieht; die starke Dominanz von *M.-canis*-Infektionen bei der Katze läßt jedoch eine ätiologische Wahrscheinlichkeitsdiagnose zu. Ausgeprägte klinische Erscheinungen *manifestieren* sich bevorzugt im Bereich des Gesichtes und der Ohren, in abnehmender Reihung sind Brust und Bauch, Vorder- und Hintergliedmaßen, Schwanz und Rücken befallen. Gelegentlich wird im Zusammenhang mit einer Otitis externa auch Mikrosporie festgestellt.

Die Veränderungen bestehen aus 4–6 cm großen, runden bis ovalen, teils konfluierenden Herden mit Haarbruch („scherende Flechte"), entzündlicher Hautverdickung oder peripherer Wallbildung sowie unterschiedlich ausgeprägter Schuppung. Bei Zutritt bakterieller *Sekundärinfektionen* treten nässende und mehr krustöse Hautefflorescenzen hinzu. Die Ohrränder erscheinen verdickt, haarlos und schuppend oder mehlig bestäubt.

Bei chronischem Verlauf, besonders bei älteren Katzen, sind die klinischen Erscheinungen auf ein schütteres, stumpfes Haarkleid (Abb. 9.12.) und eine leichte Hautschuppung beschränkt. Latenten Infektionen fehlt fast jegliche Symptomatik. Juckreiz wird nur selten beobachtet; soweit vorhanden, ist er nur wenig ausgeprägt.

Der *Favus* durch *T. quinckeanum* weist ein relativ typisches Erscheinungsbild auf. Er manifestiert sich vorwiegend an Maulöffnung, Kopfhaut, Ohrmuscheln und/oder Pfoten und ist durch die Ausbildung von massiven *Schildchen* (*Scutula*) und Borken von Linsen- bis Pfenniggröße gekennzeichnet. Sie bestehen aus dichten Myzelgeflechten des Dermatophyten, haften der darunterliegenden Haut mehr oder weniger fest an, die bei Ablösung der Auflagerungen leicht näßt oder blutet. Die Ohrmuscheln können infolge Substanzverlust stark deformiert werden.

Diagnose. Klinisch manifeste Erkrankungen erlauben mit einiger Sicherheit die Wahrscheinlichkeitsdiagnose „Dermatophytose". Schwierigkeiten bereiten dagegen vor allem die latenten und mit unspezifischen Symptomen einhergehenden Infektionen. Hier kann auf zusätzliche Untersuchungen nicht verzichtet werden.

Wegen des hohen Anteils an *M.-canis*-Infektionen stellt die Betrachtung des Haarkleides mit der *Woodschen Lampe* in einem dunklen Raum eine Untersuchungsmethode mit hoher diagnostischer Aussagekraft dar. *M. canis* bildet bei Befall der Haare eine Substanz, die im UV-Licht gelbgrün fluoresziert. Dadurch lassen sich infizierte Haare und Bezirke gezielt auffinden, was auch für die Probenentnahme zur mikroskopischen und kulturellen Absicherung der Diagnose von Bedeutung ist. Der Nachweis der *typischen Fluoreszenz* erlaubt ohne

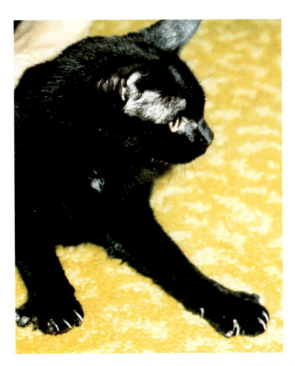

Abb. 9.12. Mikrosporie-bedingte Fellschäden oberhalb des rechten Auges. Die Aufnahme wurde freundlicherweise von Herrn Prof. Dr. E.-G. GRÜNBAUM, Medizinische und Gerichtliche Veterinärklinik der Justus-Liebig-Universität Gießen, zur Verfügung gestellt.

Zeitverlust den sofortigen Beginn einer antimykotischen Therapie. Falschpositive Befunde durch unspezifische Fluoreszenz von Hautschuppen, Spuren von Salbenbehandlungen, Talkum oder Textilfasern sind allerdings auszuschließen. Außerdem ist zu berücksichtigen, daß *M. gypseum* oder *Trichophyton*-Arten keine Fluoreszenz auslösen, so daß ein negativer Befund eine Dermatophytose letztlich *nicht* ausschließt.

Unter diesen Aspekten kommt der Erstellung einer ätiologischen Diagnose durch Anzüchtung der Erreger die größte Bedeutung zu. Zu diesem Zweck hat eine Entnahme von *Hautgeschabseln*, möglichst vom Rand der veränderten Areale, zu erfolgen, wobei darauf zu achten ist, daß die Tiere noch nicht vorbehandelt sind. Die Entnahme von Haaren, Schuppen, Krusten sollte durch Abschaben mit einem sterilen Skalpell, evtl. unter Wood-Licht, vorgenommen werden. Zur Feststellung latenter Infektionen bietet sich die Verwendung steriler *Kunststoffbürsten* an, mit denen die Patienten zur Probengewinnung großflächig durchkämmt werden müssen und die dann dem Untersuchungslabor zur weiteren Verarbeitung direkt zugesandt werden können. Abgeschnittene Haare oder sog. Tesafilm-Abklatschpräparate eignen sich dagegen *nicht* zur mykologischen Untersuchung.

Hautgeschabsel sind mikroskopisch und kulturell zu untersuchen. Die *Mikroskopie* eines 20–30 min in 10%iger Kalilauge inkubierten Nativpräparates erlaubt neben der sofortigen Feststellung einer Hautpilzinfektion gleichzeitig den Nachweis eines Ektoparasitenbefalls. Ein negatives mikroskopisches Ergebnis schließt allerdings das Vorliegen einer Dermatophytose nicht aus. Hautpilze stellen sich im Kalilaugepräparat bei 100- bis 400facher Vergrößerung als dichte, um die Haare gelagerte Sporenmäntel dar, die dem befallenen Haar ein granuliertes Aussehen verleihen (Abb. 9.13.). Die Sporen selbst von 2–3 µm Größe sind meist einzeln nicht deutlich auszumachen. In Hautschuppen und -krusten sind die Sporen dagegen zu verzweigten Hyphen (Abb. 9.14.) ausgewachsen (selten bei *M.-canis*-Infektionen!). Die Möglichkeit der Verwechslung von Hautpilzelementen mit den meist bräunlich

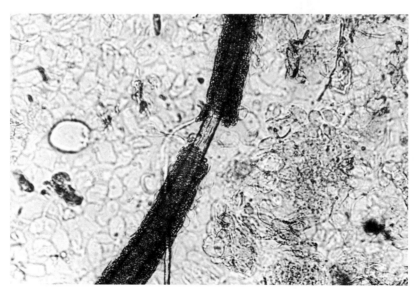

Abb. 9.13. Sporenmanschette von *Microsporum-canis*-Sporen um Katzenhaar. Kalilaugepräparat, Vergrößerung ca. 160fach.

9. Bakterielle Infektionskrankheiten und Mykosen

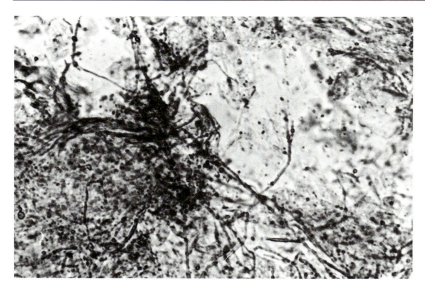

Abb. 9.14. Hautpilzhyphen in abgeschilferten Epithelzellen. Kalilaugepräparat, Vergrößerung ca. 250fach.

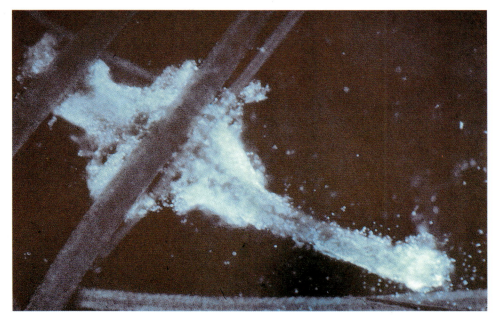

Abb. 9.15. Sporenmantel von *Trichophyton mentagrophytes* um Katzenhaar im Fluoreszenzmikroskop. Mit Weißtöner behandeltes Nativpräparat, Vergrößerung ca. 160fach. Aufnahme: Prof. Dr. K. H. Böhm, Institut für Mikrobiologie und Tierseuchen der Tierärztlichen Hochschule Hannover.

gefärbten Schimmelpilzsporen oder -hyphen, mit Sproßpilzen, Fibrin, Kalilaugekristallen (sog. Mosaikfungi) ist zu berücksichtigen.

Eine wesentliche Verbesserung der mikroskopischen Untersuchung wird durch Behandlung der Nativpräparate mit *Fluoreszenzfarbstoffen* erreicht. HAACK (1985) konnte durch Verwendung des Weißtöners Blancophor BA 267% (Bayer AG, Leverkusen), der sich mit den Cellulose- und Chitinkomponenten der Pilzzellwände verbindet, die Zahl der mikroskopisch positiven Befunde gegenüber der KOH-Technik mehr als verdoppeln (Abb. 9.15.). Allerdings bedarf es bei diesem Verfahren eines Fluoreszenzmikroskops.

Zur *kulturellen* Anzüchtung der Dermatophyten werden kleine Teile des Probenmaterials auf Sabouraud-Glucose-Agar oder Pilzagar nach KIMMIG aufgelegt und die Hemmstoffe gegen Bakterien und Schimmelpilze enthaltenden Nährböden bei 28–30 °C bebrütet. Eine Homogenisierung des Untersuchungsmaterials mittels Mörser und Pistill in 2–3 ml isotonischer Kochsalzlösung und anschließendes Auftropfen der Suspension auf die Nährmedien stellen eine verbesserte Anzuchtmethode dar, die durch Beimpfung der Suspension auf entsprechende Agarplatten zusätzlich eine Untersuchung auf bakterielle Infektionserreger ermöglicht. Die Bebrütung der Pilzmedien hat über 3–4 Wochen zu erfolgen. *M.-canis*-Kolonien sind allerdings fast immer bereits nach 7–10 Tagen Inkubation als 3–4 cm große, flache, flaumige, teils radiär gefurchte Kolonien zu erkennen, die auf der Unterseite meist eine gelbe Pigmentierung aufweisen (Abb. 9.16.). Mikroskopisch lassen sich die Kulturen im Tesafilm-Abklatschpräparat mit Lactophenolwasserblau anhand ihrer überwiegend mäßig vorhandenen, typischen spindelförmigen Makrokonidien als *M. canis* differenzieren (Abb. 9.17.). *Trichophyton*-Arten bilden dagegen in der Kultur u. a. in wechselndem Maße zigarrenförmige Makrokonidien aus.

Die Eignung eines im Handel angebotenen Fertigagars zum Hautpilznachweis (Fungassay®, Fa. Janssen) wird durch die Möglichkeit falsch-positiver Resultate infolge vereinzelt nicht gehemmten Schimmelpilzwachstums eingeschränkt.

Differentialdiagnose. Abzugrenzen sind Dermatophytosen gegen zahlreiche äußere und innere Erkrankungen, auf die im Kapitel 13. (Haut, Haare, Anhangsorgane) näher eingegangen wird. Bevorzugt sind bakterielle Dermatitiden, Ektoparasitenbefall, allergische Dermatosen (Kontaktekzeme, Arzneimittelüberempfindlichkeit, Nahrungsmittelallergie), chronische Organkrankheiten zu nennen, die am sichersten durch entsprechende diagnostische Untersuchungen, teilweise im Ausschlußverfahren, abgegrenzt werden können.

Prognose. Prinzipiell hängt sie von der individuellen Kondition und Abwehrlage, von der Ausdehnung der Veränderungen, Sekundärinfektionen und Beteiligung von Ektoparasiten ab. Auch die Virulenz des Pilzes dürfte eine Rolle spielen. Mit Selbstheilung ist erst nach längerer Krankheitsdauer bzw. einem ausgedehnten latenten Infektionsstadium zu rechnen.

Therapie. Die Behandlung kann innerlich und/oder äußerlich erfolgen. Eine *systemische* Behandlung ist vor allem bei ausgedehntem Befall und latenten Infektionen angezeigt, sie beruht auf der täglichen oralen Applikation von *Griseofulvin* (Likuden H®, Hoechst AG, Fulcin S®, ICI, Rheinpharma, 60–120 mg/kg KM) oder Ketoconazol (Nizoral®, Fa. Janssen, 10 mg/kg KM) über einen Zeitraum von 4–5 Wochen bzw. 2–3 Wochen. Griseofulvin wirkt nur fungistatisch, sollte daher über den Zeitpunkt der klinischen Gesundung hinaus verabreicht werden. Eine Applikation an trächtige Tiere und auf nüchternen Magen ist zu vermeiden. *Ketoconazol* ist für die Behandlung von Tieren bisher noch nicht zugelassen und

9. Bakterielle Infektionskrankheiten und Mykosen 287

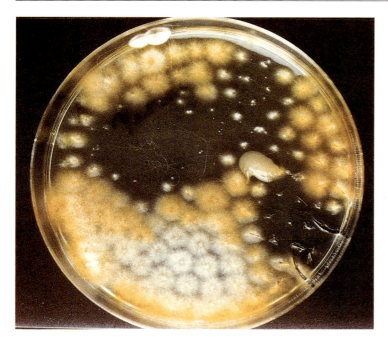

Abb. 9.16. *Microsporum-canis*-Kultur. Die Probenentnahme von einer latent infizierten Katze erfolgte mit einer Nylonbürste, die anschließend direkt in den Pilznährboden eingedrückt wurde.

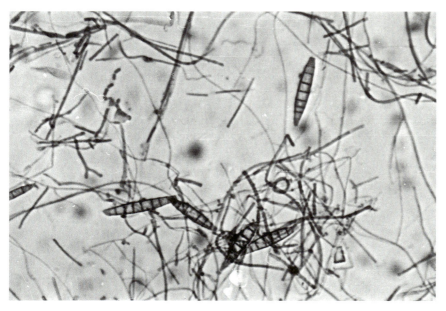

Abb. 9.17. Typische mehrkammerige, spindelförmige Makrokonidien eines auf Pilzagar angezüchteten *Microsporum-canis*-Stammes. Lactophenolwasserblaupräparat, Vergrößerung ca. 250fach.

hat sich zudem zur alleinigen Anwendung bei latenten Infektionen als nicht geeignet erwiesen (WEISS, 1983).

Äußerliche therapeutische Maßnahmen sind bei Vorhandensein nur einzelner örtlich begrenzter Pilzherde angebracht und bestehen in der *lokalen Anwendung* von Salben oder Sprays, die hauptsächlich der Stoffgruppe der Imidazole angehören und vorwiegend in der Humanmedizin im Gebrauch sind (Canesten®-Salbe oder Spray, Bayer AG; Daktar®, Fa. Janssen; Epipevaryl®, Cilag Chemie AG). Umfassender und damit wirkungsvoller erscheint eine Ganzkörperbehandlung mit Waschlösungen wie Ectimar®, 1%ig (Etisazol, Bayer AG) oder auch dem Imidazolderivat Enilconazol, 0,2%ig (Imaverol®, Fa. Janssen, Neuss), das allerdings für den Einsatz bei der Katze bisher nicht zugelassen ist. Durch derartige Waschungen werden die Erreger auch an Körperstellen, die makroskopisch keine Veränderungen aufweisen, sowie im Bereich der oberhalb der Haut gelegenen Sporenmäntel erfaßt. Besonders letztere können durch eine alleinige systemische Therapie nicht eliminiert werden. Die Ganzkörperwaschungen mit lauwarmen Lösungen sollten im wöchentlichen (Ectimar®) bzw. 3- bis 4tägigen Abstand (Imaverol®) insgesamt ca. viermal durchgeführt werden. Auf eine anschließende Trocknung des Haarkleides mit einem Fön zur Vermeidung von Erkältungen ist zu achten. Besonders bei Langhaarkatzen kann bisweilen auf eine Schur der Haare nicht verzichtet werden.

Flankierend zu den therapeutischen Maßnahmen hat eine mehrmalige *Desinfektion* der Umgebung der infizierten Tiere wie Lagerstätten, Räumlichkeiten, Futternäpfe z. B. mit quarternären Ammoniumbasen oder aldehydhaltigen Präparaten, wie sie in der jeweils gültigen Desinfektionsmittelliste der Deutschen Veterinärmedizinischen Gesellschaft aufgeführt sind, zu erfolgen. Kämme, Bürsten, Textilien u. a. lassen sich auch durch Auskochen dekontaminieren. Weniger wertvolles Zubehör sollte unschädlich beseitigt werden.

Wegen des *Zoonosen-Charakters* von Dermatophytosen sollte der praktizierende Tierarzt bei Vorstellung eines hautpilzkranken Patienten unbedingt auf die Übertragungsmöglichkeit des Erregers auf den Menschen, besonders Kinder und Jugendliche, hinweisen und Erkundungen über evtl. bereits erfolgte Infektionen einziehen. Eine Zusammenarbeit zwischen Tierarzt und Humanmediziner ist äußerst hilfreich für die Aufdeckung von Infektketten und die Erkennung latent infizierter Katzen als Infektionsquelle des Menschen.

Als **prophylaktische Maßnahme** empfiehlt BÖHM (1981) beim Kauf einer Katze eine genaue Untersuchung von Haarkleid und Haut durch den Kaufinteressenten. Gegebenenfalls sollte ein Tierarzt konsultiert werden. BRUMM (1985) hält aufgrund ihrer epidemiologischen Untersuchungsergebnisse die Durchführung kultureller mykologischer Routinekontrollen in Katzenhaltungen bzw. vor Ausstellungen und im Rahmen von Ankaufsuntersuchungen zur Eindämmung der Mikrosporie bei Katzen für angebracht.

Literatur

BÖHM, K. H. (1981): Dermatomykosen bei Hund und Katze. Kleintierprax. **26**, 413–420.
BRUMM, F. (1985): Untersuchungen zur Mikrosporie der Katze. Vet.-med. Diss., Hannover.
HAACK, D. (1985): Die fluoreszenzmikroskopische Diagnose der Hautpilze. Vet.-med. Diss., Hannover.
KAPLAN, W., and IVENS, M. S. (1961): Observations on the seasonal variations in incidence of ringworm in dogs and cats in the United States. Sabouraudia **1**, 91–102.
WEISS, R. (1983): Zur Behandlung Mikrosporie-kranker Katzen mit Ketoconazol und Enilconazol. Kleintierprax. **28**, 433–438.
WEISS, R., BÖHM, K. H., MUMME, J., und NICKLAS, W. (1979): 13 Jahre veterinärmedizinische mykologische Routinediagnostik. Dermatophytennachweise in den Jahren 1966–1977. Sabouraudia **17**, 345–353.

9.2.2. Sproßpilzmykosen

Infektionen durch Sproßpilze (Hefen) kommen bei Katzen nur in Einzelfällen vor. Vorwiegend sind Respirations-, Magen-Darm-Trakt, Haut sowie Zentralnervensystem betroffen. Die Erreger gehören den Gattungen *Cryptococcus*, *Candida* und *Malassezia* (syn. *Pityrosporum*) an. Sie siedeln sich im allgemeinen sekundär, z. B. im Rahmen primärer viraler oder bakterieller Krankheiten an; auch andere Hilfsfaktoren, wie Ernährungs- und Haltungsmängel mit Auswirkungen auf die Widerstandskraft (Avitaminosen, Parasitenbefall), Langzeitbehandlung mit Antibiotika in hohen Dosen oder mit Cortison begünstigen Haftung, Vermehrung und Schadwirkung von Sproßpilzen. Die Diagnose der überwiegend mit unspezifischen Symptomen einhergehenden Erkrankungen wird selten intra vitam gestellt, vor allem wegen der Schwierigkeit, echte Mykosen von unspezifischen Sproßpilzbesiedlungen zu unterscheiden. Wegen der nur begrenzten Aussagekraft des direkten Erregernachweises bedarf es zur Klärung meist zusätzlicher pathohistologischer Untersuchungen, die naturgemäß im allgemeinen erst post mortem möglich sind. Dementsprechend haben spezifische therapeutische Maßnahmen einen untergeordneten Stellenwert.

9.2.2.1. Kryptokokkose

Diese im allgemeinen chronisch verlaufende Mykose manifestiert sich bei Katzen vorzugsweise im Bereich des oberen und unteren Respirationstraktes, der Haut sowie des ZNS unter Ausbildung von Atembeschwerden, Nasenausfluß, tumoröser Umfangsvermehrungen, kutaner Knotenbildung mit Ulzerationstendenz bzw. zentralnervaler Störungen.
Ätiologie. Erreger ist *Cryptococcus neoformans*, ein mit einer mehr oder weniger großen Polysaccharidkapsel wachsender Sproßpilz. Diese mittels Tuschefärbung darzustellende Kapsel bedingt auf festen Nährböden ein schleimiges Aussehen der Pilzkolonien (Abb. 9.18. und 9.19.). Im Nativpräparat dominieren einzelne runde bis ovale Blastosporen, teilweise mit Tochterzellbildung.
Cryptococcus neoformans kommt weltweit vor, primärer Standort ist der Erdboden. Besonders reichert er sich in den harnsäure- und kreatininreichen Exkrementen von Vögeln an. In Taubenkotproben konnte er wiederholt zu einem hohen Prozentsatz nachgewiesen werden (Böhm et al., 1967; Swinne, 1979), wobei die hohe Austrocknungsresistenz, die auch in getrocknetem Taubenkot noch eine Vermehrung des Erregers ermöglicht, eine Überlebensfähigkeit über 1–2 Jahre ermöglicht. Dagegen wirken Desinfektionsmittel wie Formalin (1%ig) oder Peressigsäure (0,12%ig) innerhalb von 60 min Einwirkzeit auf *Cryptococcus neoformans* sicher fungizid (Labourdette, 1980).
Klinische Symptomatik. Für die meisten der bei der Katze beschriebenen Kryptokokkose-Fälle werden die Nase und die unteren Atemwege als Eintrittspforte des Erregers beschrieben, doch weisen Erkrankungen an anderen Organsystemen (Auge, ZNS, Niere) darauf hin, daß primärer Infektionsort und erkranktes Organ nicht zwangsläufig übereinstimmen müssen. Die Krankheit zeigt durchweg einen *chronischen* Verlauf. Die auf die *Nase* lokalisierten Fälle äußerten sich im allgemeinen durch Schnupfen, Niesen, Atembeschwerden, Ulzerationen an den Schleimhäuten, Umfangsvermehrungen entweder an der Nasenöffnung oder in den Nasengängen sowie Verlegung der Stirnhöhlen mit schleimigen Massen (Lit. bei Köhler et al., 1976; Medleau et al., 1985). Bei Befall des unteren Respirationstraktes stehen Husten und Dyspnoe im Vordergrund.
Bei Infektionen im Bereich des *ZNS* stellen sich allmählich Bewegungsstörungen wie

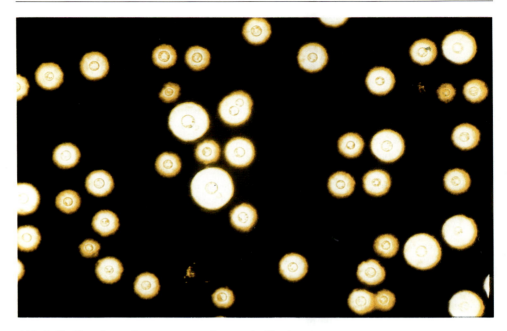

Abb. 9.18. Kapsel von *Cryptococcus neoformans* im Tuschepräparat.

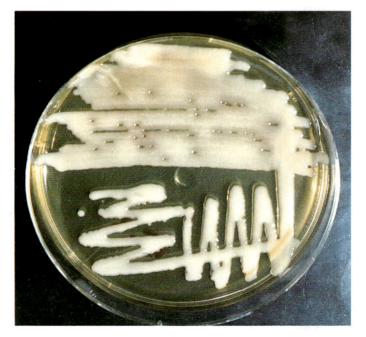

Abb. 9.19. Schleimig wachsende Kultur eines *Cryptococcus-neoformans*-Stammes mit ausgeprägter Kapselbildung.

Koordinationsprobleme und Paresen ein; auch die *Augen* können ein- oder beidseitig erfaßt sein mit Anzeichen von Ausfluß, Retinitis und Erblindung. Im ZNS finden sich Erweichungsherde, an den Hirnhäuten schleimig-gallertige Verdickungen; zellige Reaktionen fehlen hier weitestgehend (Abb. 9.20. und 9.21.).

Tumorbildung ist außer für den Nasenbereich auch für die Halsregion, Lunge, Lymphknoten, Milz und Niere beschrieben. Meist handelte es sich um grauweiße, speckige oder fettähnliche Massen mit teils granulomatösem Aufbau. *Kutane* Kryptokokkose äußert sich in Form von Papeln und Knoten, welche teilweise haarlos und ulzeriert sind (MEDLEAU et al., 1985):

Die **Diagnose** erfolgt durch *kulturelle* Anzüchtung von *Cryptococcus neoformans* aus Nasenschleim, Speichel, Augensekret bzw. veränderten Gewebebezirken und mikroskopischen Nachweis der Schleimkapsel im Tuschepräparat. *Pathohistologisch* läßt sie sich meist ebenfalls in Form eines ungefärbten Hofes um die im Gewebe liegenden Pilzzellen darstellen.

Differentialdiagnostisch ist je nach Lokalisation und Art der Veränderungen das Vorliegen von Tuberkulose, Toxoplasmose, Leukose, Blastomykose oder Histoplasmose auszuschließen.

Die **Prognose** ist überwiegend ungünstig. Dies hängt einerseits mit dem meist fortgeschrittenen Krankheitsstadium und den nur unzureichenden Möglichkeiten der **Therapie** zusammen, die in Form einer gemeinsamen Verabreichung von Amphothericin B (Vorsicht: nephrotoxisch!) und 5-Fluorocytosin (Ancotil®, Hoffmann-La Roche) versucht werden könnte. LEGENDRE et al. (1982) sowie MEDLEAU et al. (1985) berichteten über Therapieerfolge nach mehrmonatiger oraler Applikation von Ketoconazol. Einzelne kutane Kryptokokkoseherde lassen sich chirurgisch entfernen. Andererseits ist aufgrund der *potentiellen Ansteckungsgefahr* für den Menschen grundsätzlich abzuwägen, ob von einer Therapie abgesehen und die Einschläferung empfohlen werden soll.

Literatur

BÖHM, K. H., ABDALLAH, I. S., TRAUTWEIN, G., und BISPING, W. (1967): Nachweis von *Cryptococcus neoformans* in Taubenkot. Zbl. Vet. Med. B **14**, 419–431.

KÖHLER, H., GIALAMAS, J., und KUTTIN, E. S. (1976): Kryptokokkose bei einer Katze in Österreich. Dtsch. Tierärztl. Wschr. **83**, 492–495.

LABOURDETTE, R. E. (1980): Untersuchungen zum Vorkommen und zur Desinfektionsmittelresistenz von *Cryptococcus neoformans*. Vet.-med. Diss., Gießen.

LEGENDRE, A. M., GOMPF, R., and BONE, D. (1982): Treatment of feline cryptococcosis with ketoconazole. J. Am. Vet. Med. Ass. **181**, 1541–1542.

MEDLEAU, L., HALL, E. J., GOLDSCHMIDT, M. H., and IRBY, N. (1985): Cutaneous cryptococcosis in three cats. J. Am. Vet. Med. Ass. **187**, 169–170.

SWINNE, D. (1979): *Cryptococcus neoformans* (Sanfelice) Vuillemin 1894 et l'epidemiologie de la cryptococcose. Acta Zool. Path. Antverpiensia **74**, 5–134.

9.2.2.2. Candidamykose

Diese durch Angehörige der Gattung *Candida* verursachten Erkrankungen sind meist endogener Natur, d. h., sie gehen aus primär saprophytären Besiedlungen der Haut und Schleimhäute hervor. Erreger sind neben *Candida (C.) albicans* hauptsächlich *C. tropicalis* und *C. pseudotropicalis*. Voraussetzung für die mehr chronischen Prozesse schaffen bestimmte primäre Grundleiden (Panleukopenie) sowie Verabreichung von Antibiotika und anderen Medikamenten über einen längeren Zeitraum.

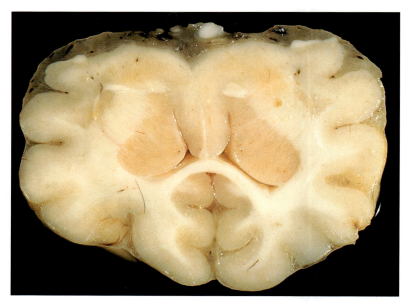

Abb. 9.20. Kryptokokken-Meningitis mit deutlicher Verdickung der Leptomeninx. Die Aufnahme wurde freundlicherweise von Herrn Prof. Dr. K. Frese, Institut für Veterinär-Pathologie der Justus-Liebig-Universität Gießen, zur Verfügung gestellt.

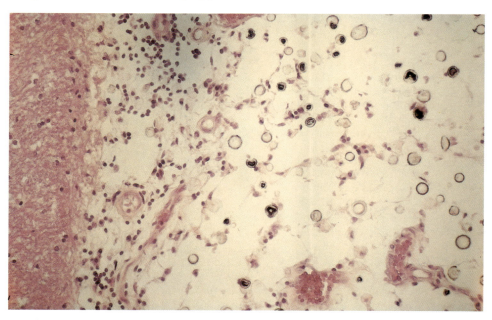

Abb. 9.21. Kryptokokken-Meningitis von Abb. 9.20. Runde, dickwandige Zellen von *Cryptococcus neoformans* bei mäßiger entzündlicher Reaktion im Bereich der Leptomeninx. HE-Färbung, Vergrößerung ca. 220fach. Aufnahme: Prof. Dr. K. Frese, Institut für Veterinär-Pathologie der Justus-Liebig-Universität Gießen.

Die *klinischen Bilder* sind wenig typisch, die Beschreibungen reichen von mehr granulomatösen Prozessen an der Haut bis zu diphtheroid-nekrotisierenden Entzündungen an der Darmschleimhaut. Die *Diagnosestellung* ist schwierig, der alleinige kulturelle Nachweis erscheint wenig aussagekräftig. Gewisse Rückschlüsse läßt die Menge der nachgewiesenen Erreger zu.
Als *Therapeutika* sind nystatin-haltige Präparate für eine Darmsanierung, Imidazol-Abkömmlinge zum Einsatz an der Haut geeignet. Zur Therapie disseminierter oder generalisierter Erkrankungen bietet sich Amphothericin B an.

9.2.2.3. Malassezia-Mykose

Mykosen durch *Malassezia* sp. (syn. *Pityrosporum* sp.) werden im Zusammenhang mit der Otitis externa der Katze sowie mit Dermatitiden beobachtet. Die durch ihre typische Birnenform mit auf breiter Basis sprossenden Tochterzellen charakterisierten Hefepilze sind bei Katzen nicht so weit verbreitet wie beim gesunden und otitis-kranken Hund, und ihre ätiologische Bedeutung als Ursache der genannten Krankheitsformen ist nach wie vor nur unzureichend geklärt. Wie beim Hund wird jedoch davon ausgegangen, daß diese lipophilen Sproßpilze in der Lage sind, einen einmal entstandenen Krankheitsprozeß allein zu unterhalten und fortzuführen. Häufig sind sie sowohl im Ohr als auch auf der Haut mit pathogenen Bakterien, vor allem *Staphylococcus aureus*, vergesellschaftet.
Ihr *Nachweis* in Tupferproben kann mikroskopisch in gramgefärbten Ausstrichen anhand ihres grampositiven Färbeverhaltens und ihrer typischen Form sowie kulturell durch Anzüchtung auf ölhaltigen Pilznährböden erfolgen. Zur Befundbeurteilung lassen sich gewisse Rückschlüsse aus der Menge der nachgewiesenen *Malassezia*-Pilze ziehen. *Therapeutische Maßnahmen* bestehen in der Anwendung nystatin-haltiger Präparate.

9.2.3. Schimmelpilzmykosen

Wie die Sproßpilzmykosen stellen diese Pilzinfektionen *seltene* Ereignisse dar, denen häufig ein Primärleiden (Leukose, Diabetes mellitus, Panleukopenie) zugrunde liegt. Sie äußern sich entweder *systemisch* an einem oder mehreren inneren Organen (Respirations-, Magen-Darm-Trakt, ZNS) oder örtlich im Bereich der Haut, Unterhaut, Nasengänge, Augen in Form chronischer granulomatöser, tumoröser, nekrotisierender bzw. ulzerierender und fistulierender Prozesse. Die als verantwortlich nachgewiesenen Erreger gehören vorwiegend der Gattung *Aspergillus* (*A. fumigatus*, *A. flavus*, *A. niger* u. a.) an (Fox et al., 1978); nur vereinzelt konnten dagegen Zygomyzeten (*Mucor*, *Rhizopus*, *Absidia*; LOUPAL, 1982) oder Angehörige der Gattung *Penicillium* (PEIFFER et al., 1982) mit mykotischen Erkrankungen in Verbindung gebracht werden. Daneben sind bei der Katze wiederholt Pilze aus der Familie der *Dematiaceae* („Schwärzepilze"; *Cladosporium* sp., *Phialophora* sp., *Exophiala jeanselmei*, *Moniliella* sp., *Drechslera* sp.) als Erreger sog. *Phaeohyphomykosen* der Haut- und Unterhaut, Augen, aber auch verschiedener innerer Organe beschrieben worden (REED et al., 1974; JANG et al., 1977; MILLER und BLUE 1983; weitere Lit. bei MCKENZIE et al., 1984).
Sämtliche Schimmelpilze haben ihren *primären Standort* in der Natur, sie sind ubiquitär im Erdboden, auf verrottenden Pflanzenteilen und in der Luft verbreitet. In Wohnräumen können sie sich u. a. in Blumenerde von Zimmerpflanzen anreichern.
Die opportunistischen Erreger werden *aerogen* oder *oral* aufgenommen. Durch die Verdauungsstoffe des Magen-Darm-Traktes werden sie im allgemeinen nicht abgetötet. Weitere

Eintrittspforten sind kleine *Verletzungen* oder primär durch bakterielle Infektionserreger vorgeschädigte Regionen der Haut, Hornhaut der Augen oder der Schleimhäute. In der Lunge sind es in erster Linie *Aspergillus*-Arten (*A. fumigatus*), die zu Ausbildung einzelner oder multipler nodulärer pneumonischer Herde mit granulomatösem Aufbau führen. Von LOUPAL (1982) wird dagegen ein hämorrhagischer Lungeninfarkt infolge *Mucor*-Mykose beschrieben, worin sich die Tendenz von *Mucoraceae* zur Invasion in Blutgefäße widerspiegelt. Am Darm äußern sich die Schimmelpilzmykosen (hauptsächlich durch *Aspergillus* sp., *Mucor* sp.) als ulzerierende, nekrotisierende Jejunitis, Ileitis oder Kolitis, während bei den Phaeohyphomykosen wiederum Granulombildung im Kutis und Subkutis mit Neigung zur Ulzeration oder Fistelbildung bzw. Abszeßbildung (Gehirn) im Vordergrund stehen.

Die **klinische Symptomatik** richtet sich nach Ort und Ausmaß der Veränderungen. Fieber, Anorexie, Depression, Husten, Niesen infolge Rhinitis, Konjunktivitis und/oder anfängliche Leukopenie kennzeichnen Erkrankungen im Bereich des oberen und unteren *Respirationstraktes* bzw. der Augen. Diarrhoe, Anorexie und Erbrechen wurden wiederholt als Symptome mykotischer Infektionen des *Darmes* genannt (Fox et al., 1978), wobei in allen Fällen gleichzeitig das Vorliegen einer Panleukopenie zu diagnostizieren war. Die Veränderungen im Bereich der *Haut* wurden als derbe, teils verschiebliche, teils mit dem darunterliegenden Gewebe verhaftete Knoten mit einem Durchmesser bis zu 2–3 cm und vereinzelt dunkler Verfärbung der Haut beschrieben; auf die gelegentlich vorhandene Ulzeration und Fistelbildung wurde bereits hingewiesen.

Eine **Diagnose** innerer Schimmelpilzmykosen wird im Regelfall erst *post mortem* gestellt. In der Haut lokalisierte Prozesse lassen sich dagegen anhand einer Exzision oder *Biopsieprobe* pathohistologisch und kulturell-mykologisch auch intra vitam diagnostizieren.

Die **Differentialdiagnose** hat sich nach den Symptomen und dem Ort der mykotischen Herde zu richten. Wegen ihres opportunistischen Charakters sollte beim Nachweis einer Schimmelpilzmykose stets sorgfältig nach einer zugrunde liegenden Primärkrankheit gesucht werden.

Aufgrund der diagnostischen Schwierigkeiten stellt sich die Frage nach einer **Therapie** meist nicht. Bei sicherem Nachweis einer Schimmelpilzmykose der inneren Organe kann eine orale Behandlung mit Ketoconazol (Nizoral®, Fa. Janssen) mindestens über 6 Wochen oder die intravenöse Gabe von Amphotericin B versucht werden. In Hinblick auf lokalisierte Hautprozesse ist, soweit möglich, eine chirurgische Exzision der Herde anzustreben.

Literatur

Fox, J. G., Murphy, J. C., and Shalev, M. (1978): Systemic fungal infections in cats. J. Am. Vet. Med. Ass. **173**, 1191–1195.

Jang, S. S., Biberstein, E. L., Rinaldi, M. G., Henness, A. M., Boorman, G. A., and Taylor, R. F. (1977): Feline brain abscess due to *Cladosporium trichoides*. Sabouraudia **15**, 115–123.

Loupal, G. (1982): Hämorrhagischer Lungeninfarkt infolge Mukormykose bei einer Katze mit Diabetes mellitus. Dtsch. Tierärztl. Wschr. **89**, 104–107.

McKenzie, R. A., Connole, M. D., McGinnis, M. R., and Lepelaar, R. (1984): Subcutaneous phaeohyphomycosis caused by *Moniliella suaveolens* in two cats. Vet. Pathol. **21**, 582–586.

Miller, D. M., and Blue, J. L. (1983): Keratomycosis caused by *Cladosporium* sp. in a cat. J. Am. Vet. Med. Ass. **182**, 1121–1122.

Peiffer, R. L., Belkin, P. V., and Janke, B. H. (1980): Orbital cellulitis, sinusitis, and pneumonitis caused by *Penicillium* sp. in a cat. J. Am. Vet. Ass. **176**, 449–451.

Reed, C., Fox, J. G., and Campbell, L. H. (1974): Leukaemia in a cat with concurrent *Cladosporium* infection. J. Small Anim. Pract. **15**, 55–62.

9.2.4. Mykosen durch dimorphe Pilze

Unter der Bezeichnung „dimorphe Pilze" ist eine Gruppe von Myzeten zusammengefaßt, die sich auf künstlichen Nährböden je nach Bebrütungstemperatur bei 22 °C oder 37 °C in einer „saprophytären" Myzelphase mit Ausbildung eines Luftmyzels und einer „parasitären" Hefephase ohne Luftmyzel vermehren. Die verschiedenen Gattungen zugeordneten Pilzarten können außer beim Menschen und verschiedenen anderen Säugetierspezies gelegentlich auch bei der Katze chronische Erkrankungen innerer Organe und/oder der Haut mit meist ungünstiger Prognose hervorrufen. Ihr Vorkommen steht allerdings wesentlich mit der natürlichen Verbreitung der Erreger auf dem amerikanischen Kontinent (USA/Mexiko) in Zusammenhang.

9.2.4.1. Blastomykose

Die sog. Nordamerikanische Blastomykose wurde vereinzelt bei Katzen als chronische granulomatöse und eitrige Erkrankung der Lungen, Augen, Haut mit teilweise weiterer systemischer Verbreitung beschrieben. Ursächliches Agens ist *Blastomyces dermatitidis*, ein Erreger, dessen natürlicher Standort im *Erdboden* vermutet wird und der vornehmlich in den USA im Bereich des Mississippi und südöstlicher Areale von Krankheitsfällen bei Mensch und Tier isoliert wurde (Lit. bei STROUD und COLES, 1980; HOWARD, 1984). Inzwischen ist auch über autochthone Fälle in Afrika und anderen Gegenden berichtet worden.

Die *Aufnahme der Sporen* von *Blastomyces dermatitidis* erfolgt im allgemeinen über die Lungen; von dort kommt es zu einer hämatogenen Verbreitung und Absiedlung in andere Organe (Milz, Leber, Lymphknoten, ZNS, Haut). Die *klinische Symptomatik* ist häufig unauffällig, sonst richtet sie sich nach Ort und Ausdehnung der Veränderungen. Depression, Anorexie, Anämie sowie Husten, Knotenbildung in der Haut mit Fistelungen bzw. verschiedene Formen von Ophthalmitis wurden beschrieben. *Pathologisch-anatomisch* fand sich in Lungen, Haut, ZNS und anderen inneren Organen unterschiedlich große pyogranulomatöse Knotenbildung mit zentraler Nekrosezone.

Die *Diagnose* erfolgt mikroskopisch durch Nachweis einzelner dickwandiger Pilzzellen (8–15 µm) mit auf breiter Basis sprossender Tochterzelle in Eiter oder Biopsiematerial. Kulturell muß die Erregeranzüchtung z. B. auf Blutagar bei 37 °C in der Hefephase und auf Sabouraud-Glucose-Agar bei 22 °C in der Myzelphase versucht werden.

Da die Krankheit im allgemeinen erst post mortem diagnostiziert wird, liegen kaum Kenntnisse über mögliche therapeutische Maßnahmen vor. Eine Behandlung mit Iodpräparaten oder Amphothericin B (intravenös) bzw. mit Ketoconazol (oral) kann versucht werden.

Literatur

HOWARD, D. H. (1984): The epidemiology and ecology of blastomycosis, coccidioidomycosis and histoplasmosis. Zbl. Bakt. Hyg. A **257**, 219–227.

STROUD, R. K., and COLES, B. M. (1980): Blastomycosis in an african lion. J. Am. Vet. Med. Ass. **177**, 842–844.

9.2.4.2. Histoplasmose

Die Krankheit äußert sich als chronisch-granulomatöse Entzündung der Lungen, disseminierte Histoplasmose sowie als ulzeröse oder knotige kutane Histoplasmose. Bevorzugt wird das retikulohistiozytäre System erfaßt, in dessen Zellen der Erreger, *Histoplasma capsulatum*, parasitiert.

Sein natürlicher *Standort* ist der Erdboden, wo er sich besonders anreichert, wenn dieser mit Tierexkrementen, vornehmlich von Vögeln (Tauben, Hühnern, Singvögeln) vermischt ist. Von Fledermäusen bewohnte Höhlen erwiesen sich ebenfalls häufig als Histoplasmen-Standort. Aus geographischer Sicht ist *Histoplasma capsulatum* im mittelöstlichen Teil der USA endemisch, doch liegen Berichte über Krankheitsfälle aus aller Welt vor (Howard 1984). Die Mitteilungen über Erkrankungen bei Katzen stammen dagegen praktisch ausnahmslos vom nordamerikanischen Kontinent.

Primär erfolgt die Infektion *aerogen* über erregerhaltigen Staub oder über kontaminierte *Wunden*, woraus sich eine primäre Lungen- bzw. Hauthistoplasmose entwickelt. Je nach Abwehrlage kann daraus eine disseminierte Histoplasmose hervorgehen, bei der vor allem Leber, Milz mit Hepato- und Splenomegalie, Lymphknoten, Knochenmark und Nieren erfaßt werden.

Als *klinische Symptome* wurden Kachexie, Anorexie, Husten, Dyspnoe, Fieber zwischen 39,5–40,0 °C, Leukopenie und Anämie beschrieben (Kabli et al., 1986). Außer multifokaler Granulombildung in der Lunge fanden sich Granulome in den anderen oben genannten Organen. Über Histoplasmose der Augen wurde von Gwin et al. (1980) sowie Percy (1981) berichtet.

Die *Diagnose* läßt sich durch mikroskopischen und kulturellen Erregernachweis führen. Im Gewebe oder in Abstrichen von Hautulzerationen finden sich Histoplasmen als hefeähnliche Formen von 1–5 µm Größe hauptsächlich intrazellulär von Monozyten. Die kulturelle Anzüchtung erfolgt am besten aus Lymphknoten, Blut, Knochenmark.

Differentialdiagnostisch sind sämtliche chronische Infektionskrankheiten, vor allem auch Tuberkulose und Infektionen durch andere dimorphe Pilze auszuschließen.

Ein befriedigendes Behandlungsverfahren liegt bisher nicht vor. Versuchsweise kann Amphothericin B intravenös bzw. Ketoconazol oral (0,5 mg/kg KM bzw. 10 mg/kg KM) über einen mehrwöchigen Zeitraum eingesetzt werden.

Literatur

Gwin, R. M., Makley jr., T. A., Wyman, M., and Werling, K. (1980): Multifocal ocular histoplasmosis in a dog and cat. J. Am. Vet. Med. Ass. **176**, 638–642.
Howard, D. H. (1984): The epidemiology and ecology of blastomycosis, coccidioidomycosis and histoplasmosis. Zbl. Bakt. Hyg. A **257**, 219–227.
Kabli, S., Koschmann, J. R., Robertstad, G. W., Lawrence, J., Ajello, L., and Redetzke, K. (1986): Endemic canine and feline histoplasmosis in El Paso, Texas. J. Med. Vet. Mycol. **24**, 41–50.
Percy, D. H. (1981): Feline histoplasmosis with ocular involvement. Vet. Pathol. **18**, 163–169.

9.2.4.3. Coccidioidomykose

Die in Einzelfällen auch bei Katzen beschriebene, durch *Coccidioides immitis* hervorgerufene *Systemmykose* manifestiert sich vorwiegend an der primären Eintrittspforte, der Lunge, in Form einer chronisch-granulomatösen Erkrankung mit gelegentlicher Tendenz zur Generalisation. Geographisch ist das Auftreten dieser Mykose eng mit dem natürlichen Vorkommen von *Coccidioides immitis* im *Erdboden* und *Staub* des südwestlichen Teils der USA und der angrenzenden Teile von Mexiko verknüpft. Nach Inhalation des Erregers entwickeln sich pneumonische Veränderungen unterschiedlichen Schweregrades, die entweder spontan ausheilen oder disseminieren und unter Abmagerung und raschem Verfall zum Tod des Tieres führen.

Von *diagnostischer Aussagekraft* ist der Nachweis typischer dickwandiger Sphärulen (30–60 µm), angefüllt mit 2–5 µm großen Sporen, in Bronchiallavagen oder im veränderten Gewebe. Durch entsprechende Anzuchtverfahren sind kulturell die dimorphen Charakteristika dieses Hyphomyzeten darstellbar. Dabei ist die besonders ausgeprägte, von der Myzelphase des kultivierten Erregers ausgehende Ansteckungsgefahr für den Menschen (Laborpersonal) zu beachten.

Wie für die übrigen Mykosen durch dimorphe Pilze existiert bis heute keine wirksame Therapie zur Bekämpfung der Coccidioidomykose bei Katzen. Eventuell kann Amphotericin B intravenös eingesetzt werden.

9.2.4.4. Sporotrichose

Die weltweit verbreitete Sporotrichose kommt außer bei Menschen sowie Pferd, Hund und anderen Tierarten gelegentlich auch bei der Katze vor. Der normalerweise im Erdboden, auf Holz und Pflanzen zu findende Erreger *Sporothrix schenckii* dringt über *Wunden* in die Haut ein und löst eine teils multiple Knötchenbildung in der Haut aus, die mit Ulzeration verbunden sein kann. Bei Aufbrechen der Knötchen entleert sich ein dünnflüssiger Eiter. Über das Lymphgefäßsystem kann der regionäre Lymphknoten miterfaßt und die Entwicklung einer *disseminierten* Form der Sporotrichose ausgelöst werden.

Die *Diagnose* erfolgt über die Anzüchtung des Erregers, entweder direkt aus dem eitrigen Sekret oder unter Einschaltung eines Tierversuchs (weiße Maus, Meerschweinchen) zur Anreicherung des Myzeten. Die *Prognose* ist ungünstig. *Therapieversuche* sind intravenös mit Kaliumiodid oder mit Amphotericin B durchzuführen.

Tabelle 9.1. Übersicht der im Kapitel 9. aufgeführten Wirkstoffe

Wirkstoff	Dosierungsempfehlung
Aminoglycosid-Antibiotika s. Streptomycin, Dihydrostreptomycin, Gentamicin, Kanamycin	
Ampicillin	20 mg/kg KM i.m. alle 6 Stunden
Amoxicillin	20 mg/kg KM p.o. alle 50–100 mg/Tier täglich über 5 Tage
Amphotericin B	lokal oder am 1. Tag 0,5 mg/kg KM i.v. im Dauertropf, am 2. Tag 0,75 mg/kg KM i.v. im Dauertropf, am 3. Tag 1,0 mg/kg i.v. im Dauertropf. (Cave: Unverträglichkeitsreaktion ist möglich!).
Benzylpenicillin	40 000 IE/kg KM alle 8 Stunden
Benzylpenicillin-Benzathin	40 000 IE/kg KM alle 48 Stunden
Chloramphenicol	30–50 mg/kg KM/die, verteilt auf 3–4mal täglich p.o.
Clavulansäure/Amoxicillin	lokal oder in der Kombination 10 mg/kg KM Amoxicillin und 2,5 mg/kg KM Clavulansäure p.o. täglich 2mal über 5–7 Tage
Erythromycin	10–20 mg/kg KM/Tag über 5 Tage
Gentamicin	4 mg/kg KM i.m. alle 12 Stunden
Kanamycin	25 mg/kg KM s.c. oder i.m. 3mal täglich
Neomycin	10 mg/kg KM i.m. alle 12 Stunden
Nitrofuran	5 mg/kg KM 2mal täglich
Oxytetracyclin	15–25 mg/kg KM/die i.m., verteilt auf 3–4 Dosen 20–50 mg/kg KM/die p.o., verteilt auf 3–4 Dosen
Polymyxin B	2 mg/kg KM i.m. alle 12 Stunden
Rifampicin	10 mg/kg KM p.o. alle 24 Stunden
Spiramycin	15–25 mg/kg KM p.o. 2–3mal täglich
Streptomycin	250 mg/kg KM p.o. täglich über 3 Tage
Thioacetarsamid-Na	2mal 1 mg/kg KM alle 10 Stunden
Trimethoprim/Sulfamethoxazol	20 mg/kg KM/1mal täglich
Tylosin	4–10 mg/kg KM/die s. c.

10. Virusinfektionen
(H. Lutz)

10.1. Felines Herpesvirus Typ 1

Einleitung. Vor über 30 Jahren isolierten CRANDELL und MAURER (1958) von Kätzchen mit Schnupfensymptomen ein Virus, das sie zunächst felines Rhinotracheitisvirus (FVRV) nannten. Einige Jahre später zeigten DITCHFIELD und GRINYER (1965), daß der Erreger der felinen viralen Rhinotracheitis der Familie der Herpesviren angehört. Heute wird das Virus mehrheitlich Felines Herpesvirus Typ 1 (FHV-1) genannt; die ältere Bezeichnung FVR-Virus ist aber immer noch gebräuchlich. Neben dem FHV-1 wurde ein FHV-2 beschrieben, welches mit dem felinen urologischen Syndrom (FUS) in Zusammenhang gebracht wurde (FABRICANT, 1979). Nachdem dieser aber zweifelhaft ist, soll hier auf das FHV-2 nicht eingegangen werden.

Das FHV-1 gehört zusammen mit dem Herpes-simplex-Virus des Menschen, dem Aujeszky-Virus des Schweines, den equinen und bovinen Herpesvirus zur Subfamilie der *Alphaherpesvirinae*. Ein dem FHV-1 sehr ähnliches Virus wurde auch von Hunden isoliert (ROTA et al., 1986).

Eigenschaften des Virus. Das FHV-1 besteht aus einem Kapsid und einer Hülle; sein Durchmesser beträgt zwischen 130 und 190 nm.

Das Virion des FHV-1 enthält mehr als 20 Strukturproteine. Davon sind 6 glycosyliert. Das Virusgenom besteht aus einem Molekül einer linearen dsDNA. Die Molekulargewichte der Strukturproteine sind jenen anderer Herpesviren ähnlich (FARGEAUD et al., 1984). Immunseren mit Spezifität für FHV-1 zeigen mit Herpesviren anderer Tierarten keine immunologische Reaktion (POVEY, 1979).

FHV-1 bewirkt mit Katzenerythrozyten eine schwache Agglutination (GILLESPIE et al., 1971).

Innerhalb der ersten 20 Jahre nach Entdeckung des FHV-1 wurden von Katzen in verschiedenen Ländern mehrere Herpesviren isoliert. Diese Isolate erwiesen sich serologisch als mit dem Prototyp identisch (POVEY, 1979). Allerdings unterscheiden sich einzelne Isolate bezüglich ihrer Virulenz (CRANDELL, 1973).

In Kulturen vermag FHV-1 verschiedene Katzenzellinien, nicht aber Zellen anderer Spezies zu infizieren (CRANDELL, 1973, POVEY 1979). FHV-1 führt zu einem zytopathischen Effekt: Infizierte Zellen runden sich innerhalb von ca. 24 Stunden nach Infektion ab, werden lichtbrechend und lösen sich von der Oberfläche der Kulturschale (Abb. 10.1.). Einschlußkörperchen lassen sich sowohl in Kultur (Abb. 10.2.) als auch in der Histologie nachweisen. Höchste Virustiter im Kulturüberstand werden rund drei Tage nach Infektion beobachtet.

In der Außenwelt ist das FHV-1 mäßig stabil: In getrocknetem Zustand bleibt es sehr lange, bei 4 °C während Monaten, bei 15 °C allerdings weniger als 18 Stunden infektiös (MILLER und CRANDELL, 1962). Durch Lösungsmittel (Ether, Chloroform) und Desinfektionsmittel, die die Lipidhülle des Virus zu lösen vermögen, wird das FHV-1 rasch inaktiviert (BARTHOLOMEW

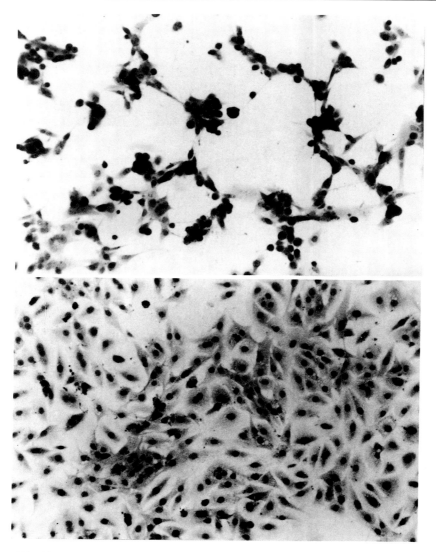

Abb. 10.1. Zythopathogener Effekt des FHV-1 in Zellkultur. Feline Embryozellen am 4. Tag p.i. Die Zellen haben sich in weiten Bezirken von der Oberfläche des Kulturgefäßes abgelöst, zum Teil sind sie pyknotisch geworden (Abb. 10.1a.); nicht infizierte Kontrollkultur (Abb. 10.1b.). Vergrößerung ×200 (Fotos: Dr. R. M Gaskell).

und GILLESPIE, 1968; SCOTT, 1980). Handelsübliche Desinfektionsmittel, die zur Bekämpfung der verschiedenen Katzenviren verwendet werden können, sind in Tabelle 10.1. zusammengestellt.

Pathogenese. Bei der FHV-1-Infektion kann eine primäre von einer chronischen resp. latenten Form unterschieden werden. Die *primäre Infektion* beginnt im Nasenraum, wo das Virus zunächst Epithelzellen befällt, die nach Virusreplikation zugrunde gehen. Von dort aus kann sich die Virusinfektion in den Rachenraum, in die Lidbindehäute sowie in die oberen Luftwege ausbreiten. Gelegentlich kommt es zu einer vorübergehenden Virämie. Die FHV-1-Infektion geht nach Kontakt des Virus mit den Schleimhäuten an, nicht jedoch nach intramuskulärer Infektion (POVEY, 1979). Besonders empfänglich sind Kätzchen unter drei Monaten und ältere Tiere in Streßsituationen. Nach experimenteller Infektion werden innerhalb von zwei Tagen klinische Symptome beobachtet, welche bis zu 14 Tagen persistieren können (POVEY, 1979).

Im Anschluß an diese primäre, akute Infektionsphase erholt sich die Katze von den klinischen Symptomen. Der größte Teil der infizierten Katzen bleibt aber persistierend infiziert: entweder als symptomlose Ausscheider oder als *latent infizierte Tiere*. Im Gegensatz zum Calicivirus wird das FHV-1 nicht dauernd, sondern in Schüben ausgeschieden. Nur bei einem kleineren Teil (20%) wird das FHV-1 vollständig eliminiert (GASKELL und POVEY, 1979). Als *Ort der latenten Infektion* wurden nachgewiesen: Nasenschleimhaut, weicher Gaumen, Tonsillen, Maulschleimhaut und Zunge (GASKELL und POVEY, 1979). Ob FHV-1 ähnlich den Herpesviren von Mensch und anderen Tieren die Ganglien des N. trigeminus latent infizieren kann, ist unklar (ELLIS, 1982). GASKELL und POVEY zeigten 1973, daß eine latente Infektion mit FHV-1 durch Applikation von Corticosteroiden in therapeutischen Dosen während

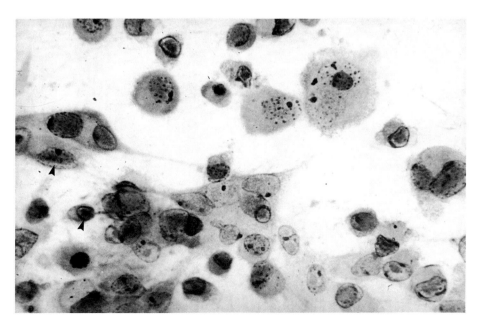

Abb. 10.2. FHV-1 in Zellkultur. Intranukleäre Einschlußkörperchen (Pfeile) können nach FHV-1-Injektion beobachtet werden. Vergrößerung ×400 (Foto: Dr. R. M. GASKELL).

Tabelle 10.1. Ausgewählte viruzide Desinfektionsmittel[1])[2])

Desinfektionsmittel	Konzentration	Effekt auf				
		FPV	FCV	FHV-1	Coronaviren	FeLV[7])
Alkohole[3])						
Methanol	35%	−	−	+++	+++	+++
Ethanol	50%	−	+	?	?	?
Halogenverbindungen						
Betadine	50%	+/−	++	+++	+++	+++
Na-Hypochlorit[4])	0,1–0,5%	+++	+++	+++	+++	+++
Phenolderivate						
Kresolmischpräparate[5])	1–5%	−	+++	+++	+++	+++
Aldehyde[6])						
Formaldehyd	4%	+++	+++	+++	+++	+++
Glutardialdehyd	1%	+++	+++	+++	+++	+++
Wasserstoffperoxid	1,5%	+	+	?	?	?

[1]) Modifiziert nach folgenden Quellen: Scott (1980), Cornell Feline Health Topics, Vol. 1, No. 3 (1986).
[2]) Resultate angegeben in % Inaktivierung: − = <10%, +/− = 10–99%, + = 90–99%, ++ = 99,9–99,99%, +++ = >99,99%.
[3]) Geeignet für Desinfektion von kleinen Flächen, z. B. Untersuchungstischen. Verträglich mit Stahl, Kunststoff, verschiedenen Materialien.
[4]) Ideal geeignet zur Desinfektion von größeren Flächen, z. B. Böden, da kostengünstig. Verträglich mit Stahl, Zementböden und bestimmten Kunststoffen.
[5]) Ebenfalls geeignet für größere Flächen. Verträglich mit fast allen Metallen, Textilien, Kunststoffen, Mauerwerk.
[6]) Universelle Desinfektionsmittel, allerdings langsame Wirkung, bedingen mehrstündige Einwirkungsdauer.
[7]) Für die Inaktivierung von FIV und FeSFV liegen keine experimentellen Untersuchungen vor. Als Retroviren dürften sie sich aber ähnlich inaktivieren lassen wie FeLV.

mehrerer Tagen reaktiviert werden kann. Streß, wie er durch bloßes Verbringen der Katze in eine neue Umgebung gegeben ist, kann ebenso zur Aktivierung der FHV-1-Infektion führen (Gaskell und Povey, 1977). Aktivierung von latentem FHV-1 wurde ferner im Zusammenhang mit Geburt und Laktation beobachtet (Gaskell und Povey, 1982). In utero dürfte es kaum je zur Infektion kommen, wahrscheinlich weil FHV-1 nur höchst selten zur Virämie führt (Hoover et al., 1970).
Klinische Symptome und Verlauf. Die häufigsten Folgen der FHV-1-Infektion sind die Rhinitis, welche sich durch Niesen und Nasenausfluß äußert, und Konjunktivitis (Abb. 10.3.). Von dieser Erkrankungsform am ehesten betroffen sind Kätzchen am Ende der Laktation und innerhalb der ersten Woche nach dem Absetzen (Gaskell und Povey, 1986). Oft erkranken nicht alle Tiere desselben Wurfes, einzelne Wurfgeschwister zeigen schwere, andere leichte oder keine Krankheitssymptome. Zu Beginn der Erkrankung ist dünnflüssiger *Nasenausfluß* zu beobachten. Danach wird dieser häufig schleimig-eitrig. Oft zeigen solche

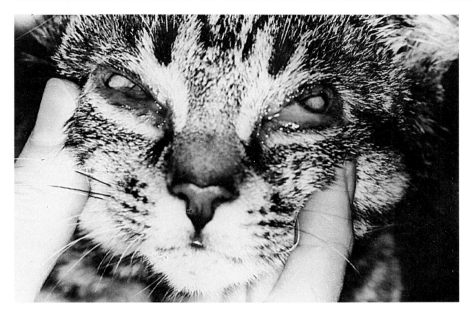

Abb. 10.3. Experimentelle FHV-1-Infektion. Drei Tage nach experimenteller FHV-1-Infektion kam es bei diesem Tier zu ödematöser Schwellung der Lider sowie zu Augenausfluß (Foto: Dr. R. M. GASKELL).

Tiere Atemschwierigkeiten. Die Symptome verschwinden üblicherweise innerhalb von 10–14 Tagen spontan. Gelegentlich breitet sich die Infektion aber auch auf Maulhöhle, Rachenraum, Nasenhöhlen, Trachea und Lunge aus. In diesen Fällen kommt es oft zu bakteriellen Sekundärinfektionen. Solange die Infektion auf den Nasenraum beschränkt ist, zeigen die Tiere nur geringes Fieber, und die Freßlust bleibt einigermaßen erhalten. Bei *Beteiligung von Maul- und Rachenraum, Trachea und Lunge* kommt es zu hohem Fieber, verbunden mit völliger Apathie und Freßunlust. Bei solchen Tieren kann die Infektion zum Tod führen.

Bei älteren Katzen kann es immer wieder zu *rekurrierenden Rhinitiden* kommen. Dies ist besonders in Zuchten oder Katzenheimen der Fall, wo die betroffenen Tiere durch akut infizierte Katzen erneut angesteckt werden können. Andererseits kann die erneute Erkrankung von der Reaktivierung einer latenten Infektion herrühren. Rekurrierende Rhinitiden verlaufen in der Regel milder als die Primärinfektion. Gelegentlich resultiert eine chronische Sinusitis aus der primären Infektion, bei welcher bakterielle Sekundärinfektionen im Vordergrund stehen (HOOVER und GRIESEMER, 1971).

Oft greift die FHV-1-Infektion auf die Konjunktiven über. Dies äußert sich zunächst in serösem, später in eitrigem *Augenausfluß*. Die Tiere sind lichtscheu. Geringgradige Konjunktivitis und Rhinitis kann über Wochen persistieren, ohne daß die betroffene Katze in ihrem Allgemeinbefinden stark gestört ist. Selten führt die FHV-1-Infektion auf der Kornea zur Bildung von schmerzhaften Ulcera, welche längere Zeit oberflächlich bleiben oder aber rasch tiefer werden können und zur Perforation der Hornhaut führen (NATISSE, 1982).

Nach experimenteller FHV-1-Infektion wurden Aborte beobachtet (HOOVER und GRIESEMER,

1971). Da eine Virämie und damit In-utero-Übertragung der Infektion unter natürlichen Bedingungen kaum vorkommen, werden Aborte als unspezifische Folge einer FHV-1-Infektion betrachtet (HOOVER, 1970; POVEY, 1982).

BITTLE und PECKHAM (1971) beschrieben *Neugeborene*, die bei der Geburt mit FHV-1 angesteckt wurden. Die Kätzchen zeigten schon kurz nach der Geburt Atembeschwerden und starben nach wenigen Tagen. DIETH (1988) fand bei der Untersuchung der Todesursache von Katzenwelpen im Alter von 1–18 Tagen in weniger als 5% aller Fälle Hinweise auf eine FHV-1-Infektion. Eine Erklärung dieser Beobachtung dürfte u. a. in der heute weit verbreiteten Vakzination der Katzen zu suchen sein.

Immunreaktion. Nach Abklingen der klinischen Symptome sind Katzen gegenüber einer erneuten FHV-1-Infektion während rund fünf Monaten immun (WALTON und GILLESPIE, 1970). Bei immunen Tieren können in der Regel virusneutralisierende (VN) Antikörper in hohen Titern nachgewiesen werden. Allerdings sind VN-Antikörper allein kein Beweis für Immunität. So konnten GASKELL und POVEY (1982) zeigen, daß sich Kätzchen mit hohen für FHV-1 spezifischen Antikörpertitern experimentell mit FHV-1 anstecken ließen, während bei Wurfgeschwistern mit niedrigen oder nicht nachweisbaren VN-Antikörpern die Infektion nicht anging. Neben der humoralen Immunität kommt zellulären Immunmechanismen bei Infektionen mit Herpesviren eine wichtige Funktion zu. Allerdings ist über diese zellulären Mechanismen nur wenig bekannt.

Nach Abklingen der Immunität im Anschluß an eine primäre Infektion werden die Tiere gegenüber einer neuen Infektion oder einer Reaktivierung einer latenten Infektion wieder empfänglich.

Klinische Labordiagnose. Bei jeder Erkrankung der Katze, die mit Niesen, Speichel- und Tränenfluß einhergeht, ist an eine FHV-1-Infektion zu denken. Prinzipiell wäre der *Virusnachweis aus Tupfermaterial*, welches aus der Nase, den Lidbindehäuten oder dem Rachenraum entnommen wird, in Zellkulturen möglich. FHV-1-Infektion führt in Kultur zu typischen Einschlußkörperchen. Allerdings ist der Laboraufwand groß, weshalb diese Diagnostik kaum angeboten wird.

Da bei der FHV-1-Infektion – im Gegensatz zu den meisten anderen Viruserkrankungen – kaum je eine Leukopenie beobachtet wird, ist die Bestimmung der Gesamtleukozytenzahl hier wertvoll. Typischerweise werden bei der FHV-1-Infektion *Leukozytenzahlen* über 30000/µl beobachtet, wobei vor allem die neutrophilen Granulozyten vermehrt sind. Nach länger dauernder Infektion kommt es zudem zu Anämien (OTT, 1983).

Epidemiologie. Die FHV-1-Infektion wird hauptsächlich durch nahen *Kontakt* (Benutzung gemeinsamer Futtergefäße, gegenseitiges Belecken) übertragen. Tröpcheninfektionen über weitere Distanzen scheinen selten vorzukommen (GASKELL und POVEY, 1982). Die FHV-1-Infektion wird am ehesten dann beobachtet, wenn mehrere Katzen auf engem Raum gehalten werden oder wenn die Tiere durch ungünstige Haltungsbedingungen gestreßt sind. Insbesondere ist dies der Fall in Ferienheimen, sog. Großfamilien und gelegentlich in Zuchten. Bei einzeln gehaltenen Katzen und bei Tieren mit freiem Auslauf ist die FHV-1-Infektion dagegen seltener zu beobachten.

Kätzchen können in seltenen Fällen durch die eigene Mutter infiziert werden, wenn bei dieser unter dem *Streß der Geburt* eine latente Infektion reaktiviert wurde. Eine reaktivierte FHV-1-Infektion braucht dabei nicht zu klinischen Symptomen zu führen (GASKELL und POVEY, 1982). Neben klinisch kranken Katzen sind aber auch *symptomlose Ausscheider* verschiedenen Alters ein wichtiges Virusreservoir.

Bereits 1973 wurde darauf hingewiesen, daß die FHV-1-Infektion weltweit vorkommt

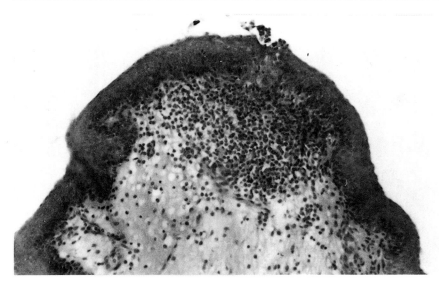

Abb. 10.4. FHV-1-Infektion, histologisches Präparat des weichen Gaumens. Das Epithel wurde zerstört, es kam zu submuköser Infiltration von Entzündungszellen (Foto: Dr. R. M. GASKELL).

(CRANDELL, 1973). Bei 1,5% der gesunden Katzen in Australien fand ELLIS (1981) Ausscheidung von FHV-1. Bei 26% der Tiere lag eine latente Infektion vor.

Pathologie. Äußerliche Hauptmerkmale der an einer FHV-1-Infektion eingegangenen Katze sind Exsikkose, Abmagerung und schleimig-eitriger Nasen- und Augenausfluß oder entsprechende Verkrustungen als Folge bakterieller Superinfektion. In den Nasenhöhlen und auf den Nasenmuscheln können herdförmige Nekrosen beobachtet werden. Rachen und Kehlkopf sind häufig entzündet (Abb. 10.4.). Die Lymphknoten der Kopf- und Halsregion sowie die Tonsillen sind in der Regel vergrößert. In den Lungen beobachtet man lediglich vereinzelte Entzündungsherde und verlegte Bronchiolen. Histologisch auffallend sind Einschlußkörperchen in Epithelzellen von Nickhäuten, Zunge, Nasenmuscheln, Kehldeckel, Trachea und angrenzenden Organen. Die Einschlußkörper entstehen im frühen Verlauf der Krankheit, sind aber oft schwer auffindbar, wenn die Katze nach mehrwöchiger Krankheit stirbt. Nach experimenteller Infektion junger, nicht aber adulter Katzen mit FHV-1 wurden Knochennekrosen beobachtet (HOOVER und GRIESEMER, 1971).

Impfung. Seit der ersten Hälfte der siebziger Jahre stehen inaktivierte und attenuierte Impfstoffe zur Verfügung. Die heutigen Vakzinen sind i. d. R. mit anderen Virusantigenen kombiniert. Die meisten Impfstoffe werden sukutan oder intramuskulär verabreicht; attenuierte Vakzinen werden intranasal gegeben (BITTLE und RUBIC, 1974; SCOTT, 1977, POVEY und WILSON, 1978, ORR et al., 1980). Die subkutane oder intramuskuläre Vakzination führt zu guter systemischer, jedoch schwacher lokaler Immunität. Parenterale Immunisierung schützt nicht vor latenten Infektionen im Anschluß an eine Testinfektion. Experimentelle intranasale Vakzination mit Lebendvirus vermochte dagegen vor latenter Infektion zu schützen (ORR et al., 1980). Idealerweise soll die Primovakzination der Jungtiere in oder nach der 9. Lebenswoche strikt nach den Empfehlungen des Herstellers erfolgen.

Andere Maßnahmen zur Infektionskontrolle. Wenn FHV-1 in einer Zucht vorkommt, muß damit gerechnet werden, daß ein großer Teil der Tiere nach überstandener Infektion *latent infiziert* bleibt und einige dieser Tiere periodisch FHV-1 ausscheiden. Da Isolierung von FHV-1 unter Praxisbedingungen nur selten möglich ist, müssen periodische Ausscheider indirekt ermittelt werden: Die Katze, deren Jungtiere regelmäßig in der 5.–7. Lebenswoche an Symptomen einer FHV-1-Infektion erkranken, ist wahrscheinlicher Ausscheider (POVEY, 1985). In einer Zucht mit rekurrierender FHV-1-Infektion wird die Revakzination aller tragender Katzen 1–4 Wochen vor der Geburt empfohlen. Zudem sollten Jungtiere von Müttern, die der periodischen Ausscheidung verdächtigt werden müssen, im Alter von 4–5 Wochen abgesetzt und von verdächtigten Trägern separiert werden, bis der Impfschutz in der 9. und 12. Lebenswoche ausgebildet ist (POVEY, 1985).

Bei Verbringen von Katzen in Ferienheime und vor allem in Tierspitäler stellt die damit verbundene Streßsituation einen besonders zu beachtenden Faktor dar. Ansteckungsgefahr durch FHV-1 kann dadurch vermindert werden, daß hygienisch gearbeitet wird, die Tiere keinen direkten Kontakt zueinander haben, Käfige seitlich durch Wände getrennt sind, zwischen gegenüberliegenden Käfigen mindestens 1,5 m Distanz vorgesehen wird und die Käfige vor jeder Neubesetzung desinfiziert werden. In Katzenheimen ist unethologisches „Crowding" zu vermeiden und für gute Lüftung zu sorgen.

Therapie. Eine ätiologische Therapie der FHV-1-Infektion ist nicht bekannt. Die symptomatische Therapie umfaßt Rehydratation, mechanische Offenhaltung der oberen Atemwege sowie die Bekämpfung von bakteriellen Superinfektionen mittels Antibiotika. Idealerweise erfolgt die Pflege durch den Besitzer, an den das Tier gewöhnt ist.

10.2. Felines Calicivirus

Einleitung. Das feline Calicivirus (FCV) – früher den Picornaviren zugeordnet – wurde erstmals 1957 isoliert (BOLIN, 1957; FASTIER, 1957) und kurz darauf als Erreger von Erkrankungen des Atmungsapparates erkannt (BITTLE et al., 1960; CRANDELL und MADIN, 1960). Bis zum Jahr 1970 wußte man, daß das FCV weltweit vorkommt (s. auch Übersichtsartikel von STUDDERT, 1978). Caliciviren als Krankheitserreger kennt man auch beim Schwein und bei Seelöwen.

Eigenschaften des Virus. Das FCV ist eine kleine (32–40 nm), unbehüllte und kugelige Partikel, die einzelsträngige RNA enthält. Das Kapsid ist aus einem einzigen Protein von ca. 60 000–65 000 Dalton zusammengesetzt (STUDDERT, 1978). Das FCV wird durch organische Lösungsmittel nicht inaktiviert. Auch überlebt es Raumtemperaturen während mehrerer Tage (CRANDELL und MADIN, 1960). Bezüglich Empfindlichkeit gegenüber Desinfektionsmitteln wird auf Tabelle 10.1. verwiesen.

Am Anfang glaubte man, daß das FCV in verschiedenen Serotypen vorkommt. Es konnte jedoch gezeigt werden, daß verschiedene Isolate immunologisch kreuzreagieren (POVEY, 1974; POVEY und INGERSOLL, 1975; KAHN et al., 1975. Kürzlich isolierten PEDERSEN et al. (1983) jedoch zwei FCV-Stämme (FCV 2280 und FCV-LLK), für welche Katzen trotz vorgängiger Vakzination (Impfstamm FCV M8 resp. FCV F9) empfänglich waren. Obwohl die meisten FCV-Stämme miteinander serologisch verwandt sind, unterscheiden sie sich in ihrer Virulenz. So konnte z. B. der Stamm M8 ohne Abschwächung durch Zellkulturpassagen als Impfvirus verwendet werden (DAVIS und BECKENHAUER, 1976).

Das FCV kann in Monolayerkulturen von Katzen problemlos vermehrt werden. Ein zytopathischer Effekt tritt bereits wenige Stunden nach Infektion auf. Infizierte Zellen zeigen vermehrte Lichtbrechung; im Verlauf der Infektion runden sie sich ab und lösen sich nach rund zwölf Stunden von der Oberfläche des Kulturgefäßes (CRANDELL et al., 1960). Im Gegensatz zum FHV-1 führt eine Infektion mit dem FCV nicht zur Bildung von Einschlußkörperchen.

Pathogenese. Das FCV wird vor allem durch *direkten Kontakt*, weniger durch Aerosole übertragen (WARDLEY und POVEY, 1977). *Haupteintrittspforte* ist die Nasenhöhle. Bereits am Tag 1 nach der Infektion kann das FCV in Epithelzellen der oberen Luftwege, Tonsillen und in der Lunge nachgewiesen werden (KAHN und GILLESPIE, 1971). Selten kommt es nach drei bis vier Tagen zu einer *Virämie* (KAHN und GILLESPIE, 1971). Nach mehr als vier Tagen post infectionem (p.i.) kann das FCV kaum mehr außerhalb der Atmungsorgane festgestellt werden.

Klinische Symptome und Verlauf. Eine Infektion mit virulentem FCV führt nach wenigen Tagen zu Mattigkeit, Freßunlust, Fieber, später zu *Augen- und Nasenausfluß* sowie zu *ulzerativen Einschmelzungen* vor allem an *Zungenrand* (Abb. 10.5.) und am *harten Gaumen* (POVEY, 1976). Neben Erkrankungssymptomen des Atmungstraktes kann die FCV-Infektion

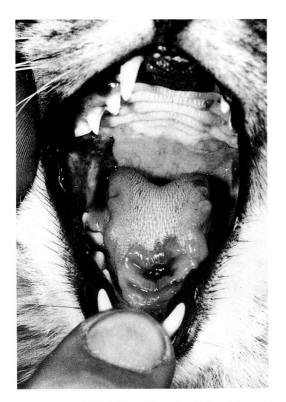

Abb. 10.5. FCV-Infektion. Zunächst bilden sich am Zungenrand kleine Vesikel, welche anschließend verschmelzen. Gelegentlich kommt es wie hier im Bild zu schweren Ulzerationen des Zungenepithels (Foto: Dr. F. SCOTT).

(DAVIS und BECKENHAUER, 1976; KAHN et al., 1975; BITTLE und RUBIC, 1976). Seit einigen Jahren ist auch ein auf inaktiviertem FCV beruhender Impfstoff bekannt (POVEY et al., 1980). Meistens werden FCV-Impfstoffe mit anderen Antigenen kombiniert. Die Vakzination einer zuvor nicht exponierten Katze schützt i. d. R. vor FCV-bedingten Erkrankungen. Gelegentlich vermag die Impfung – dies gilt auch für das FHV-1 – aber nicht völlig zu befriedigen, und es kommt trotz Vakzination zur Infektion. Dies ist z. B. dann der Fall, wenn sich das Tier bereits in der Inkubationsphase befindet. Gerade bei zu impfenden Jungtieren ist mit solchen Zwischenfällen zu rechnen, da mit der Impfung meistens dann begonnen wird, wenn die maternalen Antikörper abgenommen haben und damit das Kätzchen besonders infektionsanfällig ist. Auf eine Vakzination ist auch dann nicht Verlaß, wenn ein symptomloser Ausscheider geimpft wird. Von einem solchen Tier wird dann fälschlicherweise angenommen, daß es geschützt sei. Es ist damit zu rechnen, daß empfängliche Jungtiere gerade von diesen symptomlosen Ausscheidern angesteckt werden können (GASKELL, 1985). Ferner ist auch dann mit einem Fehlen des gewünschten Impfschutzes oder mit Nebenwirkungen zu rechnen, wenn das Immunsystem des Impflings durch eine vorbestehende, klinisch nicht erkennbare Infektion (z. B. FeLV, FIV) gestört ist. Dies dürfte vor allem bei Katzen zutreffen, die intranasal mit einer attenuierten Lebendvakzine geimpft werden. Bei diesen Tieren können 5–9 Tage nach Vakzination leichte Schnupfensymptome beobachtet werden, welche auf Vermehrung des Impfvirus in den Schleimhäuten zurückzuführen sind (GASKELL, 1981). Im Gegensatz zur intranasalen Vakzination führt die intramuskuläre oder subkutane Verabreichung von attenuiertem Virus kaum je zu Virusausscheidung. In Katzenzuchten, die frei sind von FHV-1 und FCV, ist die Verwendung einer inaktivierten Vakzine angezeigt.
Bezüglich der induzierbaren Immunität ist festzuhalten, daß intranasale Vakzination nach 4 Tagen zu einer belastbaren und bereits nach 2 Tagen zu einer relativ guten Immunität führt (COCKER et al., 1984). Intramuskuläre oder subkutane Impfung muß nach 3–4 Wochen wiederholt werden. Mit einem belastbaren Impfschutz ist nicht vor 4–5 Wochen nach Primovakzination zu rechnen. Gelegentlich mag es in einer Zucht trotz korrekt durchgeführtem Impfprogramm und guten Haltungsbedingungen zu klinisch manifester FCV-Infektion kommen. Dies läßt sich durch eine nur weitläufige serologische Verwandtschaft zwischen Impfvirus und Feldstamm erklären (PEDERSEN et al., 1983). Unter diesen Umständen wird empfohlen, einen anderen Impfstoff zu verwenden (POVEY, 1985).
Andere Maßnahmen zur Infektionskontrolle. Bei der Bekämpfung des FCV in Zuchten und „Großfamilien" kommt neben der Impfung den zusätzlichen Maßnahmen große Bedeutung zu. Die Maßnahmen sind ähnlich wie beim FHV-1 (s. dort).
Gesunden FCV-Ausscheidern kommt eine größere Bedeutung zu als latent FHV-1-infizierten Katzen, da FCV über Wochen kontinuierlich ausgeschieden wird. Sofern ein Laboratorium zur Verfügung steht, kann FCV relativ einfach durch einmalige Untersuchung aus einem *Tupfer* mit aus dem Rachen entnommenen Material nachgewiesen werden. Bei Fehlen eines Laboratoriums ist man zur Erkennung eines FCV-Ausscheiders wie beim FHV-1 auf *indirekte Hinweise* angewiesen (klinischer Befund, Vorgeschichte).
Erkrankte Tiere oder verdächtige Ausscheider sollten aus einer Zucht entfernt oder – wo dies nicht möglich ist – zumindest strikt von den Jungtieren getrennt werden, bis diese ab der 12. Woche über einen belastbaren Impfschutz verfügen.
Therapie. Bei der FCV-Infektion sind Therapiemöglichkeiten auf antibiotische Bekämpfung der sekundären bakteriellen Infektion beschränkt. Antibiotika sind besonders indiziert bei FCV-bedingten Pneumonien, wobei hier anzumerken ist, daß bei schwerer Erkrankung mit ausgedehnter Pneumonie die Behandlung für das betroffene Kätzchen oft zu spät kommt.

Ulcera der Zunge allein bedürfen meistens keiner Therapie. Ulcera, die über längere Zeit persistieren oder in Entzündungen des Zahnfleisches übergehen, können versuchsweise mit Corticosteroiden angegangen werden; oft führen diese jedoch nur zu vorübergehender Besserung.

10.3. Felines Parvovirus

Einleitung. Das durch das feline Parvovirus (FPV) verursachte, oft zum Tode führende klinische Bild des Durchfalls, Erbrechens und der Apathie ist seit langem unter der Bezeichnung Katzenseuche und anderen Begriffen bekannt. VERGE und CHRISTOFERONI vermuteten bereits 1928, daß die Krankheit durch ein Virus verursacht würde, nachdem es ihnen gelang, diese mittels bakterienfreier Filtrate zu übertragen. Die bei FPV-Infektion oft beobachtete dramatische Verminderung der Blutleukozyten führte auch zur Bezeichnung „Panleukopenie" (HAMMON und ENDES, 1939), ein Begriff, der heute oft synonym verwendet wird. JOHNSON (1965) publizierte Mitte der sechziger Jahre erstmals Experimente, in welchen es ihm gelang, das FPV in Zellkulturen zu vermehren und die Krankheit mit Zellkulturvirus zu reproduzieren.
Das FPV wird der Familie *Parvoviridae* zugerechnet. Es ist nahe verwandt mit dem caninen Parvovirus und dem Enteritisvirus des Nerzes (PARRISH et al., 1982). Heute wissen wir, daß alle Vertreter der Familie *Felidae*, verschiedene Vertreter der Familie der Marderartigen (*Mustelidae*) und der Kleinbären (*Procyonidae*) für das FPV empfänglich sind (BARKER et al., 1983).
Eigenschaften des Virus. FPV sind kleine (18–26 nm Durchmesser), nackte und kubische Partikel, welche eine lineare, einzelsträngige DNA besitzen. Parvoviren werden im Zellkern repliziert; sie sind hierzu auf eine Reihe zellulärer Funktionen angewiesen, wie sie in Zellen während der Teilung vorliegen. Reife FPV-Partikel sind aus 3 Proteinen zusammengesetzt, welche Molekulargewichte von rund 80 000, 65 000 und 63 000 Dalton aufweisen (MENGELING et al., 1988). Seit kurzem sind die Nukleotid- und Aminosäuresequenzen des Kapsidgens der felinen und caninen Parvoviren bekannt; sie sind zu 98% bzw. 99% identisch (CARLSON et al., 1985; REED et al., 1988).
Das FPV ist außerordentlich resistent gegenüber natürlichen Umwelteinflüssen und Chemikalien, eine Eigenschaft, die u. a. auf das Fehlen einer Lipidhülle zurückzuführen ist. So bleibt es bei Raumtemperatur über 1 Jahr infektiös (POOLE, 1972), und es übersteht Einfrieren und Austrocknung. Die meisten handelsüblichen Desinfektionsmittel sind gegenüber dem FPV wirkungslos. Zu den wenigen wirksamen Substanzen gehören Natriumhypochlorit, Formaldehyd und Glutaraldehyd (s. Tabelle 10.1.; SCOTT, 1980; HAAS und KAADEN, 1987).
Vom FPV kennt man einen Serotyp. Es ist immunologisch nahe verwandt mit dem Enteritisvirus der Nerze, dem caninen Parvovirus und dem Parvovirus der Waschbären (PARRISH et al., 1987). Das FPV agglutiniert Erythrozyten von Rhesusaffen und Schweinen bei definiertem pH, eine Eigenschaft, die früher zum Nachweis des Virus im Kot benutzt wurde (CARMICHAEL et al., 1980).
Außer in Zellen der Katze kann das FPV in Zellkulturen des Nerzes, des Frettchens und in einer Zellinie des Hundes vermehrt werden (MOCHIZUKI und HASHIMOTO, 1986).
Pathogenese. *Eintrittspforte* für das FPV ist die Schleimhaut der Nase und der Maulhöhle. Nach einer 2 bis 10 Tage dauernden *Inkubation* wird das Virus zunächst im Nasen- und

Rachenraum repliziert. Einen Tag später kommt es zur *Virämie*, in deren Folge das FPV zunächst die lymphatischen, später auch andere Organe erreicht. *Klinische Symptome* beginnen 3 bis 5 Tage p.i. Sofern das Kätzchen die Infektion überlebt, halten die Krankheitssymptome 4 bis 8 Tage an. Hohe Virustiter können in den Organen und im Blut bis ca. 4 Tage nach Beginn der Symptome gefunden werden. Danach lassen sich Antikörper nachweisen, deren Auftreten mit einem gleichzeitigen Rückgang des Virustiters im Blut einhergeht. Da das FPV auf Funktionen der sich teilenden Zellen in der Synthesephase angewiesen ist, wird es von Geweben mit hoher Mitoseaktivität – z. B. Knochenmark, Epithelzellen des Darmes und lymphatisches Gewebe – besonders intensiv repliziert. Daher kommt es häufig gleichzeitig mit den klinischen Symptomen zu einer z. T. ausgeprägten Leukopenie.

Die oben geschilderte Pathogenese der natürlichen Infektion gilt für Jungtiere im Alter von 6 Wochen bis 4 Monate (GILLESPIE und SCOTT, 1973). *Intrauterine Infektion* führt gelegentlich zu Aborten, oft aber zur Geburt von lebenden, jedoch geschädigten Welpen. Bei einer symptomlosen Infektion der tragenden Katze kann das FPV auf die Feten übertreten, wo es zu Entwicklungsstörungen des Kleinhirns und eventuell der Retina kommen kann. Die mit Kleinhirnhypoplasie geborenen Jungtiere zeigen später Bewegungsstörungen, können sich sonst aber normal entwickeln.

Infektion älterer Katzen führt – auch wenn die Tiere nicht geimpft worden sind – höchstens zu leichten Symptomen. Aber auch ältere Tiere können bei Immunsuppression, z. B. infolge vorbestehender FeLV-Infektion, akut und schwer an FPV-Infektion erkranken und sterben (CASTELLI, 1992).

Während natürliche Infektion von im Haus gehaltenen Katzen zu den bekannten Symptomen führt, können nach experimenteller Infektion bei SPF-Katzen kaum klinische Symptome und pathologische Veränderungen beobachtet werden (HOSOKAWA et al., 1987). Das bedeutet, daß zur Entstehung des Krankheitsbildes zusätzliche *mikrobielle Faktoren* notwendig sind.

Klinische Symptome und Verlauf. Die FPV-Infektion führt vor allem bei Jungtieren im Alter von 6 Wochen bis 4 Monaten zu Symptomen (GILLESPIE und SCOTT, 1973). Man unterscheidet einen perakuten, akuten, subakuten und subklinischen Verlauf. Beim *perakuten Verlauf* kommt es innerhalb weniger Stunden zum Tod, wobei die beim akuten Verlauf zu beobachtenden Symptome des Durchfalls und Erbrechens meistens fehlen. Beim perakuten Verlauf berichten die Besitzer oft, daß die am Morgen tot aufgefundene Katze am Vorabend noch gesund gewesen sei und sich unauffällig verhalten habe. Beim *akuten Verlauf* sind die Katzen zunächst apathisch, sie liegen mit eingebogenen Vorderpfoten lange Zeit, ohne sich zu bewegen, zeigen Koliksymptome, verweigern jede Nahrungs- und Wasseraufnahme und erbrechen häufig. Das Fell erscheint matt, und oft kann Vorfall des 3. Augenlids beobachtet werden. Die Palpation des Abdomens ist schmerzhaft. Einen bis 2 Tage später kommt es zu dünnflüssigem, in besonders schweren Fällen zu blutigem Durchfall. Die Därme enthalten Flüssigkeit und Gas und die Mesenteriallymphknoten sind vergrößert. Ohne Wasserzufuhr kann der Flüssigkeitsverlust innerhalb weniger Tage zu Schock und Tod führen. Der *subakute Verlauf* ist charakterisiert durch mäßige Apathie und geringgradigen Durchfall, der bis zu mehreren Tagen andauern kann. Aus diesem zunächst FPV-bedingten Durchfall kann sich infolge Zerstörung des Darmepithels und anschließender bakterieller Sekundärinfektionen ein chronischer, kaum mehr zu beeinflussender Durchfall resultieren. An FPV-Infektion erkrankte Tiere scheiden Virus in großen Mengen in sämtlichen Exkreten und Sekreten aus. Massive Virusausscheidung im Kot dürfte selten länger als 3 Wochen nach Abklingen der Symptome andauern (CSIZA et al., 1971). Dagegen muß damit gerechnet werden, daß einzelne gesunde Hauskatzen oder wilde Feliden das Parvovirus in geringen Mengen ausscheiden und damit epidemiologisch von Bedeutung sind (KOMOLAFE, 1986; MARSHALL et al., 1987).

Immunreaktion. Sieben bis acht Tage nach Beginn der Virämie lassen sich niedrige Titer von virusneutralisierenden oder hämagglutinationshemmenden Antikörpern nachweisen, die nach 12 bis 14 Tagen ein Maximum erreichen (JOHNSON, 1971; GOTO et al., 1983). Nach Aufnahme von Kolostrum sind Jungtiere mehrere Wochen lang vor Infektion geschützt. Auch unter idealen Bedingungen lassen sich jedoch bei Kätzchen im Alter von 10 Wochen keine maternalen Antikörper mehr nachweisen (O'REILLY et al., 1969; SCOTT et al., 1970). Durch FPV-Infektion wird das Immunsystem geschwächt: So konnte gezeigt werden, daß bei erwachsenen Tieren die Funktion der T-Lymphozyten im Anschluß an eine Infektion während mehrerer Tagen eingeschränkt ist (SCHULTZ et al., 1976). THAM und STUDDERT (1987) zeigten zudem, daß auch inaktiviertes FPV die Concanavalin-A-Stimulierbarkeit von T-Lymphozyten während 14 Tagen hemmen kann. Allerdings kennt man hier den Mechanismus nicht.

Klinische Labordiagnostik. Zu Beginn oder schon vor Auftreten der klinischen Symptome kommt es zu einer *Leukopenie* mit typischen Werten von 2000–4000 Leukozyten/µl. Bei schweren Verlaufsformen können die Gesamtleukozytenzahlen bis unter 400/µl absinken. Bei weniger schwerem Verlauf sind vor allem die Granulozyten vom Abfall betroffen. In der Regel besteht zwischen dem Grad der Leukopenie und der Schwere der Symptome eine direkte Abhängigkeit. Mit dem Abklingen der Symptome kommt es meistens zu einem raschen Ansteigen der Leukozytenwerte, welche nach weiteren 2–4 Tagen bei gleichzeitiger Linksverschiebung über die Norm erhöht sind (JAIN, 1986).

Zum *Nachweis von FPV im Kot* von an Durchfall erkrankten Katzen stehen verschiedene, z. T. aufwendige Verfahren zur Verfügung. Früher wurden der Hämagglutinationstest mit Schweine- oder Affenerythrozyten (CARMICHAEL et al., 1980), die Elektronenmikroskopie (Abb. 10.7.; KRAUSS und ARENS, 1981) sowie die Virusisolierung in der Zellkultur und der Nachweis durch Immunfluoreszenz (APPEL et al., 1979) in spezialisierten Laboratorien angewendet. Heute stehen mit dem *ELISA* und der *Latex-Agglutination* Verfahren zur Verfügung, die auch unter Praxisverhältnissen den direkten Virusnachweis ermöglichen (VEIJALAINEN, 1986). Die Latex-Agglutination erwies sich nach VEIJALAINEN (1986) zwar als am einfachsten durchführbar, jedoch als weniger empfindlich als der ELISA. Während mit dem ELISA 100% der parvovirusbedingten Durchfälle erkannt wurden, waren im Latex-Agglutinationstest nur 91% positiv. Dies wurde von den Autoren auf Antikörper zurückgeführt, welche schon kurz nach Beginn der Parvovirusausscheidung ebenfalls im Kot vorhanden sind (Koproantikörper) und das Parvovirus derart „dekorieren", daß die im Latex-Test verwendeten Antikörper nicht an das Antigen binden können. Um die Empfindlichkeit des Latex-Testes zu erhöhen, sollte er möglichst frühzeitig im Verlauf der Krankheit durchgeführt (VEIJALAINEN et al., 1986). Falsch-positive Resultate kommen sowohl beim ELISA als auch beim Latex-Agglutinationstest in rund 7–8% vor; sie können aber durch geeignete Kontrollen erkannt werden (VEIJALAINEN et al., 1986).

Die FPV-Infektion kann bei nicht-vakzinierten Katzen auch *serologisch* diagnostiziert werden. Dazu sind gepaarte Serumproben notwendig, von welchen die erste in der akuten Phase der Infektion, die zweite zwei Wochen später entnommen werden muß. Der Hämagglutinationshemmungstest erwies sich als am besten reproduzierbar (JOHNSON, 1971). Die Tatsache, daß heute die meisten Katzen gegen FPV geimpft sind, macht die *Titerbeurteilung fragwürdig.*

Epidemiologie. Erkrankte Katzen scheiden das FPV in der akuten Phase in allen Körperflüs-

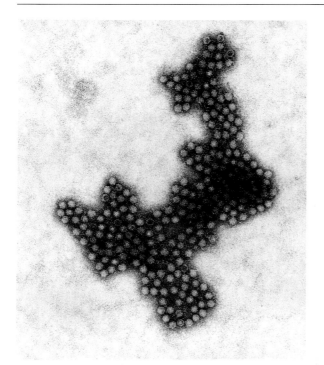

Abb. 10.7. Immunelektronenmikroskopie des felinen Parvovirus. Zu einer mit Puffer verdünnten Kotprobe wurde nach kurzer Zentrifugation zur Entfernung der unlöslichen Partikel eine Serumprobe (Verdünnung 1:200) mit Antiparvovirus-Antikörpern zugegeben. Die Antikörpermoleküle banden die in Suspension sich befindenden Parvoviren; die entstehenden Immunkomplexe konnten auf einem mit Staphylokokkenprotein A beschichteten Netzchen aufgefangen und im Elektronenmikroskop nachgewiesen werden (Foto: I. CASTELLI und Dr. M. ROSSKOPF).

sigkeiten und im Kot aus. Mit symptomloser Ausscheidung geringer Virusmengen über längere Zeit muß auch bei einzelnen Trägern gerechnet werden (CSIZA, 1971a). Kätzchen, die intrauterin mit FPV infiziert wurden, können das Virus ebenfalls über Wochen ausscheiden (CSIZA, 1971b). Offenbar werden in utero infizierte Tiere zu einem gewissen Grad immuntolerant.
Die Ansteckung erfolgt durch *direkten Kontakt* und – wegen der hohen Tenazität des Virus – *indirekt* durch kontaminierte Futtergefäße, Katzenkistchen, Käfige, Liegeplätze sowie durch Parasiten und Insekten (TORRES, 1941, zit. nach SCOTT, 1987).
In ungeimpften Katzenpopulationen ist das FPV wohl das wichtigste Pathogen. Diese Aussage wird durch eine epidemiologische Studie belegt, in welcher eine auf der Marion-Insel (Prinz-Edward-Gruppe, Südafrika) von verwilderten Hauskatzen ausgegangene Population durch beabsichtigte Einführung des FPV dezimiert wurde. Von 1977 bis 1982 nahm die Zahl der verwilderten Katzen von rund 3400 auf 600 Tiere ab (VAN RENSBURG et al., 1987).
Durch die Impfung ging der Anteil der an FPV-Infektion gestorbenen Hauskatzen stetig zurück: In der Zeitspanne von 1965–1976 betrug der Anteil der FPV-bedingten Todesfälle in

der Schweiz 18%, wobei hauptsächlich Tiere im Alter unter 1 Jahr betroffen waren (ISLER, 1978). In Deutschland wurden für die Zeit von 1969–1982 16,6% der sezierten Katzen als FPV-infiziert gefunden (LANDES et al., 1984). REINACHER (1987) fand bei 11% der Tiere eine FPV-Infektion, und DIETH (1989) stellte bei Katzen unter 12 Wochen eine FPV-Frequenz von unter 5% fest.

Die FPV-Infektion wird im Sommer vermehrt beobachtet (REIF, 1976). Dies dürfte darauf zurückzuführen sein, daß die für FPV spezifischen, maternalen Antikörper der im Frühjahr geborenen Jungtiere im Sommer abgebaut sind, womit die Jungkatzen vermehrt empfänglich werden.

Pathologie. Die pathologischen Veränderungen bei FPV-Infektion wurden mehrfach beschrieben (CARLSON et al., 1977; CARLSON und SCOTT, 1977; CARLSON et al., 1978). In der Regel erscheinen an FPV-Infektion eingegangene Katzen ausgetrocknet und abgemagert. Oft, aber nicht immer lassen sich Spuren von Durchfall und Erbrechen nachweisen. Makroskopisch findet man gelegentlich einen entzündeten Kehlkopf und in Einzelfällen Ulzerationen im Ösophagus. Auf der Magenschleimhaut findet man häufig Blut und Gallensaft. In der Regel ist der Dünndarm, vor allem das Ileum und Jejunum, seltener Duodenum und Kolon von Veränderungen betroffen. Diese sind durch Hyperämie der Serosa und der Darmschleimhaut gekennzeichnet, oft verbunden mit petechialen Blutungen (Abb. 10.8.). Der Darminhalt ist gelblich bis grau, meistens auch wässerig und stinkend. Die Mesenteriallymphknoten sind vergrößert und hämorrhagisch verändert. Während die Veränderungen in den

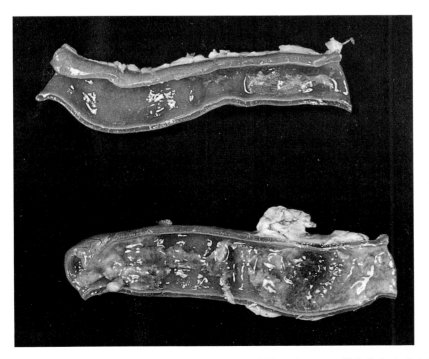

Abb. 10.8. Dünndarm einer Katze mit Parvovirusinfektion. Serosa und Muskularis sind ödematös, die Schleimhaut weitgehend zerstört (Foto: Veterinär-Pathologisches Institut, Universität Zürich).

meisten Fällen makroskopisch erkennbar sind, lassen sie sich – v. a. bei perakutem Krankheitsverlauf – bei oberflächlicher Betrachtung mitunter nicht erkennen.

Mikroskopische Veränderungen sind hauptsächlich in jenen Geweben feststellbar, deren Zellen sich rasch teilen. Dazu gehören die Schleimhaut des Dünndarms, lymphatisches Gewebe sowie das Knochenmark. Die Läsionen des Darmes sind durch Nekrosen der Schleimhaut und durch vergrößerte und zum Teil mit abgestorbenem Material gefüllte Lieberkühnschen Drüsen gekennzeichnet (Abb. 10.9.). In erodierten Bezirken enthalten die Darmepithelzellen in etwa ¾ der natürlich infizierten Tiere *intranukleäre Einschlußkörper-*

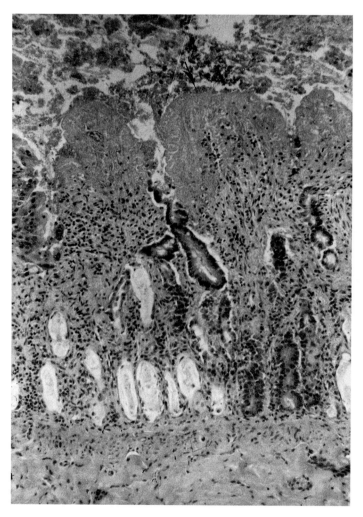

Abb. 10.9. Histologie des Dünndarms einer Katze mit Parvovirusinfektion. Die Krypten erscheinen vergrößert, die Epithelzellen der Krypten sind pyknotisch, zum Teil verschwunden. Die Darmzotten sind teilweise verschmolzen und verkürzt (Pfeil). (Foto: Veterinär-Pathologisches Institut, Universität Zürich).

chen (LANGHEINRICH und NIELSON, 1971). Die Follikel der Mesenteriallymphknoten erscheinen arm an Lymphozyten. In einzelnen mononukleären Zellen sind auch hier Einschlußkörperchen nachweisbar (ROKOVSKY und FOWLER, 1971). Verarmung von Lymphozyten bei gleichzeitiger Vermehrung der Zellen des RHS kann auch in anderen Lymphknoten, Milz und Thymus beobachtet werden. Charakteristisches Merkmal des Knochenmarks ist das weitgehende Fehlen von Granulozytenvorstufen. Bei intrauterin infizierten Tieren kommt es zu einer Hypo- oder Aplasie des Kleinhirns. Diese läßt sich histologisch hauptsächlich auf Hypoplasie der Körnerschicht und auf eine Abnahme der Purkinjezellen zurückführen (CSIZA et al., 1971c). Neugeborene Kätzchen, die an FPV-Infektion sterben, zeigen außer einer Degeneration des Thymus kaum Veränderungen (CSIZA et al., 1971B). Bei über ¾ der an Panleukopenie gestorbenen Katzen liegt zudem eine disseminierte intravaskuläre Gerinnung vor (KRAFT, 1973).

Impfung. Seit Ende der sechziger Jahre stehen inaktivierte und attenuierte Lebendimpfstoffe zur Verfügung (GORHAM et al., 1965; SCOTT und GILLESPIE, 1971; SAMPSON et al., 1972). Attenuierte Lebendvakzinen führen zu einer raschen Ausbildung eines belastbaren Impfschutzes; zudem wird die Immunität durch maternale Antikörper nur wenig gehemmt. Die Fortschritte der Technologie der Antigengewinnung haben es jedoch ermöglicht, daß auch inaktivierte Impfstoffe zu praktisch vergleichbarem Impfschutz führen. Zudem haben inaktivierte Impfstoffe den Vorteil der hohen Sicherheit und der Einsatzmöglichkeit bei praktisch allen Tieren, auch bei tragenden Katzen. Attenuierte Lebendvakzinen sollten wegen der Gefahr der Entwicklungsstörungen des Zentralnervensystems *keinesfalls bei tragenden Katzen* eingesetzt werden.

Das heute empfohlene Impfprotokoll sieht zwei Injektionen im Alter von 8–9 und ca. 12 Wochen vor. Kätzchen, die in epidemiologisch ungünstiger Umgebung (z. B. Katzenheimen) leben, sollten zudem in der 16. Woche ein drittes Mal vakziniert werden. Danach werden jährliche Revakzinationen empfohlen. Die heute verwendeten Impfstoffe enthalten meistens eine Kombination von FPV mit FCV und FHV-1. Die Impfung soll strikt nach den Empfehlungen des Herstellers erfolgen, i. d. R. sind die intramuskuläre und die subkutane Verabreichung möglich (SCOTT, 1980).

Andere Maßnahmen zur Infektionskontrolle. Da das FPV außerordentlich widerstandsfähig ist, kommt guter Hygiene und den Desinfektionsmaßnahmen große Bedeutung zu. Für tierärztliche Praxen und Tierkliniken ist besonders wichtig, daß die Untersuchungstische und Käfige nach jeder Katze sorgfältig gereinigt und desinfiziert (Na-Hypochlorit, NaOH, Formaldehyd) und Käfige – wo immer möglich – autoklaviert werden.

Differentialdiagnose

– *Felines Leukämievirus:* Differentialdiagnostisch ist bei Leukopenien in erster Linie an eine FeLV-Infektion zu denken. Bei positivem FeLV-Test, der sehr einfach und rasch durchführbar ist, ist allerdings eine Parvovirusinfektion nicht immer auszuschließen; gleichzeitige Infektionen mit FeLV und FPV sind bekannt (CASTELLI, 1992).

– *Feline Coronaviren:* Das feline enterale Coronavirus kann ebenfalls zu Durchfällen führen. In der Regel sind aber hier die Leukozytenwerte kaum vermindert (PEDERSEN et al., 1981).

– *Toxoplasmose:* In der Frühphase der akuten Toxoplasmose können Anorexie, Apathie sowie Fieber beobachtet werden. Erbrechen und Durchfall sind hier selten, jedoch kommt es bei Toxoplasmose etwa zur Zeit der klinischen Symptome zu einer massiven Leukopenie mit ausgeprägter Lymphopenie (PETRAK und CARPENTER, 1965). Symptome einer Pneumonie sind bei der Toxoplasmose häufig, bei der FPV-Infektion dagegen höchstens bei gleichzeitiger Infektion mit FHV-1 oder FCV zu beobachten.

– *Andere Krankheiten:* Bakteriell bedingte Gastroenteritiden können mit FPV-Infektion verwechselt werden. Schwere systemische bakterielle Infektionen führen selten zu massiven Leukopenien. Fremdkörper, wie Kunststoff- oder Gummiteilchen oder auch Nähfaden, können zu ähnlichen Symptomen führen.

Therapie. Das Ziel der Therapie bei der FPV-Infektion liegt in der unmittelbaren Lebenserhaltung, da die Chancen einer vollständigen Erholung nach überstandener FPV-Infektion sehr gut sind. Die Therapie zielt daher darauf ab, Flüssigkeitsverluste durch Verabreichung von *Antiemetika* zu stoppen und wenn immer möglich durch intravenöse Verabreichung von *Elektrolytlösungen* zu ergänzen. Die passive Immunisierung durch Verabreichung von Hyperimmunseren ist umstritten. Dagegen erachten verschiedene Autoren *Transfusionen* von Vollblut – besonders nach Protein- und Blutverlust in den Darm – als wertvoll (SCOTT, 1971; KRAFT, 1973). Bakteriellen Sekundärinfektionen ist durch Verabreichung von *Breitspektrum-Antibiotika* vorzubeugen; diese sind intravenös zu verabreichen, bis der Durchfall behoben ist, anschließend erfolgt die Verabreichung per os. Nach Überwindung der klinischen Symptome sollten der Katze mehrmals täglich kleine Portionen Futter angeboten werden. Später kann die Freßlust durch intravenöse Verabreichung von Diazepam stimuliert werden.

10.4. Feline Coronaviren

Einleitung. In den frühen sechziger Jahren beobachtete HOLZWORTH (1963) eine Katzenkrankheit – später feline infektiöse Peritonitis (FIP) genannt –, die mit Freßunlust, hohem Fieber, Leukozytose und Ergüssen in die Bauch- und Brusthöhle einherging. WOLFE und GRIESEMER beschrieben 1966 weitere Fälle und wiesen nach, daß diese Krankheit experimentell übertragen werden konnte. Kurz darauf konnten ZOOK et al. (1968) in einer elektronenmikrospischen Studie bei experimentell infizierten Katzen ein Virus nachweisen, von dem sie annahmen, daß es für die Entstehung der FIP verantwortlich sei.
Im Jahre 1970 vermutete WARD, daß es sich beim Erreger um ein Coronavirus handelte. Im Jahre 1976 gelang es PEDERSEN erstmals, den Erreger der FIP in Zellkultur zu vermehren. Gleichzeitig identifizierten OSTERHAUS et al. (1976) den Erreger als Coronavirus; diesen Autoren gelang es auch, das FIP-Virus im Gehirn neugeborener Mäuse zu vermehren (1978). Heute wissen wir, daß feline Coronaviren weltweit vorkommen und prinzipiell *zwei Coronaviren* unterschieden werden können: diejenigen, welche FIP verursachen, und jene, welche zu einer meist harmlos verlaufenden, vorübergehenden Enteritis Anlaß geben. Diese letztgenannten wurden als feline enterale Coronaviren (FECV) bezeichnet (PEDERSEN et al., 1981a; PEDERSEN et al., 1981b). FIP verursachende und zu Enteritis führende Coronaviren können heute als Extreme eines Kontinuums von sehr hoher bis sehr niedriger Virulenz betrachtet werden (PEDERSEN, 1987). Die bei der Katze heute bekannten Coronaviren sind immunologisch nahe verwandt mit den Coronaviren des Schweines (Transmissibles Gastroenteritis-Virus, TGEV), des Hundes (engl. Canine Coronavirus, CCV) und des Menschen (menschliches Coronavirus 229 E). Die Coronaviren der Katzen sind immunologisch kaum oder nicht verwandt mit dem bovinen Coronavirus (BCV), dem Mäusehepatitisvirus und dem menschlichen Coronavirus OC 43.

10.4.1. Felines Infektiöses Peritonitisvirus

Die Feline Infektiöse Peritonitis (FIP) ist eine infektiöse Erkrankung mit hoher Letalität. Die FIP wird nicht nur bei Hauskatzen, sondern auch bei einer Reihe anderer Feliden beobachtet. Dabei handelt es sich um in Gefangenschaft oder in Freiheit lebende Löwen, Leoparde, Geparde und kleinere Katzenarten (COLBY und LOW, 1970; FRANSEN, 1974; POELMA et al., 1974; THEOBALD, 1978, PFEIFER et al., 1983). Für den Tierarzt (und den Katzenbesitzer) spielt die FIP eine außerordentlich wichtige Rolle. Die Gründe dafür sind einerseits die Zunahme der FIP-Häufigkeit im Verlaufe der letzten Jahre, andererseits die Wichtigkeit einer frühzeitigen, korrekten Diagnose dieser mit sehr hoher Wahrscheinlichkeit zum Tod führenden Erkrankung im Hinblick auf eine erlösende Einschläferung.

Eigenschaften des Virus. Das FIPV, welches vom FECV bezüglich Struktur und Morphologie nicht zu unterscheiden ist, hat einen Durchmesser von 100 nm und ist pleomorph. Der Virusinnenkörper ist von einer lipidhaltigen Membran umgeben, welche ein Hüllglycoprotein (= E1) von ca. 25000–30000 Dalton enthält und in der die sog. Peplomeren (= E2 ca. 180000–200000 Dalton) verankert sind. Der Virusinnenkörper enthält nur ein einziges Kapsidprotein (= N) von ca. 45000–50000 Dalton (HORZINEK et al., 1977; HOSHINO und SCOTT, 1980). Das Genom des FIP-Virus besteht aus einem einzelnen RNA-Strang von etwa 20000 Nukleotiden (DE GROOT et al., 1987). Das FIPV ist aufgrund seiner Lipidhülle in der Außenwelt relativ wenig widerstandsfähig. So geht die Infektiosität des FIPV nach Austrocknung in weniger als 24 Stunden verloren. Erwärmung des Virus in zellfreiem Kulturmedium während 60 Minuten bei 56 °C führt zur vollständigen Inaktivierung. Ferner wird das FIPV durch 0,2% Formaldehyd bei 4 °C innerhalb weniger als 48 Stunden inaktiviert. Dagegen wird die Infektiosität durch Einfrieren bei Temperaturen unter −10 °C auch über Monate nicht beeinflußt. Auch ist das Virus gegenüber Phenolbehandlung (0,7%, 4 °C, 48 Stunden) resistent (PEDERSEN, 1976).

Die drei Strukturkomponenten des FIPV sind immunologisch sehr nahe verwandt mit den entsprechenden Komponenten des TGEV und des CCV (REYNOLDS et al., 1977; WITTE et al., 1977; WOODS und PEDERSEN, 1979; HORZINEK et al., 1982). Die verschiedenen Coronavirus-Isolate der Katze sind sich immunologisch derart ähnlich, daß sie mittels herkömmlicher, polyklonaler Antikörper nicht differenziert werden können (PEDERSEN et al., 1981; MCKEIRNAN et al., 1987). In neueren Untersuchungen, in welchen moderne Techniken zur Anwendung gelangten, konnte jedoch gezeigt werden, daß unterschiedlich pathogene FIPV-Stämme sich in verschiedenen Parametern unterscheiden. So konnte festgestellt werden, daß pathogene und apathogene Coronaviren der Katze sich mittels monoklonaler Antikörper *differenzieren* lassen (FISCUS und TERAMOTO, 1987). Diese Autoren konnten zeigen, daß vor allem die Peplomeren verschiedene Epitope tragen. Auch auf dem Nuleokapsidprotein, jedoch weniger auf dem E1-Glycoprotein lassen sich unterschiedliche Epitope feststellen. In sog. Kompetitionstests, in welchen monoklonale, enzymmarkierte Antikörper gleichzeitig mit dem Serum infizierter Katzen in einem ELISA-Verfahren verwendet wurden, konnten die gleichen Autoren nachweisen, daß Katzen nach Infektion mit den unterschiedlich pathogenen FIP-Viren Antikörper zu bilden vermögen, welche diese verschiedenen Epitope erkennen können (FISCUS et al., 1987). Gleichzeitig konnten auch TUPPER et al. (1987) in Virusneutralisationsversuchen nachweisen, daß ein FIP-induzierendes Isolat in vitro von einem FECV differenziert werden kann.

Erstmals gelang es PEDERSEN (1976), das FIPV in Peritonealmakrophagen zu kultivieren. Seither waren verschiedene Forschergruppen erfolgreich, das FIPV in Hirnzellen von jungen

Mäusen, Ratten und Hamstern, in sog. Organringkulturen oder verschiedenen fetalen Katzenzellen in vitro zu vermehren (HORZINEK et al., 1978; OSTERHAUS et al., 1978; O'REILLY et al., 1979; HOSHINO und SCOTT, 1980; BLACK, 1980). Auch heute noch ist die Isolierung des FIPV nicht einfach und zur routinemäßigen Diagnose der Infektion nicht möglich. In spezialisierten Forschungslaboratorien gelingt die Isolierung heute aber in verschiedenen Zellinien ohne weiteres (FISCUS und TERAMOTO, 1987b; MCKEIRNAN et al., 1987; STODDART et al., 1988). Auch ist bekannt, daß ein bestimmter Stamm (UCD-1) in verschiedenen Zellinien zu unterschiedlichen zytopathischen Effekten führt (KAI et al., 1988). Neuere Arbeiten haben auch gezeigt, daß die verschiedenen Coronavirus-Isolate aufgrund unterschiedlicher Replikationseigenschaften in der Zellkultur unterschieden werden können. So zeigten z. B. MCKEIRNAN et al. (1987), daß ein FIPV-Isolat zu größeren und homogeneren Plaques führt als ein apathogenes FECV. FISCUS und TERAMOTO (1987b) beobachteten in Zellkulturexperimenten, daß virulente FIPV-Isolate sich relativ rasch von Zelle zu Zelle ausbreiten können, auch wenn Antikörper von FIPV-neutralisierender Qualität im Zellkulturmedium vorhanden waren. Bei apathogenen Isolaten war diese Ausbreitung in Gegenwart von Antikörpern nicht möglich. FISCUS und TERAMOTO führten diese Unterschiede in den Wachstumsbedingungen auf unterschiedliche Eigenschaften der Peplomer-Glycoproteine der verschiedenen Viren zurück. Generell kann festgehalten werden, daß FIP-Viren von Makrophagen oder makrophagen-ähnlichen Zellen besonders effizient repliziert werden. Wie in Zellkulturen nachgewiesen werden konnte, führt Infektion von Makrophagen durch das FIPV zur Produktion von Interleukin-1, also jenem Lymphokin, welches im Tier zu Fieber führt (GOITSUKA et al., 1987).

Pathogenese. Die Pathogenese der FIPV-Infektion ist – im Gegensatz zu den anderen häufigen Virusinfektionen der Katze – nach wie vor nicht völlig geklärt. Verschiedene Beobachtungen deuten darauf hin, daß das FIPV *intrauterin* übertragen wird. Die Infektion kann aber auch postnatal durch *orale Aufnahme* des Virus angehen. Die intrauterine Infektion ist durch die Diagnose einer FIPV-Infektion bei einem Kätzchen im Alter von vier Tagen belegt (MCKEIRNAN et al., 1981). Bei diesem Kätzchen wurden auf der Pleura und in der Lunge Veränderungen beobachtet, welche kaum innerhalb der vier Lebenstage entstanden sein konnten. PEDERSEN (1983) berichtete über einen Wurf neugeborener Kätzchen mit FIP-spezifischen Veränderungen. Diese Jungtiere wurden von einer Katze geboren, welche während der Gravidität an einer FIP erkrankte. Die Übertragung des Virus auf die Feten ist bei klinischer Erkrankung der Mutter leicht vorstellbar, da bei klinisch kranken Tieren Virus zellassoziiert mit den Leukozyten im Körper verbreitet wird (WEISS und SCOTT, 1981). Ob das Virus von Katzen, welche das FIPV asymptomatisch in sich tragen, intrauterin auf die Feten übergehen kann oder ob in diesem Fall eine Übertragung des Virus ausschließlich postnatal erfolgt, ist unklar.

Aufgrund einer Reihe experimenteller Studien (WEISS et al., 1980; PEDERSEN und BOYLE, 1980; WEISS und SCOTT, 1981a; WEISS und SCOTT, 1981b; JACOBSE-GEELS et al., 1982) kann nach experimenteller Infektion der folgende Verlauf postuliert werden: Nach oraler Aufnahme vermehrt sich das FIPV zunächst in Epithelzellen des Dünndarms. Von hier gelangt das Virus in die Peyer-Plaques und die regionären Darmlymphknoten. Nun kommt es zur monozyten-assoziierten Virämie, wonach sich das Virus in Makrophagen und makrophagenähnlichen Zellen von Leber, Niere, Peritoneum, Pleura, Uvea und später auch des Gehirns festsetzen kann. Ob es zur FIP kommt oder nicht, ist von verschiedenen Faktoren abhängig. Einerseits spielt hier die *Virulenz* des Virus eine große Rolle. Heute sind verschiedene Isolate bekannt, welche bei einem hohen Prozentsatz der infizierten Tiere zu klinischer Erkrankung und Tod führen. Hochvirulente Isolate sind z. B. das FIPV-Nor 15, das FIPV-UCD 1 und das Isolat FIPV-TN 406 (BLACK, 1980; PEDERSEN et al., 1981). Zu den wenig virulenten Isolaten gehören z. B. die Isolate FIPV-UCD 3 und FIPV-UCD 4 (PEDERSEN und FLOYD, 1985). Neben der Virulenz des Isolates sind ferner die *Menge des inokulierten Virus* sowie die *Art der Applikation* von Bedeutung. Einzelne Stämme sind wenig infektiös, d. h., es bedarf größerer Virusmengen, um eine Infektion und eine FIP auszulösen. Andere Stämme führen nach oraler Verabreichung sogar von größeren Virusmengen nicht zu einer FIP, jedoch nach intraperitonealer Inokulation. Diese Beobachtung deutet darauf hin, daß ein Isolat dann besonders virulent ist, wenn es sich nicht nur im Dünndarm, sondern auch in Monozyten und Makrophagen vermehrt. Eine entscheidende Rolle bei der Pathogenese der FIP spielt aber das Immunsystem. So führt experimentelle Infektion seropositiver Tiere wesentlich rascher zur Krankheit, als dies bei seronegativen Katzen der Fall ist (PEDERSEN und BOYLE, 1980; WEISS und SCOTT, 1981b; WARD und PEDERSEN, 1969). Aufgrund dieser Beobachtungen wurde postuliert, daß die FIP eine *Immunkrankheit* sei. Weitere Argumente, welche für die immunbedingte Entstehung der FIP sprechen, sind folgende:

1. In den bei FIP beobachteten, entzündlichen Ablagerungen in und auf den Organen ließen sich neben Virusantigen auch Immunglobuline und die Komplementkomponente C3 nachweisen (PEDERSEN und BOYLE, 1980; WEISS und SCOTT, 1981; JACOBSE-GEELS et al., 1980).
2. Im Verlauf einer experimentell induzierten FIP können zunehmend höhere gegen das FIPV gerichtete Antikörpertiter nachgewiesen werden (PEDERSEN und BOYLE, 1980, JACOBSE-GEELS et al., 1982).
3. Durch Übertragung von Serum oder gereinigtem Immunglobulin seropositiver Tiere auf SPF-Katzen werden diese für eine experimentell induzierte FIP besonders empfänglich (PEDERSEN und BOYLE, 1980).
4. Im Verlauf einer FIP kommt es zu einem starken Anstieg von zirkulierenden Immunkomplexen und parallel dazu zunächst zu einem Anstieg und wenige Tage vor dem Tod zu einem markanten Abfall der Komplementkonzentration (JACOBSE-GEELS et al., 1982). Daß die Komplementaktivierung bei der Entstehung einer FIP eine wichtige Rolle spielen dürfte, geht auch aus einem Experiment hervor, in welchem Katzen dekomplementiert wurden. Dekomplementierte Katzen überlebten einen sonst tödlich verlaufenden Infektionsversuch mit FIPV (HORZINEK und PEDERSEN, 1980, unveröffentlichte Beobachtung).

Aufgrund der beschriebenen Beobachtungen kann man sich die Pathogenese der FIP unter *Feldbedingungen* etwa wie folgt vorstellen: Zunächst besiedelt das FIPV Epithelien des Darmes und gelegentlich der oberen Luftwege, wo es repliziert wird und damit gelegentlich zu Symptomen Anlaß geben kann. In Einzelfällen kann das Virus durch Mutation eine Affinität für Monozyten erwerben und sich mit ihnen im Körper verbreiten, um sich schließlich in *Makrophagen* und makrophagen-ähnlichen Zellen in den verschiedenen Organen anzusiedeln. Die Mutation erfolgt in diesem Fall in den Peplomeren (FISCUS und TERAMOTO, 1987b). Da in Makrophagen verschiedene Komplementkomponenten synthetisiert werden (COLTEN, 1976), kommt es zu vermehrter Synthese und Freisetzung von Komplement. Gleichzeitig synthetisieren aktivierte Makrophagen auch Interleukin-1 (GOITSUKA et al., 1988), welches neben stimulierenden Einflüssen auf B- und T-Lymphozyten einen stark pyrogenen Effekt aufweist und damit auch für das bei FIP häufig zu beobachtende Fieber verantwortlich sein dürfte. Von infizierten Gewebsmakrophagen werden FIPV-Antigene an der Zelloberfläche exprimiert, wodurch die B- und T-Lymphozyten-Antwort stimuliert werden dürfte. Infizierte Makrophagen dürften gelegentlich zerfallen, wobei große Mengen von FIPV freigesetzt werden. Freies Virus wird von Antikörpern gebunden, wodurch es zur Bildung von *Immunkomplexen* kommt, welche einerseits wiederum von Makrophagen phagozytiert werden, andererseits aber auch in situ Komplement aktivieren dürften, womit es zu lokalen Entzündungssymptomen kommt (WEISS et al., 1980; PEDERSEN und BOYLE, 1980; WEISS und SCOTT, 1981a, 1981b; JACOBSE-GEELS, 1982). Immunkomplexiertes FIPV dürfte an sich nicht mehr in der Lage sein, seine Zielzelle, den Makrophagen, zu infizieren. Durch Phagozytose dieser Komplexe gerade durch die Makrophagen gelangt jedoch das Virus auf diesem „alternativen" Weg in seine Zielzelle. Der so infizierte Makrophage wird wiederum das Immunsystem stimulieren, womit der Circulus vitiosus der FIP in Gang gesetzt wird. Für die oben geschilderten Mechanismen der FIP-Pathogenese sprechen auch die bei experimenteller Infektion beobachteten, zirkulierenden Immunkomplexe, die im Verlauf der Erkrankung fluktuierenden Komplementkonzentrationen sowie die Absetzung von Immunkomplexen in der Niere (JACOBSE-GEELS et al., 1980). Im Zusammenhang mit den Immunkomplexen ist anzumerken, daß diese nicht nur FIPV-Antigen enthalten, sondern zelluläre Antigene, welche bei Zelluntergang, wie er bei einer FIP beobachtet wird, zu erwarten sind (HORZINEK et. al., 1986). Am Ende des oben gezeichneten Circulus vitiosus stehen dann eine Verbrauchskoagulopathie mit Gefäßschädigungen (WEISS et al., 1980), durch welche der Übertritt großer, proteinreicher Flüssigkeitsmengen in den Bauchraum und/oder die Brusthöhle ermöglicht wird.

Während langer Zeit lagen über die Virusausscheidung durch infizierte Tiere kaum Informationen vor. Erst kürzlich konnten STODDART et al. (1988) die Ausscheidung bei experimenteller Infektion abklären. Die Autoren zeigten, daß bereits zwei Tage nach intraperitonealer oder oraler Inokulation FIPV aus der Maulhöhle reisoliert werden konnte. Die Ausscheidung im Kot begann zwischen zwei und sieben Tagen nach Inokulation. Die Isolierung des Virus fiel zeitlich mit dem Auftreten der ersten klinischen Symptome zusammen. Die Reisolierung des FIPV gelang aber in keinem Fall länger als 15 Tage, weder aus der Maulhöhle noch aus dem Kot. Diese Beobachtungen deuten darauf hin, daß nach länger dauernder Erkrankung kein Virus mehr isoliert werden kann; möglicherweise ist dies die Erklärung, daß die Virusisolierung aus Klinikpatienten nur sehr selten gelingt. Nach wie vor ungelöst ist die Frage der asymptomatischen Träger: Diese ließen sich bislang durch Virusisolierung nicht nachweisen. Aufgrund von klinischen Beobachtungen, in welchen durch Einführung von seropositiven, gesunden Katzen in eine seronegative Versuchsgruppe eine FIPV-Infektion übertragen wurde, muß postuliert werden, daß symptomlose Träger bei der Übertragung der FIP eine hervorragende Rolle spielen (PEDERSEN et al., 1981; LUTZ, 1983, unveröffentlichte Beobachtung; GASKELL et al., 1984).

Klinische Symptome und Verlauf. Unter Feldbedingungen nimmt die FIP oft einen sich über Wochen hinstreckenden Verlauf. NEU und PFEIFER (1985) untersuchten die Frühsymptome bei über 100 Katzen, bei denen nachträglich eine FIP gesichert wurde. Zu den frühesten Symptomen gehören *Fieber* als wichtigste Manifestation und *Inappetenz*. Die unter experimentellen Bedingungen häufigsten Organsymptome wie Ikterus, Anämie und Urämie sind bei der natürlichen Infektion im Anfangsstadium seltener. Die FIP äußert sich entweder in einer sog. feuchten, exsudativen oder einer trockenen Form. NEU und PFEIFER (1985) fanden die *feuchte Form* in 94% der Fälle. Bei rund 70% der Fälle wurde ein deutlicher *Erguß in die Bauchhöhle*, bei rund 20% ein *Erguß in die Brusthöhle* und bei 5% eine Kombination mit Beteiligung von Bauchhöhle und Brustraum beobachtet. Die Diagnose einer manifesten FIP ist relativ einfach. Schwieriger ist die Erkennung der Krankheit in der *Frühphase*. Hier werden neben Fieber und Inappetenz in rund 50% der Fälle gestörte Futteraufnahme, Störungen beim Kauen und Abschlucken sowie Freßwiderwillen festgestellt. In rund einem Drittel der Fälle beobachteten NEU und PFEIFER (1985) Koprostase, blasse Schleimhäute sowie Ikterus. Bei 20% der FIP-Patienten beobachteten sie *Augensymptome* (Nickhautvorfall, Veränderungen der Kornea, Iritis, Iridozyklitis, Retinablutungen und Retinanekrosen). Etwa jedes achte Tier mit FIP zeigte *ZNS-Symptome*. Die von NEU und PFEIFER (1985) unter Feldbedingungen beobachteten Symptomhäufigkeiten stehen zum Teil im Gegensatz zu den unter experimentellen Bedingungen beobachteten Frequenzen (PEDERSEN, 1983a, 1983b).

Bei stark abgemagerten Tieren lassen sich die *pyogranulomatösen Herde* manchmal als höckrige Gebilde auf Nieren und Mesenteriallymphknoten palpieren. Weniger gut palpieren lassen sich entzündliche Knötchen auf Milz, Leber, Pankreas und auf dem Netz. Entzündungen im Bereich von Pleura, Lunge und Herz lassen sich am ehesten auskultatorisch und röntgenologisch erfassen (Abb. 10.10.).

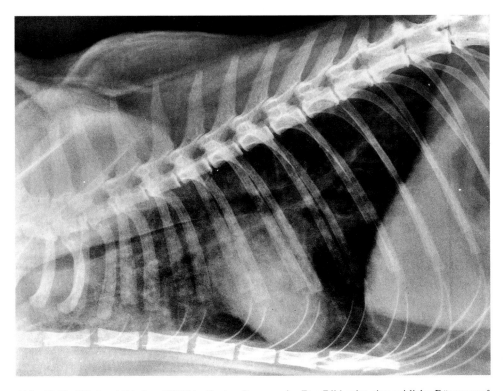

Abb. 10.10. Röntgenbild einer FIPV-bedingten Pneumonie. Das Bild zeigt eine seitliche Röntgenaufnahme des Thorax eines 1½-jährigen, kastrierten Katers mit Apathie, reduzierter Freßlust und Fieber. Im gesamten Lungenfeld besteht ein mäßig dichtes, interstitielles, vorwiegend kleinnoduläres Infiltrat. Hinweise für einen Pleuraerguß fehlen. Wichtige radiologische Differentialdiagnosen bei einem jungen Tier sind: interstitielle Pneumonie durch Parasiten *(Aelurostrongylus)*, Toxoplasmose oder pyogranulomatöse (trockene) Form von FIP. Die pathologisch-anatomische Diagnose war generalisierte pyogranulomatöse Pneumonie, typisch für FIP (Foto: Dr. M. FLÜCKIGER).

Immunreaktion. Nach intraperitonealer Infektion mit einem virulenten FIPV-Stamm kommt es bei den meisten Katzen zu Serokonversion, klinischen Symptomen und Tod. Ein Teil der Tiere zeigt aber nur Serokonversion und keine Symptome. Solche Tiere sind gegenüber einer erneuten Infektion mit demselben FIPV immun (PEDERSEN und FLOYD, 1985). Diese Immunität ist in hohem Maße vom verwendeten FIPV-Stamm abhängig. Stämme mit geringer Virulenz wie das FIPV-UCD3 und das FIPV-UCD4 induzieren bei erstmaliger Inokulation zwar nur bei einem kleinen Teil der Tiere klinische Symptome einer FIP, überlebende Tiere sind aber gegenüber einer zweiten Inokulation mit einem virulenten FIPV-Stamm (z. B. FIPV-UCD1) nicht immer immun. Solche Experimente zeigen, daß Katzen eine Immunität gegenüber FIP-Viren entwickeln können. Über die immunologische Situation unter Feldbedingungen ist allerdings zur Zeit wenig bekannt. In den meisten Fällen dürften solche unter natürlichen Bedingungen vorkommende Antikörper keinen Schutz gegen eine Infektion mit einem virulenten FIPV darstellen. Von Bedeutung bei der Immunität gegenüber einer FIPV-Infektion dürfte das zelluläre Immunsystem sein. Dafür spricht die Beobachtung, daß die Veränderungen, die man bei trockener Form der FIP beobachtet, jenen einer Tuberkulose sehr ähnlich sind. Bei Tuberkulose spielt ebenfalls das T-Zellsystem eine Hauptrolle. Ferner konnten PEDERSEN und FLOYD (1985) zeigen, daß bei Katzen, welche gegenüber einer FIPV-Infektion immun geworden waren, mittels gereinigten FIPV-Antigens eine Überempfindlichkeitsreaktion vom verzögerten Typ induziert werden konnte. Bei einigen immunen Tieren konnten diese Autoren mittels FIPV-Antigen zudem Lymphozyten in Kultur zur Teilung stimulieren. Bezüglich Häufung von FeLV- und FIPV-Infektionen siehe Abschnitt Epidemiologie.

WEISS und TOIVIO-KINNUCAN (1988) stellten bei In-vitro-Experimenten fest, daß die Replikation von FIPV durch menschliches α- und felines β-Interferon gehemmt werden konnte. Eventuell könnte sich aus dieser Beobachtung ein zukünftiger therapeutischer Ansatz zur Therapie einer FIPV-Infektion ergeben.

Klinische Labordiagnose. Der korrekten Diagnose kommt große Bedeutung zu, da FIP Katzen nur in seltenen Ausnahmefällen genesen und damit ein solcher Patient raschmöglichst von seinem Leiden erlöst werden sollte. Da einzelne Parameter allein i. d. R. nicht beweisend sind, müssen – besonders bei Fehlen von schlüssigen Röntgenbefunden und klinischen Beobachtungen – verschiedene klinisch-chemische und hämatologische Parameter bestimmt werden.

Hämatologie und klinische Chemie. In der Frühphase der Erkrankung ist das rote Blutbild oft unauffällig; mit zunehmender Dauer kommt es zur gering- bis mittelgradigen *Anämie*. Häufig findet man bei FIP eine Leukozytose, welche vor allem durch *Neutrophilie* bedingt ist, bei gleichzeitig normalen oder erniedrigten Lymphozytenwerten.

Einschlußkörper in den neutrophilen Granulozyten (WARD et al., 1971) wurden im Labor des Autors bei unter Feldbedingungen an FIP erkrankten Katzen nur höchst selten beobachtet. Am ehesten können diese durch phagozytierte Immunkomplexe erklärt werden.

Bei über drei Vierteln der an FIPV erkrankten Katzen findet man erhöhte Plasmaprotein-Konzentrationen und *erhöhte Fibrinogenwerte* (PEDERSEN, 1976). Die erhöhte Plasmaprotein-Konzentration ist hauptsächlich auf *Vermehrung der Immunglobulinfraktion* zurückzuführen. Oft sind aber auch α- und β-Fraktionen markant erhöht (Abb. 10.11.), was – zusammen mit erhöhten Fibrinogenwerten – als Ausdruck einer Entzündung gewertet werden muß. Bei Beteiligung der Leber können *erhöhte Transaminasewerte* und *Bilirubinkonzentrationen* festgestellt werden, bei einer Nierenschädigung lassen sich erhöhte Harnstoff- und Kreatininwerte nachweisen. Es ist hier anzumerken, daß Leber- und Nierenbeteili-

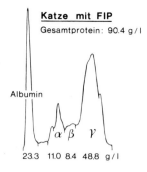

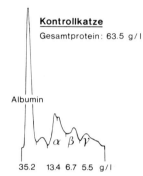

Abb. 10.11. Serumelektrophorese bei FIP. Zwei μl einer Serumprobe wurden auf einer Celluloseacetatfolie aufgetragen und elektrophoretisch getrennt. Nach Anfärbung der aufgetrennten Fraktionen wurde die Probe einer Densitometrie unterzogen. Das Serum einer an FIP erkrankten Katze (oberes Bild) zeigt eine deutliche Vermehrung der Gammaglobulinfraktion. Auch die Alphaglobuline sind vermehrt. Zum Vergleich das Serum einer gesunden Kontrollkatze (unteres Bild).

gung mit meßbaren Veränderungen der entsprechenden Parameter erst später im Verlauf der Erkrankung gefunden werden können. Oft weisen Katzen mit FIP tiefe Albuminwerte auf. Vor allem bei der feuchten Form kann es zu einer Verbrauchskoagulopathie kommen, in deren Verlauf die Blutungszeit, die Prothrombinzeit und die partielle Thromboplastinzeit verlängert sind. Bei solchen Katzen findet man *erniedrigte Thrombozytenzahlen* und erhöhte Mengen von Fibrinabbauprodukten (WEISS, et al., 1980).

Die bei einer FIPV-Infektion produzierte Aszites- und Pleuralflüssigkeit ist viskös und von gelblicher bis brauner Farbe. Es handelt sich hier um *Exsudate mit erhöhtem spezifischem Gewicht* (über 1017 g/l) und erhöhten Proteinkonzentrationen (über 50 g/l). Bei einem Zellgehalt von bis zu über 25 000 Leukozyten/μl stehen neutrophile Granulozyten und Makrophagen im Vordergrund.

Eines der verläßlichsten Verfahren zur Intra-vitam-Diagnose einer FIP ist die *Biopsie*, welche entweder anläßlich einer Laparotomie oder unter endoskopischer Kontrolle in den entzündlichen Bezirken vorgenommen wird.

Serologie. Zur klinischen Diagnose kann auch die Serologie herangezogen werden, welche – korrekte Anwendung und Interpretation vorausgesetzt – sehr nützlich sein kann. Die Serologie beruht auf der Beobachtung, daß Katzen mit FIP im Verlaufe der Erkrankung zunehmend höhere, gegen das FIPV gerichtete Antikörpertiter aufweisen. Zur Titerbestimmung wurden in den vergangenen Jahren verschiedene Verfahren angewendet. Antikörper gegen das FIPV wurden erstmals in einem *Immunfluoreszenztest* nachgewiesen, in welchem Leberdünnschnitte von infizierten Katzen verwendet wurden. Das in den Dünnschnitten abgelagerte FIPV diente dabei als Antigen (PEDERSEN, 1976). Nachdem bekannt wurde, daß das FIPV mit dem leicht in Kultur züchtbaren TGEV immunologisch sehr nahe verwandt ist, verwendeten OSTERHAUS et al. (1977) mit TGEV infizierte Schweinezellen als Antigensubstrat in einem Immunfluoreszenztest (Abb. 10.12.). Um die diagnostische Effizienz dieses oft als FIP-Test abgekürzten Immunfluoreszenzverfahrens beurteilen zu können, bestimmten wir die Titerhäufigkeiten bei Katzen, bei denen entsprechend den besten Kriterien eine FIP nachgewiesen resp. ausgeschlossen werden konnte (LUTZ et al., 1984). In jener Arbeit zeigten rund 80% der Katzen mit gesicherter FIP Titer von > 400, während kranke Katzen, bei denen eine FIP ausgeschlossen werden konnte, nur selten Titer > 400 aufwiesen. Dies bedeutet, daß bei einer kranken Katze mit Symptomen einer FIP und einem Titer von > 400 eine FIP mit großer Wahrscheinlichkeit diagnostiziert werden konnte. Bei Katzen mit Symptomen einer FIP und einem Titer von < 100 war demnach eine FIP eher unwahrscheinlich, ließ sich aber aufgrund des Titers nicht ausschließen. Dieses auf dem TGEV basierende Immunfluoreszenzverfahren wird heute von vielen Laboratorien angeboten; es hat sich gut bewährt, da genau bekannt ist, wie die Titer zu interpretieren sind.

Seit jener Untersuchung, die in den Jahren 1982/83 durchgeführt worden war, hat sich der Anteil der FIP-Katzen und einem Titer von > 400 verringert; er dürfte heute bei etwa 70% liegen. Eine Erklärung dafür könnte darin zu sehen sein, daß Tierärzte und Tierbesitzer heute früher im Krankheitsverlauf an eine FIP denken als noch vor wenigen Jahren, zu einem Zeitpunkt also, in welchem die Antikörper noch nicht zu hohen Titern entwickelt sind.

An dieser Stelle sei mit Nachdruck darauf hingewiesen, daß eine *Titerbestimmung bei gesunden Katzen nicht sinnvoll* ist. Bei gesunden Katzen sind Antikörper gegen Coronaviren weitverbreitet: In der Schweiz verfügen gegen 50% der einzeln gehaltenen Tiere mit freiem Auslauf und über 80% der in Katzenzuchten und sogenannten Großfamilien gehaltenen Tiere über Titer von 25 und darüber. Bis zu 15% der in Kollektiven gehaltenen Katzen haben Titer von 400 und darüber. In der Mehrzahl der Fälle dürften diese Antikörper durch das FECV oder durch wenig virulente FIPV induziert worden sein. Für die Beobachtung, wonach bei kranken, nicht mit FIPV infizierten Katzen kaum Titer von 400 und darüber gefunden werden können, steht keine beweisende Erklärung zur Verfügung. Eine mögliche Begründung könnte darin gesehen werden, daß bei Krankheitsbeginn keine neuen Coronavirus-Antikörper mehr gebildet werden und vorbestehende Antikörper sich im Verlauf der Krankheit zurückbilden, ähnlich wie dies nach Cortisonbehandlung beobachtet werden kann.

Außer dem Immunfluoreszenztest mit TGEV-infizierten Zellen wurden in den vergangenen Jahren verschiedene alternative Meßmethoden beschrieben. Dazu gehört ein *ELISA-Verfahren*, bei welchem gereinigtes TGEV als Antigen verwendet wurde (OSTERHAUS et al., 1979). Auch GREGERSEN und LUDWIG (1985) beschrieben ein ELISA-Verfahren zur Bestimmung von Coronavirus-Antikörpern. In beiden Arbeiten wurde Übereinstimmung zwischen Immunfluoreszenz und ELISA gezeigt.

An der Cornell-Universität entwickelten BARLOUGH et al. (1986) ein ELISA-Verfahren (KELA), bei welchem die Kinetik der Substratumsetzung des gebundenen Enzymkonjugates bestimmt wurde. Jenes Verfahren hat bislang keine Verbreitung gefunden, obwohl es eine objektive Beurteilung der Titerhöhe erlaubt. LANGE et al. (1987) beschrieben einen auf gereinigtem FIPV-Antigen beruhenden ELISA und verglichen die Resultate mit jenen der FIP-Immunfluoreszenz. Die Übereinstimmung der beiden Verfahren fiel – vermutlich wegen der hohen Reinheit des verwendeten Antigens im ELISA – gut aus. Die Schwierigkeit, einen ELISA zu standardisieren sowie Diskrepanzen zwischen Resultaten bei einzelnen Proben dürften die Erklärung dafür sein, daß sich das ELISA-Verfahren bislang nicht durchzusetzen vermochte.

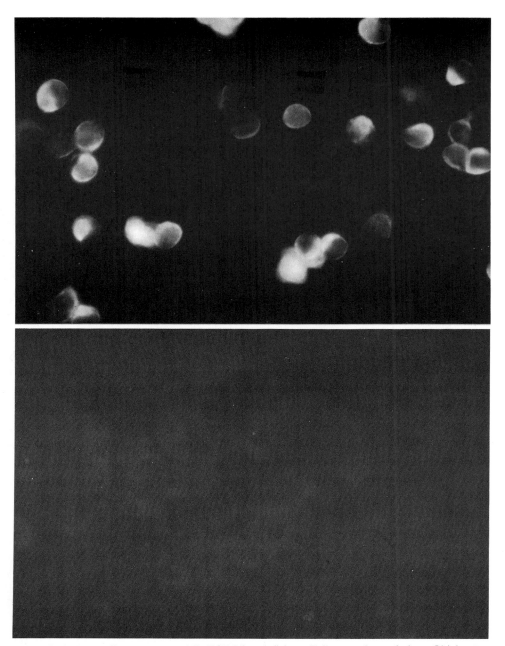

Abb. 10.12. Immunfluoreszenztest. Mit TGE-Virus infizierte Zellen wurden auf einen Objektträger aufgebracht, getrocknet und mit Aceton fixiert. Serum einer an FIP erkrankten Katze wurde in einer Verdünnung von 1:400 mit den Zellen inkubiert. In einem zweiten Schritt wurde ein mit Fluorescein markiertes, gegen Katzenimmunglobulin gerichtetes Kaninchen-IgG auf den Objektträger aufgebracht. Mikroskopie erfolgte nach Waschen des Objektträgers in Pufferlösung, wodurch nichtgebundenes Fluoresceinkonjugat entfernt wurde. Die Antikörper der Katze reagieren deutlich mit dem Coronavirusantigen der infizierten Zellen (Abb. 10.12a.). Als Kontrolle die Inkubation mit dem Serum einer Coronavirus-Antikörper-negativen Katze (Abb. 10.12b.).

FROST und LOHRBACH (1987) verwendeten mit FIPV infizierte in Crandellzellen (Katzenniere) als Substrat für ein Immunfluoreszenzverfahren, bei welchem sie als Konjugat ein mit einem Fluoreszenzfarbstoff markiertes Protein A[1]) verwendeten. Die dabei beobachteten Titerhöhen sind wesentlich geringer als bei Verwendung eines Immunglobulin-Konjugates. Bei der Interpretation der Titer sind somit die laborspezifischen Erfahrungen zu berücksichtigen.
FISCUS et al. beschrieben 1985 ein kompetitives ELISA-Verfahren, bei welchem sie einen enzymkonjugierten *monoklonalen Antikörper* mit Spezifität für das Peplomer-Glycoprotein eines virulenten FIPV verwendeten. Dieses Verfahren ist vielversprechend, da Seren mit hohen Titern in der Immunfluoreszenz auch zu starker Hemmung im kompetitiven Test führen. Unsere eigenen, unveröffentlichten Erfahrungen haben gezeigt, daß negative und stark positive Seren ohne Schwierigkeiten unterschieden werden können. Schwierigkeiten mit der Grenzziehung ergaben sich nur bei mittleren Titerhöhen. Die Tatsache, daß avirulente und virulente FIPV-Stämme mittels monokonalen, gegen das Peplomer-Glycoprotein gerichteten Antikörpern differenziert werden können (FISCUS und TERAMOTO, 1987a), könnte die Basis für zukünftige analytische Verfahren liefern, die prognostische Aussagen erlauben (FISCUS et al., 1987b).

Epidemiologie. Gegen feline Coronavirus gerichtete Antikörper können bei Katzen auf der ganzen Welt nachgewiesen werden (HORZINEK und OSTERHAUS, 1979; PEDERSEN, 1983). Über 50% der Katzen in der Schweiz und in Deutschland sind seropositiv (LUTZ et al., 1984). Diese Antikörpertiter dürften vor allem durch Kontakt der Katzen mit dem FECV oder einem wenig virulenten FIPV zustandegekommen sein (PEDERSEN et al., 1981b). Die FIP als klinische Erkrankung der Hauskatze wird ebenfalls weltweit beobachtet. Außer bei Hauskatzen wurde die FIP aber auch bei Löwen, Leoparden, Geparden, Jaguar und einer Reihe kleinerer Feliden diagnostiziert (COLBY und LOW, 1970; FOWLER, 1978; COLLY, 1971; TUCH et al., 1974; PFEIFER et al., 1983; FRANSEN, 1972; POELLMA et al., 1974; THEOBALD, 1978). Die FIP kommt bei Katzen im Alter *zwischen sechs Monaten und fünf Jahren* am häufigsten vor (PEDERSEN, 1983; NEU und PFEIFER, 1985). Bei *männlichen* Tieren wurde die FIP wesentlich *häufiger* beobachtet als bei weiblichen (ROBISON et al., 1971; PEDERSEN, 1983; NEU und PFEIFER, 1985); dabei ist allerdings zu berücksichtigen, daß bei den zur Sektion gelangenden Katzen der Anteil der männlichen Tiere ebenfalls größer ist als bei weiblichen (ISLER, 1978; PEDERSEN, 1987). FIP wird besonders häufig bei *Rassekatzen* nachgewiesen. Dies könnte darauf zurückgeführt werden, daß Rassekatzen oft ingezüchtet sind, wodurch – neben anderen Organsystemen – auch das Immunsystem im Vergleich zu ausgezüchteten Katzen beeinträchtigt wird. Daß dies prinzipiell möglich ist, geht aus der Beobachtung hervor, daß *Geparden* unter allen in Zoologischen Gärten gehaltenen Feliden am häufigsten an FIP erkranken und daran eingehen (eigene, unveröffentlichte Beobachtungen). Der Gepard wäre vor langer Zeit einmal beinahe ausgestorben; die heute lebenden Geparden gehen auf eine einzelne, zahlenmäßig stark reduzierte Population zurück. Dadurch wurde die genetische Vielfalt und damit die Reaktivität des Immunsystems stark eingeschränkt (O'BRIEN et al., 1985). Neben der Möglichkeit eines infolge vermehrter Inzucht eingeschränkten Immunsystems dürfte die Wahrscheinlichkeit einer FIP-Infektion in einer Zucht wegen der oft unethologisch hohen Bestandsdichte erhöht sein. Ferner werden Rassekatzen sorgfältiger beobachtet als andere; auch sind Züchter oft besser informiert als normale Katzenhalter.

---

[1]) Protein A ist ein aus Staphylokokken gewonnenes Protein mit hoher Affinität zu dem sog. F_c-Fragment der Immunglobuline.

Im Sektionsgut des Institutes für Veterinär-Pathologie der Universität Zürich wurde in den frühen 80er Jahren die FIP in 13–15% der sezierten Katzen diagnostiziert (Dr. B. HAUSER, persönliche Mitteilung); sie gehört also mit der FeLV-Infektion zu den *wichtigsten infektiösen Todesursachen*. In der Gesamtpopulation dürften jährlich jedoch weniger als 2% der Katzen an FIP erkranken (PEDERSEN, 1983). In einzelnen Katzenzuchten oder Kollektiven können aber in seltenen Fällen bis zu >10% der Tiere innerhalb eines einzelnen Jahres an FIP eingehen; oft sind auch mehrere Tiere eines Wurfes betroffen.

Über Virusausscheidung und Ansteckung unter Feldbedingungen weiß man wenig. Eine wichtige Rolle in der Epidemologie dürften symptomlose Virusträger spielen. Dies kann von Feldbeobachtungen abgeleitet werden: Katzen, die nachweislich nie Kontakt mit an FIP erkrankten Tieren gehabt hatten, können dennoch erkranken. Auf die Existenz von *asymptomatischen Virusträgern* deutet eine unter Praxisbedingungen häufig gemachte Beobachtung nach dem Verkauf von Jungtieren aus Zuchten mit einer FIP-Vorgeschichte. Dem Verfasser sind mehrere Fälle bekannt, wo solche Jungtiere in Wohnungen ohne Auslauf verbracht worden waren, in welchen vorgängig noch nie eine Katze gelebt hatte. Wenn solche Jungtiere nach drei und mehr Monaten an einer FIP erkranken, so dürfte dies am ehesten auf eine auf die Zucht zurückgehende latente Infektion zurückzuführen sein, welche erst viel später reaktiviert wurde. Eine andere Erklärung postuliert die Mutation eines zunächst harmlosen FECV. Diese Möglichkeit wurde schon von PEDERSEN et al. (1981b) diskutiert; wenngleich experimentelle Beweise für diese Hypothese fehlen, stützt die hohe Mutations- und Rekombinationsfrequenz von Coronaviren diese Annahme.

Die Frage, inwieweit die Infektion mit dem *FIPV und dem FeLV zusammenhängen*, verdient besondere Beachtung, da bis zu 50% der Katzen mit FIP gleichzeitig an einer FeLV-Infektion litten (COTTER et al., 1973). Eine ähnliche Beobachtung machte auch PEDERSEN (1983), welcher innerhalb von zwölf Wochen 16 Katzen an FIP verlor, von denen 14 mit FeLV infiziert waren. Im Rahmen eines unserer Experimente (LUTZ und JARRETT, 1987) beobachteten wir ähnliches. In diesen Experimenten wurden neun Katzen mit FeLV infiziert, von denen sieben persistierend virämisch wurden; zwei blieben nach transitorischer Virämie latent mit dem FeLV infiziert. Am Ende des Experimentes wurde ein einzelnes Kätzchen, welches aus einer Zucht mit einer FIP-Vorgeschichte stammte, ein einziges Mal mit diesen neun Katzen zusammengebracht. Innerhalb von 3–5 Wochen erkrankten vier der neun Katzen an FIP, darunter die beiden latent mit FeLV infizierten. Gleichzeitig wurden diese beiden im ELISA positiv, was auf eine Reaktivierung der FeLV-Infektion hindeutet. Daß dieses einzelne Kätzchen Ursache der FIP-Einschleppung war, geht aus der Beobachtung hervor, daß die neun Katzen während des ganzen Experimentes Coronavirus-seronegativ geblieben waren. Nach dem Kontakt mit dem Jungtier kam es bei allen Katzen zur Serokonversion. Aus solchen Beobachtungen geht zweifelsfrei hervor, daß FeLV- und FIPV-Infektionen sich *einander begünstigen*. Unter Feldbedingungen scheinen FeLV- und FIPV-Infektionen allerdings nicht gehäuft vorzukommen. Dies wird durch eine Untersuchung belegt, in welcher wir 776 Katzenseren auswerteten. Abb. 10.13. zeigt die Häufigkeitsverteilung von Coronavirus-Antikörpern bei kranken FeLV-negativen und -positiven Katzen. Wenn FIP in der Grundpopulation besonders häufig mit FeLV assoziiert wäre, sollte man bei den FeLV-positiven Tieren vermehrt hohe Titer im FIP-Test erwarten. Wie aus der Abb. 10.13. hervorgeht, ist das nicht der Fall, da sich die Häufigkeiten der Titer von 100, 400 und 1600 bei beiden Gruppen nicht signifikant unterscheiden. Damit kann festgehalten werden, daß gleichzeitige FeLV- und FIPV-Infektionen einander in einzelnen Zuchten und Kollektiven begünstigen können; in der Grundpopulation scheint aber ein solcher Synergismus keine Rolle zu spielen.

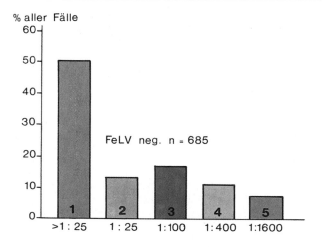

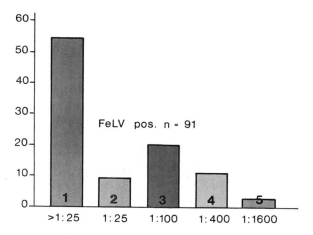

Abb. 10.13. Häufigkeit der FIP-Titer bei FeLV-negativen und FeLV-positiven Katzen. Falls FeLV und FIP sich unter Feldbedingungen gegenseitig begünstigen würden, müßte man erwarten, daß bei den FeLV-positiven Tieren höhere Titer gehäuft vorkommen. Daß dies nicht der Fall ist, geht aus dieser Abbildung hervor. Dies schließt aber nicht aus, daß in einzelnen Fällen (Katzenheime, Kollektive mit schlechter Hygiene) FeLV- und FIP-Infektion sich gegenseitig begünstigen können.

Pathologie. Bei der *feuchten Form* der FIP fallen große Mengen (bis zu 1 l) fadenziehender, gelblicher Exsudatflüssigkeit in Bauch- und/oder Brusthöhle und/oder Herzbeutel auf. Die Serosen der betroffenen Körperhöhlen sind i. d. R. von häutigen, ablösbaren, grauweißen Belägen bedeckt und weisen oft disseminierte, kleine, nicht ablösbare Plaques auf. Bei der *trockenen Form*, die nur in wenigen Prozent der Fälle vorliegt, fehlen flüssiges Exsudat und häutige Beläge, dafür sind die feinen, plaqueartigen Serosaverdickungen zahlreicher; zudem sind Nierenrinde, Leberparenchym sowie – weniger häufig – Lymphknoten und Lunge von grau-weißen Herden unterschiedlicher Ausdehnung durchsetzt (Abb. 10.14.–10.16.). Gele-

10. *Virusinfektionen*

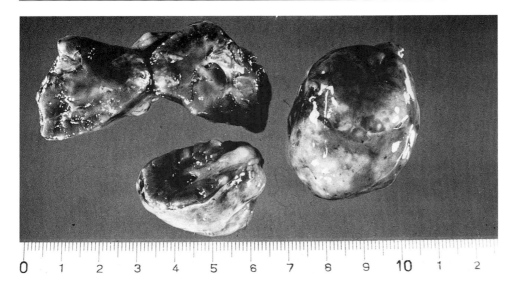

Abb. 10.14. Nieren einer an trockener FIP erkrankten Katze. Beide Nieren sind granulomatös verändert.

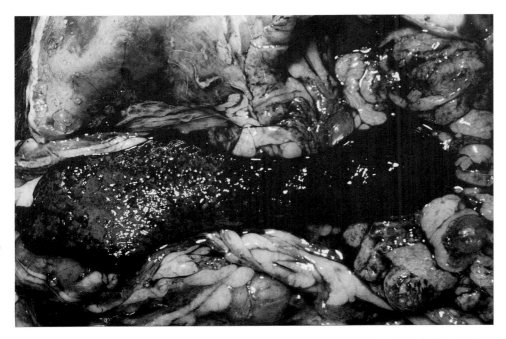

Abb. 10.15. Milz einer Katze mit feuchter FIP. Entzündliche Auflagerungen sind deutlich erkennbar.

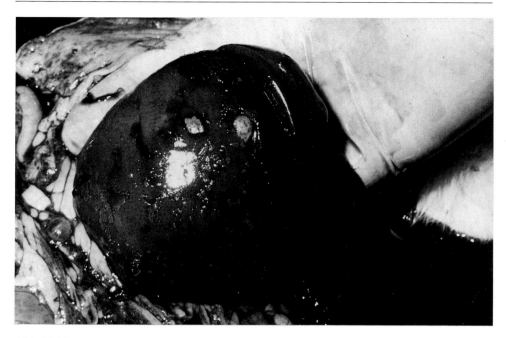

Abb. 10.16. Leber einer an FIP erkrankten Katze. Im Zentrum (links der Gallenblase) ist eine größere granulomatöse Veränderung zu erkennen. Die ganze Leberoberfläche ist mit punktförmigen, entzündlichen Ablagerungen bedeckt.

gentlich sind in den Meningen bereits makroskopisch feine, grau-weiße Knötchen zu erkennen. Nicht selten liegen feuchte und trockene Form *kombiniert* vor.
Histologisch steht bei der feuchten Form eine fibrinöse Entzündung der serösen Häute im Vordergrund, welche von Anhäufungen neutrophiler Granulozyten und Makrophagen begleitet wird. Karyorrhexis in einem Teil dieser Leukozyten ist charakteristisch. Die grauweißen Herde, welche bei der trockenen Form in verschiedenen Organen zu beobachten sind, stellen sich histologisch als dichte Ansammlungen von Makrophagen, neutrophilen Granulozyten, Lymphozyten und Plasmazellen dar, welche meist eine zentrale Nekrose mit Fibrineinlagerungen umschließen. Eine disseminierte Entzündung kleiner Gefäße, oft mit Bildung von Abscheidungsthromben, ist vor allem bei der trockenen Form häufig. In den meisten Fällen von trockener FIP sind histologisch eine pyogranulomatöse Meningitis, seltener Enzephalitis sowie eine Iridozyklitis und Chorioiditis anzutreffen (Abb. 10.17.; MONTALI und STRANDBERG, 1972; PEDERSEN und BOYLE, 1980; STÜNZI und GREVEL, 1973; WEISS und SCOTT, 1981).
In den Nekroseherden ließen sich Immunkomplexe, also IgG und FIPV-Antigen, sowie die Komplementkomponente C3 nachweisen (WEISS et al., 1980; WEISS und SCOTT, 1981). Zirkulierende Immunkomplexe dürften oft für die Aktivierung des Komplementsystems und für Glomerulonephritiden verantwortlich sein (PEDERSEN und BOYLE, 1980; JACOBSE-GEELS et al., 1980, 1982).
Differentialdiagnose. Flüssigkeitsansammlungen im Brustraum können die Folge einer Kardiomyopathie, eines Chylothorax oder eines Tumors (Thymusform der Leukose) sein.

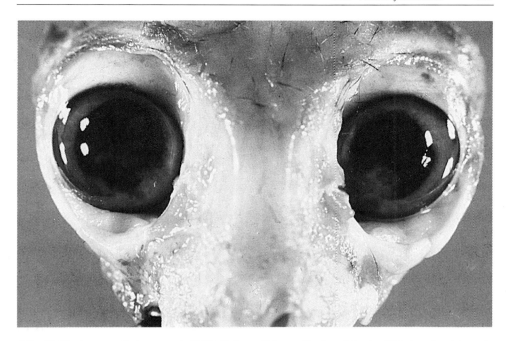

Abb. 10.17. Augenveränderungen bei FIP. Gelegentlich manifestiert sich eine FIP als nekrotisierende und pyogarnulomatöse Entzündung der Iris und des Ziliarkörpers. In der vorderen Augenkammer können freibewegliche Niederschläge beobachtet werden (Foto: Dr. B. HAUSER).

Ergüsse in die Bauchhöhle werden – allerdings selten – bei Hypoproteinämie, Lebererkrankungen, Herzerkrankungen, bakteriell bedingten Peritonitiden und Tumoren beobachtet.
Bei der trockenen Form der FIP müssen differentialdiagnostisch wiederum Tumoren und hier vor allem die Leukose in Betracht gezogen werden. Seltener kann die trockene FIP mit chronischen granulomatösen Erkrankungen, wie sie z. B. mit systemischen Mykosen oder Toxoplasmose einhergehen, verwechselt werden.
Impfung. Eine Vakzine zum Schutz vor der FIPV-Infektion steht seit 1991 in den USA zur Verfügung. Deren erfolgreiche Einführung kam für viele überraschend. Schon lange ist nämlich bekannt, daß vorbestehende, gegen Coronaviren gerichtete Antikörper eine experimentelle Infektion nicht zu vermeiden vermögen, sondern im Gegenteil zu einem kürzeren Verlauf und einem rascheren Eintreten der Krankheit führen (PEDERSEN und BOYLE, 1980; WEISS und SCOTT, 1981). Ursprüngliche Versuche, Katzen mit TGEV oder mit abgeschwächtem, lebendem FIPV zu immunisieren, waren nicht erfolgreich (WOODS und PEDERSEN, 1971; PEDERSEN und BLACK, 1982). In einer neueren Untersuchung dagegen berichteten PEDERSEN und FLOYD (1985) über erste erfolgreiche Immunisierungsversuche, in welchen allerdings nur wenige Tiere verwendet wurden. Die Autoren zeigten, daß Katzen, welche vorgängig mit einem relativ wenig virulenten FIPV (FIPV-UCD3) oral infiziert worden waren, nach einer Testinfektion mit einem virulenten FIPV (FIPV-UCD1) keinerlei Anzeichen einer FIP zeigten. PEDERSEN und FLOYD (1985) postulierten, daß persistierende, latente Infektionen mit einem FIPV zu einer belastbaren Immunität führen können. Im Frühjahr 1991 wurde in den

USA ein von der Firma Norden Laboratories entwickelter FIP-Virus-Impfstoff auf den Markt gebracht. Dieser Impfstoff beruht auf einem Virus-Isolat, welches von einer Katze mit FIP gewonnen worden war. Das Isolat wurde in seiner Virulenz abgeschwächt, indem es 100 Mal auf einer Katzennieren-Zellinie passagiert und mit ultraviolettem Licht bestrahlt wurde. Der Impfstamm wird sowohl in Zellkultur als auch in Katzen nur bei etwa 30 °C, nicht aber bei 39 °C repliziert. Nach intranasaler Applikation vermag sich das Impfvirus daher nur in den oberen Luftwegen der Katze, nicht jedoch systematisch zu vermehren. Im Experiment erwies sich dieser Impfstoff als sehr wirksam: Er vermochte in den geimpften Tieren virusneutralisierende Antikörper zu induzieren, im Speichel ließen sich FIPV-spezifische IgA-Antikörper nachweisen und rund 80% der geimpften Katzen überlebten eine Testinfektion, welche bei 8 und 10 nichtgeimpften Kontrolltieren zum Tod führte (GERBER et al., 1990). Bezüglich Sicherheit wurden verschiedene Laborexperimente durchgeführt, aus welchen gefolgert werden darf, daß der Impfstoff bei Tieren mit vorbestehender Immunsuppression nicht zu unerwünschten Nebenwirkungen führte. Zwar ist die Frage, ob Vakzinierung von latent mit Coronaviren infizierten Katzen im Felde zu Rekombinationen führen kann, noch nicht abschließend geklärt. Die Hersteller der ersten FIPV-Vakzine haben in den USA aber gegen 1000 Katzen geimpft und deren klinischen Verlauf bis über 2 Jahre verfolgt. In diesen Studien soll der Impfstoff zu keinen Symptomen geführt haben, welche mit einer Coronavirusinfektion im Zusammenhang standen (J. Gerber, persönliche Mitteilung). Es darf davon ausgegangen werden, daß dieser Impfstoff in der nahen Zukunft auch in Europa zur Verfügung stehen wird.

Andere Maßnahmen zur Infektionskontrolle. Die bis zur Einführung der FIPV-Vakzine in Europa einzigen uns zur Verfügung stehenden Kontrollmöglichkeiten beruhen auf *hygienischen Maßnahmen*, verbunden mit *streßfreier, ethologisch richtiger Haltung*. Ist in einem Haushalt eine einzeln gehaltene Katze an FIP gestorben, so empfiehlt es sich, Böden mit einem Haushaltdesinfektionsmittel zu reinigen sowie Teppiche und bevorzugte Liegestellen zu schamponieren. Ein neues Tier sollte frühestens nach zwei Wochen angeschafft werden. Falls in einem Haushalt mit mehreren Tieren eine Katze an FIP verendet ist, stellt sich die Frage, welche anderen Tiere ebenfalls infiziert sind und als Träger in Frage kommen können. Leider *fehlen* uns heute die Möglichkeiten, solche Träger zu erkennen. Auch die Serologie eignet sich nicht hierzu, da, wie weiter oben erwähnt, heute der größte Teil der in Kollektiven gehaltenen Tiere ohnehin seropositiv ist. Möglichst *streßfreie Haltung* scheint die wichtigste Maßnahme darzustellen. Wird ein neues Tier in eine Katzenzucht eingeführt, die noch keine Probleme mit FIP hatte, könnte ein Test evtl. von Nutzen sein. Bei positivem Test sollte das neu eingeführte Tier während 2–3 Wochen in Quarantäne gehalten werden. Bei negativem Test ist das Risiko, einen Virusträger in die Zucht einzuführen, kleiner, weshalb hier auf eine Quarantäne verzichtet werden kann. Aber auch ein negatives Testresultat ist nicht verläßlich, da bei den verwendeten Serumverdünnungen niedrige Antikörpertiter (<25) nicht immer erfaßt werden. Ein besonderes Problem stellen *Tierarztpraxen und Katzenheime* dar, wo sich nichtinfizierte Tiere besonders leicht *anstecken* können. Massierungen von an FIP erkrankten Tieren und symptomlosen Ausscheidern sind hier besonders häufig zu erwarten. In diesen Einrichtungen kommt daher tiergerechten Haltungsbedingungen sowie optimaler Hygiene (möglichst Einzelhaltung, regelmäßige Desinfektion von Böden und Untersuchungstischen, Händedesinfektion vor der Untersuchung einer Katze, regelmäßige Reinigung der Futtergefäße) größte Bedeutung zu. In Zuchtbetrieben mit einer FIP-Vorgeschichte sollten Katzen zur Zeit der Geburt und danach bis zum Absetzen von anderen Katzen getrennt gehalten werden. Als Zuchtkatzen sollten Tiere verwendet werden, die bereits problemlos Jungtiere

großgezogen haben. Durch solche Maßnahmen ist ein Zuchtbetrieb zwar nicht vor Neuausbrüchen gefeit, die Wahrscheinlichkeit von erneuten FIP-Fällen dürfte aber verringert werden.
Therapie. Bei klinischen Anzeichen einer FIP bestehen praktisch keine Aussichten auf Heilung. Aufgrund der immunbedingten Pathogenese müßte sich eine Behandlung der FIP am ehesten auf eine Hemmung des Immunsystems und der entzündlichen Vorgänge richten. Damit wird aber das Virus selbst nicht beeinflußt. Aufgrund früherer Erfolgsberichte (PEDERSEN, 1976) standen wir bis vor kurzem einem Therapieversuch bei ausgewählten FIP-Patienten in der Frühphase der Infektion durchaus positiv gegenüber (LUTZ et al., 1985). Wir haben drei Wirkstoffe (Corticosteroide, Interferoninducer, Radikalfänger) und ein Placebo bei kodierter Anwendung an insgesamt über 100 Katzen mit Symptomen einer FIP geprüft. Wir brachen die Untersuchung ab, als klar wurde, daß Tiere der Placebo-Gruppe (0,9% NaCl) eine längere Überlebensdauer aufwiesen als Katzen der drei Versuchsgruppen. Nachdem in diesem Experiment nicht eine einzige Katze die Erkrankung überlebte, sind wir bezüglich Therapiemöglichkeiten einer FIP sehr skeptisch. Berichte aus der Praxis über die Heilung einer FIP sind nur dann ernst zu nehmen, wenn eine Placebo-Kontrollgruppe in den Versuch einbezogen war und diese gegenüber der Therapiegruppe eine verkürzte Überlebenszeit aufwies. Aufgrund der oben geschilderten Experimente vertritt der Verfasser die Ansicht, daß auf FIP-Therapieversuche in der Praxis eigentlich immer verzichtet werden sollte. Bei feststehender Diagnose sollten vor allem die erhöhte Gefahr einer Ansteckung anderer Tiere, die geringe Wahrscheinlichkeit einer wirklichen Heilung und weniger das vermutete Leiden (i. d. R. zeigen auch Katzen mit großen Flüssigkeitsmengen in der Bauchhöhle keine Anzeichen von Schmerzen) Indikation zur Einschläferung sein.

10.4.2. Felines Enterales Coronavirus

Einleitung. Im Jahre 1981 beschrieben PEDERSEN et al. ein Coronavirus bei Katzen, welches von vielen Coronavirus-seropositiven Katzen im Kot ausgeschieden wurde und bei Jungtieren lediglich zu einem milden Durchfall führte. MCKEIRNAN et al. (1981) sowie HAYASHI et al. (1982) berichteten ebenfalls über intestinale Coronaviren bei Katzen mit Durchfall. Das FECV dürfte hauptsächlich für die weite Verbreitung von Coronavirus-Antikörpern verantwortlich sein.
Eigenschaften des Virus. Das FECV ist im Elektronenmikroskop nach Negativkontrastierung nicht vom FIPV zu unterscheiden (PEDERSEN et al., 1981). Die strukturellen Eigenschaften des FECV sind bislang nicht näher untersucht worden. Aufgrund der immunologischen Ähnlichkeit mit dem FIPV ist jedoch zu postulieren, daß das FECV auch bezüglich seiner physikalischen und chemischen Eigenschaften sowie seines Verhaltens in der Außenwelt dem FIPV sehr ähnlich ist. Durch das FECV unter natürlichen Bedingungen induzierte Antikörper zeigen sowohl im Immunfluoreszenztest, im ELISA als auch in der Virusneutralisation mit dem FIPV, dem TGEV und dem CCV nahe Verwandtschaft (PEDERSEN et al., 1981; BOYLE et al., 1984). Das FECV kann als avirulentes FIPV betrachtet werden.
Pathogenese. Als *Eintrittspforte* dürfte hauptsächlich die *Maulhöhle* in Frage kommen, von wo aus das Virus mit der Nahrung in den Dünndarm gelangt. FECV wird in den lumenwärts gelegenen Epithelzellen von Duodenum, Jejunum und Ileum repliziert. Außer zu Durchfall führt die Infektion mit FECV kaum zu klinischen Symptomen. Im Anschluß an die Infektion

kann das Virus während langer Zeit im *Kot ausgeschieden* werden, wodurch vor allem Jungtiere gefährdet sind (PEDERSEN et al., 1981).

Klinische Symptome und Verlauf. Bei SPF-Kätzchen führte die experimentelle Infektion mit FECV zu einem milden bis mäßig schweren *Durchfall*, welcher bei einzelnen Tieren 2–5 Tage lang andauerte. Der Grad der Erkrankung ist bei SPF-Katzen weitgehend *altersabhängig*: während 5 Wochen alte Tiere nach experimenteller Infektion Krankheitssymptome zeigen, verläuft die Infektion bei 3 Monate alten Tieren entweder unauffällig oder höchstens mit geringgradigen, kurz andauernden Krankheitszeichen. Eine erstmalige Infektion bei adulten Tieren dagegen ist gewöhnlich ohne klinische Folgen. Außer Durchfall kann gelegentlich *geringgradiges Fieber* beobachtet werden. Nach wenigen Tagen genesen die Tiere spontan. MCKEIRNAN et al. (1981) beobachteten bei neugeborenen Kätzchen eine tödliche Enteritis nach einer Coronavirusinfektion. Ob das Coronavirus allein oder in Kombination mit einem anderen Pathogen zu der schweren Erkrankung führte, ist ungewiß. Bei experimenteller Infektion kommt es gleichzeitig mit dem Beginn des Durchfalls zu einer vorübergehenden *Leukopenie*, welche hauptsächlich auf einem Absinken der neutrophilen Granulozyten beruht (PEDERSEN et al., 1981).

Immunreaktion. Nachdem seronegative SPF-Kätzchen zusammen mit gesunden, Coronavirus-seropositiven Katzen im gleichen Raum gehalten wurden, kam es zwischen zwei und neun Wochen zur Serokonversion. Antikörper konnten bei SPF-Kätzchen auch induziert werden, nachdem Katzenkistchen mit dem Kot seropositiver, gesunder Katzen in den Raum der SPF-Kätzchen verbracht worden waren. Es darf davon ausgegangen werden, daß seropositive Katzen bei erneuter FECV-Exposition nicht mehr erkranken.

Klinische Labordiagnose. Zur Diagnose von Durchfallerkrankungen bei Jungkatzen steht bislang kein spezifisches Testverfahren zur Verfügung. Leukopenie und Neutropenie sind *unspezifische* Kriterien. Der Virusnachweis im Kot ist theoretisch mittels Elektronenmikroskopie möglich (DEA et al., 1982); es kann jedoch keine Unterscheidung zwischen dem FECV und dem FIPV vorgenommen werden.

Epidemiologie. Jungtiere dürften sich durch *direkten Kontakt* mit der infizierten Mutter oder symptomlosen Ausscheidern anstecken. Aufgrund der Verlaufskurven der Antikörpertiter bei Jungtieren können Rückschlüsse auf den Zeitpunkt der Infektion gemacht werden (PEDERSEN et al., 1981). Bis zum Alter von rund sieben Wochen sinken bei Jungtieren die maternalen Antikörper stetig ab; danach steigen sie markant an. Daraus ist zu folgern, daß die Infektion *ab der sechsten Lebenswoche* stattfindet. Symptomlose Träger dürften das FECV lange ausscheiden und damit als Infektionsquelle für andere Tiere in Frage kommen. Wegen der nahen antigenen Verwandtschaft mit den virulenteren FIP-Viren läßt sich über die Verbreitung der FECV-Infektion keine Aussage machen.

Wahrscheinlich sind die von verschiedenen Autoren (LOEFFLER et al., 1978; HORZINEK und OSTERHAUS, 1979; LUTZ et al., 1984) in der Population gefundenen Antikörper mehrheitlich auf die FECV-Infektion zurückzuführen. Dies würde bedeuten, daß mehr als die Hälfte der Katzen in der Schweiz und in Deutschland Träger des FECV sind.

Pathologie. Bei an der FECV-Infektion erkrankten Jungtieren sind makroskopisch-anatomisch keine Veränderungen erkennbar (PEDERSEN et al., 1981). Mikroskopisch sind in den betroffenen Gebieten des Dünndarmes eine geringgradige Atrophie der Darmzotten und Vakuolen- und Synzytienbildung der auf den Spitzen der Darmzotten gelegenen Epithelien zu erkennen (PEDERSEN et al., 1981).

Differentialdiagnose. Bei milden Durchfallerkrankungen von Jungkatzen kommen ätiologisch auch Parasiten, Bakterien und Rotaviren in Frage (SNODGRASS et al., 1979).

Impfung und andere Maßnahmen zur Infektionskontrolle. Ein Impfstoff steht zur Zeit nicht zur Verfügung, dürfte in Anbetracht der geringgradigen Krankheitssymptome auch nicht notwendig sein. Durch Aufnahme von maternalen Antikörpern sind Jungtiere in den ersten Lebenswochen geschützt (PEDERSEN et al., 1981). Bei der Aufzucht ist auf möglichst streßfreie Lebensbedingungen zu achten. Dazu dient vor allem die getrennte Aufzucht einzelner Würfe.

Therapie. Während des Durchfalls ist auf die Verabreichung von Futter und Wasser zu verzichten. In der Regel sollte eine antibiotische Behandlung nicht notwendig sein.

10.5. Feline Retroviren

Die Familie der Retroviren umfaßt die Subfamilien *Oncovirinae*, *Spumavirinae* und *Lentivirinae*. Zur Subfamilie der *Oncovirinae*, welche ihren Namen der Onkogenität ihrer Vertreter verdankt, gehören die Leukämieviren der Katze, der Maus, des Huhnes, von verschiedenen Primaten-Arten sowie einer Reihe anderer Spezies. Die *Spumaviren* (lat. spuma, Schaum) verdanken ihre Bezeichnung dem schaumigen Bild, welches nach Färbung infizierter Kulturen oft erkennbar ist. Spumaviren kommen bei vielen Tierspezies vor; soweit bekannt, sind sie – auch bei der Katze – apathogen. Die *Lentivirinae* (lat. lentus, langsam) verdanken ihre Bezeichnung der zum Teil Monate lang dauernden Inkubationszeit sowie dem langsamen Verlauf der klinischen Erkrankung. Zu den Lentiviren gehören das Anämievirus des Pferdes (EIAV), das Arthritis-Enzephalitis-Virus der Ziegen (CAEV), das Maedi-Visna-Virus des Schafes (MVV) sowie ein erst kürzlich als Lentivirus erkanntes Agens des Rindes. In den Brennpunkt des Interesses sind Lentiviren gerückt, als bekannt wurde, daß der Erreger des menschlichen AIDS, das humane Immunschwächevirus (HIV), ebenfalls der Lentivirus-Subfamilie zugerechnet werden muß. Erst 1987 wurde auch bei der Katze ein Lentivirus beschrieben.

Den verschiedenen Vertretern der Retrovirusfamilie ist der Replikationsweg gemeinsam, aus welchem sich auch die Familienbezeichnung ableitet (lat. retro, rückwärts): Durch das Enzym Reverse Transkriptase (RT) wird die genetische Information des Virus, eine RNA, in eine DNA „zurücktranskribiert". Die amerikanischen Wissenschaftler BALTIMORE und TEMIN wurden als Entdecker der Reversen Transkription 1975 mit dem Nobelpreis ausgezeichnet.

Retroviren sind kugelige, behüllte Partikel mit einem Durchmesser von rund 110 nm. Sie sind aus zwei konzentrischen Schalen und einem kugelähnlichen Innenkörper aufgebaut: Die äußere Schale, die Hülle, trägt Projektionen aus Glycoprotein von ca. 8 nm Länge. Diese sind durch Disulfidbindungen mit dem in der Membran verankerten, stark hydrophoben Transmembranprotein verbunden. Die Virusmembran setzt sich aus einer Lipiddoppelschicht zusammen, welche das Virus von der Zelle übernimmt. Als nächste Schicht folgt der innere Mantel. Der eigentliche Innenkörper besteht aus der RNA und mehreren kleinen Proteinen. Im Elektronenmikroskop lassen sich Vertreter der drei Subfamilien unterscheiden (BOUILLANT und BECKER, 1984). Das Genom der Retroviren ist eine lineare, einzelsträngige RNA, welche drei Gene enthält: Das *gag*-Gen kodiert für vier niedermolekulare, nicht glycosylierte Innenkörperproteine. Die Abkürzung „gag" steht für *gruppen-spezifische Antigene*, also für jene Komponenten, welche bei der Gruppe der Leukämieviren verschiedener Spezies serologische Kreuzreaktionen ergeben. Das *pol*-Gen kodiert für die Reverse Transkriptase oder *Pol*ymerase und das *env*-Gen für die Komponenten der Virushülle (engl. *env*elope, Hülle).

Der Replikationsweg von Retroviren umfaßt die in Abb. 10.18. dargestellten Schritte. Während bei der Replikation der Onkoviren in den meisten Fällen eine Integration der Provirus-DNA in die zelluläre DNA erfolgt, ist diese bei Lentiviren nicht notwendig.

Bei der Katze sind *verschiedene Onkoviren* notwendig. Neben der sog. *exogenen* Form des FeLV, wo das Virus von Katze zu Katze übertragen wird, kommt das FeLV auch in einer *endogenen* Form vor. Hier handelt es sich um ein in der Keimzellen-DNA normaler Katzen enthaltenes Virusgenom (Provirus), welches vertikal, d. h. vom Muttertier auf den Nachwuchs, übertragen wird. Das Genom der endogenen Virusform ist kleiner als jenes des exogenen Virus, da gewisse Informationen im Laufe der Jahrtausende verlorengegangen sind. Für den Tierarzt ist nur die exogene, infektiöse Form von Bedeutung.

Ein Spezialfall des FeLV ist das **feline Sarkomvirus (FeSV)**. Das FeSV dürfte – allerdings sehr selten – auch heute immer wieder de novo dadurch entstehen, daß bei der Integration viraler DNA in die zelluläre DNA ein zelluläres Gen in die Provirus-DNA aufgenommen wird. Bei der Replikation werden nun nicht nur die Virusproteine synthetisiert, sondern es wird auch diese am falschen Platze sitzende zelluläre Information abgelesen. In vielen Fällen handelt es sich bei dieser um Enzyme (sog. Kinasen), die in der Folge zu einer malignen Transformation der befallenen Zelle führen können. Die dabei entstehenden Viren können bei Infektion einer Zelle die transformierenden Eigenschaften auf diese übertragen.

Neben dem endogenen FeLV ist bei der Katze ein weiteres endogenes Onkovirus bekannt,

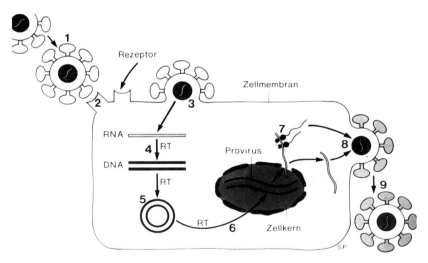

Abb. 10.18. Replikationsstrategie von Retroviren. Infektiöses Virus (1) bindet sich an den in der Zellmembran verankerten Rezeptor (2). Dadurch kommt es zum Verschmelzen der Virusmembran mit jener der Zellmembran, der Virusinnenkörper wird ins Zellinnere freigesetzt (3). Unter der Wirkung des Enzyms Reverse Transkriptase wird von der viralen RNA eine doppelsträngige DNA synthetisiert (4), welche in einem weiteren Schritt zirkulär gemacht (5) und in den Zellkern gebracht wird, wo sie fest in das Genom der Wirtszelle eingebaut wird (6). Entsprechend den Mechanismen der Transkription und der Translation werden virale Proteine synthetisiert (7), welche zunächst als größere Vorläuferproteine in die Nähe der Zellmembran verbracht, gespalten und zum reifen Virus zusammengesetzt werden (8). Das Virus verläßt die Zelle durch Knospung (9); im Falle der Onkoviren werden die Zellen durch den Infektionszyklus normalerweise nicht zerstört.

das RD-114; es ist ursprünglich von Primaten auf die Katze übergegangen. Dieses Virus ist für Katzenzellen selbst nicht infektiös und verursacht auch keine Erkrankung. Für den Tierarzt und den Tierbesitzer spielt das RD-114-Virus keine Rolle.

Spumaviren sind beim Rind und bei der Katze weitverbreitet und wahrscheinlich apathogen. Das feline Spumavirus wird als FeSFV (engl. Feline Syncytium Forming Virus) abgekürzt.

10.5.1. Felines Leukämievirus

Einleitung. Das feline Leukämievirus (FeLV) wurde 1964 elektronenmikroskopisch bei einer Katze gefunden, welche an der Thymusform der Leukose erkrankt war (JARRETT et al., 1964); es wurde 1967 von KAWAKAMI et al. in Kalifornien isoliert. Dem FeLV kam zunächst großes Interesse von seiten der Tumorforschung entgegen. Nachdem im Jahr 1973 ein Immunfluoreszenztest beschrieben wurde, mit dem die Infektion auch beim lebenden Tier routinemäßig nachgewiesen werden konnte (HARDY et al., 1973), stieß das FeLV auch bei Tierärzten auf zunehmendes Interesse. In den folgenden Jahren wurde klar, daß das FeLV von Katze zu Katze übertragen wird, daß manche Katzen jahrelang virämisch sein können, ohne selbst klinisch zu erkranken und daß dieses Virus nicht nur Tumoren verursacht, sondern auch eine Reihe weiterer Erkrankungen (JARRETT et al., 1973; COTTER et al., 1975; ESSEX et al., 1975; HARDY et al., 1976). Das FeLV ist für die Hauskatze wohl die zahlenmäßig wichtigste Infektion. In der Schweiz sind rund 10% der Katzen mit dem FeLV angesteckt; etwa jede sechste kranke Katze, die dem Tierarzt vorgestellt wird, leidet an dieser Infektion. Aufgrund seiner tumorinduzierenden Eigenschaften glaubte man lange, daß das FeLV den Menschen gefährden könnte. Verschiedene epidemiologische Studien deuteten darauf hin, daß ein Kontakt mit Katzen zu erhöhter Tumorfrequenz beim Menschen führe. Bislang konnte jedoch eine Gefährdung des Menschen oder von Haustieren nicht nachgewiesen werden. In diesem Zusammenhang wird auf eine Übersichtsarbeit verwiesen (LUTZ, 1984).

Eigenschaften des Virus. Die Hülle des Virus umfaßt ein Hüllglycoprotein von 70 000 D Molekulargewicht (gp-70) und ein Transmembranprotein von 15 000 D Molekulargewicht (p15 (E); E für Envelope). Neben der Reversen Transkriptase sind 4 *gag*-Proteine bekannt (p15, p12, p27 und p10).

Das FeLV ist in der Außenwelt sehr labil (FRANCIS et al., 1979); auch gegenüber normalen Haushaltdetergenzien ist es höchst empfindlich. Bei Raumtemperatur verliert das FeLV seine Infektiosität innerhalb weniger Minuten. Sogar Einfrieren und Auftauen führen zu erheblichem Verlust der Infektiosität. Das FeLV kommt in drei Subtypen vor (A, B und C), welche sich aufgrund unterschiedlicher Eigenschaften ihrer Hülle durch Interferenztests und Wirtszellspektrum differenzieren lassen (SARMA und LOG, 1973; JARRETT, 1980). Bei Felduntersuchungen über ihre Verbreitung wurde gezeigt, daß das FeLV A in jedem Isolat vorkommt; das FeLV B ist viel seltener und kommt immer zusammen mit dem Subtyp A vor. Über 90% der Feldisolate sind vom Subtyp A oder enthalten sowohl Subtyp A als auch B. Der Subtyp C ist außerordentlich selten und kommt immer entweder mit A oder mit A und B zusammen vor (RUSSELL und JARRETT, 1978). Eine experimentelle Infektion mit FeLV A führt wesentlich rascher zu Virämie als die Infektion mit FeLV B (JARRETT und RUSSELL, 1978). FeLV kann in vitro in einer Reihe verschiedener Katzenzellen vermehrt werden (Fibroblasten, Makrophagen, T-Lymphozyten, Erythrozytenvorstufen sowie andere unreife Knochenmarkzellen; ONIONS et al., 1980). Der Subtyp A kann nur von Katzenzellen repliziert werden; dagegen lassen sich mit dem Subtyp B Zellen der Katze, des Hundes, des Nerzes, des Hamsters, des

Schweines, des Rindes und des Menschen, mit dem Subtyp C Zellen der Katze, des Hundes, des Nerzes, des Meerschweinchens, des Rindes und des Menschen infizieren (HARDY, 1981). Infizierte Zellen gehen i. d. R. nicht zugrunde, zeigen auch keinen zytopathischen Effekt. Eine Ausnahme bilden Mäusezellen, welche durch ein Mäuse-Sarkomvirus transformiert sind. Infektion solcher Zellen durch FeLV führt zu einer Transformation der betroffenen Zellbezirke, welche im Mikroskop klar erkannt werden kann (FISCHINGER et al., 1974).

Pathogenese. Katzen infizieren sich i. d. R. durch *direkten Kontakt* mit asymptomatischen FeLV-Ausscheidern oder *indirekt* durch gemeinsame Benutzung von Futtergeschirren mit infizierten Katzen. Hauptinfektionsquelle ist der *Speichel*, in welchem bis zu 2×10^6 infektiöse Viruspartikel pro cm^3 ausgeschieden werden (FRANCIS et al., 1977). *Eintrittspforte* ist die *Mukosa der Maul- und Nasenhöhle* (ROIKO et al., 1979). Zunächst vermehrt sich das Virus in der Schleimhaut und im lokalen lymphatischen Gewebe, gelangt von hier mit einzelnen infizierten Lymphozyten und Monozyten in die Blutbahn und weiter ins Knochenmark. Hier findet es in den sich rasch teilenden Knochmarkzellen ideale Replikationsbedingungen (Abb. 10.19.). In der Folge werden die mit Virus beladenen Granulozyten und Thrombozyten ins periphere Blut ausgeschwemmt, wobei es zur Virämie kommt. Als Folge der Virämie, bei welcher bis zu 10^6 infektiöse Partikel/ml Plasma gefunden werden können (FRANCIS et al.,

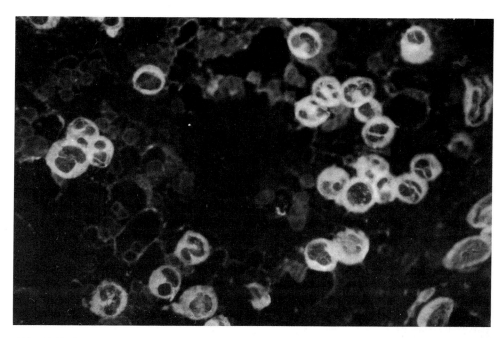

Abb. 10.19. Knochenmark einer mit FeLV infizierten Katze. Von einer mit FeLV infizierten Katze wurde eine Knochenmarkprobe entnommen und auf einem Objektträger ausgestrichen. Nach Acetonfixierung wurde der Objektträger mit einer Mischung aus monoklonalen, gegen verschiedene FeLV-Proteine gerichteten Antikörpern inkubiert und in einem zweiten Schritt durch Inkubation mit einem Fluorescein konjugierten, gegen Mäuseimmunglobulin gerichteten Antikörper inkubiert. Aufgrund der intensiven Fluoreszenz im Zytoplasma der Myeoloblasten und Megakaryozyten müssen hohe Konzentrationen von FeLV-Protein vermutet werden.

1977; ROJKO et al., 1979), kann das Virus Epithelien von Rachen, Schlund, Darm, Blase und Speicheldrüse infizieren, wodurch es in den entsprechenden Organen zur Virusausscheidung kommt. Die Ausbreitung des Virus im Organismus der Katze kann durch ein funktionierendes Immunsystem an jeder Stelle unterbrochen werden, auch noch nach Wochen andauernder persistierender Virämie (LUTZ et al., 1980). Ob sich eine persistierende Virämie etablieren kann, ist nicht nur vom Funktionieren des Immunsystems abhängig, sondern auch vom Alter und von den Haltungsbedingungen. Besonders junge Tiere unter 16 Wochen sind für die FeLV-Infektion empfänglich; ältere Tiere lassen sich nur schwer infizieren, auch wenn sie intensiven Kontakt mit Virusträgern haben (GRANT et al., 1980). Einzeln gehaltene Katzen werden nur selten persistierend virämisch, auch wenn sie gelegentlich mit Virusträgern Kontakt haben. Werden dagegen mehrere Katzen in Kollektiven zusammen mit Virusträgern gehalten (Infektionsdruck!), so kann der Anteil virämischer Katzen 50% und mehr erreichen (COTTER et al., 1976; HARDY et al., 1981).

Klinische Symptome und Verlauf. Bei den durch eine FeLV-Infektion bedingten Symptomen und Krankheiten kann zwischen primären und sekundären unterschieden werden. Zu den *primären* werden Erkrankungen gerechnet, die als unmittelbare Folge der FeLV-Infektion eintreten. Sie gehen von jenen Organsystemen aus, in denen sich das FeLV gut vermehrt. Zu den primären Krankheiten gehören Knochenmarkdepressionen, Tumoren des lymphatischen und myeloischen Systems, neurologische Ausfallserscheinungen sowie Fertilitätsstörungen (HARDY, 1980).

Knochenmarkdepressionen kommen am häufigsten vor. In der Primärphase der Infektion,

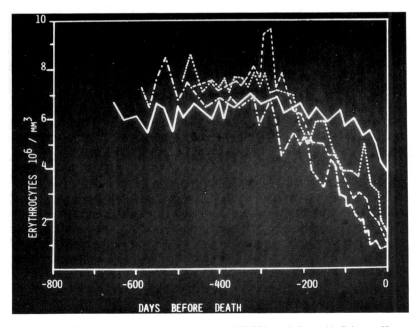

Abb. 10.20. Entstehung der Anämie bei vier mit FeLV persistierend infizierten Katzen. Durch periodische Blutentnahme wurde die Entstehung der Anämie bei persistierender FeLV-Infektion bei vier Katzen bestimmt. Es wird deutlich, daß die Anämie sich langsam, aber stetig entwickelt mit einer Dauer von bis zu einem Jahr.

wenn sich das Virus frisch im Knochenmark festgesetzt hat, kommt es häufig zu einer tage- bis wochenlangen leukopenischen Phase (PEDERSEN et al., 1977; COTTER, 1979). Zu hypo- oder aplastischer Anämie kommt es nach einer Monate bis Jahre andauernden persistierenden Virämie (Abb. 10.20.). Die anämischen Tiere sind während langer Zeit klinisch unauffällig; erst wenn der Hämatokrit auf 10% und weniger gefallen ist, zeigen die Tiere Apathie und Freßunlust bei auffallender Blässe. Anämien werden ausschließlich durch den Subtyp C induziert (ONIONS et al., 1982; RIEDEL et al., 1986; ROJKO et al., 1986; ABKOWITZ, 1987; RIEDEL et al., 1988). Bei Knochenmarkdepressionen kommt es oft auch zu Thrombozytopenien bei gleichzeitiger Makrothrombozytose (BOYCE et al., 1986).

Bei den *Tumoren* handelt es sich hauptsächlich um Lymphosarkome (HARDY, 1980), wobei drei Formen unterschieden werden können: die alimentäre Form (48% im Sektionsgut des Institutes für Veterinär-Pathologie der Universität Zürich; ISLER, 1978), die multizentrische Form (37%) und die Thymusform (15%; Abb. 10.21.). In England und den USA wurden

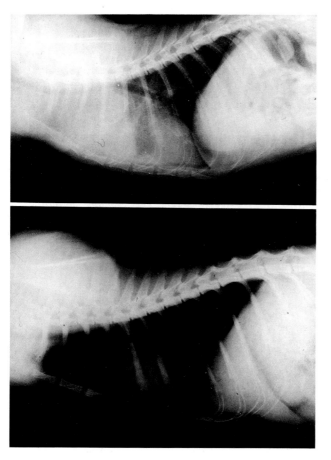

Abb. 10.21. Thymusform der Leukose. Im oberen Röntgenbild ist erkennbar, daß der Thymus den größten Teil des vorderen Brustraumes einnimmt. Das Tier wurde wegen Atemnot eingeschläfert. Unteres Bild: zum Vergleich eine normale Katze.

andere Häufigkeiten gefunden und zudem noch eine „unklassifizierbare Form" abgegrenzt (MACKEY, 1975; HARDY 1980). Im Vergleich zu den Lymphosarkomen sind mit erhöhten Lymphozytenzahlen im peripheren Blut einhergehende Leukämien sehr selten, öfter werden *myeloische Leukämien* gefunden (COTTER et al., 1975). Interessant ist die Beobachtung, daß 30% aller lymphatischen und 10% der myeloischen Tumoren von Katzen stammen, die zum Zeitpunkt der Erkrankung nicht mit FeLV infiziert sind. Das Verhältnis der virämischen zu den nicht virämischen Tumorträgern ist altersabhängig: während 90% der Lymphosarkome bei Katzen unter einem Jahr mit einer Virämie einhergehen, stammen bei den über siebenjährigen Tieren rund 50% von avirämischen Katzen (HARDY et al., 1980). Man glaubt, daß die FeLV-negativen Tumoren mit einer früher durchgemachten und überstandenen FeLV-Infektion erklärt werden können (FRANCIS und ESSEX, 1980). Bei einem Teil dieser Tiere dürfte es sich um eine latente, mit den Routineverfahren nicht diagnostizierbare Infektion handeln (ROJKO et al., 1982).

Neurologische Störungen können bei Katzen beobachtet werden, welche während längerer Zeit virämisch waren. Zu Ausfallserscheinungen der Nachhand kann es als Folge einer Tumorbildung im Bereich des Rückenmarks kommen; Virusantigen wurde in Nervenfasern oder deren Hüllen beobachtet (HARDY, 1980; LUTZ, 1984).

Mit *Fertilitätsstörungen* ist bei jeder FeLV-positiven Katze zu rechnen. Solche Tiere konzipieren entweder nicht, sie abortieren oder bringen lebensschwache oder tote Junge zur Welt (COTTER, 1975; HARDY, 1980). Kätzchen, die von einer FeLV-positiven Mutter geboren werden, sind ebenfalls oft persistierend virämisch (JARRETT et al., 1982). Kätzchen, welche von Geburt auf FeLV-positiv sind, entwickeln sich meist nicht normal und sterben schon nach kurzer Zeit (MACKEY et al., 1972).

Außer den hier erwähnten direkten Erkrankungen sind noch andere, in der oben getroffenen Einteilung nicht klassifizierbare Veränderungen bekannt. Dazu gehören die von POOL und HARRIS (1975) beschriebenen Exostosen auf den Schädelknochen, den Rippen, dem Schulterblatt und den langen Knochen der Gliedmaßen, die von HOOVER und KOCIBA (1974) beobachtete Osteosklerose sowie die von CENTER et al. (1982) beobachteten Hauthörner an den Pfoten.

Zu den *sekundären* FeLV-bedingten Krankheiten sind die Immunsuppression (s. unten) und die durch Ablagerung von Immunkomplexen bedingten Iridozyklitiden und Glomerulonephritiden zu rechnen.

Glomerulonephritis im Zusammenhang mit Ablagerung von Immunkomplexen (Abb. 10.22). wird zwar bei der Katze zwar selten beobachtet, sie ist jedoch signifikant häufiger bei FeLV-infizierten als bei Kontrollkatzen (JAKOWSKY et al., 1980). Klinische Folgen dieser Immunsuppression sind sekundäre Infektionskrankheiten. Eine FeLV-Infektion begünstigt die FHV-1-Infektion, Toxoplasmose, Infektionen mit *Haemobartonella felis*, mit *Cryptococcus neoformans* und einer Reihe bakterieller Infektionen. Häufig zeigen persistierend mit FeLV virämische Katzen Gingivitiden, schlecht heilende eitrige Wunden, Otitiden sowie ein mattes, ungepflegtes Haarkleid (DUBEY, 1977; HARDY, 1980; PEDERSEN, 1987).

Immunreaktion. Im Zusammenhang mit der Immunreaktion der Katze auf eine FeLV-Infektion sind die Immunsuppression, die Phagozytose und die Komplementspiegel sowie die zelluläre und die humorale Immunreaktion zu diskutieren.

Immunsuppression, Phagozytose und Komplement. Eine FeLV-Infektion hemmt das Immunsystem an verschiedenen Stellen: Durch die Hemmung des Knochenmarks und die damit verbundene Leukopenie wird das *Phagozytosepotential vermindert,* wodurch vor allem bakterielle Infektionen begünstigt werden. Bei In-vivo-Versuchen zeigte sich, daß neonatal

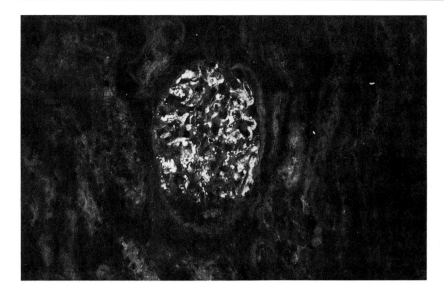

Abb. 10.22. Ablagerung von Immunkomplexen in einem Glomerulum. Ein Nierenstückchen wurde schockgefroren und die anschließend hergestellten Gefrierschnitte mit einem gegen FeLV gerichteten Antikörper inkubiert. Mittels Immunfluoreszenz ließ sich in den Glomerula abgelagertes FeLV-Antigen nachweisen. Auf die gleiche Weise lassen sich in den Glomerula auch Immunglobuline nachweisen. Daraus muß gefolgert werden, daß das FeLV in Form von Immunkomplexen in der Glomerula abgelagert wird.

infizierte Katzen Hauttransplantate weniger schnell abstoßen als Kontrolltiere, was auf eine Hemmung der T-Lymphozyten-Antwort hindeutet (PERRYMAN et al., 1972). Bei der Untersuchung von T-Zellfunktionen in vitro zeigte sich, daß infektiöses sowie inaktiviertes FeLV die IL-2-abhängige Stimulation von T-Lymphozyten, die Bildung zytotoxischer T-Zellen sowie die IL-2-Synthese nach Concanavalin-A-Stimulation hemmt (LANGWEILER et al., 1983; OROSZ et al., 1985a, 1985b). Das Transmembranprotein p15(E) erwies sich als besonders wirksam, verschiedene T-Zellfunktionen zu hemmen (MATHES et al., 1978; HEBEBRAND et al., 1979); es ist ein hochkonserviertes Protein, welches in ähnlicher Form bei Retroviren verschiedener Tiere und des Menschen vorkommt (CIANCIOLO et al., 1985; MITANI et al., 1987; KLEINERMAN et al., 1987). Außer den erwähnten Lymphozytenfunktionen hemmen FeLV und das p15(E) verschiedene Funktionen neutrophiler Granulozyten und Monozyten, z. B. die Chemotaxis und oxydative Stoffwechselvorgänge (KIEHL et al., 1987; LAFRADO et al., 1987; HARRELL et al., 1986; GOITSUKA et al., 1986). Interessanterweise erwiesen sich die Phagozytoseeigenschaften der neutrophilen Granulozyten auch bei den Katzen als gehemmt, die erfolgreich über eine FeLV-Virämie hinweggekommen waren (LAFRADO und OLSEN, 1986). Außer der T-Lymphozyten-Antwort wird auch die Funktion der B-Lymphozyten, d. h. die humorale Immunantwort (TRAININ et al., 1983; HARDY und ESSEX, 1986; FRANCHINI, 1990), gehemmt. Die Beobachtung, wonach bei FeLV-virämischen Katzen die *Komplementspiegel erniedrigt* sind, liefert eine weitere Erklärung für die geschwächte Immunantwort (KOBILINSKY et al., 1979). Kürzlich wurde ein besonders immunsuppressives

FeLV-Isolat beschrieben, welches nur wenig Provirus-DNA in das Wirtsgenom integriert (MULLINS et al., 1986; HOOVER, et al., 1987).

Zelluläre Immunmechanismen. Über die Bedeutung der zellulären Immunreaktion ist – im Gegensatz zur humoralen Immunantwort – immer noch wenig bekannt. Die Beobachtung, wonach bei experimenteller Infektion einige Katzen ohne meßbare Antikörper über die Infektion hinwegkommen, deutet auf wirksame zelluläre Immunmechanismen hin (GARDNER et al., 1980; LUTZ et al., 1980d).

Humorale Immunreaktionen. Die humorale Immunreaktion läßt sich im Vergleich zu den zellulären Mechanismen relativ einfach untersuchen. Bei Abwehr der FeLV-Infektion dürfte ihr auch eine zentrale Bedeutung zukommen. Nach einer überwundenden FeLV-Infektion enthält das Katzenserum einerseits gegen Viruskomponenten gerichtete Antikörper, andererseits Antikörper, die membranständige antigene Determinanten virusinfizierter Zellen erkennen. Diese Membran-Antigene wurden durch ESSEX et al. (1971) „Feline Oncornavirus-Associated Cell Membrane Antigen" (FOCMA) genannt. Im folgenden wird die biologische Bedeutung beider Arten von Antikörpern besprochen.

Antivirale Antikörper: Infizierte Katzen können gegen alle Komponenten des FeLV Antikörper bilden (ESSEX et al., 1976; JACQUEMIN et al., 1978; LUTZ et al., 1980; DE NORONHA et al., 1978; STEPHENSON et al., 1977). Resultiert eine Immunität, so werden häufig gegen das Hüllglykoprotein gp70 gerichtete, virusneutralisierende Serumantikörper angetroffen (ESSEX et al., 1976, RUSSELL und JARRETT, 1978; LUTZ et al., 1980a, c; NUNBERG et al., 1984). Die Infektiosität des Virus wird durch solche Antikörper dadurch neutralisiert, daß sie sich an das gp70 binden und damit die Virusadsorption an die Zellmembran verhindern. Komplement ist für diesen Vorgang nicht erforderlich. Antikörper, welche gegen p15(E) oder Innenkörperproteine des FeLV gerichtet sind, sind kaum virusneutralisierend. Trotzdem könnten solche, gegen Innenkörperproteine gerichtete Antikörper bei der Abwehr einer FeLV-Infektion von Bedeutung sein. Es ist nämlich bekannt, daß mit Retroviren infizierte Zellen auf ihrer Oberfläche neben dem zu erwartenden gp70 auch noch *gag*-Proteine tragen (LEDBETTER et al., 1978; SLIKSI und ESSEX, 1979; LUTZ, 1984). Bei diesen handelt es sich nicht etwa um das zum Einbau in das Virus vorbereitete Innenkörperprotein, sondern um sein hochmolekulares Vorläuferprotein, welches glykosyliert ist. An der Oberfläche von FeLV-infizierten Zellen könnten solche *gag*-Vorläuferproteine den gegen sie gerichteten Antikörpern als Anheftungsstelle dienen. Dabei kann auch Komplement gebunden und eine Zytolyse herbeigeführt werden (GRANT und ESSEX, 1981). Die humorale Immunität dürfte somit auf *zwei Hauptmechanismen* beruhen: 1. Gegen gp70 gerichtete Antikörper neutralisieren infektiöses Virus und stellen wahrscheinlich den wichtigsten Abwehrmechanismus dar. 2. Gegen Innenkörperproteine gerichtete Antikörper verursachen die Lyse von FeLV-infizierten Zellen.

Gegen FOCMA gerichtete Antikörper: ESSEX et al. (1971) beobachteten, daß die Regression von durch das FeSV induzierten Tumoren mit dem Auftreten von humoralen Antikörpern korreliert. Diese Antikörper sind gegen Antigene der Zellmembran (FOCMA) gerichtet, wie mit Hilfe einer lebenden, chronisch mit FeLV infizierten Leukämie-Zellinie (FL-74) gezeigt wurde (ESSEX et al., 1971). Heute wissen wir, daß sog. FOCMA-Antikörper nicht – wie zunächst postuliert – ein tumorspezifisches Antigen, sondern eine Reihe viraler Proteine erkennen, so z. B. p15(E), *gag*-Polyproteine und gp70 des Subtyps C (LUTZ et al., 1980a, c; VEDBRAT et al., 1983; SNYDER et al., 1983).

Klinische Labordiagnose. Die Diagnose der FeLV-Infektion beruhte jahrelang auf dem Nachweis von viralen Proteinen im Zytoplasma von Blutleukozyten und Thrombozyten (HARDY et al., 1973). Der Nachweis wurde mittels *Immunfluoreszenztechnik* geführt, wobei

Hyperimmunseren mit Spezifität für *gag*-Proteine eingesetzt wurden. Bei virämischen Katzen sind die Knochenmarkzellen mit FeLV-Proteinen beladen (s. Abb. 10.19.); wenn solche Zellen das Knochenmark verlassen, läßt sich intrazytoplasmatisch gelegenes Virusantigen im Blutausstrich nachweisen. Die Immunfluoreszenz war bis vor kurzem die einzige Methode, die ätiologische Diagnose der FeLV-Infektion beim lebenden Tier zu stellen. Sie kann nur in hochspezialisierten und gut eingerichteten Laboratorien durchgeführt werden. Die Untersuchung ist bei leukopenischen Tieren sehr zeitraubend und eosinophile Granulozyten können mit Fluoreszenzfarbstoff konjugiertes Immunglobulin unspezifisch binden (FLOYD et al., 1983).

Seit einigen Jahren ist ein *ELISA* bekannt, mit welchem *im Plasma* vorhandenes p27-Antigen nachgewiesen werden kann. Zunächst basierte dieses Verfahren auf polyklonalen Antikörpern (LUTZ et al., 1980a; LUTZ et al., 1980b; KAHN et al., 1980), heute werden von den verschiedenen Testherstellern nur noch monoklonale Antikörper verwendet (LUTZ et al., 1983a). Diese Antikörper sind gegen verschiedene Epitope des FeLV p27 gerichtet, was die gleichzeitige Inkubation des zu testenden Serums mit dem enzymkonjugierten zweiten Antikörper ermöglicht (Abb. 10.23.; LUTZ et al., 1983a). Das ELISA-Verfahren kann nicht nur im einfach ausgerüsteten Labor, sondern auch unter Praxisbedingungen durchgeführt werden. Wenn die zur Anwendung gelangenden monoklonalen Antikörper in hohen Konzentrationen verwendet werden, ist eine FeLV-Diagnose innerhalb weniger Minuten möglich (LUTZ et al., 1983b). Diese hohe Empfindlichkeit bringt aber auch den Nachteil mit sich, daß die Testvertiefungen besonders sorgfältig gewaschen werden müssen, was unter Praxisbedingungen nicht immer geschieht. Bei ungenügendem Waschen der Vertiefungen können

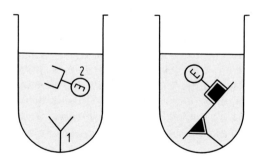

Abb. 10.23. Prinzip des ELISA zum Nachweis der FeLV-Infektion. Ein monoklonaler Antikörper, welcher eine bestimmte antigene Determinante des FeLV-p27-Protein erkennt (Epitop 1), wird mit seinem Fc-Fragment an die Oberfläche einer Vertiefung aus Kunststoff angeheftet. Nun wird Puffer zugegeben, in welchem ein monoklonaler Antikörper (2) enthalten ist, der mit einem Enzym konjugiert worden war. Dieser zweite Antikörper erkennt ein Epitop 2 des FeLV p27. Wird nun zum Puffer eine Serumprobe einer Katze mit FeLV-Infektion zugegeben, so wird das p27 den in Lösung befindlichen, enzymkonjugierten Antikörper mit dem wandständigen Antikörper verbinden. Das Enzym wird beim anschließenden Waschprozeß nicht entfernt und führt nach Zugabe eines geeigneten Substrates zu einer Umfärbung. Entwicklung der Farbe deutet auf Virusprotein und damit Infektion mit FeLV hin.

enzymkonjugierte Antikörper unspezifisch haftenbleiben, womit die Gefahr von falschpositiven Resultaten gegeben ist. Bei Verwendung des ELISA zur Bestimmung von p27, eines ELISA-Verfahrens zur Messung von gegen FeLV gerichteten Antikörpern und des Immunfluoreszenzverfahrens können die in Abb. 10.24. beschriebenen vier Verlaufsmuster der FeLV-Infektion differenziert werden. Bei Katzen des 4. Verlaufsmusters dürfte im Plasma meist kein Virus nachweisbar sein, das Knochenmark ist nicht massiv beteiligt. Wie gezeigt werden konnte, dürfte es sich hier um fokale Infektionen handeln, von welchen aus durch andere Infektionen oder durch haltungsbedingten Streß jederzeit eine Virämie induziert werden kann. Eine *latente FeLV-Infektion* kann weder mit dem ELISA-Verfahren noch mit der Immunfluoreszenzmethode diagnostiziert werden. Zur Diagnose einer latenten Infektion ist die mehrwöchige *Kultivierung von Knochenmarkzellen* in vitro notwendig. Die Infektion wird dann durch Nachweis von infektiösem Virus, Reverser Transkriptase oder viralem Antigen im Zellkulturüberstand gestellt (ROJKO et al., 1982; MADEWELL und JARRETT, 1983; PEDERSEN et al., 1984). Testverfahren zum Nachweis von neutralisierenden Antikörpern oder solchen gegen das gp70 wären in Einzelfällen nützlich, besonders, wenn abgeklärt werden sollte, ob eine FeLV-negative Katze zusammen mit FeLV-positiven Tieren gehalten werden sollte. Vorläufig sind Verfahren zur Bestimmung virusneutralisierender Antikörper jedoch so aufwendig, daß sie nur in wenigen spezialisierten Laboratorien durchgeführt werden.

Der *ELISA* wurde auch zum Nachweis von p27 *im Speichel* infizierter Katzen verwendet (Abb. 10.25.; LUTZ und JARRETT, 1987). Dabei zeigte sich, daß nach experimenteller Infektion p27 erst etwa 1,5 Wochen nach Auftreten des Antigens im Serum nachgewiesen werden kann. Die Übereinstimmung zwischen den Serum- und den Speichelresultaten ist aus Tabelle 10.2. ersichtlich. Die Resultate zeigen, daß durch Speichel-Untersuchung bei Einzeltieren eine FeLV-Infektion nicht zuverlässig diagnostiziert werden kann. Bei einigen Tieren, deren Test im Speichel positiv, im Serum dagegen negativ ausfiel, wurden typische FeLV-assoziierte Krankheiten beobachtet (Leukose, Durchfall und chronische Gingivitis). Da sonst keine Hinweise auf unspezifische Reaktionen im Speicheltest vorlagen, könnte es sich hier um echte Virusausscheidung im Speichel bei gleichzeitiger humoraler Immunität gehandelt haben. Eine ähnliche Situation wurde von PACITTI et al. (1986) beobachtet, wo eine nicht-virämische Katze mit der Milch Virus ausschied und ihre Jungtiere infizierte. Der Speicheltest eignete sich gut zur Bestimmung des FeLV-Status ganzer Zuchten. Von 92 untersuchten Zuchten wurden 90 im Speicheltest korrekt beurteilt; in einer Zucht war eine Katze im Speicheltest positiv, obwohl der Serumtest bei allen Tieren negativ ausfiel; bei einer Zucht waren alle Katzen im Speichel negativ, obwohl bei einer einzelnen Katze ein positives Serumresultat gefunden wurde. Damit dürfte sich der Speicheltest zur periodischen Überprüfung der FeLV-Freiheit eignen. Auch in Tränen wird das Virus ausgeschieden, wo es nachgewiesen werden kann (HAWKINS et al., 1986).

Zur Diagnose der FeLV-Infektion sind hämatologische und klinisch-chemische Parameter wenig geeignet. Die bei FeLV-Infektion am häufigsten beobachteten Leukopenien und Anämien werden auch bei einer Reihe anderer Erkrankungen gefunden.

Epidemiologie. Das FeLV wird von der virämischen Katze mit dem Speichel, dem Kot und dem Urin ausgeschieden. *Hauptansteckungsquelle* ist der *Speichel* (FRANCIS et al., 1977). Epidemiologisch von Bedeutung ist ferner die wohl seltene und kaum je diagnostizierte Virusausscheidung in der *Milch* bei nichtvirämischen Tieren (PACITTI et al., 1986). *Intrauterine* Infektion führt i. d. R. zum Fruchttod; einzelne Tiere werden infiziert geboren, sterben aber meistens nach wenigen Wochen (HARDY, 1980).

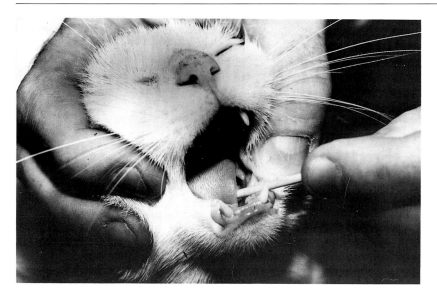

Abb. 10.25. Speichelentnahme zur FeLV-Untersuchung. Zum FeLV-Nachweis im Speichel werden mittels Spezialtupfer links und rechts aus den Backentaschen sowie unter der Zunge Speichelproben entnommen und im ELISA untersucht.

Tabelle 10.2. Übereinstimmung der FeLV-ELISA-Resultate in Speichel und Serum[1])

	Serum positiv	Serum negativ	Total
Speichel positiv	158 (7,9%)	22 (1,1%)	180
Speichel negativ	60 (3,1%)	1740 (87,9%)	1800
Total	218	1762	1980

[1]) Die 1980 Proben stammten von gesunden und kranken Feldkatzen sowie von SPF-Tieren und experimentell mit FeLV infizierten Katzen.

Das Angehen der Infektion setzt längeren und intensiven Kontakt zwischen den Katzen voraus. Tiere unter zwölf Wochen sind besonders *empfänglich*, mit zunehmendem Alter nimmt die Empfänglichkeit ab. Bei genügend großem *Infektionsdruck* und *sozialem Streß*, wie sie bei Haltung mehrerer Katzen in engen räumlichen Verhältnissen gegeben sind, geht die Infektion jedoch auch bei älteren Tieren an (GRANT et al., 1980). Besonders effizient wird die Infektion durch *Bißverletzungen* und *soziale Kontakte*, wie z. B. gegenseitige Fellpflege, übertragen. Die FeLV-Infektion dürfte auch iatrogen, besonders häufig im Zusammenhang mit *Reihenkastrationen* übertragen werden, wenn das Operationsbesteck zwischen Operationen nicht sterilisiert wird.

Der Prozentsatz gesunder FeLV-infizierter Tiere in der Katzenpopulation ist abhängig von den *Haltungsbedingungen*. Bei einzeln gehaltenen Katzen mit freiem Auslauf in ländlichen Gegenden sind nur wenige Tiere infiziert. In Vorstadtgebieten und Dörfern, wo Katzen untereinander eine höhere Kontakthäufigkeit haben, steigt die Rate der persistierend virämischen auf 5–10%. In größeren Kollektiven und Katzenheimen kann der Anteil der gesunden infizierten Tiere auf über 50% ansteigen. Werden einzelne oder wenige Tiere zusammen in Wohnungen ohne Auslauf ins Freie gehalten, so sinkt der Prozentsatz der gesunden virämischen Tiere gegen Null ab (Essex et al., 1977; Hardy et al., 1977; Rogerson et al., 1975). Die absolute Häufigkeit der gesunden FeLV-infizierten Tiere ist in verschiedenen Ländern und Gegenden sehr unterschiedlich. So fanden Boller und von Steiger (1987) bei 3735 gesunden Tieren 7,8% positive; in der Westschweiz war der Anteil mit 11,8% positiver Tiere wesentlich größer als in der Nordostschweiz (5%). In Frankreich wurden 16%, in Belgien 8% und in Deutschland 8% gefunden (Schniewind, 1982; Beck et al. 1984; Moraillon, 1986; Boller und von Steiger, 1987).

Die FeLV-Infektion ist zwar bei Hauskatzen auf der ganzen Welt weit verbreitet, kommt aber bei *anderen Feliden nicht* vor. Im Laufe der letzten Jahre wurden in unserem Laboratorium Serumproben von vielen Dutzend in Zoologischen Gärten gehaltenen exotischen Katzenarten untersucht; in keiner einzigen Probe wurde FeLV-Antigen gefunden.

Pathologie. Die pathologischen und histologischen Veränderungen bei mit FeLV infizierten Tieren sind außerordentlich vielfältig. Reinacher und Theilen (1987) dokumentierten in einer umfangreichen Arbeit die pathologischen Erscheinungen, die mit FeLV-Infektion einhergehen. Diese Autoren stellten bei 16% von 1095 zur Sektion übersandten Katzen eine FeLV-Infektion fest. Von den FeLV-infizierten Tieren wiesen mehr als drei Viertel eine nicht-neoplastische Erkrankung auf. Nur bei 23% der FeLV-positiven Tieren lag ein *Tumor* vor, davon waren 90% Leukosen.

In Tabelle 10.3. sind die wichtigsten Befunde von Reinacher und Theilen (1987) zusammengefaßt.

Ferner beobachteten diese Autoren eine seltene, histologisch abgrenzbare *Enteritisform* in Verbindung mit FeLV-Infektion. Bei dieser treten im Darm histologische Veränderungen auf, die jenen der Katzenseuche sehr ähnlich sind, jedoch fehlen die für eine Parvovirus-Infektion sonst typischen Knochenmarkveränderungen. Reinacher (1987) bezeichnete das Bild als „FeLV-assoziierte Enteritis". In eigenen Untersuchungen, in welchen wir Katzen experimentell mit dem FeLV infiziert hatten, beobachteten wir eine spontane Superinfektion mit felinem Parvovirus. Obwohl alle Tiere gegen FPV geimpft worden waren, starben 19 von 30 Katzen an dieser kombinierten Infektion. Trotz Fehlens von Durchfall und Panleukopenie ließ sich die Diagnose einer Parvovirus-Infektion unter anderem durch den Antigennachweis

Tabelle 10.3. Mit FeLV assoziierte Tumorformen bei 73 Katzen mit Tumoren[1])

Tumorform	Anzahl	Prozent
Multizentrische, lymphatische Form	30	41
Thymusform	24	33
unklassierbare Form	13	17
Multizentrische, myeloische Form	2	3
Multizentrische, undifferenzierbare Form	2	3
Myelosklerose	2	3
Total	73	100

[1]) Reinacher und Theilen (1987)

in den Darmläsionen erhärten; dieser erfolgte mittels eines monoklonalen, für felines Parvovirus spezifischen Antikörpers (CASTELLI, 1992). Auch bei den von REINACHER (1987) beschriebenen Veränderungen könnte es sich bei einzelnen Tieren um eine *simultane Infektion* mit felinem Parvovirus und FeLV gehandelt haben, welche sich aber nur in lokalen Veränderungen manifestierte. Über ein „panleukopenia-like syndrome" von FeLV-infizierten Katzen berichtete auch HARDY (1980). Er wies allerdings darauf hin, daß die von ihm beobachteten Veränderungen des Darmepithels sich an den Spitzen der Darmzotten manifestierten und nicht wie beim FPV in den Krypten.

Bei den von REINACHER et al. (1987b) beobachteten 73 Tumoren handelte es sich um verschiedene Formen von lymphatischer Leukose (91%). Die restlichen 9% bestanden aus je zwei Fällen von myeloischer und undifferenzierter Leukose sowie einer Osteomyelosklerose (s. Tabelle 10.3.). Bei rund 80% aller Tumoren wurde das FeLV nachgewiesen. Ähnlich waren die Befunde von HARDY (1980) in den USA; dieser Autor fand vier Formen von lymphatischer Leukose: die multizentrische Form (43%), die Thymusform (38%), die alimentäre Form (15%) und eine unklassifizierbare Form (4%). Daneben beobachteten diese Autoren einzelne Fälle von Fibrosarkomen sowie je einen Fall von Panmyelose, Osteosarkom, Meningeom und Plattenepithelzellkarzinom. Etwas andere Häufigkeiten der verschiedenen Formen fand MACKEY (1975). REINACHER und THEILEN (1987) fanden bei FeLV-infizierten Katzen eine etwas höhere Häufigkeit von FIP als in der FeLV-negativen Kontrollpopulation. Damit bestätigen auch diese Autoren eine *Assoziation der FIP* mit der FeLV-Infektion.

Differentialdiagnose. Symptome einer FeLV-Infektion können auch bei einer Reihe anderer Krankheiten auftreten. So ist die Thymusform der Leukose, bei welcher es zu Atembeschwerden kommt, nicht ohne weiteres von der trockenen Form der FIP mit Beteiligung der Pleura zu differenzieren. FeLV-bedingte Stomatitiden und Gingivitiden können klinisch mit jenen verwechselt werden, wie sie bei Calicivirus-, Herpesvirus- und Lentivirus-Infektion vorkommen. Leukopenien werden auch bei Parvovirus-Infektion gefunden. Die einfache Durchführbarkeit eines FeLV-Tests und die Spezifität des Resultates ermöglichen meistens eine *eindeutige Diagnosestellung*.

Impfung. Die nach natürlicher Infektion oft spontan auftretende Immunität wurde schon früh als Hinweis gewertet, daß gegen die FeLV-Infektion eine Immunisierung möglich sein sollte. Als Impfantigen kommen entweder vermehrungsfähiges Virus, inaktiviertes Virus oder Spaltprodukte des Virions in Frage; Komponenten der Virushülle werden entweder gentechnologisch hergestellt oder von einem Vektor mit eingebautem Fremdgen im Impfling synthetisiert. JARRETT et al. (1974) und PEDERSEN et al. (1979) bewiesen, daß durch eine Lebendvakzine hohe Titer von virusneutralisierenden Antikörpern induzierbar sind. Lebendvakzinen haben aber den prinzipiellen Nachteil, daß auch hier das virale Genom in die DNA der Zelle eingebaut wird und damit potentiell eine „Zeitbombe" für die Tumorentstehung gelegt wird.

Inaktiviertes Virus wurde in verschiedenen Vakzinen zum Teil sehr erfolgreich verwendet (YOHN et al., 1976; PEDERSEN et al., 1979; PEDERSEN et al., 1986; MATHES et al., 1980). Die heute durch die Firma Norden (Lincoln, Nebrasca, USA) in den Handel gebrachte Vakzine „Leukocell" basiert auf den Arbeiten der Gruppe um OLSEN (MATHES et al., 1980). Dieser Impfstoff enthält inaktiviertes Virus und lösliche Viruskomponenten (MASTRO et al., 1986). Die Wirksamkeit dieses Impfstoffes wird unterschiedlich beurteilt (OLSEN et al., 1980; PEDERSEN et al., 1985). In neuerer Zeit wurde gezeigt, daß Spaltvakzinen in Kombination mit einem geeigneten Adjuvans einen guten Schutz zu induzieren vermögen (OSTERHAUS et al.,

1985, 1989). Der kürzlich von der französischen Firma Virbac unter dem Namen „Leucogen" in den Handel gebrachte Impfstoff beruht auf rekombinantem gp 70 und erwies sich als sehr wirkungsvoll (LEHMANN et al., 1991). Ein rekombiniertes Vacciniavirus, dem das *env*-Gen des FeLV eingebaut worden war, eignete sich dagegen nicht als Impfstoff (GILBERT et al., 1987).

Andere Maßnahmen zur Infektionskontrolle. Die Bedeutung der Vakzinierung dürfte heute in weiten Kreisen überschätzt werden. Sie schützt keineswegs verläßlich vor einer Infektion, wie auch der Hersteller des Impfstoffes einräumt. Daher sind die seit vielen Jahren von HARDY et al. (1976) und WEIJER und DAAMS (1978) empfohlenen Maßnahmen zur Verhinderung der Infektionsausbreitung nach wie vor gültig. Die damals noch auf dem Immunfluoreszenztest beruhenden Empfehlungen gelten sinngemäß auch für die Verwendung des ELISA (LUTZ, 1984). Bei diesem *Sanierungsprogramm* geht es prinzipiell darum, daß jede FeLV-positive Katze als Virusausscheider betrachtet und aus dem Kollektiv entfernt wird. Nach weiteren 3–4 Monaten werden sämtliche Tiere nochmals getestet, da die Inkubationszeit bis zum Ausbruch einer persistierenden Virämie bis zu mehreren Monaten dauern kann. Sollten an diesem zweiten Testtermin wieder positive Katzen auftauchen, so sind auch diese zu entfernen, und die Gruppe ist nach weiteren 3–4 Monaten ein drittes Mal zu testen. Sind dann wieder sämtliche Katzen im Test negativ, so darf dies immer noch nicht als Beweis für FeLV-Freiheit des Bestandes gewertet werden. Mit den serologischen Testverfahren als negativ befundene Katzen, von welchen ein vorgängiger Kontakt mit FeLV ausscheidenden Tieren nicht ausgeschlossen werden kann, können latent infiziert sein. Unter Praxisbedingungen kann eine latente FeLV-Infektion noch nach 11 Monaten durch Streß reaktiviert werden (PEDERSEN et al., 1984). Für die periodische Überprüfung der FeLV-Freiheit eignet sich auch die Speicheluntersuchung. Sind in einer Zucht oder in einem Kollektiv sämtliche Katzen im Speicheltest negativ, so ist die Wahrscheinlichkeit einer Infektion gering (LUTZ und JARRETT, 1987).

Therapie. Eine ätiologische Therapie der FeLV-Infektion unter Praxisbedingungen ist bislang nicht bekannt. In einzelnen Experimenten wurde aber gezeigt, daß die Tumormasse durch Serotherapie verringert (DE NORONHA et al., 1980), und eine persistierende Virämie durch verschiedene Verfahren unterbrochen werden kann. Dazu gehört die Entfernung von Immunkomplexen aus dem Plasma der Katze durch extrakorporale Immunabsorption mittels *Staphylococcus-aureus*-Protein A (JONES et al., 1980; SNYDER et al., 1984) und eine Behandlung mit α-Interferon (STEED, 1987). Durch Verabreichung des bei der AIDS-Behandlung des Menschen bekannten Azidothymidins war es möglich, eine Virämie bei Katzen kurz nach der FeLV-Infektion zu verhindern (TAVARES et al., 1987).

10.5.2. Felines Sarkomvirus

Seit der ersten Beschreibung des felinen Sarkomvirus (FeSV) durch SNYDER und THEILEN im Jahre 1969 wurden weltweit über zehn FeSV-Stämme isoliert und charakterisiert (s. Übersichtsartikel von BESMER, 1983). Das FeSV führt im Gegensatz zum FeLV schon kurze Zeit nach der Infektion zur Tumorentstehung, weshalb man hier von akuter Transformation spricht; diese wird durch eines der 15 bis heute bekannten Onkogene induziert. Fibrosarkome sind selten – sie dürften weniger als 10% der bei der Katze bekannten Tumoren ausmachen (HARDY, 1980; REINACHER und THEILEN, 1987) – und werden mehrheitlich bei Tieren unter drei Jahren beobachtet. Die bei älteren Katzen vorkommenden solitären Fibrosarkome dürften nicht durch FeSV verursacht sein (HARDY, 1980). Nach FeSV-Infektion reagiert das Immunsystem mit einer massiven zellulären und humoralen Immunantwort gegen infizierte Zellen (JOHNSEN et al., 1985). Nur wenn das Immunsystem geschwächt ist (z. B. durch gleichzeitige massive FeLV-Virämie), kommt es zu progressivem Tumorwachstum und Tod. Zur Tumorregression kommt es i. d. R. dann, wenn die Katze in der Lage ist, auch über die FeLV-Virämie hinwegzukommen (PEDERSEN et al., 1984).

Die Diagnose eines Fibrosarkom ist histologisch möglich. Ist die Katze gleichzeitig FeLV-positiv, so liegt der Verdacht auf FeSV-Infektion nahe. Durch FeSV bedingte Tumoren können chirurgisch oft nicht vollständig entfernt werden. Bezüglich der Prophylaxe von FeSV-Infektionen gelten die gleichen Überlegungen wie bei FeLV-Infektion.

10.5.3. Felines Spumavirus, Feline Syncytium-Forming Virus

Einleitung, Eigenschaften des Virus (FeSFV). Das FeSFV wurde von RIGGS et al. (1969) erstmals isoliert. Bislang deuten alle Untersuchungen darauf hin, daß das FeSFV für die Katze nicht pathogen ist. In Kultur führt FeSFV-Infektion zur Bildung von Synzytien, also zur Fusion mehrerer benachbarter Zellen in große Gebilde mit vielen Kernen (Abb. 10.26.). Nach Ansetzen von Primärkulturen erfolgt Replikation des FeSFV zum Teil sofort, besonders gut aber nach Trypsinisierung der Kultur. Das FeSFV ist stark zellassoziiert; im Plasma

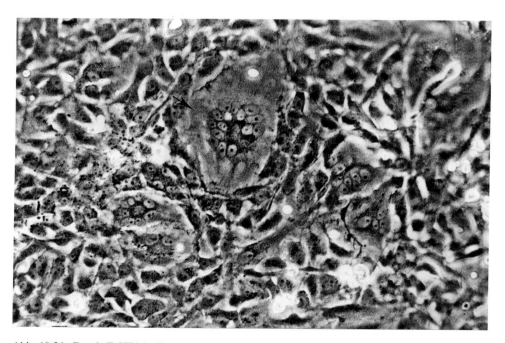

Abb. 10.26. Durch FeSFV bedingte Synzytienbildung. FeSFV-Infektion in Kultur äußert sich durch Verschmelzen mehrerer Zellen zu einem großen, vielkernigen Komplex (Synzytium, Pfeile). Bei fortschreitender Infektion in der Kultur werden die Synzytien größer und zahlreicher, und es kommt letztlich zum Ablösen der Zellen von der Kulturoberfläche und zum Zelluntergang.

von infizierten Katzen dürfte es kaum frei vorkommen (PEDERSEN et al., 1987). FLOWER et al. (1985) beschrieben drei Serotypen.

Pathogenese. Über Ansteckungsmodus und Pathogenese der Infektion unter Feldbedingungen ist kaum etwas bekannt. Nach PEDERSEN (1987) kommt es rund drei Wochen nach parenteraler Inokulation zur Serokonversion. SHROYER und SHALABY (1978) wiesen nach, daß von Rachenabstrichen und Buffy-coat-Zellen jeder seropositiven Katze FeSFV isoliert werden kann.

Klinische Symptome. Nach experimenteller Infektion wurden bislang keine klinischen Symptome beobachtet (GASKIN und GILESPIE, 1973; PEDERSEN, 1987). Bei Katzen mit myeloproliverativen Erkrankungen fand PEDERSEN (1987) signifikant häufiger eine FeSFV-Infektion als bei einer vergleichbaren Population gesunder Tiere. Die FeLV-Infektion wurde als Ursache der myeloproliferativen Erkrankung ausgeschlossen. Ferner fanden PEDERSEN et al. (1980) bei Katzen mit chronischer Polyarthritis signifikant gehäufte FeSFV-Infektion.

Klinische Labordiagnose. Der Nachweis der FeSFV-Infektion basiert auf der Bestimmung von Antikörpern. Antikörper können mittels des Immundiffusionstests, der Virusneutralisation und von Immunfluoreszenzverfahren nachgewiesen werden (SHROYER und SHALABY, 1978; PEDERSEN, 1980).

Immunreaktion und Epidemiologie. Rund drei Wochen nach experimenteller Infektion kommt es zur Serokonversion, in deren Folge hohe Antikörpertiter nachgewiesen werden können. Diese Antikörper dürften auch dafür verantwortlich sein, daß im Plasma kein Virus nachweisbar ist. In Kalifornien wurde die FeSFV-Infektion bei Katzen über drei Jahren in >50%, in New York in 25% nachgewiesen. In Australien ist die Infektion mit <6% wesentlich seltener (ELLIS et al., 1979; PEDERSEN, 1987). FLOWER et al. (1985) zeigten, daß die drei Serotypen unterschiedlich häufig in der Katzenpopulation vorkommen. In unveröffentlichten Experimenten fanden wir mittels Immunfluoreszenz bei 15 von 50 kranken Katzen Antikörper gegen FeSFV. Über die Prävalenz dieses Virus in Deutschland und der Schweiz ist darüber hinaus nichts Näheres bekannt.

Pathologie. Abgesehen von chronischer Polyarthritis, welche signifikant gehäuft mit der FeSFV-Infektion einhergeht (PEDERSEN et al., 1980), kennt man keine pathologischen Veränderungen.

Impfung und andere Maßnahmen zur Infektionskontrolle. Nachdem pathologische Veränderungen bei FeSFV-Infektion nicht bekannt sind, ist eine Bekämpfung der Infektion nicht nötig.

10.5.4. Felines Immunschwäche-Virus

Einleitung. Das feline Immunschwäche-Virus (FIV) – zunächst felines T-lymphotropes Lentivirus (FTLV) genannt – wurde 1987 von PEDERSEN et al. beschrieben. Seine Gruppe hatte dieses Virus aus Katzen eines privaten Heimes in Petaluma Kalifornien isoliert. Die Tiere dieses Kollektivs hatten während längerer Zeit immer wieder Durchfall, Rhinitis, Konjunktivitis und Lymphadenopathie gezeigt. Eine FeLV-Infektion als Ursache dieser auf Immunsuppressionszustände hindeutenden Krankheitsbilder fiel außer Betracht, da dieses Katzenheim seit vielen Jahren immer wieder überprüft worden und FeLV-frei war. Inzwischen wissen wir, daß das Virus auch in Europa vorkommt und in einzelnen Ländern sogar weit verbreitet ist (HARBOUR et al., 1988; LUTZ et al., 1988b; s. Tabelle 10.5.); es wurde nicht nur bei Hauskatzen, sondern auch bei verschiedenen anderen Feliden nachgewiesen (LUTZ et al. unveröffentlicht). Vorläufige Informationen deuten darauf hin, daß das FIV *für Nichtfeliden keine Bedeutung* hat: FIV repliziert nicht in stimulierten Lymphozyten des Menschen, des Hundes, der Maus und des Schafes (YAMAMOTO et al., 1988). Auch bei Tierärzten und Tierpflegern, welche seit vielen Jahren Kontakt mit Katzen gehabt hatten und daher mit dem FIV in Kontakt gekommen sein mußten, ließen sich keine FIV-Antikörper nachweisen (LUTZ et al., 1988 a).

Eigenschaften des Virus. Aufgrund des elektronenmikroskopischen Bildes und der Eigenschaften der Reversen Transkriptase läßt sich das FIV den *Lentiviren* zuordnen. In auf Zuckergradienten gereinigtem FIV lassen sich acht Proteine mit Molekulargewichten zwischen 10 000 und 120 000 Dalton nachweisen (YAMAMOTO et al., 1988; O'CONNOR et al., 1989). Bereits zwei Jahre nach der ersten Beschreibung wurde das Virus kloniert und sequenziert (OLMSTED et al., 1989; TALBOTT et al., 1989). Die Nukleoidsequenz des Hullglykoproteingens von FIV-Isolaten geographisch unterschiedlicher Herkunft unterscheidet sich bis zu über 15% (MORIKAWA et al., 1991). Antikörper gegen verschiedene Retroviren (FeLV, RD-114-Virus, Ziegenarthritisvirus, Visna Maedi-Virus, HIV 1, HIV 2) zeigen keine Reaktion mit FIV-Proteinen (YAMAMOTO et al., 1988; LUTZ et al., 1988 a). Lediglich Antiseren mit einer Spezifität für das FeSFV zeigen in der Immunfluoreszenz und in Western-Blot-Experimenten eine schwache Reaktion mit FIV (LUTZ et al., 1988 a). Zur Isolierung von FIV bedient man sich der folgenden Technik: Blutlymphozyten werden in sog. Ficoll-Gradienten gereinigt und anschließend in Gegenwart eines Lectins (pflanzliches Protein mit stimulierender Wirkung auf Lymphozyten) kultiviert. Durch die Lectinwirkung bilden T-Lymphozyten nach wenigen Tagen einen Rezeptor für Interleukin-2 (IL-2) aus. Durch Zugabe von IL-2 im Medium kommt es zur Stimulierung und raschen Teilung der T-Lymphozyten (Abb. 10.27.), in deren Folge das FIV nach ein bis zwei Wochen Kulturdauer freigesetzt wird. Der Nachweis einer RT-Aktivität im Zellkulturüberstand ist dann ein Hinweis auf die Vermehrung des FIV. Außer in stimulierten Katzenlymphozyten repliziert das FIV in der von CRANDELL etablierten Nierenzellinie CRFK (YAMAMOTO et al., 1988).

Pathogenese. Bereits zwei bis drei Wochen nach experimenteller Inokulation von Katzen kann das FIV in Lymphozytenkulturen reisoliert werden (LUTZ et al., 1988b). Etwa gleichzeitig kommt es zur Serokonversion (YAMAMOTO et al., 1988; LUTZ et al., 1988b). Drei bis fünf Wochen nach Infektion kommt es zu einer Lymphadenopathie und einer Neutropenie, diese Symptome verschwinden jedoch wieder in den folgenden zwei Monaten oder später. Das FIV wird im Speichel ausgeschieden, nicht aber im Kolostrum und mit der Milch (YAMAMOTO et al., 1988). Unter natürlichen Bedingungen dürfte die Ansteckung hauptsächlich durch Bißverletzung erfolgen; zu klinischen Symptomen infolge der sich entwickelndem Immunsuppression kommt es erst nach >6 Jahren Infektionsdauer (LUTZ et al., 1990).

Klinische Symptome. Während also nach experimenteller Infektion klinische Symptome kaum beobachtet werden können, findet man bei natürlicher FIV-Infektion eine Reihe von Krankheitszeichen, welche als Folge einer Immunsuppression gewertet werden können. Dazu gehören Gingivitis, Stomatitis, Periodontitis, chronische bakterielle Infektionen der Haut, der Harnblase und des Atmungsapparates. Durchfall ist auch ein häufiges Symptom von FIV-infizierten Katzen und zentralnervale Erscheinungen wurden ebenfalls gefunden. In Einzelfällen kann schon aufgrund der Vorgeschichte (seit Jahren beobachtete Phasen von Freßunlust, Apathie, schlechtem Haarkleid usw.) angenommen werden, daß die FIV-Infektion längere Zeit bestanden hat. Klinisch läßt sich die FIV-Infektion allerdings nicht zuverlässig von anderen Virusinfektionen differenzieren (LUTZ et al., 1990).

Immunreaktion. Eine experimentelle FIV-Infektion führt innerhalb von zwei bis drei Wo-

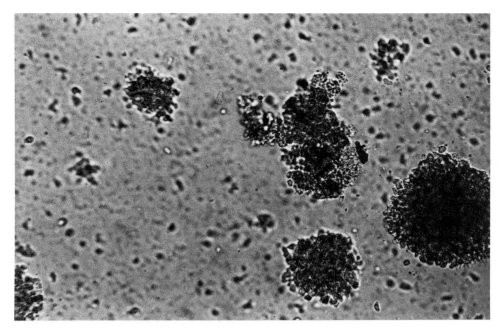

Abb. 10.27. Kulturen von Katzenlymphozyten nach Stimulation mit Interleukin-2. Nach Gewinnung aus Vollblut der Katze durch Zetrifugation über einen Dichtegradienten wurden die Lymphozyten in Zellkultur verbracht und mit Concavalin A und Interleukin-2 stimuliert. Das Bild zeigt rasch wachsende Klone 10 Tage nach Beginn der Stimulation mit Interleukin-2.

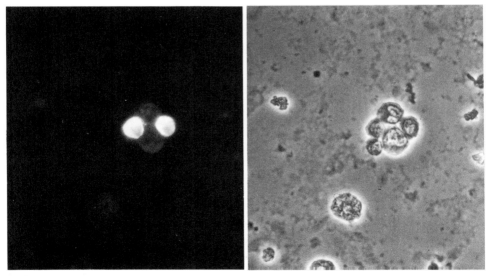

Abb. 10.28. Immunfluoreszenz zum Nachweis von FIV-Antikörpern. Mit Interleukin-2 stimulierte und mit FIV infizierte Lymphozyten wurden auf einen Objektträger aufgebracht und als Antigensubstrat für die zu testenden Seren verwendet. Das obere Bild zeigt die Immunfluoreszenzreaktion, durchgeführt mit einem Katzenserum in einer Verdünnung von 1:25. Das rechte Bild zeigt den gleichen Ausschnitt in der Phasenkontrastmikroskopie. Aus der Abbildung wird deutlich, daß nur ca. die Hälfte der Zellen FIV-Antigen enthalten, die nicht infizierten restlichen Zellen werden von den Antikörpern nicht erkannt.

chen zur Serokonversion. Zunächst werden Antikörper gegen Proteine mit einem Molekulargewicht von 28 000 und 52 000, später gegen die anderen Komponenten gefunden (YAMAMOTO et al., 1988). Während des weiteren Verlaufes der Infektion bleiben diese Antikörpertiter ziemlich konstant. Offensichtlich erlaubt diese ohne weiteres nachweisbare humorale Immunreaktion es der Katze nicht, über die Infektion hinwegzukommen. YAMAMOTO et al. (1988) konnten bei einer experimentell infizierten Katze keine Serokonversion nachweisen, jedoch mehrmals Virus isolieren. Auch wir beobachteten bei experimenteller Infektion einer FeLV-virämischen Katze zwar FIV-Vermehrung, aber keine Serokonversion (FRANCHINI et al., 1989). Unter Feldbedingungen ließen sich bei 15% der infizierten Katzen keine Antikörper nachweisen (HOPPER et al. 1989; s. unten).

Klinische Labordiagnose. Die Diagnose der Infektion beruht auf dem Nachweis von Antikörpern. Man darf davon ausgehen, daß dieser Nachweis unter Feldbedingungen mit dem Beweis einer Infektion gleichzusetzen ist. Zum Antikörpernachweis stehen heute der *Immunfluoreszenztest* (Abb. 10.28.), der Western Blot (Abb. 10.29.) sowie ein einfach durchzuführendes *ELISA-Verfahren* (Abb. 10.30., Idexx Corp. Portland, Maine, USA) zur Verfügung. Dieser ELISA erwies sich in unserem Laboratorium im Vergleich mit der Immunfluoreszenz und dem Western-Blot-Bestätigungstest als recht zuverlässig: Die Resultate sind aus Tabelle 10.4.

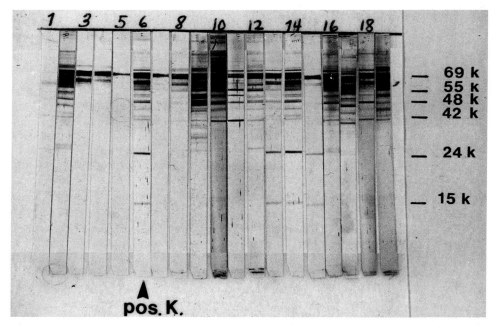

Abb. 10.29. Western Blot mit FIV und Katzenseren. Beim Western Blot wird das FIV elektrophoretisch entsprechend der Molekülgröße in seine Bestandteile aufgetrennt und auf Nitrocellulosestreifen übertragen. Diese Streifen werden mit den zu testenden verdünnten Katzenseren inkubiert. Nach der Inkubation und einem Waschschritt werden die Streifen in einer verdünnten Lösung eines enzymkonjugierten, gegen Katzen-IgG gerichteten Antikörpers inkubiert. Nach einem weiteren Waschschritt und Zugabe eines geeigneten Substrates kommt es zur Anfärbung jener Banden, an welchen sich die Antikörper der Katze angeheftet hatten. Pos.K.: positive Kontrolle. Reaktion von zu testenden Seren mit einer oder mehreren der Virusbanden wird als positiv interpretiert (Streifen 13, 14 und 15).

ersichtlich. Eine technische Schwierigkeit der Bestimmung der FIV-Antikörper ergibt sich aus der Tatsache, daß das Hüllglycoprotein des FIV während der Reinigung in der Zentrifuge verlorengeht. Das bedeutet, daß das im ELISA und im Western Blot verwendete Antigen nur wenig oder kein gp130 enthält. Diese Komponente müßte aber vorhanden sein, da einzelne Katzen ausschließlich Antikörper gegen gp130 aufweisen (O'CONNOR et al., 1989; EGBERINK et al., persönliche Mitteilung). Dieses Problem dürfte mit Testverfahren der 2. Generation, in denen gentechnologisch hergestelltes Antigen eingesetzt wird, lösbar sein. Neben dem

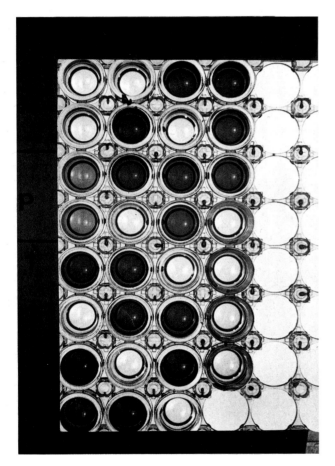

Abb. 10.30. ELISA zum Nachweis von FIV-Antikörpern. Das Bild zeigt eine Aufnahme der im ELISA (Idexx Corp. Portland, Maine, USA) verwendeten Plastikvertiefungen. N: zwei negative Kontrollseren, führen zu keiner Farbreaktion, P: zwei positive Kontrollseren, führen zu einer deutlichen Farbreaktion. Im ELISA der Firma Idexx wird das positive Kontrollserum als 100% gewertet. Die zu prüfenden Feldseren werden auf die positive Kontrolle bezogen; Werte über 50% gelten als positiv. Die vier Proben 24–27 stammen von Tieren mit FeSFV-Infektion. Man beachte, daß sie zu einer schwachen Farbreaktion führen, wobei die optische Dichte 50% der positiven Kontrolle nicht übersteigt. Gelegentlich beobachtet man aber Feldseren von mit FeSFV infizierten Katzen, die im Bereich von 50% der positiven Kontrolle liegen und damit als falsch positiv gewertet werden können.

ELISA hat die Firma Idexx einen FIV-Test entwickelt, der die gleichzeitige schnelle Diagnose einer Infektion mit FIV und FeLV erlaubt (CITE-Test; Abb. 10.31.). Mit den heute zur Verfügung stehenden Testverfahren lassen sich bei rund 15% der infizierten Katzen keine Antikörper nachweisen: entweder weil die Tiere über keine Antikörper verfügen oder weil diese gegen das gp130 gerichtet sind (HOPPER et al., 1989).

Epidemiologie. Unter Feldbedingungen wird die FIV-Infektion bei älteren Katern mit freiem

Tabelle 10.4. Übereinstimmung der Resultate des FIV-ELISA (Idexx Corp.) mit jenen der Immunfluoreszenz und des Western Blot[1])

	Resultate mit IFA und Western Blot		
	positiv	negativ	total
ELISA positiv	98 (27,7%)	1 (0,3%)	99
ELISA negativ	2 (0,5%)	258 (72,9%)	260
Total	100	259	354

[1]) Proben wurden von Katzen mit natürlicher und experimenteller Infektion gewonnen.

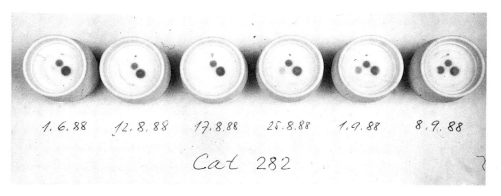

Abb. 10.31. CITE-COMBO-Test zum gleichzeitigen Nachweis der FeLV- und der FIV-Infektion. Bei CITE-COMBO-Test (Idexx Corp., Portland, Maine, USA) handelt es sich um einen unter Praxisbedingungen durchführbaren Schnelltest, der die gleichzeitige Diagnose der FeLV-Infektion und der FIV-Infektion erlaubt. Das Prinzip dieses Verfahrens beruht ebenfalls auf ELISA-Technologie, wobei FIV-Antigen und Anti-p27-Antikörper nicht auf einer Kunststoffoberfläche, sondern auf einem Spezialfilter aufgebracht sind. Das zu prüfende Serum, Waschlösung und die Konjugate werden von unter der Filtermembran angeordnetem Saugmaterial aufgenommen, wodurch es zu einem raschen Durchfluß der Lösungen durch die Filtermembran kommt. Im letzten Schritt wird ein Substrat zugegeben, welches an jenen Stellen umgefärbt wird, an denen Enzym immobilisiert wurde. Die Abbildung zeigt sechs CITE-COMBO-Tests sequentieller Serumproben einer Katze, welche persistierend mit FeLV virämisch war. Am 28. 7. 89 wurde die Katze zusätzlich mit FIV infiziert. Die Tests zeigen oben in der Mitte einen dunklen Punkt: Kontrolle der Enzymreaktion. Der dunkle Punkt unten rechts beweist FeLV-Infektion, der am Ende der Beoachtungsphase unten links zu sehende Punkt beweist Antikörper gegen FIV, also FIV-Infektion. Bei diesem Tier wird der FIV-Test erstmals positiv am 25. 8. 89, also rund vier Wochen nach experimenteller Infektion. Am 8. 9. 89 ist die Antikörper-Antwort gegen FIV voll ausgebildet, was an der gleichmäßigen Färbung aller drei Punkte erkannt werden kann.

Auslauf gehäuft beobachtet. Dies deutet darauf hin, daß das Virus vor allem durch *Bißverletzungen* übertragen wird, wie sie bei Territorialkämpfen zu erwarten sind. Die Häufigkeiten der FIV-Infektion sind in verschiedenen europäischen Ländern stark unterschiedlich (Tabelle 10.5.; Lutz et al., 1988b).

Pathologie. Die durch FIV-Infektion bedingte Lymphadenopathie ist hauptsächlich auf eine folliculäre Hyperplasie zurückzuführen. Bei einzelnen Tieren mit FIV-Infektion fanden Dieth et al. (1989) auch in der Milz und im Thymus hyperplastische Lymphfolikel. In der Leber wurden Cholangitis und Zellnekrosen beobachtet. Das Knochenmark erwies sich als hyperzellulär mit Aktivierung der Granulozytopoese. Die Veränderungen des Darmes und anderer Organe sind vielfältig und abhängig von den gleichzeitig vorliegenden andern Krankheitserregern.

Differentialdiagnose. Die Frühphase der Infektion, bei welcher Neutropenien beobachtet

Tabelle 10.5a. Häufigkeit der FIV-Infektion in verschiedenen Ländern Europas[1])

Land	Prozentsatz FIV-positiver Katzen	
	krank	gesund
Schweiz	3,7 (775)[2])	2,8 (178)
Frankreich	22,1 (208)	–
England	12,8 (431)	0 (98)
Niederlande	3,0 (98)	1,0 (123)
Bundesrepublik Deutschland[3])	2,4 (328)	0 (128)

[1]) Lutz et al. (1988b).
[2]) Werte in Klammer: Zahl der gemessenen Proben.
[3]) Proben von Dr. K. Hartmann und Prof. W. Kraft zur Verfügung gestellt.

Tabelle 10.5b. Häufigkeit der FIV-Infektion in verschiedenen Ländern außerhalb Europas

Land	Prozentsatz FIV-positiver Katzen	
	krank	gesund
USA	14	3,6[1])
USA	10,2	1,4[2])
USA	14[3])	1,2[4])[5])
Japan	43,9	12,4[6])
Neuseeland	9	–[7])
Australien	30	–[8])

[1]) Grindem et al. (1989).
[2]) Shelton et al. (1989).
[3]) Katzen mit hohem Risiko (freier Auslauf, nicht kastriert, häufiger Kontakt mit anderen Tieren).
[4]) Katzen mit kleinem Risiko (kein freier Auslauf).
[5]) Yamamoto et al. (1989).
[6]) Ishida et al. (1989).
[7]) Swinney et al. (1989).
[8]) Belford et al. (1989).

werden, gleicht der FeLV-Infektion. Diese ist aber aufgrund des Testes ohne weiteres erkennbar. Die folgenden Krankheitsbilder sind von einer FIV-Infektion abzugrenzen: chronische Infektionen der Maulhöhle, chronische Erkrankungen des Atmungsapparates, chronische Enteritiden und Konjunktivitiden sowie bakterielle Infektionen der Harnblase, der Haut und der Ohren. Tumoren des lymphatischen und myeloischen Systems, Anämien und ZNS-Störungen kommen differentialdiagnostisch ebenfalls als eigenständige Krankheitsbilder in Betracht.

Impfung und andere Maßnahmen zur Infektionskontrolle. Eine Vakzine ist zur Zeit nicht verfügbar. Es ist aber damit zu rechnen, daß ein solcher Impfstoff in absehbarer Zeit erhältlich sein wird. Erste Resultate mit Lentivirus-Infektionen bei Affen und Pferden stimmen zuversichtlich. Die Eindämmung der Übertragung von FIV sollte nicht schwer sein, da einerseits ein Testverfahren zur Verfügung steht, andererseits die Infektiosität gering ist. Um ein Kollektiv von FIV frei zu halten, ist es angezeigt, seropositive von seronegativen Tieren zu trennen. Soll die Wahrscheinlichkeit einer Ansteckung klein gehalten werden, so ist den Tieren der freie Auslauf zu unterbinden. Da vor allem unkastrierte Kater, welche ihr Territorium kämpferisch zu verteidigen pflegen, als Träger der Infektion in Frage kommen, sollte zur Kastration geraten werden.

Therapie. Eine ätiologische Therapie ist zur Zeit nicht bekannt. Experimentelle Befunde deuten darauf hin, daß für die AIDS-Therapie entwickelte Chemotherapeutika auch bei der FIV-Infektion wirksam sind.

10.6. Tollwutvirus

Einleitung. Bereits 2300 v. Chr. waren die Tollwut und deren Übertragung vom Hund auf den Menschen bekannt. LOUIS PASTEUR zeigte zu Beginn der achtziger Jahre des letzten Jahrhunderts, daß das von ihm als Straßenvirus bezeichnete Agens an Kaninchen adaptiert und als Impfvirus verwendet werden konnte.

Eigenschaften des Virus. Das Tollwutvirus (Lyssavirus, Rabiesvirus) gehört zur Familie *Rhabdoviridae*; es hat die Form eines einseitig abgerundeten Stabes und enthält eine einsträngige RNA, welche mehrere Innenkörperproteine und das Hüllglykoprotein kodiert. Mittels monoklonaler Antikörper können Isolate differenziert werden (WIKTOR und KOPROWSKI, 1980). In austrocknendem Speichel verliert das Tollwutvirus seine Infektiosität innerhalb weniger Stunden. Während das Virus in ungekühlten Kadavern nach etwa einem Tag inaktiviert ist, überlebt es in gekühltem Gewebe bis zu mehreren Tagen. Wie die meisten behüllten RNA-Viren ist das Tollwutvirus gegenüber den üblichen Konzentrationen von Desinfektionsmitteln (Formalin, Laugen, Säuren, quaternären Ammoniumbasen) empfindlich.

Pathogenese. Bei der Katze wird die Infektion hauptsächlich durch Bisse (perforierende Hautverletzungen) von infizierten Wildtieren übertragen; die Infektion kann aber auch über Schleimhäute der Maulhöhle (Fressen von infiziertem Gewebe) angehen. Auch sind Infektionen beschrieben, welche durch Verwendung von attenuierten, für die Katze nicht zugelassenen Lebendimpfstoffen (LEP-Flury, SAD) verursacht wurden (VAUGHN und GERHARDT, 1961; ERLEWEIN, 1981). Nach Bißverletzung wird das Virus zunächst in Muskelzellen repliziert und wandert – nach Übertritt in die Nervenendigungen – entlang der Axone zum Rückenmark und zum Gehirn. Die Ausbreitungsgeschwindigkeit ist abhängig vom Alter der

Katze, von der Inokulationsstelle, der Inokulationsdosis, vom Virusstamm und von der Dichte der Nervenendigungen an der Inokulationsstelle. Infektion des limbischen Systems dürfte zu den beschriebenen Verhaltensstörungen führen (MURPHY, 1977). Nach Erreichen des Gehirns kommt es zu einer zentrifugalen Ausbreitung des Virus mit Beteiligung der Retina und der Speicheldrüsen. Virusausscheidung beginnt 1 Tag vor bis 3 Tage nach Auftreten der ersten Symptome und dauert bis zum Tod an (VAUGHN et al., 1963). Die Infektionsrate nach natürlicher Exposition ist unklar; nach experimenteller Infektion erreicht sie nie 100%.

Klinische Symptome und Verlauf. Nach einer Inkubationszeit von 10 bis 15 Tagen kommt es zu klinischen Symptomen, welche in 3 Stadien (Prodromal-, Exzitations- und Lähmungsstadium) unterteilt werden können. Das *Prodromalstadium*, welches 1 bis 2 Tage andauert, ist gekennzeichnet durch Verhaltensänderungen (scheue Tiere werden zutraulich, vertraute Tiere scheu), vergrößerte Pupillen und erhöhte Temperatur. Das *Exzitationsstadium* äußert sich in Muskelzuckungen, Koordinationsstörungen der Nachhand, vermehrtem Speichelfluß, aggressivem Verhalten (Fauchen, aufgekrümmter Rücken), Irritabilität und Schluckbeschwerden; es dauert 2 bis 4 Tage. Das Exzitationsstadium wird abgelöst vom *Lähmungsstadium* (Dauer: 1 bis 4 Tage), in welchem die Tiere ihre Aggression verlieren, zunehmend gelähmt werden und nach einer bis zu einem Tag dauernden Agonie schließlich verenden. Die beim Hund beschriebene Kieferlähmung ist bei der Katze nicht bekannt. Die drei Stadien werden nicht in jedem Krankheitsfall durchlaufen, auch sind sie oft nur unklar voneinander abgrenzbar.

Immunreaktion. Durch Vakzination können virusneutralisierende Antikörper induziert werden; die Titerhöhe läßt sich direkt mit dem Schutz korrelieren. Natürliche Infektion führt erst spät zur Bildung von Antikörpern, nämlich nachdem das Virus sich im Nervensystem festsetzen und sich damit der direkten Antikörperwirkung entziehen konnte. Bei den äußerst seltenen Fällen, in denen das Tier die Infektion überstand, konnten hohe Titer virusneutralisierender Antikörper nachgewiesen werden.

Labordiagnose. Eine verläßliche Labordiagnose ist beim lebenden Tier nicht bekannt. Bei Tollwutverdacht ist der Kopf des Tieres (flüssigkeitsdicht, gekühlt und gut verpackt) an ein auf Tollwutdiagnose spezialisiertes Labor einzusenden. Mittels einer *Immunfluoreszenztechnik* wird dort im Kleinhirn und im Hippocampus Tollwutvirusantigen nachgewiesen. Meistens wird zusätzlich ein *Mäuseversuch* durchgeführt: Jungtieren im Absetzalter werden 30 µl des zu testenden Hirnhomogenates intrazerebral verabreicht. Bei Tollwutvirusinfektion sterben die Mäuse nach 6 oder mehr Tagen; in den Mäusegehirnen fällt der Fluoreszenztest positiv aus.

Epidemiologie. Außer in Australien und der Antarktis kommt die Tollwut in allen Kontinenten vor. Die Tollwut von Haustieren wird nur dort beobachtet, wo Wildtollwut vorkommt; Katzen werden ausschließlich durch Wildtiere infiziert. Seit der obligatorischen Vakzinierung sind Tollwutfälle beim Hund kaum mehr bekannt. Gleichzeitig nahm die Bedeutung der Katze bei der Gefährdung des Menschen zu: 77% der in der Schweiz in den Jahren 1975 bis 1980 postexpositionell geimpften Personen waren von einer Katze gebissen worden (STECK et al., 1980). Seit in der Schweiz die Füchse erfolgreich gegen Tollwut geimpft werden (Hühnerkopfvakzine; STECK et al., 1982; HÄFLIGER et al., 1982), ist die Tollwut auch bei Katzen verschwunden.

Pathologie. Die feststellbaren Veränderungen sind minimal. Makroskopisch sind allenfalls während des Exzitationsstadiums eingetretene Verletzungen erkennbar. Mikroskopisch können im Hirnstamm und im Rückenmark perivaskuläre Leukozyteninfiltrationen beobachtet werden. Bei einem großen Teil der infizierten Tiere lassen sich im Zytoplasma von Neuronen des Hippocampus und des Kleinhirns Negri-Einschlußkörperchen nachweisen.

Impfung. Bis vor wenigen Jahren standen vor allem attenuierte Lebendvakzinen zur Verfügung. Einzelne dieser Vakzinen (low egg passage Flury, SAD) führten in Einzelfällen zu postvakzinaler Tollwut (VAUGHN und GERHARDT, 1961; ERLEWEIN, 1981). Heute sind verschiedene hochwirksame, inaktivierte Impfstoffe erhältlich, denen der unbedingte Vorzug zu geben ist. Die Erstimpfung sollte allgemein mit 12 Wochen, Wiederholungsimpfungen sollten jährlich durchgeführt werden. In verschiedenen Ländern sind verschiedene Impfstoffe zugelassen, bei denen die Revakzinierungsintervalle länger sein können. Die Impfung hat strikt nach den Angaben des Herstellers zu erfolgen.

Therapie. Wegen der Gefährdung des Menschen ist von Therapieversuchen abzusehen.

10.7. Aujeszky-Virus

Einleitung. Bei der Pseudowut handelt es sich um eine sporadisch auftretende, meist tödlich verlaufende Infektion mit dem Aujeszky-Virus, dem *Herpesvirus suis*. Die Krankheit wird überall dort beobachtet, wo die Infektion bei Schweinen vorkommt und Katzen und Hunde mit nicht erhitztem, infiziertem Schweinefleisch gefüttert werden. Die Krankheit wurde erstmals 1902 beschrieben (AUJESZKY, 1902).

Eigenschaften des Virus. Das Aujeszky-Virus gehört zusammen mit dem FHV-1 zu den Alphaherpesviren (s. Abschnitt FHV-1). Wie die anderen Herpesviren verursacht das Aujeszky-Virus intranukleäre Einschlußkörperchen. Es behält an der Außenwelt während vieler Tage seine Infektiosität. Es wird inaktiviert durch Temperaturen über 60 °C, 0,5% NaOH, 5% Phenol und 0,5% Formaldehyd (OTT, 1975).

Pathogenese. Die Infektion erfolgt hauptsächlich durch Verzehr von infiziertem, ungenügend erhitztem Schweinefleisch, gelegentlich auch von infizierten Ratten oder durch intensiven Kontakt mit infizierten Schweinen (FANKHAUSER et al., 1975). Das Virus vermehrt sich zunächst in den Tonsillen sowie im Epithel des Rachens und wandert danach entlang von Nervenbahnen zum Hirnstamm, Klein- und Großhirn; durch Replikation in den Neuronen werden deren Funktionen massiv gestört. Es dürfte kaum je zur Virämie kommen (HAGEMOSER et al., 1980). Infizierte Tiere scheiden Virus im Speichel und Nasensekret aus (SABO et al., 1968).

Klinische Symptome und Verlauf. Nach einer 2 bis 4 Tage dauernden Inkubationszeit kommt es zu Unruhe, Erregung, Speichelfluß, auffallenden Schluckbewegungen, häufigem Miauen sowie Erbrechen. Während nach experimenteller Infektion Juckreiz nicht beobachtet wurde, zeigen Tiere mit natürlicher Infektion in etwa ⅔ der Fälle *Juckreiz* am Kopf, i. d. R. einseitig (HORVÁTH und PAPP, 1967). Die Temperatur bleibt meistens normal. Bei der Katze wurde Aggressivität nicht beobachtet. Ein bis zwei Tage nach Auftreten der ersten Symptome kommt es zu Koordinationsstörungen, Lähmungen und Tod (HAGEMOSER et al., 1980). In Einzelfällen wird ein atypischer Verlauf beobachtet, bei welchem Erregung und Juckreiz fehlen können; aber auch hier endet die Erkrankung mit dem Tod.

Immunreaktion. In Anbetracht des raschen Krankheitsverlaufes dürfte jede Immunreaktion zu spät kommen.

Klinische Labordiagnose. Die Intra-vitam-Diagnose der Aujeszky-Krankheit ist kaum möglich. Die Diagnose stützt sich auf die klinischen Symptome und den raschen Verlauf. Zum

Nachweis von Virusantigen in Tonsillen ist ein indirekter *Immunfluoreszenztest* beschrieben (LESLIE et al., 1977).
Epidemiologie. Die Infektion von Katzen mit Aujeszky-Virus ist auf Gegenden mit Aujeszky-Infektion der Schweine beschränkt. Übertragung von Katze zu Katze ist nicht bekannt.
Pathologie. Makroskopisch kann Lungenödem beobachtet werden. Histologisch lassen sich interstitielle Pneumonie, gelegentliche Zerstörung von Neuronen und intranukleäre Einschlußkörperchen nachweisen (DOW und McFERRAN, 1963; SABO et al., 1968; HAGEMOSER et al., 1980).
Impfung. Im Gegensatz zum Schwein ist bei der Katze kein wirksamer Impfstoff bekannt.
Andere Maßnahmen zur Infektionskontrolle. Durch Vakzinierung von Schweineherden ist es heute möglich, die Aujeszky-Krankheit auch bei Katze und Hund einzudämmen. Katzen sollten nicht in der Nähe infizierter Schweineherden gehalten werden. Gründliche Erhitzung von zur Verfütterung bestimmtem infiziertem Schweinefleisch, vor allem von Kehlkopf, Lungen und Hirn, dürfte die wichtigste Maßnahme zur Vermeidung der Infektion darstellen.
Therapie. Eine Therapie erkrankter Katzen ist nicht bekannt.

10.8. Pockenvirus

Einleitung. Eine Pockenvirusinfektion bei Hauskatzen wurde erstmals von THOMSETT et al. (1978) beschrieben; weitere Berichte folgten (SCHÖNBAUER et al. [1982], MARTLAND et al. [1983], GASKELL et al. [1983], BROWN et al. [1989]). Aufgrund seiner Vermehrungseigenschaften in Hühnerembryonen ließ sich das Virus als Kuhpockenvirus oder als ein diesem ähnliches Virus identifizieren (THOMSETT et al. [1978]). Bei Wildkatzen im Moskauer Zoo wurde bereits 1976 eine Pockenvirusinfektion nachgewiesen (MARENNIKOWA et al., [1977]).
Angaben über das Virus. Pockenviren sind bei vielen Tierarten nachgewiesen, sie können die Speziesbarrieren durchbrechen. Beim Pockenvirus der Katze dürfte es sich um ein Virus handeln, das natürlicherweise bei kleinen Nagern vorkommt. Über die Stabilität des Pockenvirus der Katze in der Außenwelt ist nichts bekannt.
Pathogenese. Die Eintrittspforte des Virus kennt man nicht. Es ist aber zu vermuten, daß es anläßlich des Verzehrs von infizierten Ratten oder Mäusen aufgenommen wird. Dabei kann es zu systemischer Ausbreitung mit nachfolgender Hautbeteiligung kommen. Bei experimenteller Infektion der Haut kommt es zu lokaler Virusreplikation ohne systemische Beteiligung (GASKELL et al., [1983]).
Klinische Symptome und Verlauf. Nach natürlicher Infektion werden in der Haut des Kopfgebietes und der Gliedmaßen juckende, runde Papeln von mehreren Millimetern Durchmesser beobachtet. In schweren Fällen treten diese Läsionen generalisiert auf. Später bilden sich im Zentrum der Papeln Bläschen. Nach Ruptur dieser Bläschen kommt es zu zentralen Einschmelzungen. Ferner wurde Pneumonie mit und ohne Hautbeteiligung beobachtet (THOMSETT et al., [1978]). In der Regel gesunden infizierte Tiere spontan nach mehreren Wochen. In schweren Fällen mit generalisierten Hautläsionen oder bei jungen Tieren kann die Infektion jedoch zum Tod führen.
Immunreaktion. Über die Immunreaktion bei Pockenvirusinfektion ist wenig bekannt. Aus der klinischen Beobachtung, wonach bei jungen Tieren und bei Katzen mit Immunschwäche

(z. B. bei gleichzeitiger Infektion mit FIV; BROWN et al., [1989]) die Infektion zu schweren Krankheitssymptomen oder zum Tod führt, muß gefolgert werden, daß einem intakten Immunsystem bei der Überwindung der Krankheit eine wesentliche Bedeutung zukommt.
Klinische Labordiagnostik. Der Nachweis von Virusantigen in Dünnschnitten von Biopsien des betroffenen Gewebes ist mittels Immunfluoreszenzmethoden im Speziallabor möglich. Über die Aussagekraft von hämatologischen und klinisch-chemischen Parametern ist nichts bekannt.
Epidemiologie. Das Kuhpockenvirus wurde u. a. in England, Österreich, Holland und Deutschland nachgewiesen. Die Epidemiologie dieses Virus bei der Katze ist weitgehend unerforscht. Fest steht, daß die Pockenvirusinfektion der Katze nur dort vorkommt, wo infizierte Kleinnager von Katzen erbeutet werden (BENNETT et al., [1986]). Nach BENNETT et al., (1986) kommt die Infektion im Herbst gehäuft vor. Das Kuhpockenvirus kann von der Katze auf den Menschen übertragen werden (WILLEMSE und EGBERINK, 1985).
Pathologie. *Hautläsionen:* s. klinische Symptome. Bei *Lungenbeteiligung* erscheinen die betroffenen Herde atelektatisch, in schweren Fällen kommt es zur Bildung von fibrinreichen Exsudaten (THOMSETT et al., [1978]). Histologisch lassen sich in den Hautläsionen eosinophile, zytoplasmatische Einschlußkörperchen nachweisen. Bei Lungenbeteiligung sind multifokale Entzündungsherde, die von den Bronchiolen auf die peribronchialen Alveolen übergreifen, beschrieben (THOMSETT et al., [1978]).
Impfung. Ein Impfstoff ist zur Zeit nicht bekannt.
Andere Maßnahmen zur Infektionskontrolle. Die Infektion mit Pockenvirus tritt sporadisch auf, weshalb Kontrollmaßnahmen nicht angezeigt sind. Bei häufigerem Auftreten der Infektion müßten Maßnahmen auf Beseitigung des Reservoirs abzielen, was in Anbetracht des Aufwandes als nur schwer erreichbar erscheint.
Therapie. Eine ätiologische Therapie steht zur Zeit nicht zur Verfügung. Therapeutische Möglichkeiten beschränken sich auf Wundhygiene und Antibiotikabehandlung zur Vermeidung von Sekundärinfektionen. Auf Corticosteroide sollte verzichtet werden, da sich unter Corticosteroiden der Krankheitsverlauf verschlimmern kann (GASKELL et al., [1983]).

Verdankungen.

Einige der Projekte des Autors wurden durch den Schweizerischen Nationalfonds (Projekte Nr. 3.748–80, 3.562.83, 3.633.87) und verschiedene Katzenclubs der Schweiz unterstützt. Futter (Whiskas, Brekkies) für die Versuchstiere wurde freundlicherweise von der Firma Effems zur Verfügung gestellt. Den Mitarbeiterinnen des Veterinärmedizinischen Labors sei für ihre Unterstützung bei Laborarbeiten und Frau H. RENTIMANN für die Schreibarbeiten bestens gedankt.

Literatur

ABKOWITZ, J. L., HOLLY, R. D., and GRANT, C. K.: Retrovirus-induced feline pure red cell aplasia. J. Clin. Invest. **80**, 1056–1063 (1987).
APPEL, M. J. G., SCOTT, F. W., and CARMICHAEL, L. E.: Isolation and immunisation studies of a canine parvo-like virus form dogs with haemorrhagic enteritis. Vet. Rec. **105**, 156–159 (1979).
AUJESZKY, A.: Über eine neue Infektionskrankheit bei Haustieren. Zbl. Bakteriol. Abt. I **32**, 353–357 (1902).
BARKER, I. K., POVEY, R. C., and VOIGT, D. R.: Response of mink, skunk, red fox and raccoon to inoculation with mink virus enteritis, feline panleukopenia and canine parvovirus and prevalence of antibody to parvovirus in wild carnivores in Ontario. Can. J. Comp. Med. **47**, 188–197 (1983).

BARLOUGH, J. E., JACOBSON, R. H., SORRESSO, G. P., LYNCH, T. J., and SCOTT, F. W.: Coronavirus antibody detection in cats by computer-assisted kinetics-based ELISA field studies. Cornell. Vet. **76**, 227–235 (1986).

BARTHOLOMEW, P. T., and GILLESPIE, J. H.: Feline viruses. I. characterization of four isolates and their effect on young kittens. Cornell Vet. **58**, 248–265 (1968).

BAXBY, D., and GASKELL, R. M.: Cowpox in cats. Vet. Rec. **111**, 132–133, (1982).

BECK, Y., ZYGRAICH, N., VERHOEVEN, L., LUTZ, H., et PASTORET, P.-P.: L'incidence de l'infection du chat par le virus de la leucose féline (FeLV) en Belgique. Ann. Méd. Vét. **130**, 527–530 (1986).

BELFORD, C. J., MILLER, R. I., MITCHELL, G., RAHALEY, R. S., and MENRATH, V. H.: Evidence of feline immunodeficiency in Queensland cats: Preliminary observations. Aust. Vet. Pract. **19**, 4–6 (1989).

BENNETT, M., GASKELL, C. J., GASKELL, R. M., BAXBY, D., and GRUFFYD-JONES, T. J.: Poxvirus infection in the domestic cat: some clinical and epidemiological observations. Vet. Rec. **118**, 387–390 (1986).

BESMER, P.: Acute transforming feline retroviruses. Curr. Topics Microbiol. Immunol. **107**, 1–27 (1983).

BITTLE, J. L., and PECKHAM, J. C.: Comments: Genital infection induced by feline rhinotracheitis virus and effects on newborn kittens. J.A.V.M.A. **158**, 927–928 (1971).

BITTLE, J. L., and RUBIC, W. J.: Feline viral rhinotracheitis vaccine. Vet. Med. Small Anim. Clin., 1503–1505 (1974).

BITTLE, J. L., and RUBIC, W. J.: Immunization against feline calicivirus infection. Am. J. Vet. Res. **37**, 275–278 (1976).

BITTLE, J. L., YORK, C. J., NEWBERNE, J. W., and MARTIN, M.: Serologic relationship of new feline cytopathogenic viruses. Am. J. Vet. Res. **21**. 547–550 (1960).

BLACK, J. W.: Recovery and in vitro cultivation of a coronavirus from laboratory-induced cases of feline infectious peritonitis (FIP). VM SAC **75** (5), 811–814 (1980).

BOBADE, P. A., NASH, A. S., and ROGERSON, P.: Feline haemobartonellosis: Clinical, haematological and pathological studies in natural infections and the relationship to infection with feline leukaemia virus. Vet. Rec. **122**, 32–36 (1988).

BOLIN, V. S.: The cultivation of panleucopenia virus in tissue culture. Virology **4**, 389–390 (1957).

BOLLER, E., und VON STEIGER, N.: Die Verbreitung des felinen Leukämievirus (FeLV) in der Schweiz. Schweiz. Arch. Tierheilk. **129**, 349–355 (1987).

BOUILLANT, A. M. P., and BECKER, S. A. W. E.: Ultrastructural comparison of oncovirinae (typ C), spumavirinae, and lentivirinae: Three subfamilies of retroviridae found in farm animals. JNCI **72**, 1075–1084 (1984).

BOYCE, J. T., KOCIBA, G. J., JACOBS, R. M., and WEISER, M. G.: Feline leukemia virus-induced thrombocytopenia and macrothrombocytosis in cats. Vet. pathol. **23**, 16–20 (1986).

BROWN, A., BENNETT, M., and GASKELL, C. J.: Fatal poxvirus infections in association with FIV infection. Vet. Rec. **124**, 19–20 (1989).

CARLSON, J., RUSHLOW, K., MAXWELL, I., MAXWELL, F., WINSTON, S., and HAHN, W.: Cloning and sequence of DNA encoding structural proteins of the autonomous parvovirus feline panleukopenia virus. J. Virol. **55**, 574–582 (1985).

CARLSON, J. H., and SCOTT, F. W.: Feline panleukopenia. II. The relationship of intestinal mucosal cell proliferation rates to viral infection and development of lesions. Vet. Pathol. **14**, 173–181 (1977).

CARLSON, J. H., SCOTT, F. W., and DUNCAN, J. R.: Feline panleukopenia. I. Pathogenesis in germfree and specific pathogen-free cats. Vet. Pathol. **14**, 79–88 (1977).

CARLSON, J. H., SCOTT, F. W., and DUNCAN, J. R.: Feline panleukopenia. III. Development of lesions in the lymphoid tissues. Vet. pathol. **15**, 383–392 (1978).

CARMICHAEL, L. E., JOUBERT, J. C., and POLLOCK, R. V. H.: Hemagglutination by canine parvovirus: Serologic studies and diagnostic applications. Am. J. Vet. Res. **41**, 784–791 (1980).

CASTELLI, I.: Parvovirus Infektion bei FeLV-infizierten Katzen. Vet. Med. Diss. Zürich (1992).

CHAPPUIS, G., et TEKTOFF, J.: Isolement et identification du virus syncytial félin. Ann. Microbiol. (Paris) **125**, 371–386 (1974).

CIANCIOLO, G. J., COPELAND, T. D., OROSZLAN, S., and SNYDERMAN, R.: Inhibition of lymphocyte proliferation by a synthetic peptide homologous to retroviral envelope proteins. Science **230**, 453–455 (1985).
CITINO, S. B.: Use of a subunit feline leukemia virus vaccine in exotic cats. JAVMA **192**, 957–959 (1988).
COCKER, F. M., GASKELL, R. M., NEWBY, T. J., GASKELL, C. J., STOKES, C. R., and BOURNE, F. J.: Efficacy of early (48 and 96 hour) protection against feline viral rhinotracheitis following intranasal vaccination with a live temperature sensitive mutant. Vet. Rec. **114**, 353–354 (1984).
COCKER, F. M., HOWARD, P. E., and HARBOUR, D. A.: Effect of human alpha-hybrid interferon on the course of feline viral rhinotracheitis. Vet. Rec. **120**, 391–393 (1987).
COCKER, F. M., NEWBY, T. J., GASKELL, R. M., EVANS, P. A., GASKELL, C. J., STOKES, C. R., HARBOUR, D. A., and BOURNE, J. F.: Responses of cats to nasal vaccination with a live modified feline herpesvirus type 1. Res. Vet. Sci. **41**, 323–330 (1986).
COLBY, E. D., and LOW, R. J.: Feline infectious peritonitis. VMSAC **65**, 783–786 (1970).
COLTEN, H. R.: Biosynthesis of complement. Adv. Immunol. **22**, 67–118 (1976).
COTTER, S. M.: Anemia associated with feline leukemia virus infection. J.A.V.M.A. **175**, 1191–1194 (1979).
COTTER, S. M., HARDY, W. D., and ESSEX, M.: Association of feline leukemia virus with lymphosarcoma and other disorders in the cat. J. Am. Vet. Med. Assoc. **166**, 449–454 (1975).
CRANDELL, R. A.: Feline viral rhinotracheitis (FVR). Adv. Vet. Sci. Comp. Med. **17**, 201–224 (1973).
CRANDELL, R. A., and MADIN, S. H.: Experimental studies on a new feline virus. Am. J. Vet. Res. **21**, 551–556 (1960).
CRANDELL, R. A., and MAURER, F. D.: Isolation of a feline virus associated with intranuclear inclusion bodies. Proc. Soc. Expl. Biol. Med. **97**, 487–490 (1958).
CRANDELL, R. A., NIEMANN, W. H., GANAWAY, J. R., and MAURER, F. D.: Isolation of cytopathic agents from the nasopharyngeal region of the domestic cat. Virology **10**, 283–285 (1960).
CSIZA, C. K., DE LAHUNTA, A., SCOTT, F. W., and GILLESPIE, J. H.: Pathogenesis of feline panleukopenia virus in susceptible newborn kittens. II. Pathology and Immunofluorescence. Infect. Immunit. **3**, 838–846 (1971).
CSIZA, C. K., SCOTT, F. W., DE LAHUNTA, A., and GILLESPIE, J. H.: Feline Viruses. XIV. Transplacental infections in spontaneous panleukopenia of cats. Cornell Vet. **61**, 423–439 (1971).
CSIZA, C. K., SCOTT, F. W., DE LAHUNTA, A., and GILLESPIE, J. H.: Immune carrier state of feline panleukopenia virus-infected cats. Am. J. Vet. Res. **32**, 419–426 (1971a).
DAVIS, E. V., and BECKENHAUER, W. H.: Studies on the safety and efficacy of an intranasal feline rhinotracheitis-calici virus vaccine. Vet. Med. Small Anim. Clin. **71**, 1405–1410 (1976).
DE GROOT, R. J., HAAR, R. J. T., HORZINEK, M. C., and VAN DER ZEIJST B. A. M.: Intracellular RNA species of the feline infectious peritonitis coronavirus strain 79–1146. J. Gen. Virol. **68**, 995–1002 (1987).
DE NORONHA, F., GRANT, C. K., ESSEX, M., and BOLOGNESI, D. P.: Passive immune serotherapy protects cats from disseminated FeSV-induced fibrosarcomas. In: Feline Leukemia Virus (HARDY, W. D., ESSEX, M., and MCCLELLAND, A. J., Eds.). Develop. Cancer Res. **4**, 253–260 (1980). Elsevier/North-Holland.
DIETH, V.: Todesursachen bei Katzenwelpen. Vet.-med. Diss., Zürich (1989).
DIETH, V., LUTZ, H., HAUSER, B., und OSSENT, P.: Pathologische Befunde bei mit Lentiviren infizierten Katzen. Schweiz. Arch. Tierheilk. **131**, 19–25, (1989).
DITCHFIELD, J., GRINYER, I.: Feline rhinotracheitis virus: A feline herpesvirus. Virol. **26**, 504–506 (1965).
DOHERTY, M. J.: Ocular manifestations of feline infectious peritonitis. J.A.V.M.A. **159**, 417–424 (1971).
DOW, C., and MCFERRAN, J. B.: Aujesky's disease in the dog and cat. Vet. Rec. **75**, 1099–1102, 1963.
DUBEY, J. P., HOOVER, E. A., and WALLS, K. W.: Effect of age and sex on the acquisition of immunity to toxoplasmosis in cats. J. Protozool. **24**, 184–186 (1977).
ELLIS, T. M.: Feline respiratory virus carriers in clinically healthy cats. Aust. Vet. J. **57**, 115–118 (1981).

ELLIS, T. M.: Feline viral rhinotracheitis virus: explant and cocultivation studies on tissues collected from persistently infected cats. Res. Vet. Sci. **33**, 270–274 (1982).
ELLIS, T. M., MACKENZIE, J. S., WILCOX, G. E., and COOK, R. D.: Isolation of feline syncytia-forming virus from oropharyngeal swabs of cats. Aust. Vet. J. **55**, 202–203 (1979).
ERLEWEIN, D. L.: Post-vaccinal rabies in a cat. Feline Pract. **11**, 16–21, 1981.
ESSEX, M., COTTER, S. M., CARPENTER, J. L., HARDY, W. D., HESS, P., JARRETT, W., SCHALLER, J., and YOHN, D. S.: Feline oncornavirus-associated cell membrane antigen. II. Antibody titers in healthy cats from household and laboratory colony environments. J. Natl. Cancer Inst. **54,** 631–635 (1975).
ESSEX, M., HARDY, W. D., COTTER, S. M., JAKOWSKI, R. M., and SLISKI, A.: Naturally occurring persistent oncornavirus infections in the absence of disease. Infect. Immun. **11**, 470–475 (1975).
ESSEX, M., SLISKI, A., COTTER, S., JAKOWSKY, R. M., and HARDY, W. D.: Immunosurveillance of naturally occurring feline leukemia. Science **190**, 790–792 (1975).
ESSEX, M., SLISKI, A., HARDY, W. D., and COTTER, S. M.: Immune response to leukemia virus and tumor-associated antigens in cats. Cancer Res. **36**, 640–645 (1976).
EVERMANN, J. F., BAUMGARTNER, L., OTT, R. L., DAVIS, E. V., and McKEIRUAN, A. J.: Characteristics of a feline infectious peritonitis virus isolate. Vet. Path. **18**, 256–265 (1981).
FABRICANT, C. G.: Herpesvirus induced feline urolithiasis – a review. Comp. Immun. Microbiol. Infect. Dis. **1**, 121–134 (1979).
FANKHAUSER, R., FATZER, R., STECK, F., und ZENDALI, J. P.: Morbus Aujeszky bei Hund und Katze in der Schweiz. Schweiz. Arch. Tierheilk. **117**, 623–629, 1975.
FARGEAUD, D., JEANNIN, C. B., KATO, F., and CHAPPUIS, G.: Biochemical study of the feline herpesvirus 1, identification of glycoproteins by affinity. Arch. Virol. **80**, 69–82 (1984).
FASTIER, L. B.: A new feline virus isolated in tissue culture. Am. J. Vet. Res. **18**, 382–389 (1957).
FISCHINGER, P. J., BLEVINS, C. S., and NOMURA, S.: Simple, quantitative assay for both xenotropic murine leukemia and ecotropic feline leukemia viruses. J. Virol. **14**, 177–179 (1974).
FISCUS, S. A., RIVOIRE, B. L., and TERAMOTO, Y. A.: Epitope-specific antibody responses to virulent and avirulent feline infectious peritonitis virus isolates. J. Clin. Microbiol. **25**, 1529–1534 (1987).
FISCUS, S. A., RIVOIRE, B. L., and TERAMOTO, Y. A.: Humoral immune response of cats to virulent and avirulent feline infectious peritonitis virus isolates. Adv. Exp. Med. Biol. **218**, 559–568 (1987).
FISCUS, S. A., and TERAMOTO, Y. A.: Antigenic comparison of feline coronavirus isolates evidence for markedly different peplomer glycoproteins. J. Virol. **61**, 2607–2613 (1987).
FISCUS, S. A., and TERAMOTO, Y. A.: Functional differences in the peplomer glycoproteins of feline coronavirus isolates. J. Virol. **61**, 2655–2657 (1987).
FISCUS, S. A., TERAMOTO, Y. A., MILDBRAND, M. M., KNISLEY, C. V., WINSTON, S. E., and PEDERSEN, N. C.: Competitive enzyme innunoassays for the rapid detection of antibodies to feline infectious peritonitis virus polypeptides J. Clin. Microbiol. **22**, 395–401 (1985).
FLOWER, R. L. D., WILCOX, G. E., COOK, R. D., and ELLIS, T. M.: Detection and prevalence of serotypes of feline syncytial spumaviruses. Arch. Virol. **83**, 53–63 (1985).
FLOYD, K., SUTER, P., and LUTZ, H.: Granules of blood eosinophils are stained directly by antiimmunoglobulin FITC conjugates. Am. J. Vet. Res. **44**, 2060–2063 (1983).
FRANCHINI, M.: Tollwutimpfung von mit FeLV infizierten Katzen. Vet.-med. Diss., Zürich (1990).
FRANCHINI, M., DITTMER, A., KOTTWITZ, B., LEHMANN, R., and LUTZ, H.: Clinical symptoms and humoral antibody response in cats experimentally infected with FIV and FeLV, in: Animal Redel in AIDS, 201–207, Elsevier (1990), SCHELLEKENS, H., HORZINEK, M. C. (eds.).
FRANCIS, D. P., and ESSEX, M.: Epidemiology of feline leukemia. In: HARDY, W. D. et al. (Eds.). Feline leukemia virus, 127–131. Elsevier/North-Holland (1980).
FRANCIS, D. P., ESSEX, M., and GAYZAGIAN, D.: Feline leukemia virus: Survival under home and laboratory conditions. J. Clin. Microbiol. **9**, 154–156 (1979).
FRANCIS, D. P., ESSEX, M., and HARDY, W. D.: Excretion of feline leukaemia virus by naturally infected pet cats. Nature **269**, 252–254 (1977).

FROST, J. W., and LOHRBACH, W.: The detection of antibodies against the feline infectious peritonitis (FIP) virus using the indirect immunofluorescence test. Tierärztl. Prax. **15**, 301–304 (1987).

GARDNER, M. B., BARBACID, M., RASHEED, S., GRANT, C., and AARONSON, S.: Humoral immunity in natural FeLV-exposed and experimental FeSV-inoculated house cats. In: Feline Leukemia Virus (HARDY, W. D., ESSEX, M., and MCCLELLAND, A. J., Eds.). Develop. Cancer Res. **4**, 159–169 (1980). Elsevier/North-Holland.

GASKELL, R. M.: Viral induced upper respiratory tract diseases. In: Feline medicine and therapeutics. (Eds.: CHANDLER, E. A., GASKELL, C. J., and MILLBERRY, A. D. R.). Blackwell, Oxford (1985).

GASKELL, R. M.: An assessment of the use of feline respiratory virus vaccines. The Vet. Annual **21**, 267–274 (1981).

GASKELL, R. M., GASKELL, C. J., EVANS, R. J., DENNIS, P. E., BENNET, A. M., UDALL, N. D., VOYLE, C., and HILL, T. J.: Natural and experimental poxvirus infection in the domestic cat. Vet. Rec. **112**, 164–170 (1983).

GASKELL, R. M., and GODDARD, L. E.: The epizootiology of feline viral rhinotracheitis with particular reference of the nature and role of the carrier state. In: Latent herpesvirus infections in veterinary medicine. (Eds.: WITTMER, E., GASKELL, R. M., and RZIHA, H. J.). Martinus Nijhoff Publishers, The Hague (1984).

GASKELL, R. M., and POVEY, R. C.: Feline viral rhinotracheitis: sites of virus replication and persistence in acutely and persistently infected cats. Res. Vet. Sci. **27**, 167–174 (1979).

GASKELL, R. M., and POVEY, R. C.: Transmission of feline viral rhinotracheitis. Vet. Rec. **111**, 359–362 (1982).

GASKELL, R. M., and POVEY, R. C.: Experimental induction of feline viral rhinotracheitis virus re-excretion in FVR-recovered cats. Vet. Rec. **100**, 128–133 (1977).

GASKELL, R. M., and POVEY, R. C.: Re-excretion of feline viral rhinotracheitis virus following croticosteroid treatment. Vet. Rec., 204–205 (1973).

GASKIN, J. M., and GILLESPIE, J. H.: Detection of feline synctia-forming virus carrier state with a microimmunodiffusion test. Am. J. Vet. Res. **34**, 245–247 (1973).

GERBER, J. D., INGENSOLL, J. D., GAST CHRISTIANSON K. K., SELZER, N. L., LANDON, R. M., PFEIFFER, N. E., SHARPEE, R. L., BECKENHAUER, W. H.: Protection against feline infectious peritonitis by intranasal inoculation of a temperature-sensitive FIPV vaccine Vaccine, **8**, 536–542 (1990).

GILBERT, J. H., PEDERSEN, N. C., and NUNBERG, J. H.: Feline leukemia virus envelope protein expression encoded by a recombinant vaccinia virus: apparent lack of immunogenicity in vaccinated animals. Vir. Res. **7**, 49–67 (1987).

GILLESPIE, J. H., JUDKINS, A. B., and KAHN, D. E.: Feline viruses. XIII. The use of the immunofluorescent test for the detection of feline picornaviruses. Cornell Vet. **61**, 172–179 (1971).

GILLESPIE, J. H., JUDKINS, A. B., and SCOTT, F. W.: Feline viruses. XII. Hemagglutination and hemadsorption tests for feline herpesvirus. Cornell Vet. **61**, 159–171 (1971).

GILLESPIE, J. H., and SCOTT, F. W.: Feline viral infections. Adv. Vet. Sci. **17**, 163–200 (1973).

GOITSUKA, R., HIROTA, Y., HASEGAWA, A., and TOMODA, I.: The decline in the production of Interleukin 2 in cats spontaneously infected with feline leukemia virus. Jpn. J. Vet. Sci. **49**, 7–14 (1987).

GOITSUKA, R., ONDA, C., HIROTA, Y., HASEGAWA, A., and TOMODA, I.: Feline interleukin 1 production induced by feline infectious peritonitis virus. Jpn. J. Vet. Sci. **50**, 209–214 (1988).

GORHAM, J. R., HARTSOUGH, G. R., BURGER, D., LUST, S., and SATO, N.: The preliminary use of attenuated feline panleukopenia virus to protect cats against panleukopenia and mink against virus enteritis. Cornell Vet. **55**, 559–566 (1965).

GOTO, H., HOSOKAWA, S., ICHIJO, S., SHIMIZU, K., MOROHOSHI, Y., and NAKANO, K.: Experimental Infection of feline panleukopenia virus in specific pathogen-free cats. Jpn. J. Vet. Sci. **45**, 109–112 (1983).

GRANT, C. K., and ESSEX, M.: Immunity to feline leukemia and sarcoma virus-induced tumors. In: Mechanisms of immunity to virus-induced tumors (BLASECKI, J. W., Ed.). Marcel Dekker Inc. New York/Basel, 119–180 (1981).

GRANT, C. K., ESSEX, M., GARDNER, M. B., and HARDY, W. D.: Natural feline leukemia virus infection and the immune response of cats of different ages. Cancer Res. **40**, 823–829 (1980).
GREGERSEN, J.-P., und LUDWIG, H.: Feline Infektiöse Peritonitis: Nachweis virusspezifischer Antikörper bei der Katze. Effem Report **20**, 12–16 (1985).
GRINDEM, C. B., CORBETT, W. T., AMMERMAN, B. E., and TOMKINS, M. T.: Seroepidemiologic survey of feline immunodeficiency virus infection in cats of Wake County, North Carolina. JAVMA **194**, 226–228 (1989).
GRUFFYDD-JONES, T. J., HOPPER, C. D., HARBOUR, D. A., and LUTZ, H.: Serological evidence of feline immunodeficiency virus infection in UK cats from 1975–76. Vet. Rec. **123**, 569–570 (1988).
HÄFLIGER, U., BICHSEL, P., WANDELER, A., and STECK, F.: Oral immunization of foxes against rabies: stabilization and bait application of the virus. Zbl. Vet. Med. B **29**, 604–618 (1982).
HAGEMOSER, W. A., KLUGE, J. P., and HILL, H. T.: Studies on the pathogenesis of pseudorabies in domestic cats following oral inoculation. Can. J. Comp. Med. **44**, 192–202 (1980).
HARBOUR, D. A., WILLIAMS, P. D., GRUFFYDD-JONES, T. J., BURBRIDGE, J., and PEARSON, G. R.: Isolation of a T-lymphotropic lentivirus from a persistently leucopenic domestic cat. Vet. Rec. **122**, 84–86 (1988).
HARDY, W. D.: Feline leukemia virus diseases. In: HARDY et al. (Eds.). Feline leukemia virus, 3–31. Elsevier, North-Holland (1980).
HARDY, W. D.: The feline leukemia virus. J. Am. Anim. Hosp. Assoc. **17**, 951–980 (1981).
HARDY, W. D., and ESSEX, M.: FeLV-induced feline acquired immune deficiency syndrome. A model for human AIDS. Prog. Allergy **37**, 353–376 (1986).
HARDY, W. D., HESS, P. W., MACEWEN, E. G., MCCLELLAND, A. J., ZUCKERMAN, E. E., ESSEX, M., COTTER, S. M., and JARRETT, O.: Biology of feline leukemia virus in the natural environment. Cancer Res. **36**, 582–588 (1976).
HARDY, W. D., HIRSHAUT, Y., and HESS, P.: Detection of the feline leukemia virus and other mammalian oncornaviruses by immunofluorescence. Bibl. haemat. **39**, 778–799 (1973).
HARDY, W. D., and HURVITZ, A. I.: Feline infectious peritonitis: Experimental studies. J.A.V.M.A. **158**, 994–1002 (1971).
HARDY, W. D., MCCELLAND, A. J., MACEWEN, E. G., HESS, P. W., HAYES, A. A., and ZUCKERMAN, E. E.: The epidemiology of the feline leukemia virus (FeLV). Cancer **39**, 1850–1855 (1977).
HARDY, W. D., MCCLELLAND, A. J., ZUCKERMAN, E. E., HESS, P. W., ESSEX, M., COTTER, S. M., MACEWEN, E. G., and HAYES, A. A.: Prevention of the contagious spread of feline leukaemia virus and the development of leukaemia in pet cats. Nature **263**, 326–328 (1976).
HARRELL, R. A., CIANCIOLO, G. J., COPELAND, T. D., OROSZLAN, S., and SNYDERMAN, R.: Suppression of the respiratory burst of human monocytes by a synthetic peptide homologous to envelope proteins of human and animal retroviruses. J. Immunol. **136**, 3517–3520 (1986).
HAWKINS, E., JOHNSON, L., and PEDERSEN, N. C.: The use of tears for the diagnosis of feline leukemia virus infection. J. Am. Vet. Med. Assoc. **188**, 1031–1034 (1986).
HEBEBRAND, L. C., OLSEN, R. G., MATHES, L. E., and NICHOLS, W. S.: Inhibiton of human lymphocyte mitogen and antigen response by a 15000-dalton protein from feline leukemia virus. Cancer Res. **39**, 443–447 (1979).
HOLZWORTH, J.: Some important disorders of cats. Cornell Vet. **53**, 157–160 (1963).
HOOVER, E. A., and GRIESEMER, R. A.: Bone lesions produced by feline herpesvirus. Lab. Invest. **25**, 457–460 (1971).
HOOVER, E. A., MULLINS, J. I., QUACKENBUSH, S. L., and GASPER, P. W.: Experimental transmission and pathogenesis of immunodeficiency syndrome in cats. Blood **70**, 1880–1892 (1987).
HOOVER, E. A., ROHOVSKY, M. W., and GRIESEMER, R. A.: Experimental feline viral rhinotracheitis in the germfree cat. Am. J. Pathol. **58**, 269–282 (1970).
HOPPER, C. D., SPARKES, A. H., GRUFFYD-JONES, T. J., CRISPIN, S. M., MUIR, P., HARBOUR, D. A., and STOKES C. R.: Clinical and laboratory findings in cats infected with feline immunodeficiency virus. Vet. Rec. **125**, 341–346 (1989).
HORVÁTH, Z., and PAPP, L.: Clinical manifestations of Aujeszky's disease in the cat Acta. Vet. Acad. Sci.

Hung. **17**, 49–54, 1967. Zitiert nach GUSTAFSON, D. P.: Pseudorabies. In: Diseases of the Cat. (HOLZWORTH, J., Ed. Saunders Co., 242–246 (1987).

HORZINEK, M. C., EDERVEEN, J., EGBERINK, H., JACOBSE-GEELS, H. E. L., NIEWOLD, T., and PRINS, J.: Virion polypeptide specificity of immune complexes and antibodies in cats inoculated with feline infectious peritonitis virus. Am. J. Vet. Res. **47**, 754–761 (1986).

HORZINEK, M. C., EDERVEEN, J., EGBERINK, H., JACOBSE-GEELS, H. E. L., NIEWOLD, T., and PRINS, J.: Virion polypeptine specificity of immune complexes and antibodies in cats inoculated with feline infectious peritonitis virus. Am. J. Vet. Res. **47**, 754–761 (1986).

HORZINEK, M. C., LUTZ, H., and PEDERSEN, N. C.: Antigenic relationships among homologons structural poly peptides of poreine, feline and canine coronaviruses Infect. Immun. **37**, 1148–1155 (1982).

HORZINEK, M. C., OSTERHAUS, A. D. M. E., and ELLENS, D. J.: Feline infectious peritonitis virus. Zbl. Vet. Med. (B) **24**, 398–405 (1977).

HORZINEK, M. C., OSTERHAUS, A. D. M. E., WIRAHADIREDJA, R. M. S., and DE KREEK, P.: Feline infectious peritonitis (FIP) virus. III Studies on the multiplicaiton of FIP virus in the suckling mouse. Zbl. Vet. Med. (B) **25**, 806–815 (1978).

HORZINEK, M. C., OSTERHAUS, A. D. M. E., and ELLENS, D. J.: Feline infectious peritonitis virus. Zbl. Vet. Med. (B) **24**, 398–405 (1977).

HOSHINO, Y., and SCOTT, F. W.: Immunofluorescent and electron microscopic studies of feline small intestine organ cultures infected with feline infectious peritonitis virus. Am. J. Vet. Res. **41**, 686–690 (1980).

ISHIDA, T., WASHIZU, T., TORIYABE, K., MOTOYOSHI, S., TOMODA, I., and PEDERSEN, N. C.: Feline immunodeficiency virus infection in cats of Japan. JAVMA **194**, 221–225 (1989).

ISLER, D.: Übersicht über die wichtigsten Erkrankungs- bzw. Todesursachen der Katze; Sektionsstatistik: 1965–1976. Vet.-med. Diss., Zürich (1978).

JACOBS, L., DE GROOT, R., VON DER ZEIJST, B. A., HORZINEK, M. C., and SPAAN, W.: The nucleotide sequence of the peplomer gene of porcine transmissible gastroenteritis virus (TGEV): comparison with the sequence of the peplomer protein of feline infectious peritonitis virus (FIPV). Virus. Res. **8**, 363–371 (1987).

JACOBSE-GEELS, H. E. L., DAHA, M. R., and HORZINEK, M. C.: Isolation and characterization of feline C3 and evidence for the immune complex pathogenesis of feline infectious peritonitis. J. Immunol. **125**, 1606–1610 (1980).

JACOBSE-GEELS, H. E. L., DAHA, M. R., and HORZINEK, M. C.: Antibody, immune complexes and complement activity fluctuations in kittens with experimentally induced feline infectious peritonitis. Am. J. Vet. Res. **43**, 666–670 (1982).

JACQUEMIN, P. C., SAXINGER, C., GALLO, R. C., HARDY, W. D., and ESSEX, M.: Antibody response in cats to feline leukemia virus reverse transcriptase under natural conditions of exposure to the virus. Virology **91**, 472–476 (1978).

JAIN, N. C.: Schalm's Veterinary Hematology. 4th edition. Lea & Febiger, Philadelphia (1986).

JAKOWSKY, R. M., ESSEX, M., HARDY, W. D., STEPHENSON, J. R., and COTTER, S. M.: Membranous glomerulonephritis in a household cluster of cats persistently viremic with feline leukemia virus. In: Feline Leukemia Virus (HARDY, W. D., ESSEX, M., and MCCLELLAND, A. J., Eds.). Develop. Cancer Res. **4**, 141–149 (1980). Elsevier/North-Holland.

JARRETT, O.: Feline leukemia virus subgroups. In: Feline Leukemia Virus (HARDY, W. D., ESSEX, M., and MCCLELLAND, A. J., Eds.). Develop. Cancer Res. **4**, 473–479 (1980). Elsevier/North-Holland.

JARRETT, O., and RUSSEL, P. H.: Differential growth and transmission in cats of feline leukaemia viruses of subgroups A and B. Int. J. Cancer **21**, 466–472 (1978).

JARRETT, W. F. H., CRAWFORD, E. M., MARTIN, W. B., and DAVIE, F.: A virus-like particle associated with leukemia (lymphosarcoma) Nature **202**, 567–568 (1964).

JARRETT, W. F. H., JARRETT, O., MACKEY, L., LAIRD, H., HARDY, W., and ESSEX, M.: Horizontal transmission of leukemia virus and leukemia in the cat. J. Natl. Cancer Inst. **51**, 833–841 (1973).

JARRETT, W. F. H., MACKEY, L., JARRETT, O., LAIRD, H., and HOOD, C.: Antibody response and virus survival in cats vaccinated against feline leukemia. Nature **248**, 230–232 (1976).

JOHNSON, L., PEDERSEN, N. C., and THEILEN, G. H.: The nature of immunity to Snyder-Theilen fibrosarcoma virus induced tumors in cats. Vet. Immunol. Immunopath. **9**, 283–300 (1985).

JOHNSON, R. H.: Virus of feline panleucopaenia. Nature **4966**, 107 (1965).

JOHNSON, R. H.: Serologic procedures for the study of feline panleukopenia. J.A.V.M.A. **158**, 876–884 (1971).

JOHNSON, R. P.: Immunity to feline calicivirus in kittens. Ph.D. Thesis, Univ. of Guelph, Guelph, Ontario/Canada (1980).

JOHNSON, R. P., and POVEY, R.C.: Transfer and decline of maternal antibody to feline calicivirus. Can. Vet. J. **24**, 6–9 (1983).

JONES, F. R., YOSHIDA, L. H., LADIGES, W. C., and KENNY, M. A.: Treatment of feline leukemia and reversal of FeLV by ex vivo removal of IgG: A preliminary report. Cancer **46**, 675–684 (1980).

KAHN, D. E., and GILLESPIE, J. H.: Feline viruses: Pathogeneses of picornavirus infection in the cat. Am. J. Vet. Res. **32**, 521–531 (1971).

KAHN, D. E., HOOVER, E. A., and BITTLE, J. L.: Induction of immunity to feline caliciviral disease. Infect. Immun. **11**, 1003–1009 (1975).

KAHN, D. E., MIA, A. S., and TIERNEY, M. M.: Field evaluation of Leukassay*F, an FeLV detection test kit. Feline Practice **10**, 41–45 (1980).

KAI, K., KUROKI, M., KANEDA, Y., TSURUOKA, H., KANOE, M., and INOUE, M.: A titration method of feline infectious peritonitis virus using immunoperoxidase antibody. Jpn. J. Vet. Sci. **50**, 247–249 (1988).

KAWAKAMI, T. G., THEILEN, G. H., DUNGWORTH, D. L., MUNN, R. J., and BEALL, S. G.: „C"-type viral particles in plasma of cats with feline leukemia. Science **158**, 1049 (1967).

KIEHL, A. R., FETTMAN, M. J., QUACKENBUSH, S. L., and HOOVER, E. A.: Effects of feline leukemia virus infection on neutrophil chemotaxis in vitro. Am. J. Vet. Res. **48**, 76–80 (1987).

KLEINERMAN, E. S., LACHMAN, L. B., KNOWLES, R. D., SNYDERMAN, R., and CIANCIOLO, G. J.: A synthetic peptide homologous to the envelope proteins of retroviruses inhibits monocyte-mediated killing by inactivating interleukin 1. J. Immun. **139**, 2329–2337 (1987).

KNOWLES, J. O., GASKELL, R. M., GASKELL, C. J., HARVEY, C. E., and LUTZ, H.: The prevalence of feline calicivirus, feline leukemia virus, and antibodies to feline T-lymphotropic lentivirus in cats with chronic stomatitis (submitted).

KOBILINSKY, L., HARDY, W. D., and DAY, N. K.: Hypocomplementemia associated with naturally occuring lymphosarcoma in pet cats. J. Immunol. **122**, 2139–2142 (1979).

KOMOLAFE, O. O.: Detection of parvovirus in the feces of apparently healthy palm civet cats. Microbiol. Lett. **31**, 75–78 (1986).

KRAFT, W.: Das Thrombelastogramm der gesunden Hauskatze und die Behandlung der Verbrauchskoagulopathie bei Panleukopenie. Berl. Münch. Tierärztl. Wschr. **86**, 394–396 (1973).

KRAUSS, H., und ARENS, M.: Die elektronenmikroskopische Untersuchung von Kot oder Organmaterial als diagnostischer Schnellnachweis bei der Parvovirusinfektion der Hunde. Prakt. Tierarzt **62**, 38–47 (1981).

LAFRADO, L. J., LEWIS, M. G., MATHES, L. E., and OLSEN, R. G.: Suppression of in vitro neutrophil function by feline leukaemia virus (FeLV) and purified FeLV-p15E. J. gen. Virol. **68**, 507–513 (1987).

LAFRADO, L. J., and OLSEN, R. G.: Demonstration of depressed polymorphonuclear leukocyte function in nonviremic FeLV-infected cats. Cancer Invest. **4**, 297–300 (1986).

LANDES, C., KRIEGLEDER, H., und LENGFELDER, K. D.: Todes- und Erkrankungsursachen bei Katzen anhand der Sektionsstatistik 1969–1982. Tierärztl. Prax. **12**, 369–382 (1984).

LANGE, H., HERBST, W., NOACK, M. and SCHLIESSER, T.: Comparative studies to demonstrate antibodies against infectious peritonitis of cats FIP by means of immunofluorescence and enzyme immunoassay ELISA. J. Vet. Med. Ser. B. **34**, 530–537 (1987).

LANGHEINRICH, K. A., and NIELSEN, S. W.: Histopathology of feline panleukopenia: a report of 65 cases J.A.V.M.A. **158**, 863–872 (1971).
LANGWEILER, M., COCKERELL, G. L., and DE NORONHA, F.: Role of suppressor cells in feline leukemia virus-associated Immunosuppression. Cancer Res. **43**, 1957–1960 (1983).
LEDBETTER, J. A., NOWINSKY, R. C., and EISENMAN, R. N.: Biosynthesis and metabolism of viral proteins expressed on the surface of murine leukemia virus-infected cells. Virology **91**, 116–129 (1978).
LEHMANN, R., FRANCHINI, M., AUBERT, A., WOLFENSBERGER, C., CRENIER, I., and LUTZ, H.: Vaccination of cats experimentally infected with feline immunodefciency virus, using a recombinant feline leukemia virus vaccine. J.A.V.M.A. 42, 40–47 (1991).
LESLIE, P. F., ANSON, M. A., and MCADARAGH, J. P.: The virologic diagnosis of pseudorabies in terminal host species. Proc. Am. Assoc. Vet. Lab. Diag. **20**, 11–16, (1977).
LOVE, D. N.: Pathogenicity of a strain of feline calicivirus for domestic kittens. Aust. Vet. J. **51**, 541–546 (1975).
LUTZ, H.: Die Infektion mit felinem Leukämievirus: Immunologie und Serodiagnostik als Grundlage der Infektionsbekämpfung. Schweiz. Arch. Tierheilk. **126**, 1–22 und **126**, 91–108 (1984).
LUTZ, H., ARNOLD, P., HÜBSCHER, U., EGBERINK, H., PEDERSEN, N. C., and HORZINEK, M. C.: Specifity assessment of feline T-lymphotropic lentivirus serology. J. Vet. Med. B **35**, 773–778 (1988a).
LUTZ, H., EGBERINK, H., ARNOLD, P., WINKLER, G., WOLFENSBERGER, C., JARRETT, O., PARODI, A. L., PEDERSEN, N. C., und HORZINEK M. C.: Felines T-lymphotropes Lentivirus (FTLV): Vorkommen in einigen Ländern Europas. Kleintierpraxis **33**, 455–459 (1988b).
LUTZ, H., HAUSER, B., und HORZINEK, M. C.: Die Diagnostik der felinen infektiösen Peritonitis mittels der Serologie. Prakt. Tierarzt **65**, 406–407 (1984).
LUTZ, H., HAUSER, B., und HORZINEK, M. C.: Die feline infektiöse Peritonitis (FIP) – Wo stehen wir heute? Kleintierpraxis **30**, 51–59 (1985).
LUTZ, H., ISENBÜGEL, E., LEHMANN, R., SABAOARA, R. H., WOLFENSBERGER, C.: Retrovirus Infectious in Non-Domestic Felids: Serologic Studies and Veat. Immunol. Immunopathol., im Druck.
LUTZ, H., LEHMANN, R., WINKLER, G., KOTTWITZ, B., DITTMER, A., WOLFENSBERGER, C., ARNOLD, P.: Das feline Immunschwächevirus in der Schweiz: Klinik und Epidemiologie im Vergleich mit dem Leukämie- und dem Coronavirus. Schweiz. Arch. Tierheilk., **132**, 217–225 (1990).
LUTZ, H., PEDERSEN, N. C., HARRIS, C. W., HIGGINS, J., and THEILEN, G. H.: Detection of feline leukemia virus infection. Feline Practice **10** (4), 13–23 (1980b).
LUTZ, H., PEDERSEN, N. C., HIGGINS, J., TROY, F. A., and THEILEN, G. H.: Long-term immune response to feline leukemia virus components in cats after natural infection. In: Viruses in naturally occurring cancers (ESSEX, M., TODARO, G., and ZUR HAUSEN, H., Eds.). Cold Spring Harbor Conferences on cell proliferation, **7**, 653–664 (1980c).
LUTZ, H., PEDERSEN, N. C., HIGGINS, J., HARRIS, C. W., and THEILEN, G. H.: Quantitation of p27 in the serum of cats during natural infection with feline leukemia virus. In: Feline leukemia virus (HARDY, W. D., ESSEX, M., and MCCLELLAND, A. J., Eds.). Develop. Cancer Res. **4**, 497–505 (1980a). Elsevier/North-Holland.
LUTZ, H., PEDERSEN, N. C., HIGGINS, J., HÜBSCHER, U., TROY, F. A., and THEILEN, G. H.: Humoral immune reactivity to feline leukemia virus and associated antigens in cats naturally infected with feline leukemia virus. Cancer Res. **40**, 3642–3651 (1980d).
LUTZ, H., PEDERSEN, N. C., DURBIN, R., and THEILEN, G. H.: Monoclonal antibodies to three epitopic regions of feline leukemia virus p27 and their use in enzyme linked immunosorbent assay of p27. J. Immunol. Methods **56**, 208–221 (1983a).
LUTZ, H., JARRETT, O., and SUTER, P. F.: A one-step ELISA for the rapid detection of feline leukemia virus infection using monoclonal antibodies; further investigations. In: Immunoenzymatic Techniques (FELDMANN, B., and MASSEYEFF, R., Eds.). Elsevier/North-Holland, 363–368 (1983b).
LUTZ, H., and JARRETT O.: Detection of Feline Leukemia Virus Infection in Saliva. J. Clin. Microbiol. **25**, 827–831 (1987).
MACKEY, L. J.: Feline leukaemia virus and its clinical effects in cats. Vet. Rec. **96**, 5–11, (1975).

MACKWELL, B. R., and JARRETT, O.: Recovery of feline leukaemia virus from non-viraemic cats. Vet. Rec. **112**, 339–342 (1983).

MARCHIOLI, C. C., YANCEY, R. J. JR., WARDLEY, R. C., THOMSEN, D. R., and POST, L. E.: A vaccine strain of pseudorabies virus with deletions in the thymidine kinase and glycoprotein X genes. Am. J. Vet. Res. **48**, 1577–1583 (1987).

MARENNIKOWA, S. S., MALTSEVA, N. N., KORNEEVA, V. I., and GARANINA, N. M.: Outbreak of pox disease among carnivora (Felidae) and edentata. J. Infect. Dis. **135**, 358–366 (1977).

MARSHALL, J. A., KENNETT, M. L., RODGER, S. M., STUDDERT, M. J., THOMPSON, W. L., and GUST, I. D.: Virus and virus-like particles in the feces of cats with and without diarrhea. Aust. Vet. J. **64**, 100–105 (1987).

MARTLAND, M. F., FOWLER, S., POULTON, G. J., and BAXBY, D.: Poxvirus infection of a domestic cat. Vet. Rec. **112**, 171–172 (1983).

MASTRO, J. M., LEWIS, M. G., MATHES, L. E., SHARPEE, R., TARR, M. J., and OLSEN, R. G.: Feline leukemia vaccine: Efficacy and probable mechanism. Vet. Immunol. Immunopath. **11**, 205–213 (1986).

MATHES, L. E., LEWIS, M. G., and OLSEN, R. G.: Immunoprevention of feline leukemia: efficacy testing and antigenic analysis of soluble tumour-cell antigen vaccine. In: Feline Leukemia Virus (HARDY, W. D., ESSEX, M., and MCCLELLAND, A. J., Eds.). Develop. Cancer Res. **4**, 211–216 (1980). Elsevier/North-Holland.

MATHES, L. E., OLSEN, R. G., HEBEBRAND, L. C., HOOVER, E. A., and SCHALLER, J. P.: Abrogation of lymphocyte blastogenesis by a feline leukaemia virus protein. Nature **274**, 687–869 (1978).

MAYR, A.: The importance of animal viruses for man. Hyg. Med. **12**, 311–314 (1987).

MAYR-BIBRACK, B., MEYER, H., und WITTEBORG, K.: Erfahrungen mit der Paramunisierung in der Katzenpraxis. Tierärztl. Prax. **12**, 359–368 (1984).

MCKEIRNAN, A. J., EVERMANN, J. F., DAVIS, E. V., and OTT, R. L.: Comparative properties of feline coronavirus in vitro. Can. J. Vet. Res. **51**, 212–216 (1987).

MCKEIRNAN, A. J., EVERMANN, J. F., DAVIS, E. V., and OTT, R. L.: Comparative properties of feline coronaviruses in vitro. Can. J. Vet. Res. **51**, 212–216 (1987).

MENGELING, W. L., RIDPATH, J. F., and VORWALD, A. C.: Size and antigenic comparisons among the structural proteins of selected autonomous parvoviruses. J. Gen. Virol. **69**, 825–837 (1988).

MILLER, G. W., and CRANDELL, R. A.: Stability of the virus of feline viral rhinotracheitis. Am. J. Vet. Res. **23**, 351–353 (1962).

MITANI, M., CIANCIOLO, G. J., SNYDERMAN, R., YASUDA, M., GOOD, R. A., and DAY, N. K.: Suppressive effect on polyclonal B-cell activation of a synthetic peptide homologous to a transmembrane component of oncogenic retroviruses. Proc. Natl. Acad. Sci. USA **84**, 237–240 (1987).

MOCHIZUKI, M., and HASHIMOTO, T.: Growth of feline panleukopenia virus and canine parvovirus in vitro. Jpn. J. Vet. Sci. **48**, 841–844 (1986).

MOCHIZUKI, M., MINAMI, K., and SAKAMOTO, H.: Seroepizootiologic studies on rotavirus infections of dogs and cats. Nippon Juigaku Zasshi **48**, 957–964 (1986).

MONTALI, R. J., and STRANDBERG, J. D.: Extraperitoneal lesions in feline infectious peritonitis. Vet. Path. **9**, 109–121 (1972).

MORAILLONS, A.: La leucose féline données récentes. L'action vétérinaire **974**, (1986).

MORIKAWA, S., LUTZ, H., AUBERT, A., BISHOP, D. H. L.: Identification of conserved and variable regions in the anvelope glycoprotain sequences of two feline immunodeficiency viruses isolated in Zürich, Switzerland. Virus Research **21**, 53–63 (1991).

MULLINS, J. I., CHEN, C. S., and HOOVER, E. A.: Disease-specific and tissue-specific production of unintegrated feline leukaemia virus variant DNA in feline AIDS. Nature **219**, 333–336 (1986).

MURPHY, F. A.: Rabies pathogenesis. Brief review. Arch. Virol. **54**, 279–297 (1977).

NASISSE, M. P.: Manifestations, diagnosis and treatment of ocular herpesvirus infection in the cat. Comp. Contin. Educ. Pract. Vet. **4**, 962–970 (1982).

NEU, H., und PEIFER, E. G.: FIP (Feline Infektiöse Peritonitis): Klinische Frühsymptome und vorausgegangene Belastungen. Kleint. Prax. **30**, 307–314 (1985).

NUNBERG, J. H., RODGERS, G., GILBERT, J. H., and SNEAD, R. M.: Method to map antigenic determinants recognized by monoclonal antibodies: Localization of a determinant of virus neutralization on the feline leukemia virus envelope protein gp70. Proc. Natl. Acad. Sci. USA **81**, 3675-3679 (1984).

O'BRIEN, S. J., ROELKE, M. E., MARKER, L., NEWMAN, A., WINKLER, C. A., MELTZER, D., COLLY, L., EVERMANN, J. F., BUSH, M., and WILDT, D. E.: Genetic Basis for species vulnerability in the cheetah. Science **227**, 1428–1434 (1985).

O'CONNER, T. P., TANGUAY, S., STEINMAN, R., SMITH, R., BARR, C. M., YAMAMOTO, J. K., PEDERSEN, N. C., ANDERSEN, P. R., and TONELLI, Q. J.: Development and Evaluation of Immunoassay for Detection of Antibodies to the Feline T-Lymphotropic Lentivirus (Feline Immunodeficiency Virus). J. Clin. Microbiol. **27**, 474–479 (1989).

O'REILLY, K. J., FISHMAN, L. M., and HITCHCOCK, L. M.: Feline infectious peritonitis; isolation of a coronavirus. Vet. Rec. **104**, 348 (1979).

O'REILLY, K. J., PATERSON, J. S., and HARRIS, S. T.: The persistence in kittens of maternal antibody to feline infectious enteritis (panleucopenia). Vet. Rec. **84**, 376–378 (1969).

OLMSTED, R. A., BARNES, A. K., YAMAMOTO, J. K., HIRSCH, V. M., PURCELL, R. H., and JOHNSON, P. R.: Molecular cloning of feline immunodeficiency virus. Proc. Natl. Acad. Sci. USA **86**, 2448–2452 (1989).

OLSEN, R. G., KAHN, D. E., HOOVER, E. A., SAXE, N. J., and YOHN, D. S.: Differences in acute and convalescent-phase antibodies of cats infected with feline picornaviruses. Infec. Immun. **10**, 375–380 (1974).

OLSEN, R. G., LEWIS, M., MATHES, L. E., and HAUSE, W.: Feline leukemia vaccine: Efficacy testing in a large multicat household. Fel. Pract. **10**, 13 (1980).

ONIONS, D., JARRETT, O., TESTA, N., FRASSONI, F., and TOTH, S.: Selective effect of feline leukaemia virus on early erythroid precursors. Nature **296**, 156–158 (1982).

ONIONS, D., TESTA, N., and JARRETT, O.: Growth of FeLV in hemopoietic cells in vitro. In: HARDY et al. (Eds.), 507–516. Feline Leukemia Virus. Elsevier/North-Holland (1980).

OROSZ, C. G., ZINN, N. E., OLSEN, R. G., and MATHES, L. E.: Retrovirus-mediated immunosuppression. 1. FeLV-UV and specific FeLV proteins alter T lymphocyte behavior by inducing hyporesponsiveness to lymphokines. J. Immunol. **134**, 3396–3403 (1985a).

OROSZ, C. G., ZINN, N. E., OLSEN, R. G., and MATHES, L. E.: Retrovirus-mediated immunosuppression. 2. FeLV-UV alters in vitro murine T lymphocyte behavior by reversibly impairing lymphokine secretion. J. Immunol. **135**, 583–590 (1985b).

OROSZLAN, S., HUEBNER, R. J., and GILDEN, R. V.: Species-specific and interspecific anitgenic determinants associated with the structural protein of feline C-type virus. Proc. Nat. Acad. Sci. USA **68**, 901–904 (1971).

ORR, C. M., GASKELL, C. J., and GASKELL, R. M.: Interaction of an intranasal combined feline viral rhinotracheitis, feline calicivirus vaccine and the FVR carrier state. Vet. Rec. **106**, 164–166 (1980).

OSTERHAUS, A., KROON, A., and WIRAHADIREDJA, R.: ELISA for the serology of FIP virus. Vet. Quarterly **1**, 59–62 (1979).

OSTERHAUS, A., WEIJER, K., UYTDEHAAG, F., JARRETT, O., SUNDQUIST, B., and MOREIN, B.: Induction of protective immune response in cats by vaccination with feline leukemia virus iscom. J. Immunol. **135**, 591–596 (1985).

OSTERHAUS, A., WEIJER, K., UYTDEHAAG, F., KNELL, P., JARRETT, O., AKERBLOM, L., and MOREIN, B.: Serological responses in cats vaccinated with FeLV ISCOM and an inactivated FeLV vaccine. Vaccine **7**, 137–141 (1989).

OSTERHAUS, A. D. M. E., HORZINEK, M. C., und ELLENS, D. J.: Untersuchungen zur Ätiologie der felinen infektiösen Peritonitis. Berl. Münch. Tierärztl. Wschr. **89**, 135–137 (1976).

OSTERHAUS, A. D. M. E., HORZINEK, M. C., and REYNOLDS, D. J.: Seroepidemiology of feline peritonitis virus infections using transmissible gastroenteritis virus as antigen. Zbl. Vet. Med. (B) **24**, 835–841 (1977).

OSTERHAUS, A. D. M. E., HORZINEK, M. C., and WIRAHADIREDJA, R. M. S.: Feline infectious peritonitis virus, II. propagation in suckling mouse brain. Zbl. Vet. Med. (B) **25**, 301–307 (1978).

OSTERHAUS, A. D. M. E., HORZINEK, M. C., WIRAHADIREDJA, R. M. S., and KROON, A.: Feline infectious peritonitis (FIP) virus. IV. Propagation in suckling rat and hamster brain. Zbl. Vet. Med. (B) **25**, 816–825 (1978).

OTT, R. L.: Systemic viral diseases. In: Feline Medicine, 85–139 (PRATT, P. W., Ed.). American Veterinary Publications. Santa Barbara, Ca. USA (1983).

OTT, R. L.: Viral diseases. In: CATCOTT, E. J. (Ed.): Feline Medicine and Surgery. 2nd Ed. Santa Barbara, American Veterinary Publications, 17–62 (1975).

PACITTI, A. M., JARRETT, O., and HAY, D.: Transmission of feline leukemia virus in the milk of a nonviraemic cat. Vet. Rec. **118**, 381–384 (1986).

PARRISH, C. R., BURTONBOY, G., and CARMICHAEL, L. E.: Characterization of a nonhemagglutinating mutant of canine parvovirus. Virology **163**, 230–232 (1988).

PARRISH, C. R., CARMICHAEL, L. E., and ANTCZAK, D. F.: Antigenic relationships between canine parvovirus type 2, feline panleukopenia virus and mink enteritis virus using conventional antisera and monoclonal antibodies. Arch. Virol. **72**, 267–278 (1982).

PARRISH, C. R., LEATHERS, C. W., PEARSON, R., and GORHAM, J. R.: Comparisons of feline panleukopenia virus canine parvovirus raccoon parvovirus and mink enteritis virus and their pathogenicity for mink and ferrets. Am. J. Vet. Res. **48**, 1429–1435 (1987).

PEDERSEN, N. C.: Virus infections of cats. Virus infections of vertebrates **1**, 215–388. (Ed.: M. C. HORZINEK). Elsevier Science Publishers, Amsterdam (1987).

PEDERSEN, N. C.: Morphologic and physical characteristics of feline infectious peritonitis virus and its growth in autochthonous peritoneal cell cultures. Am. J. Vet. Res. **37**, 567–572 (1976).

PEDERSEN, N. C.: Feline infectious peritonitis and feline enteric coronavirus infections. Feline Pract. **13**, 13–19 (1983).

PEDERSEN, N. C.: Feline infectious peritonitis and feline enteric coronavirus infections. Part 2: Feline infectious peritonitis. Feline Pract. **13**, 5–20 (1983).

PEDERSEN, N. C., and BLACK, J. W.: Attempted immunization of cats against feline infectious peritonitis. Am. J. Vet. Res. **44**, 229–234 (1983).

PEDERSEN, N. C., and BOYLE, J. F.: Immunologic phenomena in the effusive form of feline infectious peritonitis. Am. J. Vet. Res. **41**, 868–876 (1980).

PEDERSEN, N. C., BOYLE, J. F., and FLOYD, K.: Infection studies in kittens, using feline infectious peritonitis virus propagated in cell culture. Am. J. Vet. Res. **42**, 363–367 (1981).

PEDERSEN, N. C., BOYLE, J. F., FLOYD, K., and FUDGE, A.: An enteric coronavirus infection of cats, and its relationship to feline infectious peritonitis. Am. J. Vet. Res. **42**, 368–377 (1981).

PEDERSEN, N. C., BOYLE, J. F., FLOYD, K., FUDGE, A., and BARKER, J.: An enteric coronavirus infection of cats and its relationship to feline infectious peritonitis. Am. J. Vet. Res. **42**, 368–377 (1981).

PEDERSEN, N. C., and FLOYD, K.: Experimental studies with 3 new strains of feline infectious peritonitis virus: FIPV-UCD2, FIPV-UCD3, and FIPV-UCD4. Comp. Contin. Ed. **7**, 1001–1011 (1985).

PEDERSEN, N. C., HO, E., BROWN, M. L., and YAMAMOTO, J. K.: Isolation of a T lymphotropic lentivirus from domestic cats with an immunodeficiency-like syndrome. Science **235**, 790–793 (1987).

PEDERSEN, N. C., JOHNSON, L., BIRCH, D., and THEILEN, G. H.: Possible immunoenhancement of persistent viremia by feline leukemia virus envelope glycoprotein vaccines in challengeexposure situations where whole inactivated virus vaccines were protective. Vet. Immunol. Immunopath. **11**, 123–148 (1986).

PEDERSEN, N. C., JOHNSON, L., and OTT, R. L.: Evaluation of commercial feline leukemia virus vaccine for immunogenicity and efficacy. Fel. Pract. **15**, 7–20 (1985).

PEDERSEN, N. C., JOHNSON, L., and THEILEN, G. H.: Biological behavior of tumors and associated retroviremia in cats inoculated with Snyder-Theilen fibrosarcoma virus and the phenomenon of tumor recurrence after primary regression. Infect. Immun. **43**, 631–636 (1984).

Pedersen, N. C., Laliberte, L., and Ekman, S.: A transient febrile „limping" syndrome of kittens caused by two different strains of feline calicivirus. Feline Pract. **13**, 26 (1983).

Pedersen, N. C., Pool, R. R., and O'Brien, T.: Feline chronic progressive polyarthritis. Am. J. Vet. Res. **41**, 522–535 (1980).

Pedersen, N. C., Theilen, G. H., and Werner, L. L.: Safety and efficacy studies of living and killed feline leukemia virus vaccines. Am. J. Vet. Res. **40**, 1120–1126 (1979).

Pedersen, N. C., Ward, J., and Mengeling, W. L.: Antigenic relationship of the feline infectious peritonitis virus to coronavirus of other species. Arch. Virol. **58**, 45–53 (1978).

Perryman, L. E., Hoover, E. A., and Yohn, D. S.: Immunologic reeactivity of the cat: immunosuppression in experimental feline leukemia. J. Natl. Cancer Inst. **49**, 1357–1365 (1972).

Petrak, M., and Carpenter, J.: Feline toxoplasmosis. J.A.V.M.A. **146**, 728–734 (1965).

Pfeifer, M. L., Evermann, J. F., Roelke, M. E., Gallina, A. M., Ott, R. L., and McKeirnan, A. J.: Feline infectious peritonitis in a captive cheetah. J.A.V.M.A. **183**, 1317–1319 (1983).

Poelma, F. G., Peters, J. C., Mieog, W. H. W., und Zwart, P.: Infektiöse Peritonitis beim Karakal (*Felis caracal*) und Nordluchs (*Felis lynx lynx*). In: Erkrankungen der Zootiere, 13th Int. Symp. Helsinki, 249–253 (1971).

Poole, G. M.: Stability of a modified, live panleucopenia virus stored in liquid phase. Appl. Microbiol. **24**, 663–664 (1972).

Povey, C.: Feline respiratory disease – which vaccine? Feline Pract. **7**, 12–16 (1977).

Povey, C., and Ingersoll, J.: Cross-protection among feline caliciviruses. Infect. Immun. **11**, 877–885 (1975).

Povey, R. C.: Serological relationships among feline caliciviruses. Infect. Immun. **10**, 1307–1314 (1974).

Povey, R. C.: A review of feline viral rhinotracheitis (feline herpesvirus 1 infection). Comp. Immun. Microbiol. infect. Dis. **2**, 373–387 (1979).

Povey, R. C.: Infectious Diseases of Cats. Centaur Press, Guelph, Ontario/Canada (1985).

Povey, R. C.: Feline respiratory infections – a clinical review. Can. Vet. Jour. **17**, 93–100 (1976).

Povey, R. C., Koonse, H., and Hays, M. B.: Immunogenicity and safety of an inactivated vaccine for the prevention of rhinotracheitis, caliciviral disease, and panleukopenia in cats. J. Am. Vet. Med. Assoc. **177**, 347–350 (1980).

Povey, R. C., and Wilson, M. R.: A comparison of inactivated feline viral rhinotracheitis and feline caliciviral diseases vaccines with live-modified viral vaccines. Feline Pract. **8**, 35–42 (1978).

Reed, A. P., Jones, E. V., and Miller, T. J.: Nucleotide sequence and genome organization of canine parvovirus. J. Virol. **62**, 266–276 (1988).

Reinacher, M.: Feline leukemia virus – associated enteritis – a condition with features of feline panleukopenia. Vet. Pathol. **24**, 1–4 (1987).

Reinacher, M., and Theilen, G. H.: Frequency and significance of feline leukemia virus infection in necropsied cats. Am. J. Vet. Res. **48**, 939–945 (1987).

Reynolds, D. J., Garwes, D. J., and Gaskell, C. J.: Detection of transmissible gastroenteritis virus neutralizing antibody in cats. Arch. Virol. **55**, 77–83 (1977).

Riedel, N., Hoover, E. A., Dornsife, R. E., and Mullins, J. I.: Pathogenic and host range determinants of the feline aplastic anemia retrovirus. Proc. Natl. Acad. Sci. USA **85**, 2758–2762 (1988).

Riedel, N., Hoover, E. A., Gasper, P. W., Nicolson, M. O., and Mullins, J. I.: Molecular analysis and pathogenesis of the feline aplastic anemia retrovirus, feline leukemia virus C-SARMA. J. Virol **60**, 242–250 (1986).

Riggs, J. L., Oshiro, L. S., Taylor, D. O. N., and Lenette, E. H.: Syncytium-forming agent isolated from domestic cats. Nature (London) **11**, 1190–1191 (1969).

Rivera, E., and Karlsson, K. A.: A solid-phase fluorescent immunoassay for detecting canine or mink enteritis parvoviruses in faecal samples. Vet. Microbiol. **15**, 1–9 (1987).

Robison, R. L., Holzworth, J., and Gilmore, C. E.: Naturally occurring feline infectious peritonitis: Signs and clinical diagnosis. J.A.V.M.A. **158**, 981–986 (1971).

ROGERSON, P., JARRETT, W. F. H., and MACKEY, L.: Epidemiological studies of feline leukemia virus infection. I. Serologic survey of urban cats. Int. J. Cancer **15**, 781–785 (1975).

ROHOVSKY, M. W., and FOWLER, E. H.: Lesions of experimental feline panleukopenia. J.A.V.M.A. **158**, 872–875 (1971).

ROJKO, J. L., CHENEY, C. M., GASPER, P. W., HAMILTON, K. L., HOOVER, E. A., MATHES, L. E., and KOCIBA, G. J.: Infectious feline leukaemia virus is erythrosuppressive in vitro. Leukemia Res. **10**, 1193–1199 (1986).

ROJKO, J. L., HOOVER, E. A., MATHES, L. E., OLSEN, R. G., and SCHALLER, J. P.: Pathogenesis of experimental feline leukemia virus infection. J. Natl. Cancer Inst. **63**, 759–768 (1979).

ROJKO, J. L., HOOVER, E. A., QUACKENBUSH, S. L., and OLSEN, R. G.: Reactivation of latent feline leukemia virus infection. Nature **298**, 385–387 (1982).

ROTA, P. A., MAES, R. K., and EVERMANN, J. F.: Biochemical and antigenic characterization of feline herpesvirus typ 1-like isolates from dogs. Arch. Virol. **89**, 57–68 (1986).

ROTA, P. A., MAES, R. K., and RUYECHAN, W. T.: Physical characterization of the genome of feline herpesvirus type 1. Virology **154**, 168–179 (1986).

RUSSELL, P. H., and JARRETT, O.: The specificity of neutralizing anitbodies to feline leukaemia viruses. Int. J. Cancer **21**, 768–778 (1978).

RUSSELL, P. H., and JARRETT, O.: The occurrence of feline leukaemia virus neutralizing antibodies in cats. Int. J. Cancer **22**, 351–357 (1978).

SABO, A., RAJČANI, J., RAUS, J., und KARELOVÁ, E.: Untersuchungen über die Pathogenese der Aujeszky-Krankheit bei der Katze. Arch. Ges. Virusforsch. **25**, 288–298 (1968).

SAMPSON, G. R., COUNTER, F. T., SCHLEGEL, B. F., and RATHMACHER, R. P.: Antibody response of cats vaccinated with an inactivated cell culture feline panleukopenia vaccine. J.A.V.M.A. **160**, 1619–1621 (1972).

SARMA, P. S., and LOG, T.: Subgroup classification of feline leukemia and sarcoma viruses by viral interference and neutralization tests. Virology **54**, 160–169 (1973).

SCHNIEWIND, A.: Vorkommen von Infektionen mit dem felinen Leukämievirus im Raum Gießen und Augsburg. Vet.-med. Diss., Univ. Gießen (1982).

SCHÖNBAUER, M., SCHÖNBAUER-LÄNGLE, A., und KÖLBL, S.: Pockeninfektion bei einer Hauskatze. Zbl. Vet.-Med. B **29**, 434–440 (1982).

SCHULTZ, R. D., MENDEL, H., and SCOTT, F. W.: Effect of feline panleukopenia virus infection on development of humoral and cellular immunity. Cornell Vet. **66**, 324–332 (1976).

SCOTT, F. W.: Virucidal disinfectants and feline viruses. Am. J. Vet. Res. **41**, 410–414 (1980).

SCOTT, F. W.: Evaluation of a feline viral rhinotracheitis-feline calicivirus disease vaccine. Am. J. Vet. Res. **38**, 229–234 (1977).

SCOTT, F. W.: Update on feline immunization. Current Veterinary Therapy VII (Ed.: KIRK, R. W.), 1256–1258. W. B. Saunders, Philadelphia (1980).

SCOTT, F. W.: Panleukopenia. Diseases of the cat. (Ed.: HOLZWORTH, J.), 182–193. W. B. Saunders, Philadelphia (1987).

SCOTT, F. W.: Feline panleukopenia. In: Current Veterinary Therapy IV (KIRK, R. W., Ed.), 644–649. W. B. Saunders, Philadelphia (1971).

SCOTT, F. W., CSIZA, C. K., and GILLESPIE, J. H.: Maternally derived immunity to feline panleukopenia. J.A.V.M.A. **156**, 439–453 (1970).

SHELTON, G. H., WALTIER, R. M., CONNOR, S. C., and GRANT, C. K.: Prevalence of Feline Immunodeficiency Virus and Feline Leukemia Virus Infections in Pet Cats. JAAHA **25**, 7–12 (1989).

SHROYER, E. L., and SHALABY, M. R.: Isolation of feline syncytia-forming virus from oropharnyngeal swab samples and buffy coat cells. Am. J. Vet. Res. **39**, 555–560 (1978).

SIDDELL, S., WEGE, H., and TER MEULEN, V.: The biology of coronaviruses. J. Gen. Virol. **64**, 761–776 (1983).

SLISKI, A. H., and ESSEX, M.: Sarcoma virus-induced transformation specific antigen: Presence of antibodies in cats that were naturally exposed to leukemia virus. Virology **95**, 581–586 (1979).

SNYDER, H. W., SINGHAL, M. C., HARDY, W. D., and JONES, F. R.: Clearance of feline leukemia virus from persistently infected pet cats treated by extracorporeal immunoadsorption is correlated with an enhanced antibody response to FeLV gp 70. J. Immunol. **132**, 1538–1543 (1984).

SNYDER, H. W., SINGHAL, M. C., ZUCKERMAN, E. E., JONES, F. R., and HARDY, W. D.: The feline oncornavirus-associated cell membrane antigen (FOCMA) is related to, but distinguishable from, FeLV-C gp^{70}. Virology **131**, 315–327 (1983).

SNYDER, S. P., and THEILEN, G. H.: Transmissible feline fibrosarcoma. Nature **221**, 1074–1075 (1969).

STECK, F., WANDELER, A., NYDEGGER, B., MANIGLEY, C., und WEISS, M.: Die Tollwut in der Schweiz 1967–1978. Schweiz. Arch. Tierheilk. **122**, 605–636 (1980).

STECK, F., WANDELER, A., BICHSEL, P., CAPT, S., and SCHNEIDER, L.: Oral immunization against rabies. A field study. Zbl. Vet. Med. B **29**, 372–396 (1982).

STEED, V. P.: Improved survival of four cats infected with feline leukemia virus after oral administration of Interferon. Fel. Pract. **17**, 24 (1987).

STODDART, C. A., BARLOUGH, J. E., and SCOTT, F. W.: Experimental studies of a coronavirus and coronavirus-like agent in a barrier-maintained feline breeding colony. Arch. Virol. **79**, 85–94 (1984).

STUDDART, M. E., GASKELL, R. M., HARBOUR, D. A., GASKELL, C. J.: Virus shedding and immune responses in cats inoculated with cell culture-adapted feline infectious peritonitis virus. Vet. Microbiol. **16**, 145–158 (1988).

STUDDERT, M. J.: Caliciviruses, brief review. Arch. VIrol. **58**, 157–191, (1978).

STÜNZI, H., und GREVEL, V.: Die ansteckende fibrinöse Peritonitis der Katze. Schweiz. Arch. Tierheilk. **115**, 579–586 (1973).

SWINNEY, R., PAULI, J., JONES, B. R., and WILKS, C. R.: Feline T-lymphotropic virus (feline immunodeficiency virus) infection in cats in New Zealand. N.Z.Vet. J. **37**, 41–43 (1989).

TALBOTT, R. L., SPARGER, E. E., LOVELACE, K. M., FITCH, W. M., PEDERSEN, N. C., LUCIW, P. A., and ELDER, J. H.: Nucleotide sequence and genomic organization of feline immunodeficiency virus. Proc. Natl. Acad. Sci. **86**, 5743–5747 (1989).

TAVARES, L., RONEKER, C., JOHNSTON, K., LEHRMAN, S. N., and DE NORONHA, F.: 3'-azido-3'-deoxythymidine in feline leukemia virus-infected cats: A model for therapy and prophylaxis of AIDS. Cancer Res. **47**, 3190–3194 (1987).

THAM, K. M., and STUDDERT, M. J.: Antibody and cell-mediated immune responses to feline herpesvirus 1 following inactivated vaccine and challenge. J. Vet. Med. (B) **34**, 585–597 (1987).

THAM, K. M., and STUDDERT, M. J.: Antibody and cell-mediated immune responses to feline calicivirus following inactivated vaccine and challenge. Zbl. Vet. Med. (B) **34**, 640–654 (1987).

THAM, K. M., and STUDDERT, M. J.: Antibody and cell mediated immune responses to an inactivated feline panleukopenia virus vaccine. J. Vet. Med. (B) **34**, 701–712 (1987).

THEOBALD, J.: Felidae. In: Zoo and Wild Animal Medicine, 658. (M. E. FOWLER, Ed.). W. B. Saunders, Philadelphia (1978).

THOMSETT, L. R., BAXBY, D., and DENHAM, E. M.: Cowpox in the domestic cat. Vet. Rec. **108**, 567 (1978).

THOMPSON, R. R., WILCOX, G. E., CLARK, W. T., and JANSEN, K. L.: Association of calicivirus infection with chronic gingivitis and pharyngitis in cats. J. small Anim. Pract. **25**, 207–210 (1984).

TRAININ, Z., WERNICKE, D., UNGAR-WARON, H., and ESSEX, M.: Suppression of the humoral antibody response in natural retrovirus infections. Science **220**, 858–859 (1983).

TUCH, K., WITTE, K. H., und WULLER, H.: Feststellung der felinen infektiösen Peritonitis (FIP) bei Hauskatzen und Leoparden in Deutschland. Zbl. Vet. Med. (B) **21**, 426–441 (1974).

TUPPER, G. T., EVERMANN, J. F., RUSSELL, R. G., and THOULESS, M. E.: Antigenic and biological diversity of feline coronaviruses feline infectious peritonitis and feline enteritis virus. Arch. Virol. **96**, 29–38 (1987).

VAN RENSBURG, P. J. J., SKINNER, J. D., and VAN AARDE, R. J.: Effects of feline panleucopenia on the population characteristics of feral cats on Marion Island. J. Appl. Ecology **24**, 63–73 (1987).

VAUGHN, J. B., and GERHARDT, P.: Isolation of Flury rabies vaccine virus from salivary gland of a cat. J. Amer. Vet. Med. Ass. **139**, 221–223 (1961).

VAUGHN, J. B., GERHARDT, P., and PATERSON, J. C. S.: Excretion of street rabies virus in saliva of cats. J. Amer. Vet. Med. Ass. **184**, 705–708 (1963).

VEDBRAT, S. S., RASHEED, S., LUTZ, H., GONDA, M., RUSCETTI, S., GARDNER, M. B., and PRENSKY, W.: Feline Oncornavirus-associated cell membrane antigen (FOCMA): A viral and not a cellularly coded transformation-specific antigen of cat lymphomas. Virology **124**, 445–461 (1983).

VEIJALAINEN, P. M.-L., NEUVONEN, E., NISKANEN, A., and JUOKSLAHTI, T.: Latex agglutination test for detecting feline panleukopenia virus, canine parvovirus, and parvoviruses of fur animals. J. Clin. Microbiol. **23**, 556–559 (1986).

VERGE, J., et CHRISTOFORONI, N.: La gastro-entérite infectieuse des chats est-elle due à un virus filtrable? Comp. Rend. Soc. Biol. **99**, 312–314 (1928).

WALTON, T. E., and GILLESPIE, J. H.: Feline viruses, VI. Survey of the incidence of feline pathogenic agents in normal and clinically-ill cats. Cornell Vet. **60**, 215–232 (1970).

WALTON, T. E., and GILLESPIE, J. H.: Feline viruses. VII. immunity to the feline herpesvirus in kittens inoculated experimentally by the aerosol method. Cornell Vet. **60**, 232–239 (1970).

WARD, B. C., and PEDERSEN, N. C.: Infectious peritonitis in cats. J. Am. Vet. Med. Assoc. **154**, 26–35 (1969).

WARD, J. M.: Morphogenesis of a virus in cats with experimental feline infectious peritonitis. Virol. **41**, 191–194 (1970).

WARD, J. M., SMITH, R., and SCHALM, O. W.: Inclusions in neutrophils of cats with feline infectious peritonitis. JAVMA **158**, 348 (1971).

WARDLEY, R. C.: Feline calicivirus carrier state. A study of the host/virus relationship. Arch. Virol. **52**, 243–249 (1976).

WARDLEY, R. C., and POVEY, R. C.: Aerosol transmission of feline caliciviruses. An Assessment of its epidemiological importance. Br. vet. J. **133**, 504 (1977).

WARDLEY, R. C., and POVEY, R. C.: The clinical disease and patterns of excretion associated with three different strains of feline caliciviruses. Res. Vet. Sci. **23**, 7–14 (1976).

WEIBLEN, R., RAISER, A. G., RAHAL, S. C., and CANABARRO, T. F.: Isolation of feline calicivirus form cats in Brazil. Vet. Rec. **122**, 94–95 (1988).

WEIJER, K., and DAAMS, J. H.: The control of lymphosarcoma/leukaemia and feline leukaemia virus. Small Anim. Pract. **19**, 631–637 (1978).

WEISS, R. C., and SCOTT, F. W.: Antibody-mediated enhancement of disease in feline infectious peritonitis: Comparisons with dengue hemorrhagic fever. Comp. Immun. Microbiol. Infect. Dis. **4**, 175–189 (1981).

WEISS, R. C., DODDS, W. J., and SCOTT, F. W.: Disseminated intravascular coagulation in experimentally induced feline infectious peritonitis. Am. J. Vet. Res. **41**, 663–671 (1980).

WEISS, R. C., and SCOTT, F. W.: Pathogenesis of feline infectious peritonitis: Nature and development of viremia. Am. J. Vet. Res. **42**, 382–390 (1981a).

WEISS, R. C., and SCOTT, F. W.: Pathogenesis of feline infectious peritonitis: Pathologic changes and immunofluorescence. Am. J. Vet. Res. **42**, 2036–2048 (1981b).

WEISS, R. C., and TOIVIO-KINNUCAN, M.: Inhibiton of feline infectious peritonitis virus replication by recombinant human leukocyte (α) interferon and feline fibroblastic (β) interferon. Am. J. Vet. Res. **49**, 1329–1331 (1988).

WIKTOR, T. J., and KOPROWSKY, H.: Antigenic variants of rabies virus. J. Exp. Med. **152**, 99–112 (1980).

WILLEMSE, A., and EGBERINK, H. F.: Transmission of cowpox virus infection from domestic cat to man. Lancet, 1515 (1985).

WINSTON, S., FISCUS, S., HESTERBERG, L., MATSUSHITA, T., MILDBRAND, M., PORTER, J., and TERAMOTO, Y.: Rapid detection of viral-specific antibodies by enzyme-linked immunosorbent assay (ELISA). Vet. Immunol. Immunopathol. **17**, 453–464 (1987).

WITTE, K. H., TUCH, K., DUBENKROPP, H., und WALTHER, C.: Untersuchungen über die Antigenverwandtschaft der Viren der felinen infektiösen Peritonitis und der transmissiblen Gastroenteritis des Schweines. Berl. Münch. Tierärztl. Wschr. **90**, 396–401 (1977).

WOLFE, L. G., and GRIESEMER, R. A.: Feline infectious peritonitis. Path. Vet. **3**, 255–270 (1966).

WOODS, R. D., and PEDERSEN, N. C.: Cross-protection studies between feline infectious peritonitis and porcine transmissible gastroenteritis viruses. Vet. Microbiol. **4**, 11–16 (1979).

YAMAMOTO, J. K., HANSEN, H., HO, E. W., MORISHITA, T. Y., OKUDA, T., SAWA, T. R., NAKAMURA, R. M., and PEDERSEN, N. C.: Epidemiologic and clinical aspects of feline immunodeficiency virus infection in cats from the continental United States and Canada and possible mode of transmission. JAVMA **194**, 213–220 (1989).

YAMAMOTO, J. K., SPARGER, E., HO, E. W., ANDERSEN, P. R., O'CONNOR, T. P., MANDELL, C. P., LOWEMSTINE, L., MUNN, R., and PEDERSEN, N. C.: Pathogenesis of experimentally induced feline immunodeficiency virus infection in cats. Am. J. Vet. Res. **49**, 1246–1258 (1988).

YAMAMOTO, J. K., SPARGER, E., HO, E. W., ANDERSEN, P. R., O'CONNOR, T. P., MANDELL, C. P., LOWENSTINE, L., MUNN, R., and PEDERSEN, N. C.: Pathogenesis of experimentally induced feline immunodeficiency virus infection in cats. Am. J. Vet. Res. **49**, 1246–1258 (1988).

YOHN, D. S., OLSEN, R. G., SCHALLER, J. P., HOOVER, E. A., MATHES, L. E., HEDING, L., and DAVIS, G. W.: Experimental oncornavirus vaccines in the cat. Cancer Res. **36**, 646–651 (1976).

ZOOK, B. C., KING, N. W., ROBISON, R. L., and MCCOMBS, H. L.: Ultrastructural evidence for the viral etiology of feline infectious peritonitis. Path. Vet. **5**, 91–95 (1968).

11. Parasitosen
(R. Ribbeck)

11.1. Durch Protozoen hervorgerufene Parasitosen

11.1.1. Giardiose

Durch Befall mit einem fakultativ-pathogenen, zystenbildenden Flagellaten aus der Gattung *Giardia* (Diplomonadida; Hexamitidae) hervorgerufene, meist latent verlaufende, in seltenen Fällen vor allem bei Jungtieren klinisch manifest mit gastrointestinalen Störungen auftretende Endoparasitose mit Zoonosencharakter.

Ätiologie. Als Erreger der Giardiose der Hauskatze gilt *Giardia cati* Deschiens, 1925 (Syn. *Giardia felis* Hegner, 1925); dieser wurde auch bei Wildkatze und Löwe nachgewiesen. Die bilateral-symmetrischen, tropfenförmigen, beweglichen Trophozoiten von *G. cati* sind Doppelindividuen. Sie besitzen Zellkerne und Geißelgruppen (4) in doppelter Anzahl sowie eine ventral gelegene Adhäsionsscheibe (ventraler Diskus). In der Länge messen sie etwa 11–17 µm, in der Breite und Dicke etwa 3 µm.

Die Vermehrung von *G. cati* erfolgt durch Zweiteilung (Längsteilung). Die Enzystierung findet in den kaudalen Ileumabschnitten und im Dickdarm des Wirtes statt. Die Zysten enthalten ein unvollständig getrenntes Paar von Trophozoiten, dadurch erscheinen sie vierkernig. Sie werden mit dem Kot ausgeschieden, sind ovoid, etwa 7–15 µm lang. Die Zysten besitzen gegenüber Umwelteinflüssen eine relativ hohe Tenazität und sind auch außerordentlich widerstandsfähig, z. B. gegenüber Desinfektionsmitteln. Ein Zwischenwirt ist in den Lebenszyklus nicht eingeschaltet.

G. cati ist morphologisch identisch mit zahlreichen anderen *Giardia*-Arten; die Selbständigkeit der einzelnen Spezies gilt heute nicht mehr als gesichert.

G. cati parasitiert im Dünndarm (Jejunum, vorderes Ileum), der Erreger soll bei der Katze ebenfalls den Dickdarm besiedeln. Mit der Adhäsionsscheibe heften sich die Giardien auf der Mikrovillischicht an und werden auch frei zwischen den Zotten angetroffen. Sie ernähren sich von Darminhalt des Wirtes, der durch Pinozytose aufgenommen wird. Die aufgenommenen Kohlenhydrate werden als Glycogen gespeichert und anaerob abgebaut.

Epidemiologie. Nachdem *G. lamblia* als Zoonosenerreger erkannt worden ist, muß für weitere *Giardia* spp. die Übertragbarkeit zwischen Säugetieren und dem Menschen angenommen und auch die Katze als potentielle Infektionsquelle für den Menschen in Betracht gezogen werden.

G. cati ist kosmopolitisch verbreitet, kommt aber regional mit unterschiedlicher Frequenz vor. Die Häufigkeit des Befalls bei Katzen in Deutschland ist nicht bekannt; in der Schweiz wurden bei stichprobenweisen einmaligen Untersuchungen von Katzenkotproben bis 5,3%, überwiegend latente, *Giardia*-Ausscheider ermittelt. Der Erreger ist demnach wahrscheinlich weiter verbreitet, als bisher angenommen wurde. Klinisch manifeste Giardiose gehört jedoch bislang zu den seltenen Krankheitsbildern bei Katzen und wird nur gelegentlich bei Jungtieren aus größeren Katzenhaltungen beschrieben.

Die Ansteckung der Katze mit *Giardia*-Zysten erfolgt per os als Schmutz- und Schmierinfektion. Infektionsquelle sind überwiegend Fäzes infizierter Tiere oder vielleicht kontaminiertes Trinkwasser; es werden auch Vögel und Fliegen (Überleben der Erreger bis zu 30 Stunden) in Betracht gezogen. Die Präpatentperiode beträgt 5–16, im Durchschnitt 10 Tage.

Pathogenese. Der Mechanismus der Schadwirkung der Giardien ist noch nicht eindeutig geklärt. Es wird u. a. eine mechanische Schädigung des Darmepithels durch die Adhäsionsscheibe, möglicherweise auch die Wirkung eines Toxins angenommen.

Klinik. Giardiose tritt hauptsächlich bei Jungtieren im Alter zwischen 6 und 12 Monaten klinisch manifest auf. Ältere Tiere entwickeln wohl eine Immunität gegenüber *Giardia*-spp.-Infektionen. Kohlenhydratreiche Ernährung, verminderte Magensaftsekretion und Veränderungen der Darmflora bieten gute Bedingungen für eine Massenvermehrung der Giardien und zählen zu den prädisponierenden Faktoren für den Ausbruch einer klinisch manifesten Giardiose. Diese verläuft mit Anorexie, akuter bis chronischer Enteritis mit intermittierendem Durchfall (bei weichem bis schleimigem, steatorrhoischen, nur gelegentlich Blutbeimengungen enthaltenden Kot) und daraus resultierender Exsikkose und Abgeschlagenheit. Stoffwechselimbalancen durch Maldigestion und Malabsorption, hervorgerufen durch die Schadwirkungen der Giardien in Kombination mit Immunreaktionen des Wirtes, führen zu Körpermasseverlusten; Fieber tritt nicht auf. Die Krankheitsdauer bei unbehandelten Tieren variiert zwischen einer Woche bis zu mehreren Monaten.

Diagnostik und Differentialdiagnostik. Bei der Intravitaldiagnostik der Giardiose ist zu berücksichtigen, daß die Ausscheidung der *Giardia*-Trophozoiten und -Zysten unregelmäßig erfolgt und auch zeitweilig sistieren kann. Bei Verdacht einer *Giardia*-Infektion muß ggf. mehrmals im Abstand von jeweils 2 Tagen untersucht werden.

G.-cati-Trophozoiten werden vorwiegend mit dem Durchfallkot ausgeschieden. Sie haben in der Außenwelt nur eine sehr kurze Lebensdauer. Der Nachweis gelingt deshalb nur aus ganz frisch abgesetztem, körperwarmen oder sofort mit MIFC-Lösung (Merthiolat-Iodine-Formalin-concentration) fixiertem Kot sowie im nach GIEMSA gefärbten Kotausstrich.

Da der Inhalt der *Giardia*-Zysten durch die in der koproskopischen Diagnostik gebräuchlichen Flotationsmedien derart deformiert wird, daß typische Innenstrukturen nicht mehr zu erkennen sind, erfolgt der Zystennachweis im Kot mittels der MIFC-Methode. Die Zystenausscheidung beginnt etwa 2–3 Tage nach Einsetzen der Diarrhoe.

Post mortem können *Giardia*-Trophozoiten in Schleimhautabstrichen von Jejunum und Ileum nachgewiesen werden.

Bekämpfung. Zur medikamentellen Therapie haben sich auch bei der Katze Metronidazol (per os jeweils 25–30 mg/kg KM zweimal täglich 5–10 Tage lang bzw. jeweils 125 mg je Tier bis 10 kg KM zweimal täglich 5 Tage lang, ggf. Wiederholung mit der 1½fachen oder doppelten Dosis) oder Furazolidon (per os 4 mg/kg KM jeweils zweimal täglich 5 Tage lang) bewährt. Der Flüssigkeitsverlust infolge der Diarrhoe ist durch die Verabreichung von Elektrolytlösungen zu kompensieren.

Zur Eliminierung der in der Außenwelt sehr widerstandsfähigen *Giardia*-Zysten muß eine gründliche mechanische Reinigung erfolgen, die handelsüblichen Desinfektionsmittel sind nicht ausreichend wirksam.

Literatur

BRIGHTMAN, A. A., and SLONKA, G. F.: A review of five clinical cases of giardioses in cats. J. Am. Anim. Hosp. Ass. **12**, 492–497 (1976).
FLENTJE, B.: *Giardia*-Infektionen beim Menschen. Angew. Parasitol. **30**, 167–171 (1989).
FRIEDHOFF, K. T.: Eingeschleppte oder selten diagnostizierte Protozoen- und Rickettsieninfektionen der Hunde und Katzen. Prakt. Tierarzt **62**, Sonder-Nr. 56–61 (1981).
HIEPE, TH., BUCHWALDER, R., und KRÜGER, A.: Untersuchungen zum Endoparasitenbefall streunender Katzen unter besonderer Berücksichtigung der Helminthen. Wiener tierärztl. Mschr. **75**, 499–503 (1988).
HITCHCOCK, D. J., and MALEWITZ, T. D.: Habitat of *Giardia* in the kitten. J. Parasitol. **42**, 286 (1956).
JUNGMANN, R., HIEPE, TH., und SCHEFFLER, C.: Zur parasitären Intestinalfauna bei Hund und Katze mit einem speziellen Beitrag zur *Giardia*-Infektion. Mh. Vet.-Med. **41**, 309–311 (1986).
KIRKPATRICK, C. E.: Feline giardiasis: a review. J. Small Anim. Pract. **27**, 69–80 (1986).
KIRKPATRICK, C. E.: Giardiasis in large animals. Comp. Contin. Educ. Pract. Veter. **11**, 80–84 (1989).
KIRKPATRICK, C. E., and FARRELL, J. P.: Feline giardiasis: Observations on natural and induced infections. Am. J. vet. Res. **45**, 2182–2188 (1984).
MEYER, E. A., and RADULESCU, S.: *Giardia* and giardiasis. Adv. Parasitol. **17**, 1–47 (1979).
NESVADBA, J.: Giardiabefall bei einer Katze. Kleintierpraxis **24**, 177–179 (1979).
ROHDE, E.: Therapieversuche der Giardiasis des Hundes. Vet.-med. Diss., Zürich (1983).
SEILER, M., ECKERT, J., und WOLFF, K.: *Giardia* und andere Darmparasiten bei Hund und Katze in der Schweiz. Schweiz. Arch. Tierheilk. **124**, 137–148 (1983).
WOLFF, K., und ECKERT, J.: *Giardia*-Befall bei Hund und Katze und dessen mögliche Bedeutung für den Menschen. Berl. Münch. tierärztl. Wschr. **92**, 479–484 (1979).

11.1.2. Toxoplasmose

Bei der Katze als Endwirt in der Regel subklinisch verlaufende, weltweit verbreitete, durch *Toxoplasma gondii* NICOLLE et MANCEAUX, 1908 (Eucoccidiida; Sarcocystidae) hervorgerufene Endoparasitose mit Zoonosencharakter.

Ätiologie. Endwirte für *T. gondii* sind die Hauskatze und andere Feliden, wie Luchs, Ozelot, Puma und Jaguarundi. Zahlreiche Säugetiere, u. a. schlachtbare Haustiere, Wild-, Nage- und Heimtiere, sowie Vögel und Reptilien, aber auch der Mensch, fungieren als Zwischenwirte. Der Hund ist dabei nur *einer* von vielen Zwischenwirten, eine Oozystenausscheidung findet bei ihm nicht statt. Unter den schlachtbaren Haustieren spielen besonders Schwein und Schaf eine bedeutende Rolle in der Toxoplasmose-Epidemiologie. Rind und Pferd sind dagegen offenbar wenig empfänglich für *T. gondii*.

Beim Menschen verläuft die Toxoplasmose als **postnatal** erworbene Infektion überwiegend symptomlos, aber auch als chronische oder akute Erkrankung unter verschiedenen klinischen Bildern: meist als Lymphadenopathie, seltener als Augen-, thorakale oder abdominale Toxoplasmose sowie als generalisierte oder zerebrale Form. Letztere Formen werden vorwiegend bei Patienten unter immunsuppressiver Therapie, nach Organtransplantationen sowie bei AIDS-Infizierten festgestellt. Bei einer **Primoinfektion** während der Schwangerschaft *können* durch *T. gondii* bedingte Destruktionsherde im Zottenepithel der Plazenta, danach ein diaplazentarer Übergang der Erreger auf die Frucht und – abhängig vom Infektionszeitpunkt, von der Infektionsdosis und der fetalen Inkubationszeit (Zeitspanne zwischen mütterlicher und fetaler Parasitämie) – Abort (bei Infektion im 1. Trimenon) sowie Früh- oder Totgeburt bzw. Fetopathien, d. h. verschiedene Formen der **konnatalen Toxoplasmose** (bei Infektion im 2. oder 3. Trimenon), auftreten. Dazu zählen das retinoenzephalopathische Syndrom der Neugeborenen mit Hydrozephalus, Verkalkungsherden im Gehirn und Chorioretinitis (zerebrale Form der Säuglingstoxoplasmose), die generalisierte Form oder angeborene Hirnschäden verschiedenen Grades, die im Säuglings- bzw. als oligosymptomatische Formen erst im Kleinkind- oder Schulkindalter als geistige Retardierung, Störungen der Feinmotorik oder als Augenschädigungen auffällig werden. Eine *T.-gondii*-Infektion hinterläßt durch die Zystenbildung im Zwischenwirt eine belastungsfähige Immunität, die einen Schutz vor Superinfektionen bewirkt. Für eine bereits *vor* Beginn der Schwangerschaft toxoplasmosepositive Frau besteht nach dem gegenwärtigen Wissensstand daher keine Gefahr hinsichtlich einer Schädigung der Frucht durch *T. gondii*.

Epidemiologie. *T. gondii* ist fakultativ zweiwirtig; der Erreger gehört zu den sog. zystenbildenden Kokzidien. Bei der Toxoplasmose können 3 Infektionszyklen unterschieden werden (Abb. 11.1.):

- Endwirt – Endwirt – Zyklus;
- Endwirt – Zwischenwirt – Zyklus;
- Zwischenwirt – Zwischenwirt – Zyklus.

Infektionsstoff für die Katze beim **Endwirt – Endwirt – Zyklus** sind die Sporozoiten in den sporulierten Oozysten. In der ersten Phase der Infektion kommt es dabei zu einer extraintestinalen Entwicklung. Aus den per os aufgenommenen Oozysten werden die Sporozoiten frei und gelangen nach Penetration der Darmwand lymphogen und hämatogen in verschiedene Organe und Gewebe. Hier findet intrazellulär zunächst, wie in einem Zwischenwirt, in einer parasitophoren Vakuole eine proliferative Vermehrung (Endodyogenie, Bildung von Trophozoiten = Tachyzoiten) und anschließend, mit Einsetzen der Antikörperproduktion, eine Zystenbildung mit einer weiteren, allerdings langsamen ungeschlechtlichen Vermehrung durch Endodyogenie und Bildung von Zystozoiten (= Bradyzoiten) statt. Erst danach, etwa ab 18. Tag post infectionem, nachdem ein Teil der Bradyzoiten auf hämatogenem Wege wieder in den Darm gelangt ist, läuft im Dünndarmepithel der Katze die intestinale Phase der *T.-gondii*-Entwicklung mit Endopolygenie (= Schizogonie; mehrere Generationen) und Gamogonie ab. Die Oozysten werden in nichtversportem Zustand mit den Fäzes ausgeschieden. Die Präpatentperiode beträgt in diesem Zyklus 21–40 Tage.

Beim **Endwirt – Zwischenwirt – Zyklus** stellen vor allem *T.-gondii*-Bradyzoiten in Gewebs-, besonders Muskelzysten des infizierten Zwischenwirtes, seltener Tachyzoiten aus extraintestinalen Organen akut infizierter Zwischenwirte den Infektionsstoff für die Katze dar. Dabei erfolgt bei einer ausschließlichen Infektion mit Tachyzoiten eine zweiphasige Entwicklung: zunächst extraenteroepithelial und anschließend enteroepithelial wie im Endwirt – Endwirt – Zyklus (s. o.) mit einer Präpatentperiode von 4–10 Tagen.

Bei der Ansteckung der Katze mit den Bradyzoiten enthaltenden Zysten aus chronisch infizierten, immunen Zwischenwirten kommt es einerseits zu der für Kokzidien im Endwirt typischen enteroepithelialen Entwicklung (Endopolygenie, Gamogonie). Die Vermehrung von *T. gondii* im Dünndarm der Katze ist extensiv, es werden Millionen von Oozysten produziert. Die Präpatentperiode liegt dabei nur bei 3–6(–9) Tagen. Die Patentperiode beträgt, abhängig vom Immunstatus des Endwirtes, 7–14 Tage, der Höhepunkt der Oozystenausscheidung liegt zwischen dem 5. und 9. Tag. Simultan mit der intestinalen läuft bei den meisten infizierten Katzen jedoch auch eine extraenteroepitheliale Entwicklung wie bei den Nichtfeliden ab, d. h., ein Teil der aufgenommenen Bradyzoiten durchdringt die Darmwand und gelangt auf lymphogenem und hämatogenem Wege in die inneren Organe. Dort kommt es zur Entstehung von Tachyzoiten, etwa 1½ Wochen post infectionem zur Bildung von Zysten mit Bradyzoiten. Die Katze spielt neben ihrem Status als Endwirt für *T. gondii* also zugleich die Rolle eines Zwischenwirtes. Kongenitale Ansteckungen mit *T. gondii* können

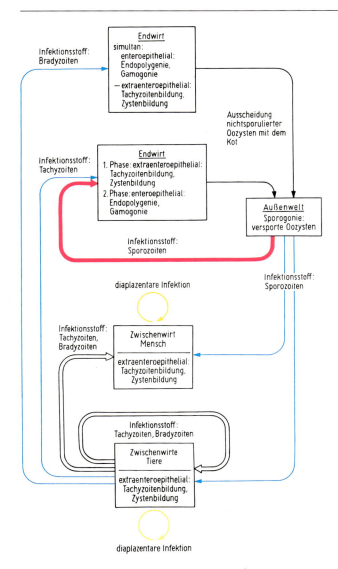

Abb. 11.1. Lebenszyklus von *Toxoplasma gondii*.

wohl auch beim Endwirt, der Katze, angenommen werden, spielen aber epidemiologisch kaum eine Rolle für die Weitergabe der Infektion in der Katzenpopulation.

Die Sporulation, d. h. die Erlangung der Infektionsreife der Oozysten, erfolgt in der Außenwelt temperaturabhängig innerhalb weniger Tage. Bei 20 °C nimmt diese etwa 3 Tage in Anspruch. Sporulierte *T.-gondii*-Oozysten sind rundlich, sie enthalten 2 Sporozysten mit je 4 Sporozoiten. Eine Mikropyle ist nicht ausgebildet, ein granulierter Oozystenrestkörper vorhanden. Sie messen im Durchschnitt $10,7 \times 12,5$ µm und sind morphologisch nicht von denen von *Hammondia hammondi* zu unterscheiden. Bei der Verbreitung der *Toxoplasma-*

Oozysten spielen Insekten (Fliegen, koprophage Käfer, Schaben), Regenwürmer oder Schnecken eine nicht zu unterschätzende Rolle.

T.-gondii-Oozysten sind gegenüber äußeren Einflüssen sehr widerstandsfähig. Da die Katzen ihren Kot nach der Defäkation verscharren, können die Oozysten in feuchtem Erdreich (Gartenerde, Spielsand in Sandkästen) etwa 18–24 Monate lebens- und infektionsfähig bleiben. Für 2 Monate werden von den sporulierten Oozysten −20 °C, für 3 Wochen −80 °C toleriert. Während bei Temperaturen von 55 °C versporte *T.-gondii*-Oozysten innerhalb von 15 Minuten abgetötet werden, überleben nichtversporte Oozysten diese Temperatur nur 30 Sekunden. Die handelsüblichen Desinfektionsmittel sind gegenüber den Oozysten auch bei längeren Einwirkungszeiten nicht wirksam.

Die Ansteckung der **Zwischenwirte** erfolgt durch Aufnahme sporulierter *T.-gondii*-Oozysten über kontaminiertes Futter (Endwirt – Zwischenwirt – Zyklus), durch oral-alimentäre Aufnahme roher, zystenhaltiger Gewebe anderer Zwischenwirte oder diaplazentar bei vertikaler Infektion **(Zwischenwirt – Zwischenwirt – Zyklus)**. Bei der Infektion mit sporulierten Oozysten dringen die im Magen-Darm-Kanal freiwerdenden Sporozoiten durch die Darmwand und werden lymphogen und hämatogen in verschiedene Organe, vor allem ZNS, Auge und weibliche Geschlechtsorgane, verfrachtet. Dort findet zunächst eine ungeschlechtliche Vermehrung (Endodyogenie, mehrmals schnell ablaufend, Bildung von halbmondförmigen, etwa 3,5–7 × 2–4 µm großen Tachyzoiten) statt. Danach (etwa ab 10. Tag post infectionem) kommt es, vornehmlich in Skelettmuskulatur, Herz, Zwerchfell und Gehirn, zur Zystenbildung. Innerhalb der Zysten erfolgt eine langsame ungeschlechtliche Vermehrung mit der Bildung von Zystozoiten (= Bradyzoiten). Die rundlichen, dünnwandigen, nicht gekammerten Zysten sind bis 300 µm groß und enthalten Tausende von Bradyzoiten. Auch durch die elektronenmikroskopische Untersuchung lassen sich *T.-gondii*-Zysten nicht von denen von *Hammondia hammondi* unterscheiden. Es besteht außerdem eine antigene Verwandtschaft zwischen beiden Erregerarten; Kreuzreaktionen treten in Sabin-Feldman-Test, ELISA und KBR auf.

Während *T.-gondii*-Tachyzoiten gegenüber äußeren Einflüssen, besonders Trockenheit, sehr empfindlich sind, weisen die Zysten eine wesentlich größere Widerstandsfähigkeit auf. Im Fleisch bleiben sie unter Kühlschrankbedingungen bei 4 °C etwa 3 Wochen lebens- und infektionsfähig. Niedrige Temperaturen (−21 °C) sowie Hitze (Räuchern, Herstellung von Brüh- oder Kochwurst bei 50 °C für 20 Minuten) töten die Zysten sicher ab.

T. gondii ist weltweit, regional jedoch mit unterschiedlicher Häufigkeit verbreitet. In Deutschland weisen etwa 45–74% der Katzen Antikörper gegen *T. gondii* auf. Infolge der protektiven Immunität sind jedoch insgesamt nur etwa 1 bis maximal 2% (meist Jungtiere unter 6 Monaten) Oozystenausscheider. Der meist subklinische Verlauf der Toxoplasmose bei Katzen und das damit verbundene meist nicht rechtzeitige Erkennen der Infektion leisten der Verbreitung von *T. gondii* Vorschub. Die verschiedenen Infektionsmodi führen bei Erstinfektion in unterschiedlichem Maße zu patenten *T.-gondii*-Infektionen bei Katzen. So liegt der Prozentsatz von Oozystenausscheidern nach Ansteckung mit sporulierten Oozysten etwa bei 16%, mit Tachyzoiten bei 20% und mit Bradyzoiten (in Zysten) bei 97%. Das unterstreicht die besondere Rolle rohen Futterfleisches und wohl auch der Beutetiere bei der Ansteckung der Katze mit *T. gondii*. Der Durchseuchungsgrad von Wildnagern mit *T. gondii* ist in Deutschland nicht bekannt. Kongenital mit Toxoplasmen infizierte Labormäuse weisen eine höhere Bewegungsaktivität auf als nichtinfizierte Tiere. Unter natürlichen Bedingungen könnten infizierte Wildmäuse daher leichter eine Beute der Katzen werden.

Klinik. Die Intestinalphase der Toxoplasmose verläuft bei älteren Katzen im allgemeinen ohne jegliche klinische Erscheinungen. Trotz der hohen Oozystenproduktion im Dünndarm treten nur selten Verdauungsstörungen, wie leichte Diarrhoe, auf. Nach Aufnahme zystenhaltigen Fleisches werden nur gelegentlich kurzfristig Fieber und eine regionäre Lymphadenopathie (Hals- und Mesenteriallymphknoten) festgestellt.

Sehr selten werden klinisch-manifeste Erkrankungen während der extraenteroepithelialen Entwicklung der Toxoplasmen im Stadium der Tachyzoitenbildung beobachtet. Bei akutem Verlauf treten vorwiegend bei Jungtieren eine fieberhafte Allgemeinerkrankung mit Husten und Dyspnoe, Diarrhoe, Ikterus und Paralysen infolge von Enteritis, Myokarditis, Enzephalitis oder Myositis auf; Todesfälle können dann bei Welpen eintreten. Der chronische Verlauf, vor allem bei immunsuppressiven Altkatzen vorkommend, ist gekennzeichnet durch ZNS- (Ataxien, Konvulsionen) und Magen-Darm-Störungen (Erbrechen, Diarrhoe, Abmagerung), gelegentlich werden auch Chorioretinitis, Anämie oder Aborte festgestellt. Bei konnataler Toxoplasmose der Neugeborenen oder nach experimenteller Infektion unmittelbar post natum waren bei sehr jungen Katzenwelpen Enzephalitis, Hepatitis, Nephritis, interstitielle Pneumonie, Myokarditis oder Myositis auffällig, die in der Regel etwa am 9. Tag post infectionem zum Tode führten.

Bei vielen Tieren bereits nach einmaliger, mit Sicherheit nach einer mehrmaligen Infektion mit *T. gondii* kommt es bei der Katze zur Ausbildung einer belastbaren Immunität. Die im Gewebe befindlichen, mit Bradyzoiten angefüllten Zysten halten die Immunität lange Zeit, durch laufende Reinfektionen ggf. lebenslang, aufrecht (sog. *Prämunität*). Die Tiere sind serologisch positiv, scheiden jedoch, auch nach Re- oder Superinfektionen, in der Regel keine Oozysten mehr aus. Eine Reaktivierung latenter *T.-gondii*-Infektionen (mit kurzzeitiger Oozystenausscheidung) kann bei Katzen in seltenen Fällen durch eine Immunsuppression, z. B. im Gefolge von Enzephalitis, Pneumonie, Pankreatitis, *Cystoisospora*- und Felineimmunodeficiency-Virus-Infektion oder von Kortikosteroidgaben, erfolgen.

Diagnostik und Differentialdiagnostik. Bei patenter *T.-gondii*-Infektion sind die Oozysten beim Endwirt intra vitam koproskopisch mittels des Flotations- oder des kombinierten Sedimentations-Flotations-Verfahrens nach DE RIVAS nachzuweisen. Während der relativ kurzen Zeit der Patenz ist die tägliche Oozystenausscheidungsrate sehr hoch, sie kann 1 Mio Oozysten und mehr in 1 g Kot betragen. Morphologisch ist eine Differenzierung zwischen *T.-gondii*- und *Hammondia-hammondi*-Oozysten nicht möglich. Aus epidemiologischer Sicht (sehr geringe Befallsextensität mit *Hammondia hammondi* in der einheimischen Katzenpopulation) und im Hinblick auf den Zoonosencharakter der Toxoplasmose sollten daher alle < 15 μm großen Kokzidienoozysten im Katzenkot als solche von *T. gondii* angesehen werden. Durch aufwendige labordiagnostische Verfahren, wie den Tierversuch – die Übertragung von *T.-gondii*-Zysten von Maus zu Maus ist, im Gegensatz zur Übertragung von *Hammondia-hammondi*-Zysten, erfolgreich – sowie durch serologische Untersuchungen experimentell mit dem fraglichen Material infizierter Mäuse mittels des Sabin-Feldman-Tests ist eine Abgrenzung von *Hammondia*- und *Toxoplasma*-Befall möglich (s. Abschnitt 11.1.3.).

Zum serologischen Nachweis einer *Toxoplasma*-Infektion bei der Katze sind neben dem Sabin-Feldman-Test der Indirekte Hämagglutinations- und der Indirekte Immunfluoreszenz-Antikörper-Test (IFAT) geeignet. Die Aussagekraft des ELISA wird bei der Katze als zweifelhaft angesehen. Nach Erstinfektion mit *T.-gondii*-Oozysten können die ersten Antikörper mittels des IFAT etwa 14–28 Tage post infectionem, d. h. bereits *vor* Ablauf der Präpatentperiode, nachgewiesen werden. Insgesamt sind die Antikörpertiter bei infizierten Katzen generell niedriger als beim Menschen; mit falsch-negativen Ergebnissen muß gelegentlich gerechnet werden. Da eine einmalige Untersuchung keine sichere Diagnose einer akuten Toxoplasmose erlaubt, muß ggf. eine 2. Serumprobe 8–14 Tage später herangezogen werden. Ein Titeranstieg um mindestens 3 Stufen ist im positiven Falle zu erwarten. Grundsätzlich sollten die Ergebnisse von koproskopischer und serologischer Untersuchung vergleichend beurteilt werden, um die epidemiologische Situation einschätzen und entsprechende Verhütungs- und Bekämpfungsmaßnahmen durchsetzen zu können.

Postmortal kann ein Erregernachweis aus suspektem Organmaterial über den Tierversuch an Mäusen oder durch histologische bzw. fluoreszenzhistologische Untersuchung von Gewebs- und Organschnitten erfolgen.

Bekämpfung. Die zur medikamentellen Therapie der Toxoplasmose der Katze eingesetzten Antiparasitaria richten sich ausschließlich gegen die *enteroepithelialen* Entwicklungsstadien der Toxoplasmen. Sie werden in der Regel bei Oozysten-ausscheidenden Jungtieren angewendet. In der Praxis haben sich 2 Wochen lang die tägliche Gabe von Sulfonamiden, z. B. Sulfamethazin (100 mg/kg KM) oder Sulfadiazin (120 mg/kg KM), sowie Antibiotika, wie Spiramycin, Monensin (0,02% im Futter) oder Clindamycin (5 mg/kg KM, i.m.) zur Einschränkung der Oozystenausscheidung bewährt. Mit dem Wirkstoff Toltrazuril aus der Substanzklasse der symmetrischen Triazintrione steht in Zukunft möglicherweise ein Antikokzidium für den prophylaktischen Einsatz bzw. die Dauermedikation über das Futter zur Verhinderung der *T.-gondii*-Oozystenausscheidung zur Verfügung. Das in der Humanmedizin gebräuchliche Pyrimethamin wird wegen der schlechteren Verträglichkeit nicht zur Anwendung bei Katzen empfohlen, ggf. muß die Pyrimethamin-Applikation mit der Gabe von Folsäure zur Verhinderung der Nebenwirkungen kombiniert werden.

Die **extraintestinalen** *Toxoplasma*-Zysten sind einer Chemotherapie mit den derzeit international zur Verfügung stehenden Wirkstoffen nicht zugänglich.

Der Einsatz von Totvakzinen aus relativ avirulenten *T.-gondii*-Stämmen bei bestimmten Zwischenwirten (z. B. Schaf oder Ziege zur Verhütung der Aborte) oder von Vakzinen aus spezifischen Mutanten des Erregers zur Verhütung der Oozystenausscheidung beim Endwirt Katze befindet sich noch im Versuchsstadium und dürfte wegen des erwarteten hohen Preises der potentiellen Impfstoffe in der Praxis auch ein ökonomisches Problem darstellen.

Zur Unterbrechung der Infektkette Endwirt – Zwischenwirt sowie Zwischenwirt – Zwischenwirt bei der Toxoplasmose dürfen Katzen besonders in großen Schweine- und Schafbeständen einschließlich deren Futterlagerräumen nicht gehalten werden. In den Stallungen ist eine konsequente Schadnagerbekämpfung durchzusetzen. Die Ursachen von Aborten, Früh- und Totgeburten bei landwirtschaftlichen Nutztieren sind abzuklären, die Früchte und Secundinae unschädlich zu beseitigen; Desinfektion zur Abtötung der Tachyzoiten und Zysten mit 2%iger Formaldehyd-Lösung, 5%igem Phenol oder Peressigsäure (0,02% in 70%igem Alkohol).

Bei freilaufenden, Schadnager und Vögel verzehrenden Katzen ist eine Verhütung der Ansteckung mit *T. gondii* nicht möglich. Eine Infektion kann bei im Haus gehaltenen Katzen durch *ausschließliche* Verfütterung von ausreichend erhitztem (Kerntemperatur mindestens 70 °C) oder tiefkühlgelagertem Fleisch (−20 °C für 3 Tage) bzw. von handelsüblicher Katzen-Fertignahrung (Dosenfutter) verhindert werden. Zur Unterbrechung des Endwirt – Endwirt – Zyklus ist der Kot der Katzen *unmittelbar* nach dem Absetzen, d. h. *vor* Erlangung der Infektionsreife der Oozysten, aus den Katzentoiletten, -zwingern und -ställen zu entfernen und unschädlich, am besten durch Verbrennen, zu beseitigen. Eine Abtötung der Oozysten in Katzenzwingern oder -ställen mit befestigtem Fußboden kann nach gründlicher mechanischer Reinigung am sichersten durch trockene Hitze oder mittels eines Dampfstrahlgerätes erreicht werden. Katzentoiletten sind täglich zu säubern und auszubrühen. Die zur Verfügung stehenden handelsüblichen Desinfektionsmittel sind zur Vernichtung der *T.-gondii*-Oozysten nicht wirksam.

Als wichtigste Infektionsquelle für den Menschen mit *T. gondii* ist in Deutschland rohes, nicht tiefkühlgelagertes oder unzureichend gegartes Schweine- und – seltener – Schaffleisch anzusehen. Jedoch dürfen die vom Endwirt Katze ausgeschiedenen Oozysten, besonders unter Berücksichtigung des großen Vermehrungspotentials von *T. gondii* und der hohen Tenazität der Oozysten, nicht unterschätzt werden.

Zur Verhütung einer *Toxoplasma*-Infektion beim Menschen, insbesondere bei seronegativen Schwangeren und Kindern, empfehlen sich folgende Vorbeugemaßnahmen:

- Verzicht auf den Genuß rohen, nicht tiefkühlgelagerten oder ungaren Schweine- und Schaffleisches; kein Abschmecken bei der Zubereitung von Speisen aus solchem rohen Fleisch;
- Unterbindung engen, unhygienischen Kontaktes mit Katzen, insbesondere Jungtieren;
- gründliches Händewaschen nach Manipulationen mit rohem Fleisch, nach Gartenarbeiten, nach dem Umgang mit Katzen, nach dem Spielen im Sandkasten, vor dem Essen; seronegative Schwangere sollten Gartenarbeiten unterlassen;
- gründliches Waschen von Fallobst und roh zu genießendem Gartengemüse vor dem Verzehr;
- tägliche Reinigung der Katzentoiletten, diese Arbeit sollte jedoch die Schwangere nicht ausführen;
- ggf. medikamentelle Behandlung Oozysten-ausscheidender Hauskatzen.

Literatur

BARUTZKI, D.: Untersuchungen über die Wirksamkeit handelsüblicher Desinfektionsmittel auf Kokzidien-Oozysten bzw. -Sporozysten (*Eimeria, Cystoisospora, Toxoplasma* und *Sarcocystis*) sowie auf Spulwurmeier (*Ascaris, Toxocara*) im Suspensionsversuch. Vet.-med. Diss., München (1980).

BAUER, CHR., und STOYE, M.: Ergebnisse parasitologischer Kotuntersuchungen von Equiden, Hunden, Katzen und Igeln der Jahre 1974 bis 1983. Dt. tierärztl. Wschr. **91**, 255–258 (1984).

BERGLER, K. G., ERBER, M., und BOCH, J.: Untersuchungen zur Überlebensfähigkeit von Sporozysten bzw. Oozysten von *Sarcocystis, Toxoplasma, Hammondia* und *Eimeria* unter Labor- und Freilandbedingungen. Berl. Münch. tierärztl. Wschr. **93**, 288–293 (1980).

BOCH, J.: Die Kokzidiose der Katze. Tierärztl. Praxis **12**, 383–390 (1984).

BOCH, J., und WALTER, D.: Vier verschiedene Kokzidienarten bei Katzen in Süddeutschland. Tierärztl. Umschau **34**, 749–752 (1979).

BOCH, J., und WEILAND, G.: Die Bedeutung der Katze für die *Toxoplasma*-Infektion des Menschen. Berl. Münch. tierärztl. Wschr. **96**, 368–371 (1983).

DUBEY, J. P.: Status of toxoplasmosis in pigs in the United States. J. Am. vet. med. Ass. **196**, 270–274 (1990).

DUBEY, J. P., and FRENKEL, J. K.: Cyst-induced toxoplasmosis in cats. J. Protozool. **19**, 155–177 (1972).

DUBEY, J. P., GENDRON-FITZPATRICK, A. P., LENHARD, A. L., and BOWMAN, D.: Fatal toxoplasmosis and enteroepithelial stages of *Toxoplasma gondii* in a Pallas cat (*Felis manul*). J. Protozool. **35**, 528–530 (1988).

DUBEY, J. P., and HOOVER, E. A.: Attempted transmission of *Toxoplasma gondii* infection from pregnant cats to their kittens. J. Am. vet. med. Ass. **170**, 538–540 (1977).

ECKERT, J.: Diagnose, Therapie und Prophylaxe der Parasitosen bei Hund und Katze. Prakt. Tierarzt **13**, 516–526 (1972).

Fayer, R., and Frenkel, J. K.: Comparative infectivity for calves of oocysts of feline coccidia: *Besnoitia, Hammondia, Cystoisospora, Sarcocystis,* and *Toxoplasma.* J. Parasitol. **65**, 756–762 (1979).

Frenkel, J. K.: Transmission of toxoplasmosis and the role of immunity in limiting transmission and illness. J. Am. vet. med. Ass. **196**, 233–240 (1990).

Frenkel, J. K.: Toxoplasmosis in human beings. J. Am. vet. med. Ass. **196**, 240–248 (1990).

Frenkel, J. K., and Smith, D. D.: Immunization of cats against shedding of *Toxoplasma gondii* oocysts by cats. J. Parasitol. **68**, 744–748 (1982).

Freyre, A., Dubey, J. P., Smith, D. D., and Frenkel, J. K.: Oocyst induced *Toxoplasma gondii* infections in cats. J. Parasitol. **75**, 750–755 (1989).

Gottstein, B.: Serologie parasitärer Infektionskrankheiten von Hund und Katze. Labor in der Kleintierpraxis. Zoonosen 87–93 (1987).

Heidel, J. R., Dubey, J. P., Blythe, L. L., Walker, L. L., Duimstra, J. R., and Jordan, J. S.: Myelitis in a cat infected with *Toxoplasma gondii* and feline immunodeficiency virus. J. Am. vet. med. Ass. **196**, 316–318 (1990).

Heydorn, A. O.: Die Katze als Überträger zystenbildender Kokzidien. Berl. Münch. tierärztl. Wschr. **92**, 214–220 (1979).

Hy, J., Aitken, P. P., and Arnott, M. A.: The influence of congenital *Toxoplasma* infection on the spontaneous running activity of mice. Z. Parasitenk. **71**, 459–462 (1985).

Knoch, W., Jungmann, R., und Hiepe, Th.: Zum koprologischen Nachweis von *Toxoplasma-gondii*-Oozysten bei der Hauskatze. Mh. Vet.-Med. **29**, 247–250 (1974).

Kühlhorn, F.: Verbreitung der Toxoplasmose. Katzenkot und Dipteren. Tierärztl. Praxis **11**, 385–392 (1983).

Leighty, J. C.: Strategies of control of toxoplasmosis. J. Am. vet. med. Ass. **196**, 281–286 (1990).

Linek, M.: Verlauf der Antikörper im Serum von Katzen nach experimenteller Infektion mit *Toxoplasma gondii* und *Hammondia hammondi.* Vet.-med. Diss., Hannover (1985).

Malik, M. A., Dreesen, D. W., and De la Cruz, A.: Toxoplasmosis in sheep in northeastern United States. J. Am. vet. med. Ass. **196**, 263–265 (1990).

Müller, W. A., Koch, M., und Becker, K.: Tierexperimentelle Untersuchungen zum Nachweis von zirkulierendem *Toxoplasma*-Antigen. Angew. Parasit. **32**, 93–98 (1991).

Rommel, M.: Zur Pathogenese einiger durch Protozoen hervorgerufener Erkrankungen der Haustiere. Berl. Münch. tierärztl. Wschr. **98**, 311–316 (1985).

Rommel, M.: Recent advances in the knowledge of the biology of the cyst-forming coccidia. Angew. Parasit. **30**, 173–183 (1989).

Rommel, M., Tiemann, G., Pötters, U., und Weller, W.: Untersuchungen zur Epizootiologie von Infektionen mit zystenbildenden Kokzidien (Toxoplasmidae, Sarcocystidae) in Katzen, Schweinen, Rindern und wildlebenden Nagern. Dt. tierärztl. Wschr. **89**, 57–62 (1982).

Ruiz, A., and Frenkel, J. K.: Isolation of *Toxoplasma* from cat feces deposited in false attics of homes in Costa Rica. J. Parasitol. **63**, 931–932 (1977).

Saitoh, Y., and Itagaki, H.: Dung beetles *Onthophagus* spp., as potential transport hosts of feline coccidia. Japan. J. vet. Sci. **52**, 293–297 (1990).

Uggla, A., and Buxton, D.: Immune responses against *Toxoplasma* and *Sarcocystis* infections in ruminants: diagnosis and prospects for vaccination. Rev. Sci. techn. Off. Int. Epizoot. **9**, 441–462 (1990).

Weiland, G., Rommel, M., und Seyerl, F. von: Zur serologischen Verwandtschaft zwischen *Toxoplasma gondii* und *Hammondia hammondi.* Berl. Münch. tierärztl. Wschr. **92**, 30–32 (1979).

Westerhoff, J.: Versuche zur Unterdrückung der *Toxoplasma*-Oozystenausscheidung durch medikiertes Futter bei latent infizierten Katzen sowie nach Infektion mit Oozysten. Vet.-med. Diss., Hannover (1984).

Wildführ, G., und Wildführ, W.: Der Toxoplasmoseerreger (*Toxoplasma gondii*) aus humanmedizinischer Sicht. Angew. Parasit. **25** (1984). Merkblätter über angewandte Parasitenkunde und Schädlingsbekämpfung Nr. 29.

11.1.3. Hammondia-Infektion

Durch Befall mit *Hammondia* spp. (Eucoccidiida; Toxoplasmatidae) hervorgerufene, beim Endwirt Katze ohne klinische Krankheitserscheinungen verlaufende Parasitose.

Ätiologie. Die katzenspezifischen *Hammondia*-Spezies, *Hammondia hammondi* FRENKEL, 1974 (Syn. Kleine Form von *Isospora bigemina* var. cati) sowie *Hammondia pardalis* HENDRICKS, ERNST, COURTNEY et SPEER, 1979, gehören zu den sog. zystenbildenden Kokzidien. Die Erreger sind obligat zweiwirtig (Abb. 11.2.). Endwirte sind Haus- und Wildkatze (*H. hammondi*) sowie Hauskatze, Ozelot und Jaguarundi (*H. pardalis*). Als potentielle Zwischenwirte sind in Mitteleuropa für *H. hammondi* verschiedene Nagetiere (Mäuse, Ratten, Hamster, Kaninchen, Meerschweinchen), Schwein, Ziege und Hund anzusehen. Experimentell ermittelter Zwischenwirt für *H. pardalis* ist die Labormaus.

Epidemiologie. Infektionsstoff für die Katze sind Zystozoiten aus den Zwischenwirten (Beute- und Nahrungstiere der Katze). In den Dünndarmepithelzellen des Endwirtes laufen Schizogonie und Gamogonie ab. Eine extraintestinale Entwicklung der Hammondien findet bei der Katze, im Gegensatz zur *H.-heydorni*-Infektion des Hundes, nicht statt. Die Oozysten werden in nichtversportem Zustand mit den Fäzes ausgeschieden. Die Präpatentperiode beträgt für *H. hammondi* 5–13 Tage, für *H. pardalis* 5–8 Tage. Die Sporulation, d. h. die Erlangung der Infektionsreife der Oozysten, erfolgt bei 20–23 °C innerhalb von 3 Tagen in der Außenwelt. Sporulierte *Hammondia*-Oozysten enthalten 2 Sporozysten mit je 4 Sporozoiten; ein Sporozystenrestkörper ist vorhanden. *H.-hammondi*-Oozysten messen im Durchschnitt 11 × 13 µm. Die *H.-pardalis*-Oozysten erreichen mit durchschnittlich 41 × 28,5 µm etwa die Größe von *Cystoisospora-felis*-Oozysten. Sie besitzen – im Gegensatz zu diesen – an ihrem schmaleren Ende eine Mikropyle. Morphologisch sind die *H.-hammondi*-Oozysten nicht von denen von *Toxoplasma gondii* zu unterscheiden. Die sporulierten Oozysten sind sehr widerstandsfähig gegenüber äußeren Einflüssen. Bei −18 °C bleiben sie bis zu 8 Wochen, bei 4 °C 18 Monate und bei 20 °C selbst bei einer relativen Luftfeuchte von nur 10% für 3 bis 8 Wochen lebens- und infektionsfähig.

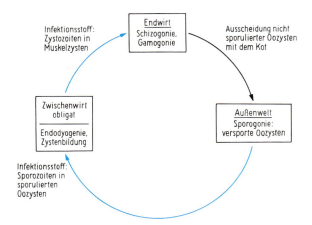

Abb. 11.2. Lebenszyklus von *Hammondia hammondi*.

Für den Endwirt sind die sporulierten Oozysten nicht infektiös.

Die Zwischenwirte infizieren sich per os durch Aufnahme sporulierter Oozysten über kontaminiertes Futter. Die erste Phase der ungeschlechtlichen Vermehrung der Hammondien im Zwischenwirt findet überwiegend in den Mesenteriallymphknoten sowie den Peyerschen Platten durch Endodyogenie statt. Die entstehenden Endozoiten (= Tachyzoiten) gelangen wahrscheinlich über den Blut-Lymph-Weg in die Skelettmuskulatur, vereinzelt auch in die Herzmuskulatur. Hier kommt es ebenfalls zur asexuellen Vermehrung durch Endodyogenie und zur Bildung dünnwandiger, zahlreiche bis 7×3 µm große Zystozoiten (= Bradyzoiten) enthaltender Muskelzysten. Diese messen bei *H.-hammondi*-Infektionen bis 340×95 µm. Gelegentlich im Gehirn auftretende Zysten sind dagegen mit 20×20 µm wesentlich kleiner. Auch durch die elektronenmikroskopische Untersuchung lassen sich *H.-hammondi*-Zysten nicht von denen von *Toxoplasma gondii* unterscheiden. Es besteht außerdem eine antigene Verwandtschaft zwischen beiden Erreger-Arten, Kreuzreaktionen treten in Sabin-Feldman-Test, ELISA und KBR auf (s. Abschnitt 11.1.2.).

H. hammondi ist weltweit verbreitet. Der Erreger zirkuliert wahrscheinlich innerhalb eines silvatischen Zyklus zwischen Katze und Kleinsäugern. Bei Katzen in städtischen Gebieten wurde *H. hammondi* nicht oder nur selten nachgewiesen. Die Befallshäufigkeit scheint in Mitteleuropa recht gering zu sein. *H. pardalis* wurde bislang in Mittelamerika (Panamakanal-Zone) nachgewiesen.

Klinik. Bei der Katze verlaufen *H.-hammondi-* und *H.-pardalis*-Infektionen ohne klinische Krankheitserscheinungen. Die Patentperiode beträgt 5–28 Tage. Eine einmalige Infektion führt zur Ausbildung einer gewissen, jedoch nicht lang anhaltenden Immunität. Reinfektionen sind möglich, von einem Teil der Katzen werden dabei nach einer verlängerten Präpatentperiode geringere Oozystenmengen mit dem Kot ausgeschieden.

Für Mäuse als Zwischenwirte wird *H. hammondi* als gering pathogen angesehen. Bei experimenteller Infektion mit hohen *H.-hammondi*-Oozystenmengen zeigen Mäuse klinische Krankheitserscheinungen, wie gesträubtes Fell, Apathie und Anorexie; 6–11 Tage post infectionem kann es zu Todesfällen kommen. Für die übrigen Zwischenwirte ist *H. hammondi* nicht pathogen. Latente *H.-hammondi*-Infektionen schützen beispielsweise Hamster gegen letale *Toxoplasma-gondii*-Infektionen.

Diagnostik und Differentialdiagnostik. Bei patenter *H.-hammondi*-Infektion sind die Oozysten bei den Endwirten intra vitam koproskopisch mittels des Flotations- oder des kombinierten Sedimentations-Flotations-Verfahrens nach DE RIVAS nachzuweisen. Morphologisch ist jedoch eine Differenzierung von *Toxoplasma-gondii-* und *H.-hammondi*-Oozysten nicht möglich. Aus epidemiologischer Sicht (sehr geringe Befallsextensität mit *H. hammondi* in der einheimischen Katzenpopulation) und im Hinblick auf den Zoonosencharakter der Toxoplasmose sollten daher alle < 15 µm großen Kokzidien-Oozysten im Katzenkot als solche von *Toxoplasma gondii* angesehen und entsprechende prophylaktische Maßnahmen eingeleitet werden. Durch aufwendige labordiagnostische Verfahren, wie den Tierversuch – die Übertragung von *H.-hammondi*-Zysten von Maus zu Maus gelingt, im Gegensatz zur Übertragung von *Toxoplasma-gondii*-Zysten, nicht – sowie durch serologische Untersuchungen experimentell mit den fraglichen Oozysten infizierter Mäuse mittels des Sabin-Feldman-Tests (Titer < 1:256 sprechen für *H.-hammondi-*, solche > 1:1000 für *Toxoplasma-gondii*-Infektionen) ist eine Abgrenzung von *Toxoplasma-* und *Hammondia*-Befall möglich. Für die serologische Abklärung können auch weitere *Toxoplasma*-spezifische Tests, wie IFAT oder Indirekte Hämagglutinationsreaktion, herangezogen werden. Diese Verfahren haben jedoch zur *Hammondia*-Diagnostik noch keinen Eingang in die tierärztliche Routinepraxis gefunden.

Bekämpfung. Eine medikamentelle Therapie ist bei der subklinisch verlaufenden *Hammondia*-Infektion der Katze nicht erforderlich.
Bei freilaufenden, Schadnager verzehrenden Katzen wird sich eine Ansteckung mit Hammondien nicht verhüten lassen. Zur Vermeidung der Infektion über das Futterfleisch sollte den im Haus oder Zwinger gehaltenen Katzen nur rohes tiefgekühlt gelagertes, gekochtes oder Dosenfleisch (handelsübliche Katzennahrung) gefüttert werden. In Katzenzwingern, größeren Katzenhaltungen und Landwirtschaftsbetrieben ist eine konsequente Schadnagerbekämpfung unbedingt erforderlich.

Literatur

BERGLER, K. G., ERBER, M., und BOCH, J.: Untersuchungen zur Überlebensfähigkeit von Sporozysten bzw. Oozysten von *Sarcocystis, Toxoplasma, Hammondia* und *Eimeria* unter Labor- und Freilandbedingungen. Berl. Münch. tierärztl. Wschr. **93**, 288–293 (1980).
BOCH, J.: Die Kokzidiose der Katze. Tierärztl. Praxis **12**, 383–390 (1984).
DUBEY, J. P.: A review of *Sarcocystis* of domestic animals and other coccidia of cats and dogs. J. Am. vet. med. Ass. **169**, 1061–1078 (1976).
FRENKEL, J. K., and DUBEY, J. P.: *Hammondia hammondi* gen. nov., sp. nov., from domestic cats, a new coccidian related to *Toxoplasma* and *Sarcocystis*. Z. Parasitenk. **46**, 3–12 (1975).
HENDRICKS, L. D., ERNST, J. V., COURTNEY, C. H., and SPEER, C. A.: *Hammondia pardalis* sp. n. (Sarcocystidae) from the ocelot, *Felis pardalis,* and experimental infection of other felines. J. Protozool. **26**, 39–43 (1979).
HEYDORN, A. O.: Die Katze als Überträger zystenbildender Kokzidien. Berl. Münch. tierärztl. Wschr. **92**, 214–220 (1979).
LEVINE, N. D.: Nomenclature of *Sarcocystis* in the ox and sheep and of fecal coccidia in the dog and cat. J. Parasitol. **63**, 36–51 (1977).
ROMMEL, M.: Vergleichende Darstellung der Entwicklungsbiologie der Gattungen *Sarcocystis, Frenkelia, Isospora, Cystoisospora, Hammondia, Toxoplasma* und *Besnoitia*. Z. Parasitenk. **57**, 269–283 (1978).
ROMMEL, M.: Recent advances in the knowledge of the biology of the cyst-forming coccidia. Angew. Parasit. **30**, 173–183 (1989).
SMITH, D. D.: The Sarcocystidae: *Sarcocystis, Frenkelia, Toxoplasma, Besnoitia, Hammondia,* and *Cystoisospora*. J. Protozool. **28**, 262–266 (1981).
WEILAND, G., ROMMEL, M., und SEYERL, F. VON: Zur serologischen Verwandtschaft zwischen *Toxoplasma gondii* und *Hammondia hammondi*. Berl. Münch. tierärztl. Wschr. **92**, 30–32 (1979).

11.1.4. Cystoisospora-Infektion

Unter *Cystoisospora*-Infektion wird sowohl die durch Ansteckung mit den katzenspezifischen *Cystoisospora* spp. (Eucoccidiida; Sarcocystidae) hervorgerufene Kokzidiose der Katze (Endwirt) als auch die fakultative Infektion mit extraintestinalen, sog. Wartestadien der katzen- und hundespezifischen *Cystoisospora*-Arten verstanden.
Ätiologie. Die Katze stellt den Endwirt für die Spezies *Cystoisospora felis* (WENYON, 1923) (Syn. *Isospora felis*) sowie *Cystoisospora rivolta* (GRASSI, 1879) (Syn. *Isospora rivolta* var. cati) dar.
Cystoisospora spp. sind fakultativ zweiwirtig, d. h., in die direkte, einwirtige Entwicklung kann fakultativ eine Ruhephase in einem weiteren, paratenischen Wirt (Transportwirt?, Wartewirt?, Zwischenwirt?) eingeschaltet sein (Abb. 11.3.). Solche fakultativen Wirte sind

von sog. Restschmutz in Ecken, an Stäben, Gittern u. a. zu achten. Auf Grund der sehr hohen Widerstandsfähigkeit der Oozysten sind chemische Desinfektionsmittel selbst in 1½facher Konzentration und bei 2stündiger Einwirkungszeit nur von begrenzter Wirksamkeit.

Zur Verhütung der Ansteckung über das Futterfleisch sollte im Haus oder in Zwingern gehaltenen Katzen nur rohes tiefkühlgelagertes, gekochtes oder Dosenfleisch (handelsübliche Katzennahrung) gefüttert werden. In Katzenzwingern und Landwirtschaftsbetrieben ist eine konsequente Schadnagerbekämpfung durchzusetzen.

Literatur

BARUTZKI, D.: Untersuchungen über die Wirksamkeit handelsüblicher Desinfektionsmittel auf Kokzidien-Oozysten bzw. -Sporozysten (*Eimeria, Cystoisospora, Toxoplasma* und *Sarcocystis*) sowie auf Spulwurmeier (*Ascaris, Toxocara*) im Suspensionsversuch. Vet.-med. Diss., München (1980).

BAUER, CH., und STOYE, M.: Ergebnisse parasitologischer Kotuntersuchungen von Equiden, Hunden, Katzen und Igeln der Jahre 1974 bis 1983. Dt. tierärztl. Wschr. **91**, 255–258 (1984).

BOCH, J.: Die Kokzidiose der Katze. Tierärztl. Praxis **12**, 383–390 (1984).

BOCH, J., GÖBEL, E., HEINE, J., und ERBER, M.: *Isospora*-Infektionen bei Hund und Katze. Berl. Münch. tierärztl. Wschr. **94**, 384–391 (1981).

BOCH, J., und WALTER, D.: Vier verschiedene Kokzidienarten bei Katzen in Süddeutschland. Tierärztl. Umschau **34**, 749–752 (1979).

DUBEY, J. P.: A review of *Sarcocystis* of domestic animals and other coccidia of cats and dogs. J. Am. vet. med. Ass. **169**, 1061–1078 (1976).

DUBEY, J. P., and FRENKEL, J. K.: Extra-intestinal stages of *Isospora felis* and *I. rivolta* (Protozoa: Eimeriidae) in cats. J. Protozool. **19**, 89–92 (1972).

GROSSE, D., und BÖCKELER, W.: Untersuchungen zur Darmparasitenfauna der Katzen aus der Kieler Umgebung. Tierärztl. Umschau **34**, 496–499 (1979).

HEINE, J.: Die tryptische Organverdauung als Methode zum Nachweis extraintestinaler Stadien bei *Cystoisospora* spp.-Infektionen (Kurzmitteilung). Berl. Münch. tierärztl. Wschr. **94**, 103–104 (1981).

HEYDORN, A. O.: Die Katze als Überträger zystenbildender Kokzidien. Berl. Münch. tierärztl. Wschr. **92**, 214–220 (1979).

HIEPE, TH., BUCHWALDER, R., und KRÜGER, A.: Untersuchungen zum Endoparasitenbefall streunender Katzen unter besonderer Berücksichtigung der Helminthen. Wiener tierärztl. Mschr. **75**, 499–503 (1988).

JUNGMANN, R., HIEPE, TH., und SCHEFFLER, C.: Zur parasitären Intestinalfauna bei Hund und Katze mit einem speziellen Beitrag zur *Giardia*-Infektion. Mh. Vet.-Med. **41**, 309–311 (1986).

KRAL, B.: Parasitenbefall der Katzen in einem Tierheim. Vet.-med. Diss., Wien (1986). Wiener tierärztl. Mschr. **74**, 71 (1987).

LEVINE, N. D.: Nomenclature of *Sarcocystis* in the ox and sheep and of fecal coccidia in the dog and cat. J. Parasitol. **63**, 36–51 (1977).

MEHLHORN, H., and MARKUS, M. B.: Electron microscopy of stages of *Isospora felis* of the cat in the mesenteric lymph node of the mouse. Z. Parasitenk. **51**, 15–24 (1976).

ROMMEL, M.: Vergleichende Darstellung der Entwicklungsbiologie der Gattungen *Sarcocystis, Frenkelia, Isospora, Cystoisospora, Toxoplasma* und *Besnoitia*. Z. Parasitenk. **57**, 269–283 (1978).

SAITOH, Y., and ITAGAKI, H.: Dung beetles *Onthophagus* spp., as potential transport hosts of feline coccidia. Japan. J. vet. Sci. **52**, 293–297 (1990).

SHAH, H. L.: The life cycle of *Isospora felis* WENYON, 1923, a coccidium of the cat. J. Protozool. **18**, 3–17 (1971).

SMITH, D. D.: The Sarcocystidae: *Sarcocystis, Frenkelia, Toxoplasma, Besnoitia, Hammondia,* and *Cystoisospora*. J. Protozool. **28**, 262–266 (1981).

WILKINSON, G. T.: Coccidial infection in a cat colony. Vet. Rec. **100**, 156–157 (1977).
WOLTERS, E., HEYDORN, A. O., und LAUDAHN, C.: Das Rind als Zwischenwirt von *Cystoisospora felis*. Berl. Münch. tierärztl. Wschr. **93**, 207–210 (1980).

11.1.5. Sarkosporidiose

Bei der Katze als Endwirt in der Regel subklinisch verlaufende Infektion des Dünndarmes mit *Sarcocystis* spp. (Eucoccidiida; Sarcocystidae) von verschiedenen Zwischenwirten. Die Sarkosporidiose ist eine Parasitose mit Zoonosencharakter. Neben der Katze sind u. a. auch Mensch und Hund Endwirte zahlreicher *Sarcocystis* spp.

Ätiologie. Aus epidemiologischer Sicht sind bei der Katze besonders Infektionen mit *Sarcocystis hirsuta* MOULÉ, 1888 (Zwischenwirt Rind), *Sarcocystis gigantea* (RAILLIET, 1886), *Sarcocystis medusiformis* COLLINS, ATKINSON et CHARLESTON, 1979 (Zwischenwirt Schaf) und *Sarcocystis caprifelis* EL RAFAII, ABDEL-BAKI et SELIM, 1980 (Zwischenwirt Ziege) von Bedeutung. Weiterhin stellen Katzen die Endwirte für *Sarcocystis*-Arten von Wasserbüffel, Nagetieren (Kaninchen, Ratte, Maus), Huhn oder Wildtieren, z. B. Gazelle, Weißwedelhirsch, dar. Für die aus der Sowjetunion beschriebene, für den Zwischenwirt Schwein hochpathogene Spezies *Sarcocystis porcifelis* DUBEY, 1976, fehlen bislang Hinweise aus dem europäischen und amerikanischen Raum.

Epidemiologie. Die *Sarcocystis* spp. sind obligat zweiwirtig (Abb. 11.4.). Im Endwirt läuft die geschlechtliche Phase der Sarkosporidien-Entwicklung ab. Zwischenwirte, in denen die ungeschlechtliche Vermehrung der Erreger stattfindet, sind omnivore und herbivore Wirbeltiere. Im Zwischenwirt sind die *Sarcocystis* spp. streng stenoxen. Lediglich bei *S. muris* wurde neben der Katze das Frettchen als weiterer Endwirt erkannt.

Die Katze infiziert sich mit Sarkosporidien-Zysten aus den Zwischenwirten über Beutetiere sowie über rohes bzw. ungenügend gefrostetes oder erhitztes Futterfleisch. Die aus den aufgenommenen Zysten nach deren enzymatischer Zerstörung freiwerdenden Zystozoiten

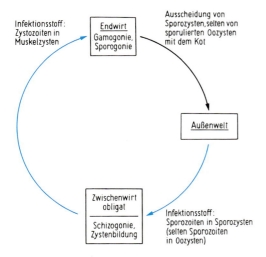

Abb. 11.4. Lebenszyklus von *Sarcocystis*.

(= Bradyzoiten) dringen im Dünndarm der Katze in die Zottenspitzen ein und siedeln sich zwischen Epithelschicht und Lamina propria an. Die im Endwirt ablaufende sexuelle Entwicklungsphase (= Gamogonie) der Sarkosporidien wird als Darmsarkosporidiose bezeichnet. In der Lamina propria erfolgen intrazellulär innerhalb weniger Stunden die Differenzierung zu den männlichen (Mikrogameten) und weiblichen Keimzellen (Makrogameten), daran anschließend Befruchtung und Oozystenbildung sowie nahezu synchron, etwa am 5. Tag post infectionem beginnend, die Sporulation, d. h. die Erlangung der Infektionsreife der Oozysten. Versporte Oozysten enthalten 2 Sporozysten mit je 4 Sporozoiten. Die Ausscheidung der infektionsfähigen Stadien geschieht jedoch nicht schlagartig, sondern für einige Wochen bis Monate finden eine epitheliale Lagerung der Oozysten und dann eine allmähliche Abgabe in die Außenwelt statt. Mit den Fäzes werden sie sog. Fäkalstadien in infektionsfähigem Zustand ausgeschieden. Meist sind bereits die Sporozysten, seltener die Oozysten koproskopisch nachweisbar, da die sehr dünne, zarte Oozystenhülle in der Regel bei der Ausscheidung verlorengeht. Die Sporozysten der verschiedenen *Sarcocystis*-Arten sind etwa 10–14 × 7–9 µm groß und weisen eine sehr hohe Tenazität auf. Neutrale Umgebungstemperaturen werden in feuchtem Milieu mehrere Monate, 4 °C mehr als 2 Jahre toleriert; handelsübliche Desinfektionsmittel sind z. B. gegen *S. muris* selbst bei 2stündiger Einwirkungszeit nicht wirksam.

Die Zwischenwirte infizieren sich per os durch die Aufnahme Sporozysten-kontaminierter Futtermittel. Die Kontamination erfolgt dabei vor allem durch direkten Kotabsatz der Katzen auf Weiden oder Futtermitteln sowie durch Verbreitung der Sporozysten mit dem Abwasser bei Bewässerungsmaßnahmen oder bei Ausuferungen abwasserbelasteter Gewässer. Diskutiert wird auch eine Verbreitung der Sporozysten durch koprophage Insekten oder Regenwürmer. Im Darm des Zwischenwirtes werden die 4 Sporozoiten aus der Sporozyste frei, die Schizogonie läuft in 2 Phasen ab: 1. als Endopolygenie, bei den meisten Arten (exkl. *S. muris*) in 2 Generationen, im Endothel der Gefäße der Organe (= Organsarkosporidiose) und 2. als Endodyogenie in intrazellulär liegenden Zysten in der Skelett-, Herz-, Zungen- und bzw. oder Ösophagusmuskulatur (= Muskelsarkosporidiose). *S.-hirsuta*-Zysten sind vom mikrozystischen Typ, d. h. weniger als 1 mm lang und mit bloßem Auge nicht erkennbar. *S.-gigantea*- und *S.-medusiformis*-Zysten, die überwiegend in der Ösophagusmuskulatur vorkommen, gehören mit bis zu 1,5 cm Länge zum makrozystischen Typ. In den *S.-gigantea*-Zysten konnte ein Toxin (= Sarkotoxin) nachgewiesen werden, das bei parenteraler Applikation bei Kaninchen innerhalb von 12 Stunden zum Tode führt. Die Zystozoiten erlangen in den Zysten etwa 70 Tage post infectionem die Infektionsreife. Der Zystenwall von *S. hirsuta* erscheint durch etwa 6,7 µm lange und 1,5 µm breite Vorwölbungen relativ dick, dadurch sind diese Zysten von denen anderer *Sarcocystis*-Arten im gleichen Zwischenwirt zu unterscheiden. Am Sarkosporidienbefall des Zwischenwirtes Rind sind in Deutschland *S.-hirsuta*-Zysten zu 35–44% beteiligt. Etwa 2,6% der Schlachtschafe erwiesen sich mit *S. gigantea* infiziert. *S. medusiformis* ist bislang nur aus Neuseeland und Australien bekannt.

Klinik. Die Darmsarkosporidiose verläuft bei der Katze in der Regel ohne klinische Krankheitserscheinungen. Maximal 4–5% der untersuchten Katzen wurden in Deutschland als Ausscheider von *Sarcocystis*-Fäkalstadien erkannt. Die Präpatentperiode beträgt bei *S.-hirsuta*-Infektionen 7–9, bei *S.-gigantea*-Infektionen 11–14 Tage. Die Katzen scheiden für mehrere Wochen Sporozysten aus. *Sarcocystis*-Infektionen hinterlassen beim Endwirt keine oder nur eine geringe Immunität; es sind ständige Re- und Superinfektionen möglich. Die ablaufenden Immunreaktionen bedingen lediglich eine gewisse Verringerung der Sporozystenausscheidung sowie eine Verkürzung der Ausscheidungszeit.

In wenigen Fällen wurden bei immunsuppressiven Katzen (FeLV-Infektion bzw. Kortikosteroidtherapie bei Neoplasma) ein aberranter Lebenszyklus der Sarkosporidien mit Zystenbildung in der Muskulatur und klinisch manifeste Krankheitserscheinungen, wie Muskelatrophie und progressive Ataxie, festgestellt. Auf Grund der Struktur des Zystenwalles der Sarkosporidien-Zysten bei diesen Tieren konnte geschlußfolgert werden, daß mindestens zwei *Sarcocystis*-Arten in der Lage sind, bei immunsuppressiven Katzen Muskelzysten zu bilden.

Diagnostik und Differentialdiagnostik. Die *Sarcocystis*-Sporozysten bzw. -Oozysten können im Kot der Katze mittels des Flotationsverfahrens, des kombinierten Sedimentations-Flotations-Verfahrens nach DE RIVAS oder des Verfahrens nach KATO und NIURA nachgewiesen werden. Die Anzahl der bei der koproskopischen Untersuchung feststellbaren Fäkalstadien ist meist niedrig, da deren Ausscheidung protrahiert verläuft. Eine Differenzierung der verschiedenen *Sarcocystis* spp. anhand der Sporozysten oder Oozysten ist nicht möglich. Differentialdiagnostisch müssen diese jedoch von den etwa gleichgroßen *Giardia*-Zysten unterschieden werden (s. Abschnitt 11.1.1.).

Immundiagnostische Verfahren zum Nachweis der Sarkosporidien wurden auch beim Endwirt im Experiment erprobt, haben bislang jedoch noch keine Praxisreife erlangt.

Bei der postmortalen Untersuchung können Sarkosporidien-Oozysten in nativen Schleimhautabstrich- oder -quetschpräparaten sowie in gefärbten histologischen Schnitten nachgewiesen werden.

Bekämpfung. Eine medikamentelle Behandlung latent mit Sarkosporidien infizierter Katzen ist nicht erforderlich.

Die Immunisierung von landwirtschaftlichen Nutztieren (Zwischenwirte) gegen letale *Sarcocystis*-Infektionen mit einer Sporozysten-Vakzine befindet sich noch im Versuchsstadium.

Zur Unterbrechung der Infektkette Katze – landwirtschaftliche Nutztiere bei der Sarkosporidiose dürfen Katzen in großen Rinder- und Schafställen einschließlich deren Futterlagerräumen nicht gehalten werden. Die Kontamination von Weide- und Futterflächen durch Kot infizierter, freilaufender Katzen ist nicht zu verhindern.

Der Kot von im Haus oder in Zwingern gehaltenen Katzen sollte am zweckmäßigsten durch Verbrennen beseitigt werden. Da die Oozysten bereits in infektionsfähigem Zustand ausgeschieden werden, ist auf die Entfernung des Kotes sofort nach der Defäkation Wert zu legen. Eine Abtötung der Sarkosporidien-Sporozysten in Katzenzwingern oder -ställen mit befestigtem Fußboden kann nach gründlicher mechanischer Reinigung am sichersten durch trockene Hitze oder mittels eines Dampfstrahlgerätes erreicht werden. Die derzeit zur Verfügung stehenden chemischen Desinfektionsmittel sind zur Vernichtung der Sporozysten nicht bzw. nicht ausreichend wirksam.

Die Infektion kann bei im Haus gehaltenen Katzen durch *ausschließliche* Verfütterung von ausreichend erhitztem (Kerntemperatur mindestens 65 °C) oder mindestens 3 Tage bei -20 °C tiefgekühlt gelagertem Fleisch oder von handelsüblicher Katzennahrung (Dosenfutter) verhindert werden. Bei freilaufenden, Schadnager verzehrenden Katzen ist eine Verhütung der Ansteckung nicht möglich.

Literatur

BARUTZKI, D.: Untersuchungen über die Wirksamkeit handelsüblicher Desinfektionsmittel auf Kokzidien-Oozysten bzw. -Sporozysten (*Eimeria, Cystoisospora, Toxoplasma* und *Sarcocystis*) sowie auf Spulwurmeier (*Ascaris, Toxocara*) im Suspensionsversuch. Vet.-med. Diss., München (1980).

BAUER, CH., und STOYE, M.: Ergebnisse parasitologischer Kotuntersuchungen von Equiden, Hunden, Katzen und Igeln der Jahre 1974 bis 1983. Dt. tierärztl. Wschr. **91**, 255–258 (1984).

BOCH, J.: Die Kokzidiose der Katze. Tierärztl. Praxis **12**, 383–390 (1984).

COLLINS, G. H., ATKINSON, E., and CHARLESTON, W. A. G.: Studies on *Sarcocystis* species. III: The macrocystic species of sheep. N. Z. vet. J. **27**, 204–206 (1979).

DUBEY, J. P.: Development of immunity to sarcocystosis in dairy goats. Am. J. vet. Res. **42**, 800–804 (1981).

EDWARDS, J. F., FICKEN, M. D., LUTTGEN, P. J., and FREY, M. S.: Disseminated sarcocystosis in a cat with lymphosarcoma. J. Am. vet. med. Ass. **193**, 831–832 (1988).

GOLUBKOV, V. I., RYBALTOVSKIJ, O. V., i KISLÂKOVA, Z. I.: Plotoâdnye – istočnik zaraženiâ svinej sarkocistami. Veterinariâ, Moskva H. 11, 85–86 (1974).

HIEPE, F., LITZKE, L.-F., SCHEIBNER, G., JUNGMANN, R., HIEPE, TH., und MONTAG, TH.: Untersuchungen zur toxischen Wirkung von Extrakten aus *Sarcocystis-ovifelis*-Makrozysten auf Kaninchen. Mh. Vet.-Med. **36**, 908–910 (1981).

HILL, J. E., CHAPMAN jr., W. L., and PRESTWOOD, A. K.: Intramuscular *Sarcocystis* sp. in two cats and a dog. J. Parasitol. **74**, 724–727 (1988).

LEVINE, N. D.: Nomenclature of *Sarcocystis* in the ox and sheep and of fecal coccidia in the dog and cat. J. Parasitol. **63**, 36–51 (1977).

LEVINE, N. D.: The taxonomy of *Sarcocystis* (Protozoa; Apicomplexa) species. J. Parasitol. **72**, 372–382 (1986).

ROMMEL, M.: Das Frettchen (*Putorius putorius furo*), ein zusätzlicher Endwirt für *Sarcocystis muris*. Z. Parasitenk. **58**, 187–188 (1979).

ROMMEL, M.: *Toxoplasma-*, *Sarcocystis-* und *Frenkelia*-Infektionen der Klein- und Heimtiere sowie der Greifvögel. Prakt. Tierarzt **62**, Sonder-Nr. 52–56 (1981).

ROMMEL, M.: Recent advances in the knowledge of the biology of the cyst-forming coccidia. Angew. Parasit. **30**, 173–183 (1989).

ROMMEL, M., HEYDORN, A. O., und ERBER, M.: Die Sarkosporidiose der Haustiere und des Menschen. Berl. Münch. tierärztl. Wschr. **92**, 457–464 (1979).

ROMMEL, M., HEYDORN, A.-O., und GRUBER, F.: Beiträge zum Lebenszyklus der Sarkosporidien. 1. Die Sporozyste von *S. tenella* in den Fäzes der Katze. Berl. Münch. tierärztl. Wschr. **85**, 101–105 (1972).

ROMMEL, M., TIEMANN, G., PÖTTERS, U., und WELLER, W.: Untersuchungen zur Epizootiologie von Infektionen mit zystenbildenden Kokzidien (Toxoplasmidae, Sarcocystidae) in Katzen, Schweinen, Rindern und wildlebenden Nagern. Dt. tierärztl. Wschr. **89**, 57–62 (1982).

SCHÜTZE, H.-R., und KRAFT, W.: Endo- und Ektoparasiten von Hund und Katze, Diagnose und Therapie. Prakt. Tierarzt **60**, Sonder-Nr. 56–64 (1978).

SMITH, D. D.: The Sarcocystidae: *Sarcocystis, Frenkelia, Toxoplasma, Besnoitia, Hammondia,* and *Cystoisospora*. J. Protozool. **28**, 262–266 (1981).

SMITH, D. D., and FRENKEL, J. K.: Cockroaches as vectors of *Sarcocystis muris* and of other coccidia in the laboratory. J. Parasitol. **64**, 315–319 (1978).

SPRANG, A. P. VAN: Overlevingskanen van enige parasieten in vlees en vleesprodukten. Tijdschr. Diergeneesk. **109**, 344–348 (1984).

UGGLA, A., and BUXTON, D.: Immune responses against *Toxoplasma* and *Sarcocystis* infections in ruminants: diagnosis and prospects for vaccination. Rev. Sci. techn. Off. Int. Epizoot. **9**, 441–462 (1990).

11.1.6. Neospora-caninum-Infektion

Durch ein 1988 in den USA erstmals beschriebenes Kokzid (Apicomplexa) hervorgerufene, bei klinisch manifester Erkrankung mit aszendierenden Paresen und Paralysen vor allem der Hintergliedmaßen infolge einer Polyradikuloneuritis, mit Enzephalitis sowie granulomatöser Polymyositis einhergehende Parasitose.

Ätiologie. *Neospora caninum* DUBEY, CARPENTER, SPEER, TOPPER et UGGLA, 1988, wurde bislang von Katze, Hund, Lamm, Kalb, Pferd, Blaufuchs und Nagetieren (Maus, Ratte) beschrieben. Der Erreger gehört zu den sog. zystenbildenden Kokzidien. Die halbmondförmigen bis runden, im Durchschnitt 5×2 µm großen und mehr als 11 Rhoptrien aufweisenden Tachyzoiten liegen frei, d. h. ohne parasitophore Vakuole, im Zytoplasma von Nerven-, Ependym-, Endothel-, Nieren- und anderen Gewebszellen. Die Vermehrung erfolgt ausschließlich durch Endodyogenie; ein kontinuierliches Wachstum ist auch in Zellkulturen möglich. Die zahlreiche, im Durchschnitt $3,6 \times 1,3$ µm große Bradyzoiten enthaltenden Zysten finden sich nur im Nervengewebe. Der Zystenwall ist etwa 1,5–4 µm dick. Immunologisch (Immunperoxidase-Test mit dem Avidin-Biotin-Peroxidase-Komplex) und ultrastrukturell ist *N. caninum* von *Toxoplasma gondii* und von anderen Vertretern der Apicomplexa, z. B. *Sarcocystis, Hammondia, Besnoitia, Cryptosporidium, Isospora* oder *Frenkelia*, zu differenzieren.

Der Lebenszyklus von *N. caninum* ist noch unbekannt.

Epidemiologie. Der natürliche Infektionsweg ist wahrscheinlich bei Karnivorismus gegeben. Die experimentelle Ansteckung gelingt per os und subkutan mit in vitro kultivierten Tachyzoiten sowie per os mit Gewebszysten natürlich oder experimentell infizierter Wirte. Sowohl bei der Katze als auch bei anderen Wirtstieren ist eine diaplazentare Übertragung von *N. caninum*, auch durch nur latent infizierte Muttertiere, auf die Feten beschrieben worden.

Klinik. Klinisch manifeste Krankheitserscheinungen treten vor allem bei diaplazentarer Infektion mit *N. caninum* auf. Das Krankheitsbild ist dem bei klinisch manifester, generalisierter Toxoplasmose ähnlich. Es werden Bewegungsstörungen, aszendierende Paresen und Paralysen vor allem der Hintergliedmaßen infolge granulomatöser Myositis der Skelettmuskulatur, nichteitriger Meningoenzephalomyelitis und Polyradikuloneuritis sowie auch Hepatitis und Dermatitis beobachtet. Bei subkutaner Infektion einer Mutterkatze am 47. Trächtigkeitstag kam es neben den o. a. Veränderungen auch zu schwerer Plazentitis, Metritis und Nephritis. Ein termingerecht von dieser Mutterkatze geborener Welpe verendete am 2. Tag post partum, wobei besonders die massive diffuse Nekrose der Leber bei der Sektion auffiel. Ein experimentell am 3. Lebenstag mit Tachyzoiten von *N. caninum* subkutan und per os infiziertes Kätzchen wies zwischen dem 17. und 28. Tag post infectionem auch einen deutlichen Körpermasseverlust auf; es wurde am 29. Tag post infectionem moribund getötet.

Diagnostik. Oozysten von *N. caninum* konnten bisher bei keiner der untersuchten Tierarten gefunden werden. Tachyzoiten und Zysten sind mikroskopisch in den Target-Geweben latent infizierter oder klinisch manifest erkrankter Wirte festzustellen. Die Kultivierung der Tachyzoiten gelingt mit guten Ergebnissen in Rindermonozyten; der Tierversuch ist über Nagetiere und Hunde erprobt worden. Antikörper gegen *N. caninum* sind im Serum mittels IFAT nachzuweisen.

Bekämpfung. Eine Bekämpfungsstrategie bei Neosporose ist für die Katze noch nicht erarbeitet worden. Im Maus-Modell schützte Sulfadiazin, ab 3. Tag nach der Inokulation von *N.-caninum*-Tachyzoiten 14 Tage lang über das Trinkwasser in einer Dosis von 1 mg/l verabreicht, 90% der behandelten Versuchstiere vor dem Ausbruch klinischer Krankheitserscheinungen und dem Tod. Eine evtl. Behandlung bei Haustieren sollte demnach so zeitig wie möglich einsetzen.

Literatur

DUBEY, J. P.: Congenital neosporosis in a calf. Vet. Rec. **125**, 486 (1989).
DUBEY, J. P., CARPENTER, J. L., SPEER, C. A., TOPPER, M. J., and UGGLA, A.: Newly recognized fatal protozoan disease of dogs. J. Am. vet. med. Ass. **192**, 1269–1285 (1988).
DUBEY, J. P., HARTLEY, W. J., LINDSAY, D. S., and TOPPER, M. J.: Fatal congenital *Neospora caninum* infection in a lamb. J. Parasitol. **76,** 127–130 (1990).
DUBEY, J. P., HATTEL, A. L., LINDSAY, D. S., and TOPPER, M. J.: Neonatal *Neospora caninum* infection in dogs: Isolation of the causative agent and experimental transmission. J. Am. vet. med. Ass. **193**, 1259–1263 (1988).
DUBEY, J. P., LEATHERS, C. W., and LINDSAY, D. S.: *Neospora caninum* like protozoon associated with fatal myelitis in newborn calves. J. Parasitol. **75**, 146–148 (1989).
DUBEY, J. P., and LINDSAY, D. S.: Fatal *Neospora caninum* infection in kittens. J. Parasitol. **75**, 148–151 (1989).
DUBEY, J. P., and LINDSAY, D. S.: Transplacental *Neospora caninum* infection in cats. J. Parasitol. **75**, 765–771 (1989).
DUBEY, J. P., and PORTERFIELD, M. L.: *Neospora caninum* (Apicomplexa) in an aborted equine fetus. J. Parasitol. **76,** 732–734 (1990).
LINDSAY, D. S., und DUBEY, J. P.: In vitro development of *Neospora caninum* (Protozoa: Apicomplexa) from dogs. J. Parasitol. **75**, 163–165 (1989).
LINDSAY, D. S., and DUBEY, J. P.: Immunohistochemical diagnosis of *Neospora caninum* in tissue sections. Am. J. vet. Res. **50**, 1981–1983 (1989).
LINDSAY, D. S., and DUBEY, J. P.: Effects of sulfadiazine and amprolium on *Neospora caninum* (Protozoa: Apicomplexa) infections in mice. J. Parasitol. **76**, 177–179 (1990).
SPEER, C. A., and DUBEY, J. P.: Ultrastructure of tachyzoites, bradyzoites and tissue cysts of *Neospora caninum*. J. Protozool. **36**, 458–463 (1989).

Tabelle 11.1. unterrichtet über seltener auftretende Protozoen-Infektionen in Mitteleuropa.

Tabelle 11.1. Bei Katzen in Mitteleuropa seltener auftretende Protozoen-Infektionen

Parasitose	Erreger	Lebenszyklus/ Zwischenwirt (ZW)	Krankheitsbild	Diagnostik	Therapie
Trypanosomose	*Trypanosoma (T.) brucei brucei* T. brucei gambiense T. congolense T. evansi	obligat zweiwirtig; Vertebratenwirte: u. a. Katze Avertebratenwirte: *Glossina* spp. (*T. brucei brucei, T. brucei gambiense, T. congolense*); Tabaniden (*T. evansi*) (Afrika, Asien)	Katze meist Reservoirtier; als pathogen gilt *T. evansi*: Anämie, rauhes, trockenes Haarkleid, Teilnahmslosigkeit, bilaterale Panophthalmie (Blindheit), Ödeme und Erytheme im Gesicht, ZNS-Störungen. Ohne Behandlung ggf. Todesfälle bei Jungtieren (4–5 Monate)	Nachweis der interzellulär gelegenen Trypanosomen im Blutausstrich	Isometamidiumchlorid 0,5–1 mg/kg KM tief i.m. Anthrycidmethylsulfat 6 mg/kg KM s.c.
	T. cruzi (Kinetoplastida; Trypanosomatidae)	Avertebratenwirte: Raubwanzen der Familie Reduviidae (Südamerika)	akute Phase: Fieber, Lymphadenopathie, Körpermasseverluste, Ödeme (Gesicht, Gliedmaßen), Konvulsionen, Paresen		
Leishmaniose	*Leishmania* spp.	obligat zweiwirtig; Vertebratenwirte: sehr selten auch Katze Avertebratenwirte: *Phlebotomus* spp., *Lutzomyia* spp.	Kutane Leishmaniose: Ulzera an Lippen, Nase, Augenlidern, Ohren, selten am Rumpf. Nur ein Fall von Viszeraler Leishmaniose bisher bei der Katze bekannt.	Nachweis der Leishmanien in Makrophagen oder in Bioptaten der Hautveränderungen	Kausaltherapie nicht bekannt
Besnoitiose	*Besnoitia (B.) besnoiti* B. wallacei B. darlingi (Eucoccidiida; Toxoplasmatidae)	obligat zweiwirtig; ZW: Rind, Ziege, Pferd u. a. ZW: Maus, Ratte ZW: Opossum, Eidechsen	beim Endwirt Katze subklinischer Verlauf	Nachweis der Oozysten bei der koproskopischen Untersuchung	Kausaltherapie beim Endwirt Katze nicht bekannt und nicht erforderlich

Tabelle 11.1. Fortsetzung

Parasitose	Erreger	Lebenszyklus/ Zwischenwirt (ZW)	Krankheitsbild	Diagnostik	Therapie
Babesiose	Babesia (B.) felis B. herpailuri (Piroplasmida; Babesiidae)	obligat zweiwirtig; Vertebratenwirte: Hauskatze, wilde Feliden; auch Hund, Fuchs (B. herpailuri) Avertebratenwirte: Schildzecken	B. felis: Todesfälle bei unbehandelten Tieren möglich; progressive Anämie, Exsikkose, in Einzelfällen Ikterus, Hämoglobinurie. Körpermasseverluste, Inappetenz, Lethargie. B. herpailuri: bei intakten Tieren milder Verlauf; bei entmilzten Katzen schwere klinisch manifeste Babesiose (s. o.)	Nachweis der intraerythrozytär gelegenen Babesien im Giemsa-gefärbten Blutausstrich (Kapillarvenenblut)	Primaquinphosphat 0,5 mg/kg KM per os oder i.m.
Cytauxzoonose	Cytauxzoon felis (Piroplasmida; Theileriidae)	obligat zweiwirtig; Vertebratenwirte: Katze, Schaf, Rotluchs Avertebratenwirte: Schildzecken	Progressive hämolytische Anämie, Depression, Anorexie, Temperaturerhöhung (40–41 °C), Todesfälle 9–15 Tage post infectionem. Ikterus, generalisierte Lymphadenopathie, Splenomegalie, Exsikkose	Nachweis der Schizonten in RES-Zellen. Nachweis der Ringformen in nach GIEMSA oder WRIGHT gefärbten Blutausstrichen	Kausaltherapie nicht bekannt, in der Regel letaler Ausgang
Amöbendysenterie	Entamoeba (E.) histolytica E. hartmanni (Amoebida; Entamoebidae)	ohne Wirtswechsel Zoonose, Infektionsquelle ist meist der Mensch	sehr selten bei Katzen; als Amöbendysenterie Diarrhoe (Kot schleimig-blutig bis gelatinös-schleimig), Inappetenz, kolikartige Erscheinungen; gelegentlich Abszesse in der Leber und anderen Organen	Nachweis der vegetativen Formen und Zysten in frisch abgesetztem, körperwarmen Kot mittels der MIFC-Methode oder im nach HEIDENDAIN gefärbten Kotausstrich	Metronidazol 25 mg/kg KM

Hepatozoon-Infektion	*Hepatozoon canis* (Eucoccidiida; Haemogregarinidae)	obligat zweiwirtig: Vertebratenwirte: Hund, Katze, Hyänen, Schakal Avertebratenwirt: *Rhipicephalus sanguineus*	Fieber, Apathie, Inappetenz; Lymphadenopathie, Cholangiohepatitis; eingeschränkte Bewegungen	Nachweis der Gamonten in den neutrophilen Granulozyten in Giemsa-gefärbten Blutausstrichen	medikamentelle Therapie mit Primaquin und Oxytetracyclin versucht
Kryptosporidiose	*Cryptosporidium* spp. (Eucoccidiida; Cryptosporidiidae)	ohne Wirtswechsel, Entwicklung extrazytoplasmatisch breites Wirtsspektrum, Zoonose	Bei adulten Katzen und Welpen in der Regel subklinischer Verlauf, evtl. weicher Kot. Bei immunsuppressiven Tieren chronische Diarrhoe, Anorexie, Körpermasseverluste. Bei Welpen bei experimenteller Infektion selten leichte Diarrhoe.	Nachweis der sog. nackten Oozysten v. a. durch spezifische Färbung von Kotausstrichen oder Ileumabstrichen	Kausaltherapie in der Praxis nicht bekannt Desinfektionsmittel nicht wirksam
Enzephalitozoonose	*Encephalitozoon cuniculi* (Microsporida; Nosematidae)	ohne Wirtswechsel	in Einzelfällen bei der Katze nichteitrige Meningoenzephalitis und interstitielle Nephritis beschrieben (Enzephalitis-Nephritis-Syndrom)	Nachweis der Sporen im Harn	Kausaltherapie in der Praxis nicht bekannt

Literatur zu Tabelle 11.1.

AUGUSTIN-BICHL, G.: Experimentelle und natürliche Kryptosporidieninfektionen bei Hund und Katze. Vet.-med. Diss., München (1984).
AUGUSTIN-BICHL, G., BOCH, J., und HENKEL, G.: Kryptosporidien-Infektionen bei Hund und Katze. Berl. Münch. tierärztl. Wschr. **97**, 179–181 (1984).
BENNETT, M., BAXBY, D., BLUNDELL, N., GASKELL, C. J., HART, C. A., and KELLY, D. F.: Cryptosporidiosis in the domestic cat. Vet. Rec. **116**, 73–74 (1985).
BLOUIN, E. F.: Studies on the transmission of *Cytauxzoon felis* KIER, 1979 between bobcats and domestic cats by ixodid ticks. Diss. Abstr. Internat. B **47**, (8), 3264 (1987).
DUBEY, J. P.: A review of *Sarcocystis* of domestic animals and other coccidia of cats and dogs. J. Am. vet. med. Ass. **169**, 1061–1078 (1976).
FAYER, R., and FRENKEL, J. K.: Comparative infectivity for calves of oocysts of feline coccidia: *Besnoitia, Hammondia, Cystoisospora, Sarcocystis,* and *Toxoplasma.* J. Parasitol. **65**, 756–762 (1979).
FRENKEL, J. K.: *Besnoitia wallacei* of cats and rodents: with a reclassification of other cyst-forming isosporoid coccidia. J. Parasitol. **63**, 611–628 (1977).
FRIEDHOFF, K. T.: Eingeschleppte oder selten diagnostizierte Protozoen- und Rickettsieninfektionen der Hunde und Katzen. Prakt. Tierarzt **62**, Sonder-Nr. 56–61 (1981).
HAUCK, W. N., SNIDER, T. G., and LAWRENCE, J. E.: Cytauxzoonosis in a native Louisiana cat. J. Am. vet. med. Ass. **180**, 1472–1474 (1982).
HEYDORN, A. O.: Die Katze als Überträger zystenbildender Kokzidien. Berl. Münch. tierärztl. Wschr. **92**, 214–220 (1979).
HILL, D. H.: *Trypanosoma brucei* in the cat. Brit. vet. J. **111**, 77–80 (1955).
KIER, A. B., WAGNER, J. E., and MOREHOUSE, L. G.: Experimental transmission of *Cytauxzoon felis* from bobcats *(Lynx rufus)* to domestic cats *(Felis domesticus).* Am. J. vet. Res. **43**, 97–101 (1982).
KIER, A. B., WIGHTMAN, S. R., and WAGNER, J. E.: Interspecies transmission of *Cytauxzoon felis.* Am. J. vet. Res. **43**, 102–105 (1982).
KLOPFER, U., NOBEL, T. A., and NEUMANN, F.: *Hepatozoon*-like parasite (Schizonts) in the myocardium of the domestic cat. Vet. Pathol. **10**, 185–190 (1973).
The Leishmanioses. Techn. Rep. Ser. 701. Geneva: World Health Organization (1984).
LEVINE, N. D.: Nomenclature of *Sarcocystis* in the ox and sheep and of fecal coccidia in the dog and cat. J. Parasitol. **63**, 36–51 (1977).
LIEBISCH, A.: Ektoparasiten synanthroper Tiere und deren humanhygienische Bedeutung. Dt. tierärztl. Wschr. **88**, 292–293 (1981).
PAVLÁSEK, I.: Experimental infection of cat and chicken with *Cryptosporidium* sp. oocysts isolated from a calf. Folia parasit. **30**, 121–122 (1983).
SMITH, D. D., and FRENKEL, J. K.: *Besnoitia darlingi* (Protozoa: Toxoplasmatinae): Cyclic transmission by cats. J. Parasitol. **63**, 1066–1071 (1977).
WAGNER, J. E.: A fatal cytauxzoonosis-like disease in cats. J. Am. vet. med. Ass. **168**, 585–588 (1976).
WILSON, R. B., HOLSCHER, M. A., and LYLE, S. J.: Cryptosporidioses in a pup. J. Am. vet. med. Ass. **183**, 1005–1006 (1983).

11.2. Helminthosen
11.2.1. Bandwurmbefall

Bei der Katze spielt fast ausschließlich der Befall mit adulten Bandwürmern eine Rolle. Larvenstadien von Bandwürmern (= Finnen) wurden bei Katzen nur in Einzelfällen nachgewiesen, so Echinococcus hydatidosus von *Echinococcus granulosus,* Sparganum von *Spirometra mansonoides,* Tetrathyridien von *Mesocestoides leptothylacus* sowie Coenurus von *Taenia serialis.* Dabei handelt es sich einerseits um Zufallsbefunde bei der Obduktion, die Tetrathyridien von *M. leptothylacus* können jedoch hochgradige klinische Krankheitserscheinungen und Todesfälle infolge einer Peritonitis hervorrufen. Zentralnervale Störungen, wie Ataxie, Manegebewegungen, Schiefhalten des Kopfes, Desorientiertheit, Depression und auch Aggressivität, Nystagmus u. a., werden in den USA in Einzelfällen bei Katzen durch Finnen vom Typ Coenurus hervorgerufen.

Die adulten Bandwürmer schädigen den Wirt vor allem auf nutritivem Wege, d. h. durch Nahrungsentzug; die mechanische Schadwirkung durch die Haftorgane (Sauggruben, Saugnäpfe, Haken) fällt dagegen weniger ins Gewicht. Beim Befall mit Larvenstadien der Bandwürmer steht die mechanische Schädigung besonders der lebenswichtigen Organe durch Gewebszerstörung oder raumfordernde Prozesse im Vordergrund.

Die am häufigsten nachgewiesenen adulten Bandwürmer bei der Katze sind in Mitteleuropa *Hydatigera taeniaeformis* und *Dipylidium caninum.* Wegen der großen Gefährdung des Menschen verdient darüber hinaus der Befall mit *Echinococcus multilocularis* besondere Beachtung. Weitere Bandwurmarten aus verschiedenen Familien sind bei Katzen in Mitteleuropa insgesamt selten, nur regional verbreitet oder nur bei importierten Tieren zu erwarten (Tabelle 11.2.).

Tabelle 11.2. In Mitteleuropa bei Katzen selten oder nur bei importierten Tieren vorkommende Bandwurmarten

Ordnung	Familie	Bandwurmart	Verbreitung
Pseudophyllida Skolex mit 2 seitlichen Sauggruben	Diphyllobotriidae	*Diphyllobothrium latum* (LINNAEUS, 1758)	vor allem Küstengebiete der Ost- und Nordsee, an großen Flüssen und Seen (z. B. Schweiz) (die Katze ist ein wenig geeigneter Endwirt)
		Spirometra erinacei europaei (RUDOLPHI, 1819)	sehr selten in Mitteleuropa
Cyclophyllida Skolex mit 4 Saugnäpfen	Mesocestoididae	*Mesocestoides* spp.	Mitteleuropa (bei Katzen selten)
		Mesocestoides leptothylacus (LOOS-FRANK, 1980)	Mitteleuropa (bei Katzen selten)
	Dilepididae	*Diplopylidium noelleri* (SKRJABIN, 1924) Zoonosenerreger	Mittelmeerländer

Tabelle 11.2.

Charakteristika von		Finnenform(en)/ Zwischenwirt(e)	Körpermaße des adulten Bandwurmes
Skolex	graviden Proglottiden		
spatelförmig	breiter als lang; G: einfach, ventral flächenständig; gemeinsame Mündung von Cirrus und Vagina U: rosettenartig im Zentrum der Proglottis; Uterusöffnung hinter Genitalporus	1. Prozerkoid/ Copepoden 2. Plerozerkoid/ Fische; in Leibeshöhle und Muskulatur	L: in der Katze bis 1,5 m B: bis 2 cm
löffel- bis fingerförmig	breiter als lang; G: einfach, ventral flächenständig; Cirrus und Vagina münden getrennt U: rosettenartig mit 5 Windungen, im Zentrum der Proglottis; Uterusöffnung hinter Genitalporus	1. Prozerkoid/ Copepoden 2. Plerozerkoid/ Frösche, Schlangen, Vögel Nach Verzehr des 2. ZW durch nichtadäquate Wirte (Schwein, Wildschwein, Igel) als Sparganum in deren Muskulatur	L: bis 75 cm B: bis 8 mm
unbewaffnet	reiskornähnlich; G: einfach, flächenständig U: unverzweigt, gewunden, mit kaudal gelegenem Paruterinorgan	1. Zystizerkoid/ Moosmilben 2. Tetrathyridium/ Reptilien, Vögel	L: bis 80 cm B: bis 3 mm
unbewaffnet	wie *Mesocestoides* spp.	1. Zystizerkoid/ ? 2. Tetrathyridium/ Feldmaus Tetrathyridium (reiskornähnlich) gelegentlich auch in großer Zahl in der Bauchhöhle der Katze (Körpermasseverlust bis zur Kachexie, Todesfälle infolge schwerer Peritonitis)	L: bis 40 cm B: bis 2 mm
3–4 Hakenreihen	kürbiskernähnlich; G: doppelt, randständig, am vorderen Ende der Proglottis gegenüberliegend U: in Eikapseln aufgegliedert, enthalten jeweils nur 1 Ei	Zystizerkoid/ Dungkäfer, Flöhe Reptilien und Kleinsäuger können als Transportwirte eingeschaltet sein	L: bis 120 mm B: bis 1,1 mm

Tabelle 11.2. Fortsetzung

Ordnung	Familie	Bandwurmart	Verbreitung
		Diplopylidium acanthotretum (PARONA, 1887) Zoonosenerreger	Mittelmeerländer
		Joyeuxiella pasqualei (DIAMARE, 1893) Zoonosenerreger	Mittelmeerländer
		Joyeuxiella echinorhynchoides (SONSINO, 1889) Zoonosenerreger	Mittelmeerländer
	Taeniidae	*Taenia pisiformis* (BLOCH, 1780)	Mitteleuropa (bei Katzen selten, meist vor Bildung gravider Proglottiden ausgeschieden)
		Taenia hydatigena PALLAS, 1766	Mitteleuropa (bei Katzen selten)
		Echinococcus multilocularis LEUCKART, 1863 gefährlicher Zoonosenerreger	holarktisch (Mitteleuropa)

G = Genitalporus; U = Uterus; ZW = Zwischenwirt; L = Länge; B = Breite

Tabelle 11.2.

Charakteristika von		Finnenform(en)/ Zwischenwirt(e)	Körpermaße des adulten Bandwurmes
Skolex	graviden Proglottiden		
3–5 Haken-reihen	wie *D. noelleri*	wie *D. noelleri*	L: bis 120 mm B: bis 1,5 mm
Rostellum mit 14–18 Haken-reihen	kürbiskernähnlich; G: doppelt, randständig, in der Mitte der Proglottis gegenüberliegend U: in Eikapseln aufgegliedert, enthalten jeweils nur 1 Ei	Zystizerkoid/ Dungkäfer Reptilien und Kleinsäuger können als Transportwirte eingeschaltet sein	L: bis 500 mm B: bis 2 mm
Rostellum mit bis 25 Haken-reihen	wie *J. pasqualei*	wie *J. pasqualei*	L: bis 260 mm
Rostellum mit 2 Haken-reihen: große Haken 225–295 µm, kleine Haken 130–180 µm	länger als breit, trapezförmig; G: einfach, deutlich vorsprin-gend, randständig, unre-gelmäßig alternierend U: Medianstamm relativ lang, mit 8–14 Paar parallel ver-laufenden Seitenästen	Cysticercus pisiformis/ Hase, Kaninchen, andere Na-ger; in Netz, Gekröse, Serosa der Leber	L: 50–200 cm B: bis 4,8 mm
Rostellum mit 2 Haken-reihen: große Haken 170–220 µm, kleine Haken 110–160 µm	länger als breit; G: einfach, schwach hervor-tretend, randständig, unre-gelmäßig alternierend U: Medianstamm relativ kurz, mit 5–10 Paar schräg nach kranial und kaudal verlau-fenden Seitenästen	Cysticercus tenuicollis/ v. a. Haus- und Wildwieder-käuer, Schwein, Pferd; in Mesenterium, auf Serosa der Bauchorgane	L: 75–100 cm B: bis 6 mm
Rostellum mit 2 Haken-reihen: große Haken 27,5–34,5 µm, kleine Haken 22,7–31 µm	länger als breit; G: einfach, randständig, pro-ximal der Mitte der Pro-glottis U: median, kaudal sackförmig erweitert, ohne seitliche Ausbuchtungen	Echinococcus alveolaris/ arvikole Nagetiere, Mensch; überwiegend in der Leber	L: 1,4–4,5 mm B: 0,5 mm nur 5 (2–6) Proglottiden

Literatur zu Tabelle 11.2.

ARAFA, M. S., NASR, N. T., KHALIFA, R., MAHDI, A. H., MAHMOUD, W. S., and KHALIL, M. S.: Cats as reservoir hosts of *Toxocara* and other parasites potentially transmissible to man in Egypt. Acta parasit. pol. **25**, 383–389 (1978).
HASSLINGER, M.-A., OMAR, H. M., und SELIM, M. K.: Das Vorkommen von Helminthen in streunenden Katzen Ägyptens und anderer mediterraner Länder. Vet. med. Nachr. **59**, 76–81 (1988).
KIRKPATRICK, C. E., and SHARNINGHAUSEN, F.: *Spirometra* sp. in a domestic cat in Pennsylvania. J. Am. vet. med. Ass. **183**, 111–112 (1983).
KUMARATILAKE, L. M., and THOMPSON, R. C. A.: A review of the taxonomy and speciation of the genus *Echinococcus* RUDOLPHI 1801. Z. Parasitenk. **68**, 121–146 (1982).
LENGY, J., STEIMAN, I., and STEIMAN, Y.: The current helminthofauna of stray dogs and cats in Israel. J. Parasitol. **55**, 1239 (1969).
LINDQUIST, W. D., and AUSTIN, E. R.: Exotic parasitism in a Siamese cat. Feline Pract. **11**, 9–10 (1981).
LOOS-FRANK, B.: Neue Erkenntnisse zur Gattung *Mesocestoides* (Cestoda). Prakt. Tierarzt **61**, 344 (1980).
LOOS-FRANK, B.: Larval cestodes in southwest German rodents. Z. angew. Zool. **74**, 97–105 (1987).
MUELLER, J. F.: The biology of *Spirometra*. J. Parasitol. **69**, 3–14 (1974).
SUPPERER, R., und HINAIDY. H. K.: Ein Beitrag zum Parasitenbefall der Hunde und Katzen in Österreich. Dt. tierärztl. Wschr. **93**, 383–386 (1986).
THOMPSON, R. C. A., and ALLSOPP, C. E.: Hydatidosis: Veterinary perspectives and annotated bibliography. C. A. B. International, Wallingford 1988.

11.2.1.1. Hydatigera-Befall

Durch *Hydatigera taeniaeformis* (Cyclophyllida; Taeniidae) hervorgerufener, in der Regel klinisch unauffällig verlaufender Bandwurmbefall bei der Katze; weitere *Hydatigera* spp. kommen bei wildlebenden Feliden vor.

Ätiologie. Hauptendwirte für *Hydatigera taeniaeformis* (BATSCH, 1786) (Syn. *Taenia taeniaeformis*), den Dickhalsigen oder Katzenbandwurm, sind Haus- und Wildkatze, gelegentlich werden auch Fuchs und Marder sowie – sehr selten – der Hund befallen.

H. taeniaeformis ist 15–60 cm lang und 5–6 mm breit. Der große Skolex trägt 4 unbewaffnete, deutlich abgesetzte Saugnäpfe; das lange, kräftige Rostellum ist mit 2 Hakenreihen besetzt. Die großen Haken messen in der Länge 380–430 µm, die kleinen 250–270 µm. Eine eigentliche Halszone ist nicht ausgebildet. In jeder der geschlechtsreifen, trapezförmigen Proglottiden ist eine Geschlechtsanlage vorhanden. Der Genitalporus ist randständig, etwa in der Mitte der Proglottis gelegen, unregelmäßig alternierend. Die graviden Proglottiden sind länger als breit (8–20 × 5–10 µm). Der Uterus besteht aus einem Medianstamm mit jeweils 16–18 Seitenästen, die an den Enden aufgetrieben sind. Er enthält im Durchschnitt etwa 1600 einzeln liegende, 31–37 µm große Eier.

Die abgestoßenen graviden, beweglichen Proglottiden gelangen entweder mit dem Kot in die Außenwelt oder wandern – unabhängig vom Kotabsatz – aktiv aus dem After aus. Wie auch die *Dipylidium-caninum*-Proglottiden, können sie für einige Zeit in Afternähe im Fell der Katze haften. In der Außenwelt trocknen die Proglottiden ein und bersten oder mazerieren in feuchtem Milieu, und die „Eier" werden frei. Da die dünne Eihülle bei den Vertretern der Familie Taeniidae schon im Uterus verlorengeht, ist es korrekt, statt von „Eiern" von „beschalten Onkosphären" zu sprechen.

Epidemiologie. Zwischenwirte von *H. taeniaeformis* sind Nagetiere, vor allem Ratten und Mäuse, aber auch Bisamratte, Kaninchen sowie Maulwurf, Eichhörnchen oder Jagdfasan.

Nach der Aufnahme der beschalten Onkosphären gelangt die freigewordene Sechshakenlarve in der Regel in die Leber. Dort entwickelt sich, teilweise in das Parenchym eingebettet, die Finne, Strobilocercus fasciolaris (Syn. Cysticercus fasciolaris), welche bereits ein bandwurmähnliches Aussehen aufweist. In einer runden, durchscheinenden Blase befindet sich die aufgeknäulte Larve, welche aus dem eingestülpten Skolex und einer etwa 5–30 cm langen und bis 5 mm breiten, distal mit einer blasenförmigen Erweiterung versehenen Strobila besteht.

Mit den Beutetieren wird die Finne oral-alimentär vom Endwirt aufgenommen. Im Dünndarm der Katze stülpt sich der Skolex des Strobilozerkus aus und heftet sich an der Darmschleimhaut an. Die Strobila des Strobilozerkus geht dabei verloren, und unmittelbar hinter dem Skolex bilden sich die Proglottiden des Bandwurmes aus. Die Präpatentperiode beträgt 23–42(–80), durchschnittlich 47±6 Tage, die Lebenserwartung des adulten Bandwurmes 7–34, im Durchschnitt 17,5 Monate.

Die durchschnittliche Befallsintensität mit *H. taeniaeformis* ist bei den Katzen relativ niedrig, sie wird mit 2–10 Bandwurmexemplaren/Tier angegeben. Täglich werden von infizierten Katzen etwa 4–5 Proglottiden ausgeschieden, eine sporadische Destrobilation tritt auf. Bei mehr als 12 Monate alten Bandwürmern läßt der Proglottidenausstoß deutlich nach. Eine unvollständige Immunität, die auch über das Kolostrum auf die Welpen zu übertragen ist, wird wohl für einige Zeit bei infizierten Katzen ausgebildet.

Die beschalten *H.-taeniaeformis*-Onkosphären können durch Avertebraten, wie Fliegen, Käfer oder Schnecken, als Vektoren verbreitet werden (vgl. Abschnitt 11.2.1.3.).

In sehr seltenen Fällen fungiert auch der Mensch als Zwischenwirt für *H. taeniaeformis*. Strobilocercus fasciolaris wurde in einem Fall in der Leber, bei einem anderen Patienten in der Retina nachgewiesen.

H. taeniaeformis ist weltweit verbreitet, mit regional unterschiedlicher Befallshäufigkeit. In Mitteleuropa ist diese Art neben *Dipylidium caninum* der häufigste Bandwurm der Katze. In Deutschland erwiesen sich in der Umgebung von Kiel beispielsweise 56 von 129 untersuchten Katzen (= 43,7 %) mit *H. taeniaeformis* infiziert. Der Befall ist in der Regel in ländlichen Gebieten bei freilaufenden Tieren mit regelmäßiger Gelegenheit zum Mäusefang wesentlich höher als bei Stadtkatzen.

Klinik. Die Pathogenität von *H. taeniaeformis* wird als gering angesehen, der Befall verläuft bei der Katze meist klinisch unauffällig. Gelegentlich werden bei Welpen uncharakteristische Erscheinungen, wie Appetitlosigkeit, Abmagerung, glanzloses, struppiges Haarkleid, festgestellt. Erhebliche Darmfunktionsstörungen mit Enteritis gehören zu den Ausnahmen.

Das Auswandern der Proglottiden von *H. taeniaeformis* erzeugt bei der Katze Juckreiz am After. Die Tiere scheuern sich, und auch Katzen zeigen dabei gelegentlich das „Schlittenfahren" auf der Hinterhand.

Bei den Zwischenwirten verläuft der Strobilocercus-fasciolaris-Befall ebenfalls symptomlos, bei hoher Befallsintensität bleiben die Tiere jedoch in der Entwicklung zurück. In Versuchs- (Ratten, Mäuse) und Pelztierzuchten (Bisamratten) können daraus wirtschaftliche Schäden resultieren.

Diagnostik und Differentialdiagnostik. Vom Besitzer beobachtetes „Schlittenfahren" deutet evtl. auf einen bestehenden *H.-taeniaeformis*-Befall hin; es tritt aber häufiger bei der Analbeutelentzündung auf.

Bewegliche, längliche, weiße oder angetrocknete, weißlich-graue Gebilde in der Umgebung des Afters und an den Hinterschenkeln legen bei der klinischen Untersuchung der Katze den Verdacht auf *Hydatigera*- oder *Dipylidium*-Befall nahe.

Für die Intravitaldiagnostik können die frisch abgesetzten bzw. die aus dem Fell oder dem Lager der Katze isolierten eingetrockneten Proglottiden herangezogen werden. Besser eignen sich jedoch komplette Strobilae, die durch eine medikamentelle Behandlung abgetrieben und deren diagnostisch wichtige Abschnitte speziell angefärbt worden sind. Anhand der morphologischen Charakteristika sind die *H.-taeniaeformis*-Proglottiden von denen anderer Bandwurmarten (s. Tabelle 11.2.) zu differenzieren. Beschalte Onkosphären, die während der Darmkanalpassage aus den Proglottiden frei geworden sind, können koproskopisch mittels des Flotationsverfahrens oder des kombinierten Sedimentations-Flotations-Verfahrens nach DE RIVAS nachgewiesen werden. Diese sind jedoch morphologisch *nicht* von den gleichgroßen beschalten *Echinococcus-multilocularis-* oder *Taenia*-Onkosphären zu unterscheiden.

Bei der Obduktion sind die weißen Bandwurmexemplare im eröffneten Dünndarm mit bloßem Auge zu erkennen. Sie können zur Artbestimmung (s. Tabelle 11.2.) isoliert, in Wasser zur Erschlaffung gebracht und anschließend gefärbt werden.

Bekämpfung. Zur medikamentellen Behandlung des *H.-taeniaeformis*-Befalls bei der Katze stehen verschiedene Wirkstoffe in unterschiedlichen Zubereitungsformen (Tabletten, Granulat, Pellets, Pulver, Lösung) meist für die Per-os-Verabreichung zur Verfügung (Tabelle 11.3.). Sie besitzen im allgemeinen eine sichere Wirksamkeit gegenüber dieser Bandwurmart. Im kontrollierten Test erwies sich jüngst ein neuer Wirkstoff, Epsiprantel, in einer Dosis von 5 mg/kg KM bei Verabreichung per os als 100%ig wirksam gegenüber *H. taeniaeformis* und sehr gut verträglich für den Endwirt.

Bei freilaufenden, mäusefressenden Katzen wird sich eine Ansteckung mit *H. taeniaeformis* nicht verhindern lassen. In Landwirtschaftsbetrieben ist eine konsequente Schadnagerbekämpfung durchzuführen, um die Infektionsmöglichkeiten des Endwirtes zu minimieren. Katzen sind von den Stallungen von Versuchs- und Pelztieren, die als Zwischenwirte für *H. taeniaeformis* in Frage kommen, sowie von deren Futterlagerplätzen unbedingt fernzuhalten, um eine Kontamination des Futters mit beschalten Onkosphären zu verhüten. Mit Strobilocercus fasciolaris infizierte Nagetiere sind unschädlich zu beseitigen.

Literatur

S. *Dipylidium*-Befall

11.2.1.2. Dipylidium-Befall

Durch *Dipylidium caninum* hervorgerufener, in der Regel klinisch unauffällig verlaufender Bandwurmbefall bei der Katze.

Ätiologie. Endwirte für *Dipylidium caninum* LINNAEUS, 1758 (Cyclophyllida; Dilepididae), den Kürbiskern- oder Gurkenkernähnlichen Bandwurm, sind vor allem Hund und Katze sowie Fuchs, Wolf, Schakal und – sehr selten – der Mensch.

Bis zu 250 Proglottiden bilden die Strobila des adulten, 10–40 cm langen und bis zu 4 mm breiten Bandwurmes. Der Skolex trägt 4 unbewaffnete Saugnäpfe; das keulenförmige Rostellum ist mit 3–4 Reihen rosendornförmiger Haken unterschiedlicher Größe besetzt. Die geschlechtsreifen sowie die graviden Proglottiden sind proximal und distal etwas eingezogen, sie haben daher eine kürbiskern- oder gurkenkernähnliche Form. In jeder geschlechtsreifen Proglottis sind 2 Geschlechtsanlagen ausgebildet. Die Genitalpori sind randständig, sie liegen sich etwa in Gliedmitte gegenüber. Gravide Proglottiden messen 7–12 × 1,5–3 mm, sie

Tabelle 11.3. Antizestoda zur Bandwurmbekämpfung bei der Katze

Wirkstoff	Dosierung	Wirkungsspektrum
Praziquantel	5 mg/kg KM per os, s.c., i.m.	*Taenia* spp., *Hydatigera* spp., *Dipylidium caninum*, *Mesocestoides* spp., *Diplopylidium* spp., *Joyeuxiella* spp., (*Echinococcus* spp.)
	je 7,5 mg/kg KM an 2 aufeinanderfolgenden Tagen per os	*Spirometra* spp.
	35 mg/kg KM per os	*Diphyllobothrium latum*
Bunamidinhydrochlorid	25–50 mg/kg KM per os (maximal 600 mg/Tier) Verabreichung auf nüchternen Magen. Bei therapeutischer Dosierung relativ häufig Erbrechen und Durchfall. Nicht bei Katzenwelpen anwenden, nicht gleichzeitig mit Butamisol anwenden.	*Taenia* spp., *Hydatigera* spp., *Dipylidium caninum*, *Mesocestoides* spp., *Diphyllobothrium latum*, *Spirometra* spp.
Niclosamid	100–200 mg/kg KM per os Bei therapeutischer Dosierung gelegentlich Erbrechen und/oder Durchfall.	*Taenia* spp., *Hydatigera* spp.; schlechtere Wirkung gegenüber *Dipylidium caninum* und *Mesocestoides* spp.
Resorantel	30–50 mg/kg KM per os	*Taenia* spp., *Hydatigera* spp.
Mebendazol	je 20 mg/kg KM an 5 aufeinanderfolgenden Tagen	*Taenia* spp., *Hydatigera* spp.
Fenbendazol	je 50 mg/kg KM an 3 aufeinanderfolgenden Tagen oder je 25 mg/kg KM an 5 aufeinanderfolgenden Tagen	*Taenia* spp., *Hydatigera* spp.
Flubendazol	je 11 mg/kg KM an 3 aufeinanderfolgenden Tagen	*Taenia* spp., *Hydatigera* spp.

sind fleischfarben bis blaß-rosa. Der Uterus ist in Eikapseln aufgegliedert, die jeweils 2–30 Eier als sog. Eipakete enthalten.

Die abgestoßenen graviden, beweglichen Proglottiden gelangen entweder mit dem Kot in die Außenwelt oder wandern – unabhängig vom Kotabsatz – durch lebhafte Kontraktionen aktiv aus dem After aus. Sie können für einige Zeit im Fell der Katze in Afternähe haften oder werden in der Umgebung, z. B. im Lager, verstreut. In der Außenwelt trocknen die Proglottiden rasch ein, dabei bersten sie, und die Eipakete werden herausgepreßt. Die durch eine zähe, gallertige Masse zusammengehaltenen Eier können in der Außenwelt mehrere Wochen lebensfähig bleiben.

Epidemiologie. Als Zwischenwirte für *Dipylidium caninum* fungieren verschiedene Floharten, wie *Ctenocephalides felis*, *Ctenocephalides canis* oder *Pulex irritans*, sowie Haarlinge (*Felicola subrostratus*). Bei Flöhen als Zwischenwirten werden die Bandwurmeier von den detritusfressenden Larven aufgenommen, der hämatophage adulte Floh ist dagegen nicht zur Aufnahme geformter Partikel befähigt. Die Onkosphäre durchdringt die Darmwand der

Flohlarve, und im Fettkörper entwickelt sich das Finnenstadium des Bandwurmes, das Zystizerkoid. Dieses erreicht jedoch erst nach der Metamorphose, d. h. im adulten Floh, seine Infektiosität für den Endwirt. Bei den Haarlingen können die Bandwurmeier dagegen von allen postembryonalen Stadien aufgenommen werden, die Zystizerkoide sind etwa nach 30 Tagen infektionsfähig. Durch das Zerbeißen der Flöhe infolge des Juckreizes oder bei der Fellpflege werden die Zystizerkoide von der Katze per os aufgenommen, in deren vorderem bis mittlerem Dünndarmabschnitt wächst aus der Finne der Bandwurm heran. Die Präpatentperiode beträgt 16–21 Tage, die Lebenserwartung des adulten Bandwurmes etwa 1 Jahr. Da ein Floh oft mehrere Zystizerkoide beherbergt, nachgewiesen wurden bis zu 50, ist die Befallsintensität mit *D. caninum* beim Endwirt meist relativ hoch. Täglich werden je Bandwurm 12 und mehr reife Proglottiden abgegeben.

In seltenen Fällen kann auch der Mensch (vor allem Kleinkinder) bei intensivem Kontakt und unhygienischem Umgang mit Katzen von diesen zerbissene Flöhe per os aufnehmen (Infektionsweg in der Regel Hand – Mund) und so als Endwirt einen Befall mit *D. caninum* erwerben.

D. caninum ist weltweit verbreitet; er ist bei Katzen in Mitteleuropa relativ häufig. Betroffen sind vor allem Katzen, die Gelegenheit haben, sich mit Flöhen, d. h. den Zwischenwirten, zu infizieren.

Klinik. Bei der Katze verläuft der *D.-caninum*-Befall, auch bei einer Befallsstärke von mehreren Hundert Bandwürmern, meist ohne klinische Krankheitserscheinungen. Nur gelegentlich werden uncharakteristische Symptome, wie Appetitlosigkeit, Abmagerung und glanzloses Fell, festgestellt. Gewebeschäden durch die Anheftung der Bandwürmer an der Darmschleimhaut, z. B. Gewebsrückbildung oder Entzündungen, sind meist unbedeutend. Sehr selten wurde bei Massenbefall ein Obturationsileus beobachtet. Das Auswandern der *D.-caninum*-Proglottiden erzeugt bei der Katze Juckreiz am After, die Tiere zeigen gelegentlich das „Schlittenfahren".

Diagnostik und Differentialdiagnostik. Vom Besitzer beobachtetes „Schlittenfahren" kann auf einen bestehenden *D.-caninum*-Befall hinweisen; differentialdiagnostisch muß eine Analbeutelentzündung ausgeschlossen werden.

Bewegliche, längliche sowie eingetrocknete, reiskornähnliche Gebilde in der Umgebung des Afters und an den Hinterschenkeln legen bei der klinischen Untersuchung der Katze den Verdacht auf *Dipylidium*- oder *Hydatigera*-Befall nahe. Für die Intravitaldiagnostik können die spontan abgesetzten, frischen bzw. die aus dem Fell oder dem Lager der Katze isolierten eingetrockneten Proglottiden herangezogen werden. Besser geeignet sind jedoch komplette Strobilae, die durch eine medikamentelle Behandlung abgetrieben und deren diagnostisch wichtige Abschnitte speziell angefärbt wurden. Anhand der morphologischen Charakteristika sind die *D.-caninum*-Proglottiden von denen anderer Bandwurmarten (s. Tabelle 11.2.) zu differenzieren. In den in Wasser erweichten und erschlafften, zerzupften Proglottiden sind die typischen Eipakete bei der mikroskopischen Untersuchung sichtbar. Eipakete bzw. Eier, die während der Darmkanalpassage aus den Proglottiden frei geworden sind, können koproskopisch mittels des Flotations- oder des kombinierten Sedimentations-Flotations-Verfahrens nach DE RIVAS nachgewiesen werden. Die einzelnen Eier sind mit 35–53 µm etwas größer als die beschalten *Hydatigera*- oder *Echinococcus-multilocularis*-Onkosphären (31–37 µm).

Bei der Obduktion sind die weißen Bandwurm-Exemplare im eröffneten Dünndarm mit bloßem Auge zu erkennen; sie können zur Artbestimmung (s. Tabelle 11.2.) isoliert, in Wasser zur Erschlaffung gebracht und anschließend gefärbt werden.

Bekämpfung. Zur medikamentellen Behandlung des *D.-caninum*-Befalls der Katze stehen verschiedene Wirkstoffe in unterschiedlichen Zubereitungsformen meist für die Per-os-Verabreichung zur Verfügung (s. Tabelle 11.3.). Mittel der Wahl ist wegen des breiten Wirkungsspektrums, der sehr guten Wirksamkeit und Verträglichkeit gegenwärtig das Praziquantel. Im kontrollierten Test erwies sich jüngst ein neuer Wirkstoff, Epsiprantel, in einer Dosis von 5 mg/kg KM bei Verabreichung per os als 100%ig wirksam gegenüber *D. caninum* und als sehr gut verträglich für den Endwirt.

Neben der Behandlung des infizierten Endwirtes muß unbedingt eine Floh- bzw. Haarlingsbekämpfung (s. Abschnitt 11.3.7.) erfolgen, um den Zwischenwirt auszuschalten und somit den Lebenszyklus von *D. caninum* entscheidend zu unterbrechen.

Zur Verhütung der Ansteckung des Menschen ist die Aufklärung der Katzenbesitzer über die – allerdings relativ geringe – Infektionsmöglichkeit mit *D. caninum* und über die persönliche Hygiene beim Umgang mit Katzen dringend erforderlich.

Literatur

BÜRGER, H.-J.: Zestoden von Kleintieren als Erreger von Zoonosen. Prakt. Tierarzt **62**, Sonder-Nr. 64–68 (1981).

CIESLICKI, M.: Flubenol P, ein neues Anthelminthikum für Katze und Hund. Prakt. Tierarzt **69**, H. 10, 16–22 (1988).

ECKERT, J.: Parasitosen von Hund und Katze. Kleintierpraxis **17**, 97–108 (1972).

GEORGI, J. R.: Tapeworms. Small Anim. Pract. **17**, 1285–1305 (1987).

GEORGI, J. R., DE LAHUNTA, A., and PERCY, D. H.: Cerebral coenurosis in a cat. Report of a case. Cornell Vet. **59**, 127–134 (1969).

GROSSE, D., und BÖCKELER, W.: Untersuchungen zur Darmparasitenfauna bei Katzen aus der Kieler Umgebung. Tierärztl. Umschau **34**, 496–499 (1979).

HASSLINGER, M.-A.: Praxisrelevante Helminthen der Fleischfresser. Tierärztl. Praxis **14**, 265–273 (1986).

HASSLINGER, M.-A., OMAR, H. M., und SELIM, M. K.: Das Vorkommen von Helminthen in streunenden Katzen Ägyptens und anderer mediterraner Länder. Vet. med. Nachr. **59**, 76–81 (1988).

HAYES, M. A., and CREIGHTON, S. R.: A coenurus in the brain of a cat. Canad. vet. J. **19**, 341–343 (1978).

HIEPE, TH., BUCHWALDER, R., und KRÜGER, A.: Untersuchungen zum Endoparasitenbefall streunender Katzen unter besonderer Berücksichtigung der Helminthen. Wiener tierärztl. Mschr. **75**, 499–503 (1988).

MANGER, B. R., and BREWER, M. D.: Epsiprantel, a new tapeworm remedy. Preliminary efficacy studies in dogs and cats. Brit. vet. J. **145**, 384–388 (1989).

MANYAM, K. S., STUMP, K., and PICUT, C.: Observations on a case of *Dipylidium caninum* infestation. Vet. med. Small Anim. Clin. **75**, 66 (1980).

O'ROURKE, F. J.: Recent studies on zoonoses at University College, Cork, Ireland. J. Parasit. **56** (4) Sect. II, Pt. 2, 456 (1970).

SCHÜTZE, H.-R., und KRAFT, W.: Endo- und Ektoparasiten von Hund und Katze, Diagnose und Therapie. Prakt. Tierarzt **60**, Sonder-Nr. 56–64 (1978).

SHMIDL, J. A., MCCURDY, H. D., MOZIÉR, J. O., and KRUCKENBERG, S. M.: Summary of safety evaluations for praziquantel in cats. Vet. med. Small Anim. Clin. **77**, 771–773 (1982).

SLOCOMBE, R. F., ARUNDEL, J. H., LABUC, R., and DOYLE, M. K.: Cerebral coenurosis in a domestic cat. Aust. vet. J. **66**, 92–93 (1989).

SMITH, M. C.: Cerebral coenurosis in a cat. J. Am. vet. med. Ass. **192**, 82–84 (1988).

STĔRBA, J., and BARUŠ, V.: First record of Strobilocercus fasciolaris (Taeniidae-larvae) in man. Folia parasit. **23**, 221–226 (1976).

TAKLA, M.: Vergleich der parasitologischen Befunde bei Hund und Katze, die durch koprologische Untersuchungen allein und unter Einbeziehung des Obduktionsergebnisses erzielt wurden mit Hinweisen für die Praxis. Prakt. Tierarzt **61**, 356 (1980).

THOMPSON, R. C. A., and ALLSOPP, C. E.: Hydatidosis: Veterinary perspectives and annotated bibliography. Wallingford: C. A. B. International (1988).

WILLIAMS, J. F., and SHEARER, A. M.: Longevity and productivity of *Taenia taeniaeformis* in cats. Am. J. vet. Res. **42**, 2182–2183 (1981).

11.2.1.3. Echinokokkose

Durch *Echinococcus multilocularis* (Cyclophyllida; Taeniidae) hervorgerufener, nur in bestimmten Endemiegebieten und insgesamt selten auftretender Bandwurmbefall bei der Katze; gefährlichste Zoonose des Menschen (akzidenteller Zwischenwirt) in Mitteleuropa.

Ätiologie. Hauptendwirt für *Echinococcus multilocularis* LEUCKART, 1863, den Fünfgliedrigen, Kleinen oder Gefährlichen Fuchsbandwurm (s. Tabelle 11.2.) ist der Rotfuchs. In Endemiegebieten kommen natürliche Infektionen auch bei Hund und Katze vor. Zwischenwirte, die das Larvenstadium, die Finne Echinococcus alveolaris, beherbergen, sind in Mitteleuropa vor allem kleine Nagetiere, wie Feldmaus, Schermaus und Bisamratte, auch der Sumpfbiber; epidemiologisch bedeutsamster Zwischenwirt ist dabei die Feldmaus. Die Infektkette verläuft in der Regel als ein silvatischer Zyklus zwischen Fuchs und kleinen Nagern. Ein intermediärer Zyklus über Katze – Feldmaus – Katze sowie ein domestischer Zyklus über Katze – Hausmaus – Katze sind möglich (Abb. 11.5.). Potentieller Zwischenwirt ist auch der Mensch. Die multivesikulären, schwammartigen, rasch und infiltrativ ähnlich einem malignen Tumor wachsenden, metastasierenden Finnen mit primärem Sitz in der Leber rufen beim Menschen das Krankheitsbild der **alveolären Echinokokkose** hervor.

Für den Dreigliedrigen Hundebandwurm, *Echinococcus granulosus* (BATSCH, 1786), ist die Katze als **Endwirt nicht empfänglich**. In einem Falle wurde jedoch eine larvale Echinokokkose durch Echinococcus hydatidosus, das Finnenstadium von *Echinococcus granulosus*, bei der Katze beschrieben.

E. multilocularis ist holarktisch verbreitet. Die Endemiegebiete in Mitteleuropa mit z. T. höherer Befallsextensität der Fuchspopulation liegen nördlich der Alpenregion: zentrale und östliche Gebiete Frankreichs; nördliche, östliche und südöstliche Gebiete der Schweiz; Südwestdeutschland (Baden-Württemberg, Bayern, Rheinland-Pfalz, Hessen), westliche und südliche Gebiete Österreichs. Sporadische Funde sind auch aus der ČSFR und aus

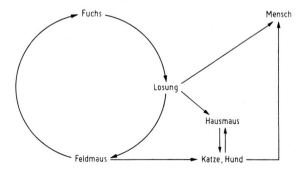

Abb. 11.5. Hauptinfektionsketten bei *Echinococcus-multilocularis*-Infektionen.

Thüringen bekannt. In Süddeutschland erwiesen sich z. B. 1,4% (Schwäbische Alb) bzw. 2,9% (Regierungsbezirk Tübingen) der untersuchten Katzen als *E.-multilocularis*-positiv. Gegenwärtig zeigt *E. multilocularis* eine Ausbreitungstendenz nach Norden.

Epidemiologie. Katzen infizieren sich mit *E. multilocularis* über finnentragende Beutetiere, vor allem Feldmäuse. Der Bandwurm hat seinen Sitz im Dünndarm des Endwirtes. Bei starkem Befall wird dieser bereits vom Duodenum an besiedelt, bei geringer Befallsintensität sind die Bandwürmer besonders im kaudalen Drittel des Dünndarmes lokalisiert. Die *E.- multilocularis*-Bandwürmer liegen sehr tief zwischen den Darmzotten eingebettet. Da die fertilen Echinokokkenblasen eine große Zahl von Protoskolizes enthalten, nimmt der Endwirt eine große Menge Infektionsstoff auf und kann daher Tausende von Bandwürmern beherbergen. Eine derartig hohe Befallsintensität kommt jedoch bei der Katze – im Gegensatz zum Rotfuchs – sehr selten vor. Die Katze gilt als weniger gut geeigneter Endwirt für *E. multilocularis* und nimmt wohl nur den Rang eines Nebenwirtes ein.

Die Präpatentperiode beträgt etwa 37 Tage; dabei erfolgt die Reifung der Bandwürmer nicht gleichmäßig. Die Lebensdauer des adulten Bandwurmes liegt bei 5–6 Monaten. Von *E. multilocularis* wird etwa alle 14 Tage eine gravide, maximal 200 beschalte Onkosphären enthaltende Proglottis abgestoßen und mit dem Kot ausgeschieden. Durch Mazeration oder Eintrocknung und Bersten der Proglottiden werden die darin befindlichen beschalten Onkosphären frei. Sie sind außerordentlich widerstandsfähig gegen äußere Einflüsse. In Abhängigkeit von Temperatur und Feuchtigkeit können sie wochen- bis monatelang lebens- und infektionsfähig bleiben; der Zersetzungsprozeß der Proglottiden schädigt sie nicht. In feuchtem Milieu beträgt die Überlebensdauer im Sommer und Herbst 2–3 Monate, im Winter bis zu 16 Monaten. $-18\,°C$ (Lagertemperatur in Haushalttiefkühltruhen) werden 8 Monate, $-27\,°C$ etwa 50 Tage überstanden. Eine Abtötung der beschalten Onkosphären von *E. multilocularis* wird erst durch Temperaturen von -70 bis $-80\,°C$ innerhalb von 48 Stunden erreicht. $45\,°C$ töten die beschalten Onkosphären innerhalb von 3 Stunden, $70–100\,°C$ in weniger als 5 Minuten ab. Das Marmeladekochen oder Backen überleben die an Beeren haftenden beschalten Onkosphären nicht. Handelsübliche Desinfektionsmittel sind wirkungslos.

Bei alternden und alten beschalten Onkosphären ist die Infektiosität für den Zwischenwirt herabgesetzt. Diese entwickeln sich im Zwischenwirt nicht mehr zu Finnen, stimulieren jedoch die Immunreaktionen, so daß ein Schutz vor weiteren Infektionen besteht.

Auf Grund der Struktur der äußeren Hülle (= Embryophore) haften die beschalten Onkosphären sehr gut an Unterlagen, z. B. an den Haaren in der Analgegend, an den Pfoten, um Mund und Nase sowie an der Zunge der Katze, an Gras und anderen Pflanzen sowie an Wildfrüchten.

Nagetiere als Zwischenwirte stecken sich auf oral-alimentärem Wege vor allem über mit Fuchslosung kontaminiertes Futter an. Die **Infektion des Menschen** kann durch die Berührung infizierter Endwirte oder durch Aufnahme von durch Fuchslosung oder Hunde- und Katzenkot kontaminierter Nahrungsmittel, wie rohe Wildfrüchte, Gemüse oder Fallobst, und kontaminiertes Trinkwasser, evtl. durch Kauen kontaminierter Grashalme erfolgen. Für den Menschen stellt die Katze durch die unmittelbare Nähe und den engen Kontakt wahrscheinlich eine wichtige Infektionsquelle dar; von größter Bedeutung ist bei exponierten Personen die Infektionsmöglichkeit beim Umgang mit infizierten Füchsen, z. B. beim Abbalgen. Die exakte Klärung der Infektionswege des Menschen steht bislang noch aus.

Aus dem Hunde- und Katzenkot bzw. aus der Fuchslosung sowie aus deren Umgebung können die beschalten Onkosphären von Fliegen der Familien Calliphoridae (vor allem

Lucilia spp.), Sarcophagidae oder Muscidae (z. B. *Musca domestica*) per os aufgenommen, mit dem Fliegenkot oder dem Kropfinhalt ausgeschieden und auf diese Weise verbreitet werden. Eine Kontamination der Wildfrüchte über beschalte Onkosphären von *Echinococcus multilocularis* enthaltendem Fliegenkot oder -kropfinhalt scheint dabei ebenfalls möglich. Als Vektoren für beschalte Onkosphären fungieren auch Käfer, Schaben, Schnecken (*Arion* spp., *Deroceras* spp.) u. a.

Dem relativ kurzen Leben der Nagetier-Zwischenwirte angepaßt, wachsen die Finnen sehr rasch. Die Bildung von Protoskolizes durch endogene und exogene Proliferation der Keimschicht in dem kleinblasigen, polyzystischen Konglomerat erfolgt innerhalb von 2–3 Monaten. Die Lebensdauer der Protoskolizes in den Finnen innerhalb der befallenen Organe beträgt bei 4 °C etwa 40–80 Tage, bei 20–22 °C zwischen 3 und 8 Tagen.

Klinik. Bei der Katze verläuft der Befall mit *E. multilocularis* in der Regel ohne jegliche klinische Krankheitserscheinungen. Nur bei sehr massivem Befall soll evtl. Enteritis mit Diarrhoe auftreten.

Diagnostik und Differentialdiagnostik. Ein Teil der *Echinococcus*-Proglottiden wird mit dem Kot der Endwirte ausgeschieden; sie können den Kot innerhalb kürzester Zeit verlassen und sich in die Umgebung desselben bewegen. Bei starkem Abgang von Proglottiden sind diese auf frisch abgesetztem oder in aufgeschwemmtem Kot als kleine, etwa 1–3 mm lange, weißliche Gebilde sichtbar. Zur Bestimmung sollten ausgeschiedene Proglottiden unter Beachtung der Sicherheitsmaßnahmen in 4- bis 10%igem Formalin konserviert und an ein diagnostisches Institut eingesandt werden.

Ein Teil der abgestoßenen Proglottiden mazeriert bereits während der Darmkanalpassage, und die beschalten Onkosphären erscheinen im Kot. Diese können koproskopisch mit dem Flotations- oder dem kombinierten Sedimentations-Flotations-Verfahren nach DE RIVAS nachgewiesen werden, sind jedoch morphologisch *nicht* von den gleichgroßen beschalten *Hydatigera*- oder *Taenia*-Onkosphären zu unterscheiden. Bei einer einmaligen koproskopischen Untersuchung wird etwa nur ⅓ der *Echinococcus*-/*Taenia*-Träger erfaßt. Die bei Verdacht auf *E.-granulosus*-Befall praktizierte „diagnostische Entwurmung" mit Arecolin-Präparaten ist bei Verdacht auf eine *E.-multilocularis*-Infektion – auch bei Einhaltung der Sicherheitsmaßnahmen – sehr gefährlich und *nicht* zu empfehlen, da dabei in kurzer Zeit größere Mengen an Proglottiden und beschalten Onkosphären in die Umgebung der Katze gelangen und das Infektionsrisiko für den Menschen enorm erhöhen.

Bei der Obduktion des Endwirtes sind die Bandwürmer an den Prädilektionsstellen in dem vor der Eröffnung isolierten, proximal und distal abgebundenen Dünndarm nur durch tiefe Schleimhautgeschabsel festzustellen, mit bloßem Auge jedoch nicht sichtbar.

Beim Umgang mit *E.-multilocularis*-infizierten oder -verdächtigen Endwirten sind die in den WHO-Richtlinien (1984) angegebenen Sicherheitsmaßnahmen (s. dort) absolut einzuhalten. Sämtliche bei der Diagnostik von *E.-multilocularis*-Trägern benutzten Gerätschaften, Transportbehälter, Instrumente und die Arbeitsschutzkleidung sind durch Autoklavieren zu dekontaminieren. Das Sektionsgut sowie benutzte Gummihandschuhe sind vor der Beseitigung ebenfalls zu autoklavieren oder aber zu verbrennen.

Bekämpfung. Obwohl mit dem Praziquantel ein auch gegenüber *E. multilocularis* gut wirksames Anthelminthikum zur Verfügung steht, sollte bei patentem Befall oder Verdacht auf Befall mit dieser Bandwurmart bei Katze und Hund in Mitteleuropa stets die Einschläferung empfohlen werden. Jegliche Manipulationen mit *E.-multilocularis*-Trägern in der Praxis sind in Anbetracht der hohen Gefährlichkeit dieses Parasiten für den Menschen nicht zu verantworten.

Eine konsequente Behandlung der Hunde und Katzen *alle* 3 Wochen mit Praziquantel würde einen patenten Befall bei den Endwirten verhüten. Diese Bekämpfungsmaßnahme ist jedoch sehr aufwendig und unter Praxisbedingungen nicht lückenlos durchzusetzen.

In Endemiegebieten wird empfohlen, Wildfrüchte, Beeren und Gemüse vor dem Verzehr sorgfältig zu waschen und wenn möglich einige Minuten auf mehr als 70 °C zu erhitzen.

Nach dem Kontakt mit *E.-multilocularis*-infizierten Endwirten sollten die Kontaktpersonen 8 Wochen sowie 6, 12 und 24 Monate nach dem Kontakt mittels des hochsensitiven und spezifischen Em2-ELISA überwacht werden. Dieser zeigt beim Menschen Serumantikörper gegen die Finnen von *E. multilocularis* frühzeitig an, und eine Therapie kann ggf. schon sehr zeitig und mit der Hoffnung auf Erfolg eingeleitet werden.

Literatur

AHE, CH. VON DER: Untersuchungen zur larvalen Echinokokkose der Hauskatze. Z. Tropenmed. Parasitol. **18**, 369–375 (1967).

BÜRGER, H.-J.: Zestoden von Kleintieren als Erreger von Zoonosen. Prakt. Tierarzt **62**, Sonder-Nr. 64–68 (1981).

CRELLIN, J. R., MARCHIONDO, A. A., and ANDERSEN, F. L.: Comparison of suitability of dogs and cats as hosts of *Echinococcus multilocularis*. Am. J. vet. Res. **42**, 1980–1981 (1981).

DEBLOCK, S., PROST, C., WALBAUM, S., AND PETAVY, A. F.: *Echinococcus multilocularis*: a rare cestode of the domestic cat in France. Internat. J. Parasitol. **19**, 687–688 (1989).

ECKERT, J.: Echinokokkose bei Mensch und Tier. Schweizer Arch. Tierheilk. **112**, 443–457 (1970).

ECKERT, J.: Echinokokkose. Berl. Münch. tierärztl. Wschr. **94**, 369–378 (1981).

ECKERT, J.: Prevalence and geographical distribution of *Echinococcus multilocularis* infection in humans and animals in Europa. WHO Informal Consultation on Alveolar Echinococcosis, Hohenheim 14.–16. 8. 1989; 1.1.2. (1989).

ECKERT, J., und AMMANN, R.: Informationen zum sogenannten „Fuchsbandwurm". Schweizer Arch. Tierheilk. **132**, 92–98 (1990).

ECKERT, J., GEMMEL, M. A., SOULSBY, E. J. L., and MATYAŠ, Z. (Eds.): Guidelines for surveillance, prevention and control of echinococcosis/hydatidosis. 2nd Ed. Geneva: World Health Organization (1984).

ECKERT, J., MÜLLER, B., and PARTRIDGE, A. J.: The domestic cat and dog as natural definitive hosts of *Echinococcus (Alveococcus) multilocularis* in Southern Federal Republic of Germany. Z. Tropenmed. Parasitol. **25**, 334–337 (1974).

FESSELER, M., SCHOTT, E., und MÜLLER, B.: Zum Vorkommen von *Echinococcus multilocularis* bei der Katze, Untersuchungen im Regierungsbezirk Tübingen. Tierärztl. Umschau **44**, 766–775 (1989).

FRANK, W.: *Echinococcus multilocularis* – ein endemischer Bandwurm des Rotfuchses in Süddeutschland. Biologie, Epidemiologie und humanmedizinische Bedeutung. Wiener tierärztl. Mschr. **71**, 19–22 (1984).

FRANK, W.: Survival of *Echinococcus multilocularis* eggs in the environment and potential modes of transmission. WHO Informal Consultation on Alveolar Echinococcosis, Hohenheim, 14.–16. 8. 1989; 1.2.3. (1989).

FRANK, W., SCHÄFER, J., PFISTER, T., and SCHAD, V.: Potential ways of decontamination of food from *Echinococcus multilocularis* eggs and sensitivity of these eggs against physical and chemical methods of disinfection. WHO Informal Consultation on Alveolar Echinococcosis, Hohenheim, 14.–16. 8. 1989; 4.1. (1989).

GEORGI, J. R.: Tapeworms. Small Anim. Pract. **17**, 1285–1305 (1987).

HASSLINGER, M.-A.: Praxisrelevante Helminthen der Fleischfresser. Tierärztl. Praxis **14**, 265–273 (1986).

KÜHLHORN, FR.: Über den Dipterenbeflug von Katzenkot und dessen mögliche hygienische Bedeutung. Angew. Parasit. **28**, 93–101 (1987).

LEIBY, P. D., and KRITSKY, D. C.: *Echinococcus multilocularis*: a possible domestic life cycle in Central North America and its public health implications. J. Parasitol. **58**, 1213–1215 (1972).

MÜLLER, B., und PARTRIDGE, A.: Über das Vorkommen von *Echinococcus multilocularis* bei Tieren in Südwürttemberg. Tierärztl. Umschau **29**, 602–612 (1974).

PROST, C., PÉTAVY, A. F., DEBLOCK, S., et GEVREY, J.: L' échinococcose alvéolaire et les carnivores domestiques un risque mésestimé. Prat. Méd. Chirurg. de l'animal Comp. **24**, 55–62 (1989).

ROMMEL, M., GRELCK, H., und HÖRCHNER, F.: Zur Wirksamkeit von Praziquantel gegen Bandwürmer in experimentell infizierten Hunden und Katzen. Berl. Münch. tierärztl. Wschr. **89**, 255–257 (1976).

SCHAEFER, J.: Die Überlebensdauer von *Echinococcus multilocularis*-Eiern unter Freilandbedingungen und die Möglichkeit ihrer Verschleppung durch Evertebraten. Nat. Diss., Hohenheim (1986).

SCHOTT, E., und MÜLLER, B.: Zum Vorkommen von *Echinococcus multilocularis* beim Rotfuchs im Regierungsbezirk Tübingen. Tierärztl. Umschau **44**, 367–370 (1989).

SCHÜTZE, H.-R., und KRAFT, W.: Endo- und Ektoparasiten von Hund und Katze, Diagnose und Therapie. Prakt. Tierarzt **60**, Sonder-Nr. 56–64 (1978).

THOMPSON, R. C. A., and ALLSOPP, C. E.: Hydatidosis: Veterinary perspectives and annotated bibliography. Wallingford: C. A. B. International (1988).

THOMPSON, R. C. A., and ECKERT, J.: Observations on *Echinococcus multilocularis* in the definitive host. Z. Parasitenk. **69**, 335–345 (1983).

VOGEL, H.: Tiere als natürliche Wirte des *Echinococcus multilocularis* in Europa. Z. Tropenmed. Parasit. **11**, 36–42 (1960).

WORBES, H., SCHACHT, K.-H., und ECKERT, J.: *Echinococcus multilocularis* bei einem Sumpfbiber (*Myocastor coypus*). Angew. Parasit. **30**, 161–165 (1989).

ZEYHLE, E.: *Echinococcus multilocularis* bei Fuchs (*Vulpes vulpes*), Feldmaus (*Microtus arvalis*) und beim Menschen in einem endemischen Gebiet der Schwäbischen Alb. Prakt. Tierarzt **61**, 360 (1980).

11.2.2. Trematodenbefall

Durch Trematoden bedingte Endoparasitosen bei Katzen in Mitteleuropa sind in Tabelle 11.4. aufgeführt.

11.2.3. Nematodenbefall

11.2.3.1. Ankylostomatose

Durch Befall mit Hakenwürmern der Gattungen *Ancylostoma* und (sehr selten) *Uncinaria* (Strongylida; Ancylostomidae) hervorgerufene, vor allem in warmen, feuchten Gebieten vorkommende und besonders bei Jungtieren klinisch manifest verlaufende Endoparasitose bei Katzen.

Ätiologie. Die katzenspezifische Hakenwurmart in Mitteleuropa ist *Ancylostoma tubaeforme* (ZEDER, 1800), in außereuropäischen Ländern (tropisches und subtropisches Amerika, Süd- und Südostasien) sind weitere *Ancylostoma* spp. (*A. braziliense, A. ceylanicum*) verbreitet. *A. tubaeforme* ist auf den Hund nicht übertragbar. Die sporadisch bei Hunden in Mitteleuropa vorkommende Art *Ancylostoma caninum* (ERCOLANI, 1859) geht nur in seltenen Fällen auf die Katze über und erreicht in dieser normalerweise nicht die Geschlechtsreife. Für eine weitere Hakenwurmart des Hundes, *Uncinaria stenocephala* (RAILLIET, 1884), wird in älteren

Berichten für Europa und Nordamerika auch die Katze als Wirt angegeben, jedoch kommt diese Spezies wohl nur gelegentlich als „verirrter" Parasit bei der Katze vor.

Hakenwürmer besitzen eine gut entwickelte Mundkapsel, die am ventralen Rand 2–3 zahnähnliche Gebilde (*Ancylostoma* spp.) bzw. schneidende Platten (*U. stenocephala*) enthält. Das Vorderende der Würmer ist nach dorsal abgebogen, so daß diese leicht gekrümmt, „hakenförmig" erscheinen. *A. tubaeforme* ist nur wenige Millimeter groß (Weibchen bis maximal 20, im Durchschnitt etwa 13,5 mm, Männchen im Durchschnitt 10 mm lang). Die beiden gleichlangen Spikula des Männchens messen >1 mm.

Die oviparen Hakenwürmer leben im Dünndarm ihres Wirtes, die *Ancylostoma* spp. sind vor allem im mittleren und hinteren Jejunum lokalisiert. Es sind Geohelminthen, die Entwicklung erfolgt direkt ohne Einschaltung eines Zwischenwirtes. Von der infizierten Katze werden die dünnschaligen, etwa 55–70 × 35–55 µm großen, nur 2–8 Blastomeren enthaltenden *A.-tubaeforme*-Eier in großen Mengen mit dem Kot ausgeschieden. In der Außenwelt schlüpfen nach etwa 1–2 Tagen die Larven I, die sich über 2 Häutungen temperaturabhängig in 6–15 Tagen zu den infektionsfähigen Larven III entwickeln. Optimale Bedingungen finden die Larven in feuchter Umgebung (Humusböden) bei Temperaturen zwischen 23 und 30 °C. Eine Anreicherung der Infektionslarven in der Außenwelt erfolgt unter mitteleuropäischen Klimabedingungen in den Sommermonaten, etwa ab Mitte Juli. Während der Außenweltphase nehmen die Larven keine Nahrung auf. Hakenwurmlarven sind relativ empfindlich gegenüber äußeren Einflüssen. Durch direkte Sonneneinstrahlung werden sie rasch abgetötet; auf Betonfußboden bleiben sie 1–2 Tage, auf Kies maximal 7 Tage, in feuchtem Milieu einige Monate lebens- und infektionsfähig.

Epidemiologie. Von paratenischen Wirten (Transportwirten), z. B. kleinen Nagetieren, können die Infektionslarven III aufgenommen werden. In Organen und Geweben dieser Wirte, besonders in Lungen, Gehirn und Verdauungstrakt, bleiben sie ohne eine Weiterentwicklung monatelang lebens- und infektionsfähig. Auf diese Weise können die empfindlichen Larven längere Zeit überdauern. Die Fortsetzung der Entwicklung zu Larven IV und Adulti findet erst statt, wenn die paratenischen Wirte als Beutetiere von einer Katze gefressen werden.

Die Ansteckung der Katze mit *A. tubaeforme* erfolgt entweder perkutan oder, wohl häufiger, per os vor allem durch Verzehr der paratenischen Wirte. Eine intrauterine oder kolostrale Infektion, wie beim *A.-caninum*-Befall des Hundes, ist bei der Katze bislang nicht nachgewiesen worden.

Die Infektionslarve dringt bei der Katze bei der perkutanen Infektion aktiv auf *mechanischem Wege, nicht* mit Hilfe von Enzymen, über die äußere Haut, selten auch über die Mundschleimhaut, in den Körper ein, ohne in der Haut eine längerbleibende Zerstörung zu hinterlassen. Sie gelangt vornehmlich im Bereich der Haarbälge in die Unterhaut und erreicht auf dem sog. Blut-Lungen-Weg die Atmungsorgane. Dort bohrt sie sich aus den blut- in die luftführenden Wege im Bereich der Alveolen ein. In der Lunge findet etwa 9–14 Tage post infectionem die Häutung zur Larve IV statt. Die Larven gelangen über das Bronchalsystem in Trachea, Larynx und Pharynx (trachealer Wanderweg) und nach dem Abschlucken in den Magen-Darm-Kanal. Nach kurzzeitigem Aufenthalt der Larven im Magen erfolgt an dem definitiven Siedlungsort der Hakenwürmer im Dünndarm die Entwicklung zu den Adulten. Die Präpatentperiode beträgt 18–23 Tage. Werden die Infektionslarven per os, z. B. mit den infizierten paratenischen Wirten, aufgenommen, gelangen sie über den Magen in den Darm und entwickeln sich im Dünndarm nach einer kurzen histotropen Phase ohne Einschaltung des Blut-Lungen-Weges direkt zu den Adulten.

Tabelle 11.4. Selten oder nur bei importierten Katzen auftretende Endoparasitosen durch Trematoden

Parasitose	Erreger	Geographische Verbreitung
Schistosomiasis	*Schistosoma rodhaini*	Zentralafrika
	Schistosoma japonicum	Ost- und Südostasien
	Biohelminthen;	
	ZW: Wasserschnecken	
	Heterobilharzia americana	Amerika
	Biohelminthen;	
	ZW: Wasserschnecken	
Lungenegelbefall	*Paragonimus kellicotti*	Nord- und Südamerika, Kuba
	Paragonimus peruvianus	Südamerika (Peru, Ekuador)
	Paragonimus westermani	Ost- und Südostasien
	Paragonimus ohirai	China
	Paragonimus skrjabini	China
	Paragonimus africanus	Afrika (Kamerun, Kongo)
	Paragonimus uterobilateralis	West- und Zentralafrika
	Biohelminthen;	insgesamt selten bei Katzen
	1. ZW: Schnecken	
	2. ZW: Krebse, Krabben	
Leberegelbefall	*Platynosomum fastosum*	Australien, Papua-Neuguinea,
	(Syn. *P. concinnum*)	Malaysia, Hawaii, Mittel- und Süd-
	Biohelminthe;	amerika, USA, Westafrika
	1. ZW: Schnecken	
	2. ZW: Eidechsen, Gecko, Kröten	
	Opisthorchis felineus	Ost- und Südeuropa, Sibirien, Asien
	Opisthorchis viverrini	Südostasien
	Biohelminthen;	
	1. ZW: Süßwasserschnecken	
	2. ZW: Süßwasserfische	
	Clonorchis sinensis	Ost- und Südostasien
	Biohelminthe;	
	1. ZW: Süßwasserschnecken	
	2. ZW: Süßwasserfische	

Tabelle 11.4.

Lokalisation in der Katze	Klinisches Bild	Therapie
Portal- und Mesenterialvenen	meist symptomlos verlaufend; gelegentlich struppiges Fell, Körpermasseverluste, leichte Ermüdbarkeit	im allgemeinen nicht erforderlich
Portal- und Mesenterialvenen	Katze wenig empfänglich; intermittierende Diarrhoe, gelegentlich blutiger und schleimiger Kot	im allgemeinen nicht erforderlich
Lunge (in Zysten), distale Partien häufiger befallen	meist symptomlos verlaufend; bei massiven Infektionen rauhes Haarkleid, Husten, Dyspnoe, Schnaufen, Mattigkeit, Lethargie, Hämoptoe, Salivation, Körpermasseverluste, akuter Pneumothorax; chronische Bronchitis, Eosinophilie; Todesfälle möglich	Albendazol (zweimal täglich 15–25 mg/kg KM per os 10–21 Tage lang) Niclofolan (per os: 1 mg/kg KM an 3 aufeinanderfolgenden Tagen oder 2 mg/kg KM an 2 aufeinanderfolgenden Tagen). Obsolet Fenbendazol (50–100 mg/kg KM auf 2 Dosen/Tag verteilt 10–14 Tage lang) Praziquantel (100 mg/kg KM jeweils an 2 aufeinanderfolgenden Tagen) oder dreimal täglich 25 mg/kg KM an 2 aufeinanderfolgenden Tagen) Bithionolsulfoxid (10–20 mg/kg KM jeden 2. Tag 10–15 Mal) evtl. chirurgisches Vorgehen
Leber (Gallengänge, Gallenblase)	meist symptomlos verlaufend; bei sehr hoher Befallsintensität Erbrechen, Inappetenz, Ikterus, Lethargie, Körpermasseverluste, druckempfindliches Abdomen, schleimiger Durchfall, sog. Lizard poisoning	Praziquantel (jeweils 20 mg/kg KM 3 Tage lang per os oder dreimal jeweils 25 mg/kg KM innerhalb eines Tages per os oder einmalig 50–100 mg/kg KM per os)
Leber (Gallengänge), Pankreasgang, evtl. Dünndarm	in seltenen Fällen wäßrig-breiiger Durchfall, gestörtes Allgemeinbefinden, Abmagerung, aufgetriebenes Abdomen; Gallengangsproliferation, portale Hepatitis, porto-biliäre Zirrhose, periduktale Pankreasfibrose	Praziquantel s. o.
Leber (Gallengänge), Pankreasgang, evtl. Dünndarm	entsprechend *Opisthorchis*-Befall	Praziquantel s. o.

Tabelle 11.4. Fortsetzung

Parasitose	Erreger	Geographische Verbreitung
	Pseudoamphistomum truncatum Biohelminthe; 1. ZW: Schnecken 2. ZW: Süßwasserfische	Europa, Indien
	Metorchis albidus	Europa, UdSSR, Nordamerika
	Metorchis conjunctus Biohelminthen; 1. ZW: Schnecken 2. ZW: Süßwasserfische	Nordamerika
	Dicrocoelium dendriticum Biohelminthe; 1. ZW: Landschnecken 2. ZW: Ameisen	weltweit; hauptsächlich nördlich-gemäßigte Zone
	Euparadistomum thapari Lebenszyklus unbekannt	Indien
Darmegelbefall	*Echinochasmus perfoliatus* Biohelminthe; 1. ZW: Wasserschnecken 2. ZW: Kaulquappen, Fische	Europa, Indien
	Isthmiophora melis (Syn. *Euparyphium melis*) Biohelminthe; ZW: Schnecken	Europa, Asien, Nordamerika
	Apophallus muehlingi Biohelminthe; 1. ZW: Wasserschnecken 2. ZW: Fische	weltweit
	Metagonimus yokogawai Biohelminthe; 1. ZW: Wasserschnecken 2. ZW: Fische	Ostasien, Ägypten, auch Mitteleuropa
	Pharyngostomum cordatum Biohelminthe	v. a. Asien
	Heterophyes heterophyes *Heterophyes continua* *Heterophyes summa* Biohelminthen; 1. ZW: Wasserschnecken 2. ZW: Fische	Ost- und Südostasien Ost- und Südostasien Ost- und Südostasien
Pankreasegelbefall	*Eurytrema procyonis* Biohelminthe; 1. ZW: Schnecken 2. ZW: ?	USA

ZW = Zwischenwirt

Tabelle 11.4.

Lokalisation in der Katze	Klinisches Bild	Therapie
Leber (Gallengänge)	entsprechend *Opisthorchis*-Befall	Praziquantel s. o.
Leber (Gallengänge, Gallenblase) Leber (Gallengänge, Gallenblase)	entsprechend *Opisthorchis*-Befall	Praziquantel s. o.
Leber (Gallengänge, Gallenblase)	meist symptomlos verlaufend; Appetitverlust, Körpermasseverluste	im allgemeinen nicht erforderlich
Gallenblase	keine Angaben zu klinischen Krankheitserscheinungen	Angaben liegen nicht vor
Darm	bei Säugetieren in der Regel symptomlos verlaufend	im allgemeinen nicht erforderlich
Dünndarm	in der Regel symptomlos verlaufend	im allgemeinen nicht erforderlich
Dünndarm	in der Regel symptomlos verlaufend	im allgemeinen nicht erforderlich
Darm	Diarrhoe	ggf. Praziquantel (s. o.)
Dünndarm	meist symptomlos verlaufend; gelegentlich Diarrhoe	im allgemeinen nicht erforderlich; ggf. Praziquantel (s. o.)
Dünndarm Dünndarm Dünndarm	meist symptomlos verlaufend	im allgemeinen nicht erforderlich
Pankreasgänge, Gallengänge, Gallenblase	meist symptomlos verlaufend, sehr selten intermittierendes Erbrechen, Körpermasseverluste, Schwäche; Pankreasinsuffizienz (exokrine Funktion)	Fenbendazol (jeweils 30 mg/kg KM 6–9 Tage lang per os)

Literatur zu Tabelle 11.4.

ANDERSON, W. I., and GEORGI, M. E.: Pancreatic atrophy and fibrosis associated with *Eurytrema procyonis* in a domestic cat. Vet. Rec. **120,** 235–236 (1987).
ASH, L. R.: Helminth parasites of dogs and cats in Hawaii. J. Parasitol. **48,** 63–65 (1962).
BEUST, B. VON, FREUDIGER, U., und PFISTER, K.: Opisthorchiasis bei einer Katze. Schweizer Arch. Tierheilk. **126,** 207–209 (1984).
BHALERAO, G. D.: Studies on the helminths of India. Trematoda III. J. Helminthol. **14,** 207–228 (1936).
BIELSA, L. M., and GREINER, E. C.: Liver flukes *(Platynosomum concinnum)* in cats. J. Am. Anim. Hosp. Ass. **21,** 269–274 (1985). Ref.: Helminthol. Abstr., A **54,** 308 (1985).
BISGARD, G. E., and LEWIS, R. E., Paragonimiasis in a dog and a cat. J. Am. vet. med. Ass. **144,** 501–507 (1964).
BURROWS, R. B., and LILLIS, W. G.: *Eurytrema procyonis* DENTON, 1942 (Trematoda: Dicrocoeliidae), from the domestic cat. J. Parasitol. **46,** 810–812 (1960).
The control of schistosomiasis. Techn. Rep. Ser. 728. Geneva: World Health Organization (1985).
CUADRADO, R., MALDONADO-MOLL, J. F., and SEGARRA, J.: Gapeworm infection of domestic cats in Puerto Rico. J. Am. vet. med. Ass. **176,** 996–997 (1980).
DÖNGES, J.: Der modifizierende Einfluß des Endwirtes auf die Entwicklung des Darmegels *Isthmiophora melis* (SCHRANK, 1788). Z. Parasitenk. **29,** 1–14 (1967).
DÖNGES, J.: Das Miracidium von *Isthmiophora melis* (SCHRANK, 1788) (Echinostomatidae). Ökologie und Morphologie. Z. Parasitenk. **41,** 215–230 (1973).
DUBEY, J. P., HOOVER, E. A., STROMBERG, P. C., and TOUSSANT, M. J.: Albendazole therapy for experimentally induced *Paragonimus kellicotti* infection in cats. Am. J. vet. Res. **39,** 1027–1031 (1978).
DUBEY, J. P., STROMBERG, P. C., TOUSSANT, M. J., HOOVER, E. A., and PECHMAN, R. D.: Induced paragonimiasis in cats: Clinical signs and diagnosis. J. Am. vet. med. Ass. **173,** 734–742 (1978).
EVANS, J. W., and GREEN, P. E.: Preliminary evaluation of four anthelmintics against the cat liver fluke, *Platynosomum concinnum.* Aust. vet. J. **54,** 454–455 (1978).
FOX, J. N., MOSLEY, J. G., VOGLER, G. A., AUSTIN, J. L., and REBER, H. A.: Pancreatic function in domestic cats with pancreatic fluke infection. J. Am. vet. med. Ass. **178,** 58–60 (1981).
GUPTA, S. P., and KHAN, A. H.: On a new species *Euparadistomum thapari* (Family: Dicrocoeliidae ODHMER, 1911) from a domestic cat, *Felis domestica* from Lucknow. Indian J. Helminthol. **37,** 12–17 (1985, publ. 1986). Ref.: Helminthol. Abstr. A **56,** 399 (1987).
HERMAN, L. H., and HELLAND, D. R.: Paragonimiasis in a cat. J. Am. vet. med. Ass. **149,** 753–757 (1966).
HONG-FANG LEE: Susceptibility of mammalian hosts to experimental infection with *Heterobilharzia americana.* J. Parasitol. **48,** 740–745 (1962).
HOOVER, E. A., and DUBEY, J. P.: Pathogenesis of experimental pulmonary paragonimiasis in cats. Am. J. vet. Res. **39,** 1827–1832 (1978).
KANAZAWA, T., HATA, H., KOJIMA, S., and YOKOGAWA, M.: *Paragonimus westermani:* a comparative study on the migration route of the diploid and triploid types in the final hosts. Parasitol. Res. **73,** 140–145 (1987).
LINDQUIST, W. D., and AUSTIN, E. R.: Exotic parasitism in a Siamese cat. Feline Pract. **11,** 9–10 (1981).
LUMSDEN, R. D., and SOGANDARES-BERNAL, F.: Ultrastructural manifestations of pulmonary paragonimiasis. J. Parasitol. **56,** 1095–1109 (1970).
PALUMBO, N. E., PERRI, S. F., LOO, B., TAYLOR, D., and REECE, V.: Cat liver fluke, *Platynosomum concinnum,* in Hawaii. Am. J. vet. Res. **35,** 1455 (1974).
RENDANO jr., V. T.: Paragonimiasis in the cat: a review of five cases. J. Small Anim. Pract. **15,** 637–644 (1974).
ROUDEBUSH, P., and SCHMIDT, D. A.: Fenbendazole for treatment of pancreatic fluke infection in a cat. J. Am. vet. med. Ass. **180,** 545–546 (1982).
STROMBERG, P. C., TOUSSANT, M. J., and DUBEY, J. P.: Population biology of *Paragonimus kellicotti* metacercariae in central Ohio. Parasitology **77,** 13–18 (1978).

TAYLOR, D., and PERRI, S. F.: Experimental infection of cats with the liver fluke *Platynosomum concinnum*. Am. J. vet. Res. **38,** 51–54 (1977).
WEINA, P. J., and ENGLAND, D. M.: The American lung fluke, *Paragonimus kellicotti*, in a cat model. J. Parasitol. **76,** 568–572 (1990).

Über Immunitätsreaktionen beim Hakenwurmbefall der Katze liegen kaum gesicherte Kenntnisse vor. Es wird, ähnlich wie beim Hund, eine im Verlauf der Infektion entstehende partielle Immunität angenommen.
Die einzelnen Hakenwurmarten sind regional unterschiedlich verbreitet. Sie kommen insgesamt häufiger in feucht-warmen subtropischen und tropischen Gebieten vor, wo die klimatischen Bedingungen die Akkumulation und das Überleben der Infektionslarven begünstigen. Die Befallsextensivität mit Hakenwürmern ist bei älteren Katzen in der Regel höher als bei Tieren unter 1–2 Jahren. In größeren Katzenhaltungen spielt der Hakenwurmbefall – im Gegensatz zu bestimmten Hundehaltungen – meist keine Rolle, da die Katzen kaum im Freien in Zwingern mit unbefestigtem Boden gehalten werden und die Larven in gekachelten oder betonierten Innenräumen weniger gute Überlebens- und Entwicklungsbedingungen finden.
Pathogenese. Hakenwürmer sind Gewebefresser und Blutsauger. Sie wechseln ihren Ansiedlungsort an der Darmschleimhaut sehr häufig. In die Mundkapsel wird ein Schleimpfropf eingesogen und bei der extraintestinalen Verdauung durch Sekrete angegriffen und m. o. w. zerstört. Dabei werden auch kleine Blutgefäße eröffnet. Das aufgenommene Blut wird zum größten Teil morphologisch unverändert wieder ausgeschieden, es dient wohl weniger als Nahrungsquelle als zur Deckung des Sauerstoffbedarfs. Die von einem Hakenwurm täglich aufgenommene Blutmenge wird mit bis zu 0,1 ml angegeben. Abhängig von der Befallsintensität kann es bei den Katzen zu beträchtlichen Blutverlusten kommen, besonders gehen Hb-Eisen und Proteine verloren.
Klinik. Akuter, mit klinischen Erscheinungen einhergehender Hakenwurmbefall resultiert in der Regel aus Infektionen mit mehr als 1000 Larven III und wird vorwiegend bei Jungtieren manifest. Etwa von der 3. Woche post infectionem an treten struppiges Haarkleid, Schwäche, Inappetenz und Diarrhoe auf, der Kot ist meist von Blut und Schleim durchsetzt. Von der 4. Woche an werden Körpermasseverluste deutlich. Respiratorische Erscheinungen können durch die mechanische Schädigung der Lunge bei der Larvenwanderung sowie sekundär durch die Anämie ausgelöst werden. Charakteristisch für die Ankylostomatose ist eine hämorrhagische Anämie. Der Blutverlust setzt etwa ab 8. Tag post infectionem ein, zu diesem Zeitpunkt ist bereits bei den Immaturen von *A. tubaeforme* die zahnbesetzte Mundkapsel ausgebildet. Ab 3. Woche post infectionem entwickelt sich die Anämie sehr rasch, die besonders bei Katzenwelpen u. U. zum Tode führen kann.
Bei mehr chronisch verlaufender *A.-tubaeforme*-Infektion sind die Jungtiere oftmals untergewichtig, glanzloses, struppiges Haarkleid und Inappetenz werden beobachtet.
Bei älteren Katzen oder nur geringgradig infizierten Jungtieren treten deutliche klinische Krankheitserscheinungen bei Hakenwurmbefall in der Regel nicht auf. Die Tiere sind bei einer geringen Befallsintensität in der Lage, den durch die Hakenwürmer hervorgerufenen Blutverlust zu kompensieren. Im Verlaufe der Infektion kann sich jedoch als Folge des entstehenden Eisendefizits eine mikrozytäre hypochrome Anämie entwickeln.
Beim Menschen wird gelegentlich durch Hautkontakt mit den positiv hydro-, photo-, thermo- und thigmotaktischen Infektionslarven von Hakenwürmern, besonders *A.-braziliense*-Larven, das Krank-

heitsbild der **Larva migrans cutanea** ausgelöst. Vor allem gefährdet sind dabei Kinder beim Spielen in Sandkästen, beim Barfußlaufen auf feuchten Spiel- und Rasenflächen oder an Badestränden. Ein durch Hakenwurmlarven von Katzen hervorgerufenes **Larva-migrans-visceralis-Syndrom** mit vorwiegend pneumonischen Erscheinungen (kurzzeitige Bronchitis, flüchtige Lungeninfiltrationen) tritt dagegen sehr selten auf.

Diagnostik und Differentialdiagnostik. Anämie, schlechte Kondition und mit Schleim und Blut durchsetzter Kot legen bei der klinischen Untersuchung der Katze den Verdacht auf Hakenwurmbefall nahe. Intra vitam können in frischem Kot die charakteristischen dünnschaligen Hakenwurmeier mit < 8 Blastomeren mittels des Flotations- sowie des kombinierten Sedimentations-Flotations-Verfahrens nach DE RIVAS oder der MIFC-Technik festgestellt werden. In älterem Kot weisen auch Hakenwurmeier > 8 Blastomeren auf oder sind bereits embryoniert.

Bekämpfung. Zur medikamentellen Behandlung des Hakenwurmbefalls bei der Katze können Anthelminthika aus der Gruppe der Benzimidazole, z. B. Mebendazol (20–40 mg/kg KM an 3–5 aufeinanderfolgenden Tagen) oder Fenbendazol (50 mg/kg KM an 3 bzw. 25 mg/kg KM an 5 aufeinanderfolgenden Tagen), sowie Levamisol (7,5–10 mg/kg KM), Pyrantelpamoat (20–50 mg/kg KM), Nitroscanat (50 mg/kg KM an 2 aufeinanderfolgenden Tagen), Dichlorvos (30–40 mg/kg KM) oder Ivermectin (100–200 µg/kg KM) per os eingesetzt werden. Bei anämischen Katzen sind außerdem eine Eisensubstitution und protein-, mineralstoff- und spurenelementreiche Ernährung erforderlich.

Zur Verhütung der perkutanen Infektion mit *A. tubaeforme* ist der Kot täglich aus den Katzenzwingern zu entfernen, Zwinger und Katzentoiletten sind täglich mit heißer Sodalösung zu säubern. Durch Desinfektionsmittel auf der Basis von Natriumhydroxid, z. B. 2%ige heiße Natronlauge, oder durch Einwirkung eines Heißwasser-Dampf-Strahls werden die Hakenwurmlarven abgetötet.

Vakzinen aus bestrahlten Hakenwurmlarven, wie sie zur Immunisierung gegen Ankylostomatose beim Hund eingesetzt werden, stehen für die Katze bislang nicht zur Verfügung.

Literatur

BLAGBURN, B. L., HENDRIX, C. M., LINDSAY, D. S., and VAUGHAN, J. L.: Anthelmintic efficacy of ivermectin in naturally parasitized cats. Am. J. vet. Res. **48**, 670–672 (1987).

BOGAN, J. A., and DUNCAN, J. L.: Anthelmintics for dogs, cats and horses. Brit. vet. J. **140**, 362–367 (1984).

BORAY, J. C., STRONG, M. B., ALLISON, J. R., ORELLI, M. VON, SARASIN, G., and GFELLER, W.: Nitroscanat, a new broad spectrum anthelmintic against nematodes of dogs and cats. Aust. vet. J. **55**, 45–53 (1979).

ECKERT, J.: Parasitosen von Hund und Katze. Kleintierpraxis **17**, 97–108 (1972).

LIGHTNER, L., CHRISTENSEN, B. M., and BERAN, G. W.: Epidemiologic findings of canine and feline intestinal nematode infections from records of the Iowa State University Veterinary Clinic. J. Am. vet. med. Ass. **172**, 564–567 (1978).

LONDON, CH. E., ROBERSON, E. L., MCCALL, J. W., GUERRERO, J., PANCARI, G., MICHAEL, B., and NEWCOMB, K.: Anthelmintic activity of mebendazole against induced and naturally occurring helminth infections in cats. Am. J. vet. Res. **42**, 1263–1265 (1981).

MARK, D. L.: Survival of *Ancylostoma caninum* on bare grounds, pea gravel, and concrete. Am. J. vet. Res. **36**, 1803–1807 (1975).

MATTHEWS, B. E.: Invasion of skin by larvae of the cat hookworm, *Ancylostoma tubaeforme*. Parasitology **65**, 457–467 (1972).

MATTHEWS, B. E.: Mechanism of skin penetration by *Ancylostoma tubaeforme* larvae. Parasitology **70**, 25–38 (1975).
MILLER, G. C.: Helminths and the transmammary route of infection. Parasitology **82**, 335–342 (1981).
MILLER, T. A.: Potential transport hosts and the life cycles of canine and feline hookworms. J. Parasit. **56**, Suppl. 238 (1970).
NORRIS, D. E.: The migratory behavior of the infective-stage larvae of *Ancylostoma braziliense* and *Ancylostoma tubaeforme* in rodent paratenic hosts. J. Parasitol. **57**, 998–1009 (1971).
OKOSHI, S., and MURATA, Y.: Experimental studies on ancylostomiasis in cats. VII. Experimental infections and visceral migration of larvae of *Ancylostoma tubaeforme* and *A. caninum* in mice and chickens. Japan. J. vet. Sci. **30**, 97–107 (1968).
ONWULIRI, C. O. E., NWOSU, A. B. C., and ANYA, A. O.: Experimental *Ancylostoma tubaeforme* infection of cats changes blood values and worm burden in relation to single infections of varying size. Z. Parasitenk. **64**, 149–155 (1981).
ROHDE, K.: Vergleichende Untersuchungen über die Hakenwürmer des Hundes und der Katze und Betrachtungen über ihre Phylogenie. Z. Tropenmed. Parasitol. **10**, 402–426 (1959).
RYAN, G. E.: Gastro-intestinal parasites of feral cats in New South Wales. Aust. vet. J. **52**, 224–227 (1976).
SCHÜTZE, H.-R., und KRAFT, W.: Endo- und Ektoparasiten von Hund und Katze, Diagnose und Therapie. Prakt. Tierarzt **60**, Sonder-Nr. 56–64 (1978).
STOYE, M.: Spul- und Hakenwürmer des Hundes – Entwicklung, Epizootiologie, Bekämpfung. Berl. Münch. tierärztl. Wschr. **92**, 464–472 (1979).
STOYE, M., und BOSSE, M.: Humanmedizinische Bedeutung und Bekämpfung von Nematoden der Kleintiere. Prakt. Tierarzt **62**, Sonder-Nr. 62–64 (1981).
VISCO, R. J., CORWIN, R. M., and SELBY, L. A.: Effect of age and sex on the prevalence of intestinal parasitism in cats. J. Am. vet. med. Ass. **172**, 797–800 (1978).
WILSON-HANSON, S. L., and PRESCOTT, C. W.: A survey for parasites in cats. Aust. vet. J. **59**, 194 (1982).

11.2.3.2. Ollulanus-Befall

Durch Befall mit dem Magenwurm der Katze, *Ollulanus tricuspis*, hervorgerufene, weltweit verbreitete, mit Vomitus einhergehende, ansonsten jedoch meist klinisch unauffällig verlaufende Endoparasitose vor allem bei Tieren in Koloniehaltung oder bei streunenden Katzen.

Ätiologie. Wirte für *Ollulanus tricuspis* LEUCKART, 1865 (Strongylida; Heligmosomidae) sind Haus- und Wildkatze sowie verschiedene Großkatzen, wie Tiger, Löwe oder Gepard, gelegentlich auch Hund, Fuchs und Schwein.

Die sehr kleinen (Männchen 0,7–0,8 mm, Weibchen 0,8 bis 1,0 mm lang), viviparen Würmer sowie die Larven III und IV sind an das saure Milieu des Magens angepaßt. Sie leben unter Schleimlagen oder teilweise mit dem Vorderende in die erweiterten Ausführungsgänge der Magendrüsen eingebettet. Von den Weibchen, deren Hinterende in 4–5 kurze, spitze Fortsätze („Zipfel") ausläuft, werden Larven III in das Magenlumen abgesetzt; diese entwickeln sich endogen, d. h. ohne Einschaltung einer Außenweltphase, im Magen des Wirtes über die Larve IV zu den Adulti. Es erfolgen ständige Autoinfektionen, die den Befall über längere Zeit unterhalten können. Die endogene Entwicklungsdauer von Larve III zu Larve III beträgt dabei 33–37 Tage.

Epidemiologie. Galt der *O.-tricuspis*-Befall bislang in Mitteleuropa insgesamt als sehr selten, muß diese Ansicht heute revidiert werden. Mit spezifischen Untersuchungsmethoden (s. u.), welche Morphologie und Lebenszyklus dieser Art berücksichtigen, ist der *O.-tricuspis*-Nachweis weitaus sicherer möglich, und dieser Parasit wird bei gezielten Untersuchungen dadurch wesentlich häufiger gefunden. In Deutschland wurde bei Katzen mit Auslauf im

Freien eine durchschnittliche Befallsextensität von 38%, bei Tieren aus häuslicher Haltung von 3–6% festgestellt. In den USA liegt der Befall bei einzeln gehaltenen „pets" etwa bei 2%, dagegen wesentlich höher bei streunenden Katzen.

Sowohl adulte Würmer als auch Larven III und IV werden von infizierten Katzen mit dem Erbrochenen ausgeschieden, dabei vermögen besonders die adulten *O. tricuspis*, in Abhängigkeit von Temperatur und Feuchtigkeit, einige Tage in der Außenwelt zu überleben. Die Infektion eines empfänglichen Wirtes erfolgt *nur* über die Aufnahme von wurm- und bzw. oder larvenhaltigem Emesma. Dadurch ist erklärlich, daß vor allem Katzen in größeren Beständen, bei Haltung vieler Tiere auf engem Raum und damit erhöhter Ansteckungsmöglichkeit über Erbrochenes, sowie streunende Katzen (Aufnahme von Emesma anderer Tiere aus Hunger) einem besonderen Infektionsrisiko ausgesetzt sind.

Klinik. Die Pathogenität von *O. tricuspis* für die Katze wird im allgemeinen als gering angesehen. Für das Zustandekommen einer Ollulanose sind daher wahrscheinlich noch zusätzliche Streßfaktoren erforderlich. Meist verläuft der *O.-tricuspis*-Befall, abgesehen von häufigem Vomitus, ohne deutliche klinische Erscheinungen. Gelegentlich werden bei höherer Befallsintensität m. o. w. unspezifische Symptome, wie reduzierte Futteraufnahme, Anorexie, Körpermasseverlust, Exsikkose sowie Erbrechen in kurzen Intervallen infolge vermehrter Schleimproduktion bei der bestehenden katarrhalischen bis chronisch-fibrosierenden Gastritis, festgestellt. Makroskopisch wahrnehmbare Veränderungen im Magen sind i. d. R. auch bei einer Befallsintensität mit mehreren Tausend Würmern nicht vorhanden. Die pathologisch-histologische Untersuchung ergibt bei chronischer Gastritis meist nur uncharakteristische Schleimhautveränderungen, wie Hyperplasie des Epithels, Bindegewebsvermehrung, zelluläre Infiltration der Mukosa, gelegentlich werden auch ulzerative Gastritis oder Fibrose und Drüsenatrophie beobachtet. Bei nichtadäquaten Wirten, z. B. Hausschweinen oder wilden Feliden, treten dagegen meist wesentlich stärkere Schadwirkungen und Krankheitserscheinungen bis hin zu Todesfällen auf.

Diagnostik und Differentialdiagnostik. Häufiger Vomitus bei Katzen wird als das Leitsymptom bei dieser Parasitose angesehen und sollte Anlaß für gezielte Untersuchungen auf *O. tricuspis* sein. Die Ausscheidung der *Ollulanus*-Entwicklungsstadien erfolgt *nicht* über den Kot, sondern *ausschließlich* mit dem Emesma. Die Intravitaldiagnostik ist daher nur durch mikroskopische Untersuchungen von Erbrochenem, evtl. nach provoziertem Vomitus, mit einer diagnostischen Sicherheit von etwa 70%, oder durch Untersuchung (Zentrifugations- oder Migrationsmethode) von Magenspülproben, gewonnen von anästhesierten Katzen, bei einer diagnostischen Sicherheit von etwa 98%, möglich. Eine direkte Beziehung zwischen der Befallsintensität der Katze und der Anzahl der in den Spülproben nachgewiesenen *O.-tricuspis*-Exemplaren besteht dabei nicht. Post mortem können die Würmer und Larvenstadien mikroskopisch nachgewiesen werden:

– im Mageninhalt (portionsweise Durchmusterung nach Fixierung mit 10% Formalin und Sedimentation),
– im Magenschleim (Untersuchung nach Zusatz einiger Tropfen 10%iger Kalilauge),
– in Magenspülproben (Untersuchung nach Zentrifugation),
– in Schleimhautabstrichen oder -geschabseln aus der Pars fundica des Magens (Untersuchung auf dem Objektträger unter Zusatz einiger Tropfen 10%iger Kalilauge),
– mittels des Auswanderverfahrens nach Verdauung der Magenwand mit Salzsäure und Pepsin (37 °C, 4 h).

Dabei werden besonders die Durchmusterung des Mageninhaltes post mortem sowie die Untersuchung der Magenspülproben intra vitam und post mortem als effektive Verfahren

hervorgehoben. Die histologische Untersuchung des Magens erwies sich im Vergleich mit den o. a. Verfahren als wenig sicher zum Nachweis von *O. tricuspis*.
Bekämpfung. Zur medikamentellen Behandlung des Magenwurmbefalls der Katze werden Levamisol (5 mg/kg KM einmalig s. c. verabreicht) oder Oxfendazol (10 mg/kg KM 5 Tage lang zweimal täglich verabreicht) empfohlen. Prophylaktisch ist Erbrochenes aus den Katzenzwingern zu entfernen.

Literatur

BUCHWALDER, R., und KAUFMANN, A.: *Ollulanus tricuspis* erstmalig in der DDR gefunden. Mh. Vet.-Med. **44**, 468 (1989).

COMAN, B. J.: A survey of the gastro-intestinal parasites of the feral cat in Victoria. Aust. vet. J. **48**, 133–136 (1972).

HÄNICHEN, T., und HASSLINGER, M.-A.: Chronische Gastritis durch *Ollulanus tricuspis* (LEUCKART 1865) bei einer Katze. Berl. Münch. tierärztl. Wschr. **90**, 59–62 (1977).

HARGIS, A. M., PRIEUR, D. J., and BLANCHARD, J. L.: Prevalence, lesions, and differential diagnosis of *Ollulanus tricuspis* infections in cats. Vet. Pathol. **20**, 71–79 (1983).

HARGIS, A. M., PRIEUR, D. J., and WESCOTT, R. B.: A gastric nematode (*Ollulanus tricuspis*) in cats in the Pacific Northwest. J. Am. vet. med. Ass. **178**, 475–478 (1981).

HASSLINGER, M.-A.: Zum Vorkommen von *Ollulanus tricuspis* (LEUCKART, 1865) bei Hauskatzen. Berl. Münch. tierärztl. Wschr. **92**, 316–318 (1979).

HASSLINGER, M.-A.: Der Magenwurm der Katze, *Ollulanus tricuspis* (LEUCKART, 1865) – zum gegenwärtigen Stand der Kenntnis. Tierärztl. Praxis **13**, 205–215 (1985).

HASSLINGER, M.-A.: Praxisrelevante Helminthen der Fleischfresser. Tierärztl. Praxis **14**, 265–273 (1986).

WITTMANN, F. X.: *Ollulanus tricuspis* (LEUCKART, 1865): Untersuchungen zur Diagnose, Morphologie, Entwicklung, Therapie sowie zum Wirtsspektrum. Vet.-med. Diss., München (1982).

11.2.3.3. Aelurostrongylose

Durch *Aelurostrongylus abstrusus* (RAILLIET, 1898) (Strongylida; Angiostrongylidae) hervorgerufener, mit Atmungsstörungen einhergehender Lungenwurmbefall bei Katzen aller Altersgruppen.
Ätiologie. *A. abstrusus* gehört zu den Biohelminthen. Endwirt ist die Hauskatze, als Zwischenwirte fungieren terrestrische Nackt- und Gehäuseschnecken verschiedener Gattungen, z. B. *Helix*, *Helicella*, *Limax* oder *Arion*. Die in den Bronchuli und Alveolen des Endwirtes lokalisierten *A.-abstrusus*-Würmer sind sehr klein und zart. Die Weibchen messen 9–10 mm in der Länge und 0,1 mm in der Breite, die Männchen $4-7 \times 0,07$ mm.
Epidemiologie. *A.-abstrusus*-Weibchen sind ovovivipar; die Larven I schlüpfen bereits in den Atemwegen der Katze aus den Eiern. Sie werden in den Pharynx hochgehustet, dann abgeschluckt und nach der Magen-Darm-Kanal-Passage mit dem Kot ausgeschieden. In der Außenwelt sind die Larven in feuchtem Milieu bis zu 5½ Monaten lebensfähig. Sie dringen über den Fuß in die Zwischenwirtschnecke ein und entwickeln sich in dieser nach zweimaliger Häutung zu der infektionsfähigen Larve III. In den Zwischenwirten können die Infektionslarven bis zu 5 Monaten überleben, in toten Mollusken behalten sie etwa 3 Wochen ihre Lebens- und Infektionsfähigkeit. In der Regel werden die infizierten Mollusken von schneckenverzehrenden Amphibien, Reptilien, Vögeln oder Kleinsäugern aufgenommen. In diesen paratenischen Wirten migrieren die Larven III in das Gewebe und enzystieren sich dort. Der

fakultative Aufenthalt in diesen Transportwirten trägt wesentlich zur Verbreitung der Infektionsstadien bei und garantiert deren relativ lange Überlebensdauer, da die Infektionslarven in den Transportwirten mindestens 12 Wochen lebens- und infektionsfähig bleiben.
Der Endwirt Katze steckt sich durch Aufnahme Larven-infizierter Zwischenwirte, häufiger aber wohl durch den Verzehr der Transportwirte an. Die im Verdauungskanal des Endwirtes freiwerdenden Larven penetrieren die Ösophagus-, Magen- oder Darmwand, gelangen auf dem Blutwege zur Lunge, durchwandern das Lungengewebe und setzen sich vor allem in den Alveolen fest. Die Präpatentperiode beträgt im Mittel 6 Wochen (35–63 Tage), der Höhepunkt der Eiausscheidung der Weibchen liegt zwischen der 6. und 18. Woche der Patentperiode. Danach nimmt die Eiproduktion in der Regel infolge der einsetzenden Immunität rasch ab. Die Lebenserwartung der *A.-abstrusus*-Würmer wird mit maximal 2 Jahren angegeben.
A. abstrusus ist kosmopolitisch, jedoch regional mit unterschiedlicher Häufigkeit verbreitet. In Endemiegebieten kann die Befallsextensität bei Katzen bis zu 90% betragen. In Deutschland kommt der Lungenwurmbefall relativ selten vor.

Klinik. Die Lungenwürmer sind für die Katze im allgemeinen nur gering pathogen. In den meisten Fällen treten klinische Krankheitserscheinungen nicht auf, und der Befall wird nur zufällig bei der Obduktion festgestellt. Seltener werden bei höherer Befallsintensität oder bei einer Resistenzminderung des Endwirtes durch gleichzeitig bestehende andere Erkrankungen, wie Feline Infectious Peritonitis, Lymphosarkom, Kryptokokkose, Enteritis u. a., geringgradiger chronischer Husten, Schnaufen, Niesen, Augen- und Nasenfluß, Dyspnoe, Lethargie und Anorexie, die zu Körpermasseverlusten führen können, beobachtet. Die stärksten klinischen Erscheinungen treten in diesen Fällen während der Zeit der höchsten Eiproduktion der *A.-abstrusus*-Weibchen auf. Bei massenhafter Anhäufung von *Aelurostrongylus*-Entwicklungsstadien in den Lungen können gelegentlich plötzliche Todesfälle eintreten.
Bei der pathologisch-anatomischen und -histologischen Untersuchung sind ein alveoläres Emphysem, Bronchitis, Bronchulitis, multifokale oder konfluierende interstitielle Pneumonie, in seltenen Fällen auch ein Hydrothorax festzustellen. Peribronchale und peribronchuläre Hyperplasie und Hypertrophie der Media der Pulmonalarterien und -arteriolen sowie der Muskulatur in der Wand der Bronchuli und der Alveolengänge und Infiltrationen der mit Lungenwurmeiern und -larven angefüllten Alveolen und Bronchuli mit Eosinophilen, Lymphozyten und Makrophagen beherrschen das pathologisch-histologische Bild.

Diagnostik und Differentialdiagnostik. Bei langanhaltenden Atmungsstörungen und Konditionsverlust bei Katzen sollte eine *A.-abstrusus*-Infektion in Betracht gezogen werden. Der Nachweis der etwa 360–400 µm langen, nicht granulierten, am Schwanzende charakteristisch gestalteten *A.-abstrusus*-Larven I erfolgt intra vitam koproskopisch mittels des Auswanderverfahrens nach BAERMANN-WETZEL. Bei Reduktion bzw. nach dem Sistieren der Eiproduktion legen die noch länger bestehenden Veränderungen am Atmungsapparat (sog. alveolar disease) bei der klinischen und röntgenologischen Untersuchung zwar den Verdacht auf eine *A.-abstrusus*-Infektion nahe, diese ist jedoch nicht sicher z. B. von einer chronischen allergischen Bronchulitis abzugrenzen.
Post mortem lassen sich die Larven I im Kot und gegebenenfalls im Trachealschleim nachweisen; *A.-abstrusus*-Adulte und -Entwicklungsstadien sind pathomorphologisch und im HE-gefärbten histologischen Präparat festzustellen. Der Nachweis der Larven im Kot mittels des Auswanderverfahrens ist dabei der pathologisch-anatomischen und -histologischen Untersuchung überlegen.
Bei den meisten der mit *A. abstrusus* infizierten Katzen lassen sich mittels des ELISA

Antikörper gegen *Dirofilaria immitis,* jedoch kein zirkulierendes Antigen dieser Parasitenart, nachweisen.

Bekämpfung. Bei freilaufenden Katzen ist eine *A.-abstrusus*-Infektion in Endemiegebieten wegen des weiten Spektrums der Zwischen- und Transportwirte, die zu den Beutetieren der Katze gehören, im allgemeinen nicht zu verhindern.

Der *A.-abstrusus*-Befall wird den sog. selbstlimitierenden Infektionen zugerechnet, d. h., eine Behandlung ist meist nicht erforderlich. Zur medikamentellen Therapie bei dem seltenen klinisch manifesten Lungenwurmbefall wird Fenbendazol in einer Dosierung von jeweils 20–25 mg/kg KM an 5 aufeinanderfolgenden Tagen oder jeweils 30–50 mg/kg KM an 3 aufeinanderfolgenden Tagen empfohlen. Fenbendazol ist für Katzen gut verträglich; da es nicht schmackhaft ist, gestaltet sich die Verabreichung u. U. schwierig. Levamisol (10 mg/kg KM per os dreimal im Abstand von jeweils 3–5 Tagen oder jeweils 7,5 mg/kg KM s.c. an 2 aufeinanderfolgenden Tagen) ruft bei Katzen gelegentlich Nebenwirkungen, wie Speicheln, Erbrechen oder Erregungszustände, hervor. In orientierenden Untersuchungen wurde die Ausscheidung von *A.-abstrusus*-Larven nach s.c. Verabreichung von 400 µg Ivermectin/kg KM verhindert; eine Dosis von 200 µg/kg KM war nicht wirksam.

Literatur

COMAN, B. J., JONES, E. H., and DRIESEN, M. A.: Helminth parasites and arthropods of feral cats. Aust. vet. J. **57**, 324–327 (1981).

DUBEY, J. P., BEVERLEY, J. K. A., and CRANE, W. A. J.: Lung changes and *Aelurostrongylus abstrusus* infestation in English cats. Vet. Rec. **83**, 191–194 (1968).

ECKERT, J.: Parasitosen von Hund und Katze. Kleintierpraxis **17**, 97–108 (1972).

GERICHTER, CH. B.: Studies on the nematodes parasitic in the lungs of Felidae in Palestine. Parasitology **39**, 251–262 (1949).

HAMILTON, J. M.: *Aelurostrongylus abstrusus* infestation of the cat. Vet. Rec. **75**, 417–422 (1963).

HAMILTON, J. M., WEATHERLEY, A., and CHAPMAN, A. J.: Treatment of lungworm disease in the cat with fenbendazole. Vet. Rec. **114**, 40–41 (1984).

HIEPE, TH., BUCHWALDER, R., und KRÜGER, A.: Untersuchungen zum Endoparasitenbefall streunender Katzen unter besonderer Berücksichtigung der Helminthen. Wiener tierärztl. Mschr. **75**, 499–503 (1988).

KAVAI, A.: Adatok a hazai macskák féregfertőzöttségéröll. Parasitol. Hung. **10**, 91–93 (1977).

KIRKPATRICK, C. E., and MEGELLA, C.: Use of ivermectin in treatment of *Aelurostrongylus abstrusus* and *Toxocara cati* infections in a cat. J. Am. vet. med. Ass. **190**, 1309–1310 (1987).

KLAUS, G.: Epidemiologische und klinische Aspekte der Aelurostrongylose der Katze. Schweizer Arch. Tierheilk. **129**, 45–46 (1987).

LEWIS, N. D.: Feline lungworm infestation. Vet. Rec. **105**, 65 (1979).

LOSONSKY, J. M., THRALL, D. E., and PRESTWOOD, A. K.: Radiographic evaluation of pulmonary abnormalities after *Aelurostrongylus abstrusus* inoculation in cats. Am. J. vet. Res. **44**, 478–482 (1983).

MILLER, B. H., ROUDEBUSH, PH., and WARD, H. G.: Pleural effusion as a sequela to aelurostrongylosis in a cat. J. Am. vet. med. Ass. **185**, 556–557 (1984).

ROBERSON, E. L., and BURKE, T. M.: Evaluation of granulated fenbendazole (22,2%) against induced and naturally occurring helminth infections in cats. Am. J. vet. Res. **41**, 1499–1501 (1980).

SCHÜTZE, H.-R., und KRAFT, W.: Endo-und Ektoparasiten von Hund und Katze, Diagnose und Therapie. Prakt. Tierarzt **60**, Sonder-Nr. 56–64 (1978).

SCOTT, D. W.: Current knowledge of aelurostrongylosis in the cat. Literature review and case reports. Cornell vet. **63**, 483–500 (1973).

Scott, D. W.: Treatment of aelurostrongylosis in a cat. Vet. med. Small Anim. Clin. **68**, 134–135 (1973).

Shaw, J., Dunsmore, J., and Jakob-Hoff, R.: Prevalence of some gastrointestinal parasites in cats in Perth area. Aust. vet. J. **60**, 151–152 (1983).

Willard, M. D., Roberts, R. E., Allison, N., Grieve, R. B., and Escher, K.: Diagnosis of *Aelurostrongylus abstrusus* and *Dirofilaria immitis* infections in cats from a human shelter. J. Am. vet. med. Ass. **192**, 913–916 (1988).

11.2.3.4. Spulwurmbefall

Durch Befall mit Spulwürmern aus den Genera *Toxocara* und *Toxascaris* (Ascaridida; Ascarididae) hervorgerufene, weltweit verbreitete, z. T. mit hoher Befallsextensität auftretende Endoparasitose mit Zoonosencharakter bei Katzen.

Ätiologie. Der am häufigsten vorkommende Katzenspulwurm ist *Toxocara mystax* (Zeder, 1800), weitere Wirte für diese Askaridenart sind wildlebende Feliden, gelegentlich der Fuchs. Wesentlich seltener wird die bei Hund sowie wildlebenden Felidae und Canidae verbreitete Spezies *Toxascaris leonina* (Linstow, 1902) bei Katzen in Mitteleuropa festgestellt.

Die Männchen der Katzenspulwürmer sind etwa 6–7, die Weibchen bis 10 cm lang, weißlich und drehrund. Morphologische Merkmale zur Unterscheidung von *Toxocara mystax* und *Toxascaris leonina* sind in Tabelle 11.5. aufgeführt.

Epidemiologie. Die adulten Spulwürmer leben im Dünndarmlumen des Wirtes; die Weibchen sind ovipar und weisen eine hohe Eiablagerate auf. Sowohl *Toxocara mystax* als auch *Toxascaris leonina* sind Geohelminthen, in den Lebenszyklus ist ein Zwischenwirt nicht eingeschaltet. Verschiedene Fragen bei der Entwicklung der Spulwürmer der Katze bedürfen gegenwärtig noch der wissenschaftlichen Klärung.

Von der infizierten Katze werden bei patenten Infektionen die Spulwurmeier in ungefurchtem Zustand ausgeschieden. In der Außenwelt erfolgt, in Abhängigkeit von Temperatur (10–30 °C), Feuchtigkeit und einem ausreichenden Sauerstoffangebot, innerhalb der Eihüllen die Entwicklung zur infektionsfähigen Larve. Im allgemeinen wird die Larve II als Infektionslarve angesehen, aber auch eine Entwicklung bis zur Larve III im Ei diskutiert.

Tabelle 11.5. Charakteristische morphologische Merkmale von *Toxocara mystax* und *Toxascaris leonina*

Parameter	*Toxocara mystax*	*Toxascaris leonina*
Länge ♂	3– 6 cm	6– 7 cm
♀	4–10 cm	6–10 cm
Zervikalflügel	kurz und sich nach kaudal verbreiternd; pfeilspitzenförmig; Hinterrand bildet mit dem Wurmkörper etwa einen rechten Winkel	lang und schmal; am Wurmkörper flach auslaufend
Schwanzende ♂	kleiner, fingerförmiger Fortsatz an der Schwanzspitze vorhanden	fingerförmiger Fortsatz an der Schwanzspitze fehlt
Eier Größe	65–75 µm	70–80 µm
Schale	dick, rauh (skulpturiert)	dick, glatt
Farbe	dunkel	hell

Unter optimalen Verhältnissen im Labor kann die Infektionsreife innerhalb von wenigen Tagen erreicht werden, unter praktischen Bedingungen im Freien muß mit einer durchschnittlichen Entwicklungsdauer von etwa 4 Wochen gerechnet werden. Spulwurmeier sind in der Außenwelt sehr widerstandsfähig, sie vermögen in feuchtem Boden wahrscheinlich einige Jahre zu überleben. Die aus mehreren, chemisch unterschiedlich zusammengesetzten Schichten bestehende Eihülle schützt die Infektionslarve sehr gut vor Austrocknung sowie vor mechanischen, physikalischen und chemischen Einflüssen. Die innerste, semipermeable, lipoidhaltige Schicht der Eihülle (= Vitellinmembran) ist nur für Atemgase (O_2, CO_2, Wasserdampf) passierbar und von lipoidlösenden Desinfektionsmitteln zu durchdringen. Temperaturen über 70 °C töten die Askarideneier innerhalb kurzer Zeit ab, −22 °C werden dagegen mehrere Wochen überlebt.

Infektionsfähige Spulwurmeier können von paratenischen Wirten, z. B. kleinen Nagetieren, aufgenommen werden. In diesen Fehlwirten erfolgt eine somatische Wanderung der aus den Eiern freiwerdenden Larven. Im Gewebe der paratenischen Wirte, vor allem in der Muskulatur, aber auch in den inneren Organen, werden die Spulwurmlarven abgekapselt und können monatelang überleben. Dabei ist von epidemiologischer Bedeutung, daß galaktogene Infektionen bei Mäusen sowohl für *Toxocara mystax* als auch für *Toxascaris leonina* nachgewiesen worden sind; pränatale Infektionen treten nur bei mit *Toxocara mystax* infizierten Mäuseweibchen auf.

Die Infektion der Katze mit *Toxocara mystax* erfolgt ausschließlich per os: als orale Schmutzinfektion durch Aufnahme infektionsfähiger Eier oder oral-alimentär durch Aufnahme larveninfizierter Beutetiere (paratenische Wirte) sowie bei der galaktogenen Infektion durch Aufnahme der Larven mit der Muttermilch.

Als Hauptinfektionsweg wird in der Epidemiologie der Toxokarose bei Welpen die galaktogene Infektion angesehen, ältere Tiere stecken sich vorwiegend durch Verzehr infizierter Beutetiere an. Bei galaktogener Infektion sowie bei Verzehr infizierter paratenischer Wirte (Beutetiere) machen die Spulwurmlarven eine histotrope Phase von etwa 3 Wochen Dauer, während der 2 Häutungen stattfinden, in der Magen- und Darmwand der Katze durch. Nach Rückkehr der Larven in das Lumen des Verdauungskanals erfolgt die letzte Häutung, die präadulten Würmer entwickeln sich im Dünndarm zu den Adulti. Eine Körperwanderung der Larven findet bei diesem Infektionsmodus nicht statt.

Werden von der Katze infektionsfähige *Toxocara-mystax*-Eier aufgenommen, kommt es vorwiegend zum sog. trachealen Typ der Larvenwanderung. Die Larven verlassen die Eihüllen im Magen der Katze, bohren sich in die Magen- oder Dünndarmwand ein und gelangen auf dem Blut-Lungen-Weg über die Leber zur Lunge. Hier dringen sie von den blut- in die luftführenden Wege ein und erreichen auf dem *trachealen Wanderweg* durch Abschlukken wieder den Magen-Darm-Kanal (vgl. Abschnitt 11.2.4.). Nach einer Entwicklungsphase in der Magen- und Darmwand erfolgt im Darmlumen die letzte Häutung, die Adulten siedeln sich im Dünndarmlumen an. Die Präpatentperiode beträgt bei diesem Infektionsweg etwa 8 Wochen.

In geringerem Maße wird von den *Toxocara-mystax*-Larven auch bei der Katze, wie im Fehlwirt stets, der *somatische Wanderweg* eingeschlagen. Dabei gelangen die Larven von der Lunge aus über den Großen Kreislauf vorwiegend in die Muskulatur, aber auch in andere Gewebe, z. B. die Magenwand. Dort werden sie in Granulome eingeschlossen und können in diesen längere Zeit lebens- und infektionsfähig bleiben. Aktivierung und Mobilisierung der Larven erfolgen erst bei graviden Katzen unter hormonalem Einfluß gegen Ende der Trächtigkeit. Dadurch, oder auch bei Infektionen während der Trächtigkeit der Kätzin, gelangen die Larven in die Milchdrüse und werden post partum während der *gesamten* Säugezeit mit der Milch ausgeschieden. Eine einmal mit *Toxocara-mystax*-Larven infizierte Mutterkatze kann während mehrerer Säugeperioden die Spulwurmlarven über die Milch ausscheiden.

Pränatale Infektionen mit *Toxocara mystax* sind bei der Katze nicht bekannt.

Die Ansteckung mit *Toxascaris leonina* erfolgt als orale Schmutzinfektion durch Aufnahme infektionsfähiger Eier oder oral-alimentär durch Verzehr larveninfizierter Beutetiere. Bei der Infektion mit infektionsfähigen Eiern führt wohl nur die Ansteckung mit denen eines „Katzenstammes" zur Entwicklung geschlechtsreifer Würmer bei der Katze; nach Aufnahme vom Hund ausgeschiedener Eier („Hundestamm") sistiert die Larvenentwicklung bei der Katze auf dem Stadium der Larve IV. *Toxascaris-leonina*-Larven machen in ihrem Lebenszyklus in der Katze lediglich eine histotrope Phase in der Darmwand, aber keine tracheale oder somatische Wanderung durch. Einzelne Larven können jedoch gelegentlich auch in extraintestinale Lokalisationen gelangen und dort verbleiben. Die Präpatentperiode wird bei *Toxascaris-leonina*-Infektionen mit 74 Tagen bei Aufnahme infektionsfähiger Eier, mit 61–74 Tagen bei Infektion über paratenische Wirte angegeben.

Spulwurmbefall ist bei Katzen weltweit, jedoch regionär mit unterschiedlicher Häufigkeit verbreitet. In Mitteleuropa ist die Befallsextensität meist recht hoch, die Befallsintensität jedoch sowohl nach galaktogener als auch, bedingt durch das spezifische Defäkationsverhalten der Hauskatze, nach oraler Schmutzinfektion im allgemeinen niedrig. In Untersuchungen aus Deutschland wurde bei Katzen eine durchschnittliche Befallsextensität mit *Toxocara mystax* von etwa 15 bis über 75%, mit *Toxascaris leonina* dagegen nur von etwa 1–2% festgestellt.

Klinik. Das klinische Bild des Spulwurmbefalls ist bei Katzen auf Grund der meist geringen Befallsstärke im allgemeinen weniger deutlich ausgeprägt als bei *Toxocara-canis*-Infektionen des Hundes. Vielfach verläuft die Askaridose auch bei Jungkatzen klinisch unauffällig. Pneumonische Erscheinungen treten bei Katzen nur gelegentlich auf, da sich Jungkatzen vorwiegend auf laktogenem Wege mit *Toxocara mystax* anstecken und bei *Toxascaris-leonina*-Infektionen eine somatische Wanderung der Larven nicht stattfindet. Bei dem insgesamt relativ selten vorkommenden klinisch manifesten Spulwurmbefall der Katze steht daher das intestinale Syndrom im Vordergrund. Stärker mit Askariden infizierte Katzen zeigen meist ein struppiges, glanzloses Fell, evtl. vermehrten Haarausfall, Appetitlosigkeit, breiigen Kot infolge einer katarrhalischen Enteritis, Kümmern oder Abmagerung. Bei Katzenwelpen werden bei massiven Spulwurminfektionen rachitische Erscheinungen beobachtet, die auf die negative Beeinflussung des Ca-P-Stoffwechsels und der Parathyreoidea durch die Spulwürmer zurückzuführen sind. Ein Obturationsileus infolge der Verlegung des Darmlumens mit Spulwürmern, ein akutes Abdominalsyndrom (Kolik, abwechselnd Diarrhoe und Obstipation, aufgetriebenes, druckempfindliches Abdomen) oder eine Peritonitis nach Darmperforation bei hochgradigen Infektionen werden bei der Katze nur sehr selten beobachtet. Gelegentlich erbrechen Katzen auch bei geringer Befallsintensität einzelne, oft noch juvenile Spulwürmer. Als ein ausgesprochener Zufallsbefund muß ein mit 13 mm Länge sehr kleiner, geschlechtsreifer (!) Spulwurm, der sich in verhärtetem Gewebe am Hals einer Katze befand, gewertet werden.

Pathologisch-anatomische und -histologische Veränderungen im Dünndarm und in der Leber sind bei spulwurmbefallenen Katzen meist nur gering. In der Lunge treten innerhalb von 2 Wochen post infectionem bei der Wanderung der Larven durch das Parenchym kleine, multiple Läsionen auf. Gelegentlich werden auch Hyperplasie und Hypertrophie der Media der Pulmonalarterien, beginnend etwa 2 Wochen post infectionem und in den folgenden Wochen an Stärke zunehmend, oder Muskularisierung der Arteriolenwand und Intimaproliferation festgestellt, die zum Verschluß der betroffenen Gefäße führen können.

Der Mensch steckt sich gelegentlich auch mit infektionsfähigen *Toxocara-mystax*-Eiern an; er stellt für diese Spulwurmart der Katze einen Fehlwirt dar. Die somatische Wanderung der *Toxocara*-Larven ruft beim Menschen das Krankheitsbild der **Larva migrans visceralis** hervor, das vor allem durch eine ausgeprägte Eosinophilie sowie – je nach Lokalisation der Spulwurmlarven – durch eosinophile Granulome in der Leber, Lungeninfiltrationen, zentralnervale Erscheinungen oder Augenschädigungen gekennzeichnet ist. Diese Zoonose tritt besonders bei Kleinkindern etwa bis zum 4. Lebensjahr auf, die sich durch unhygienischen Umgang mit infizierten Katzen (bei patenter Infektion) oder in Spulwurmeier-kontaminierten Sandkästen bzw. auf Spielplätzen anstecken. Die Krankheitserscheinungen bei Larva migrans visceralis sind beim Menschen nach *Toxocara-mystax*-Infektionen weniger schwer als bei Infektionen mit dem Hundespulwurm *Toxocara canis*. Zur Diagnostik der Larva migrans visceralis werden in der Humanmedizin serologische Verfahren eingesetzt.

Beim Schwein als Fehlwirt können auch wandernde *Toxocara-mystax*-Larven gelegentlich in der Leber die unter der Bezeichnung „milk spots" bekannte Hepatitis interstitialis chronica parasitaria multiplex hervorrufen.

Diagnostik und Differentialdiagnostik. Die Intravitaldiagnostik des Spulwurmbefalls bei der Katze kann in Einzelfällen makroskopisch durch den Nachweis spontan mit dem Kot abgegangener oder erbrochener Wurmexemplare erfolgen. Bei patenten Infektionen lassen sich die charakteristischen Eier (s. Tabelle 11.5.) koproskopisch mittels des Flotations- oder des kombinierten Sedimentations-Flotations-Verfahrens nach DE RIVAS nachweisen.

Post mortem sind die adulten Spulwürmer bei der pathologisch-anatomischen Untersuchung des Dünndarmes festzustellen. In der Lunge sind beim Durchwandern der Spulwurmlarven kleine Blutungen sichtbar, Larvenstadien in der Lunge können mittels des Auswanderverfahrens nach BAERMANN-WETZEL diagnostiziert werden. Differentialdiagnostisch sind dabei *Aelurostrongylus-abstrusus*-Befall sowie Veränderungen durch wandernde Hakenwurmlarven auszuschließen. Die Immundiagnostik, z. B. zum Nachweis inhibierter *Toxocara-mystax*-Larven bei weiblichen Katzen, hat derzeit noch keine Praxisreife erlangt, ist aber in Zukunft mittels des Larvenpräzipitationstests denkbar.

Bekämpfung. Für die medikamentelle Behandlung eines patenten Spulwurmbefalls bei der Katze steht eine Reihe sicher wirksamer, gut verträglicher Anthelminthika zur Verfügung (Tabelle 11.6.). Während die Breitspektrumanthelminthika, z. B. aus der Substanzklasse der Benzimidazole, sowohl gegen adulte als auch immature Spulwürmer (intestinale Formen) wirksam sind, üben Piperazinsalze ihre Wirkung ausschließlich auf die maturen Würmer aus. Spulwurmlarven im Gewebe der Katzen können nur versuchsweise durch Fenbendazol in höherer Dosierung abgetötet werden, dabei ist die evtl. Embryotoxizität dieses Wirkstoffes zu berücksichtigen.

Bei einer Vitamin-D-Substitution bei rachitischen, Spulwurm-infizierten Katzen ist zu beachten, daß die Vitamingabe stets *nach* der anthelminthischen Behandlung zu erfolgen hat. Vitamin D wirkt in hohen Dosen nematozid, jedoch nicht wurmabtreibend. Werden Katzen mit Spulwurmbefall mit Vitamin D behandelt, zersetzen sich die abgetöteten Würmer im Magen-Darm-Kanal und können zu toxischen Schäden bei den Wirtstieren führen.

Die Welpen von mit Askariden infizierten Mutterkatzen, bei denen eine galaktogene Infektion angenommen werden muß, sind zweckmäßigerweise *vor* Ablauf der Präpatentperiode der Spulwürmer, etwa am 14. Lebenstag, und in Abständen von 8–14 Tagen während der Säugeperiode bis 2–3 Wochen nach dem Absetzen, zu entwurmen. Die Mutterkatze sollte

Tabelle 11.6. Anthelminthika zur medikamentellen Bekämpfung des patenten Spulwurmbefalls bei der Katze

Wirkstoff	Applikationsform	Dosierung[1])
Mebendazol	per os	jeweils 20 mg/kg KM an 3 aufeinanderfolgenden Tagen oder jeweils 50–100 mg/kg KM zweimal täglich an 2 aufeinanderfolgenden Tagen
Flubendazol	per os	22 mg/kg KM
Fenbendazol	per os	50 mg/kg KM jeweils an 3 aufeinanderfolgenden Tagen
Oxfendazol	per os	jeweils 11 mg/kg KM an 3 aufeinanderfolgenden Tagen
Levamisol	per os	10 mg/kg KM
Pyrantelhydrogenpamoat	per os	20–30 mg/kg KM
Dichlorvos	per os	in spezieller Formulierung 10–40 mg/kg KM
Ivermectin	per os, s.c.	200–300 µg/kg KM
Piperazin-Salze	per os	jeweils 100–150 mg/kg KM an 2 aufeinanderfolgenden Tagen

[1]) Für die einzelnen Handelspräparate werden in der Regel von den Herstellern spezielle, auf das Alter bzw. die Körpermasse und die Zubereitungsform des Anthelminthikums abgestimmte Dosierungsschemata angegeben, die Beachtung finden sollten.

in die Behandlung einbezogen werden, um Reinfektionen durch von den Welpen ausgeschiedene und beim Reinigen der Welpen von der Mutter aufgenommene Infektionslarven zu verhüten.

Bei freilaufenden Katzen ist eine Verhütung von Spulwurminfektionen wegen der Möglichkeit des Verzehrs der paratenischen Wirte (Schadnager als Beutetiere) nicht möglich. Zur Unterbrechung des Lebenszyklus von *Toxocara mystax* und *Toxascaris leonina* ist der Kot aus den Katzenzwingern täglich, aus den Katzentoiletten unmittelbar nach dem Absetzen zu entfernen und unschädlich, am besten durch Verbrennen, zu beseitigen. Katzenzwinger mit befestigtem Fußboden sind am zweckmäßigsten wöchentlich durch trockene Hitze oder mittels eines Dampfstrahlreinigungsgerätes zu desinfizieren, Katzentoiletten täglich zu säubern und auszubrühen. Desinfektionsmittel sind gegenüber Spulwurmeiern bei Einwirkungszeiten von 1–2 Stunden nur wirksam, wenn sie lipoidlösende Komponenten (Phenole, Kresole, Peressigsäure) enthalten. In unbefestigten Ausläufen von Katzenzwingern sollte die oberste Erdschicht jährlich einmal etwa 25–30 cm tief abgetragen und durch sauberen Sand ersetzt werden.

Infektionen des Menschen mit *Toxocara mystax* können durch Unterbindung engen, unhygienischen Kontaktes mit Katzen verhütet werden. Auf Grund ihrer rauhen, klebrigen Oberfläche haften die Spulwurmeier leicht im Fell der Katze und werden vom Menschen vor allem über den Infektionsweg Hand – Mund aufgenommen. Der Kotabsatz von freilaufenden oder streunenden Katzen in Gartenerde sowie auf Spielplätzen, Liegewiesen oder in Sandkästen läßt sich praktisch nicht verhindern, so daß dort eine permanente Infektionsgefahr für den Menschen, besonders Kinder, besteht. Durch die verantwortlichen kommunalen Einrichtungen sollten die obersten Schichten von Sandspielkästen regelmäßig einmal jährlich etwa 25–30 cm tief ausgewechselt oder mittels eines Dampfdruckgerätes bearbeitet werden, um die Anreicherung von Spulwurmeiern von Hunden und Katzen auszuschalten. Zum Rohverzehr bestimmtes Gartengemüse und Fallobst sind gründlich zu waschen, um evtl. anhaftende Spulwurmeier zu entfernen.

Zur Verhütung von *Toxocara-mystax*-Infektionen bei Schweinen sind Katzen von den Stallungen sowie den Futterlagerräumen fernzuhalten.

Literatur

BARUTZKI, D.: Untersuchungen über die Wirksamkeit handelsüblicher Desinfektionsmittel auf Kokzidien-Oozysten bzw. -Sporozysten (*Eimeria, Cystoisospora, Toxoplasma* und *Sarcocystis*) sowie auf Spulwurmeier (*Ascaris, Toxocara*) im Suspensionsversuch. Vet.-med. Diss., München (1980).

BAUER, CH., und STOYE, M.: Ergebnisse parasitologischer Kotuntersuchungen von Equiden, Hunden, Katzen und Igeln der Jahre 1974 bis 1983. Dt. tierärztl. Wschr. **91**, 255–258 (1984).

BLAGBURN, B. L., HENDRIX, C. M., LINDSAY, D. S., and VAUGHAN, J. L.: Anthelmintic efficacy of ivermectin in naturally parasitized cats. Am. J. vet. Res. **48**, 670–672 (1987).

BOGAN, J. A., and DUNCAN, J. L.: Anthelmintics for dogs, cats and horses. Brit. vet. J. **140**, 361–367 (1984).

CIESLICKI, M.: Flubenol P, ein neues Anthelminthikum für Katze und Hund. Prakt. Tierarzt **69**, H. 10, 16–22 (1988).

ECKERT, J.: Parasitosen von Hund und Katze. Kleintierpraxis **17**, 97–108 (1972).

GROSSE, D., und BÖCKELER, W.: Untersuchungen zur Darmparasitenfauna bei Katzen aus der Kieler Umgebung. Tierärztl. Umschau **34**, 496–499 (1979).

HASSLINGER, M.-A., JONAS, D., und BERGER, W.: Zur Stellung der Hauskatze in der Epidemiologie menschlicher Wurminfektionen unter besonderer Berücksichtigung von *Toxocara mystax*. Tierärztl. Umschau **29**, 26–33 (1974).

HIEPE, TH., BUCHWALDER, R., und KRÜGER, A.: Untersuchungen zum Endoparasitenbefall streunender Katzen unter besonderer Berücksichtigung der Helminthen. Wiener tierärztl. Mschr. **75**, 499–503 (1988).

HOLENWEGER, J. A., und FREYRE, A.: Verirrter Spulwurm bei der Hauskatze. Vet.-med. Nachr. **60**, 60–61 (1989).

HORN, K.: Untersuchungen über das Vorkommen exogener Stadien humanpathogener Darmhelminthen der Fleischfresser im Sand öffentlicher Kinderspielplätze in Hannover. Vet.-med. Diss., Hannover (1986).

KARBACH, G.: Pränatale und galaktogene Infektionen mit *Toxascaris leonina* LEIPER 1907 (Ascaridae) bei der Maus. Vet.-med. Diss., Hannover (1981).

KASIECZKA, J.: Zur Kontamination öffentlicher Grünflächen und Kinderspielplätze in Wien mit Dauerstadien humanpathogener Endoparasiten von Hund und Katze. Vet.-med. Diss., Wien (1982).

KIRKPATRICK, C. E., and MEGELLA, C.: Use of ivermectin in treatment of *Aelurostrongylus abstrusus* and *Toxocara cati* infections in a cat. J. Am. vet. med. Ass. **190**, 1309–1310 (1987).

LAMINA, J.: Das biologische Verhalten von *Toxocara*-Arten bei spezifischen und nicht spezifischen Wirten im Hinblick auf Infektionen des Menschen. Kleintierpraxis **15**, 105–110 (1970).

LONDON, CH. E., ROBERSON, E. L., MCCALL, J. W., GUERRERO, J., PANCARI, G., MICHAEL, B., and NEWCOMB, K.: Anthelmintic activity of mebendazole against induced and naturally occurring helminth infections in cats. Am. J. vet. Res. **42**, 1263–1265 (1981).

LÜNSMANN, W.: Laboratoriumsuntersuchungen über die Widerstandsfähigkeit dünn- und dickschaliger Nematodeneier gegenüber differenten Umweltbedingungen (Temperatur, Sauerstoffabschluß und Trockenheit). Vet.-med. Diss., München (1972).

PARSONS, F. C., BOWMAN, D. D., and GREVE, R. B.: Pathological and haematological responses of cats experimentally infected with *Toxocara canis* larvae. Internat. J. Parasitol. **19**, 479–488 (1989).

SCHÖN, J.: Pränatale und galaktogene Infektionen mit *Toxocara mystax* ZEDER, 1800 (Anisakidae) bei der Maus. Vet.-med. Diss., Hannover (1985).

SCHÜTZE, H.-R., und KRAFT, W.: Endo- und Ektoparasiten von Hund und Katze, Diagnose und Therapie. Prakt. Tierarzt **60**, Sonder-Nr. 56–64 (1978).

SPRENT, J. F. A.: The life history and development of *Toxocara cati* (SCHRANK, 1788) in the domestic cat. Parasitology **46**, 54–78 (1956).

STOYE, M.: Pränatale und galaktogene Helmintheninfektionen bei Haustieren. Dt. tierärztl. Wschr. **83**, 569–576 (1976).

STOYE, M.: Spul- und Hakenwürmer des Hundes – Entwicklung, Epizootologie, Bekämpfung. Berl. Münch. tierärztl. Wschr. **92**, 464–472 (1979).

STOYE, M.: Helmintheninfektionen und Spielplatzhygiene. Dt. tierärztl. Wschr. **88**, 290–291 (1981).

STOYE, M., und BOSSE, M.: Humanhygienische Bedeutung und Bekämpfung von Nematoden der Kleintiere. Prakt. Tierarzt **62**, Sonder-Nr. 62–64 (1981).

SUPPERER, R.: Die Spulwürmer des Menschen und der Haustiere: Medizinische Bedeutung, Biologie und Bekämpfung. Wiener tierärztl. Mschr. **51**, 106–114 (1964).

SUPPERER, R., und HINAIDY, H. K.: Ein Beitrag zum Parasitenbefall der Hunde und Katzen in Österreich. Dt. tierärztl. Wschr. **93**, 383–386 (1986).

SWERCZEK, T. W., NIELSEN, S. W., and HEMBOLDT, C. F.: Transmammary passage of *Toxocara cati* in the cat. Am. J. vet. Res. **32**, 89–92 (1971).

TAKLA, M.: Vergleich der parasitologischen Befunde bei Hund und Katze, die durch koprologische Untersuchungen allein und unter Einbeziehung des Obduktionsergebnisses erzielt wurden mit Hinweisen für die Praxis. Prakt. Tierarzt **61**, 356 (1980).

VISCO, R. J., CORWIN, R. M., and SELBY, L. A.: Effect of age and sex on the prevalence of intestinal parasitism in cats. J. Am. vet. med. Ass. **172**, 797–800 (1978).

WEATHERLEY, A. J., and HAMILTON, J. M.: Possible role of histamine in the genesis of pulmonary arterial disease in cats infected with *Toxocara cati*. Vet. Rec. **114**, 347–349 (1984).

WILSON-HANSON, S. L., and PRESCOTT, C. W.: A survey for parasites in cats. Aust. vet. J. **59**, 194 (1982).

ZAJÍČEK, D.: Laboratorni diagnostika čizopasniku v ČSR v letech 1976–1986. IV. Pes, kocka. Veterinařství **37**, 549–550 (1987).

Selten oder nur bei importierten Katzen in Mitteleuropa auftretende Endoparasitosen durch Nematoden sind in Tabelle 11.7. aufgeführt.

11.3. Ektoparasitosen

11.3.1. Zeckenbefall

Bei Katzen mit freiem Auslauf vor allem in den Frühjahrs- und Spätsommermonaten auftretender Befall mit verschiedenen Arten von Schildzecken.

Ätiologie. In Mitteleuropa werden Katzen fast ausschließlich von Zecken der Gattung *Ixodes* (Ixodida; Ixodidae) parasitiert. Absolut dominierende Art ist dabei der Gemeine Holzbock, *Ixodes ricinus* (LINNAEUS, 1746), seltener tritt die Igelzecke, *Ixodes hexagonus* LEACH, 1815, bei Katzen auf. Für die kleinhöhlenbewohnende Fuchszecke, *Ixodes canisuga* JOHNSTON, 1848, sowie Zecken aus den Gattungen *Dermacentor* oder *Haemaphysalis* ist die Katze wohl nur ein Zufallswirt. Die aus wärmeren Klimaten nach Mitteleuropa eingeschleppte Braune Hundezecke, *Rhipicephalus sanguineus* (LATREILLE, 1806), kann sich hier nur innerhalb von

Gebäuden (Wohnungen, Stallungen, Hundehütten) bei Temperaturen zwischen 20 und 30 °C und hoher relativer Luftfeuchte vermehren und epidemisch ausbreiten. In den Sommermonaten ist auch eine zeitlich begrenzte Etablierung von Freilandherden, z. B. in Parks oder Hundeausläufen, möglich. Diese Zeckenart ist vor allem an den Hund adaptiert und wird bei Katzen nur zufällig angetroffen.

Nymphe und Adulti der Schildzecken besitzen 4, die Larve hat 3 Beinpaare. Die einzelnen Abschnitte des Zeckenkörpers gehen ohne erkennbare Gliederung ineinander über, lediglich das von den Mundwerkzeugen gebildete Capitulum überragt den kranialen Körperrand und ist von dorsal sichtbar (Abb. 11.6.). Bei den Zecken der Gattung *Ixodes* umgibt die Analfurche den Anus von kranial, bei allen anderen Schildzeckengattungen liegt diese hinter dem Anus. Festoons fehlen bei den *Ixodes* spp. Das Scutum der augenlosen *Ixodes*-Arten ist einfarbig, Männchen verfügen über Ventralschilde. Die kaudal der Coxa IV liegenden Stigmen haben eine kreisrunde (♀) bzw. ovale (♂) Form. 2. und 3. Glied der Pedipalpen sind relativ lang und schmal.

Die Entwicklung der temporär-permanenten Schildzecken verläuft vom Ei über ein Larven- und ein Nymphenstadium zu den Adulten. *Ixodes* spp. gehören zu den dreiwirtigen Zeckenarten, d. h. jedes postembryonale Entwicklungsstadium parasitiert nur für die mehrere Tage

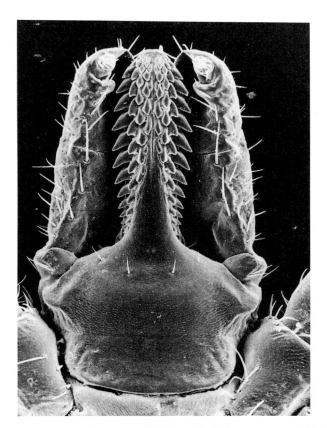

Abb. 11.6. *Ixodes ricinus*, Weibchen, Capitulum von ventral (Aufn.: G. LIEBISCH, Hannover).

Tabelle 11.7. Selten oder nur bei importierten Katzen auftretende Endoparasitosen durch Nematoden

Parasitose	Erreger	Geographische Verbreitung
Nierenwurmbefall	*Dioctophyme renale* Biohelminthe; 1. ZW: Oligochäten 2. ZW: Süßwasserfische	Südeuropa, Amerika, Asien (Japan)
Peitschenwurmbefall	*Trichuris campanula* *Trichuris serrata* Geohelminthen	Amerika, Karibik, Australien
Kapillariose der Lungen	*Capillaria aerophila* Geohelminthe	weltweit
Kapillariose der Harnblase	*Capillaria plica* Biohelminthe; ZW: Regenwürmer *Capillaria feliscati* Geohelminthe?	weltweit (selten bei Katzen) Australien, Dänemark
Kapillariose der Leber	*Capillaria hepatica* Geohelminthe	weltweit (gelegentlich bei Katzen)
Kapillariose des Magens	*Capillaria alata* Geohelminthe	weltweit
Trichinellose (Zoonose)	*Trichinella spiralis* Geohelminthe ohne Außenweltphase	weltweit
Zwergfadenwurmbefall	*Strongyloides tumefaciens* *Strongyloides planiceps* Lebenszyklus unbekannt *Strongyloides stercoralis* *Strongyloides felis* Geohelminthen; Einschaltung freilebender Generationen; Autoinfektion möglich	USA Japan USA Australien
Nasenwurmbefall	*Mammomonogamus ierei* Lebenszyklus unbekannt	Karibik, Afrika (Nigeria)

Tabelle 11.7.

Lokalisation in der Katze	Klinisches Bild; pathologisch-anatomisches und -histologisches Bild	Therapie
Nierenbecken, Nierenfett; selten andere Lokalisationen	bei Befall nur einer Niere meist symptomlos; Hydronephrose, Pyelonephritis	bei Befall nur einer Niere Nephrektomie möglich
Zäkum, Kolon	meist symtomlos verlaufend	Mebendazol Dichlorvos
Lunge	Husten, Nasenausfluß; bei höherer Befallsintensität Tracheitis, Bronchitis	Levamisol (jeweils 6–7,5 mg/kg KM s.c. an 2 aufeinanderfolgenden Tagen)
Harnblase	gering pathogen; in der Regel symptomlos verlaufend; in seltenen Fällen hämorrhagische Nephritis	Levamisol (s. o.)
Harnblase	Appetitlosigkeit, Schwäche	
Leber	meist symptomlos verlaufend; bei starkem Befall Leberzirrhose	Mebendazol, Fenbendazol
Magen	meist symptomlos verlaufend	im allgemeinen nicht erforderlich
Darm; Muskulatur	bei geringer Befallsintensität symptomlos verlaufend, bei höherer Befallsintensität rauhes Haarkleid, Schwäche, Erbrechen, blutiger Durchfall; Enteritis; selten Muskelschwäche, steifer Gang, Polypnoe, Fieber, Eosinophilie; Myositis	Mebendazol
Kolon	rauhes, trockenes Haarkleid, leichte bis mittelgradige Diarrhoe, bei hochgradigen Infektionen Schwäche, Körpermasseverluste, Todesfälle möglich	Tiabendazol (jeweils 125 mg/ 1,5 kg KM an 3 aufeinanderfolgenden Tagen per os)
Dünndarm	s. o., auch Pneumonie (Larvenwanderung)	Tiabendazol (jeweils zweimal täglich 25 mg/kg KM an 2 aufeinanderfolgenden Tagen per os)
Mundhöhle, Nasenhöhle, Pharynx	geringe Pathogenität; meist symptomlos verlaufend; gelegentlich Schnauben, Husten, Atmung durch den Mund	Mebendazol Fenbendazol

Tabelle 11.7. Fortsetzung

Parasitose	Erreger	Geographische Verbreitung
Crenosoma-Befall	*Crenosoma vulpis* Biohelminthe; ZW: terrestrische Nackt- und Gehäuseschnecken	weltweit
Thelaziose	*Thelazia callipeda* *Thelazia californiensis* Biohelminthen; ZW: Muscidae	Süd- und Südostasien USA
Magenwurmbefall	*Cyathospirura dasyuridis* *Cylicospirura felineus* Lebenszyklus unbekannt *Physaloptera praeputialis* *Physaloptera canis* *Physaloptera felidis* Biohelminthen; ZW: Schaben, Käfer, Grillen paratenische Wirte: Schlangen, Frösche, Mäuse *Physaloptera guptai* Lebenszyklus unbekannt *Gnathostoma spinigerum* Biohelminthe; 1. ZW: Kleinkrebse 2. ZW: Süßwasserfische, Reptilien, Frösche	Indien, Australien Asien, Afrika, Amerika, Karibik Südafrika USA Indien Australien, Südost-Asien
Filariosen	*Brugia malayi* *Brugia pahangi* Biohelminthen; ZW: Stechmücken	Südost-Asien (selten bei Katzen)
Herzwurmbefall	*Dirofilaria immitis* Biohelminthe; ZW: Stechmücken	südliches Europa, v. a. Amerika, Australien
Dipetalonema-Befall	*Dipetalonema repens* Biohelminthe; ZW: Stechmücken	v. a. Amerika

ZW = Zwischenwirt

Tabelle 11.7.

Lokalisation in der Katze	Klinisches Bild; pathologisch-anatomisches und -histologisches Bild	Therapie
Lunge	Allgemeinstörungen, Atmungsbeschwerden; chronische Tracheobronchitis	Levamisol
Auge	vielfach symptomlos verlaufend; gelegentlich Tränenfluß; Konjunktivitis, Keratitis, Hornhautulzera	Instillation von Levamisol-Lösung (2%) oder Morantel-(4%) + Levamisol-(1%) Zubereitungen in den Konjunktivalsack
Magen (Lumen)	meist symptomlos verlaufend; bei hochgradigen Infektionen Erbrechen, rauhes Haarkleid, Körpermasseverluste	keine Angaben, wahrscheinlich Dichlorvos und Benzimidazole wirksam
Magen (Mukosa)	meist symptomlos verlaufend; bei hochgradigen Infektionen rauhes Haarkleid, Erbrechen, Körpermasseverluste	
Magen (Mukosa)		
Magen (Knoten in Fundusregion)	Erbrechen, Abdominalbeschwerden; Gastritis, evtl. Magenperforation, Peritonitis auch extraintestinale Lokalisation (Leber, Bauchmuskulatur)	
Lymphsystem	Eosinophilie; Lymphangitis, Lymphadenitis, Okklusion der Lymphgefäße durch Thromben	im allgemeinen nicht erforderlich; Diethylcarbamazin möglich
rechtes Herz, Pulmonalarterien	meist symptomlos verlaufend; gelegentlich pulmonale Form (Dyspnoe, Zyanose, pulmonaler Hochdruck, Depression, Husten, Erbrechen, Körpermasseverluste, Lebervergrößerung). Bei Röntgenuntersuchung Vergrößerung der Pulmonalarterien (besonders kaudal) und ggf. des Herzens zu erkennen. Selten zerebrale Form (Depression, Manegebewegungen, Nystagmus, Muskelzittern, Konvulsionen, Ataxien, Paralysen) durch „verirrte" Herzwürmer	Thiacetarsamid (zweimal täglich jeweils 2,2 mg/kg KM streng i. v. an 2–3 aufeinanderfolgenden Tagen), evtl. Auftreten von Nebenwirkungen. Begleitende Therapie mit Antihistaminika Ivermectin (100–200 µg/kg KM i.v.) gegen Mikrofilarien
Unterhautbindegewebe	gelegentlich Ekzeme und Juckreiz	Thiacetarsamid (s. o.) Ivermectin (s. o.)

Literatur zu Tabelle 11.7.

CALVERT, C. A., and MANDELL, C. P.: Diagnosis and management of feline heartworm disease. J. Am. vet. med. Ass. **180,** 550–552 (1982).

CUADRADO, R., MALDONADO-MOLL, J. F., and SEGARRA, J.: Gapeworm infection of domestic cats in Puerto Rico. J. Am. vet. med. Ass. **176,** 996–997 (1980).

ENDRES, W. A.: Levamisole in treatment of *Capillaria aerophila* in a cat (a case report). Vet. med. Small Anim. Clin. **71,** 1553 (1976).

HIEPE, TH., BUCHWALDER, R., und KRÜGER, A.: Untersuchungen zum Endoparasitenbefall streunender Katzen unter besonderer Berücksichtigung der Helminthen. Wiener tierärztl. Mschr. **75,** 499–503 (1988).

HOLZWORTH, J., and GEORGI, J. R.: Trichinosis in a cat. J. Am. vet. med. Ass. **165,** 186–191 (1974).

LÄMMLER, G., und GRÜNER, D.: Zur Wirksamkeit von Anthelminthika gegen *Capillaria hepatica*. Berl. Münch. tierärztl. Wschr. **89,** 222–225; 229–233 (1976).

LEWIS, R. E.: Radiographic findings in feline dirofilariasis. Proc. Heartworm Sympos. '86, New Orleans, Louisiana, 21.–23. 3. 1989. Am. Heartworm Soc. 155–158 (1986).

LINDQUIST, W. D., and AUSTIN, E. R.: Exotic parasitism in a Siamese cat. Feline Pract. **11,** H. 5, 9–10 (1981).

MALONE, J. B., BUTTERFIELD, A. B., WILLIAMS, J. C., STUART, B. S., and TRAVASOS, H.: *Strongyloides tumefaciens* in cats. J. Am. vet. med. Ass. **171,** 278–280 (1977).

MAWSON, P. M.: Two species of Nematoda (Spirurida; Spiruridae) from Australian dasyurids. Parasitology **58,** 75–78 (1968).

PALMIERI, J. R., MASBAR S., PURNOMO; MARWOTO, H. A., TIRTOKUSUMO, S., and DARWIS, F.: The domestic cat as a host for brugian filariasis in South Kalimantan (Borneo), Indonesia. J. Helminthol. **59,** 277–281 (1985).

SOROCZAN, W.: The life cycle of *Strongyloides stercoralis* STILES et HASSALL, 1902 (Nematoda, Strongyloididae) in the temperate climatic zone. Acta parasitol. pol. **24,** 259–267 (1977).

TRUEMAN, K. F., and FERRIS, P. B. C.: Gnathostomiasis in three cats. Aust. vet. J. **53,** 498–499 (1977).

WADDELL, A. H.: Further observations on *Capillaria feliscati* infections in the cat. Aust. vet. J. **44,** 33–34 (1968).

lang erfolgende Blutaufnahme an einem Vertebraten, bevor es diesen zur Häutung bzw. Eiablage vollgesogen verläßt. Die Häutung zum nächsten Stadium sowie die Eiablage durch die während des Saugaktes begatteten *Ixodes*-Weibchen vollziehen sich jeweils in der Außenwelt am Erdboden. Die *Ixodes*-Männchen nehmen kein Blut auf. Unter mitteleuropäischen Bedingungen erstreckt sich die Entwicklung der dreiwirtigen Zecken auf durchschnittlich 2 bis 3 Jahre; abiotische (Temperatur, relative Luftfeuchte) und biotische Faktoren (Verfügbarkeit von Wirtstieren) sind dabei von Einfluß auf die Entwicklungsdauer.

Epidemiologie. Bevorzugter Lebensraum von *I. ricinus* sind Mischwälder mit reichlich Unterholz und Graswuchs, aber auch Park- und Gartenanlagen mit Busch- und Strauchwerk und einer dichten Graszone. Die Larven sind vorwiegend an niedrigen Gräsern, Nymphen und Adulte an höherer Vegetation (bis etwa 1,50 m Höhe) zu finden.

Von der Größe und dem Jagdverhalten her sind die Katzen gut als Zeckenwirte geeignet. Sie werden bei freiem Auslauf in den Zeckenbiotopen vor allem im Frühjahr (Beginn der Zeckenaktivität in der Regel im April, Höhepunkt im Mai/Juni) sowie im Spätsommer und Herbst (August/September) von den auf der Vegetation auf die Wirte lauernden Zecken-Entwicklungsstadien befallen. Im Dienste der Wirtsfindung steht bei den Zecken das Hallersche Organ, ein Sinnesorgan am Tarsus des I. Beinpaares.

Pathogenese. Die Zecken verankern sich mit dem Hypostom, unterstützt durch ein von den Speicheldrüsen sezerniertes, als Zement bezeichnetes Protein, fest in der Haut des Wirtes; die Pedipalpen legen sich während der Blutaufnahme an die Hautoberfläche an. *Ixodes* spp. sind sog. Pool feeder. Gewebe und Kapillaren werden durch den Zeckenspeichel aufgelöst, die rupturierten Gefäße bluten unter dem Einfluß des blutgerinnungshemmenden Speicheldrüsensekretes einige Zeit, die Nahrungsaufnahme erfolgt aus dem sich im Gewebe bildenden Blutpool. Durch die Blutaufnahme nehmen die Zecken bedeutend an Körpergröße und -masse zu. Während hungrige *I.-ricinus*-Weibchen etwa 5 mm lang sind, erreichen vollgesogene Exemplare eine Größe bis zu 14 mm; die Körpermasse kann von 2 mg bis auf 450 mg anwachsen. Nach etwa 3–5 Tagen (Larven, Nymphen) bzw. 5–14 Tagen (Weibchen) fallen die vollgesogenen Zecken vom Wirt ab.

Klinik. Bei der bei Katzen meist vorliegenden geringen Befallsintensität mit *Ixodes* spp. treten deutliche klinische Symptome des Zeckenbefalls, abgesehen von lokalen Hautschwellungen und m. o. w. deutlichem Juckreiz an der Anheftungsstelle, nicht auf. Bei älteren, oftmals befallenen, d. h. sensibilisierten Katzen sowie bei Tieren mit hohem Zeckenbesatz können die lokalen Reaktionen und der Juckreiz jedoch auch wesentlich stärker ausgeprägt sein. Bei Befall mit einzelnen *Ixodes*-Exemplaren ist der Blutentzug nur geringfügig. Die von den Zecken gesetzten Hautläsionen können gelegentlich Eintrittspforten für Sekundärinfektionen mit Eitererregern oder Ansiedlungsorte für Myiasiserreger (vor allem Calliphoriden-Larven) darstellen. Als Induktoren von Paresen und Paralysen oder als Vektoren sind die Zecken bei Katzen in Mitteleuropa im allgemeinen ohne Bedeutung.

Ixodes-Larven und -Nymphen sind bei Katzen überwiegend an den Ohrrändern und Ohrmuscheln, an Augenlidern und der Umgebung der Mundöffnung, gelegentlich auch interdigital lokalisiert; von den adulten weiblichen Zecken werden vor allem Kopf, Hals und Nacken sowie die Vorbrust befallen.

Diagnostik und Differentialdiagnostik. Durch die klinische Untersuchung können vor allem die vollgesogenen Zecken-Weibchen an den Prädilektionsstellen festgestellt werden, nüchterne Larven und Nymphen sind dagegen besonders bei lang- und dichtbehaarten Katzen schwieriger zu erkennen. Die Artbestimmung der isolierten Zecken bzw. die Differenzierung von anderen Ektoparasiten, wie Haarlinge, Milben, Flöhe, erfolgt durch mikroskopische Untersuchung.

Bekämpfung. Zur Entfernung einzelner Zecken werden diese mit einem Wattebausch für etwa 15–30 Minuten mit indifferenten Ölen oder Glycerol benetzt, sie können dann nach kurzer Zeit durch drehende Bewegungen aus der Haut gelöst werden. Auf keinen Fall dürfen die Zecken ohne Vorbehandlung manuell entfernt werden, da dabei das Hypostom abreißt, in der Haut verbleibt und chronische Entzündungen (Fremdkörperreaktion!) hervorruft. Bei höherer Befallsintensität empfiehlt sich die Ganzbehandlung der Katzen mit Akariziden, z. B. auf der Basis von Pyrethrum, Pyrethroiden oder Carbamidsäureestern (Propoxur, Carbaril) im Puder- oder Sprühverfahren.

In Räumen etablierte *Rhipicephalus-sanguineus*-Populationen sind durch Ausbringen von Akariziden, z. B. Dichlorvos, Pyrethrum oder Pyrethroide, im Kaltnebelverfahren zeitgleich mit der medikamentellen Behandlung der Wirtstiere zu beseitigen.

Zur Prophylaxe des Zeckenbefalls haben sich auch bei Katzen mit Akariziden (Diazinon, Dichlorvos, Tetrachlorvinphos, Propoxur, Pyrethroide u. a.) imprägnierte Halsbänder bewährt, diese behalten ihre Wirksamkeit etwa für 3–5 Monate. Dabei sind solche Ungezieferhalsbänder besonders günstig, die den Wirkstoff in Pulverform abgeben. Dichlorvos-haltige Halsbänder verlieren durch Einwirkung von Nässe (Regen, starker Nebel) ihre Wirksamkeit,

Propoxur-haltige Halsbänder sind wasserunempfindlich. Die Halsbänder, besonders solche auf Dichlorvos-Basis, rufen bei Katzen gelegentlich Kontaktdermatitiden oder Allergien hervor. Nach Anlage der Halsbänder ist die Haut daher regelmäßig in kurzen Abständen zu kontrollieren. Bei Perserkatzen dürfen Dichlorvos-haltige Halsbänder wegen der bestehenden Überempfindlichkeit gegenüber diesem Wirkstoff nicht angewandt werden.

Literatur

CENTURIER, C., GOTHE, R., HOFFMANN, G., LIEBISCH, A., und SCHEIN, E.: Die Braune Hundezecke *Rhipicephalus sanguineus* (LATREILLE, 1806) in Deutschland, ein Problem in der Kleintierpraxis. Berl. Münch. tierärztl. Wschr. **92**, 472–477 (1979).
FOIL, C. S.: Differential diagnosis of feline pruritus. Small Anim. Pract. **18**, 999–1011 (1988).
GOTHE, R., und HAMEL, H. D.: Zur Ökologie eines deutschen Stammes von *Rhipicephalus sanguineus* (LATREILLE, 1806). Z. Parasitenk. **41**, 157–172 (1973).
GRANT, D. I.: Notes on parasitic skin diseases in the dog and cat. Brit. vet. J. **141**, 447–462 (1984).
HEIMBUCHER, J.: Insektizide gegen Ektoparasiten und Lästlinge bei Haustieren – eine kritische Bestandsaufnahme in Österreich erhältlicher Präparate. Wiener tierärztl. Mschr. **69**, 133–138; 149–150; 208–216 (1982).
HOFFMANN, G.: Maßnahmen zur Tilgung eines Befalls durch die Braune Hundezecke (*Rhipicephalus sanguineus* L.). Berl. Münch. tierärztl. Wschr. **92**, 477–479 (1979).
HUGHES, R. G.: Wirksamkeitsvergleich von insektiziden Halsbändern mit Propoxur bzw. Tetrachlorvinphos als Wirkstoff. Vet. med. Nachr. 80–88 (1985).
KRAL, B.: Parasitenbefall der Katzen in einem Tierheim. Vet.-med. Diss., Wien. Wiener tierärztl. Mschr. **74**, 71 (1987).
LIEBISCH, A., BRANDES, R., und HOPPENSTEDT, K.: Zum Befall von Hunden und Katzen mit Zecken und Flöhen in Deutschland. Prakt. Tierarzt **66**, 817–824 (1985).
LIEBISCH, A., OLBRICH, S., BRAND, A., LIEBISCH, G., und MOURETTOU-KUNITZ, M.: Natürliche Infektionen der Zeckenart *Ixodes hexagonus* mit Borrelien (*Borrelia burgdorferi*). Tierärztl. Umschau **44**, 809–810 (1989).
LIEBISCH, A., und WALTER, G.: Untersuchungen von Zecken bei Haus- und Wildtieren in Deutschland: Zum Vorkommen und zur Biologie der Igelzecke (*Ixodes hexagonus*) und der Fuchszecke (*Ixodes canisuga*). Dt. tierärztl. Wschr. **93**, 447–450 (1986).
NIEMAND, H. G., NIEMAND, S., und WENDEL, E.: Bekämpfung von Ektoparasiten. Kleintierpraxis **24**, 173–175 (1979).
SCHEIDT, V. J.: Common feline ectoparasites. Part 3: Chigger mites, cat fur mites, ticks, lice, bot fly larvae and fleas. Companion Anim. Pract. **1**, H. 2, 5–15 (1987).
THODAY, K.: Skin diseases of the cat. In Pract. **3**, 22–35 (1981).

11.3.2. Raubmilbenbefall

Durch stationär-permanente Raubmilben der Gattung *Cheyletiella* (Actinedida; Cheyletiellidae) hervorgerufene, mit Juckreiz und papulärer oder exfoliativer Dermatitis einhergehende Ektoparasitose mit Zoonosencharakter.
Ätiologie. Die katzenspezifische Raubmilbe ist *Cheyletiella blakei* SMILEY, 1970. Bei engem Kontakt zwischen Katzen und Hunden kann ebenfalls *Cheyletiella yasguri* SMILEY, 1965, auf der Katze angetroffen werden. In einigen, vor allem älteren Berichten ist die Katze auch als Wirt für *Cheyletiella parasitivorax* (MÉGNIN, 1878) beschrieben worden.
Ch. blakei ist eine im Durchschnitt 0,43 mm (♀) bzw. 0,35 mm (♂) lange und 0,24 bzw. 0,20 mm breite, spärlich behaarte, wenig sklerotisierte prostigmatische Milbe. Die Pedipal-

pen sind stark entwickelt, sie besitzen kräftige, nach ventral abgebogene, mit Riefen versehene Klauen. Die im Durchschnitt 0,27 mm langen und 0,14 mm breiten Eier werden, von einem Faden kokonartig umsponnen, an den Haaren der Katze befestigt. Die Entwicklung der Raubmilben verläuft vom Ei über ein Larvenstadium und 1 bzw. 2 Nymphenstadien zu den Adulti; der gesamte Lebenszyklus nimmt etwa 18–34 Tage in Anspruch.

Epidemiologie. Die Extensität des Raubmilbenbefalls bei Katzen wird in der Literatur mit 0,2–3% angegeben; in größeren Katzenbeständen kann die Befallshäufigkeit jedoch wesentlich höher liegen.

Raubmilben leben auf der Hautoberfläche bzw. im Haarkleid des Wirtes. Die Ansteckung der Katze erfolgt i. d. R. durch direkten Körperkontakt mit infizierten Tieren. Möglicherweise ist auch an eine Verbreitung von *Ch. blakei* durch Katzenflöhe zu denken, an denen man diese Milben nachweisen konnte.

Isoliert vom Wirt, können die Raubmilben, in Abhängigkeit vom Entwicklungsstadium, vor allem aber von der Temperatur, zwischen 2 (bei 34 °C) und 10 Tagen (bei 4 °C) überleben.

Cheyletiella spp. ernähren sich überwiegend von Hautprodukten ihrer Wirte; sie vermögen die Epidermis zu schädigen.

Klinik. Geringgradige *Cheyletiella*-Infektionen verlaufen bei der Katze meist symptomlos. Bei – allerdings bei Katzen seltener – hoher Befallsintensität, besonders bei Jungtieren sowie langhaarigen Rassen, und bei entsprechender Disposition des Wirtes treten jedoch subakute bis akute miliare Dermatitiden auf. Diese sind durch räudeähnliche Hautveränderungen, wie vermehrte Bildung trockener, kleieähnlicher Schuppen und Krusten, Papelbildung, Juckreiz sowie brüchiges Fell und Haarausfall, gekennzeichnet. Prädilektionsstellen sind Kopf, Nacken und Rücken.

Ch. blakei und *Ch. yasguri* können auf den Menschen übergehen (Zoonoseerreger) und bei diesem das Krankheitsbild der **Tierskabies** hervorrufen. Dieses ist charakterisiert durch akute Dermatitiden mit Papel- und Krustenbildung, vor allem an Brust und Armen, und heftigen Juckreiz. Oftmals legen die hochgradigen Hautveränderungen des Besitzers den Verdacht auf eine latente *Cheyletiella*-Infektion bei der Katze nahe.

Diagnostik und Differentialdiagnostik. Zum Nachweis des Raubmilbenbefalls hat es sich gut bewährt, die Katze über einer dunklen Unterlage zu bürsten und das anfallende Material mikroskopisch auf *Cheyletiella*-Milben zu untersuchen. Beim Milbennachweis mittels der Abklatschmethode werden durchsichtige Klebestreifen an mehreren Stellen in das gescheitelte Fell gedrückt, danach auf Objektträger übertragen und direkt mikroskopisch untersucht. Der mikroskopische Nachweis der adulten Milben sowie der Entwicklungsstadien ist auch aus Haar- oder Hautgeschabselproben möglich. Diagnostische Hinweise auf das Vorliegen eines Raubmilbenbefalls kann der Nachweis von embryonierten *Cheyletiella*-Eiern (als Magen-Darm-Kanal-Passanten) bei der koproskopischen Untersuchung mittels des Flotationsverfahrens geben.

Differentialdiagnostisch müssen bei klinisch manifestem *Cheyletiella*-Befall vor allem Notoedres-Räude, Demodikose, Herbstgrasmilbenbefall, Haarlingsbefall, Flohallergie, Dermatomykosen sowie nichtinfektiöse Hauterkrankungen verschiedener Genese ausgeschlossen werden.

Bekämpfung. Raubmilben sind bei der Katze relativ leicht mit den handelsüblichen Akariziden zu eliminieren. Die medikamentelle Behandlung kann mit Akariziden auf der Basis chlorierter Bicycloheptene (Bromociclen), von Organophosphaten (Fenchlorphos, Metrifonat oder Malathion), Carbamidsäureestern (Carbaril, Propoxur) oder Pyrethroiden vor allem

GRANT, D. J.: Notes on parasitic skin disease in the dog and cat. Brit. vet. J. **141**, 447–462 (1985).
MEDLEAU, L., BROWN, C. A., BROWN, S. A., and JONES, C. S.: Demodicosis in cats. J. Amer. Anim. Hosp. Ass. **24**, 85–91 (1988).
SCHEIDT, V. J.: Common feline ectoparasites. 2: *Notoedres cati, Demodex cati, Cheyletiella* spp. and *Otodectes cynotis*. Feline Pract. **17**, H. 3, 13–23 (1987).
STOGDALE, L., and MOORE, D. J.: Feline demodicosis. J. Amer. Anim. Hosp. Ass. **18**, 427–432 (1982). Ref.: Rev. appl. Entomol., B **71**, 378 (1983).
VROOM, M., and KOEMAN, J. P.: Feline demodicosis. Tijdschr. Diergeneesk. **113**, 101 S (1988).
WEISS, R.: Mikrobielle Flora der gesunden Haut von Hund und Katze. Kleintierpraxis **26**, 405–412 (1981).
WHITE, S. D., CARPENTER, J. L., MOORE, F. M., and OGILVIE, G.: Generalized demodicosis associated with diabetes mellitus in two cats. J. Amer. vet. med. Ass. **191**, 448–450 (1987).
WILKINSON, G. T.: Demodicosis in a cat due to a new mite species. Feline Pract. **13**, H. 6, 32–36 (1983).

11.3.4. Ohrräude

Weltweit verbreitete, durch die stationär-permanente Ohrmilbe *Otodectes cynotis* (Acaridida; Psoroptidae) hervorgerufene, mit starkem Juckreiz einhergehende Otitis externa parasitaria.

Ätiologie. Die astigmatischen, spärlich behaarten, kaum sklerotisierten, negativ phototaktischen und positiv thermotaktischen *Otodectes cynotis* (HERING, 1858) parasitieren sowohl bei der Katze als auch bei Hund, verschiedenen Fuchsarten, Frettchen oder Nerz. Die Milbenweibchen sind bis 500 µm lang und bis 300 µm breit, die Männchen etwas kleiner. III. und IV. Beinpaar überragen den seitlichen Körperrand. Distal am I. und II. Beinpaar (♀) bzw. an allen 4 Beinpaaren (♂) befinden sich sehr kurze, ungegliederte Prätarsen mit großen Haftlappen. Die Opisthosomallappen des Männchens sind sehr klein. Die etwa 200 µm langen weißlichen, elliptischen Eier werden auf die Hautoberfläche bzw. in die Borken und Krusten im äußeren Gehörgang abgelegt.

Die Entwicklung vom Ei über ein Larvenstadium und 2 Nymphenstadien zu den Adulti nimmt im Mittel 21 Tage in Anspruch.

Epidemiologie. Die Extensität des *O.-cynotis*-Befalls bei Katzen wird in der Literatur für Mitteleuropa mit 14–83% angegeben; sie ist vor allem bei freilebenden Katzen relativ hoch.

O.-cynotis-Milben leben auf der Haut im äußeren Gehörgang und an der Innenfläche der Ohrmuschel. Die Ansteckung erfolgt hauptsächlich durch direkten Kontakt mit infizierten Katzen oder Hunden, gelegentlich auch indirekt über unbelebte Zwischenträger (Lagerstätte, Bürsten, Kämme u. a.). Die *Otodectes*-Milben vermögen mehrere Wochen isoliert vom Wirt zu überleben, wenn z. B. milbenhaltiger, trockener, krümeliger Ohrinhalt infolge des starken Juckreizes ausgekratzt bzw. ausgeschleudert wird.

Die Ohrmilben stechen die Epidermis an und ernähren sich von Körperflüssigkeiten des Wirtes, wie Blut und Lymphe, nehmen jedoch keine Hautbestandteile auf.

Klinik. Bei älteren Katzen verläuft die *O.-cynotis*-Infektion oft subklinisch-chronisch, diese infizierten Tiere stellen jedoch als latente Milbenträger eine Infektionsquelle dar.

Im Anfangsstadium der Erkrankung treten infolge der mechanischen und nutritiven Schadwirkung der Milben Juckreiz sowie verstärkte Cerumen- und Exsudatabsonderung auf. Allergische Reaktionen (anfangs Überempfindlichkeit vom anaphylaktischen Typ I, danach vom Arthus-Typ) komplizieren bei weiter bestehenden Milbeninfestationen das Krankheitsgeschehen. Es bildet sich das klinische Bild der Otitis externa parasitaria mit Rötung und

Schwellung sowie Krusten- und Borkenbildung im äußeren Gehörgang. Die Tiere schütteln häufig den Kopf, der hochgradige Juckreiz führt zu Exkoriationen und durch anschließende bakterielle oder pilzbedingte Sekundärinfektionen, vor allem mit grampositiven Keimen, zu nässenden Ekzemen an Ohrrand, Ohrgrund und Wangen. Als weitere Komplikationen der Ohrräude können gelegentlich einerseits eine Perforation des Trommelfells und daraus resultierend eine Otitis media, Taubheit sowie zentralnervale Störungen oder aber andererseits eine Ausbreitung der Veränderungen auf Stirn- und Augengegend auftreten.

In seltenen Fällen gehen die *Otodectes*-Milben auch auf den Menschen über (Zoonoseerreger) und rufen bei diesem das Krankheitsbild der **Tierskabies** hervor.

Diagnostik und Differentialdiagnostik. Schwärzliche Absonderungen aus den Ohren, verbunden mit starkem Juckreiz, legen bei der Katze den Verdacht auf eine *O.-cynotis*-Infektion nahe. Der Milbennachweis kann durch otoskopische Untersuchung sowie durch die mikroskopische Untersuchung von Ohrtupfer-, Cerumen-, Borken- oder Geschabselproben erfolgen. Bei einer einmaligen Untersuchung werden oftmals nicht alle Milbenträger erkannt, so daß gegebenenfalls wiederholte Untersuchungen bei Katzen durchgeführt werden müssen. Bei bestehenden bakteriellen Sekundärinfektionen ist die Befallsintensität mit *O. cynotis* in der Regel nur noch sehr gering. Differentialdiagnostisch müssen Infektionen mit *Notoedres cati* oder *Demodex cati* sowie Otitiden nichtparasitärer Genese, bei meningealen Reizerscheinungen Tollwut ausgeschlossen werden.

Bekämpfung. Die medikamentelle Behandlung der Ohrräude der Katze erfolgt nach gründlicher Reinigung von äußerem Gehörgang und Ohrmuschel (zweckmäßig mit Paraffinum liquidum) durch 2malige lokale Applikation von Akarizid-Zubereitungen auf der Basis von Bromociclen oder HCH (Salbe), Organophosphaten oder Benzylbenzoat mittels Watteträgern oder durch 2malige s.c. Injektion von 200 µg Ivermectin/kg KM (frühestens ab 8. Lebenswoche der Katzen). Bei bakteriellen und pilzbedingten Sekundärinfektionen sind entsprechende Kausaltherapeutika zusätzlich einzusetzen.

Literatur

Foil, C. S.: Differential diagnosis of feline pruritus. Small Anim. Pract. **18**, 999–1011 (1988).
Grant, D.: Insecticides and their use in the dog and cat. In Pract. **6**, 121, 123, 125, 127 (1984).
Grant, D.: Notes on parasitic skin disease in the dog and cat. Brit. vet. J. **141**, 447–462 (1985).
Grono, L. R.: Studies on the ear mite, *Otodectes cynotis*. Vet. Rec. **85**, 6–8 (1969).
Heimbucher, J.: Insektizide gegen Ektoparasiten und Lästlinge bei Haustieren – eine kritische Bestandsaufnahme in Österreich erhältlicher Präparate. Wiener tierärztl. Mschr. **69**, 133–138; 149–150; 208–216 (1982).
Hewitt, M., Walton, G. S., and Waterhouse, M.: Pet animal infestations and human skin lesions. Brit. J. Dermatol. **85**, 215–225 (1971).
Kraft, W., Kraiss-Gothe, A., und Gothe, R.: Die *Otodectes cynotis*-Infestation von Hund und Katze: Erregerbiologie, Epidemiologie, Pathogenese und Diagnose sowie Fallbeschreibungen generalisierter Räuden bei Hunden. Tierärztl. Praxis **16**, 409–415 (1988).
Kral, B.: Parasitenbefall der Katzen in einem Tierheim. Vet.-med. Diss., Wien. Wiener tierärztl. Mschr. **74**, 71 (1987).
Oliva, G., e Baldi, L.: Impiego dell'ivermectina in alcune endo ed ectoparasitosi del gatto. Acta med. veter. **34**, 471–477 (1988).
Piotrowski, F.: Ectoparasites of dogs and cats, their importance and distribution in Europe. Wiad. parazyt. **25**, 387–397 (1979).

Powell, M. B., Weisbroth, S. H., Roth, L., and Wilhelmsen, C.: Reaginic hypersensitivity in *Otodectes cynotis* infestation of cats and mode of mite feeding. Amer. J. vet. Res. **41**, 877–882 (1980).
Scheidt, V. J.: Common feline ectoparasites. 2: *Notoedres cati, Demodex cati, Cheyletiella* spp. and *Otodectes cynotis*. Feline Pract. **17**, H. 3, 13–23 (1987).
Schneck, G.: Use of ivermectin against ear mites in cats. Vet. Rec. **123**, 599 (1988).
Smith, E. K.: How to detect common skin mites through skin scrapings. Vet. Med. **83**, 165–170 (1988).
Sweatman, G. K.: Biology of *Otodectes cynotis,* the ear canker mite of carnivores. Canad. J. Zool. **36**, 849–862 (1958).
Thoday, K.: Skin diseases of the cat. In Pract. **3**, 22–25 (1981).
Weisbroth, S. H., Powell, M. B., Roth, L., and Scher, S.: Immunopathology of naturally occurring otodectic otoacariasis in the domestic cat. J. Amer. vet. med. Ass. **165**, 1088–1093 (1974).

11.3.5. Sarcoptes-Räude

Bei Katzen sehr selten auftretende, durch eine stationär-permanente Grabmilbe der Gattung *Sarcoptes* (Acaridida; Sarcoptidae) ausgelöste, zur Generalisation neigende Räudeform mit Zoonosencharakter.

Ätiologie. Die bei der Katze vorkommende *Sarcoptes*-Spezies ist u. a. durch die ventrale Lage des Anus und die langen, ungegliederten Prätarsen von der morphologisch sehr ähnlichen, jedoch etwas kleineren *Notoedres cati* zu unterscheiden. Der Lebenszyklus der beiden Arten sowie die Pathogenese der *Notoedres*- und der *Sarcoptes*-Räude unterscheiden sich nicht grundlegend. Die Entwicklung vom Ei bis zur adulten Milbe dauert bei günstigen äußeren Bedingungen etwa 10–13 Tage.

Epidemiologie. *Sarcoptes*-Räude wurde bislang vor allem bei streunenden Katzen beobachtet, Immunschwäche (z. B. bei unterernährten Tieren) als prädisponierender Faktor wird angenommen.

Klinik. Das klinische Bild ist gekennzeichnet durch großflächige Schuppen-, Krusten- und Faltenbildung mit mehr oder weniger starkem Haarausfall und Juckreiz bei hyperplastischer Dermatitis, die an Kopf und Ohren beginnen und sich über Nacken, Bauch und Rumpf bis zum Schwanz erstrecken.

Die *Sarcoptes*-Milben gehen bei bestehendem Kontakt von der Katze auf den Menschen über und rufen bei diesem das Krankheitsbild der **Tierskabies** hervor.

Bekämpfung. Zur Bekämpfung der *Sarcoptes*-Räude werden in der Literatur, neben der Optimierung der Ernährung, über mehrere Wochen einmal wöchentlich Bäder mit schwefelhaltigen Zubereitungen empfohlen. Daran sollte sich eine einmal wöchentlich durchgeführte Behandlung mit Bromociclen-Spray (3 Wochen lang) anschließen.

Literatur

Arlian, L. G., and Vyszenski-Moher, D. L.: Life cycle of *Sarcoptes scabiei* var. canis. J. Parasitol. **74**, 427–430 (1988).
Hawkins, J. A., McDonald, R. K., and Woody, B. J.: *Sarcoptes scabiei* infestation in a cat. J. Amer. vet. med. Ass. **190**, 1572–1573 (1987).
Gothe, R.: Pathogenese bei Befall mit Arthropoden. Berl. Münch. tierärztl. Wschr. **98**, 274–279 (1985).
Kershaw, A.: *Sarcoptes scabiei* infestation in a cat. Veter. Rec. **124**, 537–538 (1989).
Linquist, W. D., and Cash, W. C.: Sarcoptic mange in a cat. J. Amer. vet. med. Ass. **162**, 639–640 (1973).

11.3.6. Kopfräude

Weltweit verbreitete, insgesamt aber selten auftretende, durch die stationär-permanente Grabmilbe *Notoedres cati* (Acaridida; Sarcoptidae) hervorgerufene, mit starkem Juckreiz einhergehende, zur Generalisation neigende Räudeform (*Notoedres*-Räude) mit Zoonosencharakter bei Katzen aller Altersgruppen.

Ätiologie. Die astigmatischen, spärlich behaarten, kaum sklerotisierten *Notoedres cati* (HERING, 1838) parasitieren bei der Katze und bei weiteren Feliden, in seltenen Fällen auch beim Hund. Die Milbenweibchen sind bis 300 µm lang und bis 250 µm breit, die Männchen erreichen eine Länge von etwa 180 µm sowie eine Breite bis 145 µm. Das III. und IV. Beinpaar überragen den seitlichen Körperrand nicht. Distal am I. und II. Beinpaar (♀) sowie am I., II. und IV. Beinpaar (♂) befinden sich mittellange, ungegliederte Prätarsen mit kleinen Haftlappen. Die Analöffnung liegt dorsal. Opisthosomallappen und Analhaftnäpfe des Männchens fehlen.

Die Entwicklung vom Ei über ein Larvenstadium und 2 Nymphenstadien zu den Adulti dauert etwa 21 Tage.

Epidemiologie. Die hochkontagiöse *Notoedres*-Räude ist vor allem bei streunenden und vernachlässigten Katzen verbreitet.

N. cati lebt in Bohrgängen in den obersten Hautschichten (meist bis zum Stratum granulosum), die Eier werden in den Bohrgängen abgelegt. Alle Stadien verlassen auch zeitweise die Bohrgänge; die Kopulation der adulten Milben findet auf der Hautoberfläche statt. Die Ansteckung erfolgt hauptsächlich durch direkten Kontakt mit infizierten Katzen, gelegentlich auch indirekt über unbelebte Zwischenträger, wie Decken, Schlafkörbe, Bürsten, Kämme u. a. Isoliert vom Wirt, überleben *Notoedres*-Milben nur wenige Tage, bei niedrigen Temperaturen maximal bis zu 3 Wochen.

N. cati lebt von Gewebsflüssigkeit in den Bohrgängen.

Klinik. Die hochkontagiöse Kopfräude der Katze beginnt in der Regel an den Ohrrändern bzw. der Außenfläche der Ohren oder um die Augen und im Gesicht (faziale Dermatitis) mit kleieartigen Schuppen, Knötchen- und Bläschenbildung (Abb. 11.7.). Es kommt unter Beteiligung allergischer Reaktionen zur Entstehung von Krusten, bei länger bestehenden Prozessen zur hochgradigen Borken- und Faltenbildung der Haut, zu Hautverdickungen sowie Haarausfall. Bei dieser Räudeform besteht eine deutliche Tendenz zur Generalisation, d. h., die Veränderungen breiten sich über Kopf, Nacken und Vorderpfoten auf den gesamten

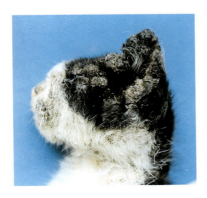

Abb. 11.7. Hochgradige *Notoedres*-Räude (Aufn.: RIBBECK).

Körper aus. Die Kopfräude verläuft mit heftigem Juckreiz, der sich in warmer Umgebung verstärkt. Der Juckreiz führt zu Selbstexkoriationen, bei bakteriellen Sekundärinfektionen können eitrige Dermatitiden sowie als weitere Komplikationen gelegentlich Konjunktivitiden oder Rhinitiden auftreten. Infolge einer generalisierten *Notoedres*-Räude magern die Tiere ab und werden apathisch, bei Jungkatzen führt die Erkrankung nicht selten zum Tode. Das Krankheitsgeschehen wird durch prädisponierende Faktoren, wie qualitative und quantitative Mangelernährung, andere Krankheiten, Immundefekte, Haltungsmängel, verschlimmert; die *Notoedres*-Räude der Katze ist unter die Faktorenkrankheiten einzuordnen.

Die *Notoedres*-Milben vermögen auf den Menschen überzugehen (Zoonoseerreger) und bei diesem das Krankheitsbild der **Tierskabies** mit Hautveränderungen und hochgradigem Juckreiz hervorzurufen.

Diagnostik und Differentialdiagnostik. Borken- und Faltenbildung an den Prädilektionsstellen bei bestehendem heftigen Juckreiz legen den Verdacht auf *Notoedres*-Räude bei Katzen nahe. Der Nachweis der *Notoedres*-Milben erfolgt durch mikroskopische Untersuchung tief entnommener Hautgeschabselproben. Bei länger bestehenden Prozessen ist die Befallsintensität mit *N. cati* trotz hochgradiger Hautveränderungen oftmals gering, so daß u. U. mehrmalige parasitologische Untersuchungen durchgeführt werden müssen. Differentialdiagnostisch sind die selten auftretende *Sarcoptes*-Räude der Katze, eine ausgebreitete *Otodectes-cynotis*-Infektion, Demodikose, Befall mit Raubmilben, Haarlingen oder Dermatophyten, Futtermittel- und Flohstichallergien sowie ggf. sekundär infizierte Biß- und Kratzwunden abzugrenzen.

Prognose. Bei hochgradiger, generalisierter Kopfräude mit bestehenden Sekundärinfektionen und reduziertem Allgemeinzustand der Katzen ist die Prognose schlecht.

Bekämpfung. Vor einer medikamentellen kausaltherapeutischen Behandlung der *Notoedres*-Räude empfiehlt es sich, zunächst die Krusten und Borken mittels Paraffinum liquidum, medizinischer Seifenlösung oder anderer milder Keratolytika zu entfernen. Kausaltherapeutisch können schwefelhaltige Präparate, Bromociclen- oder Pyrethrum-Zubereitungen sowie Pyrethroide, mindestens 2mal im Abstand von 10–14 Tagen, im Ganzwasch-, -einreibe- oder -schmierverfahren eingesetzt werden. Bei Tieren mit hochgradigen Hautveränderungen, bei Kätzchen unter 3 Monaten und bei hochgezüchteten Rassekatzen muß eine fraktionierte Behandlung der Körperoberfläche vorgenommen werden. Bei Katzen asiatischer Rassen ist bei Einsatz von Bromociclen Vorsicht geboten. Das Ablecken der Akarizide bei der Fellpflege durch die Katze ist post applicationem durch Einwickeln der Tiere in ein Tuch für etwa 1 Stunde und nachfolgendes Trockenreiben oder -fönen zu verhindern. Das Badeverfahren ist für Katzen weniger gut geeignet und wird bei dieser Tierart nicht empfohlen. Im Anschluß an eine Behandlung mit Akariziden ist das Fell der Katzen mit einer weichen Bürste gründlich auszubürsten. Ganzbehandlungen mit Zubereitungen auf HCH-Basis sollten wegen der schlechten Verträglichkeit unbedingt vermieden werden. Als Puder oder Aerosol sind die Akarizide weniger gut zur Bekämpfung der *Notoedres*-Räude geeignet, da sie in dieser Form nur ungenügend bis zum Aufenthaltsort der Milben gelangen. Die s.c. Applikation von Ivermectin (300 µg/kg KM) hat sich als wirksam gegenüber *N. cati* bei Katzen erwiesen.

In die Räudebekämpfung ist das Lager der Katzen einzubeziehen. Decken, Tücher oder Lappen sind dabei am zweckmäßigsten zu verbrennen bzw. anderweitig unschädlich zu beseitigen oder aber auszukochen bzw. heiß auszuwaschen und erst nach einer Aufbewahrungszeit von 3 Wochen wiederzuverwenden. Die Körbe können mit Bromociclen-, Propoxur- oder Carbaril-Zubereitungen ausgewaschen, ausgesprüht oder bestäubt werden. Im Rahmen der Bekämpfungsmaßnahmen müssen auch die prädisponierenden Faktoren abgestellt werden, besonders ist auf eine ausgewogene, protein-, mineralstoff- und vitaminreiche Ernährung der Katzen zu achten.

Literatur

ARLIAN, L. G., and VYSZENSKI-MOHER, D. L.: Life cycle of *Sarcoptes scabiei* var. canis. J. Parasitol. **74**, 427–430 (1988).
BIGLER, B., WABER, S., und PFISTER, K.: Erste erfolgversprechende Ergebnisse in der Behandlung von *Notoedres cati* mit Ivermectin. Schweizer Arch. Tierheilk. **126**, 365–367 (1984).
FOIL, C. S.: Differential diagnosis of feline pruritus. Small Anim. Pract. **18**, 999–1011 (1988).
GRANT, D.: Insecticides and their use in the dog and cat. In Pract. **6**, 121, 123, 125, 127 (1984).
GRANT, D. J.: Notes on parasitic skin disease in the dog and cat. Brit. vet. J. **141**, 447–462 (1985).
MALECKI, G., i BALCERAK, J.: Stosowanie ivomecu u kotowatych w ogrodzie zoologicznym. Medycyna wet. **44**, 466–467 (1988).
PIOTROWSKI, F.: Ectoparasites of dogs and cats, their importance and distribution in Europe. Wiad. parazyt. **25**, 387–397 (1979).
POGLAYEN, G., e LAGO, N.: Prova pratica di impiego della ivermectina nella rogna notoedrica del gatto. Clin. veter. **109**, 417–420 (1986).
SCHEIDT, V. J.: Common feline ectoparasites. 2: *Notoedres cati, Demodex cati, Cheyletiella* spp. and *Otodectes cynotis*. Feline Pract. **17**, H. 3, 13–23 (1987).
SCHÜTZE, H.-R., und KRAFT, W.: Endo- und Ektoparasiten von Hund und Katze, Diagnose und Therapie. Prakt. Tierarzt **60**, Sonder-Nr. 56–64 (1978).
SMITH, E. K.: How to detect common skin mites through skin scrapings. Veter. Med. **83**, 165–170 (1988).
SVALASTOGA, E., MØLBAK, I., KRISTENSEN, S., og GRYMER, J.: *Notoedres cati*: et memento. Dansk vet. tidsskr. **63**, 699–701 (1980).
THODAY, K.: Skin diseases of the cat. In Pract. **3**, 22–35 (1981).
TUDURY, E. A., e LORENZONI, O. D.: Efeitos adversos do ivermectin em tres gatinhos Siameses com sarna notédrica. Rev. Centro Cienc. Rurais **17**, 275–281 (1987). Ref.: Helminthol. Abstr. **59**, 76 (1990).

11.3.7. Haarlingsbefall

Durch den weltweit verbreiteten, stationär-permanenten Haarling *Felicola subrostratus* (Mallophaga; Ischnocera; Trichodectidae) hervorgerufene, mit starkem Juckreiz und meist nur leichtgradiger Dermatitis einhergehende Ektoparasitose.

Ätiologie. Der hellgelbe, lebhaft bewegliche Katzenhaarling *Felicola subrostratus* (NITZSCH, 1818) ist etwa 1,3 mm lang und 0,5 mm (♂) bzw. 0,7 mm (♀) breit. Der Vorderkopf ist drei- bis fünfeckig, 2. und 3. Glied der fadenförmigen Antennen sind verlängert. Beim Männchen hat das Abdomen eine spindelartige Form mit schmalem und langem letzten Glied.

Die Eier werden einzeln an die Haare des Wirtes gekittet. Die postembryonale Entwicklung der paurometabolen Haarlinge verläuft über 3 imagoähnliche Larvenstadien zu den Imagines; der Lebenszyklus nimmt etwa 3–5 Wochen in Anspruch.

Epidemiologie. Haarlingsbefall gilt allgemein bei Katzen als relativ selten auftretende Parasitose; er ist meist bei schlecht gepflegten, unterernährten Tieren und vor allem in den Wintermonaten anzutreffen. Bei Untersuchungen von 1271 Katzen in einem Tierheim in Österreich waren *F. subrostratus* nur in 0,1% der Proben nachzuweisen.

F. subrostratus lebt tief im Haarkleid und auf der Hautoberfläche des Wirtes. Die Ansteckung der Katze erfolgt hauptsächlich durch Kontakt mit infizierten Artgenossen, seltener über unbelebte Zwischenträger, wie Bürsten, Kämme, Schlafkörbe, Decken. Isoliert vom Wirt können die Katzenhaarlinge, in Abhängigkeit vor allem von Temperatur und Luftfeuchte, 1–2 Wochen überleben.

F. subrostratus ernährt sich von Hautschuppen sowie von den aus Hautverletzungen austretenden Sekreten.

Klinik. Geringgradiger Haarlingsbefall ruft bei der Katze i. d. R. nur leichte Hautveränderungen, z. B. die Bildung trockener Schuppen, hervor. Bei höherer Befallsintensität werden miliare Dermatitis, krustöse Ekzeme und Haarausfall beobachtet. Der bestehende heftige Juckreiz führt zu Unruheerscheinungen und zu Selbstexkoriationen, gelegentlich treten bakterielle Sekundärinfektionen der Kratzwunden auf. Prädilektionsstellen für *F. subrostratus* sind Kopf, Hals und Rücken. Der Katzenhaarling ist neben dem Katzenfloh, *Ctenocephalides felis,* als Zwischenwirt für Bandwürmer aus der Familie Dilepididae, wie *Dipylidium caninum,* von Bedeutung.

Diagnostik und Differentialdiagnostik. Die Feststellung des Haarlingsbefalls kann bei der klinischen Untersuchung der Katze durch Adspektion mittels einer Lupe erfolgen. Sicherer ist jedoch der mikroskopische Nachweis der adulten Katzenhaarlinge sowie der Entwicklungsstadien aus Haar- oder Hautgeschabselproben bzw. aus dem nach intensivem Ausbürsten oder Auskämmen der Katze über einer dunklen Unterlage anfallenden Material. Differentialdiagnostisch müssen bei klinisch manifestem Haarlingsbefall vor allem *Notoedres*-Räude, Herbstgrasmilben- und Raubmilbenbefall, Flohallergie, Dermatomykosen sowie nichtinfektiöse Hauterkrankungen verschiedener Genese ausgeschlossen werden.

Bekämpfung. Zur medikamentellen Behandlung des *F.-subrostratus*-Befalls können Zubereitungen auf der Basis chlorierter Bicycloheptene, von Organophosphaten, Carbamidsäureestern oder Pyrethroiden im Sprüh- oder Stäubeverfahren, gegebenenfalls auch im Wasch- oder Badeverfahren, zweimal im Abstand von 10–14 Tagen eingesetzt werden. Eine Langzeitwirkung über einige Monate wird z. B. durch insektizidhaltige Halsbänder erreicht, die den Wirkstoff in Puderform kontinuierlich in das Fell der Katze abgeben.

Im Rahmen der Bekämpfung des *Dipylidium-caninum*-Befalls der Katze ist neben der Eliminierung der Bandwürmer auch die gleichzeitige Haarlings- bzw. Flohbekämpfung unbedingt durchzuführen.

Literatur

Foil, C. S.: Differential diagnosis of feline pruritus. Small Anim. Pract. **18**, 999–1011 (1988).
Grant, D.: Insecticides and their use in the dog and cat. In Pract. **6**, 121, 123, 125, 127 (1984).
Kral, B.: Parasitenbefall bei Katzen in einem Tierheim. Vet.-med. Diss., Wien (1986). Wiener tierärztl. Mschr. **74**, 71 (1987).
Piotrowski, F.: Ectoparasites of dogs and cats, their importance and distribution in Europe. Wiad. parazyt. **25**, 387–397 (1979).
Scheidt, V. J.: Common feline ectoparasites. Part 3: Chigger mites, cat fur mites, ticks, lice, bot fly larvae and fleas. Companion Anim. Pract. **1**, H. 2, 5–15 (1987).
Schütze, H.-R., und Kraft, W.: Endo- und Ektoparasiten von Hund und Katze, Diagnose und Therapie. Prakt. Tierarzt **60**, Sonder-Nr. 56–64 (1978).
Thoday, K.: Skin diseases of the cat. In Pract. **3**, 22–35 (1981).
Zajíček, D.: Laboratorni diagnostika čizopasniku v ČSR v letech 1976–1986. IV. Pes, kocka. Veterinařství **37**, 549–550 (1987).

11.3.8. Myiasis (Fliegenlarvenkrankheit)

Das Krankheitsbild wird definiert als Befall lebender Vertebraten durch Larven von Dipteren, die ihre Gesamtentwicklung oder einen Teil ihrer Entwicklung auf oder in dem Körper des Wirtes durchmachen. Die Larven ernähren sich dabei von lebendem oder abgestorbenem Wirtsgewebe, Sekreten u. a. Obligate Myiasiserreger sind in ihrer Larvenentwicklung unbedingt auf lebendes Gewebe angewiesen. Die Larven der fakultativen Myiasiserreger, z. B. Calliphoridae oder Muscidae, sind in der Regel freilebend, ihre natürliche Nahrung stellen verwesende organische Stoffe (Aas, Pflanzenteile) sowie Exkremente dar. Sie sind in ihrer Entwicklung nicht unbedingt auf lebendes Gewebe angewiesen, können sich jedoch in Wunden, im harn- oder kotverschmierten Fell, in natürlichen Körperöffnungen oder Hohlorganen u. a. ansiedeln.

In Einzelfällen wurden bei Katzen verschiedene Myiasisformen durch Befall mit fakultativen und obligaten Myiasiserregern beobachtet.

Ätiologie und Klinik. In Mitteleuropa kommen gelegentlich Wund-, Perineal- oder Präputialmyiasis durch *Lucilia sericata* (MEIGEN, 1826) (Diptera; Calliphoridae) vor, deren Larven sich im durchnäßten, verschmutzten Fell, in akzidentellen Hautwunden, in durch Kot und Harn verschmutzten Hautpartien oder im Präputium entwickeln. Diese Myiasisformen treten vor allem im Sommer während der „Fliegensaison" bei freilaufenden, in der Pflege vernachlässigten oder streunenden, herrenlosen Katzen auf. Bei Wundmyiasis konnte durch mechanische Entfernung der Fliegenlarven, Wundtoilette und die lokale Anwendung von Insektiziden, z. B. Bromociclen, Heilung erzielt werden.

Eine *Musca-domestica*-Larve in der Wand der Trachea war in den USA bei einer Katze Ursache der Konstriktion dieses Organs und einer daraus resultierenden Dyspnoe. Nach dem Tod der Larve kam es durch Antigenwirkung zu Ödem und Nekrose der Trachea und des umliegenden Gewebes. Der Infektionsweg (über Nasenhöhle passiv oder aktiv?) konnte nicht aufgeklärt werden.

Larvenstadien obligater Myiasisfliegen aus den Gattungen *Cuterebra* (Diptera; Cuterebridae), seltener *Dermatobia* (Diptera; Cuterebridae) werden in den USA gelegentlich als Ursache von Ophthalmo-, dermaler, nasaler, pharyngealer und intrakranialer Myiasis festgestellt. *Cuterebra*-Larven sind bei der Katze vor allem im Bereich von Nacken und Brust lokalisiert, intensives Belecken der Brust kann auf den Befall mit diesem Erreger hindeuten. Die Ophthalmomyiasis interna kann bis zu Panophthalmie und zur Cataracta führen. Die Therapie besteht in der chirurgischen Entfernung der *Cuterebra*-Larven, die Erblindung auf dem betroffenen Auge kann dadurch in der Regel jedoch nicht verhindert werden. Eine mit Lethargie, Anorexie und Atmungsbeschwerden einhergehende pharyngeale Myiasis wurde durch chirurgische Entfernung der Larve geheilt. Bei der intrakranialen Myiasis wurden durch *Cuterebra*-Larven Meningoenzephalitis bzw. fokale hämorrhagische Enzephalomalazie hervorgerufen. Die klinischen Erscheinungen sind, abhängig von der Wanderroute und Lokalisation der Larven im Zentralnervensystem, unterschiedlich. In der Regel werden Depression oder Aggressivität, Desorientiertheit, Erblindung, Konvulsionen, Koordinationsstörungen, Manegebewegungen und Anorexie festgestellt. Eine Abtötung der Larven intrakranial scheint mit Ivermectin zwar möglich, jedoch ist die Prognose ungünstig zu stellen, da die abgetöteten Larven als Fremdkörper im Gehirn verbleiben.

Literatur

COOK, J. R., LEVESQUE, D. C., and NUEHRING, L. P.: Intracranial cuterebral myiasis causing acute lateralizing meningoencephalitis in two cats. J. Amer. Anim. Hosp. Ass. **21**, 279–284 (1985).
GARDINER, C. H., JAMES, V. S., and VALENTINE, B. A.: Visceral myiasis caused by *Musca domestica* in a cat. J. Amer. vet. med. Ass. **182**, 68–69 (1983).
HATZIOLOS, B. C.: *Cuterebra* larva in the brain of a cat. J. Amer. vet. med. Ass. **148**, 787–793 (1966).
HENDRIX, CH. M., COX, N. R., CLEMONS-CHEVIS, C. L., DIPINTO, M. N., and SARTIN, E. A.: Aberrant intracranial myiasis caused by larval *Cuterebra* infection. Compend. Contin. Educ. Pract. Veter. **11**, 550–559 (1989).
HINAIDY, H. K., und FREY, H.: Weitere Fakultativmyiasis-Fälle bei Wirbeltieren in Österreich. Wiener tierärztl. Mschr. **71**, 237–238 (1984).
JOHNSON, W., HELPER, L. C., and SZAJERSKI, M. E.: Intraocular *Cuterebra* in a cat. J. Amer. vet. med. Ass. **193**, 829–830 (1988).
KAZACOS, K. R., BRIGHT, R. M., JOHNSON, K. E., ANDERSON, K. L., and CANTWELL, H. D.: *Cuterebra* sp. as a cause of pharyngeal myiasis in cats. J. Amer. Anim. Hosp. Ass. **16**, 773–776 (1980).
MCKENZIE, B. E., LYLES, D. I., and CLINKSCALES, J. A.: Intracerebral migration of *Cuterebra* larva in a kitten. J. Amer. vet. med. Ass. **172**, 173–175 (1978).
RIBBECK, R., SCHRÖDER, E., und SCHUMANN, H.: *Lucilia-sericata*-Larven als Erreger von Wundmyiasis bei Hund und Katze. Mh. Vet.-Med. **34**, 383–384 (1979).
SUPPERER, R., und HINAIDY, H. K.: Ein Beitrag zum Parasitenbefall der Hunde und Katzen in Österreich. Dt. tierärztl. Wschr. **93**, 383–386 (1986).
STUNKARD, H. W., and LANDERS, E. J.: A *Cuterebra* larva (Diptera) from the epidural space of a cat. J. Parasitol. **42**, 432–434 (1956).

11.3.9. Flohplage

Flöhe (Siphonaptera) verschiedener Gattungen aus den Familien Pulicidae und Ceratophyllidae verursachen bei Katzen bei initialem Befall lokale Hautirritationen, bei wiederholter Exposition tritt bei sensibilisierten Tieren als Überempfindlichkeitsreaktion gegen Flohspeichel die mit starkem Juckreiz einhergehende Flohstichallergie in Form des allergischen Flohekzems (miliare Dermatitis) auf.
Ätiologie. In Mitteleuropa dominiert bei der Katze der Befall mit *Ctenocephalides felis* (Abb. 11.9.), dem Katzenfloh; seltener werden auch andere Flicharten bei freilaufenden Katzen angetroffen (Tabelle 11.8; Abb. 11.8.; bis 11.11.).
Die stark sklerotisierten, seitlich komprimierten, holometabolen, als Adulte hämatophagen Katzenflöhe (Weibchen bis 3,5 mm, Männchen bis 2,5 mm lang) halten sich in der Regel permanent auf ihrem Wirt auf, bei hohen Umgebungstemperaturen sind sie jedoch auch in der Umgebung der Katze zu finden und suchen diese dann nur zur Nahrungsaufnahme auf. Flöhe verfügen über ein sehr gutes Sprungvermögen, das hintere der 3 Beinpaare ist als Sprungbein ausgebildet.
Etwa 24–48 Stunden nach der ersten Blutmahlzeit beginnen die Flohweibchen mit der Eiablage. In mehreren Schüben werden im Durchschnitt 20–28 Eier je Tag, insgesamt 300–500 Eier/Weibchen, in das Haarkleid des Wirtes oder in dessen Umgebung abgelegt. Die weißlichen, etwa 0,5 mm langen und 0,3 mm breiten Eier sind mit einem klebrigen Überzug versehen. Sie haften vorübergehend im Haarkleid und fallen dann ab, wobei sie im gesamten Aufenthaltsbereich des Wirtes verteilt werden. Die Jugendentwicklung der Flöhe erfolgt in der Regel in der Außenwelt im Lager der Katze, bei hoher Befallsintensität sind

11. *Parasitosen* 465

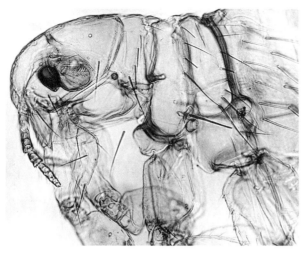

Abb. 11.8. Caput und Thorax von *Pulex irritans* (Aufn.: Ribbeck; aus: Hiepe und Ribbeck, 1982).

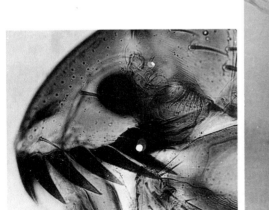
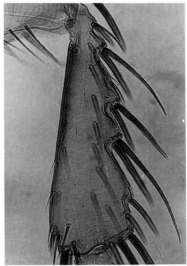

Abb. 11.9. a) Caput von *Ctenocephalides felis*, b) Tibia des Hinterbeines von *Ctenocephalides felis* (6 Einkerbungen). (Aufn.: Ribbeck; aus: Hiepe und Ribbeck, 1982).

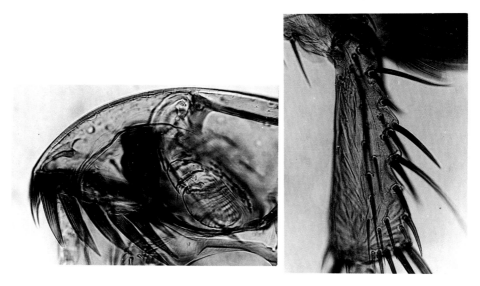

Abb. 11.10. a) Caput von *Ctenocephalides canis*, b) Tibia des Hinterbeines von *Ctenocephalides canis* (8 Einkerbungen). (Aufn.: RIBBECK; aus: HIEPE und RIBBECK, 1982).

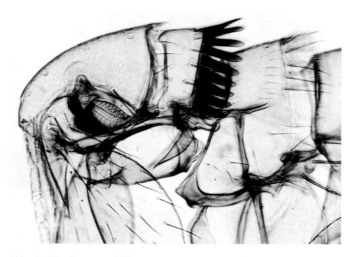

Abb. 11.11. Caput und Thorax von *Nosopsyllus fasciatus* (Aufn.: RIBBECK; aus: HIEPE und RIBBECK, 1982).

Tabelle 11.8. Bei Katzen in Mitteleuropa hauptsächlich vorkommende Floharten

Familie	Spezies	Morphologische Charakteristika		sonstige Merkmale
		Genalctenidium	Pronotalctenidium	
Pulicidae	*Ctenocephalides felis* (BOUCHÉ, 1835) Katzenfloh	vorhanden; waagerecht, jederseits 7–9 Stacheln, 1. und 2. Stachel etwa gleich lang	vorhanden; 16–18(–20) Stacheln	Kopf flach gewölbt, Kaudalrand der hinteren Tibia mit 6 Einkerbungen
	Ctenocephalides canis (CURTIS, 1826) Hundefloh	vorhanden; waagerecht, jederseits 7–9 Stacheln, 2. Stachel etwa doppelt so lang wie der 1.	vorhanden; 16–18 Stacheln	Kopf stark gerundet, Kaudalrand der hinteren Tibia mit 8 Einkerbungen
	Spilopsyllus cuniculi (DAHLE, 1878) Kaninchenfloh	vorhanden; schräg liegend, 4–6 Stacheln	vorhanden; 14–15 Stacheln	Stirn mit einem Höcker versehen
	Pulex irritans (LINNAEUS, 1758) Menschenfloh	fehlt	fehlt	Stirn abgerundet, 2 Ocellarborsten, Labialtaster 4gliedrig
	Archaeopsylla erinacei (BOUCHÉ, 1835) Igelfloh	vorhanden; senkrecht, 2–3 Stacheln	vorhanden; 6 oder weniger Stacheln	
Ceratophyllidae	*Ceratophyllus gallinae* (SCHRANK. 1904) Hühnerfloh	fehlt	vorhanden; 26–30 Stacheln (meist weniger als 28)	Labialtaster 5gliedrig; apikal am 8. Abdominalsternit lange und schlanke Borsten. Receptaculum seminis besteht aus 2 verschieden großen Teilen.
	Nosopsyllus fasciatus (BOSC, 1800) Europäischer Rattenfloh	fehlt	vorhanden; 18–20 Stacheln	

Floheier und -larven jedoch auch im Haarkleid der Wirte zu finden. Die Embryonalentwicklung nimmt, in Abhängigkeit von den Umweltbedingungen, 4–14 Tage in Anspruch. Die bis zu 6 mm langen, weißlichen, negativ phototaktischen, mit beißend-kauenden Mundwerkzeugen versehenen, beborsteten Larven durchlaufen während ihrer Entwicklung 3 Stadien. Sie ernähren sich von organischem Detritus und von dem durch die Imagines ausgeschiedenen, geronnenes, unvollständig verdautes Blut enthaltenden Flohkot. Von der 3. Larve wird aus Speicheldrüsensekreten ein loser Kokon gesponnen, in dem die Puppenruhe stattfindet. Diese dauert (4–)12–14 Tage, kann aber unter ungünstigen Umweltbedingungen auf mehrere Wochen bis Monate verlängert sein. Der Kokonwand haften viele Partikel des umgebenden Substrates an, so daß der Kokon gut „getarnt" und von seiner Umgebung nur schwer zu unterscheiden ist. Die Flöhe schlüpfen vor allem auf Vibrationsreize, aber auch auf Temperatur- und CO_2-Veränderungen hin aus der Puppenhülle. Zum Schutz vor äußeren mechanischen Einflüssen kann sich der frischgeschlüpfte Floh bis zur ersten Nahrungsaufnahme noch in dem Puppenkokon aufhalten und eine sog. Kokonruhe durchmachen. Bei Temperaturen von 24 °C und günstigen Ernährungsbedingungen nimmt der Lebenszyklus der Flöhe etwa 20–24 Tage in Anspruch, die Gesamtentwicklung kann jedoch unter ungünstigeren Bedingungen auch bis auf ein Jahr ausgedehnt sein. Die Lebensdauer der adulten Katzenflöhe beträgt unter neutralen Umgebungstemperaturen etwa 9–12 Monate, ist aber bei tiefen Temperaturen und Hungerperioden wesentlich verlängert.

Epidemiologie. Die Ansteckung der Katzen mit Flöhen erfolgt durch direkten Kontakt mit infizierten Artgenossen sowie Hunden, oder die Tiere nehmen die Flöhe aus der Umgebung auf. Flöhe sind wenig wirtsspezifisch, jedoch an den Aufenthaltsort ihrer Wirte gebunden (sog. Nesttypspezifität). Von den Katzenflöhen werden auch andere Haustiere und der Mensch belästigt. Die Ursachen steigender Flohplagen im häuslichen Bereich sind vor allem die weite Verbreitung von dicken Teppichböden und die Zentral- oder Fernbeheizung der Wohnungen sowie der verminderte Einsatz von langanhaltend wirkenden Insektiziden, wie DDT oder Lindan. Katzenflohplagen in warmen Arbeits-, Keller-, Lager- oder Abstellräumen gehen meist von streunenden, flohbefallenen Katzen aus, die sich in diesen Räumen eingenistet haben oder sie zeitweilig aufsuchen. Der saisonale Höhepunkt der Flohplagen liegt in Mitteleuropa in den Spätsommer- und Frühherbstmonaten.

Pathogenese. Bei der Nahrungsaufnahme stechen die Floh-Imagines den Wirt bis zum erfolgreichen Auffinden einer Kapillare und bis zur völligen Sättigung mehrmals an, dabei wird Speicheldrüsensekret in den Stichkanal abgegeben. Der Speichel der Flöhe enthält ein niedermolekulares Allergen (Hapten), das durch Kopplung an ein dermales Kollagen ein Vollantigen bildet und sowohl Allergien vom Spät- als auch vom Frühtyp (meist in Kombination) auszulösen vermag. Dabei besteht eine komplette Kreuzreaktivität bei *Ctenocephalides felis*, *Pulex irritans*, *Nosopsyllus fasciatus* und *Xenopsylla cheopis*.

Ctenocephalides felis und *Pulex irritans* sind als Zwischenwirte für Bandwürmer aus der Familie Dilepididae, wie *Dipylidium caninum*, von Bedeutung.

Klinik. Bei der Flohinfestation treten *initial* Juckreiz durch die kontaktile Hautreizung sowie Hautirritationen durch die multiplen, hintereinander angeordneten Stiche der Imagines auf. Als Folge des Leckens und Beißens im Fell zur Stillung des Juckreizes werden bei den Katzen Haarverlust, Selbstexkoriationen und Erytheme festgestellt. Ein Massenbefall mit Flöhen kann bei Welpen Allgemeinstörungen, Abmagerung, Anämie und pruritusbedingte Hautläsionen hervorrufen. Bei vielen gesunden Katzen ist eine geringe Flohpopulation in einem stabilen Gleichgewicht zwischen Parasit und Wirt vorhanden, die Tiere werden von diesen Flöhen anscheinend wenig belästigt.

Im *hypersensibilisierten* Wirt wird die Kaskade pathogener Einwirkungen bei erneuter Antigeneinwirkung, d. h. bei kontinuierlichem oder intermittierendem Flohbefall, fortgesetzt. Es kommt – z. T. auch bei nur geringer Befallsintensität – zu Überempfindlichkeitsreaktionen (vom Typ I und IV sowie kutaner basophiler und wohl auch IgE-bedingter Hypersensitivität), zur Ausbildung der Flohstichallergie in Form eines allergischen Ekzems. Diese Allergie tritt i. d. R. bei > 3 Jahre alten Katzen auf und verläuft unter dem Bild einer miliaren Dermatitis mit intensivem Pruritus, Quaddel-, Papel- und Erythembildung. Bevorzugte Lokalisationen der zahllosen kleinen, von rötlich-braunen Krusten bedeckten Erhebungen sind Nacken, Rücken, Innenflächen und kaudale Partien der Hintergliedmaßen und ventrales Abdomen.

Als **Komplikationen** können pruritusbedingte Selbstexoriationen mit lokalen oder großflächigen Alopezien und akuten, serösen Dermatitiden auftreten. Es muß davon ausgegangen werden, daß allergisch bedingte Hauterkrankungen bei Katzen überwiegend durch eine Flohstichallergie bedingt sind.

Diagnostik und Differentialdiagnostik. Vermehrter Juckreiz sowie intensives Beißen, Knabbern und Kratzen am und im Fell legen bei Katzen die Verdachtsdiagnose Flohbefall nahe. Die braunen, lebhaft beweglichen adulten Flöhe können durch Adspektion an wenig behaarten Körperstellen, wie Bauch oder Schenkelinnenflächen, nachgewiesen werden. Bei sehr geringer Befallsintensität werden die Flöhe dabei oftmals übersehen. In Hautgeschabselproben oder ausgekämmtem Material sind gegebenenfalls Imagines, Floheier oder -larven, vor allem aber der Flohkot in Form bräunlicher oder schwärzlicher, länglicher Krümel nachzuweisen. Auf weißem, angefeuchteten Fließpapier bildet der bluthaltige Flohkot braunrote Flecken, in einigen Tropfen Wasser eine bräunlich-rote Trübung und ist dadurch von Schmutzpartikeln zu unterscheiden.

Bei Vorliegen einer miliaren Dermatitis, die durch Palpation an den Prädilektionsstellen nachgewiesen werden kann, muß bei Katzen in erster Linie mit einer Flohstichallergie als Ursache gerechnet werden. Zur spezifischen Diagnostik ist ein Intrakutantest mit einem kommerziellen Antigen (Homogenat aus Hundeflöhen) entwickelt worden. Katzen mit hochgradiger Flohstichallergie weisen oftmals eine starke Eosinophilie auf. Differentialdiagnostisch müssen Befall mit *Felicola subrostratus, Cheyletiella* spp., *Notoedres-, Otodectes*- oder Herbstgrasmilben, Futtermittel- oder Arzneimittelallergien, hormonale Imbalancen, bakteriell bedingte Follikulitis oder Dermatomykosen ausgeschlossen werden.

Bekämpfung. Eine wirksame Flohbekämpfung bei der Katze muß die medikamentelle Behandlung des infizierten Tieres einschließlich evtl. Kontakttiere sowie Entwesungsmaßnahmen im Aufenthaltsbereich des Wirtes umfassen.

Am infizierten Tier können Insektizide als Puder, Spray, Shampoo oder Aerosol, im Spot-on-Verfahren oder über imprägnierte Halsbänder angewendet werden, dagegen ist das Baden für Katzen wenig geeignet als Behandlungsform. Bei gering- bis mittelgradiger Befallsintensität mit Flöhen haben sich insektizidimprägnierte Halsbänder, die den Wirkstoff in der Gasphase (Dichlorvos, Diazinon) oder korpuskulär (Propoxur, Pyrethroide) abgeben, gut bewährt. Die Wirkungsdauer der Halsbänder beträgt dabei – abhängig vom Wirkstoff – zwischen 3 und 5 Monaten. Kleinkinder sollten keinen allzu engen Kontakt mit solcherart behandelten Katzen haben, da die Insektizide über längere Zeit im Fell haften. In Puderform, als Spray oder Shampoo werden am häufigsten in wöchentlichen Abständen, allein oder in Kombination, Insektizide aus den Substanzklassen der Organophosphate, wie Chlorpyrifos, Metrifonat, Bromophos oder Tetrachlorvinphos, Carbamidsäureester, wie Carbaril oder Propoxur, Organochlorverbindungen, z. B. Bromociclen, sowie Pyrethrum und Pyrethroide, wie Allethrin, Resmethrin, Tetramethrin, Permethrin oder Fenvalerat, eingesetzt. Darunter weisen Pyrethrum und die Pyrethroide eine relativ geringe Säugertoxizität und einen raschen Knock-down-Effekt bei den Flöhen auf. Pyrethrum ist jedoch empfindlich gegenüber UV-Strahlen und zeigt daher einen raschen Wirkungsverlust. Durch eine spezielle Zubereitungsform, die Mikroenkapsulation, können dagegen der Wirkstoff geschützt und eine kontrollierte, sich über mehrere Wochen erstreckende Freisetzung desselben erreicht werden. Der gering säugertoxische Phosphorsäureester Fenthion hat sich bei Spot-on-Applikation, bei der einige Tropfen (~ 2,5 mg Wirkstoff/200 g KM) der insektizidhaltigen Zubereitung zwischen den Schulterblättern auf die Haut appliziert werden, sehr gut zur Flohbekämpfung bei der Katze bewährt. Der Wirkungseintritt ist dabei innerhalb von 2–3 Tagen post applicationem zu erwarten, die Wirkung hält etwa 4 Wochen an. Trächtige Katzen und Welpen < 600 g sollten nicht in die Behandlung einbezogen werden. Zur systemischen Behandlung kann auch der gut warmblüterverträgliche Wirkstoff Cythioat zweimal wöchentlich in Tablettenform eingesetzt werden.

Die Lagerstätten der Tiere müssen einer mehrmaligen Bearbeitung mit insektizidhaltigen Puderzubereitungen, Sprays oder Aerosolen auf der Basis von Pyrethrum, Bromociclen, Propoxur, Organophosphaten oder dem Juvenilhormonanalogen Methopren (z. T. in Kombination mit Propoxur) unterzogen werden. Kissen und Decken aus dem Aufenthaltsbereich der Katzen sind gründlich zu waschen oder zu reinigen, Polstermöbel, Fußböden, Teppiche und Teppichböden sollten mehrmals und intensiv abgesaugt werden, um die Entwicklungsstadien der Flöhe (wie Eier, Larven, Puppenkokon) zu entfernen.

Bei einer bestehenden miliaren Dermatitis kann sich gegebenenfalls der Einsatz von Glukokortikoiden erforderlich machen; diese sollten jedoch nur so kurzzeitig wie möglich in der niedrigsten erforderlichen Dosis eingesetzt werden, um unerwünschte Nebenwirkungen bei den Katzen zu vermeiden.

Die Desensibilisierung bei Flohstichallergie der Katze ist über das Experimentalstadium noch nicht hinausgelangt.

Literatur

BAKER, N.: Musing the relationship between an dog and its fleas. Veter. med. Small Anim. Clin. **79**, 1037–1039 (1984).

BRASS, W.: Haut und ihre Beziehung zu Allgemeinerkrankungen. Kleintierpraxis **26**, 435–441 (1981).

DRYDEN, M. W.: Host association, on-host longevity and egg production of *Ctenocephalides felis felis*. Veter. Parasitol. **34**, 117–122 (1989).

DRYDEN, M. W., and NEAL, J. J.: Concepts of flea control. Companion Anim. Pract. **19**, H. 4/5, 11–16, 18–20 (1989).

FERSLEV, G.: Allergische Dermatosen bei Hund und Katze. Effem-Forschung für Kleintiernahrung. Report Nr. 14, 14–21 (1982).

FOIL, C. S.: Differential diagnosis of feline pruritus. Small Anim. Pract. **18**, 999–1011 (1988).

FRIDINGER, T. L.: Managing flea-allergy dermatitis – 2. Designing the ultimate weapon against fleas. Veter. med. Small Anim. Clin. **79**, 1151–1155 (1984).

GOTHE, R.: Pathogenese bei Befall mit Arthropoden. Berl. Münch. tierärztl. Wschr. **98**, 274–279 (1985).

GRANT, D.: Insecticides and their use in the dog and cat. In Pract. **6**, 121, 123, 125, 127 (1984).

GRANT, D. J.: Notes on parasitic skin disease in the dog and cat. Brit. vet. J. **141**, 447–462 (1985).

HAARLOV, N., und KRISTENSEN, S.: Beiträge zur Dermatologie von Hund und Katze. 3. Flöhe von Hunden und Katzen in Dänemark. Tierärztl. Prax. **5**, 507–511 (1977).

HALLIWELL, R. E. W.: Managing flea-allergy dermatitis – 3. Factors in the development of flea-bite allergy. Veter. med. Small Anim. Clin. **79**, 1273–1278 (1984).

HAUSCHILD, S., und SCHEIN, E.: Die Bekämpfung des Flohbefalls bei der Katze; Beurteilung der Behandlung mit Tiguvon 10. Wiener tierärztl. Mschr. **75**, 489–493 (1988).

HEIMBUCHER, J.: Insektizide gegen Ektoparasiten und Lästlinge bei Haustieren – eine kritische Bestandsaufnahme in Österreich erhältlicher Präparate. Wiener tierärztl. Mschr. **69**, 208–216 (1982).

HEWITT, M., WALTON, G. S., and WATERHOUSE, M.: Pet animal infestations and human skin lesions. Brit. J. Dermatol. **85**, 215–225 (1971).

HUGHES, R. G.: Wirksamkeitsvergleich von insektiziden Halsbändern mit Propoxur bzw. Tetrachlorvinphos als Wirkstoff. Vet. med. Nachr. 80–88 (1985).

KUNKLE, G. A., and MILCARSKY, J.: Double-blind flea hyposensitization trial in cats. J. Amer. vet. med. Ass. **186**, 677–680 (1985).

LIEBISCH, A., BRANDES, R., und HOPPENSTEDT, K.: Zum Befall von Hunden und Katzen mit Zecken und Flöhen in Deutschland. Prakt. Tierarzt **66**, 817–819 (1985).

LORENZ, M.: Managing flea-allergy dermatitis – 2. Should you use systemic therapy to control flea-allergy dermatitis. Veter. med. Small Anim. Clin. **79**, 1148–1151 (1984).

MICHAELI, D., and GOLDFARB, S.: Clinical studies on the hyposensitization of dogs and cats to flea bites. Aust. vet. J. **44**, 161–165 (1968).

NIEMAND, H. G., NIEMAND, S., und WENDEL, E.: Bekämpfung von Ektoparasiten. Kleintierpraxis **24**, 173–175 (1979).

PIOTROWSKI, F.: Ectoparasites of dogs and cats, their importance and distribution in Europe. Wiad. parazyt. **25**, 387–397 (1979).

REEDY, L. M.: Use of flea antigen in treatment of feline flea-allergy dermatitis. Veter. med. Small Anim. Clin. **70**, 703–704 (1975).

RUST, M. K., and REIERSON, D. A.: Performance of insecticides for control of cat fleas (Siphonaptera: Pulicidae) indoors. J. Econ. Ent. **81**, 236–240 (1988).

RUST, M. K., and REIERSON, D. A.: Activity of insecticides against the preemerged adult cat flea in the cocoon (Siphonaptera: Pulicidae). J. Med. Ent. **26**, 301–305 (1989).

SCHEIDT, V. J.: Common feline ectoparasites. Part 3: Chigger mites, cat fur mites, ticks, lice, bot fly larvae and fleas. Companion Anim. Pract. **1**, H. 2, 5–15 (1987).

SCHEIN, E., HAUSCHILD, S., und HAMEL, D.: Die Bekämpfung des Flohbefalls beim Hund – Erfahrungen mit Tiguvon Spot-on. Prakt. Tierarzt **67**, 670–676 (1986).

SCHÜTZE, H.-R., und KRAFT, W.: Endo- und Ektoparasiten von Hund und Katze, Diagnose und Therapie. Prakt. Tierarzt **60**, Sonder-Nr. 56–64 (1978).

SCOTT, D. W., WALTON, D. K., et SLATER, M. R.: La dermatite miliaire féline: une modalité de réaction cutanée. Point vétér. **19**, (106), 285–294 (1987).

SUPPERER, R., und HINAIDY, H. K.: Ein Beitrag zum Parasitenbefall der Hunde und Katzen in Österreich. Dt. tierärztl. Wschr. **93**, 383–386 (1986).

THODAY, K.: Skin diseases of the cat. In Pract. **3**, 22–35 (1981).

TSCHARNER, G. VON, und HAUSER, B.: Pathologie der Haut. Kleintierpraxis **26**, 449–458 (1981).

VILLENEUVE, A., et MARCOTTE, M.: Approche épidémiologique et médicale du controle des puces: I: Biologie et méthodes de diagnostic. Méd. vétér. Québec **18**, 187–190 (1988).

VILLENEUVE, A., et MARCOTTE, M.: Approche épidémiologique et médicale du controle des puces: 2: Caractéristiques des insecticides. Méd. vétér. Québec **19**, 15–22 (1989).

VILLENEUVE, A., et MARCOTTE, M.: Approche épidémiologique et médicale du controle des puces. 3: Formes d'insecticides et programmes de traitement. Méd. vétér. Québec **19**, 59–66 (1989).

WEEBER, J. O. B.: Vlooienallergie en proligeston. Tijdschr. Diergeneesk. **110**, 662–663 (1985).

WHITLEY, H. E.: Five flea-control programs for cats. Veter. Med. **82**, 1022–1026 (1987).

Seltenere Ektoparasitosen bei Katzen in Mitteleuropa sind in Tabelle 11.9. aufgeführt.

Tabelle 11.9. Seltener oder nur bei importierten Tieren vorkommende Ektoparasitosen

Parasitose	Erreger	Geographische Verbreitung	Klinische Erscheinungen/Therapie
Trombiculosis	*Neotrombicula autumnalis* (SHAW, 1790) Herbstmilbe	Mitteleuropa	Parasitisch leben *ausschließlich* die Larvenstadien der Trombiculidae.
	Neoschoengastia xerothermobia (WILLMANN, 1942)	Mitteleuropa	Die Larven parasitieren etwa 3–15 Tage am Wirt. Ihr Speicheldrüsensekret ruft Bläschen-, Pustel- und Erythembildung, gelegentlich auch Ulzera, Alopezie mit m. o. w. starkem Juckreiz hervor. Generalisierte Fälle können bei Katzen unter dem Bild einer miliaren Dermatitis verlaufen. Prädilektionsstellen sind Gesicht, Ohren, Abdomen, Gliedmaßen (besonders die Interdigitalräume) und Schwanzspitze. Lokale Behandlung mit Propoxur-, Carbaril- oder Pyrethrum-Puder. Prophylaxe: Anlegen insektizidimprägnierter Halsbänder.
	Walchia americana (EWING, 1942)	USA	
	Eutrombicula alfreddugesi (OUDEMANS, 1910)	USA	
	Odontacarus adelaideae (WOMERSLEY)	Australien	
Haarmilbenbefall	*Lynxacarus radovskyi* TENORIO, 1974	USA, Brasilien, Fiji, Australien	Oft subklinisch verlaufend; bei höherer Befallsintensität Fell trocken und glanzlos, durch Milbenansammlungen Aussehen wie „Pfeffer und Salz", Haarausfall, m. o. w. starker Juckreiz. Prädilektionsstellen: Rutenansatz, Perianalregion, Lateral- und Medialfläche der Oberschenkel. Bekämpfung mit lokal anwendbaren Akariziden.
Haut- und Schleimhautentzündungen durch Schmetterlingsraupen	Raupen (= Larven) von *Euproctis chrysorrhoea* LINNAEUS, 1758 Goldafter	Großbritannien	Schädigungen durch die mit Widerhaken besetzten Brennhaare der Raupen: Wirkung als Fremdkörper, ähnlich wie Glaswolle; Wirkung von esterolytischen und proteolytischen Enzymen sowie Phospholipase A. Salivation, Anorexie, Ulzerationen der Zunge, Leckstellen im Bereich der Flanken. Symptomatische Therapie mit Antibiotika und Kortikosteroiden; mechanische Entfernung der Raupenhaare, wegen der vorhandenen Widerhaken sind diese jedoch schwer aus der Haut zu lösen.
Insektenstichallergie	*Culicoides* spp. Gnitzen	weltweit	Quaddel- und Bläschenbildung, starker Juckreiz; befallen werden vor allem die Ohren. Ggf. Kortikosteroide.

Literatur zu Tabelle 11.9.

BOWMAN, W. L., and DOMROW, R.: The cat fur mite *(Lynxacarus radovskyi)* in Australia. Aust. vet. J. **54**, 403–404 (1978).
COIGNOUL, F.: Infestation par les trombiculidae chez les carnivores domestiques. Ann. Méd. vétér. **120**, 549–550 (1976).
CUNNINGHAM, W. D., and MACHON, F. J.: Cats, dogs and caterpillars. Veter. Rec. **71**, 117 (1985).
FACCINI, J. L. H., e COUTINHO, V.: Ocorrencia de *Lynxacarus radovskyi* (Acari: Listrophoridae) em gato doméstico no Brasil. Arq. Univ. Fed. Rural Rio de Janeiro **9**, H. 1–2, 91–93 (1986, publ. 1987).
GREEN, R. T., and SCHEIDT, V. J.: Trombiculiasis in a cat. J. Am. vet. med. Ass. **188**, 1054–1055 (1986).
GREEVE, J. H., and GERRISH, R. R.: Fur mites *Lynxacarus* from cats in Florida. Feline Pract. **11**, 28–30 (1981).
HARDISON, J. L.: *Eutrombicula alfreddugesi* (chiggers) in a cat. Veter. med. Small Anim. Clin. **72**, 47 (1977).
KEPKA, O.: Die Trombiculinae (Acari, Trombiculidae) in Österreich. Z. Parasitenk. **23**, 548–642 (1964).
KEPKA, O.: Die Herbstmilbe *(Neotrombicula autumnalis)*. Angew. Parasitol. **6**, Merkbl. Nr. 12 (1965).
LOWENSTINE, L. J., CARPENTER, J. L., and O'CONNOR, B. M.: Trombiculosis in a cat. J. Amer. vet. med. Ass. **175**, 289–292 (1979).
MUNRO, R., and MUNRO, H. M. C.: *Lynxacarus* on cats in Fiji. Aust. vet. J. **55**, 90 (1979).
PROSL, H., RABITSCH, A., und BRABENETZ, J.: Zur Bedeutung der Herbstgrasmilbe – *Neotrombicula autumnalis* (SHAW, 1790) – in der Veterinärmedizin: Nervale Symptome bei Hunden nach massiver Infestation. Tierärztl. Praxis **13**, 57–64 (1985).
SOUTHCOTT, R. V.: The larva and nymph instars of *Odontacarus (Leogonius) adelaideae* (WOMERSLEY) (Acarina: Trombiculidae: Leeuwenhoekiinae). Transact. Royal Soc. South Aust. **113**, 35–45 (1989). Ref.: Rev. appl. Entomol., B **77**, 522 (1989).
VATER, G.: Die Erntemilbe *Neotrombicula autumnalis* im Gebiet Leipzig. Angew. Parasitol. **22**, 32–38 (1981).

Parasitologische und veterinärmedizinische Standardwerke

BOCH, J., und SUPPERER, R.: Veterinärmedizinische Parasitologie. 3. Aufl. Verlag Paul Parey, Hamburg 1983.
CAMPBELL, W. C. (Ed.): Ivermectin and abamectin. Springer-Verlag, New York 1989.
HIEPE, TH., und JUNGMANN, R.: Lehrbuch der Parasitologie. Band 2: Veterinärmedizinische Protozoologie. Gustav Fischer Verlag, Jena 1983.
HIEPE, TH., BUCHWALDER, R., und NICKEL, S.: Lehrbuch der Parasitologie. Band 3: Veterinärmedizinische Helminthologie. Gustav Fischer Verlag, Jena, 1985.
HIEPE, TH., und RIBBECK, R.: Lehrbuch der Parasitologie. Band 4: Veterinärmedizinische Arachno-Entomologie. Gustav Fischer Verlag, Jena, 1982.
KRAFT, W., und DÜRR, U. K.: Katzenkrankheiten – Klinik und Therapie. 2. Aufl. M. + H. Schaper Verlag, Hannover, 1985.
MEHLHORN, H., DÜWEL, D., und RAETHER, W.: Diagnose und Therapie der Parasiten von Haus-, Nutz- und Heimtieren. Gustav Fischer Verlag, Stuttgart–New York, 1986.
The Merck Veterinary Manual. 7th Ed.: Merck & Co., Inc., RAHWAY, N. J., (1986).
Parasitic Zoonoses. Techn. Rep. Ser. 637: World Health Organization, Geneva, (1979).
PEDERSEN, N. C.: Feline Infectious Diseases. American Veterinary Publ., Inc., Coleta, 1988.
URQUHART, G. M., ARMOUR, J., DUNCAN, J. L., DUNN, A. M., and JENNINGS, F. W.: Veterinary Parasitology. Longman Scientific & Technical, Longman Group UK Ltd., Essex, 1987.
WILKINSON, G. T.: Farbatlas der Hauterkrankungen bei kleinen Haustieren. Schlütersche Verlagsanstalt und Druckerei, Hannover, 1987.

12.2. Diabetes insipidus

Ätiologie. Der *neurogene* oder zentrale Diabetes insipidus ist eine Polyurie als Folge eines absoluten oder relativen Mangels an dem antidiuretischen Hormon Vasopressin. Unter einem *nephrogenen* Diabetes insipidus versteht man eine fehlende Reaktionsfähigkeit der Niere auf die antidiuretische Funktion des Vasopressins.

Der neurogene Diabetes insipidus ist bei der Katze eine äußerst seltene Erkrankung. In den wenigen beschriebenen Fällen war die vermutete Ursache entweder ein kongenitaler Defekt, ein Hypophysentumor oder ein Kopftrauma; bei einzelnen Patienten wurden jedoch überhaupt keine morphologischen Veränderungen beobachtet (BURNIE und DUNN, 1982; COURT und WATSON, 1983; WINTERBOTHAM und MASON, 1983). Die letztgenannten Fälle werden dann auch üblicherweise als idiopathisch klassifiziert.

Klinisches Bild und Laborbefunde. Das klinische Bild wird von *Polyurie* und *Polydipsie* beherrscht, deren Grad variabel sein kann, da es auch eine partielle Vasopressindefizienz gibt. Manche Katzen magern als Folge der häufigen Wasseraufnahme ab. Außer einem niedrigen spezifischen Gewicht (kleiner als 1,008) zeigt die Urinuntersuchung keine abnormen Befunde. Hämatologische und biochemische Routineuntersuchungen ergeben eine *geringgradige Dehydratation* bzw. eine Erhöhung von Hämatokrit, Gesamtprotein und Natriumwerten.

Diagnose. Die Diagnose des Vasopressinmangels erfordert eine Abgrenzung anderer Ursachen der Wasserdiurese. Vor allem Hypokortizismus, Hyperthyreoidismus und Hyperkalzämie müssen ausgeschlossen werden, wonach sowohl der nephrogene Diabetes insipidus als auch die primäre Polydipsie differentialdiagnostisch übrigbleiben. Die zwei letztgenannten Krankheitsbilder kommen beim Hund vor, wurden aber bei der Katze bisher nicht festgestellt. Eine geringgradig *erhöhte Plasmaosmolalität* kann Hinweise auf einen neurogenen oder nephrogenen Diabetes insipidus liefern, wogegen eine niedrige Plasmaosmolalität bei primärer Polydipsie beobachtet werden kann.

Ein diagnostischer Test kann schlüssige Beweise liefern, wobei das einfachste Verfahren der *Pitressintest* ist. Bei diesem Test wird der Effekt von Pitressintannat (siehe unten) auf die Wasseraufnahme und/oder Diurese verfolgt. Nachdem während wenigstens zweier Tage die Wasseraufnahme und/oder die Urinmenge innerhalb von 24 Stunden gemessen worden sind, gibt man Pitressin und mißt weitere 2 oder 3 Tage (Abb. 12.1.). Die Diagnose des Diabetes insipidus ist verifiziert, wenn die Wasseraufnahme und/oder die Urinproduktion während der ersten 24 Stunden nach der Injektion von Pitressin wenigstens um 50% abnehmen.

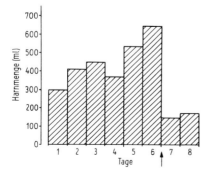

Abb. 12.1. Harnbildung eines kastrierten europäischen Kurzhaarkaters (4 Jahre) mit Polyurie nach Injektion von 2 Einheiten Pitressintannat (Pfeil). Anamnese und Untersuchung ergaben keinen Hinweis auf die Ursache des Vasopressinmangels.

Einen deutlicheren Hinweis kann man durch den sogenannten modifizierten *Wasserentzugstest* erhalten, wie er für den Hund von MULNIX et al. (1976) eingeführt worden ist. Bei diesem Test wird zunächst durch eine mehrstündige Dehydratation eine maximale Urinkonzentration erreicht. Sobald die Urinosmolalität ein Plateau erreicht hat, wird der Effekt einer Vasopressininjektion untersucht. Wenn eine weitere Zunahme der Urinosmolalität um 50% oder mehr erfolgt, so wertet man das als diagnostischen Hinweis auf einen Vasopressinmangel (Abb. 12.2.). Da dieses Krankheitsbild selten ist, wird der Test nur gelegentlich erforderlich sein (MOL und RIJNBERK, 1989). Zu beachten ist jedoch: Wenn der Gewichtsverlust während des Wasserentzugs 5% des anfänglichen Körpergewichts erreicht, sollte man den Test unterbrechen!

Unter Zuhilfenahme dieser *indirekten Kriterien* für eine Vasopressinsekretion kann man gemeinhin zwischen einem vollständig neurogenen und einem vollständig nephrogenen Diabetes insipidus unterscheiden, jedoch nicht zwischen nur partiell neurogenen und partiell nephrogenen sowie dipsogenen Polyurien. In diesen Situationen ist eine direkte Messung des Vasopressins im Plasma nach Injektion von hypotoner Salzlösung erforderlich (BIEWENGA et al., 1987).

Behandlung. Die subkutane Injektion von ein bis zwei Einheiten *Pitressintannat* in öliger Lösung in zweitägigem Abstand kann einen ausreichenden Rückgang der Polydipsie und Polyurie bewirken. Die Viskosität der Lösung erschwert die Injektion, die Tierhalter sollten über das sachkundige Umgehen mit den Ampullen unterrichtet werden. Für Tierhalter, die zur Injektion nicht bereit sind, gibt es das *synthetische Vasopressin* (Desmopressin) als Alternative. Die Medikation ist wirksam, wenn man das Präparat 2–3mal täglich in den Konjunktivalsack appliziert. Gegen die Verwendung dieser Substanz spricht ihr hoher Preis. Sowohl für Pitressintannat als auch für Desmopressin gilt, daß bei zu häufiger Anwendung die Gefahr der Überdosierung besteht. Daher wird empfohlen, in jedem Falle das Auftreten einer geringgradigen Polydipsie und Polyurie vor erneuter Gabe des Medikaments abzuwarten.

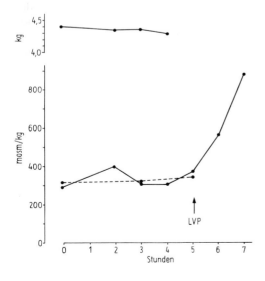

Abb. 12.2. Effekt des Wasserentzugs auf Körpergewicht (oben), Harnosmolalität (durchgezogene Linie) und Plasmaosmolalität (gestrichelte Linie) der Katze von Abb. 12.1. Der Pfeil markiert den Zeitpunkt der Injektion einer wäßrigen Lysinvasopressin-Lösung (LVP), die eine Zunahme der Harnosmolalität um 50% zur Folge hatte und damit die Diagnose des neurogenen (zentralen) Diabetes insipidus ermöglichte.

12.3. Hypothyreoidismus

Ätiologie. Bei erwachsenen Katzen ist das spontane Vorkommen eines erworbenen primären Hypothyreoidismus bisher nicht beschrieben worden. Erworbener (iatrogener) Hypothyreoidismus kommt nach Behandlung auf Hyperthyreoidismus durch Radiojodtherapie oder einen chirurgischen Eingriff vor. Kongenitaler oder juveniler Hypothyreoidismus wurde als Hypothyreoidismus mit Struma beschrieben, wahrscheinlich als Folge eines Defekts der Biosynthese von Schilddrüsenhormon (ARNOLD et al., 1984). Kürzlich wurde experimentell in zwei Fällen der Defekt als ein Fehler im Einbau des Jods in das organische Molekül identifiziert (PETERSON und RANDOLPH, 1989; SJOLLEMA et al., 1991).

Klinisches Bild. Katzenwelpen mit *kongenitalem* Hypothyreoidismus zeigen einen disproportionalen Zwergwuchs und verhältnismäßig große, breite Köpfe. Die lethargischen Tiere können auch Verstopfung, Hypothermie und Bradykardie zeigen. Die zu große Zunge kann aus dem Mund heraushängen. Das Fell besteht vornehmlich aus Unterhaar. Röntgenologisch kann man große Anschoppungen von Kot und auch eine stark zurückgebliebene Skelettentwicklung beobachten (ARNOLD et al., 1984).

Diagnose. Der Verdacht auf Hypothyreoidismus wird durch den Nachweis einer subnormalen Plasmathyroxinkonzentration in der Ruhe erhärtet. Die in der Literatur beschriebenen unteren Grenzwerte liegen in derselben Größenordnung: 7,7 nmol/pro Liter (HOENIG und FERGUSON, 1983), 8,5 nmol/pro Liter (THODAY et al., 1984) und 11,8 nmol pro Liter (KEMPPAINEN et al., 1984). Die endgültige Diagnose des primären Hypothyreoidismus erfordert den Nachweis einer *niedrigen* Plasmathyroxinkonzentration, die nach intravenöser Applikation von 1 Einheit bovinem TSH pro kg Körpergewicht während 6–8 Stunden *nicht* ansteigt. Bei Verabreichung dieser Dosis fanden HOENIG und FERGUSON (1983) 6 Stunden nach der TSH-Gabe, daß die Plasmathyroxinkonzentration gesunder Katzen zwischen 53 und 108 nmol/l schwankte, während von KEMPPAINEN et al. (1984) nach 8 Stunden 43–97 nmol/l gemessen wurden. Sobald die Diagnose des primären Hypothyreoidismus bei einem Katzenwelpen feststeht, können als erster Schritt zur Identifizierung der Art des biochemischen Defekts bei der Synthese des Schilddrüsenhormons Radioiodaufnahme-Tests durchgeführt werden.

Behandlung. Als allgemein empfohlenes Behandlungsverfahren des felinen Hypothyreoidismus gilt (wie beim Hund) die tägliche Applikation von 20 Mikrogramm *Thyroxin* pro Kilogramm Körpergewicht. Die Dosierung hat sich nach dem klinischen Erfolg zu richten und muß an die jeweilige Plasmathyroxinkonzentration angepaßt werden. Erwachsene Katzen mit einem iatrogenen Hypothyreoidismus können vollständig genesen, während bei kongenital-hypothyreoten Kätzchen günstige Resultate bezüglich des Wachstums und der Entwicklung entscheidend von einem frühen Beginn der Substitutionstherapie abhängen.

12.4. Hyperthyreoidismus

Seit den ersten Beschreibungen des felinen Hyperthyreoidismus (PETERSON et al., 1979; HOLZWORTH et al., 1980) hat sich diese Erkrankung als *wichtigste* endokrine Störung bei der Katze herausgestellt. Das Krankheitsbild wurde mit zunehmender Häufigkeit in verschiedenen Ländern nachgewiesen; dies liegt nur zum Teil an dem Umstand, daß sie von Tierärzten lediglich häufiger diagnostiziert wird, wahrscheinlich nimmt die Erkrankungshäufigkeit tatsächlich zu.

Ätiologie. Bei ungefähr drei Viertel der Katzen mit Hyperthyreoidismus trifft man eine *adenomatöse Hyperplasie* beider Schilddrüsenlappen an; bei dem Rest der Fälle ist nur ein Lappen betroffen, und nur selten beobachtet man ein Schilddrüsenkarzinom. Die Ursache der adenomatösen Hyperplasie ist bislang unbekannt, sie ist jedoch nicht dem Morbus Basedow des Menschen analog. Im Gegensatz zu diesem sind die Veränderungen eindeutig knötchenförmig, nicht diffus und nicht von hohen Konzentrationen an schilddrüsenstimulierendem Immunglobulin begleitet (PETERSON et al., 1987). Als Hauptläsion läßt sich ein überschießendes Wachstum einzelner Schilddrüsenzellen nachweisen (PETER et al., 1987).

Klinisches Bild. Der Hyperthyreoidismus der Katze ist eine *multisystemische* Erkrankung, bei der die meisten Krankheitszeichen eine direkte Folge des *hypermetabolen* Zustands sind. Die Erkrankung kommt bei Katzen mittleren bis höheren Alters vor; die Schwere der Erkrankung variiert in Abhängigkeit von der Erkrankungsdauer in weiten Grenzen. Gewichtsverlust tritt trotz erhöhter Nahrungsaufnahme fast in allen Fällen ein. Die meisten hyperthyreoten Katzen sind unruhig und übererregbar (Abb. 12.3.). In einigen Fällen haben hyperthyreote Katzen einen unstillbaren Appetit und fressen buchstäblich jegliches Futter, und zwar so schnell, daß sie es sogleich wieder erbrechen. Dieser dauernde unstillbare Hunger verstärkt die Unruhe. Eine Zunahme der Darmmotilität führt zur Malabsorption und zu vermehrtem Kotvolumen, wodurch wiederum der Gewichtsverlust, die zunehmende Häufigkeit des Kotabsatzes und die manchmal zu beobachtende Diarrhoe erklärt werden können (HOLZWORTH et al., 1980; PETERSON und TURREL, 1986).

Hyperthyreoidismus führt zu einem Herz-Kreislauf-Status mit hohem Minutenvolumen. Die erhöhte Herzleistung ist Folge der erhöhten Stoffwechselrate und einer Abnahme des peripheren Widerstands im Gefäßsystem. Die Effekte des Hyperthyreoidismus auf das Herz sind auf die Funktion des Schilddrüsenhormons und der Catecholamine zurückzuführen. Änderungen der *Herzfunktion* als Folge einer Überfunktion der Thyreoidea äußern sich in einer Zunahme der Herzleistung, der Herzschlagfrequenz, des Auswurfvolumens der linken

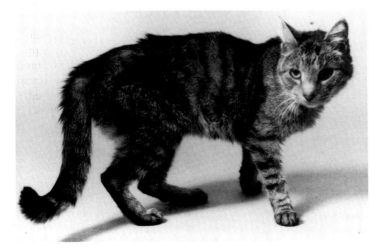

Abb. 12.3. Hyperthyreoidismus als Folge einer bilateralen Schilddrüsenhyperplasie bei einem 13jährigen, kastrierten Kater. Außer dem Gewichtsverlust fallen das „ungekämmte" Aussehen des Felles und der ängstliche Gesichtsausdruck auf.

Herzkammer und des Pulsdrucks. Der Sauerstoffverbrauch des Myokards und das Blutvolumen sind erhöht; beide Veränderungen können zu einem Herzversagen führen. Das Auswurfvolumen der linken Herzkammer kann als Folge des Hyperthyreoidismus sein Maximum erreichen und auch nicht bei körperlicher Anstrengung zunehmen (BOND, 1986).
Kardiovaskuläre Störungen werden bei Katzen mit Hyperthyreoidismus regelmäßig angetroffen. Diese umfassende Tachykardie, Systolengeräusche mittlerer Stärke in der Nähe der linken Sternumgrenze, einen kräftigen Puls und einen ausgesprochenen Herzspitzenstoß, der leicht am Thorax palpiert werden kann. Katzen mit leichtem bis mäßigem Hyperthyreoidismus können nur ein Systolengeräusch oder Tachykardie zeigen. In der Regel kommt eine Form der reversiblen hypertrophen Kardiomyopathie vor. Obgleich Stauungsinsuffizienz eine seltene Komplikation ist, zeigen Katzen dann Dyspnoe, Flüssigkeitsansammlungen in der Pleura (verringerte Herz- und Lungengeräusche) und Lungenödem (Knistergeräusche in der Lunge).
Viele *elektrokardiographische* (EKG-)Befunde im Zusammenhang mit dem Hyperthyreoidismus der Katze ähneln denen der Kardiomyopathie, sind jedoch nach erfolgreicher Behandlung der Erkrankung *reversibel*. EKG-Abweichungen treten bei ungefähr 80% der Katzen mit unbehandeltem Hyperthyreoidismus auf (PETERSON et al., 1982); sie umfassen Tachykardie (240 Schläge/min oder mehr), erhöhte Amplitude der R-Zacke, Arrhythmien im Vorhof und Kammer, verlängerte QRS-Dauer und ein verkürztes QT-Intervall.
Die Abweichungen lassen sich in etwa 90% der Fälle durch Behandlung des Hyperthyreoidismus korrigieren. Tachykardie und Arrhythmien sind wahrscheinlich eine Folge der erhöhten Reaktionsfähigkeit des Herzens auf normale Catecholaminspiegel im Kreislauf und einer direkten Wirkung des Schilddrüsenhormons auf die Herzfunktion. Eine Vergrößerung des linken Ventrikels wird durch den Befund einer vergrößerten Amplitude der R-Zacke sowie durch die etwas verlängerte QRS-Phase bei vielen Katzen mit Hyperthyreoidismus nahegelegt. Die Symptome des Herzversagens bei Katzen mit Hyperthyreoidismus ähneln denen von Katzen mit Kardiomyopathie und sind durch Lethargie, Anorexie und Dyspnoe gekennzeichnet. Hyperthyreoidismus sollte differentialdiagnostisch auch bei der hypertrophen Kardiomyopathie in Betracht gezogen werden, da die Krankheitszeichen als Folge des Hyperthyreoidismus nach Behandlung üblicherweise verschwinden.
Polyurie und *Polydipsie* kommen bei etwa der Hälfte der Katzen mit Hyperthyreoidismus vor, Muskelschwäche und -zittern bei einem kleineren Anteil. Obwohl *Polyphagie* häufig ein hervorstechendes Symptom ist, kann es auch zu kurzen Phasen von Appetitlosigkeit kommen. Bei etwa 10% aller Fälle sind die Hauptsymptome Abgeschlagenheit, Schwäche und Appetitlosigkeit mit Gewichtsverlust, häufige Herzarrhythmien und Stauungsinsuffizienz (PETERSON und TURREL, 1986).
Die *Vergrößerung* eines oder beider Schilddrüsenlappen kann bei etwa 90% der Katzen mit Hyperthyreoidismus durch Palpation ermittelt werden, während eine normale Schilddrüse *nicht* palpierbar ist. Vergrößerte Schilddrüsenlappen reichen oft bis zum Brusteingang und dringen gelegentlich selbst in die Brusthöhle ein.

Laborbefunde. Eine für den Praktiker wichtige Frage ist, ob die Diagnose durch einmalige Bestimmung des Serum- oder Plasmathyroxins bestätigt oder ausgeschlossen werden kann oder ob mehrere Messungen bzw. andere diagnostische Tests erforderlich sind. BROOME et al. (1988) fanden bei 10 hyperthyreoten Katzen, bei denen 7 Blutproben in stündlichem Abstand entnommen worden waren, ausschließlich *erhöhte* Serum-Thyroxin-Werte. Hingegen fanden PETERSON und GRAVES (1987) bei stündlich entnommenen Proben, wie auch bei täglicher Probenentnahme gelegentlich normale Werte. Die *Verdachtsdiagnose* aufgrund der klinischen Symptome und eines palpierbaren Schilddrüsenknochens sollte nicht verworfen werden, wenn man hohe bis normale Thyroxinkonzentrationen in einer einzelnen Probe findet; es sollten dann eine oder mehrere zusätzliche Proben geprüft werden.

Durch *Szintiscanner* mit ^{131}Iod und ^{99m}Technetiumoxid kann in den Läsionen meist eine hohe Radioaktivität nachgewiesen werden, im nichtbetroffenen Schilddrüsengewebe fehlt sie (Abb. 12.4.). Szintigraphisch läßt sich auch eine bilaterale Schilddrüsenüberfunktion nachweisen, selbst wenn nur einseitig ein vergrößerter Knoten palpierbar ist. Zur Diagnose kann auch die Radioiodaufnahme durch die Schilddrüse herangezogen werden. Im Vergleich zu gesunden Katzen ist die Ergebniskurve bei hyperthyreoten Katzen durch erhöhte Aufnahme und schnellere Umsetzung des Schilddrüseniods gekennzeichnet (SJOLLEMA et al., 1989). Zur Diagnose ist eine Messung der Aufnahme 4 Stunden nach Injektion des Tracers einer Messung nach 24 Stunden oder später vorzuziehen.

Die meisten Katzen mit Hyperthyreoidismus zeigen geringgradige bis mäßige *Erhöhungen* der *Leberenzymwerte*, die nach Behandlung des Hyperthyreoidismus wieder Normalwerte erreichen. Die klinische Bedeutung dieser biochemischen Abweichungen ist nicht bekannt,

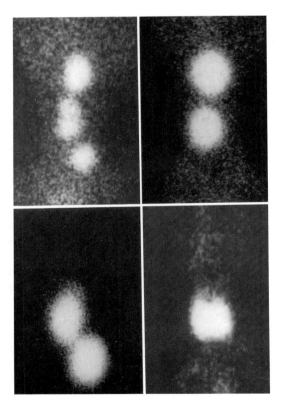

Abb. 12.4. Schilddrüsenszintigramme von Katzen mit Hyperthyreoidismus 30 min nach intravenöser Gabe von ^{99m}Technetiumoxid. Oben und links unten: bilateral hyperfunktionelle Schilddrüsenlappen. Unterschiede in der Lokalisierung der Lappen sind auf verschieden weit in den Brusteingang reichende Ausdehnung des Gewebes zurückzuführen. Unten rechts: Katze mit rekurrierendem Hyperthyreoidismus 2½ Jahre nach einseitiger Thyreoidektomie (nach SJOLLEMA et al., 1989).

sie scheinen aber kein zusätzliches Risiko für Anästhesie und Chirurgie darzustellen. In wenigen Fällen sind die Plasmakreatininkonzentrationen erhöht; das deutet auf eine Abnahme der glomerulären Filtrationsrate hin.

Chirurgische Behandlung. In der Kleintierpraxis ist die *chirurgische Entfernung* der Schilddrüse (Thyreoidektomie) die günstigste Behandlungsmethode des Hyperthyreoidismus der Katze. Das Risiko des Eingriffs, das hauptsächlich den kardiovaskulären Komplikationen des Hyperthyreoidismus zuzuschreiben ist, kann durch eine *präoperative* Vorbereitung des Patienten mit der antithyreoidalen Substanz Methimazol minimiert werden. Die postoperativen Komplikationen lassen sich üblicherweise durch eine intrakapsuläre Thyreoidektomie vermeiden.

Die Behandlung mit Methimazol wird später besprochen. Als präoperative Behandlung sollte sie ein bis drei Wochen lang fortgesetzt werden, bis eine normale Schilddrüsenfunktion erreicht worden ist; die letzte Behandlung sollte am Morgen des Eingriffs erfolgen (PETERSON und TURREL, 1986).

Mit der *intrakapsulären* Technik der Schilddrüsenexstirpation (BIRCHARD et al., 1984) wird gewährleistet, daß die äußere (vordere) Parathyreoidea intakt bleibt. Sie ist auch dann zu schonen, wenn nur ein Schilddrüsenlappen vergrößert erscheint. Sind beide Lappen vergrößert, sollte zunächst der größere mittels der intrakapsulären Technik entfernt werden. Die Nebenschilddrüse sowie ihre Blutzufuhr benötigen 3 bis 4 Wochen Zeit, um sich vom chirurgischen Trauma zu erholen. Erst nach Ablauf dieses Zeitraumes ist der andere Lappen (auch mit Hilfe der intrakapsulären Technik) zu entfernen. Durch dieses Vorgehen ist eine adäquate Funktion der Parathyreoidea der erstoperierten Seite gewährleistet, während sich die zweite, äußere Nebenschilddrüse von der chirurgischen Behandlung erholt. Bestehen Zweifel, ob beide Lappen betroffen sind, sollte der größere zuerst entfernt werden und der zweite nur dann, wenn die Symptome eines Hyperthyreoidismus bestehen bleiben oder nach dem Eingriff zurückkehren.

Medikamentelle Behandlung. Substanzen, die eine Synthese des Schilddrüsenhormons blockieren, führen zu einer Senkung der Plasmathyroxin-Werte und verringern bzw. beseitigen die klinischen Symptome des Hyperthyreoidismus bei der Katze; ihre Anwendung ist jedoch alles andere als zufriedenstellend, da sie bei der Katze *Nebenwirkungen* auslösen. Das anfänglich verwendete *Propylthiouracil* (PETERSON, 1981) führt in vielen Fällen zu unerwünschten Arzneimittelnebenwirkungen geringen bis schweren Grades, wie Anorexie, Erbrechen, Lethargie, autoimmunhämolytische Anämie und Thrombozytopenie (PETERSON et al., 1984). Propylthiouracil wird daher nicht mehr empfohlen, auch nicht für eine präoperative Behandlung, da es sehr schnell zu einer schweren Anämie kommt. *Methimazol* ist eine ähnliche Substanz, die bei der Katze wirksam und sicherer ist (PETERSON und TURREL, 1986; PETERSON et al., 1988). Die Anfangsdosis beträgt 15 Milligramm pro Tag mit 8stündigen Intervallen. Bei den meisten Katzen mit Schilddrüsenüberfunktion führt die Behandlung zu einer Senkung der Plasmathyroxinspiegel innerhalb von 2 Wochen; wenn dies nicht eintritt, kann die Dosis auf 20–25 mg pro Tag gesteigert werden. Während der ersten drei Behandlungsmonate sollten bei den Tieren in zweiwöchigen Intervallen folgende Parameter bestimmt werden: Hämatokrit, Leukozyten- und Thrombozytenzahl, Plasmathyroxinspiegel.

Die geringen Nebenwirkungen des Methimazols umfassen Appetitlosigkeit, Erbrechen, Trägheit, Hautausschlag und Juckreiz. Diese Erscheinungen klingen im allgemeinen spontan ab. Bleiben jedoch gastrointestinale Störungen bestehen, sollte man das Präparat absetzen. Methimazol kann eine vorübergehende Leukopenie verursachen, ohne daß aber die Behandlung unterbrochen werden müßte.

In nur wenigen Fällen kommt es bei methimazol-behandelten Katzen zu einer schweren Thrombozytopenie oder Agranulozytose; hier ist die Therapie abzusetzen. Diese Nebeneffekte treten in der Regel während der ersten Behandlungswochen auf, können aber auch zu jedem anderen Zeitpunkt erscheinen. Wird eine Methizamol-Langzeitbehandlung durchgeführt, sollte die Dosierung von 15 mg auf 10 mg pro Tag verringert werden, sobald eine normale Schilddrüsenfunktion erreicht ist (üblicherweise nach 2–4 Wochen) und nur wieder auf 15 mg erhöht werden, wenn es unbedingt erforderlich erscheint. Bei der Langzeittherapie wird eine Überprüfung des Effekts durch Laboruntersuchungen in zwei- bis dreimonatigen Intervallen empfohlen (PETERSON und TURREL, 1986). Kommt es zu Abweichungen, ist die Behandlung zu unterbrechen. Wenn weder ein chirurgischer Eingriff noch eine Radioiodbehandlung realistische Alternativen sind, haben die Laboruntersuchungen wenig Sinn.

Radioiodtherapie. Bei einem Vergleich der Behandlungsresultate des Hyperthyreoidismus der Katze durch Medikamente, chirurgischen Eingriff und Radioiod zeigt sich der *Vorzug* der letztgenannten Methode. Beim Menschen zielt die Radioiodtherapie auf eine *Eindämmung* der Schilddrüsenüberfunktion, ohne daß eine Unterfunktion entsteht. Daher wurde der Bestimmung der optimalen therapeutischen Dosis durch Radioiodtracer viel Aufmerksamkeit gewidmet. BROOME et al. (1988) verwendeten vor der Behandlung von hyperthyreoten Katzen Werte aus Traceruntersuchungen, um die optimale Behandlungsdosis zu errechnen. Ihre Ergebnisse waren aber nicht überzeugender als bei Katzen, die eine Standarddosis erhielten (KLAUSNER et al., 1987). Außerdem ergab sich, daß ein Hypothyreoidismus als Folge der Radioiodtherapie durch eine lebenslange orale Gabe von L-Thyroxin sicher zu beherrschen ist. Katzenhalter akzeptieren diese Komplikation der Radioiodbehandlung. Folglich kann eine *Standarddosierung* des Radioiods (z. B. 5 Millicurie ^{131}Iod) *ohne* vorhergehende Traceruntersuchung eingesetzt werden. Das verringert die Behandlungsdauer und Kosten des Klinikaufenthaltes der Katze und ist weniger umständlich, da das mit den Traceruntersuchungen verbundene Hantieren entfällt (KLAUSNER et al., 1987).

Nach Radioiodbehandlung kommt es rasch zu einer biochemischen und klinischen Besserung des Patienten. Die Plasmathyroxinwerte sinken bei 55% der Katzen innerhalb von 4 Tagen und bei 75% der Tiere innerhalb von 8 Tagen auf Normalwerte ab (MERIC et al., 1986). Die Radioiodbehandlung muß in wenigen Fällen wiederholt werden, doch besteht ein wichtiger Vorteil der Methode darin, daß sie das Risiko eines Hypoparathyreoidismus vollständig vermeidet.

12.5. Hypoparathyreoidismus

Hypoparathyreoidismus oder unzureichende Sekretion des Nebenschilddrüsenhormons ist durch neuromuskuläre Hyperaktivität, Hypokalzämie und Hyperphosphatämie gekennzeichnet. Bisher gibt es keine Berichte über ein Spontanvorkommen des Hypoparathyreoidismus bei der Katze. Hypoparathyreoidismus wurde als Komplikation der Thyroidektomie zur Behandlung der Schilddrüsenüberfunktion beschrieben (BIRCHARD et al., 1984).

Klinisches Bild und Diagnose. Das klinische Bild des Hypoparathyreoidismus wird von der Hypokalzämie und der *gesteigerten* neuromuskulären Erregbarkeit beherrscht. Letztere äußert sich in Muskelkrämpfen und mehr generalisierten Symptomen der Tetanie; sie kann in Konvulsionen wie bei (idiopathischer) Epilepsie kulminieren. Bei bilateraler Thyreoidektomie mit Exstirpation der Kapsel sollte man auf Hypoparathyreoidismus vorbereitet sein.

Nach der chirurgischen Behandlung sind deshalb sicherheitshalber täglich die Plasmacalciumwerte zu ermitteln; ein Absinken unter 2 Millimol pro Liter macht eine Behandlung erforderlich.

Behandlung. Schwere Tetanieanfälle können durch intravenöse Gabe (über einige Minuten) von 0,5 mmol Calcium/kg Körpergewicht in Form von Calciumgluconat beherrscht werden. Eine solche Behandlung kann nach einigen Stunden wiederholt werden. Für die Erhaltungstherapie eignen sich Calciumlactat (2mal täglich 50 mg/kg oral) und das synthetische Vitamin-D-Präparat Dihydroxytachysterol (2mal täglich 10 mcg/kg). Letzteres zeigt nach etwa 3 Wochen maximale Wirkung. Zu diesem Zeitpunkt kann die Calciumlactat-Dosis verringert werden, um Hyperkalzämie zu vermeiden. Auf die Dauer läßt sich die Substitutionstherapie unter der Voraussetzung, daß im Futter genügend Calcium vorhanden ist, auf Dihydrotachysterol beschränken. Das ist bei dem handelsüblichen Katzenfutter garantiert.

12.6. Primärer Hyperparathyreoidismus

Unter Hyperparathyreoidismus wird eine Anzahl von Erkrankungen des Knochen- und Mineralstoffwechsels zusammengefaßt, die als Folge einer überschießenden Sekretion des Parathyreoideahormons (PTH) aufzufassen sind. Primärer Parathyreoidismus kommt als Folge neoplastisch veränderter Nebenschilddrüsen vor, bei der Katze ein sehr seltenes Ereignis. Vor allem bei kastrierten Katern zwischen 10 und 17 Jahren wurden derartige Fälle beschrieben. Bei den Neoplasmen handelte es sich um Adenome, die bei manchen Katzen gleichzeitig in der Schilddrüse und in der Hypophyse vorkamen (CARPENTER et al., 1987).

Klinisches Bild und radiologische Befunde. Primärer Hyperparathyreoidismus wurde nur bei zwei Katzen festgestellt, wobei Hyperkalzämie, Apathie, ausgeprägte Hinfälligkeit, Zuckungen der Zunge und Gliedmaßenmuskeln, Appetitlosigkeit und Erbrechen beobachtet wurden. Röntgenologisch zeigte sich ein Knochendichteschwund mit Trabekulation (CARPENTER et al., 1987).

Differentialdiagnose. Bei Hyperkalzämie müssen auch andere Ursachen in Betracht gezogen werden: paraneoplastisches Syndrom (Pseudohyperparathyreoidismus), osteolytische Läsionen, D-Hypervitaminose und primärer Hypoadrenokortizismus. Die Ursache der Hyperkalzämie bei adrenokortikaler Insuffizienz ist unbekannt, die Erkrankung läßt sich bei entsprechender Therapie, wie Erfahrungen beim Hund gezeigt haben, gut behandeln (PETERSON und FEINMAN, 1982).

Behandlung. Bei einer Katze, die operiert wurde, bewirkte die Entfernung des Adenoms innerhalb von 24 Stunden eine Normalkalzämie, der die klinische Heilung folgte.

12.7. Sekundärer (alimentärer) Hyperparathyreoidismus

Diese Stoffwechselstörung ist Folge einer *PHT-Hypersekretion*, die vornehmlich durch geringe Calciumzufuhr mit der Nahrung und sekundär durch Phosphorüberschuß verursacht wird. Die Nebenschilddrüse beantwortet die Hypokalzämie mit einer zellulären Hypertrophie und Hyperplasie. Im Ergebnis kommt es zu einer beschleunigten osteoklastischen Resorption des Knochengewebes (KROOK et al., 1963; SCOTT et al., 1963).

Klinisches Bild. Die Erkrankung entwickelt sich bei Katzenwelpen, die überwiegend mit Fleisch gefüttert werden. Die Tiere zeigen *Bewegungsstörungen* und äußern *Schmerzen*. Sie sind normalerweise in gutem Ernährungszustand und haben ein glattes Haarkleid, werden jedoch inaktiv und reagieren empfindlich auf Berührung. Erkrankte Katzenwelpen nehmen eine charakteristische breitbeinige Haltung mit Dorsoflexion der Karpalgelenke ein. Sie sitzen oder liegen auf dem Sternum, wobei die Hintergliedmaßen abduziert sind. Geringgradige Traumen können zu *Frakturen* und plötzlicher Lahmheit führen. Eine Unterentwicklung des Beckens kann zu schwerer Obstipation mit Weitung des Darmkanals führen. Bei fortschreitender Erkrankung entwickelt sich eine *Lordose*; die Tiere können Inkoordination der Hintergliedmaßen und Lähmung als Folge von Wirbelfrakturen zeigen.

Labor- und Röntgenbefunde. Bestimmungen der Plasmakonzentration von Calcium, Phosphor und alkalischer Phosphatase lassen in der Regel keine abweichenden Werte erkennen und tragen daher nicht zur Diagnose bei. Wichtiger sind *Röntgenbefunde*, die durch eine allgemeine *Demineralisierung* des Skeletts mit dünner Corticalis der langen Röhrenknochen und durch Frakturen gekennzeichnet sind. Bei fortgeschrittenem Erkrankungsbild können Kompressionsfrakturen der Wirbel, ein enges Becken und Verstopfung festgestellt werden.

Behandlung. Die Behandlung ist auf eine Korrektur des Mißverhältnisses von Calcium und Phosphor im Futter ausgerichtet. Hierfür sind die handelsüblichen Futtermittel geeignet, denen während der ersten Woche Calciumlactat hinzugefügt wird. Die Katzenwelpen sollten ruhiggehalten werden, um weitere Frakturen zu verhüten.

Prognose. Die meisten Frakturen führen nur zu minimaler Fehlstellung und haben keine wahrnehmbare Deformierung der Gliedmaßen zur Folge. Wird das Futter entsprechend angepaßt, so heilen die meisten Fälle vollständig aus. Die Frakturen heilen ohne Fixierung. Nur in weit fortgeschrittenen Fällen können die schweren Skelettdeformierungen eine schmerzlose Einschläferung erforderlich machen.

12.8. Diabetes mellitus

Diabetes wird hier definiert als ein Zustand persistierender Hyperglykämie und Glukosurie, der durch Insulinmangel oder periphere Resistenz gegenüber der Insulinwirkung verursacht wird.

Ätiologie. Die Ursache der üblichen Form des Diabetes bei der Katze ist unbekannt. Man hat auf die Ablagerung von Amyloid in den Langerhansschen Inseln hingewiesen; es ist jedoch anzunehmen, daß sie eine Folge und nicht eine Ursache der Degeneration und des Absterbens von β-Zellen ist (Tiedemann, 1986; Chastain und Ganjam, 1986). Es gibt einige Berichte über Diabetes und Akromegalie bei Katzen als Folge einer überschießenden Produktion von Wachstumshormon (WH) durch einen Hypophysentumor (Eigenmann et al., 1984; Peterson et al., 1986).

Wegen der erhöhten WH-Werte zeigten die betroffenen Katzen eine ausgeprägte Insulinresistenz. Mit den Progestagenen, z. B. Megestrolacetat, läßt sich bei der Katze Diabetes mellitus erzeugen, da diese Stoffklasse eine Glucocorticoid-Aktivität besitzt (Mansfield et al., Kemppainen, 1986; Middleton et al., 1987).

Klinisches Bild. Diabetes entwickelt sich in der Regel bei Katzen mittleren Alters, etwas häufiger bei kastrierten Katern. Der Beginn der Erkrankung wird nur selten durch Prodromalsymptome angekündigt: Die Katze entwickelt plötzlich *Polyurie* und *Polydipsie* und dann zunehmenden Appetit. Alsbald kommt es trotz zunehmender Polyphagie zu progressivem *Gewichtsverlust*. Hunger und Durst können das Verhalten der Katze so beherrschen, daß sie nicht zur Ruhe kommt und ihr normales Putzverhalten vernachlässigt. Katarakt wurde bei diabetischen Katzen fast nie beobachtet. Bei Diabetes als Folge eines WH-produzierenden Hypophysentumors kam es zur Akromegalie mit Vergrößerung des Kopfes, der Gliedmaßen und des Abdomens (EIGENMANN et al., 1984).

Laborbefunde. Die wesentlichen Laborbefunde bei diabetischen Katzen sind persistierende *Hyperglykämie* und *Glukosurie*. Plasmaglucosewerte bei normalen Katzen liegen im allgemeinen unter 6 Millimol pro Liter. Die Hämoglucoseteststreifen (Boehringer) erlauben auch bei der Katze genaue und sehr einfache Plasmaglucosebestimmungen. Blutproben können am einfachsten aus der Vena jugularis entnommen werden, wobei man eine 2-ml-Spritze mit einer Kanüle wie für Insulin oder intradermale Injektionen verwendet. Das ist für die Katze am wenigsten belastend und ermöglicht wiederholte Bestimmungen der Plasmaglucose, wie sie während der Behandlung erforderlich sind (siehe unten).

Bei Katzen mit unbehandeltem Diabetes liegen die Plasmaglucosekonzentrationen im nüchternen Zustand in der Regel über 20 Millimol pro Liter. Bei schwerkranken oder gestreßten Katzen kommt es gelegentlich zu vorübergehender Hyperglykämie mit Werten um 10 bis 12 Millimol pro Liter, mitunter auch höher. Anamnestisch ist die Entscheidung zwischen transienter Hyperglykämie und Diabetes meist leicht zu treffen, denn bei der ersteren wird eine Erkrankung vor Beginn der geringgradigen Polyurie ermittelt im Gegensatz zu der unkomplizierten Polyurie und Polydipsie, die den Beginn eines Diabetes ankündigen.

Die Nierenschwelle für Glucose bei der Katze liegt bei ungefähr 10 Millimol pro Liter; eine *Glukosurie* läßt sich durch Teststreifen einfach feststellen. Ein falsch-negativer Befund oder ein fälschlich zu niedriger Wert bei bestehender Glukosurie kann entstehen, wenn der Teststreifen verfallen ist. Falsch-positive Harnzuckerwerte sind bei Katzen selten.

Eine renale Glukosurie (Glukosurie bei Plasmaglucosewerten unterhalb der normalen Nierenschwelle) kommt als Folge einer Schädigung der proximalen Nierentubuli vor, wenn die Glucoseresorption aus dem Glomerulumfiltrat verringert ist. Diese Erkrankung kommt bei der Katze selten vor und wird wahrscheinlich durch Schwermetalle, z. B. Blei und Cadmium, sowie durch überlagertes Tetracyclin verursacht.

Wird eine diabetische Katze 3 bis 4 Wochen lang nicht behandelt, so kommt es zu deutlichen biochemischen Abweichungen. Durch eine fettige Degeneration der Leber sind die *Leberenzymwerte* erhöht. Vermehrter Proteinabbau führt zu *Urämie*, erhöhter Fettabbau zu Ketonämie und Azidose. Verlust von Elektrolyten kann vorkommen, vor allem von Kalium. Diese Abweichungen, in Kombination mit einer fortgesetzten osmotischen Diurese, führen zu den kennzeichnenden Symptomen der diabetischen *Ketoazidose*: Dehydratation, metabole Azidose, Hyperglykämie, Urämie und Hypokalzämie.

Diagnose und Differentialdiagnose. Die Diagnose Diabetes mellitus wird durch anamnestische Befunde, d. h. Polyurie, Polydipsie und Polyphagie, bei Katzen mittleren und höheren Alters nahegelegt und durch den Nachweis von Glukosurie und schwerer Hyperglykämie bestätigt. Differentialdiagnostisch ist Hyperthyreoidismus von besonderer Bedeutung, wobei hier Polyphagie und Gewichtsverlust die hervorstechenden Symptome sind. Bei etwa 90% der Katzen mit Hyperthyreoidismus (nicht bei anderen Katzen) lassen sich ein oder beide Schilddrüsenlappen palpieren, und eine erhöhte Plasmathyroxinkonzentration ist bei nahezu allen Katzen zu finden. Die Differentialdiagnose ist nicht schwierig, da der Diabetes durch *direkte Bestimmung* der Glucose im Blut und Harn bestätigt oder ausgeschlossen werden kann.

Chronische Niereninsuffizienz ist häufig die Ursache von Polyurie und Polydipsie bei der Katze, und zwar ebenfalls von einem Gewichtsverlust begleitet. Im Gegensatz zum Diabetes und Hyperthyreoidismus zeigt sich diese jedoch zunächst als Anorexie, die auch Hauptursache der Gewichtsabnahme ist.

Schwierig wird die Diagnose bei Katzen, die dem Tierarzt erstmals vorgestellt werden, wenn Polyurie und Polydipsie schon einige Wochen lang bestehen und zusätzlich Appetitlosigkeit, Gewichtsverlust und Dehydratation sowie an biochemischen Befunden eine schwere Urämie, Hyperglykämie und Hypokaliämie vorliegen.

Diese Symptome können auf eine diabetische Ketoazidose mit sekundärer Urämie oder auf ein chronisches Nierenversagen mit sekundärer Hyperglykämie als Folge einer Insulinresistenz (Postrezeptorhemmung der Insulinwirkung durch Urämietoxine) verweisen. Die Differentialdiagnose kann manchmal nur durch Beurteilung des Therapieerfolges gestellt werden (siehe unten).

Prinzipien der Behandlung. Eine sehr zufriedenstellende und stabile Regulierung der Störung kann bei den meisten Katzen durch Anwendung einer protrahiert wirkenden Insulinpräparation vom Rind oder Schwein erreicht werden, z. B. durch 30%iges amorphes Zinkinsulin und 70%iges kristallines Zinkinsulin. Diese Mischung erzeugt eine mehr oder weniger stetige Kurve der Insulinwirkung, deren Spiegelbild die Plasmaglucosekurve ist.

Der Effekt dieser beiden Komponenten sei hier erklärt. Bei Hund und Katze erreicht der amorphe Zinkinsulinanteil ungefähr 3 Stunden nach subkutaner Injektion Höchstwerte mit einer therapeutischen Dauer von maximal 6 Stunden, dagegen die kristalline Zinkinsulinkomponente den maximalen Effekt zwischen 7 und 12 Stunden nach der Injektion, wobei die Gesamtwirkungsdauer ungefähr 24 Stunden oder weniger beträgt. Den Tieren werden zwei gleiche Mahlzeiten in der Weise angeboten, daß die alimentäre Glucoseaufnahme mit diesen beiden Spritzen der Insulinwirkung zusammenfällt; die erste Mahlzeit wird gleichzeitig mit der Insulininjektion am Morgen verabreicht, die zweite 7½ Stunden später. Zusammensetzung und Menge des Futters werden konstant gehalten wie auch die Zeiten der Insulininjektion und der Fütterung, und die Insulindosis wird so lange angepaßt, bis ein befriedigender Plasmaglucosespiegel erzielt ist.

Um diesen zu ermitteln, wird die Plasmaglucose eine halbe bis eine Stunde vor der 2. Mahlzeit bestimmt und die Insulindosis für den folgenden Tag angepaßt, wie weiter unten beschrieben. Bei korrekter Einstellung liegen die Plasmaglucosewerte zwischen 12 und 14 Millimol pro Liter zum Zeitpunkt der Insulininjektion und sinken auf 6 bis 8 Millimol pro Liter innerhalb der nächsten 4 bis 5 Stunden. Sie liegen für die kommenden 24 Stunden unterhalb der Nierenschwelle und steigen erst während der letzten Stunden vor der nächsten Injektion etwas an.

Wichtig ist, daß die Insulindosierung anhand des Plasmaglucosespiegels eingestellt wird, nicht auf der Grundlage der Harnzuckerwerte, vor allem nicht nur auf der Basis der morgendlichen Uringlucosewerte. Erhöhte morgendliche Uringlucosewerte können nämlich sowohl die Folge einer zu hohen als auch einer zu niedrigen Insulindosierung sein. Bei *zu hoher Dosierung* wird die Plasmaglucosekonzentration zu weit gesenkt, wobei die Minimalwerte innerhalb von 1 bis 2 Stunden vor der 2. Mahlzeit erreicht sind. Fällt der Spiegel unter 3 Millimol pro Liter, so induziert die Glucosedefizienz im Gehirn eine Ausschüttung von Adrenalin und Glucagon, die wiederum Glucose aus Glycogen freisetzt, wobei die Plasmaglucosewerte schnell ansteigen. Da aber ein diabetischer Patient bei Erhöhung der Plasmaglucosewerte kein Insulin sezernieren kann, kommt es zu einer mäßigen bis schweren Hyperglykämie. Dieser hyperglykämische Rückschlag nach Hypoglykämie ist der *Somogyi-Effekt*. Die

Plasmaglucosekonzentration überschreitet normalerweise die Nierenschwelle innerhalb von 2 bis 3 Stunden nach der 2. Mahlzeit und kann 20 bis 30 Millimol pro Liter während des Abends und in der Nacht erreichen. Tagsüber ist der Harn glucosefrei; er wird aber während des Abends zunehmend glucosepositiv, wobei Polyurie und Polydipsie folgen, und ist am nächsten Morgen stark zuckerhaltig. Erkennt man den Somogyi-Effekt, so sollte man die Insulindosis um wenigstens 20% verringern und die Plasmaglucose während des nächsten Tages wiederum bestimmen.

Hyperglykämische und urämische Katzen sollten in gleicher Weise wie bei diabetischer Ketoazidose durch Gaben von Flüssigkeit und Insulin behandelt werden. Bei Nierenversagen schwindet die Insulinresistenz und dadurch die Notwendigkeit einer Insulingabe normalerweise innerhalb von 24 bis 48 Stunden nach einer parenteralen Flüssigkeitszufuhr, unbeschadet eines Effekts auf Harnstoff- und Kreatininkonzentrationen im Plasma. Im Gegensatz dazu läßt sich bei diabetischer Ketoazidose die Urämie leicht durch Flüssigkeits- und Insulingaben korrigieren, wobei jedoch letztere fortgesetzt werden müssen.

Diätetische Behandlung. Will man eine konstante Insulindosierung erreichen, so sollten Zusammensetzung und Menge des Futters unverändert bleiben. Eine normale, ausgewogene Diät ist zu bevorzugen, gleich, ob es sich um handelsübliches Katzenfutter oder um selbst zusammengestellte Mahlzeiten handelt. Es gibt keinen Grund, Kohlenhydrate zu meiden oder andere Veränderungen in der Zusammensetzung des Futters vorzunehmen, wenn die Katze an dieses gewöhnt ist. Daher sollte der Besitzer darauf hingewiesen werden, der Katze das übliche Futter zu verabreichen, aber dieses auf zwei gleichgroße Mahlzeiten zu verteilen, die regelmäßig und täglich verfüttert werden. Wenn die Katze untergewichtig ist, kann die Futtermenge vergrößert werden, bis das Normalgewicht erreicht ist.

Behandlungsschema. Das tägliche Schema gründet sich auf die zwei Maxima der Depotinsulinwirkung und besteht darin, die erste Mahlzeit zusammen mit der Insulininjektion jeden Morgen zur selben Zeit zu verabreichen und die 2. Mahlzeit 7½ Stunden später. Der Beginn des täglichen Behandlungsprogramms kann nach Wunsch des Besitzers und der Notwendigkeit, die Plasmaglucose durch den Tierarzt bestimmen zu lassen, festgelegt werden. Wenn Insulin etwa um 8.30 Uhr gegeben wird, sollte die Plasmaglucose um 15.30 Uhr ermittelt und die 2. Mahlzeit um 16.00 Uhr verabreicht werden. Falls Insulin um 13.00 Uhr appliziert wird, sollten die Plasmaglucosewerte um 20.00 Uhr gemessen und die 2. Mahlzeit um 20.30 Uhr gegeben werden. Es ist von größter Wichtigkeit, auch wenn es manchmal schwierig ist, die 2. Fütterung etwa 7½ Stunden nach der ersten einzurichten. Bei einzelnen Katzen kann das Intervall auf 8 Stunden verlängert werden, aber sicher nicht auf 9–10; denn: Zwar reicht die Insulindosis aus, die Plasmaglucosewerte innerhalb weniger Stunden unter die Nierenschwelle zu bringen, doch eine Verzögerung des Futterangebotes zur Zeit des 2. Insulinmaximums muß zu einer Hypoglykämie führen. Diese wiederum kann eine Somogyi-Reaktion oder schlimmstenfalls hypoglykämische Konvulsionen hervorrufen. Verringert man nun etwa die Insulindosis zur Minderung des Risikos, so würde sie für die Glucoseproduktion während der 2. Mahlzeit nicht ausreichen; eine mäßige bis schwere Hyperglykämie folgt der Nahrungsaufnahme.

Außer der Einhaltung des Behandlungsschemas ist noch wichtig, daß die Katze vom Besitzer während wenigstens 2 bis 3 Stunden vor der 2. Mahlzeit beobachtet wird. Während dieser Periode ist als Folge einer Insulinüberdosierung eine Hypoglykämie oder eine unvorhergesehene Änderung des Insulinbedarfs der Katze zu erwarten. Vor allem bei Beginn der Behandlung muß die Katze unter Beobachtung stehen, denn bei manchen Katzen wurden erhebliche Schwankungen im Insulinbedarf beobachtet, und plötzliche Anzeichen einer

Hypoglykämie können es erforderlich machen, daß unverzüglich Nahrung angeboten wird.
Insulindosierung. Die *Anfangsdosis* des Depotinsulins bei der Katze liegt etwas unter einer Einheit pro Kilogramm Körpergewicht.

Man sollte nur Insulinspritzen mit einer Unterteilung in Insulineinheiten verwenden, um Mißverständnisse und Irrtümer bei der Dosierung zu vermeiden. Die Injektion erfolgt subkutan, wobei der Injektionsort täglich gewechselt wird. Es ist am einfachsten, der Katze während der Mahlzeit die Injektion zu applizieren.

Die Plasmaglucose wird kurz vor der 2. Mahlzeit gemessen und die Dosis am nächsten Tag je nach Größe der Katze um eine halbe oder eine Einheit vergrößert. Der Vorgang wird wiederholt, bis die Plasmaglucosewerte auf 6 bis 8 Millimol pro Liter gefallen sind; das dauert bei unkomplizierten Fällen in der Regel nicht länger als eine Woche. Nach einigen Tagen sollte der Blutzucker wiederum bestimmt werden, um sicher zu sein, daß die Einstellung stabil ist. Die meisten Kastzenbesitzer lernen, die Feineinstellung um eine halbe oder eine Einheit selbst vorzunehmen, wobei sie vom allgemeinen Eindruck der Katze und von der aufgenommenen Wassermenge ausgehen. In Zweifelsfällen sollte wiederum die Glucosebestimmung im Plasma vorgenommen werden. Eine Messung direkt vor der 2. Mahlzeit ist die verläßlichste Basis für eine Anpassung. Bei den meisten auf diese Weise eingestellten diabetischen Katzen wird die Insulindosis bemerkenswert stabil.

Zeigt sich bei der erstmaligen Einstellung, daß drei oder vier aufeinanderfolgende *Dosierhöhungen* um eine halbe oder eine Einheit nicht den erwünschten Effekt hatten, so sollte man die Dosis in Schritten von ein oder zwei Einheiten erhöhen. Wenn dies nach 3 oder 4 Versuchen wiederum keinen Effekt nach sich zog, so können noch größere Steigerungen versucht werden. Je größer die Insulinresistenz ist, um so größer können und sollten die Dosisintervalle auf der Grundlage exakter Plasmaglucosemessungen vor der 2. Mahlzeit gewählt werden.

Bei einem kleinen Teil diabetischer Katzen gibt es zu Beginn der Behandlung eine Insulinresistenz unbekannter Ursache, und die Insulindosis muß um 20 oder gar 30 Einheiten erhöht werden, bevor die Plasmaglucose absinkt. Diese Resistenz verschwindet in der Regel vollständig, und eine stabile Einstellung mit einer Dosis zwischen 1 und 2 Einheiten pro Kilogramm Körpergewicht kann erreicht werden. In wenigen Fällen bleibt diese Resistenz einige Wochen lang mit fluktuierenden Insulindosen zwischen 10 und 30 Einheiten bestehen. Auf die Dauer gibt sich aber auch diese Insulinresistenz, und wie bei anderen Katzen wird die Dosis mit 1 bis 2 Einheiten pro Kilogramm Körpergewicht stabil. Tägliche Plasmaglucosebestimmungen sind bei einer so langen Dauer nicht möglich; der Besitzer muß lernen, die Einstellung selbst anzupassen, abhängig von der Polydipsie der Katze und unterstützt durch wöchentliche Blutzuckerbestimmungen.

Man sollte an einen Wachstumshormon produzierenden Hypophysentumor und Hyperadrenokortizismus denken, wenn die Insulindosis über 20 Einheiten pro Tag erhöht werden muß.

Bei Beginn der Behandlung sollte das Insulin unabhängig davon injiziert werden, ob die Katze sofort zu fressen beginnt; nicht aufgenommene Nahrung sollte nach 2 Stunden entfernt werden. Bei appetitlosen Katzen stellt sich üblicherweise die Nahrungsaufnahme wieder ein, sobald die Plasmaglucose reduziert worden ist. Ist die Einstellung erreicht, so sollte der Besitzer die tägliche Insulindosis verabreichen, wenn die Katze zu fressen begonnen hat. Ein Drittel der üblichen Dosis sollte gegeben werden, wenn die Katze die Nahrungsaufnahme wegen einer Erkrankung verweigert oder aus anderen Gründen fasten muß.

Hypoglykämie. Bei einem Abfall der Plasmaglucose auf 3 Millimol pro Liter treten plötzlich Hungergefühl und geringgradiges Angstgefühl auf. Wenn die Glucosekonzentration auf 2 Millimol pro Liter oder weniger absinkt, nehmen ängstliches Verhalten, Verwirrung und Desorientierung zu; Ataxie, Stolpern oder Einknicken der Hintergliedmaßen werden beobachtet. Es folgen Muskelkrämpfe sowie Grand-mal-Konvulsionen mit extremer Reizbarkeit. Wenn der Besitzer die ersten Anzeichen eines unerwarteten Hungergefühls oder geringgradiger Ängstlichkeit beobachtet und der Katze sofort eine zusätzliche (halbe oder vollständige) Mahlzeit anbietet, der die zweite reguläre Fütterung folgt, so läßt sich die Situation in der Regel beherrschen. Bemerkt der Besitzer die Hypoglykämie erst, wenn die Katze schon ataktisch oder desorientiert ist, so sollte man sofort Glucose verabfolgen. Hierzu wird ein Teelöffel Traubenzuckerpulver schnell in einer kleinen Menge Wasser aufgelöst und die dicke Suspension oral mit dem Teelöffel eingegeben. Selbst wenn die Glucose nur die Mundschleimhaut erreicht und nicht abgeschluckt wird, reicht die Absorption für einen Effekt aus. Die Glucosegaben sollten fortgesetzt werden, bis die Zeichen der Hypoglykämie verschwunden sind und normale Nahrung angeboten werden kann.

Bleibt die Ursache eines hypoglykämischen Zwischenfalls unerklärt, sollte die Insulindosis am folgenden Tag um 20% verringert und die Plasmaglucosekonzentration an diesem und den folgenden Tagen bestimmt werden, um die Einstellung neu vornehmen zu können.

12.9. Primärer Hypoadrenokortizismus

Eine Insuffizienz der Nebennierenrinde ist definiert als eine mangelhafte Produktion von Glucocorticoiden oder Mineralocorticoiden oder beiden Hormongruppen. Eine primäre adrenokortikale Insuffizienz (Morbus Addison) ist die Folge einer *Zerstörung* der Nebennierenrinde, wodurch es zu einer unzureichenden Synthese von Glucocorticoiden und Mineralocorticoiden kommt. Eine sekundäre adrenokortikale Insuffizienz ist nur durch verminderte Glucocorticoidproduktion als Folge einer mangelhaften Ausschüttung von ACTH durch die Hypophyse charakterisiert.

Ätiologie und Pathogenese. Bei Katzen mit primärem Hypoadrenokortizismus kennt man die Ursache der vollständigen Zerstörung oder Atrophie aller Schichten der Nebennierenrinde nicht. Wie für den Hund vermutet (CAPEN et al., 1975), kann diese das Ergebnis einer immunologischen Destruktion sein, da auch bei Katzen schwere lymphozytäre Infiltrationen angetroffen werden (JOHNESSEE und PETERSON, 1982). Erfolgt die Zerstörung langsam, so stimuliert der als Folge der abgesunkenen Cortisolkonzentration erhöhte ACTH-Spiegel die Drüse maximal. Es gibt also durchaus eine Periode, während der die Nebennierenrinde normale Glucocorticoidspiegel produzieren kann, wobei allerdings die Antwort auf Stressoren verringert ist.

Klinisches Bild. Primärer Hypoadrenokortizismus wurde bei 4 Katern und 4 weiblichen Hauskatzen im Alter zwischen 1 und 9 Jahren beschrieben (PETERSON und RANDOLPH, 1989). Die erkannten Symptome werden vornehmlich durch die Abnahme des extrazellulären Flüssigkeitsvolumens als Folge eines Fehlens der Mineralocorticoide bestimmt. Dies führt zu Schwäche, Appetitlosigkeit und Erbrechen. In Übereinstimmung damit ergibt die Untersuchung *Apathie, Dehydratation* und einen *schwachen Puls*. Die Hypovolämie kann röntgenologisch ermittelt werden, wobei ein schwaches Muster der Lungengefäße und Mikrokardie auffallen.

Laborbefunde. Die hämatologische Routineuntersuchung ergibt Lymphozytose, Eosinophilie und eine geringgradige, nichtregenerative Anämie. Besonders die Veränderungen im Elektrolythaushalt als Folge einer Defizienz der Mineralocorticoide, *Hyponatriämie* und *Hyperkaliämie*, stützen den Verdacht auf primären Hypoadrenokortizismus. Der Natriumverlust erschöpft das extrazelluläre Flüssigkeitsvolumen, führt zu niedrigem Blutdruck und als Folge davon zu prärenaler Urämie.

Diagnose. Eine Diagnose der primären adrenokortikalen Insuffizienz erfordert den Nachweis einer verringerten Cortisolproduktion in Ruhe und nach Stimulation. Die adrenokortikale Reserve wird mittels des *ACTH-Stimulationstestes* (Abb. 12.5.) nachgewiesen (RIJNBERK und MOL, 1989).

Das klassische Muster eines Hypoadrenokortizismus ist durch eine fehlende Cortisolreaktion auf ACTH-Gaben in Kombination mit Hyponatriämie und Hyperkaliämie gegeben. In Fällen von subnormaler Cortisolantwort und unveränderten Plasmaelektrolytwerten kann es sich um einen frühen primären Hypoadrenokortizismus handeln, wobei Mineralocorticoide noch einigermaßen sezerniert werden. Im Hinblick auf die heute allgemein übliche Anwendung von Glucocorticoiden und Progestagenen, z. B. Megestrolacetat (MIDDLETON et al., 1987), wird es sich jedoch wahrscheinlich um sekundären Hypoadrenokortizismus handeln. In Zweifelsfällen können *Plasma-ACTH-Messungen* herangezogen werden, um zwischen primärem und sekundärem Hypoadrenokortizismus zu unterscheiden (PETERSON und RANDOLPH, 1989).

Behandlung. Bei akuten Krisen sollte die Therapie so schnell wie möglich nach der Diagnose begonnen werden. Durch eine vierstündige intravenöse *Infusion* von 0,9%iger NaCl-Lösung in einer Menge, die 10 bis 15% des Körpergewichts entspricht, kann der Flüssigkeitsverlust kompensiert werden. Ein Drittel kann innerhalb der ersten 30 min verabreicht werden. Nach dieser Korrektur wird die Infusion mit einer Geschwindigkeit von 100 ml/kg pro 24 Stunden fortgesetzt. Durch *Hinzufügen* von 25 mg Hydrocortisonhemisuccinat (Hydroadreson®, Organon) zur Infusionsflüssigkeit kann das Glucocorticoid ersetzt werden. Wenn dieses nicht erhältlich ist, können auch 5 mg Prednisolon oder 1 mg Dexamethason (für intravenöse Applikation) eingesetzt werden. Danach werden in sechsstündigem Intervall 5 mg Hydrocortisonacetat-Suspension (Hydroadreson®, Organon) oder 1 mg Prednisolon-Suspension subkutan appliziert. Diese ziemlich hohen Dosen Hydrocortison dienen auch dem Ersatz des Mineralocorticoids. Das natürliche Glucocorticoid Hydrocorticon (Cortisol) besitzt selbst

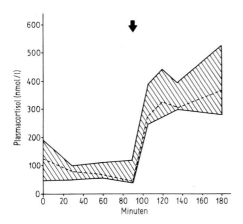

Abb. 12.5. Plasmacortisolwerte (durchgezogene Linie) vor und nach intravenöser Injektion (Pfeil) von 0,25 mg synthetischem ACTH bei einem 7jährigen, kastrierten Kurzhaarkater mit primärem Hypoadrenokortizismus. Zum Vergleich sind die Werte von 5 gesunden Katzen wiedergegeben (schraffierte Fläche); die gestrichelte Linie bedeutet Mittelwerte.

Mineralocorticoidfunktion, wodurch der anfängliche Hormonersatz auf ein Hormon beschränkt bleiben kann. Das hat Vorteile, da in mehreren Ländern injizierbare Mineralocorticoide nicht mehr im Handel sind. Wird Prednison oder Dexamethason verwendet, sollte man dem Mineralocorticoid Desoxycorticosteron (DOCA) als ölige Emulsion den Vorzug geben (einmal täglich 0,1 mg/kg subkutan). Sobald das Tier wieder zu fressen beginnt, kann eine orale Erhaltungstherapie begonnen werden. Diese besteht in einer *lebenslangen* Substitution von Mineralocorticoid und Glucocorticoid, d. h. in 2mal täglicher Verabreichung einer halben bis einer Tablette von Fludrocortison (¹⁄₁₆ mg pro Tablette) und Cortisol (5 mg pro Tablette). Zusätzlich sollte dem Futter 0,1 g pro Kilogramm Körpergewicht Kochsalz beigefügt werden.

Prognose. Wird eine Substitutionstherapie durchgeführt, die gelegentliche Anpassungen auf der Grundlage von Bestimmungen der Plasmaelektrolyte einschließt, so ist die Langzeitprognose des primären Hypoadrenokortizismus gut.

12.10. Hyperadrenokortizismus

Bei der Katze ist Hyperadrenokortizismus eine *seltene* Erkrankung, die als Folge primärer Tumoren der Nebennierenrinde (MEIJER et al., 1978; NELSON et al., 1988) oder überschießender ACTH-Sekretion durch die Hypophyse auftreten kann (FOX und BEATTY, 1975; PETERSON und STEELE, 1986; ZERBE et al., 1987; NELSON et al., 1988). Ein Glucocorticoidüberschuß kann außerdem iatrogen bedingt sein. Obwohl die physischen Veränderungen bei der Katze als Folge der Glucocorticoidtherapie weniger eindrucksvoll sein mögen als beim Hund (SCOTT et al., 1982), lassen die biochemischen Veränderungen Zweifel zu (z. B. Glucoseintoleranz und sekundärer Hypoadrenokortizismus). Werden Progestagene, z. B. Megestrolacetat, gegeben, so können die Veränderungen wegen der Glucocorticoidaktivität noch tiefgreifender sein (MIDDLETON und WATSON, 1985; PETERSON, 1987). Die Unterdrückung der Nebennierenrindenfunktion nach Megestrolacetatgabe ist schwerer als die nach einer Prednisolonbehandlung, da die biologische Halbwertszeit für Megestrolacetat bei der Katze sehr lang ist (MIDDLETON et al., 1987).

Klinisches Bild. Im Gegensatz zum caninen Hyperadrenokortizismus verursacht Glucocorticoidüberschuß bei der Katze *nicht* sofortige Polyurie. Augenscheinlich ist die Polyurie bei Katzen mit Überfunktion der Nebennierenrinde nicht eine Folge der Interferenz zwischen Cortisol- und Vasopressinsekretion (BIEWENGA et al., 1987) und auch nicht der Wirkung dieser Hormone (JOLES et al., 1980) wie das bei der Unterfunktion der Fall ist, sondern mit einer Entwicklung des *Diabetes mellitus* verbunden (PETERSON und RANDOLPH, 1989). Dennoch wurden in den beschriebenen Fällen von spontanem Hyperadrenokortizismus der Katze häufig Polyurie, Polydipsie und Polyphagie aufgeführt. Wahrscheinlich wurden bisher nur schwere Fälle erkannt, bei denen sich ein komplizierender Diabetes mellitus entwickelt hatte. Bei äußerer Untersuchung fallen *Hängebauch, rauhes Haarkleid, Alopezie* des Rumpfes und *Muskelschwund* auf.

Laborbefunde. Bei routinemäßiger Laboruntersuchung werden häufig Hyperglykämie und Glukosurie gefunden. Weniger regelmäßig treten Leukozytose, Eosinopenie und Lymphopenie auf. Beim Hyperadrenokortizismus des Hundes ist der Nachweis eines glucocorticoidinduzierten Isoenzyms der alkalischen Phosphatase ein wichtiger Hinweis auf Glucocorticoidüberschuß (TESKE et al., 1986), bei der Katze jedoch wurde eine signifikante Zunahme dieses Enzyms nicht festgestellt.

Diagnose. Eine Beurteilung der Nebennierenfunktion durch Messen von Korticoiden im Harn wurde bislang nur für den Hund beschrieben (STOLP et al., 1983; RIJNBERK et al., 1988). Es ist fraglich, ob ein solcher Test bei Katzen angewendet werden kann, da – wie veröffentlicht – Katzen fast kein Cortisol oder einen Steroidmetabliten mit dem Harn, wohl über die Galle ausscheiden (TAYLOR, 1971; RIVAS und BORRELL, 1971).

Die Plasmacortisolwerte unterliegen dank der Variabilität der Sekretion und der Auswirkung von Streß erheblichen Schwankungen. Deshalb haben Einzelbestimmungen nur geringen diagnostischen Wert. Dennoch wurden in einigen der mitgeteilten Fälle Werte außerhalb des Referenzbereiches gefunden. Bisher wurde die Bestätigung der Diagnose einer Nebennierenrindenüberfunktion in *dynamischen Tests* gesucht, z. B. in einem Test der hypophysär-adrenokortikalen Suppression. Wie beim Hund (MEIJER et al., 1978) kommt es auch bei dem hypophysenabhängigen Hyperadrenokortizismus der Katze zu einem Verlust der normalen Empfindlichkeit gegenüber einer Unterdrückung durch Glucocorticoide, während in Fällen von Nebennierenrindentumoren die Resistenz vollständig ist. Beim Hund hat sich der Dexamethason-Suppressionstest (0,01 mg/kg KM) bei der Diagnose des Hyperadrenokortizismus als nützlich erwiesen. Das scheint auch für die Katze zu gelten, obwohl man mit 0,015 mg/kg eine besser reproduzierbare Suppression erhält (PETERSON und GRAVES, 1988). Weitere Untersuchungen sind erforderlich, bevor man die Methode als einen definitiven diagnostischen Test auf Hyperadrenokortizismus der Katze empfehlen kann. Zur Zeit ist eine vorsichtige Interpretation anzuraten (PETERSON und RANDOLPH, 1989). Einzelheiten der gegenwärtig verwendeten Methode und Referenzwerte wurden zusammengefaßt (RIJNBERK und MOL, 1989).

Der Dexamethason-Suppressionstest mit hohen Dosen (0,1–1,0 mg/kg) erlaubt gleichfalls eine Differenzierung zwischen einem hypophysenanhängigen Hyperadenokortizismus und Nebennierenrindentumoren. Vorläufige Beobachtungen legen nahe, daß Katzen mit einem hypophysenabhängigen Hyperadrenokortizismus gegenüber Dexamethason resistenter sind als Hunde (PETERSON und RANDOLPH, 1989). Auch für diesen Test gilt demnach, daß eine Interpretation mit Vorsicht zu geschehen hat. Eher können Messungen der Plasma-ACTH-Konzentrationen eine endgültige Antwort hinsichtlich der Unterscheidung zwischen den zwei Typen der Nebennierenrindenüberfunktion der Katze geben.

Behandlung. Die bei der Behandlung des hypophysenabhängigen Hyperadrenokortizismus des Hundes am häufigsten verwendete Substanz (RIJNBERK und BELSHAW, 1988) hat beim Hyperadrenokortizismus der Katze keine befriedigenden Resultate erbracht (PETERSON und RANDOLPH, 1989). Zur Zeit scheint der *chirurgische Eingriff* die erfolgreichste Methode zur Behandlung der Nebennierenrindenüberfunktion der Katze zu sein. Bei unilateraler Adrenalektomie nach adrenokortikalem Tumor (MEIJER et al., 1978; NELSON et al., 1988) und bilateraler Adrenalektomie für den hypophysenabhängigen Hyperadrenokortizismus (NELSON et al., 1988) kam es zur klinischen Heilung.

Literatur

ARNOLD, U., M. OPITZ, I. GROSSER, R. BADER and J. E. EIGENMANN: Goitrous hypothyroidism and dwarfism in a kitten. J. Amer. Anim. Hosp. Assoc. **20**, 753 (1984).

BIEWENGA, W. J., W. E. VAN DEN BROM and J. A. MOL: Vasopressin in Polyuric Syndromes in the Dog. Front. Horm. Res. **17**, 139 (1987).

BIEWENGA, W. J., A. RIJNBERK and J. A. MOL: Osmoregulation of systemic vasopressin release during long-term glucocorticoid excess: A study in dogs with hyperadrenocorticism. Acta Endocrinol. **124**, 583 (1991).

BIRCHARD, S. J., M. E. PETERSON and A. JACOBSON: Surgical treatment of feline hyperthyroidism: results of 85 cases. J. Am. Anim. Hosp. Assoc. **20**, 705 (1984).

BOND, B. R.: Hyperthyroid heart disease in cats. In: KIRK, R. W. (ed.): Current Veterinary Therapy IX. W. B. Saunders, Philadelphia 1986, 399.

BROOME, M. R., E. C. FELDMAN and J. M. TURREL: Serial determinations of thyroxine concentrations in hyperthyroid cats. J. Am. Vet. Med. Assoc. **192**, 49 (1988).

BROOME, M. R., J. M. TURREL and M. T. HAYS: Predictive value of tracer studies for 131 I treatment in hyperthyroid cats. Am. J. Vet. Res. **49**, 193 (1988).

BURNIE, A. G., and J. K. DUNN: A case of central diabetes insipidus in a cat. Diagnosis and treatment. J. Small Anim. Pract. **23**, 237 (1982).

CAPEN, C. C., B. E. BELSHAW and S. L. MARTIN: Endocrine Disorders. In: Textbook of Veterinary Internal Medicine (S. J. ETTINGER, ed.). W. B. Saunders, Philadelphia 1975.

CARPENTER, J. L., L. K. ANDREWS and J. HOLZWORTH: Tumors and tumor-like lesions. Chapter 11 in: Diseases of the Cat: Medicine and Surgery (J. HOLZWORTH, ed.). W. B. Saunders, Philadelphia 1987.

CHASTAIN, C. B., and V. K. GANJAM: Clinical Endocrinology of Companion Animals. Lea & Febiger, Philadelphia 1986.

COURT, M. H., and A. D. J. WATSON: Idiopathic neurogenic diabetes insipidus in a cat. Aust. Vet. J. **60**, 245 (1983).

EIGENMANN, J. E.: Diabetes mellitus in elderly female dogs: recent findings on pathogenesis and clinical implications. J. Amer. Anim. Hosp. Assoc. **17**, 36 (1981).

EIGENMANN, J. E., R. Y. EIGENMANN, A. RIJNBERK, I. VAN DER GAAG, J. ZAPF and E. R. FROESCH: Progesterone-controlled growth hormone overproduction and naturally occurring canine diabetes and acromegaly. Acta Endocrinol. **104**, 167 (1983).

EIGENMANN, J. E., J. A. WORTMAN and M. E. HASKINS: Elevated growth hormone levels and diabetes mellitus in a cat with acromegalic features. J. Amer. Anim. Hosp. Assoc. **20**, 747 (1984).

FOX, J. G., and J. O. BEATTY: A case report of complicated diabetes mellitus in a cat. J. Amer. Anim. Hosp. Assoc. **11**, 129 (1975).

GEMBARDT, C., und H. LOPPNOW: Zur Pathogenese des spontanen Diabetes mellitus der Katze, II. Mitteilung: Azidophile Adenome des Hypophysenvorderlappens und Diabetes mellitus in zwei Fällen. Berl. Münch. Tierärztl. Wschr. **89**, 336 (1976).

HOENIG, M., and D. C. FERGUSON: Assessment of thyroid functional reserve in the cat by the thyrotropin-stimulation test. Amer. J. Vet. Res. **44**, 1229 (1983).

HOLZWORTH, J., P. THERAN, J. L. CARPENTER, N. K. HARPSTER and R. J. TODOROFF: Hyperthyroidism in the cat: ten cases. J. Am. Vet. Med. Assoc. **176**, 345 (1980).

JOHNESSEE, J. S., and M. E. PETERSON: Primary hypoadreno-corticism in a cat. J. Amer. vet. Med. Assoc. **183**, 881 (1983).

JOLES, J. A., A. RIJNBERK, W. E. VAN DEN BROM and J. DOGTEROM: Studies on the mechanism of polyuria induced by cortisol excess in the dog. Vet. Quart. **2**, 199 (1980).

KAHN, C., I. GOLDFINE, D. NEVILLE et al.: Alterations in insulin binding induced by changes in vivo in the levels of glucocorticoids and growth hormone. J. Endocrinol. **103**, 1054 (1978).

KEMPPAINEN, R. J., P. D. MANSFIELD and J. L. SARTIN: Endocrine responses of normal cats to TSH and synthetic ACTH administration. J. Amer. Anim. Hosp. Ass. **20**, 737 (1984).

KLAUSNER, J. S., G. R. JOHNSTON, D. A. FEENEY and P. WALTER: Results of radioactive iodine therapy in 23 cats with hyperthyroidism. Minn. J. Vet. Med. **27**, 28 (1987).

KROOK, L., R. B. BARRETT, K. USUI and R. E. WOLKE: Nutritional secondary hyperparathyroidism in the cat. Cornell Vet. **53**, 224 (1963).

LICHTENSTEIGER, C. A., J. A. WORTMAN and J. E. EIGENMANN: Functional Pituitary Acidophilic Adenoma in a Cat with Diabetes mellitus and Acromegalic Features. Vet. Pathol. **23**, 518 (1986).

MANSFIELD, P. D., R. J. KEMPPAINEN and J. L. SARTIN: The effects of megestrol acetate treatment on plasma glucose concentration and insulin response to glucose administation in cats. J. Amer. Anim. Hosp. Assoc. **22**, 515 (1986).

MEIJER, J. C., A. A. M. E. LUBBERINK and E. GRUYS: Cushing's syndrome due to adrencorticial adenoma in a cat. Tijdschr. Diergeneesk. **103**, 1048 (1978).

MERIC, S. M., E. C. HAWKINS, R. J. WASHABAU, J. M. TURREL and E. C. FELDMAN: Serum thyroxine concentration after radioactive iodine therapy in cats with hyperthyroidism. J. Am. Vet. Med. Assoc. **188**, 1038 (1986).

MIDDLETON, D. J., J. A. CULVENOR, E. VASAK and K. MINTOHADI: Growth Hormone-producing Pituitary Adenoma, Elevated Serum Somatomedin C Concentrations and Diabetes mellitus in a Cat. Can. Vet. J. **26**, 169 (1985).

MIDDLETON, D. J., and A. D. J. WATSON: Glucose intolerance in cats given short-term therapies of prednisolone and megestrol acetate. Amer. J. Vet. Res. **46**, 2623 (1985).

MIDDLETON, D. J., A. D. J. WATSON, C. J. HOWE and I. D. CATERSON: Suppression of Cortisol Responses to Exogenous Adrenocorticotrophic Hormone, and the Occurrence of Side Effects Attributable to Glucocorticoid Excess, in Cats during Therapy with Megestrol Acetate and Prednisolone. Can. J. Vet. Res. **51**, 60 (1987).

MOL, J. A., and A. RIJNBERK: Pituitary Function. Chapter 20 in: Clinical Biochemistry of Domestic Animals (4th ed.; J. J. KANEKO, ed.) Academic Press, New York 1989.

MUGGEO, M., R. BAR, J. ROTH et al.: The insulin resistance of acromegaly: Evidence for two alterations in the insulin receptor on circulating monocytes. J. Clin. Endocrinol. Metab. **48**, 17 (1979).

MULNIX, J. A., A. RIJNBERK and H. J. HENDRIKS: Evaluation of a Modified Water-Deprivation Test for Diagnosis of Polyuric Disorders in Dogs. J. Amer. Vet. Med. Assoc. **169**, 1327 (1976).

NELSON, R. W., E. C. FELDMAN and M. C. SMITH: Hyperadrenocorticism in cats: Seven cases (1978–1987). J. Amer. Vet. Med. Assoc. **193**, 245 (1988).

PETER, H. J., H. GERBER, H. STUDER, D. V. BECKER and M. E. PETERSON: Autonomy of growth and iodine metabolism in hyperthyroid feline goiters transplanted onto nude mice. J. Clin. Invest. **80**, 491 (1987).

PETERSON, M. E., G. F. JOHNSON and L. K. ANDREWS: Spontaneous hyperthyroidism in the cat. Proc. Am. Coll. Vet. Int. Med. (1979), 108.

PETERSON, M. E.: Propylthiouracil in the treatment of feline hyperthyroidism. J. Am. Vet. Med. Assoc. **179**, 485 (1981).

PETERSON, M. E., B. KEENE, D. C. FERGUSON and F. S. PIPERS: Electrocardiographic findings in 45 cats with hyperthyroidism. J. Am. Vet. Med. Assoc. **180**, 934 (1982).

PETERSON, M. E., and J. M. FEINMAN: Hypercalcemia associated with hypoadrenocorticism in sixteen dogs. J. Amer. Vet. Med. Assoc. **181**, 802 (1982).

PETERSON, M. E., A. I. HURVITZ, M. S. LEIB et al.: Propylthiouracil-associated hemolytic anemia, thrombocytopenia, and antinuclear antibodies in cats with hyperthyroidism. J. Am. Vet. Med. Assoc. **184**, 806 (1984).

PETERSON, M. E., and J. M. TURREL: Feline hyperthyroidism. In: KIRK, R. W. (ed.): Current Veterinary Therapy IX. W. B. Saunders, Philadelphia 1986, 1026.

PETERSON, M. E., R. S. TAYLOR, D. S. GRECO et al.: Spontaneous acromegaly in the cat. Prodeedings. Fourth Annual Veterinary Medical Forum, Washington DC 1986, 14.

PETERSON, M. E., and P. STEELE: Pituitary-dependent hyper-adrenocorticism in a cat. J. Amer. Vet. Med. Ass. **189**, 680 (1983).

PETERSON, M. E.: Effects of megestrol acetate on glucose tolerance and growth hormone secretion in the cat. Res. Vet. Sci. **42**, 354 (1987).

PETERSON, M. E., P. LIVINGSTON and R. S. BROWN: Lack of circulating thyroid stimulating immunoglobulins in cats with hyperthyroidism. Vet. Immunol. Immunopath. **16**, 277 (1987).

PETERSON, M. E., and T. K. GRAVES: Serum thyroxine concentrations fluctuate in cats with hyperthyroidism. J. Vet. Int. Med. **1**, 12 (1987).

PETERSON, M. E., P. P. KINTZER and A. I. HURVITZ: Methimazole treatment of 262 cats with hypertyhyroidism. J. Vet. Int. Med. **2**, 150 (1988).

PETERSON, M. E., and T. K. GRAVES: Effects of low dosages of intravenous dexamethasone on serum cortisol concentrations in the normal cat. Res. Vet. Sci. **44**, 38 (1988).

PETERSON, M. E., and J. F. RANDOLPH: Endocrine Diseases. Chapter 42 in: The Cat. Diseases and Clinical Management (R. G. SHERDING, ed.). Churchill Livingstone, New York 1989.

RIVAS, C., and S. BORRELL: Effects of corticotrophin and dexamethasone on the levels of corticosteroids, adrenaline and noradrenaline in the adrenal glands of cats. J. Endocr. **51**, 283 (1971).

RIJNBERK, A., and J. A. MOL: Adrenocortical Function. Chapter 21 in: Clinical Biochemistry of Domestic Animals (4th ed; J. J. KANEKO, ed.), Academic Press, New York 1989.

RIJNBERK, A., A. VAN WEES and J. A. MOL: Assessment of two tests for the diagnosis of canine hyperadrenocorticism. Vet. Rec. **122**, 178 (1988).

RIJNBERK, A., and B. E. BELSHAW: An alternative protocol for the medical managment of canine pituitary-dependent hyperadreno-corticism. Vet. Rec. **122**, 486 (1988).

SCOTT, P. P., V. A. McKUSICK and A. B. McKUSICK: The nature of osteogenesis imperfecta in cats. Evidence that the disorder is primarily nutritional, not genetic, and therefore not analogous to the disease in man. J. Bone Joint Surg. **45A**, 125 (1963).

SCOTT, D. W., T. O. MANNING and T. J. REIMERS: Iatrogenic Cushing's syndrome in the cat. Feline Pract. **12**, 30 (1982).

SJOLLEMA, B. E., M. T. DEN HARTOG, J. J. M. DE VIJLDER, J. E. VAN DIJK, A. RIJNSBERK: Congenital hypothyroidism in two cats due to defective organification: Data suggesting loosely anchored thyroperoxidase. Acta Endocrinol. **125**, (in press) 1991.

SJOLLEMA, B. E., Y. W. E. A. POLLAK, W. E. VAN DEN BROM and A. RIJNBERK: Thyroidal radioiodine uptake in hyperthyroid cats. Vet. Quart. (1989).

STOLP, R., A. RIJNBERK, J. C. MEIJER and R. J. M. CROUGHS: Urinary corticoids in the diagnosis of canine hyperadrenocorticism. Res. Vet. Sci. **34**, 141 (1983).

TAYLOR, W.: The excretion of steroid hormone metabolites in bile and feces. Vitamin. Horm. **29**, 201 (1971).

TESKE, E., J. ROTHUIZEN, J. J. DE BRUIJNE and J. A. MOL: Separation and heat stability of the corticosteroid-induced and hepatic alkaline phosphatase isoenzymes in canine plasma. J. Chromatography **369**, 349 (1986).

THODAY, K. L., J. SETH and R. A. ELTON: Radioimmunoassay of serum total thyroxine and triiodothyronine in healthy cats: assay methodology and effects of age, sex, breed, heredity and environment. J. small Anim. Pract. **25**, 457 (1984).

TIEDEMANN, U.: Pathologisch-histologische und morphometrische Untersuchungen an den Pankreasinseln von Katzen mit manifestem Diabetes mellitus und passagerer Hyperglykämie unter Anwendung des immunenzymhistochemischen Nachweises von Insulin. Vet.-med. Diss., FU Berlin (1986).

WATSON, A. D. J., G. R. RUTTEMAN, A. RIJNBERK and J. A. MOL: Effect of Somatostatin Analogue SMS 201–995 and Antiprogestin Agent RU 486 in Canine Acromegaly. Front. Horm. Res. **17**, 193 (1987).

WINTERBOTHAM, J., and K. V. MASON: Congenital diabetes insipidus in a kitten. J. Small Anim. Pract. **24**, 569 (1983).

ZERBE, C. A., R. F. NACHREINER, R. W. DUNSTAN and J. D. DALLEY: Hyperadrenocorticism in a cat. J. Amer. Vet. Med. Assoc. **190**, 559 (1987).

13. Krankheiten der Haut

(M. W. Vroom und A. Willemse)

13.1. Die normale Haut

Während der letzten zehn Jahre hat sich die Dermatologie wesentlich entwickelt. Die bis 1978 publizierte Literatur hat Scott in seiner Monographie 1980 zusammengefaßt. Im vorliegenden Kapitel sollen nur klinisch wichtige Themen behandelt werden, Vollständigkeit wird nicht angestrebt.
Die Funktion der Haut besteht im Schutz gegen mechanische, physikalische und chemische Einflüsse aus der Umgebung sowie in der Regulation des Wasser- und Elektrolythaushaltes und der Temperatur. Allgemein läßt sich sagen, daß die Haut eine Grenzschicht bildet, wodurch erst ein „Milieu interne" ermöglicht wird.
Die Haut der Katze ist im Schnitt 0,2–0,4 mm dick; sie ist auf dem Rücken und dem proximalen Teil der Gliedmaßen am dicksten und wird nach ventral und distal zunehmend dünner. Sie besteht aus zwei Schichten: der Epidermis und der Dermis. Unter der Dermis liegt die Subkutis, die je nach Lokalisation am Körper Fett, Muskeln, Nerven, Kollagen und Elastin enthält.
Die **Epidermis** ist an den Fußsohlen und dem Planum nasale am dicksten (0,9 mm) und besteht aus fünf Schichten. Diese sind, von außen nach innen: das Stratum corneum, das Stratum lucidum, das Stratum granulosum, das Stratum spinosum und das Stratum basale.
Das *Stratum corneum* besteht aus toten, abgeplatteten, kernlosen Zellen, die durch Disulfidbrücken fest zusammengehalten werden. Die Zellen werden fortwährend erneuert und abgeschilfert. Bei gesunder Haut dauert die vollständige Erneuerung im Durchschnitt drei Wochen. Das Stratum corneum wird von einem Film aus Fett, Eiweiß, essentiellen Fettsäuren, Mono- und Diesterwachsen und Immunglobulin A bedeckt. Diese Schutzschicht macht die Haut wasserdicht, verhindert Bakterienwachstum und spielt im Vitamin-D-Stoffwechsel eine Rolle. Wird diese Schicht durch eine Hauterkrankung zerstört, so können sich Bakterien leicht vermehren.
Das *Stratum lucidum* besteht aus einer dünnen, kompakten Schicht keratinisierter, kernloser, toter Zellen. Diese Schicht wird nur an der Fußsohle und dem Nasenspiegel angetroffen. Auch das *Stratum granulosum* kommt vor allem an diesen Körperstellen vor. Diese Zellschicht besteht aus abgeplatteten Zellen, die basophile, keratohyaline Granula enthalten. Die Kerne von Zellen in dieser Schicht sind zum Teil pyknotisch.
Das *Stratum spinosum* besteht aus spindel- oder zylinderförmigen Zellen in mehreren Schichten. Histologisch kann man Interzellularbrücken nachweisen. Von den Desmosomen strahlen Tonofibrillen fächerförmig aus. Vor allem im Nasenspiegel und an den Fußsohlen können Tonofibrillen deutlich gesehen werden.
Das *Stratum basale* schließlich enthält kubische bis zylindrische Zellen in einer Schicht. Die kernhaltigen Zellen teilen sich fortwährend und erreichen allmählich die Hautoberfläche. Der Verhornungsprozeß beginnt in dieser Schicht.

Die *Basalmembran* trennt die Epidermis von der Dermis.

Im folgenden werden die wichtigsten Zellarten in den genannten Schichten besprochen. Die *Keratinozyten* kommen am häufigsten vor. Sie produzieren das Keratin, aus dem das Stratum corneum aufgebaut ist. Während der Keratinisierung bilden keratohyaline Granula eine Bindesubstanz, die Lipoproteine und wenig Schwefel enthält. Diese Bindesubstanz hält die Tonofibrillen zusammen. Sie ist mit der Glykokalyx identisch, die das weiche Keratin der Haut bildet. Nägel und Haare sind aus hartem Keratin zusammengesetzt, das kaum Glykokalyx enthält.

Melanozyten sind Zellen, die ursprünglich aus der Neuralrinne stammen und das Melanin produzieren. In Melanozyten befinden sich Organellen, die Melanosomen, die Tyrosin in Melanin umsetzen. Die Melaningranula werden an die Keratinozyten weitergegeben. Bei verletzter Basalmembran kann Pigment in die Dermis austreten. Dieses Phänomen nennt man *Pigmentinkontinenz*; es wird z. B. bei Autoimmunerkrankungen und „drug eruptions" beobachtet. Die Melaninsynthese wird vom melaninstimulierenden Hormon (MSH) gesteuert, das im Lobus intermedius der Hypophyse entsteht.

Bei der **Dermis** unterscheidet man oberflächliche und tiefe Schichten. Die Dermis besteht aus Kollagen, Elastin, Retikulinfasern und einer Grundsubstanz, außerdem enthält sie Nerven, Blut und Lymphgefäße. Die *oberflächliche* Schicht der Dermis enthält feine Kollagenfasern, die parallel zur Basalmembran verlaufen, während in der *tieferen* Dermis dicke Fasern nachgewiesen werden können, die in alle Richtungen ausstrahlen. In der Dermis lassen sich Fibroblasten sowie neutrophile und eosinophile Granulozyten nachweisen. Bei der Haut der Katze fällt auf, daß verhältnismäßig zahlreich *Mastzellen* vorkommen, die um die Haarfollikel herum gruppiert sind (Abb. 13.1.). Die *Haarfollikel* sind in Gruppen angeordnet: Um ein primäres Haar liegen einige sekundäre Haare. Jede Gruppe besitzt ihre eigene Talg- und Schweißdrüse sowie den Musculus arrector pili. Der Haarfollikel besteht aus der Haarpapille und der Matrix, die das Haar und die innerste Wurzellage bildet. Die äußerste Wurzellage wird wie auch die Huxleysche und Henlesche Schicht von der Epidermis gebildet. Eine Keratinisierung innerhalb der von der Epidermis gebildeten Schichten erfolgt vom Isthmus her; das ist der Ort, wo der Musculus arrector pili am Haarfollikel angreift. Das Haar wächst in Phasen. Während des Wachstums oder der *anagenen Phase* befinden sich viele Zellen der Matrix in der Mitose. Das neugebildete Haar wird nach außen vorgeschoben; wenn diese Phase beendet ist, hören die Mitosen in der Matrix auf, und diese wird dünner. Eine Verjüngung oberhalb der Matrix kennzeichnet das Ende der Wachstumsphase und den Beginn der *katagenen Phase*. Das neugebildete Haar wächst nicht mehr und sitzt im Haarfollikel fest. Der distale Follikelteil wird dicker und schiebt das Haar noch ein wenig nach außen. Nun setzt die Ruhephase oder *telogene Phase* ein. Abhängig von der Länge der Tageslichteinstrahlung, sinkt der Haarfollikel nach einigen Wochen wieder tiefer in die Dermis, und die Zellen der Matrix beginnen sich erneut zu teilen: Eine neue anagene Phase setzt ein. Das Wachstum des Haares erfolgt in Inseln über den ganzen Körper verteilt, und zwar *ohne Synchronisierung*. Bei einer Erkrankung oder als Folge bestimmter Medikamente können dennoch alle Haare gleichzeitig die telogene Phase erreichen, worauf eine vollständige Alopezie folgen kann. Bei der Katze liegt das durchschnittliche tägliche Haarwachstum zwischen 250 und 300 µm. Abhängig von der Tageslänge und Temperatur, haart die Katze das ganze Jahr hindurch. Es sind die telogenen Haare mit ihren abgerundeten Wurzeln, die sich leicht herausziehen lassen. Das anagene Haar sitzt fester, und bei mikroskopischer Untersuchung ist eine große, etwas ausgefranste Wurzel zu sehen.

Außer den normalen Haaren besitzt die Katze auch Tasthaare, die sogenannten *Sinushaare* (tylotriche Haare), wie die Schnurrhaare und die über den Augen befindlichen Haare. Sinushaare sind auch an der Palmarfläche der Vorderpfoten zu finden. Die Follikel des Sinushaars enthalten einen Blutsinus und besitzen eine Mechanorezeptorfunktion mit langsamer Erregungsleistung. Tylotriche Haare liegen zwischen den übrigen Haaren verteilt. Ihre Follikel enthalten nur ein primäres Haar, sind von besonderem Nervengewebe umgeben und besitzen eine Mechanorezeptorfunktion mit schneller Erregungsleistung. Die *Talgdrüsen* sind bei der Katze holokrin und von alveolärer Struktur. Sie münden in den obersten Teil des Haarfollikels und fehlen in den Fußsohlen. Man trifft sie in der gesamten Haut an, wobei ihre Dichte am Kinn und an der dorsalen Schwanzwurzel am größten ist. Apokrine *Schweißdrüsen* bestehen aus einer einfachen Lage kubischen bis zylindrischen Epithels. Sie liegen vor allem am Kopf, Schwanz und Skrotum. Die ekkrinen Schweißdrüsen bestehen aus einem einschichtigen, kubischen Epithel und befinden sich nur in den Fußsohlen.

13.2. Angeborene und erbliche Defekte

13.2.1. Dermatosparaxie (kutane Asthenie)

Es handelt sich um eine angeborene, autosomal-rezessiv erbliche Abweichung des Bindegewebes als Folge eines Defekts oder einer *Defizienz der Prokollagenpeptidase*. Sie ist bei Birma-Katzen und Europäischen Kurzhaarkatzen beschrieben worden (außerdem auch bei

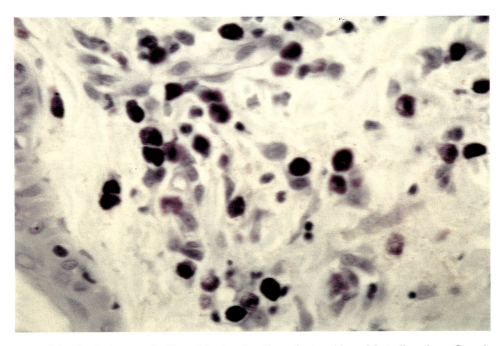

Abb. 13.1. Histologie normaler Haut. Man beachte die große Anzahl von Mastzellen, deren Granula sich nach Toluidinfärbung blau darstellen lassen.

Rind und Schaf). Der gleiche biochemische Defekt kommt auch beim Menschen vor, hier als Ehlers-Danlos-Syndrom, Typ VII, bezeichnet.

Der Krankheit liegen Störungen in der Kollagensynthese, die sich physiologisch schrittweise über Polypeptidsynthese an Ribosomen, Hydroxylierung und schließlich extrazellulär erfolgender Modifizierung vollzieht, zugrunde. Die Folge ist Bindegewebsschwäche. Schon geringgradige Traumen, z. B. Kratzen als Folge von Flohbefall, können dann zu abnorm großen Wundflächen führen. Wundränder haben keine Heilungstendenz, sie reißen ein, wenn sie genäht werden. Im Falle spontaner Wundheilung entstehen typische sternförmige Narben (Abb. 13.2.).

Die *Diagnose* kann klinisch gestellt werden. Die Haut ist überelastisch und reißt ein. Hautbiopsien sind für die Diagnose nicht erforderlich. Bei histologischer Untersuchung sieht man eine zu dünne Dermis bei augenscheinlich normalen Kollagenfasern; erst die elektronenmikroskopische Untersuchung zeigt Abnormalitäten an den Fasern.

Die *Prognose* ist recht günstig, falls sich die Katze nicht zu häufig verletzt. Die *Therapie* besteht aus symptomatischer Wundbehandlung und dem Vermeiden von Verletzungen.

Katzen mit dieser Erkrankung sollten von der Zucht ausgeschlossen werden.

13.2.2. Alopecia universalis

Die Alopecia universalis der Katze ist eine selten zu beobachtende, angeborene Erkrankung der Haarfollikel, die eine *völlige Haarlosigkeit* zur Folge hat (Abb. 13.3.). Die Erkrankung ist erblich, der Erbgang unbekannt. Tiere mit diesem Defekt dürfen nicht zur Zucht verwendet werden. Bei den Patienten lassen sich keine oder nur einzelne Haare feststellen, wobei die Tasthaare des Kopfes und die Schnurrhaare meist vorhanden sind. Die Haut macht einen fettigen Eindruck und kann einen eigentümlichen Geruch ausströmen.

Die *Diagnose* wird auf Grund der Anamnese und des klinischen Bildes gestellt. In Hautbiopsien läßt sich eine geringgradige Akanthosis beobachten. Primäre Haarfollikel fehlen, einzelne sekundäre Haarfollikel können vorkommen. Talg- und Schweißdrüsen sind angelegt und münden direkt in die Haut. Die *Prognose* ist zweifelhaft.

Zur *Bekämpfung* der Seborrhoe müssen die Tiere mit einem keratolytischen Shampoo gewaschen werden. Diese Therapie muß während des ganzen Lebens durchgeführt werden.

13.2.3. Feline Hypertrichose

Welpen mit dieser Erkrankung werden mit einem *daunigen Haarkleid* geboren, das sie nach ungefähr zwei Wochen verlieren. Diese seltene Erkrankung wird bei der Siamkatze beobachtet, der Erbgang ist autosomal-rezessiv. Tiere mit feliner Hypertrichose müssen von der Zucht ausgeschlossen werden. Gelegentlich beobachtet man nach einigen Wochen Haarwachstum, doch hält es nur vorübergehend an.

Die *Diagnose* wird auf Grund der Anamnese und des klinischen Bildes gestellt. Bei histologischer Untersuchung sieht man ungenügend entwickelte Haarfollikel.

Die *Prognose* ist schlecht, da das Haarwachstum in der Regel ausbleibt. Therapeutische Möglichkeiten sind nicht bekannt.

13. *Krankheiten der Haut* 501

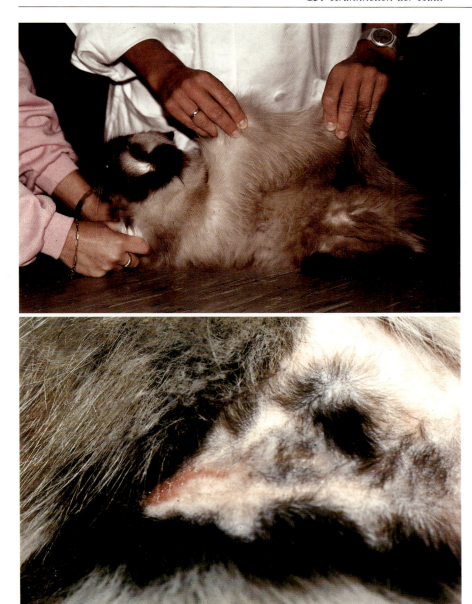

Abb. 13.2a. Dermatosparaxie (Ehlers-Danlos-Syndrom); Birmakatze mit überelastischer Haut (Cutis hyperelastica).

Abb. 13.2b. Ausschnitt des Fotos 2a: sternförmige Narbe.

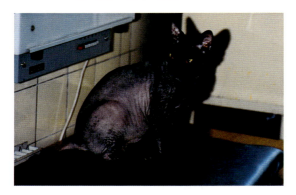

Abb. 13.3. Alopecia universalis (Aufn. Archiv Kleintierklinik Leipzig).

13.2.4. Epitheliogenesis imperfecta

Diese seltene Erkrankung ist Folge eines angeborenen *Defekts in der Epidermisanlage*. Der Erbgang ist unbekannt. Erkrankte Tiere sollten von der Zucht ausgeschlossen werden. Bei Katzenwelpen kann man auf der Haut und den Schleimhäuten Ulzera beobachten, die oft infiziert sind.
Die *Diagnose* wird auf Grund der Anamnese und des klinischen Befundes gestellt. Bei histologischer Untersuchung ergibt sich ein Fehlen von Epidermis und Anhangsgebilden. Die *Prognose* ist infaust, viele Welpen sterben an einer Septikämie. Auch eine unterstützende *Therapie* ist meist erfolglos.

13.3. Bakterielle Infektionen

Die normale Hautflora der Katze besteht zum großen Teil aus Mikrokokken, α-hämolysierenden Streptokokken und *Acinetobacter* spp. Bei gesunder Haut werden die meisten Bakterien am Kinn und zwischen den Zehen angetroffen.
Primäre Infektionen können auch auf gesunder Haut entstehen. Das Erkrankungsbild ist charakteristisch, meist läßt sich ein Erreger anzüchten. Eine lokale Behandlung der Pyodermie reicht aus. *Sekundäre Infektionen* entstehen als Folge anderer Erkrankungen, wobei meist mehrere Bakterienarten isoliert werden können. Hierbei genügt eine Behandlung der Pyodermie allein nicht; Diagnose und Behandlung der primären Krankheitsursache sind erforderlich.
Oberflächliche *Pyodermien* sind definiert als bakterielle Infektionen, die sich auf Haarfollikel und Epidermis beschränken. Bei tiefen Pyodermien sind auch die Strukturen um die Haarfollikel angegriffen, wobei Nekrose, Fistelbildung, Fieber und Lymphadenopathie beobachtet werden. Allgemein läßt sich sagen, daß die Behandlungsdauer oberflächlicher Pyodermien drei Wochen beträgt, die von tiefen Pyodermien sechs Wochen.
Bei der *Behandlung der Pyodermie* muß man folgende Erwägungen anstellen: Zunächst muß

das Bakterium gegenüber dem Antibiotikum empfindlich sein. Die Wahl des Antibiotikums kann sich auf Erfahrung oder auf die Anzüchtung des Erregers und das Antibiogramm stützen. Letztere Methode ist die verläßlichste. Die Erreichbarkeit des Bakteriums durch das Antibiotikum ist eine weitere Voraussetzung. Das Medikament muß bei örtlicher Verabreichung in die Haut gut eindringen können, sollte keine Nebenwirkungen besitzen und leicht applizierbar sein.

Lincomycin ist ein bakteriostatisches Antibiotikum aus der Klasse der Makrolid-Antibiotika. Dieses Präparat dringt leicht in die Haut ein und ist penicillinase-resistent. Bakterien entwickeln gegen Makrolide schnell eine Resistenz, die innerhalb der Gruppe zu vollständigen Kreuzresistenzen führt. Die systemische Dosierung von Lincomycin sollte zweimal täglich 20 mg/kg betragen.

Trimethoprim-Sulfonamide haben Breitspektrumwirkung mit Bakteriostase. Die penicillinase-resistenten Substanzen dringen gut in die Haut ein. Bei oraler Applikation führt ihr bitterer Geschmack bei Katzen zu starkem Speicheln. Die Dosierung beträgt zweimal täglich 2,5 mg/kg KM, bezogen auf die Trimethoprimkomponente.

Cephalosporine sind bakterizide Antibiotika mit einem breiten Wirkungsspektrum für grampositive und gramnegative Keime. Sie sind penicillinase-resistent und dringen gut in die Haut ein. Da ihre Nierentoxizität verhältnismäßig hoch ist, sollten sie nur in Problemfällen Anwendung finden. Man dosiert 3mal in 24 Stunden 10 mg/kg KM.

Mit *Clavulansäure* potenziertes Amoxycillin ist penicillinase-resistent, wobei die Clavulansäure koagulase-positive Bakterien amoxycillin-empfindlich macht. Der Wirkstoff dringt ziemlich leicht in die Haut ein. Bisher sind bei der Katze keine Nebenwirkungen konstatiert worden. Die Applikation kann parenteral und oral erfolgen; man dosiert zweimal täglich 12 mg/kg KM.

13.3.1. Abszesse

Abszesse werden am Kopf und an der Schwanzwurzel fast regelmäßig als Folge arttypischer Rivalenkämpfe bei Katzen beobachtet. Meist werden *Pasteurella multocida*, β-hämolysierende *Streptokokken* und *Bacteroides*-Arten als Erreger isoliert. Diese Bakterien bilden auch die normale Mundflora der Katze.

Die *Diagnose* wird anhand der Anamnese und der klinischen Untersuchung gestellt. Appetitlosigkeit, Fieber und Schmerzen in der Umgebung des Abszesses werden häufig registriert. Die *Prognose* ist bei richtiger Behandlung günstig. Die *Therapie* besteht aus einer Drainage des Abszesses, Spülen mit milden Desinfektionsmitteln (z. B. Chlorhexidin) und oraler Antibiotikumgabe (siehe oben). Die Anwendung von Antibiotika ist im Hinblick auf das große Risiko von Komplikationen bei Wunden dieser Art gerechtfertigt.

13.3.2. Paronychie

Paronychie (Krallenbettentzündung) ist eine tiefe Pyodermie bei einer oder mehreren Krallen. Paronychie wird bei älteren Katzen beobachtet. Es gibt keine Rassen- oder Geschlechtsdisposition. Die *Ätiologie* ist multifaktoriell und in fast allen Fällen sekundär. Man muß also die primäre Ursache ermitteln. Die *Symptome* variieren von leichter Schwellung, Rötung und Alopezie bis zur Krustenbildung mit käsigem Exsudat. Die Entzündung kann sehr schmerzhaft sein. Die Krallen können normal aussehen, aber auch brüchig sein und Formveränderungen zeigen. Weitere Symptome sind Appetitlosigkeit und Fieber.

Zur *Diagnose* eignen sich: Untersuchung von Hautgeschabsel, Anzüchtung von Pilzen, Zytologie des Exsudats und Bestimmung seines Keimgehalts, Testung des Blutes auf Vorkommen von Viren (FelV) und antinukleären Antikörpern, Röntgenaufnahmen und Biopsien. Die *Prognose* hängt sehr von der Ursache der Erkrankung ab und variiert dementsprechend. *Differentialdiagnostisch* muß man an eine Infektion mit dem Leukämievirus, an Autoimmunerkrankungen, Demodikose, Kontaktallergien, Dermatomykosen und Neoplasien (Plattenepithelkarzinom) denken.

Die *Therapie* richtet sich nach der Ursache und wird bei den entsprechenden Krankheiten behandelt.

13.3.3. Akne

Akne ist als eine *Follikulitis* und/oder *Perifollikulitis der Haarfollikel des Kinns* definiert. Die Ursache ist meist bakterieller Art. Am Kinn ist die Konzentration von Talgdrüsen besonders hoch. Auch bei gesunder Haut finden sich hier die meisten Bakterien. Außerdem ist das der Ort, den die Katze während des Putzens am schlechtesten erreicht. Komedonen, z. B. als Folge einer verstärkten Talgdrüsenaktivität, können schneller infiziert werden, wodurch Papeln und Pusteln entstehen. Wenn hierbei auch Haarfollikel angegriffen werden, so spricht man von *Follikulitis*, bei weiterer Ausdehnung des Prozesses in die Umgebung der Follikel von *Furunkulose*. Der Prozeß äußert sich durch eine lokale Schwellung, verklebte Haare und lokalen Haarausfall bei geröteter und verdickter Haut. Das eingetrocknete und mit Blut vermischte Exsudat bildet Krusten. Juckreiz wird selten wahrgenommen, Schmerzhaftigkeit hingegen häufiger. Es gibt keine Rassen-, Geschlechts- oder Altersdisposition.

Die *Diagnose* wird anhand des klinischen Befundes gestellt. Differentialdiagnostisch muß an Abszesse, Dermatomykosen, eosinophiles Granulom und Neoplasien gedacht werden. Die *Prognose* ist zweifelhaft. Bei der Katze kommt es im Gegensatz zur selben Krankheit beim Hund häufig zu Rezidiven.

Zur *Therapie* wird die Haut mit einer milden desinfizierenden Seife gereinigt, evtl. mit einem benzylperoxidhaltigen Shampoo. Benzylperoxidhaltige Gele werden von Katzen gelegentlich schlecht vertragen. Die Peroxidkonzentration darf 5% nicht überschreiten. In schweren Fällen kann über vier Wochen ein Antibiotikum oral appliziert werden (siehe oben). Zur *Prophylaxe* häufig auftretender Rezidive sollte das Kinn wöchentlich gereinigt werden.

13.3.4. Entzündung des Schwanzdrüsen-Komplexes

Hierbei handelt es sich um eine Follikulitis und/oder Perifollikulitis von Haarfollikeln eines an der Dorsalfläche des proximalen Schwanzdrittels gelegenen Bereiches, der mit besonders großen und vielen Talgdrüsen, ähnlich wie am Kinn auch, ausgestattet ist. Folge der Entzündung ist eine vermehrte Talgabsonderung, die den Schwanz an dieser Stelle auffallend matt, fettig, mitunter krustig oder borkig erscheinen läßt. Katzen lecken sich gern an dieser Stelle, und so kommt es leicht zur Sekundärinfektion. Die Haare erscheinen dann dunkler gefärbt und sind verklebt. Die Talgdrüsenaktivität wird durch Geschlechtshormone, insbesondere Testosteron, erhöht. Die Bezeichnung „stud-tail" (Zuchtschwanz) steht für diese,

beim Zuchtkater (besonders Perser) beobachtete Erscheinung des „Fettschwanzes". Doch, dieser ist auch bei Kätzinnen und kastrierten Katern zu finden.
Differentialdiagnostisch muß an Demodikose und Dermatomykose gedacht werden. Die Prognose muß vorsichtig gestellt werden, da Rezidive häufig vorkommen. *Therapeutisch* ist die tägliche Reinigung der betroffenen Stellen mit desinfizierenden Shampoos erforderlich, eventuell können Benzylperoxide enthaltende Shampoos verwendet werden. Bei schweren Sekundärinfektionen müssen je nach Ernst der Lage drei bis vier Wochen lang Antibiotika oral verabreicht werden.

13.3.5. Mykobakteriosen

Mykobakterien sind säurefeste Stäbchen, die in drei Gruppen unterteilt werden: *atypische Mykobakterien, Mycobacterium lepraemurium* und *Mycobacterium tuberculosis / Mycobacterium bovis.*
Atypische Mykobakterien: Diese Gruppe wird wiederum in vier Untergruppen eingeteilt; Vertreter der Gruppen I–III wachsen langsam, solche der Gruppe IV schnell. Häufig werden *M. xenopi* aus der Gruppe III und *M. fortuitum* sowie *M. chelonei* aus der Gruppe IV angetroffen.
Mykobakterien sind ubiquitär. Es handelt sich um opportunistische Keime, die bei nicht oder schlecht heilenden Wunden, Fisteln und Geschwüren, meist am Bauch, häufig im Gefolge oder Zusammenhang von Biß- und Kratzwunden, angetroffen werden (Abb. 13.4.).
An diese Gruppe von Bakterien sollte immer dann gedacht werden, wenn man eine schlecht heilende, durch Verletzung verursachte Wunde vor sich hat. Meist zeigen die Tiere keine Allgemeinerscheinungen. Eine *Übertragung* auf den Menschen ist nicht auszuschließen, jedoch bislang nicht beschrieben; dennoch sollte man bei der Behandlung solcher Patienten die nötige Vorsicht walten lassen.
Man stellt die *Diagnose* anhand der Anamnese, der klinischen Untersuchung und des Laborbefundes; hierzu wird die Anzüchtung (z. B. im Löwenstein-Jensen-Medium) vorgenommen und das Exsudat zytologisch untersucht (Ziehl-Neelsen-Färbung). Will man eine Anzüchtung des Erregers versuchen, so sollte man dem Laboratorium die Wahrscheinlichkeitsdiagnose mitteilen, da die genannten Färbungen nicht routinemäßig durchgeführt werden.
Das Blutbild zeigt keine spezifischen Abweichungen. Bei histologischer Untersuchung können granulomatöse Entzündungen gefunden werden. Die Ziehl-Neelsen-Färbung von histologischem Material ist häufig negativ. Säurefeste Bakterien verlieren während der automatisierten Färbemethode die Eigenschaft der spezifischen Anfärbung.
Die *Prognose* ist zweifelhaft, Rückfälle kommen häufig vor.
Man muß bei der *Differentialdiagnose* an Abszesse, Tuberkulose, Aktinomykose, Nocardiose, Neoplasien, granulomatöse Reaktionen auf Fremdkörper, tiefe Mykosen und eine noduläre Pannikulitis denken.
Zur *Therapie* empfiehlt sich eine weite Exzision der veränderten Teile. Sie ist wegen der Ausdehnung der Läsionen häufig nicht möglich; dann bleibt nur die Antibiotikatherapie, z. B. mit Trimethoprim-Sulfonamiden, Chloramphenicol oder Tetracyclinen, und zwar nach Erstellung eines Antibiogramms. Die Behandlungsdauer beträgt im allgemeinen 2 bis 3 Monate.

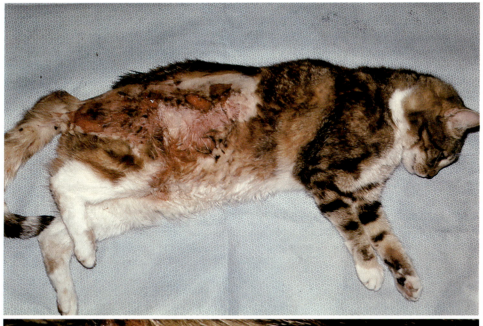

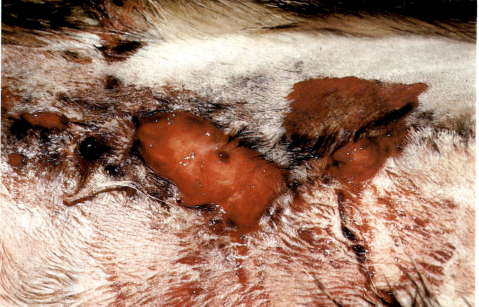

Abb. 13.4a. Infektion mit atypischen Mykobakterien. Europäische Kurzhaarkatze (sediert) mit monatelang bestehender fistelnder Entzündung in der Flanke.

Abb. 13.4b. Ausschnitt aus Abb. 13.4a.: hämopurulentes Exsudat; isoliert wurde *M. chelonei*.

13.3.5.1. Atypisches mykobakterielles Granulom

Die Erkrankung wird wahrscheinlich durch *Mycobacterium lepraemurium* verursacht. Das Bakterium führt zu pyogranulomatösen Entzündungen, meist in der Kopf- und Halsgegend. Reservoirwirt dieses Bakteriums ist die Wanderratte. Die sogenannte Katzenlepra kommt selten vor, der Übertragungsweg ist unbekannt.
Symptomatisch sind Knötchen und ulzerierende Lymphknoten, meist im Kopf- und Halsgebiet. Die Katzen nehmen ab und können Fieber zeigen. Man stellt die *Diagnose* anhand der Anamnese und des klinischen Bildes. Es ist nicht möglich, mit Hilfe der Ziehl-Neelsen-Färbung *Mycobacterium lepraemurium* von atypischen Mykobakterien und *M. tuberculosis* zu unterscheiden. Hierzu sind Testinfektionen mit Meerschweinchen erforderlich. Bei histologischer Untersuchung sieht man eine granulomatöse Entzündung mit vielen Makrophagen und neutrophilen Granulozyten. Auch hier gilt, daß die Säurefestigkeit des Bakteriums bei automatisierten Färbeverfahren verlorengeht.
Bei der *Differentialdiagnose* ist an *M. tuberculosis*, atypische Mykobakterien, Neoplasien, Abszesse als Folge von Kämpfen und an Fisteln als Folge von Fremdkörpern zu denken. Nach experimentellen Infektionen wurden Läsionen beschrieben, die dem eosinophilen Granulom sehr ähneln. Die *Prognose* ist schlecht. Als *Therapie* sollte man der chirurgischen Exzision vor einer langwierigen Medikation den Vorzug geben.

13.3.5.2. Hauttuberkulose

Die Hauttuberkulose wird aufgrund der umfassenden Tuberkulosebekämpfung bei Mensch und Rind nur noch selten diagnostiziert.
Infektionsgefahr besteht für Katzen, denen Küchenabfälle verfüttert werden, die ungekochte Milch erhalten oder deren Besitzer infiziert sind.
Die Hauttuberkulose ist durch ein oder mehrere Knötchen gekennzeichnet, die ulzerieren können, sowie durch Abszesse und fistelnde Lymphknoten mit einem gelbgrünen Exsudat. Die Katzen magern ab oder machen einen kranken Eindruck. Meist fallen respiratorische oder intestinale Symptome auf. Die Diagnose gründet sich auf das klinische Erscheinungsbild und die bakteriologische Untersuchung. Der Nachweis säurefester Stäbchen im Exsudat (Ziehl-Neelsen-Färbung) und die Histologie des Lymphknotens oder einer Hautbiopsie sind diagnostische Hinweise. Eine endgültige Diagnose erhält man durch Inokulation eines Meerschweinchens, das im Falle von Tuberkulose innerhalb weniger Wochen stirbt.
Differentialdiagnostisch sollten Neoplasien, Pneumonien, Mykobakteriose, Aktinomykose, Nocardiose und Katzenleukämie in Betracht gezogen werden. Die *Prognose* ist infaust, Behandlungsversuche sind zwecklos. Aus hygienischen Gründen sollte die Katze eingeschläfert werden. Die entsprechenden amtlichen Stellen sowie der Hausarzt des Besitzers sind zu informieren.

13.3.6. Nocardiose

Nocardien sind grampositive, teilweise säurefeste, langsam und aerob wachsende Bakterien. Diese Saprophyten können bei Stich- und Bißwunden Infektionen verursachen. Die *Symptome* umfassen Zellulitis, Fisteln und Abszesse mit blutig-serösem Exsudat, in dem sich charakteristische Körnchen befinden. Zur *Diagnose* werden Anamnese und klinisches Bild herangezogen, die Anzüchtung des Erregers und die Zytologie bestätigen sie. Bei histologischer Untersuchung sieht man eine pyogranulomatöse Entzündung, wobei im Herd Bakterienkolonien rosettenförmig angeordnet sind. Diese sind wiederum von neutrophilen Granulozyten, weiter peripher von epitheloiden Zellen und Lymphozyten und schließlich von Bindegewebe umgeben. *Differentialdiagnostisch* ist an Aktinomykose, Neoplasien, atypische Mykobakteriosen, Leukämie, pyogene Hautinfektionen, Abszesse als Folge von Kämpfen und an von Fremdkörpern ausgehende Fisteln zu denken. Die *Prognose* muß vorsichtig gestellt werden. Zur *Therapie* verwendet man nach einer Resistenzbestimmung Antibiotika über 2 bis 4 Monate. In der Literatur werden auch potenzierte Sulfonamide erwähnt (2mal täglich 15 mg/kg oral). Die antibiotische Therapie sollte mit der chirurgischen (Exzision aller veränderten Hautbereiche) kombiniert werden.

13.3.7. Aktinomykose

Wie Nocardien sind auch Aktinomyzeten opportunistische Keime. Infektionen erfolgen über Biß-, Kratz- und Stichwunden. Es gibt keine Rassen-, Geschlechts- oder Altersdisposition. Zellulitis, Abszesse, ulzerierende Knötchen und Fisteln sind die Symptome. Ein dickes, graugelbes, stinkendes, körniges Exsudat kennzeichnet diese Infektion. Die meisten Läsionen werden an den Gliedmaßen gefunden. Zur *Diagnose* werden außer der Anamnese und dem klinischen Bild auch die Zytologie, die Anzüchtung aus dem Exsudat und die Histologie von Hautbioptaten herangezogen. Bei der Aktinomykose fehlen die Schwefelkörnchen, die bei der Nocardiose vorkommen. Die *Prognose* ist vorsichtig zu stellen. Zur Therapie empfiehlt sich nach Resistenzbestimmung eine 2- bis 3monatige Antibiotikabehandlung, evtl. in Kombination mit der chirurgischen Entfernung des Entzündungsherdes. In der Literatur werden hohe Dosierungen von Penicillin angegeben (100 000 E pro kg/Tag). Es ist sehr wichtig, verborgene Ursachen, z. B. Fremdkörper, auszuschließen.

13.4. Mykosen

13.4.1. Dermatomykosen

Dermatomykosen sind ansteckende Hauterkrankungen als Folge von Pilzinfektionen. *Dermatophytosen* sind Pilzinfektionen von keratinisiertem Gewebe (Haare, Stratum corneum der Haut und Krallen).
Im folgenden soll nur von *Microsporum canis, Microsporum gypseum* und *Trichophyton mentagrophytes* die Rede sein, denn diese drei genannten Pilzarten sind Ursache von 99% aller oberflächlichen Pilzinfektionen in Westeuropa.
Am häufigsten kommt *Microsporum canis* vor (98%), ein zoophiler (an das Tier angepaßter) Pilz (Abb. 13.5.). Beim Menschen kann dieser Pilz schwere Entzündungen hervorrufen (Abb. 13.6.). *M. gypseum* ist geophil (im Boden vorkommend) und wird außer als pathogenes Agens auch normalerweise auf der Katzenhaut angetroffen (1%). *T. mentagrophytes* kommt in einer zoophilen und einer anthropophilen Form vor. Die zoophile Form wurde bei Nagern und beim Pferd identifiziert (1% bei der Katze). *T. mentagrophytes* kann auch Infektionen beim Menschen verursachen.

13. *Krankheiten der Haut*

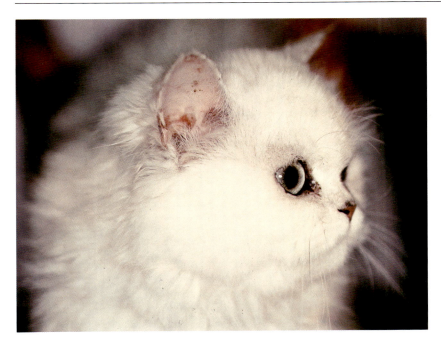

Abb. 13.5. *Microsporum canis*. Perserkatze mit Befall beider Ohren.

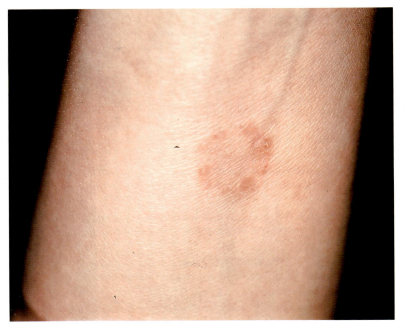

Abb. 13.6. Infektionen mit *M. canis* sind auf den Menschen übertragbar. Der Besitzer der Perserkatze von Abb. 13.5. zeigt ein ringförmiges Erythem mit randständigen Papeln.

Die *Übertragung* von *M. canis* findet durch direkten Kontakt zwischen Tieren bzw. zwischen Tier und Mensch statt. Haare und Hautschuppen sind Infektionsträger, die entweder direkt oder über Gerätschaften, z. B. Kämme und Bürsten, zur Übertragung führen. Katzen können sich auch direkt mit Keimen aus der Umgebung infizieren, denn die Pilzsporen bleiben jahrelang infektiös. Auf Ausstellungen und beim Decken können Infektionen erfolgen. Auch latente Infektionsträger wurden identifiziert. Diese Katzen zeigen selbst keine Symptome, sind jedoch für ihre Umgebung Ansteckungsquellen. In der Literatur werden Prozentsätze zwischen 5,9% und 91% angegeben. Jungkatzen sind gegenüber Pilzinfektionen anfälliger als erwachsene Tiere, möglicherweise als Folge biochemischer Veränderungen in der Haut, des Haarwechsels und des Immunstatus. Die natürliche Resistenz hängt auch von der Geschlechtsreife und dem Ernährungszustand ab; der Immunstatus seinerseits kann durch immunsuppressive Erkrankungen und Medikamente beeinträchtigt werden.

Symptomatik: Pilzinfektionen können sich auf sehr unterschiedliche Weise äußern. Hier ist zunächst die klassische *Ringflechte* zu nennen, die als gut abgegrenzter, runder, schuppiger Fleck beginnt. Die Haare brechen an dieser Stelle. Die Ringflechte kann überall auf der Körperoberfläche vorkommen, wobei der Juckreiz sehr variiert. Pilzinfektionen können sich auch als lokale oder generalisierte *Follikulitis* äußern. Ein *Kerion* ist eine Pilzinfektion, die von einer heftigen exsudativen Entzündungsreaktion begleitet ist; man sieht sie nur selten. Auch wenn man bei einer Katze nur wenige Krusten feststellt, können diese doch die Folge einer Pilzinfektion sein. Eine *miliare Dermatitis* wird ebenfalls gelegentlich diagnostiziert. Schließlich muß die *Onychomykose* genannt werden, die im Zuge einer Pilzinfektion als Krallenbettentzündung vorkommt.

Aus dem Gesagten erhellt, daß es bedenklich ist, die Diagnose nur aufgrund des klinischen Bildes zu stellen. In der Literatur wird berichtet, daß Pilzinfektionen die häufigsten Fehldiagnosen unter den Hautkrankheiten ausmachen.

Zur *Diagnostik* eignen sich die folgenden Methoden.

1. Die *Wood-Lampe*, eine UV-Lampe mit einem Cobalt- oder Nickelfilter, ist ein einfach verwendbares und schnelles Hilfsmittel. Man untersucht die Katze in einem abgedunkelten Raum. Bei einer *M.-canis*-Infektion findet man in ungefähr 65% der Fälle eine gelbgrüne Fluoreszenz. *M. canis* produziert Tryptophanmetabolite, die sich nur in Haaren der anagenen Phase anhäufen. Im Gegensatz hierzu fluoreszieren *M. gypseum* und *T. mentagrophytes* nicht. Hautschuppen fluoreszieren normalerweise bläulich. Eine positive Fluoreszenz kann jedoch nur den Verdacht einer *M.-canis*-Infektion nahelegen; falsch-positive Fluoreszenzen können durch iodhaltige Medikamente verursacht werden.

2. Die *mikroskopische Untersuchung* abgebrochener Haare erfordert einige Erfahrung. Die verdächtigen abgebrochenen Haare, die nicht immer vom Rand der Läsion zu stammen brauchen, werden mit einem Tropfen Chlorlactophenol oder Kalilauge (10%) oder Kalilauge mit Dimethylsulfoxid auf einen Objektträger verbracht und mit einem Deckglas abgedeckt. Bei schwacher Vergrößerung sieht man, daß die befallenen Haare ihre normale Struktur eingebüßt haben und dicker sind (Abb. 13.7. a + b). Bei hundertfacher Vergrößerung lassen sich an der Außenseite der Haare Ektothrixsporen erkennen. Hyphen sind mit dieser Technik nicht zu beobachten. Die Sporen lassen sich mit einer Mischung von 10% Kalilauge und 1,2% Tusche (Verhältnis 2:1) schwarz anfärben.

3. Die *Anzüchtung* ist die verläßlichste Methode. Haare, Krallen und Hautschuppen sind als Ausgangsmaterial für die Kultivierung geeignet. Fluoreszierende und abgebrochene Haare, welche nicht immer vom Rand der Läsion zu stammen brauchen, sind für eine Anzüchtung geeignet. Vermutet man eine Onychomykose, so muß Material von den Krallen gemörsert

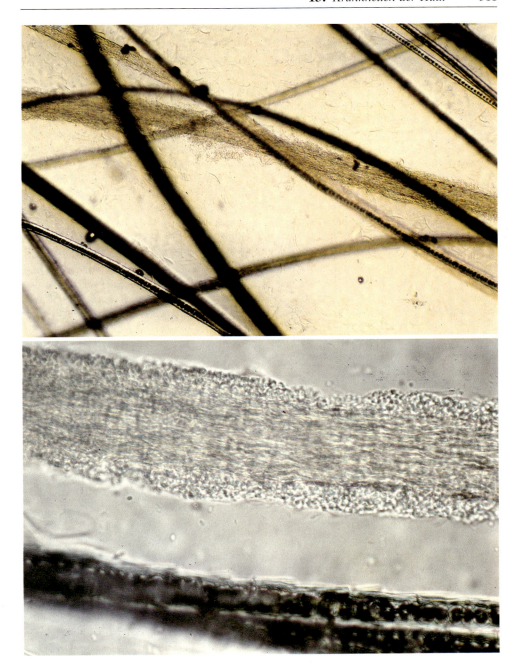

Abb. 13.7a. *Microsporum canis*. Mikroskopisches Erscheinungsbild der abgebrochenen Haare; das aufgetriebene Haar in der Mitte hat eine abweichende Struktur (Vergrößerung 50fach).

Abb. 13.7b. Ausschnitt aus Abb. 13.6a: Schimmelsporen bilden eine das Haar umhüllende Manschette (Vergrößerung 400fach).

werden. Auch ein Geschabsel von der Kralle aus dem Gebiet des Krallenbändchens eignet sich für die Anzüchtung. Hautschuppen erhält man durch Abschaben, wobei die Haut zuvor mit 70%igem Alkohol desinfiziert werden sollte. Material vom Rand einer aktiven Läsion eignet sich am besten. Zur Anzüchtung verwendet man ein im Handel erhältliches Dermatophyten-Testmedium (DTM), welches außer Sabouraud-Dextrose-Agar auch Cyclohexamidin, Gentamicin und Chlortetracyclin enthält, wodurch kontaminierende Keime gehemmt werden. Nach Beimpfung wird das Medium entsprechend der Gebrauchsanweisung des Herstellers inkubiert. Die Kulturen sollten täglich beurteilt werden; Rotfärbung des Mediums bedeutet, daß der pathogene Pilz Eiweiße in alkalische Metabolite umgesetzt hat, wobei der pH-Anstieg zu einem Farbumschlag des Indikators (Phenolrot) von Gelb nach Rot führt (Abb. 13.8.). Apathogene Pilze metabolisieren erst die Kohlenhydrate. Eine Kombination von Farbumschlag innerhalb von 8 Tagen und Wachstum weist auf pathogene Pilze hin. *M. canis* wächst auf Sabouraud-Dextrose-Agar als weiße, wattige Kolonie, die an ihrer Unterseite orange gefärbt ist. Auf DTM sieht man diese Färbung nicht. Makrokonidien sind die geschlechtlichen Formen des Pilzes; sie erscheinen als elliptische, dickwandige Bildungen mit Ausstülpungen und enthalten sechs oder mehr Zellen. Die Außenwand ist unregelmäßig gestaltet. Man kann Makrokonidien bei schwacher Vergrößerung betrachten, nachdem man ein durchsichtiges Klebeband vorsichtig auf die Kultur gedrückt hat und dieses dann auf einen Objektträger klebt. Nach Färbung mit einem Tröpfchen Methylenblau lassen sie sich gut untersuchen. Pilze sporulieren auf DTM langsamer als auf Sabouraud-Agar, ihre Bestimmung ist daher erst einige Tage später möglich.

M. gypseum bildet eine flache, granuläre Kolonie von muskatnußähnlicher Farbe. Makrokonidien sind hier ellipsoide, dünnwandige Gebilde mit glatter Außenwand, die sechs Zellen enthalten.

T. mentagrophytes bildet weiße bis isabellfarbige Kolonien mit einer pulverähnlichen Struktur. Die Makrokonidien sind dünnwandig und haben die Form einer Zigarre. *Differentialdiagnostisch* müssen *Notoedres-cati*-Infektionen, Cheyletiellose, Flohbefall, Demodikose, Nah-

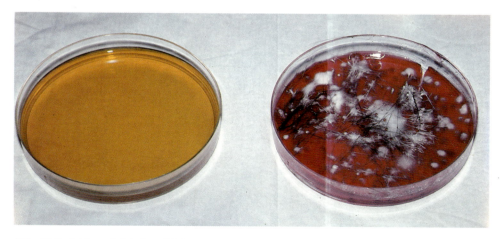

Abb. 13.8. Schimmelpilzkultur. Links der gelbe, unbeimpfte Nährboden, rechts eine positive Kultur, bei der 8 Tage nach der Beimpfung ein Farbumschlag nach Rot erfolgte. Wachstum eines watteähnlichen, weißen Myzels, wahrscheinlich *M. canis*.

rungsmittelallergie, bakterielle Follikulitis und Arzneimittelüberempfindlichkeit in Betracht gezogen werden.

Prophylaxe und Therapie: Außer dem einzelnen Patienten muß man der *Hygiene* Aufmerksamkeit widmen. So ist es wichtig, Kontakttiere zu finden und zu untersuchen wie auch den Aufenthaltsort zu reinigen. Sind Infektionen bei mehreren Tieren festgestellt worden, müssen diese von den gesunden getrennt werden. Diese Maßnahme folgt den Ergebnissen der Anzüchtungsversuche, die zur Identifizierung von Trägern führen. Zur Verhütung der Weiterverbreitung von Pilzsporen müssen die Katzen rasiert werden. Bei einer lokalen Erkrankung wird nur die veränderte Hautstelle rasiert; bei einer generalisierten Infektion, vor allem langhaariger Tiere, muß die ganze Katze geschoren werden. Verwendete Kämme und Bürsten, Decken, Reisekörbe, Käfige und die direkte Umgebung der Katze müssen wöchentlich mit einem iodhaltigen Desinfektionsmittel oder Halamid desinfiziert werden. Je nach den Gegebenheiten kann man auch eine Wohnung sporenfrei bekommen, indem man Formaldehyddämpfe oder die Lösung eines fungiziden Desinfektionsmittels verwendet. Schon erkrankte Katzen müssen sowohl äußerlich als auch systemisch behandelt werden.

Zur *systemischen* Behandlung ist *Griseofulvin* besonders geeignet. Dieses 1939 entdeckte Antibiotikum wirkt fungistatisch, indem es sich an die RNA bindet und dadurch die Proteinsynthese des Pilzes verhindert. Am besten wird Griseofulvin in makrokristalliner Form mit einer fetten Mahlzeit kombiniert. Die Dosierung variiert zwischen 60 und 120 mg/kg KM während einer Dauer von wenigstens 4 Wochen. Die Anfangsdosierung sollte 60 mg betragen. Bei Resistenz kann man die Dosis auf maximal 120 mg/kg steigern, obwohl bei dieser Menge *Nebenwirkungen* zu erwarten sind. Griseofulvin hat auch bei niedrigerer Dosierung teratogene Eigenschaften, vor allem während der ersten Trächtigkeitshälfte. Bei Katzenwelpen wurden neurologische Symptome wahrgenommen. Weitere Nebenwirkungen sind Anämie, Leukopenie, Erbrechen, Durchfall, Trägheit und Juckreiz; alle diese Nebenwirkungen sind reversibel. Treten Magen-Darm-Störungen auf, so sollte man die Dosis auf 2 Gaben je Tag verteilen. Bei Onychomykose kann die Behandlungsdauer 4 bis 6 Monate betragen. *Ketoconazol* ist ein neueres fungizides Präparat, das bei griseofulvin-resistenten Erregern verwendet wird. Es ist ein Imidazoldioxolonderivat, das die Zellwandsynthese des Pilzes hemmt. Die Dosierung beträgt 10 bis 15 mg/kg während 4 bis 6 Wochen. Nebenwirkungen wie Anorexie, Erbrechen, Depression, Zytopenie und Hepatotoxizität wurden festgestellt. Auch Ketoconazol hat angeblich eine teratogene Wirkung; von seinem Einsatz bei Zuchttieren wird abgeraten. Weiterhin wurden verringerte Plasmacortisolkonzentration, verzögerte Antwort auf ACTH, niedriger Testosteronspiegel und Gewichtsverlust beobachtet.

Als *äußerliche* Therapie soll das Tier zweimal wöchentlich mit einem fungiziden Mittel gewaschen werden, wie z. B. mit *Natamycin*, das auch als Salbe erhältlich ist. Salben sollen 2- bis 3mal täglich appliziert werden. *Miconazol* ist ein synthetisches, als Salbe erhältliches fungizides Mittel. Salben sind zur Behandlung multipler Läsionen ungeeignet. Während der Behandlungsperiode sollte die Katzenzucht geschlossen bleiben, zu verbieten sind Ausstellungsbesuch, Deckkater und Besucher. Hat man sich durch Kultivierungsversuche davon überzeugt, daß die Katzen erregernegativ sind, darf man die Infektion als überwunden betrachten. Die Inkubationszeit einer Pilzinfektion beträgt 2 bis 3 Wochen. Das ist zu beachten, bevor man eine Katzenzucht als frei von Pilzen erklärt.

13.4.2. Tiefe Mykosen

Tiefe Mykosen sind durch pyogranulomatöse Entzündungsreaktionen gekennzeichnet, die im ganzen Körper vorkommen. Derartige Mykosen sind in Westeuropa selten. Hier sollen nur einige kurz behandelt werden. Alle diese Mykosen werden von saprophytischen Keimen verursacht, die dann eine Infektion auslösen, wenn die Haut verletzt ist. Die häufigsten Erreger sind: *Sporothrix schenckii, Cryptococcus neoformans, Histoplasma capsulatum* und *Blastomyces dermatitidis*. Außer *Cryptococcus* handelt es sich bei allen um dimorphe Organismen, d. h. Pilze, die bei 25 °C ein Myzel bilden, jedoch bei 37 °C als Hefen erscheinen. Außer *Cryptococcus* haben die genannten Organismen eine beschränkte geographische Verbreitung. Sie verursachen meist Erkrankungen der Atemwege. Auf der Haut sieht man Abszesse, fistelnde Knötchen und multiple, am ganzen Körper vorkommende Geschwüre.

Die *Diagnose* kann serologisch gestellt werden (nicht immer verläßlich), nach Beimpfung von Sabouraud-Agar auf Exsudat und nach histologischer Untersuchung von Hautbioptaten. Eine PAS-Färbung vereinfacht den Nachweis tiefer Schimmelpilzinfektionen. Bei zytologischer Untersuchung des Exsudats kann man den Erreger häufig zu Gesicht bekommen.

Differentialdiagnostisch muß man an Phäohyphomykosen, Myzetome, Dermatomykosen, Leishmaniasis, Tumoren und tiefe Pyodermien denken.

Zur *Therapie* werden Natriumiodid oder Kaliumiodid – 20 mg/kg dreimal täglich vier Wochen lang – nach Abklingen der klinischen Symptome eingesetzt. Katzen sind gegenüber *Iod* sehr empfindlich; bei Auftreten von Iodismus-Symptomen wie Appetitlosigkeit und Erbrechen sollte die Therapie sofort unterbrochen werden. Diese Tiere können dann mit *Amphotericin B* behandelt werden, und zwar in einer Dosierung von 0,1–1 mg/kg, in 5 bis 10 ml 5%iger Dextrose gelöst, dreimal wöchentlich. Amphothericin B ist sehr nephrotoxisch, auch Anämie, Phlebitis und Schock wurden beobachtet. *5-Fluorocytosin* (20 mg/kg auf 4 Tagesdosen verteilt) hat ebenfalls Nebenwirkungen, z. B. Arzneimittelekzem und gastrointestinale Symptome. In Kombination wirken Amphothericin B und 5-Fluorocytosin synergistisch, wodurch die Dosierung beider Substanzen verringert werden kann. In der neueren Literatur findet man Berichte über erfolgreiche Behandlung der Kryptokokkose und Sporotrichose mit *Ketoconazol*. Der Mensch ist für diese Mykosen empfänglich, daher ist *Vorsicht* im Umgang mit verdächtigen Tieren geboten.

13.5. Autoimmundermatosen

Bei Autoimmunerkrankungen werden Antikörper gegen körpereigene Gewebe oder Organe gebildet (sog. *Autoantikörper*), woraus pathologische Prozesse resultieren. Ihre Häufigkeit ist gering, nur weniger als 1% aller Hautkrankheiten sind auf Autoimmunphänomene zurückzuführen. Es handelt sich jedoch um schwere Erkrankungen, die auch tödlich verlaufen können. Meist muß die Therapie lebenslang erfolgen, das setzt einen passionierten Tierarzt und einen gut informierten Tierbesitzer voraus. Aus diesen Gründen sollte alles getan werden, um eine sichere Diagnose zu erhalten.

13.5.1. Pemphigus-Gruppe

Bei der Katze kommen drei Formen dieses vesikulären Krankheitsbildes vor.

Der **Pemphigus vulgaris** ist eine schwere, allerdings selten vorkommende Autoimmunerkrankung. Sie wird durch Läsionen an den mukokutanen Übergängen der Mundschleimhaut charakterisiert. Beim Menschen ist diese Form – im Gegensatz zur Katze – die häufigste Autoimmunerkrankung. Es gibt keine Rassen-, Geschlechts- oder Altersdisposition. Im Gegensatz zum Menschen scheinen bei der Katze Medikamente und psychische Belastungen keine *ätiologische* Rolle zu spielen.

Die zirkulierenden Autoantikörper sind gegen die Glykokalyx der Haut gerichtet. Diese Antikörper verursachen die *Hautläsionen*, wobei ihre Bindung an die Glykokalyx zum Auseinanderweichen tiefer epidermaler Lagen führt. Komplement spielt hierbei keine Rolle. Die intrazelluläre Kohäsion verschwindet, Akantholyse und Blasenbildung sind die Folgen. Bei der Katze werden Bläschen jedoch selten beobachtet, da sie wegen der Dünne der Haut schnell rupturieren.

Die Erkrankung kann unvermittelt auftreten. Die mukokutanen Übergänge, die Mundschleimhaut und das Krallenbett sind die bevorzugten Orte, an denen die Symptome erscheinen. In schweren Fällen kommt es zur Generalisierung. Wegen der Kürze des vesikulären Stadiums wird dieses häufig übersehen; die Krusten, die sekundär infiziert werden können, bleiben länger bestehen. Über die Hälfte der Tiere zeigt orale Läsionen in Form von Ulzera und Erosionen. Außerdem können die Tiere Abmagerung, Depression und Fieber aufweisen. Juckreiz ist meist geringgradig ausgebildet. Je nach der Schwere und dem Ausmaß der Läsionen kommt es zu Todesfällen.

Die *Diagnose* wird anhand der Anamnese, der typischen Lokalisation der Hautläsionen, der Morphologie der Läsionen, der histopathologischen und immunhistologischen Untersuchung (direkte Immunfluoreszenz eines Hautbioptats) und der Blutuntersuchung auf evtl. vorhandene antinukläre Antikörper gestellt. Für die Biopsie sollten frisch gebildete Bläschen verwendet werden, die Katze muß daher mehrmals täglich auf deren Vorkommen untersucht werden. Ist das nicht möglich, so sollte man eher von einer erythematösen Randzone als von sekundär infizierten Läsionen Bioptate nehmen. Die Gewebeproben können in 10%iger Formalinlösung an ein veterinärpathologisches Institut verschickt werden, das Erfahrungen in der Diagnostik von Hautkrankheiten besitzt. Zur direkten Immunfluoreszenz müssen die Bioptate ein immunologisches Laboratorium innerhalb weniger Stunden erreichen oder in Michels-Lösung versendet werden. Die indirekte Immunfluoreszenz, zu der man nur Serum benötigt, gibt keine verläßlichen Resultate und ist daher nicht sinnvoll. *Histologisch* sieht man suprabasale Akantholyse und Spaltbildung. In den gebildeten Bläschen können abgerundete und tote Keratinozyten (akantholytische Zellen) angetroffen werden. Bläscheninhalt kann *zytologisch* untersucht werden. Hierzu öffnet man eine intakte Vesikel mit einer Nadel und fertigt auf einem Objektträger einen Ausstrich an. Nach Schnellfärbung oder May-Grünwald-Färbung lassen sich die Zellen mikroskopisch untersuchen. Man sieht dann bisweilen Basalzellen, die teilweise an der Basalmembran festhaften (in der Literatur als „row of tombstones" bekannt). Die Infiltration der Dermis mit Lymphozyten, Plasmazellen und neutrophilen Granulozyten variiert von einer geringen perivaskulären Anhäufung bis zu ausgedehnten Infiltraten an der Plasmamembran (lichenoides Muster). Die Immunfluoreszenz mit Hilfe von Anti-IgG ist in den interzellulären Räumen der tiefen Epidermis positiv.

Differentialdiagnostisch muß man an systemischen Lupus erythematodes, toxische epidermale Nekrolyse, Arzneimittelallergie, Neoplasien und plasmazelluläre Stomatitis denken. Die *Prognose* ist zweifelhaft.

Therapeutisch wird Prednison in einer Anfangsdosis von 2 mg/kg/Tag eingesetzt. Spricht die Katze auf diese Therapie nicht an, so kann Azathioprin in einer Dosierung von 0,25 bis 0,5 mg/kg/Tag hinzugefügt werden. Azathioprin kann bei der Katze im Gegensatz zum Hund schon bei dieser geringen Dosierung toxisch sein, wobei die Nebenwirkungen eine Knochenmarkdepression (Leukopenie, Monozytopenie) und Leberfunktionsstörungen beinhalten. Die Nebenwirkungen können manchmal zum Tode führen. Im allgemeinen muß die Therapie lebenslang erfolgen, wobei es oft erforderlich ist, die Dosis zu erhöhen. Bisweilen reagiert die Katze gut auf einen Wechsel des Corticosteroidpräparats, z. B. von Prednison auf Dexamethason. Reagiert die Katze auf dieses Steroid, kann man Prednison abwechselnd und mit fallender Dosis geben. Empfohlen wird, zu Beginn der Azathioprintherapie wenigstens einmal im Monat die Leberenzyme und Knochenmarkfunktionen zu kontrollieren (s. a. 14.4.).

Der **Pemphigus foliaceus** ist die häufigste Form des Pemphigus-Syndroms. Diese Autoimmunerkrankung ist durch Krusten an den Ohrrändern, um den Mund und am Krallenbett gekennzeichnet. Es gibt keine Rassen-, Geschlechts- oder Altersdisposition. Die *Ätiologie* ist bislang nicht aufgeklärt. Die zirkulierenden Autoantikörper sind gegen die Zwischenzellsubstanz der obersten Epidermisschicht gerichtet.

Betroffene Katzen sind meist *klinisch* unauffällig und fieberfrei. Die Läsionen sind auf die Ohrränder, den Mund und evtl. auf die periokuläre Region beschränkt (Abb. 13.9.).

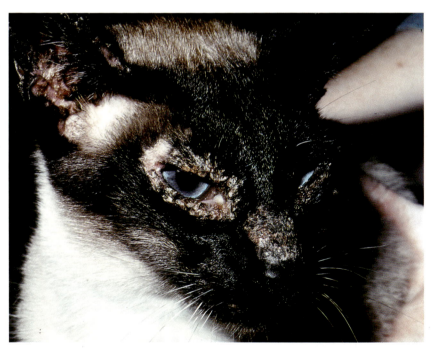

Abb. 13.9. Pemphigus foliaceus. Siamkatze mit Krusten um Augen, Mund und an den Ohrrändern; ähnliche Läsionen waren an den Krallensäumen zu sehen.

Läsionen der Mundschleimhaut werden nur selten gefunden. Eine Entzündung des Krallenbetts oder veränderte, hyperkeratotische Ballen können das Bild ergänzen. Die primären Läsionen sind Erytheme, Bläschen, Papeln und Pusteln, die sich sekundär in Krusten, Erosionen und haarlose Gebiete verwandeln. Geringer bis mäßiger Juckreiz kann vorkommen.

Die *Diagnose* wird auf der Grundlage der Anamnese, des klinischen Bildes sowie der histopathologischen und immunhistologischen Untersuchung von Hautbioptaten gestellt. Am besten eignen sich für die Biopsie Vesikeln und Pusteln. Wie für den Pemphigus vulgaris gilt auch hier, daß subkornuale Pusteln schnell verschwinden; es ist daher der Mühe wert, den Patienten mehrmals täglich auf frische Läsionen zu untersuchen. Ist das nicht möglich, so sollte man eher eine erythematöse Randzone aussuchen als eine Sekundärläsion, wie eine Kruste. Pemphigus foliaceus ist *histologisch* durch eine subkornuale Pustel gekennzeichnet. Der Pustelinhalt (Abb. 13.10.) besteht meist aus neutrophilen Granulozyten und akantholytischen Zellen (abgerundete und abgestorbene Keratinozyten). Diese akantholytischen Zellen können auch bei *zytologischer* Untersuchung des Bläscheninhalts gefunden werden. Die intakte Vesikel wird mit einer Nadel geöffnet und ihr Inhalt auf einem Objektträger ausgestrichen. Nach Schnellfärbung oder May-Grünwald-Giemsa-Färbung kann das Präparat mikroskopisch betrachtet werden, wobei reichlich akantholytische Zellen die Diagnose Pemphigus foliaceus nahelegen. In der Immunfluoreszenz sieht man eine positive Reaktion mit Anti-IgG und Anti-C3: Die Interzellularsubstanz der oberflächlichen Epidermis färbt sich an.

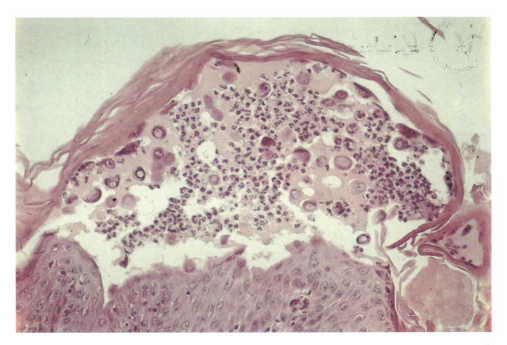

Abb. 13.10. Die Histologie (Fall Abb. 13.9.) zeigt eine intraepidermale Pustel, die Granulozyten und abgestorbene Keratinozyten enthält; diese sind eosinophil und enthalten runde Kerne (akantholytische Zellen; Vergrößerung 400fach).

Differentialdiagnostisch sind bakterielle Follikulitis, Dermatomykose, Nahrungsmittelallergie, Arzneimittelüberempfindlichkeit, Zinkmangel, Pemphigus erythematosus, systemischer Lupus erythematodes, diskoider Lupus erythematodes, Demodikose und *Notoedres-cati-*Infektion auszuschließen.

Die *Prognose* ist günstiger als bei Pemphigus vulgaris, jedoch meist eine lebenslange Behandlung erforderlich. Zur *Therapie* werden anfänglich 2 mg Prednison/kg/Tag verabreicht. Der Pemphigus foliaceus ist weniger hartnäckig als der Pemphigus vulgaris. Man kann oft Prednison abwechselnd und mit fallender Dosierung geben. Nur in wenigen Fällen ist eine Kombination mit Azathioprin erforderlich. Dosierung und Nebenwirkungen siehe unter Pemphigus vulgaris. Oft spricht nach einem Wechsel des Corticosteroids, z. B. bei Einsatz von Dexamethason, der Patient auf die Behandlung besser an.

Der **Pemphigus erythematosus** ist an Krusten an den Ohrrändern, um das Auge und um den Mund herum zu erkennen. Die Läsionen bleiben auf den Kopf beschränkt. Pemphigus erythematosus wird von manchen Autoren als Übergangsstadium zum systemischen Lupus erythematodes betrachtet. Grund dafür ist der Umstand, daß bei diesem Syndrom als einzigem der Pemphigus-Gruppe gelegentlich positive Titer antinukleärer Antikörper gefunden werden können. Auch die Immunfluoreszenz zeigt Übereinstimmung mit dem systemischen Lupus. Es gibt keine Rassen-, Geschlechts- oder Altersdisposition. Die Pathogenese stimmt mit jener des Pemphigus vulgaris und des Pemphigus foliaceus überein. Zirkulierende Antikörper mit einer Spezifität für die Zwischenzellsubstanz der Epidermis und die Basalmembran lassen sich nachweisen. Daraus resultieren Akantholyse und Spaltbildung.

Das *klinische Bild* wird durch einzelne Läsionen am Kopf gekennzeichnet. Primärläsionen sind Vesikeln oder Pusteln, die in sekundäre Läsionen (Krusten, Alopezie, Schuppen, Erosionen und Erythem) übergehen können. Die Katzen zeigen meist keine Allgemeinerscheinungen und kein Fieber. Bei Pemphigus erythematosus werden in der Mundschleimhaut Läsionen selten oder nie angetroffen. Der Juckreiz kann gering bis ausgeprägt sein.

Die *Diagnose* wird anhand des Vorberichtes und des klinischen Bildes gestellt. Ein antinukleärer Antikörpertiter legt die Diagnose Pemphigus erythematosus nahe. Die endgültige Diagnose wird nach histopathologischer und immunhistologischer Untersuchung eines Hautbioptates gestellt. Histologisch gleicht der Pemphigus erythematosus dem Pemphigus foliaceus (s. dort). Die Immunfluoreszenz der Zwischenzellsubstanz ist mit Anti-IgG, manchmal auch mit Anti-C3, im Stratum spinosum und in der Basalmembran positiv.

Die *Differentialdiagnose* umfaßt Pemphigus foliaceus, Nahrungsmittelallergien, bakterielle Pyodermie, Demodikose, systemischen Lupus erythematodes, diskoiden Lupus erythematodes und Dermatomykose. Die Prognose ist ziemlich gut, doch eine lebenslange Therapie erforderlich. Da nur wenige Fälle von Pemphigus erythematosus beschrieben wurden, läßt sich keine verläßliche Langzeitprognose stellen.

Die *Behandlung* wird mit Prednisongaben (2 mg/kg/Tag) eingeleitet. Meist spricht die Katze hierauf gut an, und Prednison kann abwechselnd und in fallender Dosierung gegeben werden, bis eine niedrige Dauerdosis erreicht ist. Gelegentlich muß man von Prednison auf Dexamethason umschalten. Azathioprin ist selten erforderlich.

In der Literatur finden sich Berichte über *Goldtherapie* (Aurothiogluconat, Solganol®, Schering) bei Autoimmunkrankheiten. Die Dosierung muß zuvor ausgetestet werden, indem man zunächst zweimal mit einer Woche Pause eine Testdosis von 1 bzw. 2 mg Aurothiogluconat intramuskulär injiziert. Wenn die Katze das gut verträgt, kann auf die normale therapeutische Dosis von 1 mg/kg/Woche übergegangen werden. Hat sich der Zustand stabilisiert, können die Injektionen auf einmal monatlich reduziert werden. Anfänglich müssen die Nierenfunktion und der Harnstatus wöchentlich kontrolliert werden, bevor die Injektion erfolgt. Todesfälle nach Goldtherapie sind bekannt. Die *Nebenwirkungen* umfassen Dermatitis, Glomerulonephritis, veränderte Blutwerte, Thrombozytopenie und allergische Reaktionen.

13.5.2. Systemischer Lupus erythematodes (SLE)

Diese ziemlich merkwürdige Autoimmunerkrankung beschränkt sich nicht auf die Haut, sondern erstreckt sich auch auf andere Organe. Eine genetische Veranlagung, Virusinfektionen und immunologische Störungen tragen zur noch undeutlichen Ätiologie dieser Erkrankung bei. Bei der Katze wurde bisher keine Rassen-, Geschlechts- oder Altersdisposition festgestellt. Zirkulierende Immunkomplexe mit Komplementaktivierung liegen den pathologischen Veränderungen zugrunde. Sonneneinstrahlung führt zur Verstärkung der Symptome.
Das *klinische Bild* ist durch Glomerulonephritis, Polyarthritis, autoimmunhämolytische Anämie, Thrombozytopenie, Panzytopenie, Hautveränderungen und Stomatitis gekennzeichnet. Die Hautveränderungen variieren stark: Haarlosigkeit, Krusten, Erosionen, Hyperkeratose, Pigmentverlust und/oder Paronychie. Die Katzen machen einen allgemein kranken Eindruck mit Fieber und Dehydratation, sind passiv und zeigen eine Lymphadenopathie.
Die *Diagnose* ist nicht einfach zu stellen. Das klinische Bild, die Blutuntersuchung, histopathologische Befunde und die Immunfluoreszenz von Hautbioptaten können zur Diagnose beitragen. Proteinurie, Leukozytose, Anämie, Thrombozytopenie, positive Titer antinukleärer Antikörper (ANA) und ein Test auf Lupus-erythomatodes-(Le)-Zellen stützen die Wahrscheinlichkeitsdiagnose. Ein negativer ANA-Titer schließt die Diagnose SLE keinesfalls aus, während ein positiver Befund sie wahrscheinlicher macht. Der LE-Zell-Test ist selten positiv und gibt beim selben Tier wechselnde Resultate. Die *histologischen* Befunde an Hautbioptaten geben den entscheidenden Hinweis. Eine hydropische Degeneration der Basalzellen mit einer Interface-Dermatitis, die sich auch auf die Haarfolikel erstrecken kann, und dyskeratotische Zellen werden beobachtet, ferner Spaltbildung unter der Basalmembran und Pigmentinkontinenz. Man sieht Immunfluoreszenz an der Basalmembran (Lupus-Band), wenn Anti-IgG- und Anti-Komplement-Konjugate verwendet werden. *Differentialdiagnostisch* kommen Überempfindlichkeit gegenüber bestimmten Medikamenten, Pemphigus, Dermatomykose, feline Leukämie, Demodikose, Nahrungsmittelallergien, Hauttumoren und toxische epidermale Nekrolyse in Betracht. Die *Prognose* ist vorsichtig zu stellen und hängt vom Erkrankungsstadium ab.
Zur *Therapie* wird Prednison in immunsuppressiven Dosen (2 mg/kg/Tag) verwendet und, falls nötig, eine symptomatische Therapie eingeleitet. Azathioprin kann als Zytostatikum angewendet werden, falls Prednison allein nicht ausreicht. Die Dosierung sollte bei der Katze 0,25 mg/kg nicht überschreiten. Azathioprin kann lebensgefährliche Nebenwirkungen wie Leberschädigung, Knochenmarkdepression und neurologische Erscheinungen nach sich ziehen. Falls dieses Präparat verwendet wird, sollte man wenigstens einmal pro Monat Leberenzyme und Knochenmarkfunktionen kontrollieren.

Diskoider Lupus erythematodes. Der diskoide Lupus erythematodes (DLE) ist eine gutartige Variante des systemischen Lupus erythematodes und beschränkt sich auf *Hautveränderungen*. DLE ist eine seltene Dermatose ohne Rassen-, Geschlechts- oder Altersdisposition. Nach Sonneneinstrahlung verstärken sich die Symptome. Die auftretenden Antikörper richten sich gegen die Basalmembran, wobei es unter ihr zur Spaltbildung kommt. Die Katze zeigt folgende Symptome: Erythem, Alopezie, Schuppen, Krusten, Bläschen und Erosionen. Die Läsionen beschränken sich auf die Ohren, die Nase und das Gebiet um die Augen. Sie können am Kopf *Schmetterlingsform* annehmen. Die Tiere machen meist klinisch keinen kranken Eindruck, haben kein Fieber und wechselnden Juckreiz. Selten verläuft die Krankheit progredient.

Die *Diagnose* wird anhand der Anamnese und des klinischen Befundes gestellt. Endgültig ist die Diagnose erst nach histopathologischer Untersuchung und Immunfluoreszenzuntersuchung der Hautbioptate. Die Resultate beider Untersuchungen ähneln denen bei SLE; antinukleäre Antikörper fehlen.

Differentialdiagnostisch sollte man an systemischen Lupus erythematodes, Demodikose, Dermatomykose, bakterielle Follikulitis, Pemphigus erythematosus, Pemphigus foliaceus, *Notoedres-cati*-Infektion und Neoplasien denken. Die *Prognose* ist günstig, obwohl oft eine lebenslange Therapie erforderlich ist.

Therapeutisch werden anfänglich Tagesdosen von 1 bis 2 mg/kg Prednison verabreicht. Hat die Erkrankung ein bestimmtes Stadium erreicht, so kann man jeden zweiten Tag Prednison applizieren und die Dosis verringern, bis eine minimale Erhaltungsdosis erreicht ist. Sonnenlicht sollte vermieden werden. Eine lokale Therapie mit corticosteroidhaltigen Salben kann zu Reizungen führen. Die Tiere lecken und putzen sich solange, bis die Salbe entfernt ist und können dadurch Sekundärläsionen verursachen.

13.6. Allergien

Allergien sind Überempfindlichkeitsreaktionen eines sensibilisierten Organismus, die Krankheitserscheinungen nach sich ziehen. GELL und COOMBS haben 1963 vier immunologische Reaktionsmuster beschrieben, die sich klinisch jedoch nicht streng trennen lassen.

Typ I: anaphylaktische Reaktionen vom Soforttyp. Nach Bindung des vollständigen Antigens mit Reaginen (IgE/IgGd) auf der Mastzelle und/oder dem basophilen Granulozyten kommt es zur Ausschüttung von Entzündungsmediatoren. Atopie und Schock sind zwei Beispiele dieses Typs.

Typ II: zytotoxische Reaktionen. Nach Anheftung von Antikörpern (IgG/IgM) an antigene Determinanten der Zellmembran oder Adsorption von freiem Antigen an eine Gewebekomponente kommt es, mit oder ohne Mitwirkung von Komplement, zu einer Zerstörung der Zelle. Kälteagglutination und Pemphigus sind Beispiele dieses Typs.

Typ III: Immunkomplexreaktionen. Das vollständige Antigen bildet mit IgG Immunkomplexe, die Komplement aktivieren können. Immunkomplexe ziehen Neutrophile an und setzen Mediatoren frei, die eine Entzündung oder Gewebszerstörung verursachen. Eine lokale Reaktion des Typs III ist das Arthus-Phänomen. Leishmaniasis und Serumkrankheit sind hierfür Beispiele.

Typ IV: Überempfindlichkeitsreaktionen vom Spättyp. Inkomplette Antigene (Haptene) bilden zusammen mit Gewebsproteinen ein komplettes Antigen. Es kommt zur Sensibilisierung von T-Lymphozyten. Bei wiederholtem Kontakt werden aus Makrophagen Mediatoren freigesetzt, die Leukozyten anziehen. Die Kontaktallergie ist ein bekanntes Beispiel dieses Typs.

13.6.1. Nahrungsmittelallergie

Nahrungsmittelallergien sind von der Jahreszeit unabhängige Hauterkrankungen mit Juckreiz. In der Literatur werden Häufigkeiten zwischen 1 und 30% berichtet. Es gibt keine Rassen-, Geschlechts- oder Altersdisposition. Bevor die Nahrungsmittelallergie auftritt, können die Tiere schon monatelang dasselbe Futter verabreicht bekommen haben. Es ist unklar, welcher Typ der Überempfindlichkeitsreaktion hier eine Rolle spielt, wahrscheinlich die Typen I, II und IV. Als *Symptome* kommen miliare Dermatitis, umschriebene Ulzera am Hals und Nacken, Alopezie mit ausgeprägter Schuppenbildung (Abb. 13.11.) sowie Konjunktivitis vor. Nur in etwa 10% der Fälle werden auch Magen-Darm-Störungen diagnostiziert.

Die *Diagnose* ist nur ex juvantibus verläßlich zu stellen: hypoallergene *Diät* während sechs Wochen. In dieser Zeit sollte man nur gekochtes Lammfleisch an die Katze verfüttern, notfalls auch Lammherz, sowie Herz und Fleisch älterer Schafe. Befinden sich mehrere Katzen im Haushalt, so sollten auch die anderen Tiere dieses Futter erhalten. Wenn man den Patienten einsperrt, können Verhaltensstörungen mit häufigem Lecken die Folge sein. Die

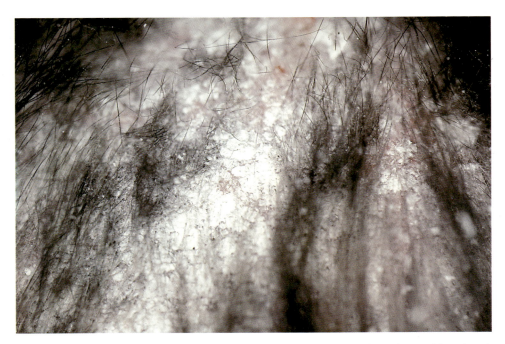

Abb. 13.11. Nahrungsmittelallergie. Detailaufnahme des Rückens einer Perserkatze. Alopezie mit ausgeprägter Schuppenbildung.

Katze darf während der Beobachtungszeit nichts anderes als diese Diät und Wasser erhalten. Ein Schluck Milch oder ein Löffelchen Schlagsahne machen die ganze Diät zunichte. Während der ersten zehn Tage sieht man keine Besserung, erst in der dritten Woche nehmen die Symptome ab. Es gehört zur diagnostischen Ermittlung, daß der hypoallergenen Diät eine Provokationsdiät folgt. Diese besteht aus dem ursprünglichen Futter, das der Katze vor der Eliminationsdiät verabreicht worden ist. Bei Nahrungsmittelallergien kehren die Symptome in wenigen Stunden bis Tagen zurück. Danach verabreicht man wiederum die hypoallergene Diät, bis die Haut zur Ruhe gekommen ist. In der Folge können handelsübliche Diäten ausprobiert werden. Wenn die Katze hierauf gut anspricht, hat dies den Vorteil, daß es sich um eine komplette Diät handelt. Sollte der Patient auf mehrere handelsübliche Diäten schlecht ansprechen, so bleibt nichts anderes übrig, als eine hausgemachte Diät anzubieten. In diesem Fall muß vor allem auf einen ausreichenden *Tauringehalt* im Futter geachtet werden, da der Taurinmangel zu bleibender Blindheit führt. Diesem kann vorgebeugt werden, indem man der Diät täglich einen halben Teelöffel Muschelsaft (aus der Konserve) hinzufügt. Bei der Feststellung einer Nahrungsmittelallergie kann man von der Blutuntersuchung und Hautbiopsie keine weitere diagnostische Information erwarten. Intradermalteste mit Nahrungsmittelallergenen sind nicht zuverlässig. Chemische Einflüsse wie Kochen und die Salzsäure des Magens führen zu einer Änderung der Nahrungsmittelproteine.
Differentialdiagnostisch sollte man auf Flohbefall und Flohallergie, Dermatomykose, Cheyletiellose, *Notoedres-cati*-Infektion, Befall mit *Trombicula autumnalis*, bakterielle Follikulitis, idiopathische miliare Dermatitis, Atopie, Überempfindlichkeit gegenüber manchen Medikamenten, Neurodermatose und Darmparasiten achten. Die *Prognose* ist sehr gut. Bei der *Therapie* sollte man nur vermeiden, der Katze ein bestimmtes Handelsfutter anzubieten. Manche Fälle erfordern ein selbsthergestelltes, bilanziertes Futter. Nahrungsmittelallergien reagieren kaum auf eine Corticosteroidtherapie.

13.6.2. Arzneimittelüberempfindlichkeit

Arzneimittelüberempfindlichkeit oder Idiosynkrasie ist eine ziemlich seltene Hauterkrankung. In der Literatur gibt es nur wenige Fälle, für die die Ätiologie bewiesen ist, da ein solcher Beweis nur sehr schwer angetreten werden kann. Wegen der heftigen Überempfindlichkeitsreaktionen wurde selten eine Provokation versucht. Es gibt keine Rassen-, Geschlechts- oder Altersdisposition. Wahrscheinlich spielen alle *vier immunologischen Reaktionstypen* eine Rolle, wobei sowohl lokale und parenterale als auch inhalative Pharmakagaben als Auslöser in Frage kommen. Eine Unzahl von Medikamenten wird in der Literatur angeführt, eigentlich kann jedes Arzneimittel oder jeder Impfstoff zu einer solchen Reaktion führen. Vielfältige Symptome wie Haarausfall, Erythem, Papeln, miliare Dermatitis sowie Bläschen und Schleimhautulzera wurden beschrieben. Juckreiz kann vorkommen. Der Allgemeinzustand der Tiere kann stark beeinträchtigt sein, tödliche Erkrankungen wurden beschrieben.
Die *Diagnose* wird anhand der Anamnese und durch Ausschluß anderer Dermatosen gestellt, wobei Hautgeschabsel, Anzüchtungsversuche auf Bakterien und Pilze, Blutuntersuchung und Hautbiopsien herangezogen werden. Eine Blutuntersuchung gibt einen Eindruck von der Schwere der Erkrankung; hierzu sollten auch Leberenzyme, Harnstoff, Kreatinin, der Hämatokrit und die Leukozyten bestimmt werden. Praktisch alle Hauterkrankungen kommen differentialdiagnostisch in Frage. Die *Prognose* ist zweifelhaft. Wird eine Arzneimittelal-

lergie vermutet, so sollte zunächst mit der Medikation aufgehört werden. Corticosteroide und Antihistaminika werden verwendet, um einen drohenden Schock zu vermeiden. Notfalls kann Flüssigkeitsersatz intravenös erfolgen. Durch regelmäßige Blutuntersuchungen verschafft man sich einen Eindruck vom Status der Leber und der Niere. Bei solchen Patienten sollten chemisch verwandte Arzneimittel künftig vermieden werden.

13.6.3. Toxische epidermale Nekrolyse (TEN)

Die toxische epidermale Nekrolyse ist durch eine fokale oder generalisierte *Nekrose der Epidermis* als Folge von Medikamenten, systemischen Erkrankungen oder weiteren, noch unbekannten Ursachen gekennzeichnet. Die Erkrankung ist selten und zeigt keine Rassen-, Geschlechts- oder Altersdisposition.

Die *Pathogenese* ist unklar. Aufgrund histologischer und immunpathologischer Befunde wird an eine Schädigung der Basalzellen gedacht. Die Reaktion kann sich als Folge einer Medikation oder nach systemischen Infektionen einstellen, wie z. B. bei Leukämie und vielleicht durch Staphylokokkentoxine. Beim Menschen wird etwa die Hälfte der Fälle durch Arzneimittel ausgelöst.

Klinisch ist ein beeinträchtigtes Allgemeinbefinden mit Fieber, Abgeschlagenheit und Appetitlosigkeit festzustellen. Die Katzen können besonders schmerzempfindlich sein. Hautveränderungen kommen am ganzen Körper vor. Ein Erythem, das in Nekrose und später in Ulzeration der gesamten Epidermis übergeht, kennzeichnet diese Erkrankung. *Abheben* der abgestorbenen Epidermis läßt sich oft beobachten. Das Nikolsky-Zeichen ist positiv: Ein geringfügiges Trauma führt in wenigen Minuten zu Erythem und Blasenbildung. Die Diagnose wird aufgrund des klinischen Bildes und histologisch (Hautbiopsie) gestellt; man sieht eine Nekrose der gesamten Epidermis mit Spaltbildung an der Basalmembran (Abb. 13.12.) und ein positives Nikolsky-Phänomen.

Differentialdiagnostisch muß an Neoplasien, Entzündungen mit Exsudatbildung, Verätzungen durch Säuren und Laugen und an Brandwunden gedacht werden. Die *Therapie* besteht in einer Bekämpfung der Symptome. Intravenöse Zufuhr von Flüssigkeit und das Wiederherstellen des Elektrolytgleichgewichts können lebensrettend sein. Corticosteroide können zur Suppression der allergischen Reaktion verwendet werden, jedoch kann jedes Medikament seinerseits wiederum eine allergische Reaktion hervorrufen. Natürlich muß zuallererst die medikamentelle Behandlung abgesetzt werden. Es muß zwar zur diagnostischen Absicht gehören, die zugrunde liegende Erkrankung festzustellen, doch ist das Resultat meist enttäuschend. Die *Prognose* ist schlecht.

13.6.4. Kontaktdermatose

Kontaktdermatosen sind bei der Katze selten. Bisher gibt es keine Beschreibung von Fällen, in denen die Diagnose mit einem Klebetest bestätigt worden wäre. Es scheint auch keine Rassen-, Geschlechts- oder Altersdisposition zu geben. Diese Allergie gehört zum Typ IV. Auch eine Reaktion des Typs I kann nach Literaturangaben eine Rolle spielen. Die *klinischen Symptome* beinhalten Erythem, Krusten und geschwürige Veränderungen, wobei in fast allen Fällen Juckreiz vorhanden ist. Die unbehaarte Haut ist zuerst betroffen. Nur Flüssigkeiten können auch behaarte Haut erreichen und diese angreifen. Die Haut der Pfoten

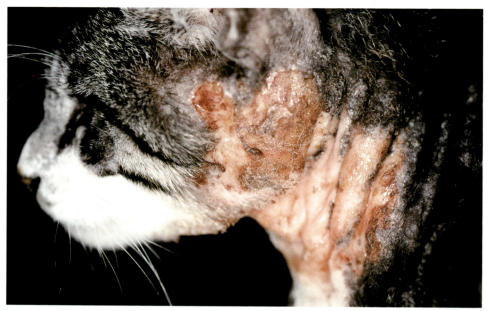

Abb. 13.12. Toxische epidermale Nekrolyse. Die Epidermis ist bis auf die Basalmembran abgestorben und verschwunden.

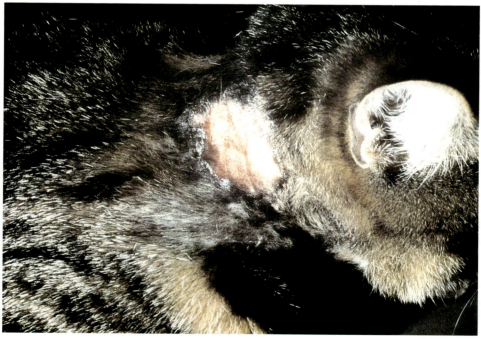

Abb. 13.13. Reizung durch Flohhalsband. Dieses kann außer streifiger Ulzeration auch eine diffuse Dermatose verursachen.

(nicht der Ballen), des Unterbauchs, der ventralen Schwanzseite, der Ohrinnenseite, des Kinns und des Skrotums sind bei der Katze bevorzugte Lokalisationen. Ein bekanntes Beispiel ist die Kontaktdermatose des Flohhalsbandes (Abb. 13.13.) allerdings können auch lokal applizierte Medikamente wie Salben und alkoholische Lösungen zu Kontaktdermatosen führen.
Differentialdiagnostisch muß eine Dermatitis als Folge einer anderen Reizung ausgeschlossen werden. Die Diagnose kann man nur mittels eines Klebetests oder durch Ausschluß eines vermuteten Agens bzw. Provokation der Erkrankung mit diesem Agens stellen. Der *Klebetest* ist nicht standardisiert, es gibt keine handelsüblichen veterinärmedizinischen Testbestecke. Schließlich trägt die Katze selbst dazu bei, den Test mißlingen zu lassen. Die induzierte allergische Reaktion zeigt sich als Erythem, Papeln und manchmal Krusten innerhalb von 24 bis 72 Stunden. Erstreckt sich die Reaktion auf ein größeres Gebiet als das applizierte Allergen, so kann von einer allergischen Reaktion die Rede sein. In den übrigen Fällen ist eine Hautreizung am wahrscheinlichsten.
Die *Prognose* ist bei Auffinden und Eliminieren des auslösenden Agens sehr gut. Die Alternative ist eine lebenslange Corticosteroidbehandlung.
Die *Therapie* muß darauf abzielen, die ursächlichen Allergene aus der Umgebung der Katze zu entfernen. Oft ist dies nicht möglich, dann ist die Behandlung mit Corticosteroiden in einer Anfangsdosis von 1 bis 2 mg/kg/Tag eine gute Alternative. Sobald die Krankheitserscheinungen verschwinden, kann man jeden zweiten Tag mit fallender Dosierung behandeln. Die Katze neigt – im Gegensatz zum Hund – bei Corticosteroidbehandlung weniger zu Nebenwirkungen.

13.6.5. Flohallergie

Die Flohallergie ist bei der Katze die häufigste aller Allergien. Schätzungsweise hat mehr als die Hälfte der Patienten mit *miliarer Dermatitis* eine Flohallergie. Überempfindlichkeitsreaktionen des Typs IV, aber auch des Typs I wurden identifiziert. Man weiß noch nicht, ob der Speichel des Flohs ein oder mehrere Allergene enthält. Kreuzreaktionen zwischen Speichel von *Ctenocephalides felis, Ctenocephalides canis* und *Pulex irritans* sind nachgewiesen worden. Bei der Flohallergie ist eine Rassen- oder Geschlechtsdisposition unbekannt, jedoch treten Symptome zuerst bei Katzen im Alter von 3 Jahren auf. Das Krankheitsbild kommt sowohl saisonal als auch während des ganzen Jahres vor. *Symptomatisch* ist eine miliare Dermatitis mit Juckreiz; es handelt sich um eine papulokrustöse Dermatitis, die vom Nacken oder von der Schwanzwurzel ausgeht und sich über den ganzen Rücken ausbreitet.
Man stellt die *Diagnose* auf der Basis der Anamnese, der klinischen Symptome und differentialdiagnostischer Erwägungen. Die Histologie zeigt ein unspezifisches Bild einer Entzündung der Dermis mit vielen eosinophilen Granulozyten. Oft wird auch im Blut Eosinophilie angetroffen. Der Intradermaltest ist nicht zuverlässig.
Bei der *Differentialdiagnose* muß man an Cheyletiellose, Dermatomykose, Nahrungsmittelallergien, bakterielle Follikulitis, Autoimmunerkrankungen, *Notoedres-cati*-Infektionen, *Otodectes-cynotis*-Infektionen, Arzneimittelüberempfindlichkeit, Neurodermatose und eine idiopathische miliare Dermatitis denken.
Die *Prognose* ist ziemlich gut, obwohl eine lebenslange Behandlung erforderlich ist. Bei der *Therapie* muß die Flohbekämpfung an erster Stelle stehen. Ein Flohstich kann bei einem allergischen Tier Jucken und Reizung verursachen, die fünf Tage lang anhalten. Deshalb sind

Corticosteroide unerläßlich (Anfangsdosierung: 1–2 mg/kg). Nach einigen Tagen behandelt man im zweitägigen Rhythmus mit fallender Dosierung. Desensibilisierungsversuche waren enttäuschend: Die kleinen Tierzahlen und die relativ kurze Dauer der Hyposensibilisierung erfordern weitere Untersuchungen. Von einer längeren Anwendung hochdosierter Progestagene muß im Hinblick auf die vielen Nebenwirkungen abgeraten werden (siehe dort).

13.6.6. Atopie

Die Atopie ist eine allergische Dermatose auf genetischer Basis, bei welcher der Patient durch Inhalieren von in der Umgebung vorhandenen Allergenen sensibilisiert wird. Obwohl IgE bei der Katze bislang nicht beschrieben worden ist, sieht man in letzter Zeit immer häufiger Katzen mit diesem Krankheitsbild. Bislang ist keine Rassen- oder Geschlechtsdisposition nachgewiesen worden. Die vorgestellten Tiere befinden sich in einem Alter zwischen 6 Monaten und zwei Jahren.

Das *Erscheinungsbild* ist durch erosive, krustige Flecken am Kopf, Hals, Nacken und an den Gliedmaßen und/oder eine miliare Dermatitis mit Juckreiz gekennzeichnet (Abb. 13.14.). Das Blutbild zeigt häufig Eosinophilie. Bei histologischer Untersuchung sieht man eine exsudative, manchmal perivaskuläre Dermatitis mit viel Eosinophilen und Mastzellen. Akanthose und Hyperkeratose kommen als Sekundärveränderungen häufig vor.

Die *Diagnose* gründet sich auf die folgenden Befunde: das Lebensalter bei erstem Auftreten, die Lokalisation der Läsionen, das histologische Bild, die eventuell vorliegende Eosinophilie

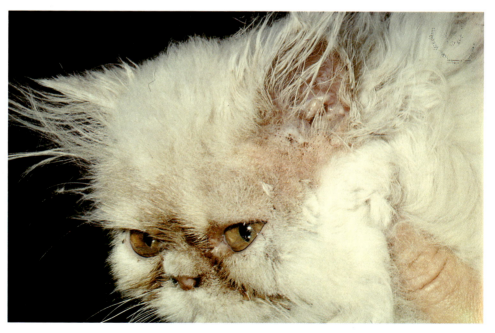

Abb. 13.14. Atopie. Europäische Kurzhaarkatze mit Erosionen und Krustenbildung im präaurikularen Gebiet.

und die Wirkungslosigkeit einer hypoallergenen Diät. Auch intensive Flohbekämpfung führt bei diesen Tieren nicht zu einer Besserung. Intradermalteste können auch bei der Katze durchgeführt werden, die Resultate lassen sich jedoch nicht reproduzieren, und der Test ist schwer abzulesen. Die stark umschriebenen, ödematösen Schwellungen als Folge der allergischen Reaktionen sind nur undeutlich und zeigen nicht das für den Hund so charakteristische Erythem. Weitere Untersuchungen auf diesem Gebiet sind wünschenswert.

Zur *Differentialdiagnose* müssen Flohbefall, Flohallergie, Dermatomykose, Nahrungsmittelallergie, bakterielle Follikulitis, miliare Dermatitis, *Notoedres-cati-* Infektionen, *Otodectes-cynotis*-Befall, Arzneimittelüberempfindlichkeit, Autoimmunkrankheiten und Neoplasien in Betracht gezogen werden.

Die *Prognose* hängt von dem Ansprechen auf die Medikation ab, denn nicht alle Katzen reagieren auf die nachstehend beschriebene Therapie. Das liegt daran, daß die erforderliche Prednisondosis unterschiedlich sein kann und manche Katzen zwar auf Dexamethason, nicht aber auf Prednison ansprechen.

Zur *Therapie* wird Prednison in einer Anfangsdosis von 1 bis 2 mg/kg eingesetzt. Bei Abnahme des Juckreizes kann das Medikament jeden zweiten Tag und in fallender Dosis verabreicht werden. Auch Progestagene führen bei solchen Tieren zu einer Abnahme des Juckreizes, jedoch muß wegen der vielen Nebenwirkungen dieser Präparate (siehe dort) von einer Langzeittherapie abgeraten werden. Über Hyposensibilisierung bei der Katze ist wenig bekannt, weitere Untersuchungen sind erwünscht. Antihistaminika, z. B. Feniraminmaleat (2mal täglich 2 bis 4 mg pro Katze), führen bei einem kleinen Prozentsatz der Patienten zu einem Sistieren des Juckreizes.

13.7. Eosinophiler Granulom-Komplex (EGC)

Krankheitsbilder dieser Gruppe führen zu Veränderungen der Haut und Mundschleimhaut der Katze. Wie üblich, sollen hier das eosinophile Ulkus, eosinophile Plaques und das lineare Granulom gemeinsam behandelt werden, wobei zweifelhaft ist, ob diese Trennung korrekt ist. Nicht selten leidet ein Patient an verschiedenen Kombinationen dieser Erkrankungsbilder.

Das **eosinophile Ulkus** prominiert als eine scharf umschriebene, rotbraune, haarlose, exsudative, nekrotische Läsion. Ihre Ursache ist unbekannt. In der Literatur finden sich viele Spekulationen über die Pathogenese, wobei Viren, Bakterien, Pilze, traumatische Einflüsse, Allergien, psychogene Einflüsse, erbliche Anlagen, eine Reizung seitens der Zähne und/oder Zungenpapillen und Hyperreaktivität auf Keratin diskutiert werden. Aus dieser Aufzählung läßt sich ablesen, daß die Ätiologie des eosinophilen Ulkus unbekannt ist. Es gibt keine Rassendisposition; es soll bei Katzen zwischen 5 und 6 Jahren am häufigsten vorkommen.

In 80% der Fälle ist die Läsion auf einer oder auf beiden Oberlippen (Abb. 13.15.) oder in der Mundhöhle auf dem Palatum durum anzutreffen. Die Unterlippe und manchmal auch die Mundschleimhaut sind ebenfalls bisweilen betroffen. Das Ulkus verursacht weder Juckreiz noch Schmerzempfindung. Man stellt die *Diagnose* nach dem klinischen Bild und evtl. ergänzenden histologischen Untersuchungen. Eosinophilie kommt im Blut nicht vor, gelegentlich jedoch im Gewebe. Histologisch sieht man eine hyperplastische, ulzerative, perivaskuläre Dermatose der Epidermis und Dermis mit vielen Plasmazellen und mononukleären Leukozyten. Mit Hilfe der Immunfluoreszenz auf Ausstrichen von Blut und Knochenmark-

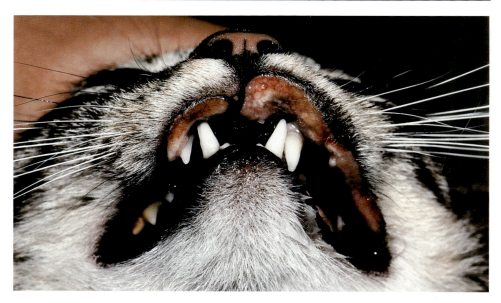

Abb. 13.15. Eosinophiles Ulkus. Oberlippe einer Europäischen Kurzhaarkatze mit ausgedehnter bilateraler Geschwürsbildung.

punktat fand ein Autor bei 90% der Patienten einen positiven FelV-Test. Ätiologisch sollte auf das feline Immundefizienzvirus geachtet werden.

Die *Differentialdiagnose* muß Neoplasien (Plattenepithelkarzinome) ausschließen. Die Prognose ist zweifelhaft und richtet sich eher nach dem Stadium der Läsion als nach ihrer Größe, Lokalisierung und Dauer.

Stadium 1: Therapie hat zuvor nicht stattgefunden.
Stadium 2: Eine früher eingeleitete Therapie war erfolgreich und hat zu vollständigem Rückgang der Läsion geführt; man sieht also das Rezidiv.
Stadium 3: Eine frühere Behandlung war erfolglos.

Die Erfahrung lehrt, daß eine Genesung im Stadium 2 und 3 bei etwa der Hälfte der Fälle vorkommt. Für Stadium 1 gilt ein noch höherer Prozentsatz.

Zur *Behandlung* bevorzugt man 2 mg/kg Prednison, das oral verabreicht wird, bis die Läsion zurückgegangen ist. Prednisolonsuspensionen müssen angefertigt werden, sie können eine Langzeitbehandlung erleichtern. Alternativen sind Metyhlprednisolon (2 mg/kg per injectionem). Reagiert die Katze hierauf nicht, so läßt sich die Dosis auf 5 mg/kg steigern, wobei eine Kombination mit Kryotherapie erwogen werden sollte. Hierzu bringt man die Katze in Vollnarkose und behandelt die Läsion zweimal je eine Minute lang. Läsionen auf dem harten Gaumen werden nicht kryotherapeutisch behandelt; hierzu eignet sich evtl. eine chirurgische Exzision. Schließlich wird in der Literatur die Lasertherapie genannt, deren Erfolg sich jedoch wegen der kleinen Patientenzahl nicht einschätzen läßt (s. a. 14.3.3.).

Eosinophile Plaques. Eosinophile Plaques sind umschriebene, erhabene Läsionen, deren Pathogenese nicht genau bekannt ist. In der neueren Literatur werden Allergie und Neuro-

dermatose als Ursachen erwähnt. Eine Rassen-, Geschlechts- oder Altersdisposition gibt es nicht.
Das hervorstechende Symptom ist der heftige Juckreiz. Läsionen können am ganzen Körper vorkommen (Abb. 13.16.), in 80% der Fälle sieht man sie am Unterbauch und an den Oberschenkelinnenflächen. Gelegentlich werden Plaques auch in der Mundhöhle beobachtet. Die Haut ist gerötet, leicht erhaben, feucht und als Folge des dauernden Leckens haarlos. Die *Diagnose* wird anhand der Anamnese des klinischen Bildes und der Histologie einer Hautprobe gestellt. Das Blutbild zeigt fast immer eine Eosinophilie; im histologischen Präparat dominiert die Entzündung mit vornehmlich eosinophilen Granulozyten (Abb. 13.17.) und Mastzellen; letztere können das Bild so beherrschen, daß nur die Morphologie eine Unterscheidung vom Mastozytom erlaubt.
In der jüngsten Literatur werden *differentialdiagnostisch* Nahrungsmittelallergien, Flohallergie, Atopie, Neurodermatose und Neoplasien erwähnt. Die *Prognose* ist ziemlich gut, aber Rezidive kommen vor. Die Therapie beginnt mit dem Ausschluß von Allergien und einer gründlichen Flohbekämpfung. Verschwinden die Plaques durch diese Maßnahmen nicht, so sind Corticosteroide indiziert (siehe eosinophiles Ulkus).

Lineares Granulom. Unter einem linearen Granulom wird eine streifige Läsion verstanden, die fast immer an der Kaudalseite eines oder beider Hinterbeine vorkommt. Man trifft diese Erkrankung vor allem bei jungen Katzen, bei weiblichen etwa doppelt so häufig wie bei Katern. Eine Rassendisposition gibt es nicht. Das lineare Granulom ist oft ein Zufallsbefund; Eosinophilie des Blutes ist nicht beobachtet worden.
Die *Diagnose* wird anhand des klinischen Bildes und histologisch (Hautbiopsie) gestellt. Die Läsion ist scharf begrenzt, erhaben, fühlt sich derb an und ist einige mm breit und mehrere cm lang. Bisweilen ist die Läsion auch im Mund lokalisiert; in diesen Fällen sieht man Eosinophilie sowohl im Blutausstrich als auch im Gewebe. *Histologisch* fällt Degeneration des Kollagens mit pyogranulomatösen Entzündungsreaktionen oder Kollagenolyse in der Dermis auf. Beginnende lineare Granulome müssen differentialdiagnostisch von eosinophilen Plaques unterschieden werden. Im Frühstadium kann die *Behandlung* durch chirurgische Entfernung der ganzen Läsion erfolgen. Ist diese jedoch hierfür zu groß, sind Corticosteroide indiziert (zur Dosierung siehe eosinophiles Ulkus). Eine Nahrungsmittelallergie sollte mit Hilfe einer hypoallergenen Diät ausgeschlossen werden.

13.8. Plasmazelluläre Pododermatitis

Dieses Krankheitsbild ist durch eine Schwellung und gelegentlich Ulzeration der Ballen definiert. Ihre Ursache ist unbekannt, manche Autoren denken an eine immunologische Ätiologie. Es gibt keine Rassen-, Geschlechts- oder Altersdisposition. Die *Abweichungen* betreffen meist die Ballen der Metacarpalia und Metatarsalia, aber auch ein oder mehrere Zehenballen können beteiligt sein (Abb. 13.18.). Auf die Schwellung folgen Ulzeration und Granulombildung; in diesem Stadium ist die Erkrankung für die Katze schmerzhaft.
Die *Diagnose* gründet sich auf das klinische Bild und das histologische Präparat. Dieses zeigt eine diffuse Dermatose mit sehr viel Plasmazellen in der gesamten Dermis und Subkutis. Die Entzündung ist bakteriologisch steril, in Einzelfällen wurden positive ANA-Titer festgestellt. *Differentialdiagnostisch* sollte man an infektiöse Ursachen, Neoplasien, das eosinophile

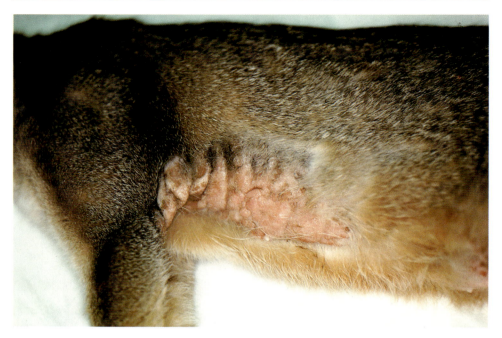

Abb. 13.16. Eosinophile Plaques. Abessinierkatze mit gut abgegrenzter Achselläsion.

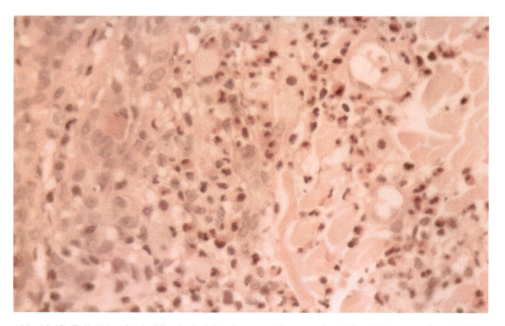

Abb. 13.17. Fall Abb. 13.16.: Histologisch ist ein ausgedehntes eosinophiles Infiltrat zu sehen (A. WILLEMSE).

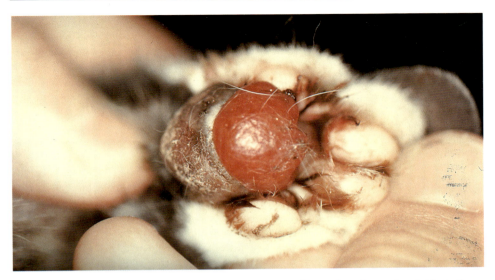

Abb. 13.18. Plasmazelluläre Pododermatitis. Granulomatöse Entzündung des großen Sohlenballens.

Granulom, Autoimmunerkrankungen und Kontaktdermatosen denken. Die *Prognose* sollte vorsichtig gestellt werden. Eine angemessene *Behandlung* gibt es nicht. Antibiotika und Corticosteroide haben wenig Erfolg. Man kann chirurgisch eingreifen mit dem Risiko auf Rezidive. Auch die Goldtherapie wird in der Literatur erwähnt, jedoch sind die Patientenzahlen für eine Beurteilung des Therapieerfolgs zu klein. Aus dieser Beschreibung muß geschlossen werden, daß über die plasmazelluläre Pododermatitis der Katze wenig bekannt ist.

13.9. Alopezie

Das Symptom Alopezie kann viele Ursachen haben. Man unterscheidet vier Gruppen:

1. primär endokrine Ursachen,
2. primär „psychogene" Ursachen (die Katze leckt und beißt sich kahl),
3. kongenitale und erbliche Ursachen,
4. sekundäre Ursachen als Folge von Dermatose und/oder Juckreiz.

Der Anamnese kommt für die Diagnose die größte Bedeutung zu. Zentral steht die Frage, ob die Katze sich mehr als normal putzt. Das weiß der Besitzer oft selbst nicht; die Katze kann sich nämlich immer gerade dann putzen, wenn der Besitzer abwesend ist, und der Besitzer bringt häufiges Putzen nicht mit Juckreiz in Zusammenhang. Andere Hauterkrankungen können gleichzeitig vorliegen und Haarlosigkeit zur Folge haben. Das Ansprechen der Katze auf schon eingeleitete Therapien kann hilfreich sein.

In Gruppe 1 fällt die feline endokrine Alopezie und in Gruppe 2 die Neurodermatose; die beiden letztgenannten Gruppen werden an anderer Stelle behandelt.

13.9.1. Feline endokrine Alopezie

Dies ist ein seltenes Krankheitsbild, das zu häufig diagnostiziert wird. Es kommt bei (kastrierten) Katern häufiger vor als bei Katzen. Seine *Ätiologie* ist unbekannt, man kann sich sogar fragen, ob es sich um ein selbständiges Krankheitsbild handelt. Zur Zeit weiß man nicht mehr, als daß es um eine Alopezie mit typischer Verlaufsform, gelegentlich mit Juckreiz, geht.

Die *klinischen Symptome* beginnen mit spontanem Haarverlust, der am Bauch und Oberschenkel beginnt und den gesamten Hinterkörper erfassen kann. Es kommt gelegentlich zu ganz seltsamen Mustern des Haarausfalls.

Die *Diagnose* stützt sich auf Anamnese und klinisches Bild. Zieht man einige Haare heraus und betrachtet sie mikroskopisch, so sollten keine abgebrochenen Haare sichtbar sein. Das Verhältnis zwischen anagenen und katagenen Haaren (s. normale Haut) läßt keinen Schluß auf eventuelle hormonale Einflüsse zu. Bei einer Katze befinden sich die meisten Haare in der telogenen Phase, wobei das genaue Verhältnis von der Jahreszeit, der Temperatur und der relativen Luftfeuchtigkeit abhängt. Die Menge des im Kot vorhandenen Haares sagt ebenfalls nichts darüber aus, ob die Haare spontan verloren oder ausgezogen worden sind. Auch die Reaktion auf Progestagene ist nicht in der Lage, eine hormonale Genese zu bestätigen oder zu entkräften, da diese Medikamente mehrere Systeme beeinflussen. Der Effekt von Progestagenen erstreckt sich auf die Hemmung von Entzündungen, auf das Verhalten sowie den Hormonspiegel. Bei *histologischer* Untersuchung einer Hautbiopsie sieht man viel Haarfollikel in der katagenen Phase, jedoch keine Entzündung.

Differentialdiagnostisch sollte man bei Vorliegen von Juckreiz an Neurodermatose, Flohallergie, Nahrungsmittelallergie und Atopie denken. Die *Prognose* ist zweifelhaft, oft ist eine lebenslange Medikation erforderlich. Manche Tiere sprechen auf die Therapie überhaupt nicht an. Zur Behandlung hat man die Wahl zwischen Androgenen (12,5 mg Testosteron pro Katze), Estrogenen (0,625 mg Stilbestrol pro Katze) und Progestagenen (2,2–20 mg/kg Progesteron oder 2,5–5 mg Megestrolacetat pro Katze). Man sollte bedenken, daß die Nebenwirkungen der Estrogenbehandlung fatal sein können, indem sie zu einer irreversiblen Knochenmarkdepression führen. Auch Progestagene zeigen Nebenwirkungen (s. dort). Es ist noch die Frage, ob die therapeutischen Risiken die Behandlung dieser Erkrankung rechtfertigen.

13.9.2. Neurodermatose

Unter diesem Begriff versteht man eine Alopezie als Folge eines übermäßigen Putzverhaltens der Katze (Abb. 13.19. und 13.20.). Geschlechts- oder Altersdisposition ist unbekannt, meist erkranken Siamesen und Abessinier, aber auch Mischlinge können *Putzzwang* zeigen. Seine Ursache ist nur schwer zu klären, man denke aber etwa an hinzugekommene Haustiere, Verlust eines Haustieres, Änderungen in der Zusammensetzung der Familie, Gäste, Umzug, Veränderungen in der Wohnungseinrichtung, Änderungen im Tagesablauf, territoriale Einschränkungen, Änderungen in der sozialen Rangordnung und Langeweile.

Man findet Haare, die an der Austrittsstelle aus der Haut abgebrochen sind. Die *Histologie* zeigt eine normale, nicht entzündete Haut mit intakten und aktiven Haarfollikeln. Selten beleckt eine Katze sich so heftig, daß Exkoriationen und Erosionen die Folge sind.

13. Krankheiten der Haut

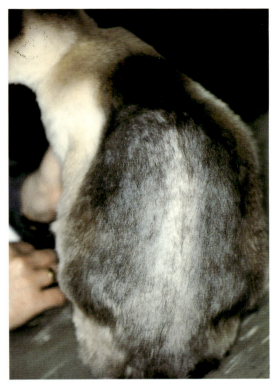

Abb. 13.19. Neurodermatose (Leckdermatose). Das Erscheinungsbild ist vielfältig; meist ist die Haut nicht betroffen, man sieht nur abgenagtes Haar.

Die *Diagnose* wird anhand anamnestischer Erhebungen, des Nachweises abgebrochener Haare nach mikroskopischer Untersuchung und des Ausschlusses anderer Dermatosen durch Hautgeschabsel, Pilzkultur, hypoallergene Diät und evtl. einen Hauttest gestellt. Die Hautbiopsie läßt keine Abweichungen erkennen, das Blutbild zeigt keine Eosinophilie. Das Haarkleid erholt sich, wenn man der Katze einen Halskragen umlegt.

Differentialdiagnostisch denke man an Flohbefall, Flohallergie, Nahrungsmittelallergie, Dermatomykose, Atopie und feline endokrine Alopezie.

Die *Prognose* ist günstig, wenn es gelingt, die Ursache des anomalen Putzverhaltens zu finden; das ist leider nicht immer möglich. Die Therapie muß sich folglich darauf konzentrieren, die Ursache zu finden, was oft nicht möglich ist. Sedativa führen nur zum Erfolg, wenn sie indiziert sind, z. B. Diazepam (2–5 mg pro Katze, 2–3mal täglich) und Phenobarbital (2–25 mg pro Katze zweimal täglich).

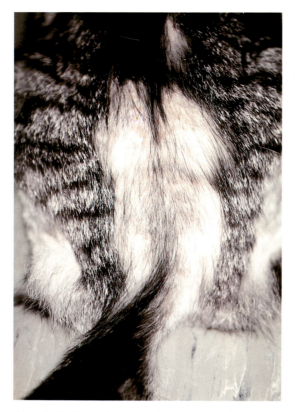

Abb. 13.20. Neurodermatose (Leckdermatose).

13.9.3. Miliare Dermatitis

Die miliare Dermatitis ist kein eigenes Krankheitsbild, eher ein Reaktionsmuster der Haut der Katze. Sie kommt etwa bei 35% aller Hautpatienten vor und ist damit das *häufigste Symptom*. Es gibt keine Rassen-, Geschlechts- oder Altersdisposition. Die *Symptomatologie* ist als papulo-krustöse Dermatose zu beschreiben. Sie beginnt meist am Schwanz oder im Nacken und kann sich dann über den Rücken ausbreiten. Der Juckreiz variiert, gelegentlich ist Alopezie festzustellen. Die *Diagnose* fußt auf dem klinischen Bild. Von allen Patienten werden außer dem entnommenen Hautgeschabsel eine Pilzkultur angesetzt und eine hypoallergene Diät empfohlen, nachdem man eine gründliche Flohbekämpfung eingeleitet hat. Läßt sich die Diagnose nicht stellen, so geht man auf eine symptomatische Therapie über. Das histologische Bild wechselt sehr.

Viele Erkrankungen kommen *differentialdiagnostisch* in Frage: Flohbefall (in 54% der Fälle), Futtermittelallergien, Flohallergie, Atopie, Cheyletiellose, Haarlingsbefall, Dermatomykose, bakterielle Follikulitis, Mangel an Vitamin B und essentiellen Fettsäuren, Darmparasiten, Arzneimittelüberempfindlichkeit, Befall mit *Otodectes cynotis* und *Trombicula autumna-*

lis, Pemphigus foliaceus, eosinophiles Granulom, Neurodermatose und traumatische Dermatose, Kontaktallergien und schließlich die idiopathische miliare Dermatitis. Läßt sich die Ursache exakt ermitteln, so ist die *Prognose* gut, andernfalls ist eine lebenslange Therapie erforderlich. Diese besteht bei idiopathischer miliarer Dermatitis aus Prednisongaben in einer anfänglichen Dosierung vom 2 mg/kg täglich, später in einer Medikation in zweitägigem Abstand mit fallender Dosierung.

13.10. Progestagene

An dieser Stelle seien einige Bemerkungen zur Verwendung von Progestagenen erlaubt. In der Dermatologie gibt es für sie *keine Indikation*. Dennoch haben Progestagene in den letzten Jahren zur Bekämpfung von Hauterkrankungen der Katze an Popularität gewonnen. Nebenwirkungen sind erst in jüngster Zeit bekannt geworden: Gewichtszunahme, Polyphagie, Polyurie, Polydipsie, Trägheit, Verhaltensstörungen, adrenokortikale Suppression, adrenokortikale Atrophie, erniedrigtes Serumcortisol, Hyperglykämie, Hyperlipämie, Hyperinsulinämie, Beeinflussung des Glucosetoleranztests, erhöhte Werte des Wachstumshormons, zystische Endometritis, Pyometra, fibroadenomatöse Hyperplasie des Milchdrüsengewebes bis zu maligner Entartung, reduzierte Spermatogenese, Immunsuppression der kutanen T-Zellen, Hautatrophie, lokale Alopezie, Farbabweichungen des Haarkleids und Xanthomatose (Fettablagerungen). Sieht man diese Vielzahl der Symptome, so erscheint es ratsam, nicht zu schnell Zuflucht bei diesen Mitteln zu suchen. Ihre *Dosierung* sei so niedrig wie möglich. Megestrolacetat: 2,5–5 mg/kg oral, jeden zweiten Tag während 1–2 Wochen, danach einmal in zwei Wochen als Dauerdosierung.
Medroxyprogesteronacetat: 10 bis 20 mg/kg subkutan, alle 3 bis 6 Monate. Die Medikation ist kontraindiziert bei Zuchtkatzen und Deckkatern, während der Trächtigkeit, bei Mammatumoren, Pyometra, Lebererkrankungen, Fettsucht, Zuckerkrankheit und bei nicht ovariohysterektomierten Katzen.

13.11. Neoplasien

Da die Onkologie ein gesondertes Spezialgebiet ist, seien hier nur die häufigsten Hauttumoren behandelt. Bei der Katze sind die meisten Hauttumoren bösartig. Hauttumoren kommen bei Tieren mittleren und höheren Alters verhältnismäßig häufiger vor als bei Jungkatzen. Es handelt sich teils um epitheliale (55%), teils um mesenchymale (45%) Tumoren.

13.11.1. Basaliom

Das Basaliom ist der häufigste Tumor epithelialer Provenienz mit einem meist gutartigen Verlauf. Es gibt keine Rassen- oder Geschlechtsdisposition. Bei älteren Katzen ist diese Tumorform häufiger als bei jungen. Die Basalzellen der Epidermis, die Haarfollikel und Talgdrüsen können Ausgangspunkt für einen gutartigen Tumor sein. Diese oft solitären, massiv-derben, gut abgegrenzten Neoplasien metastasieren nur selten. Der Tumor führt oft zu einer örtlichen Alopezie, kann zystös entarten und ulzerieren. Sekundäre Entzündungen und Blutungen sind oft Anlaß für einen chirurgischen Eingriff. Basaliome kommen vor allem an den Gliedmaßen, Augenlidern, Lippen, Ohren und am Hals vor. Die *Diagnose* wird nach dem klinischen Erscheinungsbild, der Zytologie einer Aspirationsbiopsie und/oder histologisch (Hautbiopsie) gestellt. Histologisch sieht man einförmige, in Reihen angeordnete Basalzellen. Die *Differentialdiagnose* muß andere Hauttumoren in Betracht ziehen. Die *Prognose* ist ziemlich gut. *Therapeutisch* sind sowohl Chirurgie als auch Kryotherapie möglich.

13.11.2. Plattenepithelkarzinom

Das Plattenepithelkarzinom ist der zweithäufigste Tumor, für den weiße, blauäugige Katzen prädisponiert sind. Wahrscheinlich spielt ultraviolette Strahlung ätiologisch eine Rolle. Alle wenig behaarten, von UV-Licht erreichbaren Hautstellen wie Ohrmuscheln (Abb. 13.21.), Nase, Kinn und Augenlider sind gefährdet, das Karzinom kann jedoch auch an den Zehen vorkommen. Es gibt keine Rassen- oder Geschlechtsdisposition. Bei älteren Tieren kommt das Plattenepithelkarzinom häufiger vor als bei jungen. Der Tumor fühlt sich derb an und kann solitär oder multipel vorkommen, mit einer Tendenz zu Ulzeration und Blutungen. Der bösartige Tumor ist schlecht begrenzt, Metastasierung wird erst in einem späten Stadium beobachtet und verläuft über die regionären Lymphknoten in die Lungen. Die *Diagnose* wird anhand der Anamnese, des klinischen Bildes und der Zytologie einer Aspirationsbiopsie und/oder histologisch (Hautbiopsie) gestellt. Histologisch sieht man unregelmäßige Bündel

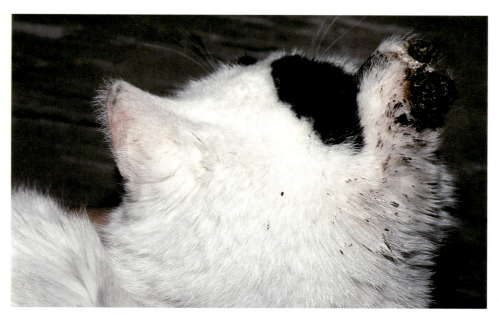

Abb. 13.21. Plattenepithelkarzinom, am linken Ohr weiter fortgeschritten als am rechten.

epidermaler Zellen, die diffus proliferieren. Oft sind Hornperlen sichtbar. Auffällig ist die große Zahl von Mitosen pro Gesichtsfeld.
Differentialdiagnostisch sollte man an das eosinophile Granulom, die Sonnenelastosis, Autoimmunerkrankungen und Paronychie denken. Für die Diagnose ist nicht so sehr die Größe des Tumors von Bedeutung, sondern mehr sein Differenzierungsgrad. Je höher dieser ist, desto besser ist die Prognose.
Therapeutisch sollte eine radikale Exzision erfolgen, sobald die Diagnose feststeht. Die Ergebnisse chemotherapeutischer Versuche sind bislang enttäuschend.

13.11.3. Papillome

Papillome sind gutartige, solitäre, massive, gestielte Tumoren mit unregelmäßiger Oberfläche und einer Größe von ungefähr 0,5 cm. Papillome trifft man auf der ganzen Körperoberfläche an, vor allem bei älteren Katzen, was gegen eine virale Ätiologie spricht. Die *Diagnose* wird anhand des klinischen Bildes, der Zytologie einer Aspirationsbiopsie und/oder der Hautbioptathistologie gestellt. Das histologische Bild zeigt papilliforme Proliferation des epidermalen und fibrovaskulären Gewebes. *Differentialdiagnostisch* kommen andere Hauttumoren in Betracht; die *Prognose* ist günstig. Man kann chirurgisch eingreifen oder abwarten.
Seltener vorkommende *epitheliale Tumoren* sind die Trichoepitheliome, die Keratoakanthome sowie die Adenome der Talg- und Schweißdrüsen.

13.11.4. Fibrosarkom

Das Fibrosarkom ist bei der Katze der häufigste Tumor mesenchymaler Genese. Fibrosarkome kommen als solitäre und noduläre Tumoren verschiedener Größe mit unregelmäßiger Oberfläche und schlechter Abgrenzung vor. Man sieht diese Tumorform vor allem bei älteren Katzen. Rassen- oder Geschlechtsdispositon ließ sich nicht feststellen. Die maligne Entartung kann Fibroblasten aus der Dermis und der Subkutis betreffen.
Die Konsistenz der Tumoren, die oft ulzerieren, variiert stark; Prädilektionsstellen ließen sich nicht nachweisen. Es gibt Hinweise auf eine virale Ätiologie, da in Laborexperimenten die Übertragung mit Tumorextrakten auf Katzenwelpen gelang. Lokal kann der Tumor invasives Wachstum zeigen; Metastasen wurden in weniger als 25% der Fälle nachgewiesen.
Die *Diagnose* stützt sich auf Anamnese, klinisches Bild, die Zytologie einer Aspirationsbiopsie und die Histologie eines Hautbioptats. Histologisch sieht man überwiegend Bündel von Fibroblasten. *Differentialdiagnostisch* kommen die tiefe Pyodermie sowie andere Hauttumoren in Betracht.
Zur *Prognose* wird der Mitoseindex herangezogen, der verläßlicher ist als die absolute Größe des Tumors. Stellt man mehr als fünf Mitosen pro Gesichtsfeld (bei 10facher Vergrößerung) fest, so ist die Prognose düster. Zur *Behandlung* können Chemotherapie, Immuntherapie und Kryotherapie erwogen werden, die jedoch meist nicht den gewünschten Erfolg haben. Ein radikaler chirurgischer Eingriff im Frühstadium der Erkrankung ist empfehlenswert.

13.11.5. Mastzellentumor

Der Mastzellentumor (Mastozytom) kommt vor allem bei älteren Katzen vor (Abb. 13.22.), es gibt jedoch keine Rassen- oder Geschlechtsdisposition. Man kennt die Ursache für die tumoröse Entartung der Mastzellen bislang nicht. Die Neoplasmen können über den ganzen Körper verteilt sein. Vier klinische Manifestationen des Tumors sind bekannt:
1. weiche, multiple, schlecht abgesetzte Tumoren;
2. derbe, multiple, papulöse, gut abgesetzte Tumoren;
3. plaqueähnliche erythematöse und exsudative Tumoren;
4. einzelne, gut abgesetzte Tumoren mit einem Durchmesser von weniger als 3 cm.

Nur die letztgenannte Form hat eine günstige Prognose; alle anderen Formen verhalten sich bösartig und metastasieren in den ganzen Organismus.

Die *Diagnose* wird nach klinischem Bild, Aspirationsbiopsie und Gewebebiopsien gestellt. Bei histologischer Untersuchung sieht man sehr viele Mastzellen mit unterschiedlichem Differenzierungsgrad. *Differentialdiagnostisch* sollte man an bakterielle Entzündungen, eosinophile Plaques und andere Hauttumoren denken. Für die Katze gilt eine *andere* Klassifizierung der Mastzellentumoren als für den Hund. Die *Behandlung* besteht in der Entfernung solitärer Tumoren. Da es während des chirurgischen Eingriffs zu einer Degranulierung der Mastzellen kommen kann, muß man auf einen anaphylaktischen Schock vorbereitet sein, d. h., für eventuelle Notmedikationen (Antihistaminika, schnell wirkende Corticosteroide) sollten Vorkehrungen getroffen werden. Die anderen genannten Formen des Mastzellentumors reagieren manchmal vorübergehend auf Prednison.

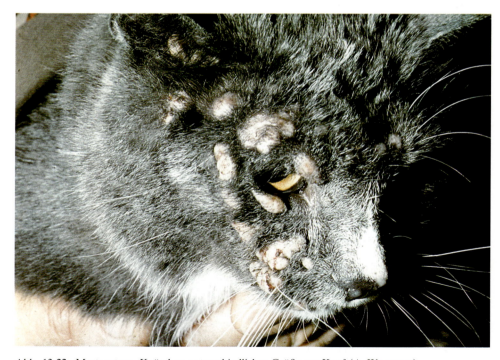

Abb. 13.22. Mastozytom. Knötchen unterschiedlicher Größe am Kopf (A. WILLEMSE).

Seltener beobachtete Tumoren *mesenchymaler Herkunft* sind Fibrome, Lipome, Myxome, Schwannome und Lymphosarkome. Melanome – tumoröse Entartungen melaninproduzierender Zellen – kommen bei der Katze im Gegensatz zum Hund ziemlich selten vor. Sie werden gelegentlich bei älteren Katzen gesehen; es gibt keine Rassen- und Geschlechtsdispositionen. Melanome sind meist bösartig, es handelt sich um schnellwachsende, oft schwarz oder dunkelbraun gefärbte Neubildungen. Melanome kommen im ganzen Körper vor, auch oral und intraokulär. Die Diagnose stützt sich auf das klinische Bild, die Zytologie einer Aspirationsbiopsie und die histologische Untersuchung eines Hautbioptats. Die histologischen Befunde geben keine Hinweise darauf, wie sich der Tumor weiterentwickeln wird. *Differentialdiagnostisch* kann an Makulatumor gedacht werden. Die *Prognose* ist bei einem malignen Melanom ungünstig, bei einem benignen günstig. *Therapeutisch* sollte in einem sehr frühen Stadium eine radikale Exzision stattfinden, da man nach dem klinischen Befund kaum prognostische Aussagen treffen kann.

Literatur

BUERGER, R. G., et al.: Cutaneous mast cell neoplasia in cats: 14 cases (1975–1985). JAVMA **190**, 1440–1444 (1987).

COLLIER, L. L., et al.: A clinical description of dermatosparaxis in a Himalayan cat. Feline Pract. **10**, 25–33 (1980).

EGBERINK, H. F., et al.: Isolation and identification of a poxvirus from a domestic cat and a human contact case. J. Vet. Med. B **33**, 237–240 (1986).

HALLIWELL, R. E. W.: Autoimmune skin diseases. Current veterinary therapy VII, Philadelphia, W. B. Saunders Co., 432–436 (1980).

HENIK, R. A., et al.: Progestagen therapy in cats. Comp. Cont. Ed. **7**, 132–137 (1985).

KUNKLE, G. A., et al.: Rapidly growing mycobacteria as a cause of cutaneous granulomas: report of five cases. JAAHA **19**, 513–521 (1983).

MANNING, T. O., et al.: Three cases of feline eosinophilic granuloma complex (eosinophilic ulcer) and observations on laser therapy. Seminars in Vet. Med. and Surgery (small animal) **2**, 206–211 (1987).

MANSFIELD, P. D.: The effects of megestrol acetate treatment on plasma glucose concentration and insulin response to glucose administration in cats. JAAHA **22**, 515–518 (1986).

MARTLAND, M. F., et al.: Three cases of cowpox infection of domestic cats. Vet. Rec. **117**, 231–233 (1985).

MEDLEAU, L., et al.: Ulcerative pododermatitis in a cat: immunofluorescent findings and response to chryotherapy. JAAHA **18**, 449–451 (1982).

MULLER, G. H., et al.: Small Animal Dermatology, ed. 3. Philadelphia, W. B. Saunders Co. (1983).

PATTERSON, D. F., et al.: Hereditary fragility and hyperextensibility of the skin of cats. Lab. Invest. **37**, 170–179 (1977).

ROITT, I., et al.: Immunology. London, Gower Medical Publishing, 19,1–22.10 (1985).

SCHIEFER, H. B., et al.: Experimental transmission of feline mycobacterial skin disease (feline leprosy). Vet. Path. **20**, 460–471 (1983).

SCOTT, D. W.: Feline dermatology 1900–1978: a monograph. JAAHA **16**, 331–448 (1980).

SCOTT, D. W.: Feline dermatology 1979–1982: introspective retrospections. JAAHA **20**, 537–564 (1984).

SCOTT, D. W.: Feline dermatology 1983–1985: „The secret sits". JAAHA **23**, 255–274 (1987).

SCOTT, D. W., et al.: Immune-mediated dermatoses in domestic animals: ten years after-part I. Comp. Ed. **9**, 424–437 (1987).

SCOTT, D. W., et al.: Immune-mediated dermatoses in domestic animals: ten years after-part II. Comp. Ed. **9**, 539–551 (1987).

STOGDALE, L., et al.: Food allergy in cats. JAAHA **18**, 188–194 (1982).

WHITE, S. D., et al.: Cutaneous atypical mycobacteriosis in cats. JAVMA **182**, 1218–1222 (1983).

WILLEMSE, A.: Dermatophytosen bij hond en kat. Tijdschr. Diergeneesk. **113**, 729–736 (1988).

14. Krankheiten der Mundhöhle, der Kiefer und der Zähne

(K. Zetner)

14.1. Untersuchung der Mundhöhle

Die Untersuchung der Mundhöhle einer Katze in der Ordination des Tierarztes gestaltet sich wesentlich problemloser, wenn folgende *praxisbewährte Regeln* befolgt werden:

1. Die Katze soll während der Wartezeit im Wartezimmer in einem geschlossenen Transportbehälter verwahrt werden. Katzen, die frei auf dem Schoß gehalten werden, erkunden in kurzer Zeit nicht nur die Praxisräumlichkeiten, sondern auch eventuell mögliche Fluchtwege und sind dann erfahrungsgemäß bei Untersuchung und Behandlung wesentlich unruhiger.
2. Nach einigen beruhigenden Worten und Streicheln des Kopfes kann die Mundhöhle in den meisten Fällen durch Erfassen des Kopfes von oben, wobei Daumen und Zeigefinger die Jochbeinbögen fixieren, und Streckung desselben nach hinten und oben geöffnet werden. Der Zeigefinger der anderen Hand drückt dabei die Incisivi des Unterkiefers nach unten, so daß bei geöffnetem Fang die Mundhöhle gut überblickt werden kann (Abb. 14.1.).
3. Bei widersetzlichen Patienten können Zähne und Zahnfleisch ersatzweise auch durch Heben der Oberlippe betrachtet werden. Am sichersten geschieht dies, indem man die Tasthaare der Oberlippe erfaßt und nach seitlich oben zieht (Abb. 14.2.).

Bei der Untersuchung soll besonderes Augenmerk auf die Oberfläche der Zähne, insbesondere im Zahnhalsbereich, gerichtet werden, um Dekalzifizierungen, die sogenannten *neck lesions*, nicht zu übersehen. Bei Betrachtung der Schleimhaut muß auch der hintere Anteil der Mundhöhle in der Gegend des Arcus palatoglossus genau untersucht werden, weil dort häufig die für die Plasmazellgingivitis charakteristischen granulomatösen Veränderungen auftreten.

14.2. Parodontologie

14.2.1. Plaque und Zahnstein

Ätiologie und Pathogenese. Die meisten Erkrankungen der Mundhöhle beginnen mit der Ansammlung mikrobieller Beläge auf der Zahnoberfläche, der Bildung sogenannter *Plaques*. Als Haftvermittler zwischen Mikroben und Zahnoberfläche dienen Polysaccharide (Glucane, Mutane, Dextrane), die von den Bakterien aus Kohlenhydraten der Nahrung gebildet werden. In Plaquebelägen sind bisher Staphylokokken, *Bacteroides*, Pasteurellen, Mikrokokken, Aktinomyzeten, *Proteus*, *Pseudomonas*, Fusobakterien und Spirillen nachgewiesen worden. Junge Plaqueflora setzt sich mehr aus grampositiven, aeroben, und ältere Beläge setzen sich mehr aus gramnegativen, anaeroben Keimen zusammen. Die Pathogenität der

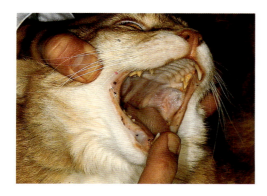

Abb. 14.1. Öffnen der Mundhöhle durch Erfassen des Kopfes an den Jochbeinbögen und Streckung des Kopfes nach hinten. Der Zeigefinger der anderen Hand drückt den Unterkiefer nach unten.

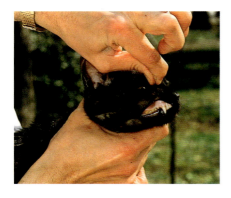

Abb. 14.2. Untersuchung widersetzlicher Katzen: Durch Hochziehen der Tasthaare wird die Lefze gehoben und der Zustand der Mundschleimhaut sichtbar.

Plaque sowie die Vermehrung der Keime ist weniger durch deren Art oder Virulenz als vielmehr durch das körpereigene Immunsystem bestimmt.

Aus den mikrobiellen Belägen werden im Rahmen des Plaquestoffwechsels auch Toxine freigesetzt, die lokal zu horizontaler (Rezession) oder vertikaler (Taschenbildung) Gewebsdestruktion führen. Darüber hinaus schädigen Toxine nach Resorption wichtige Parenchyme (Herz, Leber, Niere) sowie das humorale und zelluläre Immunsystem. Eine besondere Rolle unter den Bakterien scheinen besonders beim älteren Patienten ureasebildende Keime (z. B. *Proteus*) zu spielen, weil durch Urease beim präurämischen und urämischen Patienten der durch die Mundschleimhaut austretende Blutharnstoff zu lokal gewebsreizendem Ammoniak abgebaut wird.

Plaquenachweis: Zum Nachweis der mikrobiellen Beläge dienen sogenannte *Plaquerevelatoren*, die durch Farbstoffe die Bakterien sichtbar machen (Fuchsinlösung, Dis-plaque-Flüssigkeit). Zur Demonstration dem Tierbesitzer gegenüber hat sich besonders die Anfärbung mit Na-Fluorescein bewährt (Plak-lite-System®). Einige Tropfen der Flüssigkeit werden auf Zähne und Zahnfleisch appliziert, mit der Fingerbeere verteilt, mit Wasser abgespült und dann im violetten Licht betrachtet (auch UV-Lampen eignen sich gut). Im abgedunkelten Raum sind gesundes Zahnfleisch und saubere Zahnoberflächen dunkelblau und Plaquebeläge durch ihre helle, gelbgrüne Fluoreszenz zu erkennen (Abb. 14.3.).

Mikrobielle Beläge verkalken schließlich zu Zahnstein (Abb. 14.4.). Beeinflussende Faktoren sind genetische Disposition, Mineralkonzentration im Speichel, Mundatmung sowie alkalische Stoffwechselprodukte der Plaque, die zu einem alkalischen pH der Mundhöhle und damit zu einem vorzeitigen Überschreiten des Löslichkeitsproduktes der Speichelsalze führen. Supragingivaler Zahnstein ist gelb bis braunschwarz und amorph, subgingivaler Zahnstein ist braun bis schwarz und konzentrisch geschichtet.

Durch Toxinproduktion der Taschenplaque wird einerseits das Parodont schrittweise zerstört, andererseits schreitet die subgingivale Zahnsteinbildung apikalwärts fort, so daß die Zähne gelockert werden und schließlich ausfallen.

Therapie. *Chemotherapie:* Sowohl zum Schutz des Patienten (Bakteriämie nach Parodontalbehandlung oder Extraktion) als auch des Behandlers (mikrobenhaltiges Aerosol bei der Ultraschall-Zahnsteinentfernung) empfiehlt sich eine mehrtägige Vorbehandlung mit plaquewirksamen Chemotherapeutika. Auch nach umfangreichen Mundhöhlensanierungen ist eine solche Therapie empfehlenswert. Voraussetzung für eine gute antibakterielle Wirkung ist eine genügende Wirkstoffkonzentration in der Mundhöhle selbst. Dies kann durch lokale Anwendung und/oder durch orale bzw. parenterale Applikation erreicht werden. Leider

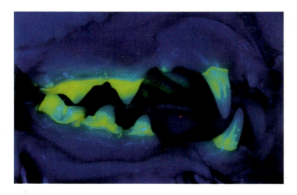

Abb. 14.3. Färbung der Plaque mit Natriumfluorescein und Blaulicht. Sehr gut geeignet zur Demonstration dem Tierbesitzer gegenüber.

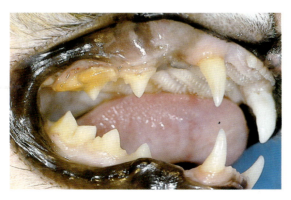

Abb. 14.4. Zahnstein bei der Katze. Bei intaktem Immunsystem trotz Zahnstein keine nennenswerte Entzündung der Gingiva.

kann mit den meisten Antibiotika kein therapeutisch wirksamer Speichelspiegel erzielt werden, so daß nur die wenigen angeführten Medikamente unserer Erfahrung nach empfohlen werden können.

Lokale Therapie: 0,1- bis 0,2%ige Chlorhexidinlösungen. (Chlorhexamed-Spüllösung®, Hibident®) oder andere galenische Zubereitungen (Gel), die Chlorhexidin als Wirkstoff enthalten. Chlorhexidin gilt als eines der potentesten antibakteriellen (und antiviralen) Lokaltherapeutika, weil es selbst nach kurzem Kontakt bei Pinselungen an der Schmelzoberfläche und Proteinen der Mundhöhle (Gingivaoberfläche) durch chemische Bindung haftet und von dort protrahiert bis zu 12 Stunden lang abgegeben wird.

Orale/parenterale Therapie: Spiramycin (75 000–300 000 IE/kg KM p.o.) wirkt durch seine hohe Konzentration im Speichel. Handelspräparate: Rovamycin®, Suanatem® (Kombination mit Metronidazol).

Metronidazol (20 mg/kg KM p.o.) wirkt gegen anaerobe Flora. Handelspräparate: Clont®, Flagyl®.

Trimethoprim (2–15 mg/kg KM s.c., i.m., p.o.). Handelspräparate: Bactrim®, Duoprim®, Tribrissen®.

Die orale Applikation gestaltet sich oft leichter, wenn die Tabletten in einem Nahrungsmittel (Stück Leber, Butter usw.) versteckt werden. Manchmal hilft auch das Pulverisieren der Tabletten, Auflösen in einer 2-ml-Spritze mit warmem Wasser und langsame Applikation über die Wangentasche.

Mechanische Reinigung: Plaque und Zahnstein werden in Sedierung mit dem Ultraschall-Zahnsteinentfernungsgerät entfernt. Wichtig dabei ist, daß durch ausreichende Wasserkühlung die Instrumentenspitze nicht erhitzt wird (Wasserspray muß immer kalt bleiben!) und die Instrumentenspitze flach im Winkel von 30–50° zur Zahnoberfläche, ohne Druck auszuüben, immer vor- und zurückbewegt wird. Handinstrumente (Scaler) sind zur Zahnsteinentfernung gut geeignet, aber mühsam in der Anwendung. Zur Nachbearbeitung nach der Ultraschallbehandlung sind Scaler sehr empfehlenswert. Sie müssen regelmäßig nachgeschärft werden. Nach der Entfernung von Plaque und Zahnstein wird die Politur der Zahnoberflächen mit Gummipolierer oder Polierkelch und Bimsmehl empfohlen, um das Wiederauftreten von Plaque und Zahnstein zu verzögern.

Prophylaxe. Dem Tierbesitzer wird empfohlen, nach Möglichkeit regelmäßige Mundhygiene mit einer Kinderzahnbürste und Schlämmkreide (Calcium carbonicum crudum) zu betreiben. Je früher Katzen daran gewöhnt werden, umso einfacher sind diese Manipulationen durchzuführen.

14.2.2. Gingivitis und Parodontitis

Pathogenese und Symptomatologie. Plaquebeläge führen, insbesondere bei insuffizientem Immunsystem, durch Toxinproduktion und Entstehung von schädlichen Metaboliten zu entzündlichen Veränderungen der Gingiva (*Gingivitis*) und progredient auch des Parodonts (*Parodontitis*). Beginnend als marginale Gingivitis (Rötung und Schwellung des Zahnfleischrandes), breitet sich die Entzündung später auf die angewachsene Gingiva und das Parodont aus. Immunologisch bedingte Destruktionen sowie mechanische Schäden durch Druck des rasch wachsenden Zahnsteines führen zur gingivalen Rezession (horizontaler Gewebsabbau) und Taschenbildung (Verlust des gingivalen attachments).

Differentialdiagnose. Die durch Plaque und Zahnstein bedingten Veränderungen sollten von den durch Immundefekte ausgelösten Erkrankungen (Pemphigus, Lupus; s. 14.4.) unterschieden werden, weil letztere eine schlechtere Prognose aufweisen und anders behandelt werden. Die Unterscheidung ist durch histologische (Vesikelbildung) und immunologische Untersuchungen möglich.

Die Übergänge zu spezifischen Mundhöhlenerkrankungen der Katze (Plasmazellgingivitis, Granulom-Komplex; s. 14.3.) sowie viralen Erkrankungen mit oraler Manifestation (FeLV, FIV, Caliciviren, FRV; s. 14.3.) sind fließend und daher nicht immer unterscheidbar.

Therapie. *Gingivoplastik, Gingivektomie:* Mit diesen einfachen oralchirurgischen Eingriffen kann sowohl erkranktes Gewebe entfernt als auch die Selbstreinigung des Gebisses deutlich verbessert werden.

Unter **Gingivoplastik** verstehen wir die Entfernung des wulstig geschwollenen Zahnfleischrandes in einem Winkel von 30–40°, um dadurch einen möglichst physiologischen Zahnfleischansatz zu erzielen, der das Abgleiten der Nahrung in den Vestibulumbereich begünstigt, so daß die Ansammlung von faulenden Futterresten und bakteriellen Belägen im kritischen Zahnhalsbereich verzögert wird (Abb. 14.5.–14.7.). Als Instrumente eignen sich Skalpelle und Gingivektomiediamanten in der Turbine, besonders aber das Elektrotom. Um eine Überhitzung zu vermeiden, wird die Zufuhr eines permanenten Kaltluftstromes empfohlen (Dentaleinheit, notfalls auch Druckluft-Spraydosen aus dem Fotohandel, die sonst zur Reinigung optischer Geräte verwendet werden). Zur Durchführung mit dem Elektrotom eignet sich die mittelgroße Schlinge am besten. Das Elektrotom wird in Stellung „Schneiden" (= „cut") gebracht, bei starken Blutungen kann ausnahmsweise die Stellung „Koagulation" (= „coag") oder eine Mittelstellung („cut + coag") verwendet werden. In jedem Fall soll die Bildung von Funken weitgehend vermieden werden, um (selten auftretende) Nekrosen des Alveolarknochens hintanzuhalten. Der erfahrene Operateur entfernt das hypertrophe Gingivagewebe mit einem zügig geführten Schnitt, dem weniger erfahrenen Behandler kann die sogenannte „Pinselstrichtechnik" empfohlen werden. Dabei wird das gingivale Gewebe durch rasch sich wiederholende, zügig im Bogen, drucklos durchgeführte Abtragungsbewegungen mit der Elektromschlinge schrittweise entfernt. Besonders bei dieser Methode ist ein permanenter, auf das Operationsgebiet gerichteter Kaltluftstrom empfehlenswert.

Gingivektomie: Zahnfleischtaschen werden, um ein Fortschreiten des Attachmentverlustes zu verzögern, mit Skalpell, Diamant in der Turbine oder am besten mit der Elektrotomschlinge entfernt. Wichtig ist ein Schnittwinkel von 30–40°, um einen physiologischen Zahnfleischansatz zu erzielen. Die Zahnfleischtasche muß unbedingt in toto entfernt werden, so daß dem weniger erfahrenen Behandler die vorherige Exploration der Taschen mit Sondierung des Taschenbodens empfohlen werden kann. Die bei der Gingivoplastik beschriebenen Schnittechniken sind sinngemäß auch bei der Gingivektomie anwendbar (Abb. 14.8.–14.10.).

14.2.3. Zahnextraktion

Nicht mehr erhaltungswürdige Zähne sollen zur Vermeidung weiterer Intoxikationen extrahiert werden. Stark gelockerte Zähne können in der Regel mit Zahnzangen unter wackelnden Bewegungen problemlos extrahiert werden. Geringgradig gelockerte, festsitzende oder abgebrochene Zähne müssen zuerst mit dem Wurzelheber (Beinscher Hebel) gelockert werden. Besonders geeignet sind schlanke, dünne Instrumente, die regelmäßig nachgeschärft werden. Der Wurzelheber wird zwischen Zahnhals bzw. Wurzel und dem Alveolarknochen in den Parodontalspalt eingeführt, wobei durch drehende, schiebende und wackelnde Bewegun-

14. *Krankheiten der Mundhöhle, der Kiefer und der Zähne* 545

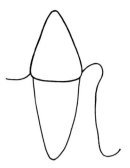

Abb. 14.5. Marginale Gingivitis.

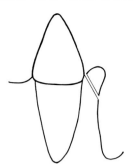

Abb. 14.6. Gingivoplastik.

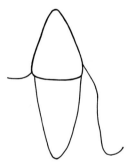

Abb. 14.7. Physiologischer Winkel des Zahnfleischansatzes nach Gingivoplastik.

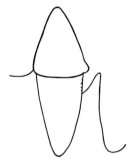

Abb. 14.8. Zahnfleischtasche.

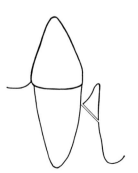

Abb. 14.9. Gingivektomie.

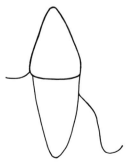

Abb. 14.10. Verbesserung der Selbstreinigung des Gebisses nach Gingivektomie.

gen das apikalwärts geführte Instrument den Zahnhalteapparat (Lig. circulare und Lig. parodontale) durchtrennt. Nachdem Unterkieferzähne immer fester verankert sind als Oberkieferzähne, muß der Wurzelheber im Unterkiefer besonders vorsichtig gehandhabt werden. Mehrwurzelige Zähne lassen sich leichter extrahieren, wenn sie (mit einer Zahnbohrmaschine) vorher zerteilt werden.

Zur Extraktion festsitzender Canini muß meistens nach einem Schleimhautschnitt die äußere Alveolenwand abgetragen werden. Die eleganteste und rascheste Methode, Katzenzähne zu entfernen, stellt zweifelsohne die sogenannte „Atomisierung" dar. Wir verstehen darunter das Zerreiben der Zahnhartsubstanz durch einen Rosenbohrer in der Turbine. Bei einer Umdrehungszahl von 300 000–400 000 Umdrehungen berührt man dabei unter mäßigem Druck die Zahnhartsubstanz (meist handelt es sich um abgebrochene Zahnkronen, deren Wurzeln noch fest im Kiefer stecken), die sich nach wenigen Sekunden in tausende Splitterchen auflöst, die durch den Turbinenspray weggespült werden. Diamantierte Bohrer sind hierfür ungeeignet, weil sie zu rasch verschmieren. Hartmetall-Rosenbohrer in verschiedenen Größen haben sich gut bewährt. Im Oberkiefer muß im Bereich der Backenzähne vorsichtig präpariert werden, um zu tiefes Vordringen und unerwünschte Blutungen zu vermeiden.

Literatur

EISENMENGER, E., und ZETNER, K.: Tierärztliche Zahnheilkunde. Verlag Paul Parey, Berlin und Hamburg, 119–136 (1982).
FAHRENKRUG, P.: Stand und Möglichkeiten der Zahnheilkunde bei Haustieren. Vet.-med. Diss., Hamburg, 73–75 (1982).
FAHRENKRUG, P.: Handbuch der Zahnbehandlung in der Kleintierpraxis. Albrecht GesmbH, Aulendorf, 60–64 (1986).
GASKELL, R. M., and GRUFFYDD-JONES, T. J.: Intractable feline stomatitis. Vet. Ann. 17, 195–199 (1977).
HARVEY, C.: Veterinary Dentistry. W. B. Saunders, Philadelphia, 34–78 (1985).
KRAFT, W., und DÜRR, U. M.: Katzenkrankheiten. Verlag M. u. H. Schaper, Hannover, 235–238 (1985).
LANE, J. G.: ENT and Oral Surgery of the Dog and Cat. Wright, Bristol, 183–186 (1982).
ZETNER, K.: Tierzahnheilkunde. Teil 3. Videofilm, Verlag Paul Parey, Berlin und Hamburg (1986).

14.3. Spezifische Erkrankungen in der Mundhöhle

14.3.1. Plasmazellgingivitis

Symptome. Abweichend von der klassischen Gingivitis, finden wir bei der sogenannten Plasmazellgingivitis hochrote, auf leichte Berührung blutende, granulomatöse Wucherungen der Gingiva und der Mundschleimhaut in der Gegend des Arcus palatoglossus (Oropharynx; Abb. 14.11.). Die regionären Mandibularlymphknoten sind in der Regel vergrößert. Im histologischen Schnitt ist die Infiltration des Gewebes mit mononukleären Zellen (Plasmazellen) deutlich zu sehen. Bei ausgeprägtem Krankheitsbild verweigern die Katzen die Nahrung.

Ätiologie. Die genauen Ursachen und die Pathogenese sind bis heute nicht bekannt. Mikrobiologische Untersuchungen haben keine spezifische Flora ergeben, welche diese charakteristischen Symptome zu erklären vermag. Möglicherweise aber ist die plasmazelluläre Infiltration eine überschießende Antwort auf polyklonale B-Zell-Aktivatoren der Pla-

14. Krankheiten der Mundhöhle, der Kiefer und der Zähne

que. Nachdem in vielen Fällen (bis zu 80% der Patienten) Caliciviren nachgewiesen wurden, kommt auch diesen Erregern unter Umständen eine ätiologische Bedeutung zu. Manchmal kommt es zusätzlich zur Plasmazellgingivitis auch zur Ausbildung von Symptomen einer Autoimmunerkrankung (Pemphigus, Lupus).

Differentialdiagnose. Zu adspektorisch ähnlichen Symptomen kommt es auch in fortgeschrittenen Stadien von neck lesions, wenn dekalzifizierte Kronen abbrechen und spitze Wurzelreste im Kiefer verbleiben, welche zu chronischen, proliferativen, therapieresistenten Gingivitiden führen. Bei manueller Palpation des Kieferkammes sind die Wurzelreste jedoch deutlich spürbar.

Therapie. Vor der eigentlichen Therapie ist die Aufklärung der Tierbesitzer über die Chronizität der Erkrankung empfehlenswert. Bei dieser Gelegenheit werden zur Vorbereitung der Mundhöhlensanierung Spiramycin, Metronidazol oder eine Kombination beider Medikamente (Suanatem®) rezeptiert. Bei kooperativen Patienten kann auch eine Lokalbehandlung mit Chlorhexidin erfolgen.

Nach einer Woche erfolgt die Sanierung der Mundhöhle:
1. Entfernung von Plaque und Zahnstein mit dem Ultraschallgerät.
2. Gingivoplastik/Gingivektomie mit dem Elektrotom (und permanentem Kaltluftstrom) oder einem Thermokauter mit Schlinge. In der Gegend des Arcus palatoglossus muß vorsichtig operiert werden, um ein Durchtrennen der Schleimhaut und damit ein Freilegen der Muskulatur zu vermeiden.
3. In fortgeschrittenen Fällen empfiehlt sich eine 1wöchige Nachbehandlung mit Spiramycin/Metronidazol.
4. Wenn möglich, sollte der Tierbesitzer nach Ausheilung der Operationsstellen regelmäßige Mundhygiene betreiben. Der Patient wird regelmäßig nachkontrolliert. Für weitere Behandlungen können zusätzlich oder auch anstelle einer fälligen Mundhöhlensanierung (um diese zeitlich hinauszuzögern) folgende Medikamente verwendet werden:

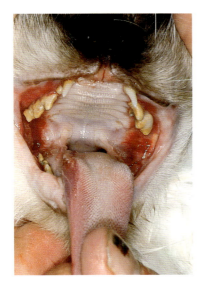

Abb. 14.11. Plasmazellgingivitis. Typische himbeerartige Granulationen auch am Arcus palatoglossus.

Megestrolacetat: orale Therapie: Nia-15-mg-Tabletten®:
1. Woche: 5 mg/Katze p.o. täglich,
2. Woche: 5 mg/Katze p.o. jeden 3. Tag,
3. Woche: 5 mg/Katze p.o. jeden 5. Tag,
dann Evaluation der Therapie.

Medroxyprogesteron: parenterale Therapie: Perlutex®:
15–30 mg/Katze i.m. (einmalig zu injizieren).
Vorsicht bei weiblichen Katzen, die zur Zucht verwendet werden! Fertilitätsstörungen sind sehr selten, aber möglich.

Proligeston: Delvosteron®:
50–150 mg/Katze i.m. Wirkt meist etwas schwächer als Megestrolacetat. Die gute antiinflammatorische Wirkung der Gestagene bei der Katze wird durch eine sechsfach höhere Anzahl von Sexualhormonrezeptoren in der Mundhöhle erklärlich. Fallweise können auch gute Erfolge mit lokalen Pinselungen mit Mitomycin C „Kyowa" (Trockenampullen, in Wasser auflösen und dem Besitzer mitgeben) oder Antiandrogenen (Cyproteronacetat, Androcur®) erzielt werden.
Intraläsionale Cortisoninjektionen:
Volon A®-10, Kristallsuspension: max. 10 mg pro Katze, subgingival, auf mehrere Depots verteilt.

14.3.2. Neck lesion

Symptome. Unter neck lesion verstehen wir Dekalzifizierungen der Zahnhartsubstanz, die meist am Zahnhals, manchmal aber auch von der Zahnwurzel oder der Zahnkrone ausgehen (Abb. 14.12.). Die Läsionen sind fast ausschließlich auf der Labial-/Buccalseite zu finden und sind mit Granulationsgewebe ausgefüllt, welches sekundär von Zahnstein bedeckt sein kann, so daß die eigentlichen Läsionen nicht mehr erkannt werden können. Im Röntgenbild (Abb. 14.13.) sind die Rarefizierungen der Zähne, manchmal auch des Kieferknochens deutlich sichtbar. Bei fortschreitender Resorption wird die Krone soweit unterminiert, daß sie schließlich abbricht. Zurück bleiben Wurzeln oder Wurzelreste mit zumeist scharfen Spitzen,

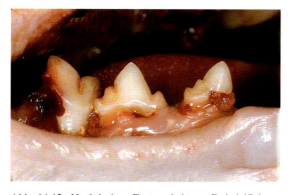

Abb. 14.12. Neck lesion. Fortgeschrittene Dekalzifizierung der Zahnhartsubstanz.

14. Krankheiten der Mundhöhle, der Kiefer und der Zähne

die bald von Granulationsgewebe überwuchert werden und häufig fälschlich als therapieresistente Gingivitis bezeichnet werden.

Pathogenese. Ätiologie und Pathogenese sind bis heute umstritten. Nach unseren Erfahrungen können chronische Entzündungen (oft nach FeLV, FIV oder Calicivirus-Infektion) zu resorptiven Vorgängen an der Zahnhartsubstanz führen. Falsche Ernährung (mit überwiegendem Anteil von Fleisch, Herz, Leber oder Niere) kann diese Resorption fördern. Welche Rolle der sekundäre alimentäre Hyperparathyreoidismus dabei spielt, ist heute noch nicht abgeklärt.

Therapie. Beginnende Dekalzifizierungen (Rauhigkeiten der Schmelzoberfläche) werden mit Fluorlack bepinselt, um die weitere Entkalkung zu verzögern (Abb. 14.14.–14.16.). Ausgeprägte Läsionen können konservierend behandelt werden.

Füllungstherapie: Zuerst wird die Läsion im Sinne der klassischen Kavitätenpräparation aufbereitet. Ist die Pulpa eröffnet worden, muß eine Vitalamputation durchgeführt werden (s. 14.6.). Nach Unterfüllung mit Calciumhydroxid-Zement wird die Kavität mit gamma-2-

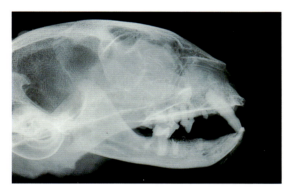

Abb. 14.13. Neck lesion und abgebrochene Zahnkronen mit Wurzelresten als Folge fortgeschrittener Dekalzifizierung. Sekundärer alimentärer Hyperparathyreodismus (mit freundlicher Genehmigung von Prof. DÄMMRICH, Berlin).

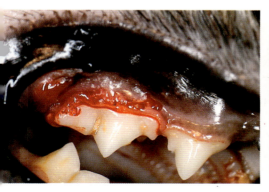 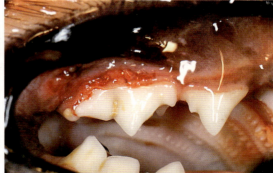

Abb. 14.14. Neck lesion am distalen Ende des P4 im Oberkiefer (Anfangsstadium).

Abb. 14.15. Beschleifen und Polieren der oberflächlich dekalzifizierten Stelle.

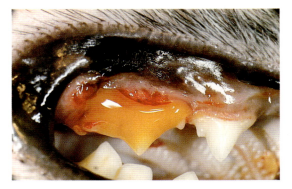

Abb. 14.16. Applikation eines Fluorlackes.

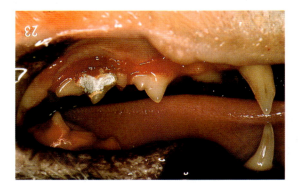

Abb. 14.17. Füllung der Kavität am P4 mit Amalgam.

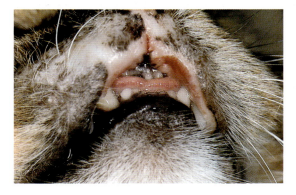

Abb. 14.18. Eosinophiles Geschwür an der Oberlippe.

freiem Amalgam, Glasionomerzement oder Composite verschlossen (Abb. 14.17.). In fortgeschrittenen Fällen empfiehlt sich die Extraktion bzw. das Ausfräsen der Wurzelreste (s. 14.2.3.). In jedem Fall ist auf eine korrekte Fütterung mit ausgewogenem Ca : P-Verhältnis zu achten.

14.3.3. Granulom-Komplex

Nachdem es sich beim Granulom-Komplex der Katze vorwiegend um Hauterkrankungen handelt (s. 13.7.), sollen hier nur die oralen Manifestationen behandelt werden.

14.3.3.1. Eosinophiles Geschwür

Das eosinophile Geschwür (rodent ulcer) oder Granulom ist ein ulcus, welches zu 80% an der Oberlippe am mukokutanen Übergang auftritt (Abb. 14.18.), obwohl es auch an anderen Lokalisationen in der Mundhöhle oder in der Haut vorkommen kann. Die Grenzen zur tumorösen Entartung (Plattenepithelkarzinom, Fibrosarkome) sind fließend. Im histologischen Bild sieht man die chronische Ulzeration mit Plasmazellen, Neutrophilen und mononukleären Zellen. Weibliche Tiere sind dreimal häufiger betroffen als männliche. Die Altersverteilung variiert von 1–9 Jahren. Sehr viele Patienten mit eosinophilem Geschwür weisen eine Infektion mit FeLV-Virus auf.

14.3.3.2. Eosinophile Plaque

Die zu 80% an Abdomen und Extremitäten vorkommenden erhabenen, roten ulzerierenden, flächig-exsudativen Läsionen kommen in der Mundhöhle nur selten vor. Alter der Tiere: 2–6 Jahre. Pruritus ist ausgeprägt, im Gewebe und im Blutbild ist meist Eosinophilie festzustellen.

14.3.3.3. Lineares Granulom

Das lineare Granulom tritt an der Haut (meist Hinterextremität) und in der Mundhöhle auf und ist gekennzeichnet durch erhabene, feste, gelb bis rosa gefärbte tumorartige Veränderungen. Weibliche Katzen erkranken doppelt so häufig wie männliche, die Altersverteilung variiert von 6 Monaten bis zu 5 Jahren. In der Mundhöhle treten die Knoten am Gaumen, auf der Zunge oder an der Lippe auf. Der histologische Befund zeigt granulomatöse Wucherungen mit Kollagenolyse; Eosinophilie ist bei der oralen Form sowohl im histologischen Schnitt als auch im Blutbild die Regel.

14.3.3.4. Therapie des Granulom-Komplexes

Jede angeführte Therapie soll mindestens 4 Wochen lang durchgeführt werden.

1. Prednisolon oral (0,5–4 mg/kg) oder parenteral. Steroide können auch intraläsional appliziert werden, auch in Verbindung mit systemischer Applikation. Kombination mit Cortison-Haftsalben (Volon-A-Haftsalbe®) ist möglich (s. 13.7.).
2. Megestrolacetat (Behandlungsschema s. 14.3.1.).

Die chirurgische Exzision von Tumoren ist nur bei solitären, gut abgegrenzten Knoten empfehlenswert. Ähnliches gilt für die Kryotherapie. Röntgentherapie kann auch bei umfangreicheren, weniger abgegrenzten Läsionen versucht werden. Die Prognose ist in jedem Fall vorsichtig zu stellen, besonders in Fällen mit zusätzlicher FeLV-Infektion. Nicht alle Katzen reagieren auf verschiedene Therapieformen gleich gut!

14.3.4. Orale Manifestation viraler Erkrankungen

Folgende virale Infektionen sind häufig mit oralen Manifestationen verbunden: FeLV, FIV, FRV, FCV, FIP. Die Manifestationen können unserer Erfahrung nach in zwei Hauptgruppen unterteilt werden.

1. Immunschwäche-bedingte Gingivitiden/Stomatitiden: FeLV, FIV, FIP.
2. Ulzerationen an Zunge, Gaumen oder Mundschleimhaut.
   FCV (Caliciviren): Ulzerationen ohne schwere Erkrankung des oberen Respirationstraktes (Abb. 14.19.).
   FRV (Rhinotracheitis): Ulzerationen der Zunge mit schwerer Erkrankung des oberen Respirationstraktes, häufig auch mit bakterieller Sekundärinfektion.

Die Prognose bei nachgewiesener Virusinfektion ist immer vorsichtig zu stellen, da es häufig zu Rezidiven kommt. Es ist zu erwarten, daß die Erkenntnisse über die Zusammenhänge zwischen viralem Infekt (insbesondere FIV, FeLV), Immunschwäche und dadurch bedingter rekurrierender Gingivitis/Stomatitis sich in den kommenden Jahren stark vermehren werden.

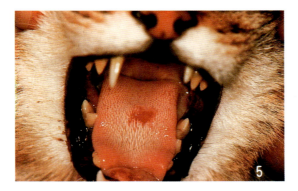

Abb. 14.19. Zungenulzera nach Infektion mit Caliciviren.

Literatur

DUBIELZIG, R.: Proliferative Dental and Gingival Diseases of Dogs and Cats. J. Am. Anim. Hosp. Assoc. **18**, 577–584 (1982).
EISENMENGER, E., und ZETNER, K.: Tierärztliche Zahnheilkunde. Verlag Paul Parey, Berlin und Hamburg, S. 135 (1982).

GASKELL, R. M., and GRUFFYDD-JONES, T. J.: Intractable feline stomatitis. Vet. Ann. **17**, 195–199 (1977).
HARVEY, C.: Veterinary Dentistry. W. B. Saunders, Philadelphia, 34–78 (1985).
HOLZWORTH, J.: Disease of the Cat. W. B. Saunders, Philadelphia, 162, 172, 182–272, 646–649 (1987).
JOHNESSEE, J. S., and HURVITZ, A. I.: Feline plasma cell gingivitis-pharyngitis. J. Am. Anim. Hosp. Assoc. **19**, 179–181, (1983).
KRAFT, W., und DÜRR, U. M.: Katzenkrankheiten. Verlag M. u. H. Schaper, Hannover, 235–238 (1985).
LANE, J. G.: ENT and Oral Surgery of the Dog and Cat. Wright, Bristol, 33, 186 (1982).
PFEIFER, E. G., KÄMPFER, M., und NEU, H.: Die Behandlung der chronischen Gingivitis der Katze. Der praktische Tierarzt **2**, 29–32 (1988).
SCHLUP, D.: Epidemiologische und morphologische Untersuchungen am Katzengebiß. Vet.-med. Diss., Bern (1981).
SCHNECK, G. W.: Neck lesions in the teeth of cats. Vet. Rec. **99**, 100 (1971).
SCOTT, D. W.: Feline dermatology. Disorders of unknown or multiple origin. J. Am. Anim. Hosp. Assoc. **16**, 406–416, (1980).
THOMPSON, R. R., WILCOX, G. E., CLARK, W. T., and JANSEN, K. L.: Association of calicivirus infection with chronic gingivitis and pharyngitis in cats. J. small Anim. Pract. **25**, 207–210 (1984).

14.4. Autoimmunerkrankungen

Prinzipiell unterscheiden wir bei Autoimmunerkrankungen zwischen dem **Pemphigus-Komplex** und dem **Lupus erythematodes**. Nachdem über das Vorkommen von Lupus bei der Katze noch zu wenig bekannt ist, sei hier vor allem der Pemphigus-Komplex beschrieben (s. a. 13.5.1.).

Symptomatik und Pathogenese. Es handelt sich beim Pemphigus-Komplex primär um Erkrankungen der Haut, welche sich bei *Pemphigus vulgaris* aber auch in der Mundhöhle in charakteristischer Weise manifestieren. Pemphigus-Antigene vereinigen sich dabei auf der Zelloberfläche mit Antikörpern, werden in die Zelle aufgenommen und verursachen die Produktion lysosomaler Enzyme, welche die interzelluläre Kittsubstanz auflösen. Auf diese Weise bilden sich Vesikeln, Pusteln oder, wie in der Mundhöhle, Schleimhautablösungen. Die für Pemphigus vulgaris typische, häufig vorkommende, orale Manifestation zeigt sich durch hochgradige Plaquebeläge (Immunschwäche), Auftreten gingivaler Rezessionen sowie Erosionen und Ulzerationen an Gaumen, Lippen und am mukokutanen Übergang. Vesikelbildung scheint bei der Katze seltener vorzukommen. Auch in der Gegend des Nasenspiegels sind chronische Ulzerationen häufig zu sehen. Erst Wochen (Monate) nach der oralen Manifestation sind Veränderungen bei Pemphigus vulgaris auch an der Haut zu erkennen.

Diagnose. Nachdem Laborwerte meist normal sind und auch der Leukosetest zumeist negativ ausfällt, stützt sich die Diagnose auf den histologischen Befund in Verbindung mit dem Nachweis der Antigen-Antikörper-Komplexe in der Interzellularsubstanz durch die Immunfluoreszenztechnik. Gewebeproben sollen von frischen Veränderungen bzw. vom Rand der veränderten Bezirke entnommen werden, da nekrotische Gewebe und ödematisierte Schleimhaut zu Fehldiagnosen aufgrund des histologischen Befundes führen können (stark ödematisiertes Gewebe enthält auch ohne Autoimmunerkrankung Immunglobuline). Fallweise muß die Gewebeentnahme auch in Abständen wiederholt werden. Große diagnostische Bedeutung kommt dem sogenannten Tzank-Test zu, wobei im Vesikelinhalt oder in Abstrichen ulzerierter Stellen akantholytische Zellen gefunden werden. Ein weiteres klinisch relevantes Merkmal ist die Therapieresistenz auf Antibiotika und manchmal auch auf Corticosteroide in üblichen Dosierungen. Schließlich soll noch erwähnt werden, daß auch weißliche Streifen der durch Rezession zurückgewichenen Gingiva ein Hinweis auf eine Autoimmunerkrankung sein können.

Differentialdiagnose. Differentialdiagnostisch kommen alle chronischen Stomatitiden (s. 14.2. und 14.3.) sowie durch virale Infekte bedingte Immunschwächen in Frage. Die histologische und immunfluoreszenztechnische, notfalls auch die immunenzymtechnische (PAP-Methode am Paraffinschnitt) Methode sind geeignet, eine Unterscheidung zu treffen.

Therapie
1. Prednisolon: 6 mg/kg KM, nach Ansprechen der Therapie Reduktion auf 3 mg/kg KM p.o. oder 6 mg/kg KM jeden 2. Tag. Prednisolon sowie Dexamethason (0,5–1 mg/kg KM) können auch parenteral appliziert werden. Nur etwa die Hälfte der Patienten sprechen auf die Therapie an.
2. Goldtherapie: Aurothioglucose: 1 mg/kg KM/Woche, nach Ansprechen der Therapie 1 mg/kg KM pro Monat.
3. Azathioprim (Imurek®): 1–3 mg/kg KM p.o.
4. Ciclosporin A (Sandimmun®): 25 mg/kg KM p.o., Reduktion wöchentlich um 5 mg bis auf 10 mg/kg KM.

Die Prognose ist immer vorsichtig zu stellen, die Therapie muß meist über lange Zeit durchgeführt werden. Spontanheilungen (auch ohne Therapie) kommen vor.

Literatur

HARVEY, C.: Veterinary Dentistry. W. B. Saunders, Philadelphia, 43–47 (1985).
HOLZWORTH, J.: Diseases of the Cat. W. B. Saunders, Philadelphia, 641–646 (1987).
KRAFT, W., und DÜRR, U. M.: Katzenkrankheiten. Verlag M. u. H. Schaper, Hannover, 173–175 (1985).
MANNING, T. O., SCOTT, D. W., SMITH, C. A., and LEWIS, R. M.: Pemphigus Diseases in the Feline: Seven Case Reports and Discussion. J. Am. Anim. Hosp. Assoc. **18**, 433–443 (1982).

14.5. Tumoren

Gutartige Tumoren wie Papillome, Ameloblastome, Epulis (Abb. 14.20.) oder Fibrome kommen bei der Katze nur selten vor. Maligne Tumoren sind wesentlich häufiger anzutreffen. Das Melanosarkom der Katze ist selten, die häufigsten malignen Tumoren in der Mundhöhle

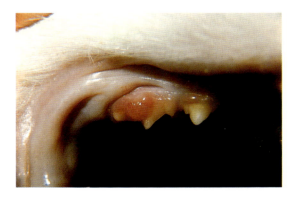

Abb. 14.20. Epulis.

sind das Fibrosarkom (ca. ein Viertel der Fälle) und das Plattenepithelkarzinom in ca. drei Viertel der Fälle (Abb. 14.21.), welches vom Zungengrund, Zahnfleisch oder auch von den Tonsillen seinen Ausgang nimmt. Die Tumoren sind brüchig, invasiv und häufig durch Sekundärinfektionen ulzeriert. Bei der Katze kommt es beim Plattenepithelkarzinom auch zur Auflösung des Kieferknochens. Metastasen sind häufig und kommen zuerst in den regionären Mandibularlymphknoten vor.

Therapie. Folgende Richtlinien sind von Bedeutung für den Langzeiterfolg:

1. Der erste chirurgische Eingriff bietet die besten Chancen auf gute Langzeitergebnisse. Nachoperationen sind nicht mehr so erfolgreich.
2. Die Exzision muß besonders bei malignen Tumoren weit im gesunden Gewebe erfolgen (Abstand: 5–8 mm vom Tumorgewebe).
3. Strahlentherapie (Therapieröntgengeräte!) wirkt fast nur auf Plattenepithelkarzinome.
4. Tonsillarkarzinome haben die schlechtesten Prognosen.

Kleinere Tumoren werden chirurgisch mit Spindelschnittexzision entfernt, für größere Neubildungen (besonders, wenn Knochen beteiligt sind) empfiehlt sich die radikale Resektion nach Aufklappung eines rechteckigen Mukoperiostlappens. Empfehlenswertes Nahtmaterial: PDS, Chromcatgut. Auch Mandibulektomien können zu guten Langzeiterfolgen führen.

Literatur

GASKELL, R. M., and GRUFFYDD-JONES, T. J.: Intractable feline stomatitis. Vet. Ann. **17**, 195–199 (1977).
HARVEY, C.: Veterinary Dentistry. W. B. Saunders, Philadelphia, 123–139 (1985).
HOLZWORTH, J.: Diseases of the Cat. W. B. Saunders, Philadelphia, 75–76, 486–488 (1987).
KRAFT, W., und DÜRR, U. M.: Katzenkrankheiten. Verlag M. u. H. Schaper, Hannover, 245–247 (1985).
LANE, J. G.: ENT and Oral Surgery of the Dog and Cat. Wright, Bristol, 196–202 (1982).

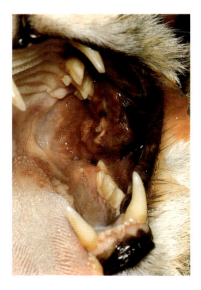

Abb. 14.21. Plattenepithelkarzinom in der Gegend des Arcus palatoglossus.

14.6. Zahnfrakturen

Zahnfrakturen kommen bei Raufereien, Autounfällen und Fensterstürzen häufig vor (Abb. 14.22.). Prinzipiell unterscheiden wir zwischen Zahnfrakturen mit und ohne Pulpeneröffnung. Während bei letzterer nur die Frakturkanten des Schmelzes abgerundet werden müssen, ist bei der meistens vorkommenden Eröffnung der Pulpa in jedem Fall eine Wurzelbehandlung notwendig.

Vitalamputation. Bei frischen Pulpenverletzungen wird der oberflächlich infizierte Anteil der Pulpa mit einem sterilen Rosenbohrer (Größe 008–014) 2–5 mm tief entfernt (Abb. 14.23.). Die Blutstillung erfolgt unter sterilen Bedingungen mit Adrenalin-Lösung. Dann wird auf den Pulpastumpf Calciumhydroxidpaste (Calxyl®) mit einem kleinen Wattepellet drucklos appliziert (Abb. 14.24.). Restblutungen kommen dabei sofort zum Stillstand. Dann wird ein pulpenverträglicher Unterfüllungszement (Calciumhydroxidzement, Glasionomerzement, Phosphatzement) appliziert und nach dem Aushärten die Kavität mit gamma-2-freiem

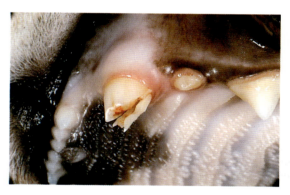

Abb. 14.22. Frische Caninusfraktur mit Pulpeneröffnung.

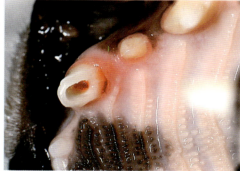

Abb. 14.23. Vitalamputation. Entfernung des oberflächlich infizierten Pulpengewebes mit einem sterilen, kleinen Rosenbohrer.

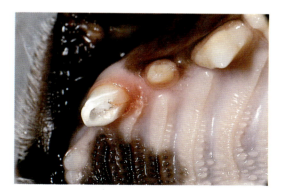

Abb. 14.24. Calciumhydroxid bedeckt die Pulpa.

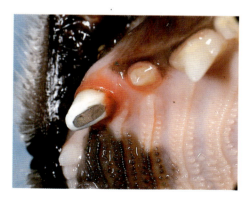

Abb. 14.25. Definitive Füllung mit non-gamma-2-Amalgam.

Amalgam oder Composit definitiv verschlossen. Die Schmelzränder werden abgerundet, das Füllungsmaterial noch in derselben Sitzung auf Hochglanz poliert (Shofu-Polierer; Abb. 14.25.).

Mortalamputation. Bei älteren Patienten, mehrwurzeligen Zähnen mit gekrümmten Wurzeln, Obstruktionen oder einem unerfahrenen Behandler kann notfalls auch eine Mortalamputation durchgeführt werden. Dabei wird die erreichbare Kronenpulpa soweit wie möglich ausgebohrt, dann auf die verbliebenen Wurzelpulpenstümpfe eine Mortalamputationspaste appliziert (Mumifikationskugeln nach Gonser®) und die Kavität definitiv verschlossen. Die stark antiseptisch wirkenden Dämpfe der Mumifikationspaste sollen dabei eventuell vorhandene Bakterien der Wurzelpulpen abtöten. Nachdem dies nicht immer der Fall ist, gelten die eingangs erwähnten Einschränkungen.

Pulpaexstirpation. Bei tiefen Zahnfrakturen, abgeschlossenem Zahnwachstum (Lebensalter über 15–20 Monate) und/oder infizierten Pulpen bzw. verschleppten Fällen empfiehlt es sich, die Pulpa restlos zu entfernen. Zuerst wird der Wurzelkanaleingang mit rotierenden Instrumenten (Rosenbohrer, Wurzelkanaleingangserweiterer) erweitert. Dann wird eine dünne Nervnadel in den Wurzelkanal eingeführt, gedreht und langsam herausgezogen. Bei vorsichtiger, korrekter Anwendung und noch nicht zu stark mumifizierter Pulpa kann diese dabei (manchmal erst nach mehrmaliger Wiederholung des Vorganges) in toto extrahiert werden. Dann wird der Wurzelkanal mit Hypochlorit und 3%igem Wasserstoffperoxid abwechselnd gespült (feine Injektionsnadel, Kunststoffspritze). Nach Trocknung des Wurzelkanals mit feinen Papierspitzen (Größe 15–40) wird der Kanal mit Hedströmfeilen (Größe 15–80) schrittweise aufbereitet. Das Instrument wird dabei zentral eingeführt und an einer Wandseite unter mäßigem Druck rasch nach außen gezogen. Diese Manipulation wird zirkulär an allen Seiten des Wurzelkanals so lange wiederholt, bis dieser von feuchten, verfärbten (infizierten) Dentinkanälchen allseitig befreit ist. Die korrekte Aufbereitung kann am Austreten weißer, trockener Feilspäne erkannt werden. Nach nochmaliger Desinfektion und Trocknung wird der Wurzelkanal mit Wurzelfüllmittel gefüllt. Die Wurzelfüllpaste (N_2®, AH26®, Diaket®) wird dabei auf die Lentulospirale appliziert und ohne Rotation eingeführt. Dann wird der Wurzelfüller bei langsamer Rotation unter pumpenden Bewegungen aus dem Kanal entfernt, wobei das Wurzelfüllmittel im Pulpenkavum verbleibt. Guttaperchastifte sichern die wandständige Füllung des Kanals. Nach Legen einer Unterfüllung wird die Kavität definitiv verschlossen.

Für eine detaillierte Beschreibung der Wurzelbehandlungstechniken sei auf die Fachliteratur und die im Handel erhältlichen Videofilme (s. Literaturverzeichnis) verwiesen.

Literatur

EISENMENGER, E., und ZETNER, K.: Tierärztliche Zahnheilkunde. Verlag Paul Parey, Berlin und Hamburg, 76–90 (1982).
FAHRENKRUG, P.: Handbuch der Zahnbehandlung in der Kleintierpraxis. Albrecht GesmbH, Aulendorf, 43–49 (1986).
HARVEY, C.: Veterinary Dentistry. W. B. Saunders, Philadelphia, 82–84, 88–92 (1985).
KRAFT, W., und DÜRR, U. M.: Katzenkrankheiten. Verlag M. u. H. Schaper, Hannover, 241–242 (1985).
LANE, J. G.: ENT and Oral Surgery of the Dog and Cat. Wright, Bristol, 168–169 (1982).
ZETNER, K.: Tierzahnheilkunde. Teil 2. Videofilm, Verlag Paul Parey, Berlin und Hamburg (1986).

14.7. Restaurative Zahnheilkunde

Besonders bei Ausstellungskatzen wird oft die Wiederherstellung der ursprünglichen Zahnform nach einer Zahnfraktur gewünscht (Abb. 14.26.). Mit modernen Composites lassen sich diese Wünsche gerade bei der Katze erfolgreich realisieren.

Schmelzätztechnik: Nach abgeschlossener Wurzelbehandlung (Abb. 14.27.) wird der an die Fraktur angrenzende Schmelz zuerst mit Bimsmehl und rotierender Bürste gereinigt. Dann wird auf die Schmelzoberfläche die je nach Hersteller verschieden bezeichnete Ätzflüssigkeit aufgetragen. Meist handelt es sich um 37%ige Phosphorsäure in flüssiger oder (empfehlenswerter) Gel-Form (Abb. 14.28.). Nach der vorgeschriebenen Einwirkungszeit (60–120 s) wird die Säure abgesprüht und sorgfältig mit ölfreier Blasluft getrocknet (auch Spraydosen aus dem Fotohandel sind hierfür gut geeignet). Durch die Ätzung sind 10 Mikrometer tiefe Krater im Schmelz entstanden, die das später aufgetragene Composite mikromechanisch verankern. Je nach Hersteller und Art des Composites (Einphasen- oder Zweiphasentechnik,

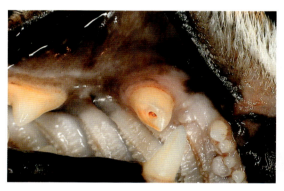

Abb. 14.26. Frische Caninusfraktur mit Pulpeneröffnung.

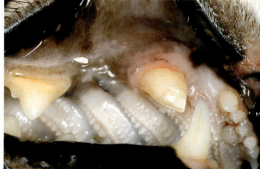

Abb. 14.27. Vitalamputation. Calciumhydroxid bedeckt den Pulpenstumpf.

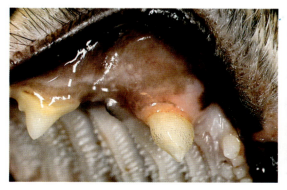

Abb. 14.28. Ätzung des Schmelzes mit 37%iger Phosphorsäure.

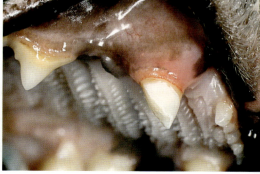

Abb. 14.29. Nach Absprühen und Trocknung erscheint der geätzte Schmelz kreidig-matt-weiß.

Autopolymerisat oder lichthärtendes Composite) wird auf diese Fläche, die nach der Trocknung kreidig-weiß und matt aussehen muß (Abb. 14.29.), ein sogenanntes Bonding agent, also ein Haftvermittler, aufgetragen. Nach dessen Aushärtung wird das eigentliche pastöse Composite appliziert und modelliert (Abb. 14.30.). Nach der Aushärtung wird der Kunststoffaufbau poliert (Shofu-Polierer; Abb. 14.31.). Composite-Hersteller (3M, Johnson und Johnson, Kulzer usw.) und deren Produkte (z. B. Charisma®, Fa. Kulzer) sind am besten in einem Dentaldepot zu erfragen. Für eine detaillierte Demonstration der Adhäsiv- und Parapulpärstifttechnik sei auf die Fachliteratur und die Videofilme (s. Literaturverzeichnisse) hingewiesen. Parapulpärstifte (TMS-Stifte®, Fa. Whaledent) kommen bei der Katze wegen der Kleinheit der Frakturflächen nur selten zur Anwendung. Die Stifte werden dabei in das Dentin, nach Vorbohren der parapulpären Kanäle, eingedreht und verankern bei tiefen Zahnfrakturen das Composite am Zahnstumpf. Die Technik der Parapulpärstiftimplantation wird unter 14.8.3. ausführlich beschrieben.

Literatur

EISENMENGER, E., und ZETNER, K.: Tierärztliche Zahnheilkunde. Verlag Paul Parey, Berlin und Hamburg, 119–136 (1982).
FAHRENKRUG, P.: Handbuch der Zahnbehandlung in der Kleintierpraxis. Albrecht GesmbH, Aulendorf, 52–59 (1986).
HARVEY, C.: Veterinary Dentistry. W. B. Saunders, Philadelphia, 34–78 (1985).
KRAFT, W., und DÜRR, U. M.: Katzenkrankheiten. Verlag M. u. H. Schaper, Hannover, 235–238 (1985).
TRIADAN, H.: Tierzahnheilkunde: Zahnerhaltung (Füllungstherapie mit Composite Materials und Endodontie) bei Affen und Raubtieren. Schweiz. Archiv Tierheilkd. **114**, 292.
ZETNER, K.: Tierzahnheilkunde. Teil 3. Videofilm, Verlag Paul Parey, Berlin und Hamburg (1986).

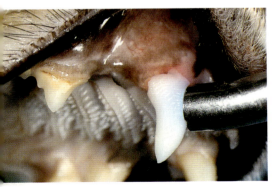

Abb. 14.30. Aufbau mit lichthärtendem Composite.

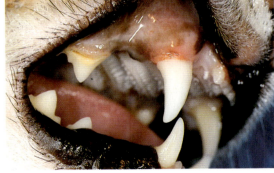

Abb. 14.31. Fertige Compositekrone nach Politur.

14.8. Verletzungen

14.8.1. Kinnabrasion

Die Ablösung der Kinnhaut (mit Schleimhaut) vom Unterkieferknochen ist eine typische Verletzung, die häufig nach Fensterstürzen auftritt (Abb. 14.32.). Die Haut wird dabei von der Pars incisiva mandibulae abgetrennt, in Extremfällen kann es zur Denudation der vorderen Hälfte des Unterkiefers kommen.

Die *Therapie* ist relativ einfach und praktisch immer erfolgreich. Nach Desinfektion und Wundexzision wird durch den abgetrennten Hautlappen in der Gegend der UK-Canini links und rechts eine U-Naht vorgelegt, die hinter den Canini verknotet wird (Abb. 14.33.). Damit ist der Hautlappen größtenteils sicher fixiert. Weitere Knopf- oder U-Nähte zwischen den Unterkieferincisivi adaptieren den Hautlappen an den Unterkiefer (Abb. 14.34.). Antibiotische Nachbehandlung (Suanatem®) ist empfehlenswert. Nähte können nach 10–14 Tagen entfernt werden. In seltenen Fällen kann die Anheilung mehrere Wochen dauern, nach eigenen Erfahrungen ist dies nur in Fällen mit Immundefizienz (virale Infekte) zu erwarten.

14.8.2. Kieferluxation

Die isolierte Kieferluxation kommt äußerst selten vor, meistens handelt es sich um Kieferfrakturen oder Frakturluxationen. Die Diagnose kann neben den typischen klinischen Symptomen der elastischen Fixation in abnormer Stellung (meist seitliche Verschiebung) vor allem durch die Röntgenaufnahme gestellt werden. Von besonderer Bedeutung ist hier die dorsoventrale Richtung, weil sich die Strukturen nicht so stark überlagern. Die meist einseitigen Luxationen nach vorne (Abb. 14.35.) treten häufiger auf als die nach hinten, weil dort der Processus retroarticularis einen Widerstand darstellt.

Die *Therapie* ist einfach: eine mit Leukoplast umwickelte Plastikspritze oder ein Rundholz wird in Narkose zwischen die Backenzähne geschoben. Dann wird mit der anderen Hand auf den vorderen Teil des Ober- und Unterkiefers ein Druck ausgeübt und das Rundholz in die entsprechende Richtung gedreht (Abb. 14.36.). Mit einem schnappenden Geräusch springt der Condylus mandibulae in seine physiologische Lage, der Kieferschluß ist sofort möglich.

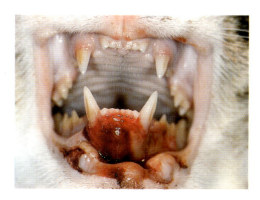

Abb. 14.32. Kinnabrasion.

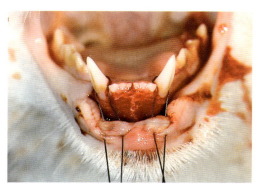

Abb. 14.33. Zwei U-Nähte umschlingen die Canini.

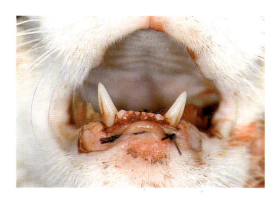

Abb. 14.34. Adaption des Hautlappens. Im Inzisivusbereich wurden zusätzliche Fixationsnähte um die Schneidezähne gelegt.

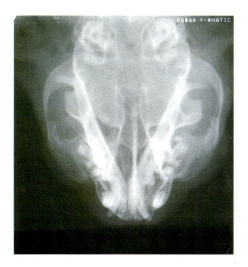

Abb. 14.35. Röntgenaufnahme einer einseitigen Luxation der Mandibula nach rostral.

Im Gegensatz zu den Kieferfrakturen besteht keine abnorme seitliche Abweichung mehr und kann auch nicht künstlich hervorgerufen werden. Eine Nachbehandlung ist niemals notwendig.

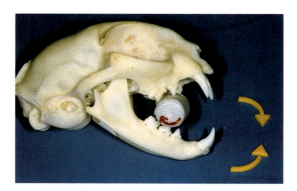

Abb. 14.36. Reposition einer Kieferluxation. Durch Schließen des Fanges und Drehen der leukoplastumwickelten Plastikspritze (im dargestellten Fall einer rostralen Luxation gegen den Uhrzeigersinn) wird die Luxation reponiert.

14.8.3. Kieferfrakturen und Frakturluxationen

Pathogenese. Kiefer- und Schädelfrakturen kommen bei der Katze außer bei Autounfällen oder (seltener) Raufereien besonders nach Fensterstürzen vor. Unserer Erfahrung nach sind besonders der 2. bis 4. Stock gefährlich, weil im 1. Stock die Höhe für ernste Verletzungen meist zu gering ist, andererseits über dem 4. Stockwerk die „Flugdauer" so lange ist, daß die Katze weniger mit dem Kopf als nach der Orientierungsphase während des Fluges mit den Extremitäten aufkommt und daher Verletzungen der Extremitäten sowie das thorakale Trauma im Vordergrund stehen.

Symptomatik. *Symphysenfrakturen* können leicht durch den Frakturspalt, der zwischen beiden mittleren Incisivi bis zur Unterlippe reicht, erkannt werden (Abb. 14.37.). Die Mandibulahälften sind mit oder ohne Krepitation gegeneinander verschieblich. Die *Therapie* besteht im Anlegen einer Drahtschlinge in Achterform quer zwischen den Canini. Ist damit keine gute Fixation zu erzielen (Schlinge rutscht über Canini, oder drückt diese zu eng zueinander), so kann mit der subgingivalen Drahtschlingenmethode meist ein gutes Ergebnis erzielt werden. Dazu wird der Zerklagendraht mittels einer subgingival eingeführten, gebogenen Injektionsnadel (Abb. 14.38.) um den Unterkieferknochen geführt und dann hinter den Canini verdrillt (Abb. 14.39. und 14.40.). Nur bei Trümmerfrakturen ist die Anfertigung einer Parapulpärstift-Composite-Brücke empfehlenswert.

Frakturen des Corpus oder Ramus mandibulae sind an der (zumeist aboralen und/oder seitlichen) Verlagerung des Unterkiefers erkennbar. Im Gegensatz zur isolierten Luxation des Kiefergelenks sind diese Verlagerungen nicht dauerhaft reponierbar. Bedingt durch die Zugkräfte der Kaumuskulatur, stellt sich die Verlagerung sofort nach Reposition voll oder teilweise wieder ein. Krepitation ist oft, aber nicht immer feststellbar, subgingivale oder periartikuläre Hämatome sind ein wichtiger Hinweis auf die Frakturstelle.

14. Krankheiten der Mundhöhle, der Kiefer und der Zähne

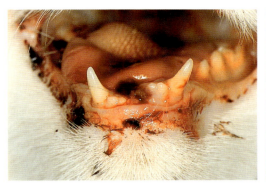

Abb. 14.37. Symphysenfraktur.

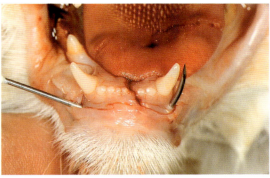

Abb. 14.38. Eine gebogene Injektionsnadel wird subgingival am Knochen entlang eingeführt.

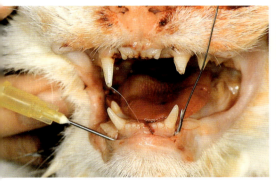

Abb. 14.39. Stahldraht wird an der Nadel eingeführt. Die Nadel wird vorsichtig herausgezogen, der Draht wird dadurch um die Mandibula geschlungen.

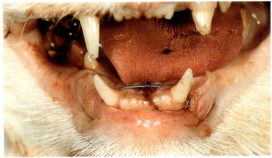

Abb. 14.40. Der Draht wird verdrillt, die Enden umgebogen. Nach 2–3 Wochen kann der Stahldraht entfernt werden.

Röntgenologische Diagnostik. In jedem Fall sind sowohl dorso-ventrale als auch latero-laterale Aufnahmen herzustellen. Die häufig auftretenden Frakturen der Mandibula hinter den Canini sind meist besonders gut in der seitlichen Aufnahme zu sehen (Abb. 14.41.). Frakturen des Processus condylaris sowie Frakturluxationen des Kiefergelenks sind in der dorso-ventralen Aufnahme sicherer zu erkennen (Abb. 14.42.), weil die Gelenkwalze sich in ihrer vollen Breite ohne Überprojektion darstellt. Die besonders häufig vorkommenden *Lokalisationen* bei Mandibulafrakturen sind in Abb. 14.43. dargestellt.

Therapie. Bei kooperativen Patienten kann der Kiefer in eher seltenen Fällen durch Zubinden des Fanges mit einer gekreuzten Schlinge *konservativ* ruhiggestellt werden (Abb. 14.44.). Bei der *operativen Therapie* können Kieferfrakturen (Abb. 14.45.) durch Cerclagen, spezielle Drahtnähte, Platten, Bohrdrähte und extrakutane Schienung fixiert werden. Bei letzterer werden mehrere Bohrdrähte in den Kiefer eingebracht und die vorstehenden Enden mit Acrylat in orthognather Stellung fixiert.

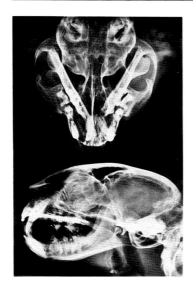

Abb. 14.41. Röntgenaufnahme einer Mandibulafraktur knapp hinter den Canini.

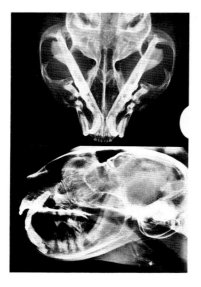

Abb. 14.42. Röntgenaufnahme einer beidseitigen Fraktur des medialen Anteils des Processus condylaris (am besten in der dorso-ventralen Aufnahme sichtbar).

Nach unseren Erfahrungen ist die nachstehend beschriebene temporäre Verblockung der Kiefer in den meisten Fällen für die tierärztliche Praxis besonders empfehlenswert.
Parapulpärstift-Composite-Brücke nach Zetner: Nach Reinigung und Desinfektion sowie der Versorgung von Schleimhautverletzungen wird der Unterkiefer mit einem Nadelhalter an den Canini erfaßt und reponiert (Abb. 14.46.). Von jetzt ab muß die Operation bei reponierten, geschlossenen Kiefern durchgeführt werden, um eine korrekte, orthognathe Kieferstellung zu erzielen (Ausnahme: Neumann-Variante, siehe später). Vor dem Bohren der parapulpä-

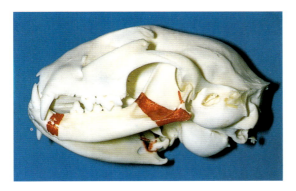

Abb. 14.43. Häufig vorkommende Lokalisation von Kieferfrakturen.

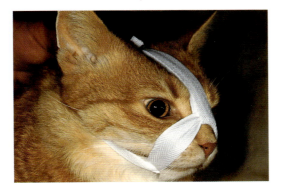

Abb. 14.44. Konservative Frakturbehandlung: Zubinden des Fanges mit breitem Band.

ren Kanäle wird der Schmelz mit einem kleinen Rosenbohrer (ISO Größe 008) angekörnt. Dazu teilt man den Caninus in der Längsrichtung gedanklich in 3 Teile und bohrt im vorderen oder hinteren Drittel, um ein Verletzen der Pulpa zu vermeiden. Dann werden im Oberkiefer- und Unterkiefercaninus an der markierten Stelle bei langsamer Umdrehungszahl (ca. 600/min) und Wasserkühlung die parapulpären Kanäle mit dem entsprechenden Bohrer vorgebohrt. Exakte zentrische Führung des Bohrers ist wichtig, damit der Kanal nicht zu weit wird. Nach Trocknung der Kanäle werden parapulpäre Stifte (TMS®, Fa. Whaledent) eingedreht und etwas zueinander gebogen (Abb. 14.47.). Dann werden die Stifte mit lichthärtendem oder autopolymerisierendem Composite verblockt (Abb. 14.48.). Meistens werden beide Kieferhälften auf diese rasche, einfache Weise fixiert. Die Ernährung mit flüssigem oder breiigem Futter erfolgt mittels Plastikspritze über die Wangentasche (in seltenen Fällen durch Infusionen). Nach 1–3 Wochen werden die Brücke nach Dünnschleifen des Composites mit einer Zange abgenommen und die Parapulpärstifte nach Absetzen in Höhe der Schmelzoberfläche poliert (Abb. 14.49.). Ein kosmetisch besseres Resultat ist erzielbar, wenn die Stifte herausgedreht und die Löcher mit Composite gefüllt werden.

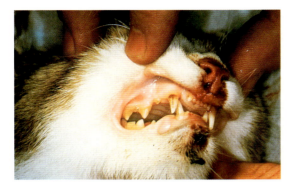

Abb. 14.45. Bilaterale Mandibulafraktur.

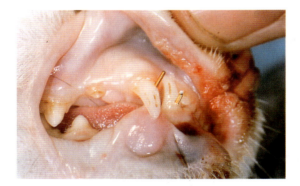

Abb. 14.46. Nach Reposition Einbohren von parapulpären Stiften in die Canini.

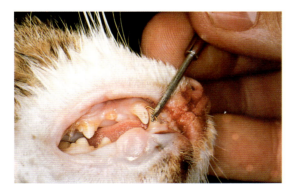

Abb. 14.47. Biegen der parapulpären Stifte.

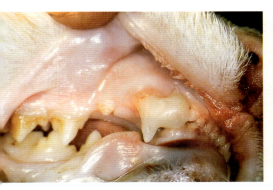
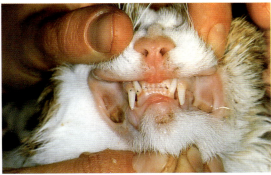

Abb. 14.48. Compositebrücke.

Abb. 14.49. Abnahme der Compositebrücke nach 2 Wochen. Orthognathe Kieferstellung.

Bei der *Variante nach Neumann* werden die Kiefer in halboffener Stellung fixiert. Vorteil: Katzen können flüssige und halbflüssige Nahrung selbst aufnehmen. Nachteil: Geringste Verkantung bei der Fixation führt zu Kiefersperre nach Abnahme der Brücke (Anisognathie), daher nur für den erfahrenen Behandler empfehlenswert.

Bei Behinderung der Nasenatmung (Epistaxis, Palatoschisis mit Schwellung) ist bei Anwendung der geschlossenen Operationstechnik abzuwarten, bis Nasenatmung möglich ist oder der Kiefer in halbgeschlossener Stellung zu fixieren.

Die Prognose ist meistens günstig. Eine genaue Beschreibung dieser Methode ist in der Literatur und im Videofilm zu finden.

14.8.4. Palatoschisis traumatica

Sogenannte Gaumenspalten kommen nach Fensterstürzen häufig vor. Nach Aufnahme flüssiger Nahrung tritt diese bei den Nasenlöchern wieder aus. Die meisten Gaumenspalten heilen unter antibiotischem Schutz innerhalb von 1–3 Wochen von selbst ohne Komplikationen aus. Bei besonders großen Defekten kann die Lücke nach Mobilisierung der Schleimhaut und Anlegen von bilateralen Entlastungsschnitten median verschlossen werden. Die Nasenöffnungen müssen immer frei gehalten werden.

Literatur

EISENMENGER, E., und ZETNER, K.: Tierärztliche Zahnheilkunde. Verlag Paul Parey, Berlin und Hamburg, S. 100 (1982).
FAHRENKRUG, P.: Handbuch der Zahnbehandlung in der Kleintierpraxis. Albrecht GesmbH, Aulendorf, 77–83 (1986).
HARVEY, C.: Veterinary Dentistry. W. B. Saunders, Philadelphia, 140–155, 161–173, 112–113 (1985).
HOLZWORTH, J.: Diseases of the Cat. W. B. Saunders, Philadelphia, 75–76 (1987).
KRAFT, W., und DÜRR, U. M.: Katzenkrankheiten. Verlag M. u. H. Schaper, Hannover, 579–581 (1985).
LANE, J. G.: ENT and Oral Surgery of the Dog and Cat. Wright, Bristol, 188–196, 149–154 (1982).
ZETNER, K.: Die Behandlung von Kieferfrakturen der Katze mit der Parapulpärstift-Composite-Brücke. Kleintierpraxis **32**, 1, 1–44 (1987).
ZETNER, K.: Tierzahnheilkunde. Teil 2. Videofilm, Verlag Paul Parey, Berlin und Hamburg (1986).

14.9. Narkose

Als Narkotika für Eingriffe in der Mundhöhle können empfohlen werden:

1. Ketamin-Xylazin (Ketalar®, Rompun®).
Ketamin: 5 mg/kg KM i.m. und Xylazin: 2 mg/kg KM i.m.
Bei Problemfällen (Alter, Herz-Kreislauf-Schwäche) oder für sehr kurz dauernde Narkosen kann auch die intravenöse Applikation von 2,5 mg Ketamin und 1 mg Xylazin pro kg KM empfohlen werden.
2. Inhalationsnarkose nach Einleitung mit Thiobarbituraten oder Ketamin-Xylazin-Narkose. Besonders für Risikopatienten empfehlenswert.

Literatur

EISENMENGER, E., und ZETNER, K.: Tierärztliche Zahnheilkunde. Verlag Paul Parey, Berlin und Hamburg, S. 2 (1982).
KRAFT, W., und DÜRR, U. M.: Katzenkrankheiten. Verlag M. u. H. Schaper, Hannover, 525–545 (1985).

14.10. Ernährung

Unserer Erfahrung nach ist die Funktion des Immunsystems der wichtigste regulierende Faktor für die Verhinderung von Plaque, Zahnstein, Gingivitis, Parodontitis und Stomatitis. Diese Funktion kann nicht nur durch Infektionen (meist viraler Natur), sondern auch durch falsche, unausgewogene Ernährung gestört werden. Darüber hinaus kann die einseitige Ernährung mit Innereien (Herz, Leber, Niere) und/oder Fleisch zu sekundärem, alimentärem Hyperparathyreoidismus führen, der zuerst an den Kieferknochen zur Entkalkung führt. Auch Hypervitaminose A wurde für vorzeitigen Verlust der Incisiven bei der Katze verantwortlich gemacht. Bei jeder Mundhöhlensanierung der Katze sollte daher der Tierbesitzer über die artgerechte Ernährung von Katzen und das richtige Ca/P-Verhältnis aufgeklärt werden.

Literatur

HARVEY, C.: Veterinary Dentistry. W. B. Saunders, Philadelphia, S. 51 (1985).
HOLZWORTH, J.: Diseases of the Cat. W. B. Saunders, Philadelphia, 33–35, 168 (1987).
JOHNSON, R. P.: Effect of diet on oral lesions of feline calicivirus infection. Vet. Rec. **110**, 106–107 (1982).

Sachregister

Aalstrich 65
Abdomen, Röntgen 189
Aberglaube 25
Abessinier 64ff.
Absaugung des Narkosegases 214
Abszesse 503
Absorber, Kalk 213
Abwehrverhalten 105
Acepromazin® 204, 207 s. a. Acetylpromazin
Acetylpromazin 204, 207 s. a. Vetranquil®, Acepromazin®
Acholeplasma 249
Achorion schoenleinii 33
ACTH-Stimulationstest 491
Actinomyces 251, 252
Adaktylie 83 s. a. Ektrodaktylie
Aelurostrongylose 435ff.
Aelurostrongylus abstrusus 435ff., 441
Agenzien, mutagene 95
Aggressivität 106, 132, 133
Agouti 45ff., 65
AIDS 337, 362
AIDS, Azidothymidin 352
akantholytische Zellen 515, 553
Akarizide 451, 453, 455, 457, 472
Akne 504
Akromegalie 474 s. a. Gigantismus
Akromelanismus 46, 70
Aktinomykose 251f., 508
Albendazol 427
Albinismus oculi 77
Albinismus, rezessiver 76
Albino 46
Alfentanil 206 s. a. Rapiphen®
Allergie 520 s. a. Überempfindlichkeit
Allergie, Reaktionsmuster 520
Allethrin 470
Allgemeinanästhesie 204 s. a. Narkose
Alopecia universalis 500
Alopezie 531
Alopezie, feline endokrine 532
Alopezie, kongenitale 26
Alpha-Interferon 324, 353
Altersabhängigkeit 336
Alveolar disease 435
ambivalente Haltung 107
Amalgam 557
Aminopyridin-4 206
Amitraz 454f.

Amöbendysenterie 406
Amprolium 397
Anästhesie, allgemeine 35, 204
Analbeutelentzündung 415, 418
Analgesie 204, 225 s. a. Schmerzbehandlung
Analgesiestadium 218 s. a. Narkosestadium I
Anämie 324, 342
Anamnese, allgemein 148
Anästhesie, dissoziative 206
Anästhesie, lokale 202
Anatomie der Haut 497
Anatomie der Katze (kulturgeschichtlich) 27, 28, 30
Ancylostoma spp. 424ff.
Ancylostomatose 424ff.
Aneuploidie 74
Anexate® 225 s. a. Flumazenil
Angiohämophilie 84
Angora- oder Perserkatze 27
Angorakatzen 55, 56
Angriffsverhalten 106
Angst 105
Anknabbern von Pflanzen 135
Anorexie 136 s. a. Appetitlosigkeit
Antagonisierung 205, 207, 225
Anthelminthika 432, 441f.
Anthrax 228f. s. a. Milzbrand
Anthrycidmethylsulfat 405
Antibiotika, Dosierung bei Infektionskrankheiten 298
Antikokzidia 397
Antisedan® 204, 207, 225 s. a. Atipamezol
Antizestoda 417, Tab. 11.3.
anxiolytisch 204
Apnoe 206, 210, 219 s. a. Atemstillstand
Apophallus muehlingi 428f.
Appetitlosigkeit 136 s. a. Anorexie
Archaeopsylla erinacei 467
Arecolin 422
Arion spp. 422, 435
Aristoteles 23, 37
Arzneimittelallergie 469, 522
Aspergillus 293
Aspiration 209
Assoziation zwischen FIPV und FeLV 352
Asthenie, kutane 77, 489 s. a. Dermatosparaxie
Ataxie, cerebellare 79
Atembeschwerden 230
Atembeutel 214

Atemdepression 205, 225
Atemstillstand 206, 210, 219 s. a. Apnoe
Atemstimulans 226
Äther 211 s. a. Ether
Äthernarkose 35
Atipamezol 204, 207, 225 s. a. Antisedan®
Atmung, spontane 224
Atomisierung von Zahnhartsubstanz 546
Atopie 526
Atropin 203, 224
Atypische Mykobakterien 264, 271
Atypisches mykobakterielles Granulom 271
Aufwachphase 209, 224
Augenalbinismus 77 s. a. Albinismus oculi
Augenausfluß 230, 303, 307
Augenfarbe, unterschiedliche 46, 60
Augensymptome bei Infektionskrankheiten 323
Aujeszky-Virus 364
Autoantikörper 514
Autoimmundermatosen 514 ff.
Autoimmunerkrankung 353, 547
Ayre's T-Stück 214
Azaperon 204 s. a. Stresnil®
Azathioprim 554

Babesia felis 406
Babesia herpailuri 406
Babesiose 406
Bacillus anthracis 229
Bactrim® 543 s. a. Trimethoprim
Bagatellschmerz 111
Bakterielle Infektionen der Haut 502 s. a. Pyodermie
Balanced anaesthesia 201
Balinese 61
Bandwurmbefall 409 ff.
Bandwürmer 409 ff., 462, 468
Barbiturate 205
Barchankatze 47
Basaliom 535
Basisnarkose 209 s. a. Sedierung
Bastet, Bastetkult 21
Bauchhöhlenerguß 318
Beatmung, künstliche 209, 217, 226
Beatmung, Mund zu Nase 226
Befundbewertung, formallogische 146
Beißen 132
Bengalkatze 17
Benzimidazole 432, 441, 449
Benzodiazepin 208 s. a. Zolazepan®
Benzylbenzoat 459
Berührungskontakt 114
Besnoitia 403 ff., Tab. 11.1.
Beta-Interferon 324
Bewußtlosigkeit 204 s. a. Hypnose
Bicycloheptene, chlorierte 453, 462
Birmakatze 59 ff.
Bithionolsulfoxid 427
Blasrohr 109, 201
Blastomyces dermatitidis 295, 514

Blastomykose 295
Blendling 19
Blutdruck 221
Blutdruckmanschette 221
Blutgerinnungsstörungen 84
Blutlöslichkeit 212
Bobtail 82 s. a. Brachyurie
Bolusbehandlung 218
Bombaykatze 72
Bonding agent 559
Bordetella bronchiseptica 106, 107
Bordetellose 230
Brachyzephalie 79
Brachygnathia inferior 80
Brachygnathia superior 80
Brachyurie 82
Bradykardie 203
Braune Hundezecke 407, 444 f., 451 s. a. *Rhipicephalus sanguineus*
Bromociclen 453, 457 f., 460, 463, 469 f.
Bromophos 469
Brugia malayi 448 f.
Bronchopneumonie 240, 261
Bronchospasmus 205
Brucella spp. 231
Brucellose 231
Brugia sp. 448 f.
Brustgriff 113
Brusthöhlenerguß 318
Bubastis 21
Bunamidinhydrochlorid 417
Burmakatze 65 ff.
Butamisol 417
Bypass 226

Calciumgluconat 484
Calciumhydroxidpaste (Calcyl®) 556
Calliphoridae 421, 451, 463
Cameo 46
Campylobacter-Infektionen 232 f.
Candidamykose 291
Capillaria spp. 446 f., Tab. 11.7.
Carbamidsäureester 451, 453, 462, 469
Carbaril 451, 453, 460, 469, 472
Cataracta lentis congenita 81
Ceratophyllus gallinae 467
Chartreuse 63 ff.
Chediak-Higashi-Syndrom 85
Cheilognathopalatoschisis 80
Chemokommunikation 137
Cheyletiella 452 ff.
Chimärismus, chromosomaler 93
Chlamydia psittaci 234
Chlamydien 308
Chlorhexamed-Spüllösung® 543 s. a. Chlorhexidinlösung
Chlorhexidinlösung 543 s. a. Chlorhexamed-Spüllösung®, Hibident® 543
Chloroform 35

Chlorpyrifos 469
Chlortetracyclin 397
Chondrodystrophie 76 s. a. Zwergwuchs, chondrodystrophischer
Chorioidea-Dystrophie, gyrierte 81
Chorioiditis 329
Chromosomenaberrationen 75, 91, 92
Ciclosporin A 554 s. a. Sandimmun®
CITE-COMBO-Test 360, Abb. 30.31.
Citrobacter 243
Clindamycin 390
Clonorchis sinensis 426
Clont® 543 s. a. Metronidazol
Clostridium spp. 238
Clostridium tetani 262 s. a. Tetanus
Clostridium-Infektion 238
Coccidioidomykose 297
Coccidiodies immitis 297
Coenurus 409
coliforme Bakterien 243
Colorpoint 57 ff.
Columella 23
Combelen® 204, 207 s. a. Propionylpromazin
Composites 558
Conell 201-Narkoseapparat 212
Cornish-Rex 68
Coronaviren, feline 318
Coronavirus, canines 318
Cortison 548 s. a. Volon A®-10
Coxiella burnetii 239
Coxiellose 239
Crenosoma vulpis 448 f.
Crenosoma-Befall 448 f.
Croupöse Enteritis 34
Cryptococcus neoformans 289, 343, 514
Cryptosporidium 403, 407
Ctenocephalides canis 417, 466 f., 525
Ctenocephalides felis 417, 462, 464 ff., 525
Culicoides spp. 472
Cuterebra 463
Cyathospirura dasyuridis 448 f.
Cylicospirura felineus 448 f.
Cysticercus fasciolaris 415 f. s. a. Strobilocercus fasciolaris
Cysticercus pisiformis 413
Cysticercus tenuicollis 413
Cystoisospora spp. 389, 393, 395 ff.
Cystoisospora-Infektion 395 ff.
Cytauxzoon felis 406
Cytauxzoonose 406
Cythioat 470

Dampfkonzentration 211, 212
Dampfstrahlreinigung 397, 401, 432, 443
Darmegelbefall 428 f.
Darmsarkosporidiose 400
Deckhaare 47
Deckung von Partnern 108
Defäkation 206

Defekte, genetische 74, 97
Defektmutation 48, 68
Defektzucht (Qualzüchtung) 74
Delvesteron® 548 s. a. Prolegeston
Demodex 454 f.
Demodikose 453 f., 454 ff., 460
Depression, psychische 128, 131
Dermacentor 444
Dermatitis miliare 462, 464 f.
Dermatitis, exsudative 242
Dermatobia 463
Dermatomykosen 453, 469, 508, 562
Dermatomykosen, tiefe 514
Dermatophilose 242
Dermatophilus congolensis 242
Dermatophyten 460
Dermatophyten-Testmedium 512
Dermatophytose 281
Dermatosparaxie 489 s. a. Asthenie, kutane
Dermis, Anatomie 497
Deroceras spp. 422
Desinfektion 288
Desinfektionsmittel, viruzide 302, Tab. 10.1.
Desmopressin 477
Deutsch-Langhaar 49
Devon-Rex 68
Dexamethason-Suppressionstest 493
Dextran 223
Diabetes mellitus 455, 474, 492
Diabetes insipidus 476
Diagnostik, genetische 97
Diagnostik per exclusionem 144
Diagnostik, computergestützte 147
Diagnostik, klinische, allgemein 143
Diät bei Nahrungsmittelallergie 521 s. a. hypoallergene Diät
Diazepam 204, 207 s. a. Valium®
Diazinon 451, 469
Dichlorvos 432, 442, 447, 449, 451 f., 469
Dickhalsiger Bandwurm 409, 414 ff., s. a. *Hydatigera taeniaeformis, Dicrocoelium dendriticum* 428 f.
Diethylcarbamacin 449
Differentialdiagnostik, allgemein 144
Dihydroxytachysterol 484
Dimazon® 224 s. a. Furosemid
Dimorphe Pilze 295
Dimorphismus 46
Dioctophyme renale 446 f.
Dipetalonema repens 448 f.
Dipetalonema-Befall 448 f.
Diphyllobothrium latum 410 f., 417
Diplopylidium acanthotretum 412 ff., Tab. 11.2.
Diplopylidium noelleri 410 f., Tab. 11.2.
Diprivan® 208 s. a. Propofol
Dipteren 463
Dipylidium caninum 409, 414 f., 416 ff., 462, 468
Dipylidium-Befall 416 ff.
Dirofilaria immitis 448 f.
Diskordanz 46

Dispositionskrankheiten, erbliche 74
Diurese 224
Domitor® 204, 206 s. a. Medetomidin
Doppelfell 64
Doppler-Sonographie 221
Doxapram (Dopram®) 226
Drahthaar 78
Drahthaarkatze 48, 49
Dreifarbigkeit 102
Dressierbarkeit 127
Dungkäfer 396, 411, 413
Duodenum, Röntgen 191
Duoprim® 543 s. a. Trimethoprim
Durchfall 276, 311, 336
Dysautonomie, neurovegetative 79
Dysostosen, kaudale 82
Dysostosen, kraniale 79

Echinochasmus perfoliatus 428 f.
Echinococcus 417
Echinococcus alveolaris 413, 420 ff.
Echinococcus granulosus 409, 420
Echinococcus hydatidosus 409, 420
Echinokokkose 420 ff.
Effekt, pleiotroper 46
Effortil® 224 s. a. Etilefrin
Egyptian Mau 59, 72
Ehlers-Danlos-Syndrom 500
Eignung der Katze 127
Eignung des Besitzers 126
Einschlußkörperchen, intranukleäre 316, 364
Einstreu 128
Eiteransammlung 260
Ektoparasitosen 444 ff.
Ektothrixsporen 510
Ektrodaktylie 83
Elektrokardiogramm (EKG) 221
Elektrolyt-Lösung 397
Elektrotom 544
ELISA 313, 319, 326, 335, 346, 358
ELISA-Latexagglutination 313
Em$_2$-ELISA 423
Emesma 434
Emetikum 206
Empfindungsvermögen 110
Encephalitozoon cuniculi 407
endogenes FeLV 338
Endometritis 267
Endoparasitosen 383 ff.
Endotrachealtubus 209, 214, s. a. Trachealtubus
Enfluran 213 s. a. Ethrane®
Entamoeba hartmanni 406
Entamoeba histolytica 406
Enteritis 256
Enterobacter 243
Enterobacteriaceae 243, 258
Entropium 81
Env-Gen 337
Enzephalitozoonose 407

Eosinophile Plaque 528, 551
Eosinophiler Granulomkomplex 527
Eosinophiles Geschwür 551, 527
Eperythrozoon felis 244
Epidermis 497
Epiduralanästhesie 203
Epiphora 57
Epitheliogenesis imperfecta 502
Epsiprantel 416, 419
Erbe-Puls 221
Erbfehler 74, 169
Erbfehler, tierschutzrelevante 98
Erbfehlerdiagnostik 97 s. a. Diagnostik, genetische
Erbgrind 33 s. a. Favus
Erbliche Hautkrankheiten 499
Erblichkeitsverdacht 97, 98
Erbrechen 276
Erbrechen, Regurgitieren, Differentialdiagnose 157
Erbkrankheiten 74
Erbumweltkrankheit 74
Ernährung bei Krankheiten der Mundhöhle 568
Erziehungsmaßnahmen 125
Escherichia coli 243
Ether s. a. Äther
Ethrane® 213 s. a. Enfluran
Etilefrin 211 s. a. Effortil®
Etomidat 205 s. a. Hypnomidate®
Eumelanin 44
Euparadistomum thapari 428 f.
Euparyphium melis 428 f. s. a. Isthmiophora melis
Euproctis chrysorrhoea 472
Europäischer Rattenfloh 466 ff. s. a. *Nosopsyllus fasciatus*
Europäisch Kurzhaar 61 ff.
Eurytrema procyonis 428 f.
Eutrombicula alfreddugesi 472
exogenes FeLV 338
Exotic Kurzhaar 71 ff.
Exsikkose 224
Ectopia testium 90 s. a. Kryptorchismus
Extremitätendefekte, erbliche 83
Exzitation 203, 205
Exzitationsstadium 208, 218 s. a. Narkosestadium II

Faktorei 24
Faktorenkrankheiten 460
Falbkatze 17, 19, 20, 41, 64
Fallprobe 164
Falltürenversuch 165
Favus 33 s. a. Erbgrind
Fehldiagnosen, allgemein 144
Fehldiagnosen, Ursachen, allgemein 145
Fehldiagnosen, Vermeidung, allgemein 145
Fehlintubation 225
Felicola subrostratus 417, 461 f., 469

Felidae 41
Feline Coronaviren (FIP) 318 s. a. Coronaviren, feline
Feline endokrine Alopezie 532 s. a. Alopezie feline, endokrine
Feline Hypertrichose 500
Feline immunodeficiency virus 389, 401, 455
Feline Lepra 264, 271, 507
Feline Retroviren 337
Felines Calicivirus (FCV) 306
Felines enterales Coronavirus (FECV) 335
Felines Herpesvirus Typ I (FHV-1) 299
Felines Immunschwächevirus (FIV) 355
Felines infektiöses Peritonitisvirus 319
Felines Leukämievirus (FeLV) 339
Felines Parvovirus (FPV) 311
Felines Sarkomvirus (FESV) 338, 354
Felines Spumavirus (FeSFV) 337, 339, 354 s. a. felines syncytium forming virus
Felines syncytium forming virus 337, 339, 354
Felis silvestris var. *domestica* 41, 48
Fellmuster 41
FeLV A, B, C 339
FeLV-assoziierte Enteritis 351
FeLV-bedingte Tumoren 351
FeLV-ELISA 346
FeLV-Nachweis aus dem Speichel, Tab. 10.2.
Fenbendazol 417, 427, 429, 432, 437, 441 f., 447
Fenchlorvos 453
Fensterstürze 560
Fentanyl 208
Fenthion 470
Fenvalerat 470
Fertilitätsstörung 343
FeSV 354
FeSVF 354
Fettschwanz 504 s. a. Schwanzdrüsenentzündung
FHV-1 299
Fibroelastose, primäre endokardiale 85
Fibrosarkom der Haut 537
Fibrosarkom, Mundhöhle 555
FIFE 71
Filariosen 448 f.
Finnen 409, 420
FIP 318
FIV 355
FIV-ELISA 360, Tab. 10.4.
FIV-Häufigkeit 361, Tab. 10.5.
FIV-Immunfluoreszens 360, Tab. 10.4.
FIV-Inkubationszeit 356
Fixation 118
Flagyl® 543 s. a. Metronidazol
Fliegen 422 s. a. Sarcophagidae
Fliegen 405 s. a. Glossina
Fliegen 388, 415, 421
Fliegen 422, 463 s. a. *Muscidae*
Fliegen 421, 451, 463 s. a. *Calliphoridae*
Fliegenlarvenkrankheiten 451, 463 s. a. Myiasis
Flohallergie 453, 460, 462, 464, 469, 525
Flöhe 411, 417, 462, 464 ff.

Flohekzem 464, 469
Flohplage 464 ff.
Flubendazol 417, 442
Fluchtverhalten 108
Flumazenil 225 s. a. Anexate®
Fluorlack 549
Fluothane® 212 s. a. Halothan
Follikulitis 504
Folsäure 390
Forane® 213 s. a. Isofluran
Foreign 71
Formaldehyd 422
Fortpflanzung 30
FPV 311
Frakturen, Proc. condylaris 563
Frakturluxationen, Kiefer 560, 562
Francisella tularensis 273
Freiraum 126
Frenkelia 403
Freßsucht 136
Fuchsbandwurm, fünfgliedriger 409, 412, 416, 418, 420 ff. s. a. *Echinococcus multilocularis*
Fuchsbandwurm, kleiner 420 ff. s. a. *Echinococcus multilocularis*
Fuchsbandwurm, gefährlicher 420 ff. s. a. *Echinococcus multilocularis*
Fuchszecke 444 ff. s. a. *Ixodes canisuga*
Fünfgliedriger Fuchsbandwurm 420 ff. s. a. *Echinococcus multilocularis*
Funktionsstörungen, erbliche nervale 79
Furazolidon 484
Furosemid 224 s. a. Lasix®, Dimazon®
Furunkulose 504
Futtermittelallergie 460, 469

Gag 337
Gamasis auris 32
Gangliosidosen 85
Ganzkörperaufnahme 171
Gasbildung 239
Gastrointestinaltrakt, Röntgen 189
Gaumenspalten, sogenannte 567 s. a. Palatoschisis traumatica
Gefährlicher Fuchsbandwurm 420 ff. s. a. *Echinococcus multilocularis*
Gehirnbruch 80 s. a. Hernia cerebralis
Geisterzeichnung 44, 68
Gemeiner Holzbock 444 ff. s. a. *Ixodes ricinus*
Genette 20
Genopathien 95
Genwirkungen 96
Geoponica 23
Gepard 41
German Rex 68
Geschlechtschromosomenaberrationen 92
Geschlechtsreife 129
Geschwüre der Maulhöhle 307
Gesner, Conrad 26
Gestagene 139, Tab. 5.1.
Gewebenekrose 205

Giardia 383 ff., 401
Giardiose 383 ff.
Gigantismus 474 s. a. Akromegalie
Gingivektomie 544
Gingivitis 308, 543, 552
Gingivoplastik 544
Glasiomerzement 551, 556
Globoidzellen-Leukodystrophie 86
Glossina 405
Glukosurie 475, 484, 492
Glykogenose 86
Gnathostoma spinigerum 448 f.
Gnitzen 472 s. a. *Culicoides*
Goldafter 472 s. a. *Euproctis chrysorrhoea*
Goldtherapie 554
Grabmilben 458 s. a. *Sarcoptes*
Grannenhaare 47, 68
Granulom-Komplex 551 s. a. eosinophiler ... 527
Gurkenähnlicher Bandwurm 416 ff. s. a. *Dipylidium caninum*

Haarausfall 281
Haarbalgmilben 454
Haarfollikel, Anatomie 498
Haarkleiddefekte, erbliche 78
Haarlinge 417, 460
Haarlingsbefall 453, 461 f.
Haarmilbenbefall 472
Haemaphysalis 444
Haemobartonella felis 244 s. a. *Eperythrozoon*
Haemobartonellose 244
Haftvermittler 559
Hakenwürmer 424 ff.
Halothan 212 s. a. Fluothane®
Halsbänder 451, 462, 469, 472 s. a. Ungezieferhalsbänder
Halten der Katze 112
Hammondia 393 ff., 403
Hammondia-Infektion 393 ff.
Hämophilie (Faktor-XI-Mangel) 84
Hämophilie A (Faktor-VIII-Mangel) 84
Hämophilie B (Faktor-IX-Mangel) 84
Hängeohrkatze 49, 71 ff.
Harappa-Kultur 18
Harnblase, Röntgen 194
Hausmaus, *Mus musculus* 24
Hausväterliteratur 30
Hauterkrankungen 497 ff.
Hautflora 502
Hautfunktion 497
Hautanatomie 497
Hautpilzinfektion 281
Hautstrukturdefekte, erbliche 77
Hauttuberkulose 267
Hauttumoren 536
Havannakatze 65, 71
HCH 457, 460
Heimwehkrankheit 104
Helicella spp. 435

Helix spp. 435
Helminthosen 409 ff.
Hepatitis interstitialis chronica parasitaria multiplex 441
Hepatozoon-Infektion 407
Herbstgrasmilbenbefall 453, 462, 469
Herbstmilbe 472 s. a. *Neotrombicula autumnalis*
Hermophroditismus 90 s. a. Intersexualität
Hernia cerebralis 80
Hernia diaphragmatica congenita 89
Hernia umbilicalis 89
Herodot 22, 23
Herpesvirus 174
Herpesvirus Typ 1, felines 299
Herz, Röntgen 183
Herz-Kreislauf-Depression 212
Herz-Kreislauf-Versagen 226
Herzdiagnostik, allgemein 154
Herzform, Röntgen 185
Herzgröße, Röntgen 183
Herzspitzenstoß 154
Herztöne, Auskultation 154
Herzwurmbefall 448 f.
Heterobilharzia americana 426 f.
Heterochromia iridum 77
Heterophyis spp. 428 f.
Heterozygotietest 100
Histoplasma capsulatum 296
Histoplasmose 296
HIV s. a. humanes Immunschwächevirus 337
Holzbock, gemeiner 444 ff. s. a. *Ixodes ricinus*
Hormone 139
Hühnerfloh 467 s. a. *Ceratophyllus gallinae*
Humanes Immunschwächevirus 168
Hummerkralle 83 s. a. Spalthand
Hundefloh 466 ff. s. a. *Ctenocephalides canis*
Hundezecke, braune 444 ff. s. a. *Rhipicephalus sanguineus*
Hüpfreaktionen 163
Husten 230
Hydatigera 414 ff., 417 f., 422
Hydatigera taeniaeformis 409, 414 ff.
Hydrozephalie 80
Hyperadrenokortizismus 492
Hyperchylomikronämie, idiopathische 86
Hyperglykämie 474, 486, 492
Hyperinfusion 223
Hyperkaliämie 491
Hyperkalzämie 484
Hyperodontie 89 s. a. Polyodontie
Hyperornithinämie 81 s. a. Chorioidea-Dystrophie, gyrierte
Hyperparathyreoidismus, primärer 484
Hyperparathyreoidismus, sekundärer (alimentärer) 484, 568
Hyperphosphatämie 483
Hypersekretion 224
Hyperthyreoidismus 478
Hypertrichosis congenita 75
Hypnodil® 208 s. a. Metomidat, Fentanyl

Hypnomidate® 205 s. a. Etomidat
Hypnose 204 s. a. Bewußtlosigkeit
Hypoadrenokortizismus, primärer 490
Hypodontie 89 s. a. Oligodontie
Hypoglykämie 490
Hypogonadismus, feliner 92, 95
Hypokalzämie 483, 484
Hyponaträmie 491
Hypoparathyreoidismus 483
Hypothyreoidismus 478
Hypotrichosis congenita 78 s. a. Rexmutanten
Hypovolämie 224, 226
Hypoxie 212

Ichneumon 20
Idiosynkrasie 522
Igelfloh 467 s. a. *Archaeopsylla erinacei*
Igelzecke 444 s. a. *Ixodes hexagonus*
Ikterus 247
IL-2 334
Immobilisation 20
Immundiffusionstest, TGE 327
Immunfluoreszenz 345, 356, 358, 366, Tab. 10.4.
Immunfluoreszenztechnik 363
Immunfluoreszenztest 365
Immunglobulin A 257, 497
Immunglobulin E 272, 526
Immunglobulin 319, 324
Immunität 324
Immunkomplexe 319, 322, 332
Immunreaktion 340, 345
Immunschwäche 356, 458, 460, 552
Immunsuppression 274, 310, 343, 355
Infektionsdruck 350
Infiltrationsanästhesie 202
Infusionsbehandlung 223
Inhalationsnarkose 209
Inhalationsnarkotika 211
Injektionsnarkose 205
Insekten 400
Insektenstichallergie 472
Instinktausstattung 105
Insulinwirkung 487
Intersexualität 90 s. a. Hermaphrodismus
Intravenöse Medikation 224
Intravenöse Medikation, Nachinjektion 205, 224
Intravenöse Medikation nach Wirkung 205, 206, 209
Intravenöse Medikation, titrierend 203, 224
Intubationsbesteck 210 s. a. Abb. 8.2.
Intubationsnarkose 209 s. a. Abb. 8.8.
Intubationstechnik 209 s. a. Abb. 8.1.
Inzucht 70
Irisfarbe, verschiedene 46, 60
Irisheterochromie 60
Isofluran 213 s. a. Forane®
Isometamidiumchlorid 405
Isospora spp. 393ff. 403 s. a. *Cystospora* spp.
Isthmiophora melis 428f.

Ivermectin 432, 437, 442, 449, 454, 457, 460
Ixodes 444ff.

Japanese Bobtail 70
Jerichow 18
Joyeuxiella 417
Juckreiz 363, 364
Juvenilhormonanaloga 470

Käfer 388, 415, 422
Känguruhbeine 83 s. a. Mikrobrachie
Kaninchenfloh 467 s. a. *Spilopsyllus cuniculi*
Kapillarfüllzeit 156
Kapillariose der Harnblase 446f.
Kapillariose der Leber 446f.
Kapillariose der Lunge 446f.
Kapillariose des Magens 446f.
Kapnograph 219
Kardiomyopathie, Röntgen 185
Kartäuserkatze 63ff.
Kastration 36, 37, 129, 134ff.
Katalepsie 206 s. a. Krämpfe, tonische
Katzenbandwurm 414ff. s. a. *Hydatigera taeniaeformis*
Katzenenteritis 34
Katzenfloh 464ff. s. a. *Ctenocephalides felis*
Katzenfriedhof 21
Katzenhaarling 461f. s. a. *Felicola subrostratus*
Katzenkult 22
Katzenlaken 115, 119
Katzenleder 120
Katzenpest 34
Katzenpeter 33
Katzenrassen 27
Katzenseuche 34
Katzenspulwurm 438ff. s. a. *Toxocara mystax*
Katzenstaupe 32, 34, 35
Katzensucht 34
Katzentyphus 32
Katzenzwicken 93
Keratinozyten 498, 515
Kerion 510
Ketamin (Ketalar®, Ketanest®, Vetalar®) 206, 207, 568
Ketoazidose 486
Kettenkokken 261
Key-Gaskell-Syndrom 79 s. a. Dysautonomie, neurovegetative
Khmer 57
Kieferfixierung, Variante Zetner 564
Kieferfixierung, Variante Neumann 567
Kieferfraktur 562
Kieferluxation 560
Kieferverblockung 564
Kinnabrasion 560
Kippohr 82
Klebetest 525
Klebsiella 243

Kleiner Fuchsbandwurm 420ff. s. a. *Echinococcus multilocularis*
Klettern 138
Klinefelter-Syndrom, felines 92, 95 s. a. Hypogonadismus, feliner
Knickrute 70
Knickschwanz 83
Knochenfunde von Katzen 24, 25
Knochenmarkdepression 341
Knochentumor 177
Knotenrute 70
Ko-Infektion zwischen FIPV und FeLV 329
Kohlenwasserstoffe, halogenierte 212
Kokzidien, zystenbildende 385 ff., 393 ff., 399 ff., 403
Kokzidiose 395 ff.
Kollagensynthese, Störungen 500
Koma 161
Kombinationsnarkose 204
Komesaroff Puls Monitor MK-2 221 s. a. Abb. 8.8.
Komesaroff Small Animal Anaesthetic Machine 212, 214
Konjunktivitis 234, 249, 303, 356
Kontaktallergie 523
Kontaktdermatose 523
Kontrastmittel, Harntrakt 194
Kontrastmittel, Magen-Darm-Trakt 192
Kopf, Röntgen 179
Kopfkammer 209 s. a. Narkosemaske
Kopfräude 459 ff.
Körpersprache 111 und Tab. 4.2.
Korrekturreaktionen 164
Kortikosteroide 389, 401
Krallenbettentzündung 505 s. a. Paronychie
Krämpfe, epileptische 204
Krämpfe, klonische 207
Krämpfe, tonische 206, s. a. Katalepsie
Kratzbaum 137
Kratzen 137
Kräuselohr 82
Kreisatemsystem 215, Abb. 8.5. und 8.6.
Kreislaufdepression 205, 207
Kresole 442
Kryptokokkose 289
Kryptorchismus 90
Kryptosporidiose 407
Kumulationsgefahr 205
künstliche Beatmung 217
Kürbiskernähnlicher Bandwurm 416 ff. s. a. *Dipylidium caninum*
Kurzhaar 48, 61 ff.
Kurzhaar 78 s. a. Rexmutanten
Kurzhaarkatzen, blaue 62 ff.
Kurzkopf 79, s. a. Brachyzephalie
Kurzschwanz 82 s. a. Brachyurie

Lachgas 211 s. a. N_2O
Lagerung, Röntgen 171
Langeweile 126, 127
Langhaar 48, 55 ff.
Langhaar 75 s. a. Hypertrichosis congenita
Lanitop® 226 s. a. β-Methyldigoxin
Laparotomie 35, 37
Laparotomie, diagnostische 159
Larva migrans visceralis 432, 441
Larva migrans cutanea 432
Laryngoskop 210
Laryngospasmus 205
Lasix® 224 s. a. Furosemid
latente Infektion 301, 347, 353
Leber, Röntgen 193
Leberegelbefall 426 f.
Lectin 356
Leishmania spp. 405
Leishmaniose 405
Leithaare 47, 68
Lentiviren 337
Lepra, feline 507
Leptospirose 246 ff.
Letalfaktor 70
Letalfehler 74
Lethodrone® 225 s. a. Nalorphin
Leucogen 352
Leukocell 352
Leukodystrophie, metachromatische 87
Leukopenie 313, 336
Leukose 351
Leukose, thymoide, Röntgen 189
Leuzismus 76 s. a. Weiß, dominantes
Levamisol 432, 435, 437, 442, 447, 449
Lidocain 202
Limax spp. 435
Lineares Granulom 529, 591
Linné, Carl von 19, 20
Lippen-Kiefer-Gaumenspalten 80 s. a. Cheilognathopalatoschisis
Listeria monocytogenes 248
Listeriose 248
Lokalanästhesie 202
Luchs 41
Lucilia 422
Lucilia sericata 463
Lunge, Röntgen 183
Lungenblutung 225
Lungenegelbefall 426 ff.
Lungenödem 225
Lungenödem, Röntgen 185
Lungentrauma 225
Lungentumoren, Röntgen 183
Lungenverletzung 225
Lungenwurmbefall 435 ff. s. a. Aelurostrongylose
Lungenzeichnung, Röntgen 183
Lupus erythematodes 520
Lupus erythematodes, discoider 269
Lupus erythematodes, systemischer 455, 519
Lutzomyia spp. 405
Lymphokin 319
Lymphosarkom 344

Lynxacarus radovskyi 472
Lystenon 210 s. a. Succinylcholin

Maedi-Visna-Virus 337
Magen, Röntgen 191
Magenwurm der Katze 433 ff. s. a. *Ollulanus tricuspis*
Magenwurmbefall 433 ff., 448 f.
Maine-Coon 60 ff.
Makrokonidien 512
Malassezia-Mykose 293
Malassezia 293 s. a. *Pityrosporum*
Malathion 453
Malteser 70
Malteser-Verdünnung 77
Mammomonogamus ierei 446 f.
Mandibulafrakturen 563
Mannosidose 87
Manul 17, 26
Manx-Letalfehler 83
Manxkatze 68 ff.
Marmorierung 43 ff.
Mastzellentumor der Haut 538
Mebendazol 417, 432, 442, 447
Medetomidin 204, 206 s. a. Domitor®
Medroxyprogesteron 548 s. a. Perlutex®
Medroxyprogesteronacetat 139, 140
Megestrolacetat 139, 140, 548, 551, 554 s. a. Nia-15-mg-Tabletten®
Melanin 44
Melanome der Haut 539
Melanosarkom, Mundhöhle 554
Melanozyten 498
Mensch 416, 418, 420, 431, 441, 453, 457 f., 460
Menschenfloh 467 f. s. a. *Pulex irritans*
Mesocestoides 409, 410 f., 417
Metabolisierungsrate 212
Metagonimus yokogawai 428 f.
Methopren 470
Methimazol 482
Methoxyfluran 212 s. a. Metofan®, Penthrane®
Methylcellulose 206
β-Methyldigoxin 226 s. a. Lanitop®
Metofan® 212 s. a. Methoxfluran
Metomidat 208 s. a. Hypnodil®
Metorchis albidus 428 f.
Metrifonat 453, 469
Metronidazol 406, 484
Metronidazol 543 s. a. Clont®, Flagyl®
Microsporum canis 281, 282, 508
Microsporum gypseum 281, 508
Mikrobrachie 83
Mikrofilarien 449
Mikrosporie 281
Miktion 130
Miliare Dermatitis 534
milk spots 441
Milz, Röntgen 193
Milzbrand 228

Miniaturkatzen 76 s. a. Rassenzwergwuchs
Mißbildungen 69, 71, 74
Monensin 390
Monitoring 219, 221 s. a. Narkoseüberwachung
Mononarkose 205, 209
Moranteltartrat 449
Morbiditätsfaktoren, erbliche 74
Morbus Addison 490
Morphinantagonisten 206, 208, 225
Morphinderivate 206
Mortalamputation, Zähne 557
Motorik, Kriterien der Befunderhebung 162
Mosaike, chromosomale 93
Mukopolysaccharidosen 87, 88
Mumienkatzen 21, 22
Mundhöhle, Untersuchung 540
Mundhygiene 543, 547
Musca domestica 422, 463
Muscidae 422, 463
Muskelerschlaffung 204 s. a. Relaxation
Muskeldystrophie, erbliche 88
Muskelkrämpfe 207
Muskelrelaxans 210
Muskelsarkosporidiose 400
Muskelzittern 224
Mutanten 95
Mutation 49
Mycobacterium ssp. 264, 505
Mycobacterium lepraemurium 264 s. a. Feline Lepra
Mycoplasma 249
Mydriasis 206
Myelographie 204, 225
Myiasis 451, 463
mykobakterielles Granulom, atypisches 271, 507
Mykobakteriosen 505
Mykoplasmose 249

N_2O 211 s. a. Lachgas
N2® 557 s. a. Wurzelfüllmasse
Nabelbruch 89 s. a. Hernia umbilicalis
Nachinjektion 204, 210, 224
Nachschlaf 224
Nackengriff 113, 118 ff.
Nacktkatzen 48, 75 s. a. Hypotrichosis congenita
Nasenausfluß 303, 307
Nahrungsmittelallergie 521
Nalorphin 225 s. a. Lethidron®
Naloxon 205 s. a. Narcantil®
Narcantil® 225 s. a. Naloxon
Narkose 204 s. a. Allgemeinanästhesie
Narkose bei Kieferoperationen 568
Narkose, flankierende Maßnahmen 218
Narkose, Nachsorge 224
Narkoseabflutung 212
Narkoseanflutung 212, 213
Narkoseapparat HNG 4 R 212, 214 s. a. Abb. 8.3.
Narkosebeendigung 224

Narkoseeinleitung 205
Narkosefehler 225
Narkosegasgemisch 213
Narkosekombination 205
Narkosemaske 209
Narkosepotenzierung 206
Narkoserisiko, Einstufung 200
Narkosestadien 218 s. a. Abb. 8.7.
Narkosestadium I 218 s. a. Analgesiestadium
Narkosestadium II 218 s. a. Exzitationsstadium
Narkosestadium III, Stufe 1–4, 219 s. a. Toleranzstadium
Narkosestadium IV 219 s. a. apnoisches Stadium
Narkosesteuerung 209
Narkosestufen 219
Narkosesystem 209 ff.
Narkosesystem, geschlossenes 215 s. a. Abb. 8.6.
Narkosesystem, halbgeschlossenes 214 s. a. Abb. 8.4. und 8.5.
Narkosesystem, halboffenes 214 s. a. 8.3.
Narkosesystem, offenes 211
Narkosetiefe 218
Narkoseüberwachung, klinische 218 s. a. Abb. 8.7.
Narkoseüberwachungsgeräte, nichtinvasiv 219
Narkosevertiefung 205
Narkosevorbereitung 201
Narkosezelle 201
Narkosezwischenfall 225
Narkosezwischenfall, Sofortmaßnahmen 226
Naschen 135
Nasenwurmbefall 446 f.
Natronlauge 432
Neck lesions 540, 548
Nekrolyse, toxische, epidermale 523
Nematoden 444
Nematodenbefall 424 ff.
Neoplasien der Haut 535
Neoschoengastia xerothermobia 472
Neospora caninum 404 ff.
Neosporose 402 ff.
Neotrombicula autumnalis 472
Nephritis, chronische 247
Nervnadel 557
Neurodermatose 532
Neurologische Störungen 343
Neuronendystrophie, erbliche 79
Neutrophilie 342
Neutropenie, zyklische 85 s. a. Chediak-Higashi-Syndrom
Nia-15-mg-Tabletten® 548 s. a. Megestrolacetat
Nickhautvorfall 263
Niclosamid 417
Nierenwurmbefall 446 f.
Nikolski-Zeichen 523
'Nitroscanat 432
Nocardia 251
Nocardiose 251, 508
Norfenefrin 226 s. a. Novadral®
Nosopsyllus fasciatus 466 ff.

Notoedres cati 457 ff.
Notoedres-Räude 453, 459 ff., 462, 469
Novadral® 226 s. a. Norfenefrin
Novalgin® 225
Nubierin 64

O_2-Flush 216
Oberflächenanästhesie 201
Oberkieferverkürzung 80 s. a. Brachygnathia superior
Odontocarus adelaideae 472
Öffnen des Fanges 115
Ohrmilbe 456 ff. s. a. *Otodectes cynotis*
Ohrmuschelverdoppelung 82
Ohrräude 32, 456 ff.
Oligodontie 89
Ollulanose 433 ff. s. a. *Ollulanus*-Befall
Ollulanus tricuspis 433 ff.
Ollulanus-Befall 433 ff.
Onkoviren 337
Onychomykose 503 s. a. Krallenbettentzündung
Ophthalmomyiasis 463
Opioide 205
Opisthorchis spp. 426 f.
Opisthorchis-Befall 427, 429
Orale Manifestation viraler Erkrankungen 552
Orale Sedierung 201
Oregon Rex 68
Organophosphate 453, 457, 462, 469 f.
Organsarkosporidiose 400
Orientalisch Kurzhaar 71
Ortsflucht 108
Ösophagus, Röntgen 189
Ösophagusstethoskop 221
Osteogenesis imperfecta 68, 88
Otitis externa parasitaria 456 ff.
Otodectes cynotis 456 ff., 460, 469
Ovariektomie 130
Oxfendazol 435, 442
Oxybuprocain 202 s. a. Procain
Oxytetracyclin 397, 407

Palatoschisis traumatica 567 s. a. sog. Gaumenspalten
Palladius 23
Panik 108, 110, 121, 126
Pankeukopenia-like-Syndrom des FeLV 311 s. a. Panleukopenie
Pankreas 35
Pankreas, Röntgen 194
Pankreasegelbefall 428 f.
Panleukopenie 311
Papillom der Haut 537
Paraffinum liquidum 457, 460
Paragonimus spp. 426 f.
Parapulpärstift-Composite-Brücke nach Zetner 564
Parapulpärstifte 559, 565 s. a. TMS-Stifte®
Parasitosen 383 ff.

Parasympathikolyse 203
Parodontitis 543 ff.
Parodontologie 540
Paronychie 503 s. a. Krallenbettentzündung
Parvovirus, canines 311
Parvovirus, felines 311
Pasteurella spp. 253
Pasteurellose 253
Peitschenwurmbefall 446 f.
Peke-face-Katze 57
Pelger-Anomalie 84
Pemphigus erythematodes 518 s. a. Autoimmunerkrankung
Pemphigus foliaceus 516
Pemphigus vulgaris 515, 553 s. a. Autoimmunerkrankung
Pendelsystem 214 s. a. Abb. 8.4.
Penicillium 293
Penthrane® 212 s. a. Methoxyfluran
Peressigsäure 442
Perinealmyiasis 463
Perlschnur-Zeichen 191
Perlutex® 548 s. a. Medroxyprogesteron
Permethrin 470
Peritonitis 319
Perserkatze 55 ff., 452
Persistierende Infektion 309
Pest 279 s. a. *Yersinia pestis*
Pflegeverhalten 136
Phaeohyphomykose 293
Phaeomelanin 44
Phänopathien 74
Pharyngostomum cordatum 428 f.
Phencyclidin 206 s. a. Ketamin®, Tiletamin®
Phenole 442
Phlebotomus spp. 405
Photoplethysmographie (PPG) 221
Physaloptera spp. 448 f.
Pigmentinkontinenz 498
Pigmentmangelsyndrome 76
Pigmentreduzierung 46
Pilzinfektion der Haut 508 ff.
Piperazinsalze 441 f.
Pitressintest 476
Pityrosporum 293
Plaque 540
Plaqueflora 540
Plaquerelevatoren 541
Plasmaexpander 223
Plasmazellgingivitis 540, 546
Plasmazelluläre Pododermatitis 529 s. a. Pododermatitis, plasmazelluläre
Plattenepithelkarzinom, Haut 536
Plattenepithelkarzinom, Mundhöhle 555
Platynosomum 426 f.
Plerocercoid 411
Pleura, Röntgen 185
Pleuraerguß 185
Pleuralflüssigkeit 325
Pleuritis, eitrig-proliferative 252

Plinius Secundus 23
Pneumonie 308
Pockenvirus 365
Pododermatitis, plasmazelluläre 529 s. a. plasmazelluläre Pododermatitis
Points 46
polyklonale B-Zell-Aktivatoren 546
Polyarthritis 355
Polydaktylie 60, 83
Polyploidie 93
Polyurie 492
Porphyrie 88
Potenzierung der Narkosewirkung 206
Prämedikation 203
Präputialmyiasis 463
Praziquantel 417, 419, 422 f., 427, 429
Prednisolon, Narkosezwischenfall 226, 551
Prednisolon, oral 551
Primaquinphosphat 406 f.
Priscol® 225 s. a. Tolazolin
Procain 202 s. a. Oxybuprocain
Progestane 535
Progesteron 139
Prognathie 475
Proligeston 548 s. a. Delvosteron®
Propionylpromazin 204 s. a. Combelen®
Propofol 208 s. a. Diprivan®, Rapinovet®
Propoxur 451, 453, 460, 469 f., 472
Propylthiouracil 482
Proteus 243
Protozoen-Infektionen 383 ff.
Prozerkoid 411
Pseudamphostomum truncatum 428 f.
Pseudohämophilie 84 s. a. Angiohämophilie
Pseudomonas aeruginosa 254
Psychische Verfassung 110
Psychopharmaka 139, Tab. 5.1.
Pulex irritans 417, 465, 467 f.
Pulpaexstirpation 557
Pulpenverletzung 556
Pulsfrequenzoxymetrie 221
Pulsfrequenzüberwachung 221
Pulsqualitäten 155
Puncta maxima, Herzdiagnostik 154
Putz- und Leckzwang 137
Putzen, Unterlassung 136
Pyodermie 502 s. a. bakterielle Infektionen der Haut
Pyrantelpamoat 432, 442
Pyrethroide 451, 453, 460, 462, 469
Pyrethrum 451, 455, 460, 469 f., 474
Pyrimethamin 390

Qualzüchtung 74 s. a. Defektzucht

Rabies 362 s. a. Tollwut
Radioiodtherapie 109
Rapinovet® 208 s. a. Propofol
Rapiphen® 205 s. a. Alfantanil

Rasse 49
Rassenzwergwuchs 76
Ratte (Hausratte, *Rattus rattus*, Wanderratte, *Rattus norvegicus*) 22, 24
Rattenfloh, Europäischer 466ff. s. a. *Nosopsyllus fasciatus*
Raubmilben 452, 469 s. a. *Cheyletiella*
Raubmilbenbefall 452ff., 460, 462
Raubwanzen 405 s. a. *Reduviidae*
Räude 456 s. a. Ohrräude
Räude 458, 560 s. a. *Sarcoptes*-Räude
Räude 459ff. s. a. Kopfräude
Reduviidae 405
Reflexerregbarkeit 165
Regenwürmer 388, 400
Reinigungsmittel 129
Relaxation 204 s. a. Muskelerschlaffung, Tonusreduktion
Resmethrin 470
Resorantel 417
Retinaatrophie I, progressive zentrale 81
Retinaatrophie II, generalisierte progressive (adulte Form) 81
Retinaatrophie III, generalisierte progressive (juvenile Form) 81
Retroviren, feline 337
Revierkämpfe 134
Rexkatze 68ff.
Rexmutanten 78
Rezession des Zahnfleisches 541
Rhinitis 302
Rhipicephalus sanguineus 407, 444f., 451
Ringflechte 510
Risikogruppen, altersbezogen für Narkose 200
RNA-Virus 362
Rodent ulcer 551 s. a. Eosinophiles Geschwür
Rohrkatze 17, 20
Rompun® 206, s. a. Xylazin
Röntgenanatomie 175
Röntgenbildbetrachtung 174
Röntgentechnik 171
Röntgenuntersuchung 170
Rotenon 455
Rovamycin® 543 s. a. Spiramycin
Rückatmung 215
Ruhelosigkeit, postnarkotische 224
Rumpftyp 61
Rumpies 68
Russisch-Blau-Katze 63ff.

SAD 362
Salivation, erniedrigte 207
Salivation 138
Salivation, erhöhte 201
Salmonella 255
Salmonellose 255f.
Sandimmun® 554 s. a. Ciclosporin
Sarcocystis spp. 399, 403
Sarcophagidae 422

Sarcoptes 458
Sarcoptes-Räude 458, 460
Sarkomvirus, felines 353
Sarkosporidiose 399ff.
Sarkotoxin 400
Satin 78 s. a. Seidenhaarigkeit
Saugen 138
Scaler 543
Schaben 388, 422
Scheckungsfaktor 59
Schielen 70, 82 s. a. Strabismus
Schildpatt 46
Schildpattkater 102
Schildzecken 406, 444ff.
Schimmelpilzmykose 293
Schistosomiasis 426f.
Schlankform 48, 61
Schleimhautanästhesie 202
Schlittenfahren 415, 418
Schlüsselreiz 108
Schmelzätztechnik 558
Schmerzbehandlung, postoperative 225
Schmetterlingsraupen 472
Schnecken 388, 415, 422, 435
Schnupfensymptome 307
Schnurren 41
Schock, kardiogener 226
Schubkarren-Fahren 163
Schultergriff 115
Schwanzdrüsen 504
Schwanzdrüsenentzündung 504 s. a. Fettschwanz
Schwefel 458, 460
Schweinefleisch 364
Schweißdrüsen 499
Schwingauskultation 159
Scottish-fold-Katze 49, 71ff.
Seal-Point 70
Sedativa 203
Sedierung 203
Sedierung, orale 201
Sehnenscheidenentzündung 250
Seidenhaarigkeit 78 s. a. Satin
Selektion 79
Semilanghaar 48, 57ff.
Sensibilität, Untersuchung 165
Septikämie 243, 258
Siamkatze 17, 27, 30, 46, 48, 70ff.
Signalement, allgemein 149
Silberserie 46
Sinushaare 498, 541 s. a. Tasthaare
Skelettdeformation 69, 71
Skelettsystem, Röntgen 175
Solitärleben 126
Somali-Katze 61, 65
Somnolenz 161
Somogyi-Effekt 487
Sonographie 196
Sopor 161
Soziale Bindung 125
Sozialverhalten 104

Spalthand 83 s. a. Hummerkralle
Spannungpneumothorax 225
Sparganum 409, 411
Spasmen der Skelettmuskulatur 263
Speichel 339, 347, 362, 350, Tab. 10.2.
Speichelfluß 363
Speicheln 138
Speicheluntersuchung 353
Speicherkrankheiten, lysosomale 74
Sphingomyelinose 89
Sphinx-Katze 48
Spielen, grobes 132
Spielzeug 127
Spilopsyllus cuniculi 467
Spina bifida 69
Spiramycin 390, 543 s. a. Rovamycin®, Suanatem®
Spirometra 409, 410, 417
Spitzenfärbung 46, 59, 70
Spontanatmung 209
Sporothrix schenckii 297, 514
Sporotrichose 297
Springen 138
Spritzmarkieren 129
Sproßpilzmykose 289
Spulwurmbefall 438 ff.
Spumaviren, feline 337, 339, 354
Stamm FCV-F9 309
Staphylococcus aureus 259
Staphylococcus intermedius 259
Staphylokokken-Infektion 259
Status praesens, allgemeine Untersuchung 149
Stephens Anaesthetic Apparatus® 216
Steppenkatze 18
Sternallymphknoten, Röntgen 185
Stichelung 44, 65
Stoffwechselstörungen, erbliche 85
Stomatitis 308, 552, 554
Stromung 43 ff.
Stop 57
Störendes Verhalten 124, 128
Strabismus 70, 82
Strahlenschutz 173
Streckreaktion 164
Streptokokken-Infektion 261
Stresnil® 204 s. a. Azaperon
Streustrahlenraster 191
Strobilozerkus 415
Strongyloides spp. 446 f.
Strophanthin 226
Stud-Tail 405 s. a. Fettschwanz
Stummelschwanz 68, 82 s. a. Brachyurie und Manx-Letalfehler
Stumpies 68
Stupor 161
Suanatem® 543 s. a. Spiramycin
Succinylcholin 210 s. a. Lysthenon
Sulfadiazin 390, 397, 403
Sulfadimethoxin 397
Sulfamethazin 390

Sulfonamide 390, 397
Sumpfluchs 17
Superfemales, feline 92 s. a. X-Trisomie, feline
Superinfektion 306
Superscratcher 83 s. a. Polydaktylie
Symbiotes-Milbe 32
Sympathikolyse 203, 224
Symphysenfraktur 562
Symptome, klinische, allgemein 144
Symptominterpretation, allgemein 146, 147
Systemischer Lupus erythematodes 519 s. a. Lupus erythematodes, systemischer

T-Lymphozyten 313, 321, 339, 344
Tabaniden 405
Tabby 44
Tachykardie 226
Taenia hydatigena 412
Taenia 416 f., 422
Taenia pisiformis 412
Taenia serialis 409
Taenia taeniaeformis 414 ff. s. a. Hydatigera taeniaeformis
Talgdrüsen 499
Talgdrüsenanatomie 499
Talgdrüseninfektion 504
Taschenbildung des Zahnfleisches 541
Tasthaare 541 s. a. Sinushaare
Taubheit 46, 60, 71
Taubheit, erbliche 82
Telazol® 20 s. a. Tiletamin, Zolazepam
Temperaturkontrolle bei Narkose 222
Tetanus 262
Tetrachlorvinphos 451, 469
Tetrathyridium 409, 411
Tetramethrin 470
TGEV 318
Thelaziose 448 f.
Therapieerfolge, allgemein 144
Thermometrierung 114, 152
Thiacetarsamid 449
Thiopental 205
Thorax, Röntgen 180
Thymus 361
Thymus, Röntgen 187
Thyreoidektomie 482
Thyroxin 478
Tiabendazol 447
Ticking 44, 65
Tierskabies 453, 457 f., 460
Tilest® 208 s. a. Tiletamin/Zolazepam
Tiletamin 208 s. a. Telazol®, Tilest®
TMS-Stifte® 559, 565 s. a. Parapulpärstifte
Toilettenfragen 128
Tolazolin 225 s. a. Priscol®
Toleranzstadium 205, 206, 209, 219 s. a. Narkosestufen
Tollwut 362, 457 s. a. Rabies
Tollwutvirus 363 ff.

Toltrazuril 390
Tonkanese 68
Tonusreduktion 204, s. a. Relaxation
Totraum 209, 215
Toxascaris 448
Toxascaris leonina 438 ff.
Toxische epidermale Nekrolyse 523
Toxocara 438
Toxokarose 439 ff.
Toxoplasma gondii 385 ff., 393 f.
Toxoplasmose 385 ff., 455
Trägergas 211, 215
Tranquilizer 139
Tranquilizer, minor und major 204, 208
Transmissibles Gastroenteritisvirus 318
Transport der Katze 112
Transportbehälter 112
Trematoden 424, 426 ff.
Trematoden-Befall 424, 426 ff.
Tremor, erblicher 79
Treteln 138
Trichinella spiralis 446 f.
Trichinellose 446 f.
Trichophytie 281
Trichophyton mentagrophytes 508
Trichophyton spp. 281
Trichuris spp. 446 f.
Tricolor 102 s. a. Dreifarbigkeit
Trimethoprim 397, 543 s. a. Bactrim®, Duoprim®
Trombiculosis 472
Trypanosomose 405
Tuberkulose 32, 264 ff.
Tuberkulose, Haut 267
Tuberkulose, Lungen 267
Tuberkulose, Auge 267
Tularämie 273
Tumoren der Haut 535
Tumoren, leukotische 342
Tumoren, Mundhöhle 554
Tumorformen von FeLV 352
Türkische Katze 59 ff.
Turner-Syndrom, felines 92 s. a. X-Monosomie, feline
Tyzzersche Krankheit 274
Tzank-Test 553

Überdosierung von Narkotika 218
Überempfindlichkeit der Haut 520 s. a. Allergie
Überempfindlichkeit der Haut, Spättyp 520
Überempfindlichkeit der Haut, Typ I, anaphylaktische 520
Überempfindlichkeit der Haut, Typ II, zytotoxische 520
Überempfindlichkeit der Haut, Typ III, Immunkomplex 520
Ultrakurznarkose 205
Ultraschalluntersuchung 196
Ultraschallzahnsteinentfernungsgerät 543
Ultrasonic Doppler Flow Detector 221

Ulzeration an der Zunge 552
Umgang mit der Katze 109
Unarten 126
Uncinaria 424
Ungezieferhalsbänder 451, 462, 469, 472
Unsauberkeit 128
Unterfüllungszement 556
Unterkieferverkürzung 80 s. a. Brachygnathia inferior
Unterkühlung, Vorkehrung 223
Unterordnung, fehlende 124
Untersuchung, allgemein, Entwicklungszustand 15
Untersuchung, allgemein, Ernährungszustand 150
Untersuchung, allgemein, Körperhaltung 15
Untersuchung, allgemein, Körpertemperatur 151
Untersuchung, allgemein, Pflegezustand 150
Untersuchung, allgemein, Pulsfrequenz und -qualität 150
Untersuchung, allgemein, Verhalten 150
Untersuchung, speziell, Atmungsapparat 156
Untersuchung, speziell, Auge 166
Untersuchung, speziell, Bauchhöhle und Abdominalbereich 159
Untersuchung, speziell, Bewegungsapparat 16
Untersuchung, speziell, Geschlechtsapparat 167
Untersuchung, speziell, Haut, Unterhaut, Haarkleid 152
Untersuchung, speziell, Herz-Kreislauf-System 154
Untersuchung, speziell, Körperschleimhäute 153
Untersuchung, speziell, Leber 159
Untersuchung, speziell, Lymphsystem 153
Untersuchung, speziell, Motilität 162
Untersuchung, speziell, Nervensystem 161
Untersuchung, speziell, Ohr und Nase 16
Untersuchung, speziell, periphere Gefäße 155
Untersuchung, speziell, Sensorium 16
Untersuchung, speziell, Verdauungsapparat 157
Untersuchungsgang, klinischer 143, 148
Unterwolle 47, 59, 68
Ureaplasma 249
Urinspritzen 129
Urogenitalmißbildungen 90
Urogenitaltrakt, Röntgen 194
Urographie 194
Uterus, Röntgen 196

Vagotonie 204
Vagusreizung 225
Valium® 204 s. a. Diazepam
Van-Katze 59 ff.
Vasomotorenlähmung 226
Vasopressin 476
Verdachtsdiagnose 143
Verdampfer 212, 214
Verhalten, Unterschiede Katze – Hund 110, Tab. 4.1.
Verhaltensmuster 104, 130
Verhaltensstörungen 124 ff.

Sachregister

Verstärkerfolien 171
Vetranquil® 204 s. a. Acetylpromazin
VIC-System 212, 216
Virale Erkrankungen, orale Manifestation 552
Virusausscheidung in der Milch 347
Virusneutralisierende Antikörper 304, 309, 313, 319, 345, 363
Virusübertragung durch Bißverletzung 350, 361
Visna-Maedi-Virus 356
Vitalamputation, Zähne 549, 556
Vitamin D 441
VOC-System 215
Vollelektrolytlösung 224
Volon A®-10 548 s. a. Cortison
Vorbehandlung, Narkose 218
Vorbericht 113, 148
Voruntersuchung, Narkose 218

Wachstumsstörungen, erbliche 76
Wachstumshormon 474
Walchia americana 472
Waldkatze, norwegische 69 ff.
Waldkatze, sibirische 60 ff.
Wärmematte 223
Wartezeit 112
Wasserentzugstest 477
Weiß, dominantes 76
Western Blot 358, 360
Wildkatze 17, 19, 22
Wirbelsäule, Röntgen 177
Wirehaircat 49, 72
Witterungseinflüsse 112
Wood-Lampe 510
Wundmyiasis 463
Wurzelfüllpaste (N2®, AH 26®, Diaket®) 557
Wurzelheber (Beinscher Hebel) 544

X-Monosomie, feline 92
X-Trisomie, feline 92
Xenopsylla cheopis 468
Xylazin 206, 568 s. a. Rompun®

Y-Stück 219
Yersinia pestis 279 s. a. Pest
Yersinia spp. 275 ff.
Yersiniose 275 ff.
Yohimbin 206

Zahnextraktion 544
Zahnfrakturen 556
Zahnheilkunde, restaurative 558
Zahnstein 540
Zahnunterzahl 89 s. a. Oligodontie
Zeckenbefall 444 ff.
Ziegenarthritisvirus 356
ZNS-Störungen, virusbedingte 363
ZNS-Symptome 323
Zolazepam 208 s. a. Telazol®, Tilest®, Benzodiazepin
Zoonose 383, 385, 399, 406 f., 410 f., 412 f., 420, 438, 441, 446, 452 f., 457 ff.
Zoonose-Erreger 232, 237, 239, 247, 254, 266, 273, 278, 288
Zungenrandeinschmelzung 307
Zwangsmaßnahmen 120
Zwerchfellbruch, angeborener 89 s. a. Hernia diaphragmatica congenita
Zwerchfellruptur 187
Zwergfadenwurmbefall 446 f.
Zwergwuchs, chondrodystrophischer 76
Zwergwuchs 478, s. a. Hypothyreoidismus
Zystizerkoid 411, 413, 418

Kompendium der Heimtierkrankheiten

In 2 Bänden

Herausgegeben von Prof. Dr. EKKEHARD WIESNER,
Fachbereich Veterinärmedizin der Freien Universität Berlin

Mit Beiträgen von H. GEISSLER, K.-U. HOLLIHN, W. LÜTHGEN, W. MICHEL, H.-H. REICHENBACH-KLINKE, H.-R. SCHÜTZE, O. SCHUNK, L. STOLL, E. WIESNER und W. WILK

Band 1:
Hasen, Nagetiere, Igel, Primaten, Ziervögel, Zierfische, Lurche, Kriechtiere, Geflügel

1988. VIII, 318 Seiten, 126 Abbildungen, 31 Tabellen, 6 Farbtafeln, kartoniert DM 68,-
ISBN 3-437-20398-3

Inhaltsübersicht:
Krankheiten der Hasenartigen und der Nagetiere • Krankheiten des Igels • Krankheiten der Primaten • Krankheiten des Geflügels • Krankheiten der Ziervögel • Krankheiten der Zierfische • Krankheiten der Lurche • Krankheiten der Kriechtiere • Zoonosen durch Heimtiere • Rechtliche Fragen der Heimtierhaltung

Das von einem der renommiertesten Veterinärmediziner herausgegebene "Kompendium der Heimtierkrankheiten" ist für die tierärztliche Praxis konzipiert, wird aber auch dem Studenten bei der Prüfungsvorbereitung nützlich sein. Sachkundige Autoren schildern Diagnose, Pathogenese, Prophylaxe und Therapie der Heimtiere und beschreiben die Bedingungen für eine angemessene Haltung der Tiere. Hinweise auf Gesetze, Verordnungen und Richtlinien sowie zahlreiche, zum Teil farbige Abbildungen vervollständigen den Text.

Interessenten:
Studenten/Dozenten der Veterinärmedizin, Tierärzte, Institute, Bibliotheken

Band 2:
Krankheiten der Hunde und Katzen (In Vorbereitung)

Preisänderungen vorbehalten

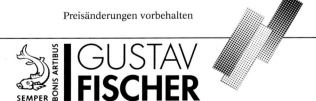